운동학과 생체역학

Kinesiology and Biomechanics

운동학과 생체역학

정형국 외 옮김

FOUNDATION IN

Kinesiology and Biomechanics

Vickie Samuels, PT, DPT, MSEd
Dean of Academic and Student Services
South College-Asheville
Asheville, North Carolina

영 문 출 판 사

■ **옮긴이**

정형국 안산대학교 물리치료과 교수
최재청 대전보건대학교 물리치료과 교수
김명준 경동대학교 물리치료학과 교수
채정병 마산대학교 물리치료과 교수
정연옥 동원대학교 보건건강운동관리과 교수

Foundation in Kinesiology and Biomechanics

by Vickie Samuels, PT, DPT, MSEd

기초연구와 임상연구를 통해 새로운 과학적인 정보가 이용가능해질 때 기존의 추천치료(recommended treatment)와 약물치료는 변화를 맞게 된다. 본 저자들과 출판사는 이 책이 정확하고, 최신이론이면서 출판 당시의 학문적인 기준과 일치하도록 노력하였다. 저자들과 편집인들 그리고 출판사는 이 책의 적용에 따른 결과나 실수 또는 빠진 부분에 대해 책임을 지지 않으며, 이 책의 목록에 언급되거나 표현된 것에 대해서도 아무런 보증을 하지 않는다. 이 책에 언급된 실기(practice)는 전문적인 치료기준에 맞춰서 독자들이 실시해야 한다. 독자는 어떤 약물을 처방하기 전에 약물의 용량이나 부작용에 관한 새로운 정보와 변화에 관한 정보를 항상 체크를 해야 한다. 새로운 약물이나 비주기적으로 처방되는 약물 사용시 세심한 주의가 필요하다.

운동학과 생체역학

2020년 2월 20일 초판인쇄
2020년 2월 27일 초판발행

지은이 : Vickie Samuels
옮긴이 : 정 형 국 외
발행인 : 박 병 조
발행처 : 도서출판 영문출판사
등 록 : 1987년 12월 21일 제2-419호
주 소 : 서울시 강남구 삼성동 69-1
전 화 : (02) 514-5590, 776-5590
팩 스 : (02) 756-8943
E-mail : yeongmunsa@empas.com
홈페이지 : www.ymsbook.net
정 가 : 35,000 원
ISBN 978-89-7224-476-9 93510

※ 파본은 교환해 드립니다.

Bill에게, 빵 위에 머스터드를 발라 먹던 그 많은 시절을 추억하며…

서문

Preface

대학생들은 원하는 것을 얻기 위해 다양한 리소스를 요구하고 있고, 교재만큼 중요한 어떤 자료들이 있을 것이라고 생각할 것이다. 나는 임상운동학을 가르치는 교수로서 대학생들의 수준에 맞는 임상운동학 교재를 찾을 수 없었다. 나는 대학원생 교재로 대학생들을 가르치고 있는 나 자신을 발견했다. 다양한 소스로부터 정보를 얻는 것은 가르치는 임무로부터 나의 관심을 멀리하는 것이다. 나는 학생들이 하나의 교재를 통해 임상운동학 공부에 필요한 모든 것을 얻길 바란다고 생각한다. 현재의 교재들이 너무 많은 할애를 기계적 암기에 두고 있다고 나는 생각한다. 나는 학생들이 움직임에 대한 기본 개념을 얻는데 더 나은 시간을 보내길 원하고, 또 움직임 손상과 재활을 공부하는 필요한 이론과 경험을 많이 쌓길 원한다. 나의 좌절은 운동학 공부에 필요한 정보를 단일화하고 싶은데, 리소스가 부족한 것이었다. 이런 좌절을 통해 나는 본 교재를 출간하게 되었다. 본 교재의 초점은 학습자에게 인체 운동학에 대한 튼튼한 지식을 제공하는 것이고, 손상으로부터 인체 움직임의 문제가 어떻게 일어나는지, 또는 질병으로부터 제한과 기능장애가 어떻게 초래될 수 있는지를 학생들에게 제공하여 임상과 이론적 지식사이의 틈을 메워 주는 것이다.

1장–4장은 운동학과 관련된 일반적인 개념과 여러 신체 부위에 적용할 수 있는 개념을 설명하고 있다. 그 다음 장들은 여러 신체 분절과 관절에 초점을 맞추고 있다. 그리고 해당 부위의 해부학을 간단하게 소개하고, 통증이나 기능장애를 일으키는 손상이나 질병이 있을 때 관절 움직임에 영향을 줄 수 있는 구조물을 강조하고 있다.

본 교재의 전반에 걸쳐 강조되고 있는 중요한 개념들은 관절들이 단독적으로 움직이지 않는다는 점이다. 예를 들어, 안전하고 효율적인 방법으로 앉은 자세에서 일어설 때, 발목, 무릎, 엉덩관절, 척추, 그리고 심지어 팔과 머리도 중요한 역할을 하고 있다. 해부학 단락 뒤에 있는 장들은 효율적인 움직임을 달성하는데 필요한 신체 분절과 관련된 특별한 운동학 개념과 중요한 요소에 초점을 맞추고 있다.

각 장들은 임상 연결 상자를 가지고 있다. 임상 연결 상자는 종종 통증과 기능장애를 일으키는 관절 움직임에 영향을 주는 다양한 손상이나 질병들을 다루고 있다. 각 장의 끝부분에는 각 장과 관련된 신체분절의 손상을 경험했던 사람의 사례연구가 제시되어 있다. 사례연구는 학생들에게 각 장에서 배웠던 운동학 개념을 넘어서는 사고를 하도록 촉진시킬 것이며, 또 구조물 병변이 어떻게 움직임에 영향을 줄 수 있는지에 대한 생각을 갖도록 만들 것이다. 나는 교과적 정보를 넘어서는 사고를 촉진시키기 위해 질문 단락도 포함시켰다. 나는 이런 질문 단락을 통해 학생들은 손상이나 질병이 기능이상을 어떻게 일으킬 수 있는지를 배우기 전에, 관절이 어떻게 작용하는지를 먼저 알아야 하는 이유를 경험하도록 만들 것이다. 학생들이 건강한 움직임을 모른다면, 최적의 움직임과 기능을 다시 얻는데 필요한 치료 중재를 제대로 적용할 수 없을 것이다. 이것은 근육 부착점을 암기하는 것을 넘어서서 학생들이 비판적 사고 기술을 갖도록 만들 것이다.

Vickie W. Z. Samuels
Asheville, North Carolina

검토 위원

Reviewers

Denise Abrams, PT, DPT, MA
Chairperson, Physical Therapist Assistant Program
SUNY Broome Community College
Binghamton, New York

Jennifer M. Ball, PT/ATC, MHR
Physical Therapist Assistant Program Director
Health Professions
Oklahoma City Community College
Oklahoma City, Oklahoma

Peggy Block, PT
Dean of Allied Health and Personal Services
Physical Therapist Assistant Program Coordinator
West Kentucky Community and Technical College
Paducah, Kentucky

Yves Charette, RMT, DO
Registered Massage Therapist, Osteopath
Professor, Heath Sciences
Collège Boréal
Sudbury, Ontario, Canada

Nijah Chinn-Gonsalves, PT, MHA, DHS
PTA Program Director
PTA
ECPI University
Richmond, Virginia

Nick Demilio, MS, PT
Professor
Department of Health Sciences
Nash Community College
Rocky Mount, North Carolina

Megan Edwards, PhD, OTR/L
Assistant Professor
Occupational Therapy
Winston-Salem State University
Winston-Salem, North Carolina

Beverly Farr, PT, DPT, MEd
Assistant Professor/ACCE
Allied Health, Physical Therapist Assistant Program
Volunteer State Community College
Gallatin, Tennessee

Catherine Finch, PT
Program Faculty
Allied Health
Kirkwood Community College
Cedar Rapids, Iowa

Brenda Gail Hyatt, COTA/L
Academic Fieldwork Coordinator, Instructor
Occupational Therapy Assistant Program
Wallace State Community College
Hanceville, Alabama

Justin Kraft, PhD
Associate Professor
Department of Health, Physical Education, and Recreation
Missouri Western State University
Saint Joseph, Missouri

Angie McConkey, PTA, MS
PT Instructor
Department of Health Education
Madison Area Technical College
Madison, Wisconsin

Jeremy G. Oldham, MEd, BS, PTA
Assistant Professor/Academic Clinical Coordinator of Education
Physical Therapist Assistant
Allegany College of Maryland
Cumberland, Maryland

Claire Olney, PT, DPT, ABDA
Core Faculty Instructor
Physical Therapist Assistant Program
ECPI University, School of Health Sciences, Medical Careers Institute
Newport News, Virginia

Kathryn G. Parham, MPT
Physical Therapist, Adjunct Instructor
Physical Therapist Assistant Program
South College—Asheville
Asheville, North Carolina

Anna Marie Prado, MEd, PTA
Part-time Instructor
Physical Therapist Assistant/Nursing
Butler County Community College
Butler, Pennsylvania

Nancy K. Rupp, PT
Full-time faculty
Physical Therapist Assistant Program
Owens Community College
Perrysburg, Ohio

Jean E. Sanchez, PTA, BHS, MHA
Academic Coordinator of Clinical Education/Lecturer
Physical Therapist Assistant Program, Department of Allied Health
Washburn University
Topeka, Kansas

Bhagwant S. Sindhu, PhD, OTR/L
Assistant Professor
Occupational Science and Technology
University of Wisconsin-Milwaukee
Milwaukee, Wisconsin

Mary Kay Solon, PT, MS
Professor and Chair
Physical Therapist Assistant Studies
University of Saint Francis
Fort Wayne, Indiana

감사글

Acknowledgments

많은 교수, 학자와 임상가들과의 많은 토론을 통해 본 책에 대한 아이디어가 나왔다. 나는 운동학 개념을 가르치는 그들의 노력을 지켜봐 왔고, 또 내가 임상운동학 개념을 가르치고 있기 때문에, 이 책의 필요성을 누구보다 잘 알고 있다. 나는 다음과 같은 교수님에게 감사드린다: Jane Morse, Katie Parham, Pam deMent, Martha Zimmerman과 Diane Page. 또한 나는 지난 10년간 나에게 운동학을 배웠던 학생들에게도 감사드린다. 그 학생들이 다양한 리소를 이용해 운동학을 공부하던 것을 지켜봐 왔다.

특히 본 책의 모델로 참여해 준 Mary Samuels과 Rig Llanos 에게 감사드리고, 또 Zach Samuels에게도 감사드린다. 그리고 끝으로, 본 책의 개념을 잘 이해할 수 있도록 통찰력과 지지를 보내준 개발편집자인 Molly Ward에게도 감사드린다.

역자서문

내가 대학생 때부터 임상운동학과 생체역학을 수십 년간 공부해 오면서 느꼈던 의문점은 운동학과 생체역학의 관계였다. 많은 운동학 교재들이 생체역학을 조금씩 다루고 있지만, 생체역학을 한 단원, 한 장, 한 단락으로 독립시켜 설명해 왔다. 그러나 본 교재는 운동학과 생체역학을 구분하지 않고, 한 단락에 자연스럽게 녹아들어 있다.

책의 내용은 매우 쉬운 편이고, 책의 전개도 잘 이루어진 편이다. 이 책의 장점 중에 하나는 임상운동학의 이론 개념과 임상 내용을 적절하게 조합시켜 학생들의 이해를 돕고 있다.

특히, 임상 연결 상자를 통해, 임상에서 자주 접하는 손상이나 질병을 운동학과 잘 연결시키고 있다.

끝으로 이 책이 번역출간되는데 도움을 주신 영문출판사 박병조 사장님과 직원분들께 감사드린다.

역자 대표 정 형 국

목차 요약

Contents in Brief

목차

Table of Contents

단원 I 기본 개념

단원 III 팔

단원 IV 다리

단원 I

기본 개념

FOUNDATION CONCEPTS

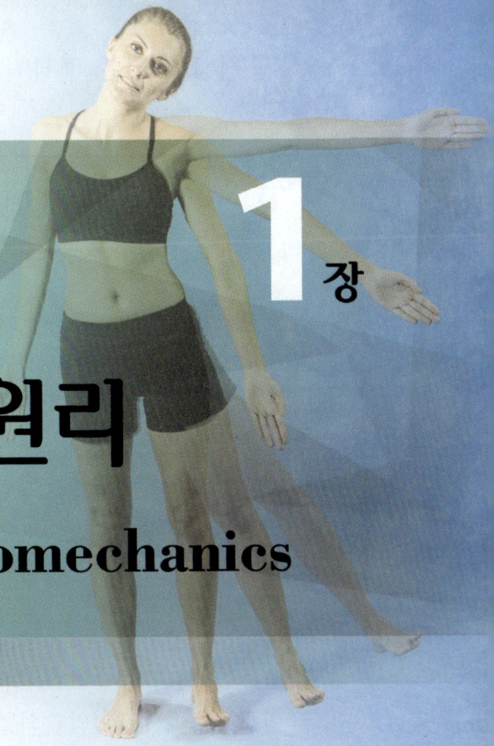

1장

운동학과 생체역학의 원리

Principles of Kinesiology and Biomechanics

핵심 개념 / Key Concepts

방향에 대한 용어

뼈운동형상학

운동면

시상면

이마면

가로면

회전축

뼈운동형상학 운동 용어

자유도

운동형상학

선운동

직선운동

곡선운동

회전운동

일반운동

운동형상학 운동사슬

열린 운동형상학적 사슬의 운동

닫힌 운동형상학적 사슬의 운동

힘

내적 힘

외적 힘

힘의 종류

힘의 영향

질량중심

기저면

평형상태

스트레스-스트레인 관계

벡터

벡터 힘의 합성

벡터 힘의 분해

토크

관절의 위치와 힘

짝힘

학습 성과 / Learning Outcomes

본 장을 공부한 후, 학습자는 다음을 할 수 있을 것이다:

1.1 보편적인 설명을 이용하여 지점의 방향성 위치를 확인할 수 있다.
1.2 3개 기본면의 움직임을 증명하고, 움직임이 일어나는 축을 확인할 수 있다.
1.3 운동 방향을 기술하고, 자유도의 개념을 설명할 수 있다.
1.4 선운동, 각운동 및 일반 운동 사이의 차이점을 구분할 수 있다.
1.5 열린 운동형상학 운동과 닫힌 운동형상학 운동을 설명할 수 있고, 일상 활동에서 일어나는 이들 운동의 예를 확인할 수 있다.
1.6 힘의 종류를 기술하고, 움직임, 안정성 또는 기능장애를 제공하기 위해 내적 힘과 외적 힘이 어떻게 작용할 수 있는지를 알 수 있다.
1.7 크기와 방향의 견지에서 벡터 힘의 개념을 설명할 수 있다.
1.8 토크의 개요를 서술하고, 힘, 모멘트팔 및 토크 사이의 관계를 이해할 수 있다.
1.9 인체 운동에서 짝힘의 정의를 설명할 수 있다.

"**kinesiology**(운동학)"은 "움직임(to move)"이라는 그리스어 "*kinein*"과 "학문"이라는 "*-logy*"에서 유래되었고, 움직임과 수행의 학문이다. 해부학, 생리학, 물리학, 생체역학 등의 몇몇 과학 분야가 운동학 "kinesiology"에 영향을 준다. 인체 해부학은 신체 구조물에 대한 정보를 제공함으로서 토대를 마련하고, 생리학은 여러 신체 구조물과 여러 신체 계통 사이의 상호작용을 다룬다. 물리학은 힘과 질량의 개념을 기술하고, 또 역학의 지식을 통해 움직임에서 그들 관계를 설명한다. **생체역학**은 역학의 개념을 인체 움직임에 적용하는 학문이다. 인체 운동학은 인체 구조물을 검사하고, 관절의 개별적 기능과 전체적 기능을 연구하며, 움직임을 생산하거나 방해하는 힘과 관련된 개념을 다룬다.

인체 움직임을 공부하기 전에, 본 책은 움직임의 종류를 설명하고, 움직임이 일어나는 운동면과 방향을 나타내는 보편적인 용어에 대해 먼저 설명할 것이다. 운동은 선형 경로와 각을 형성하는 원호 경로로 일어날 수 있다. 이들 두 운동은 일상 활동하는데 꼭 필요하다. 신체분절은 다른 신체분절과의 움직임을 통해 그들의 기능을 결정하고, 과제가 어떻게 완수되는지를 결정한다. 전체적으로 볼 때 다리는 두 가지 방법으로 기능을 한다: 의자에서 일어설 때처럼 발이 지면에 붙어 있는 경우와 공을 찰 때처럼 발이 공간에서 자유롭게 움직이는 경우이다. 이들 경우에 따라 다른 기능을 한다. 움직임이 일어나기 위해, 중력이나 마찰력과 같은 외적 힘은 내적 힘(근육뼈대계에 의한)을 극복해야 한다.

정렬과 힘이 어떻게 치유를 증진시키고 기능을 향상시키는지 또는 손상과 기능장애를 어떻게 일으키는지에 대한 통찰력은 재활의 개념과 원리를 향상시키는 토대를 제공한다.

방향에 대한 용어 DIRECTIONAL TERMS

해부학적 구조물과 움직임을 일관적으로 설명하기 위해서는, 해부학적 위치와 같은 기준점과 시작점이 있어야 한다. **해부학적 위치**는 똑바로 선 자세에서 정면을 바라고, 양 팔을 몸통 옆에 위치하고, 손바닥이 정면을 향하도록 하는 자세이다(그림 1.1). 해부학적 위치는 해부학적 구조물, 운동면과 회전축을 설명하는 기준점이다.

해부학적 위치에서, 구조물과 그들의 관계는 표준 방향의 용어로 설명된다. **medial**(안쪽)과 **lateral**(가쪽)은 전신이나 분절의 중앙선과 지점들의 관계를 기술하는데 이용된다. 중앙선에 더 가까운 지점은 다른 지점보다 안쪽에 위치하는 것으로 설명되고, 반면 중앙선에서 먼 지점은 다른

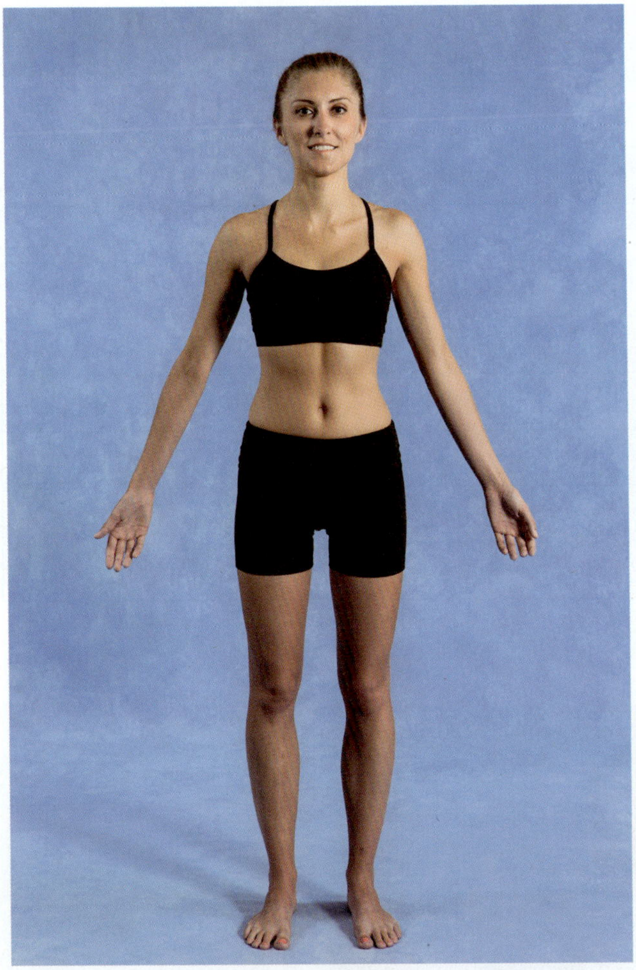

그림 1.1 해부학적 위치에 따르면, 양 팔은 몸통 옆에 위치하고, 손바닥은 정면 쪽으로 향한다.

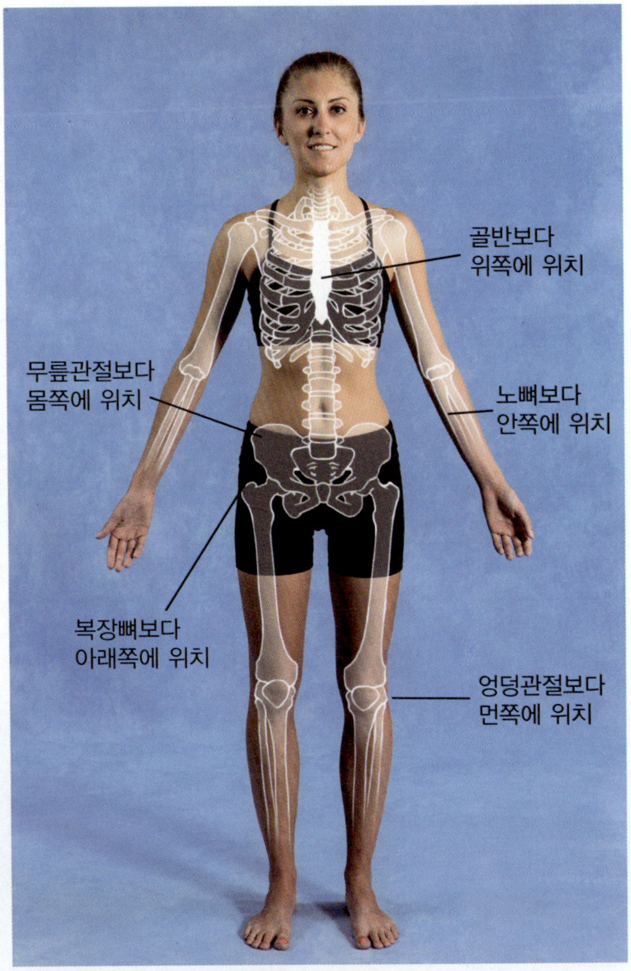

그림 1.2 자뼈는 노뼈보다 안쪽에 위치하고, 노뼈는 자뼈보다 가쪽에 위치한다. 엉덩관절은 무릎관절보다 몸쪽에 위치하고, 무릎관절은 엉덩관절보다 먼쪽에 위치한다. 복장뼈는 골반보다 위쪽에 위치하고, 골반은 복장뼈보다 아래쪽에 위치한다.

지점보다 가쪽에 위치하는 것으로 설명된다.

anterior(앞쪽)과 **posterior**(뒤쪽)는 한 지점과 신체의 앞쪽이나 뒤쪽 사이의 관계를 기술하는 용어이다. 한 지점과 몸통 사이의 관계를 설명할 때, **proximal**(몸쪽)과 **distal**(먼쪽)이라는 용어를 사용한다. 다른 지점보다 몸통에 가까운 지점은 몸쪽에 위치하는 것으로 설명된다; 예를 들어, 엉덩관절이 무릎관절보다 더 몸쪽에 위치한다. 먼쪽 지점은 다른 지점보다 몸통에서 더 멀리 떨어져 있다는 것을 의미이다. **superior**(위쪽)과 **inferior**(아래쪽)의 용어는 한 구조물이 다른 구조물보다 위쪽이나 아래쪽에 있음을 설명할 때 사용된다.

방향을 설명하는 용어와 예는 **표 1.1**에 요약되어 있고, **그림 1.2**와 **그림 1.3**에 묘사되어 있다.

cranial(머리쪽)이란 용어는 머리에 가까운 위치를 설명할 때 이용되고, **caudal**(꼬리쪽)은 발 쪽에 가까운 위치를 설명할 때 사용되는 용어이다. **얕은**(superficial)은 표면에 가까운 구조물이나 영역을 설명할 때 사용되고, **deep**(깊은)은 표면으로부터 먼쪽에 있는 구조물을 설명할 때 사용된다.

표 1.1 해부학적 방향의 용어

용어	정의	예
안쪽	신체 중앙선에 더 가까운	자뼈는 노뼈보다 안쪽에 위치한다.
가쪽	신체 중앙선으로부터 멀리 떨어진	노뼈는 자뼈보다 가쪽에 위치한다.
앞쪽	신체의 앞쪽에 더 가까운	복장뼈는 척추보다 앞쪽에 위치한다.
뒤쪽	신체의 뒤쪽에 더 가까운	넙다리뼈는 무릎뼈보다 뒤쪽에 위치한다.
몸쪽	몸통에 더 가까운	엉덩관절은 무릎관절보다 더 몸쪽에 위치한다.
먼쪽	몸통으로부터 더 멀리 떨어진	무릎관절은 엉덩관절보다 더 먼쪽에 위치한다.
위쪽	다른 구조물보다 더 위쪽에 있는 구조물	복장뼈는 골반보다 위쪽에 위치한다.
아래쪽	다른 구조물보다 더 아래쪽에 있는 구조물	골반은 복장뼈보다 아래쪽에 위치한다.

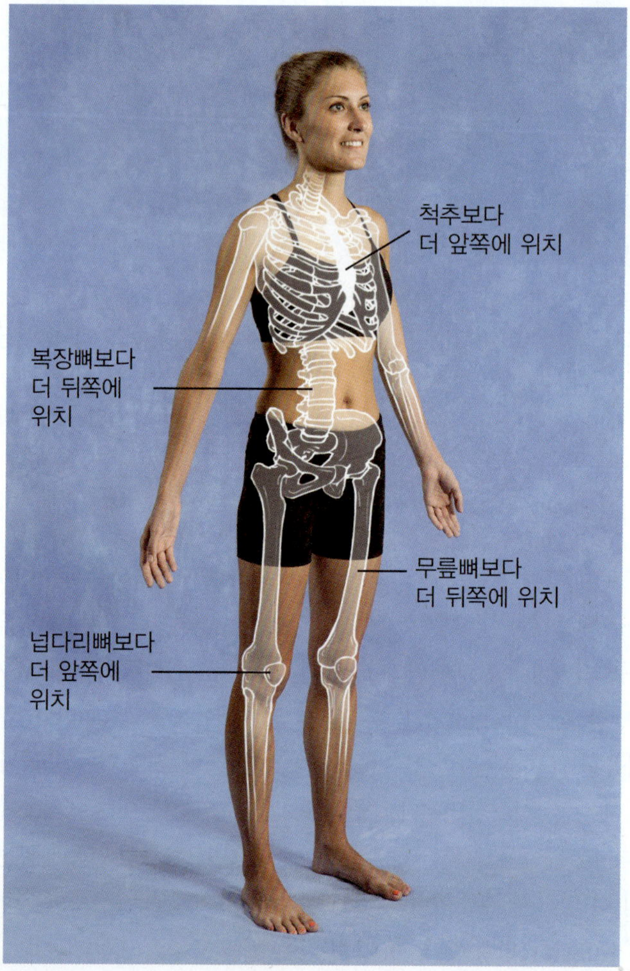

그림 1.3 복장뼈는 척추보다 앞쪽에 위치하고, 척추는 복장뼈보다 뒤쪽에 위치한다. 넙다리뼈는 무릎뼈보다 뒤쪽에 위치하고, 무릎뼈는 넙다리뼈보다 앞쪽에 위치한다.

뼈운동형상학
OSTEOKINEMATICS

운동면

의자에서 일어서기나 물체를 잡기 위해 머리 위로 팔을 뻗는 일상활동을 수행할 때, 뼈대계는 3차원 공간에서 움직인다. 3개의 **기본 운동면**은 공간의 차원에 해당된다: 시상면, 이마면 및 가로면. **뼈운동형상학**(osteokinematics)은 해부학적 위치를 기준으로 하여 선 자세에서 3개 운동면을 통해 일어나는 뼈대계의 움직임을 말한다. 만약 운동이 하나의 운동면에서만 일어난다면, 그 운동은 평면운동(straight plane 또는 uniplanar motion)으로 간주된다.

인체 움직임 동안 일어나는 대부분의 운동이 1개 이상의 운동면에서 일어나기 때문에, 다면운동(multiplanar motion)으로 간주된다. 사람이 침대 위에서 구르고, 앉기 자세로 이동하고, 그리고 다시 서기 자세로 이동할 때, 신체의 여러 부분이 3개의 운동면을 통해 움직인다.

시상면 (Sagittal Plane)

시상면은 신체나 신체 분절을 좌우로 나누는 수직면이다. 앞뒤로 움직이는 굽힘과 폄과 같은 움직임이 시상면에서 일어난다. 팔을 앞으로 뻗어 물체를 제자리에 다시 놓으려고 할 때, 팔은 시상면상에서 움직이는 것이다. **그림 1.4**는 시상면으로 나누어진 신체와 시상면상에서 움직이는 여러 신체 분절을 보여주고 있다.

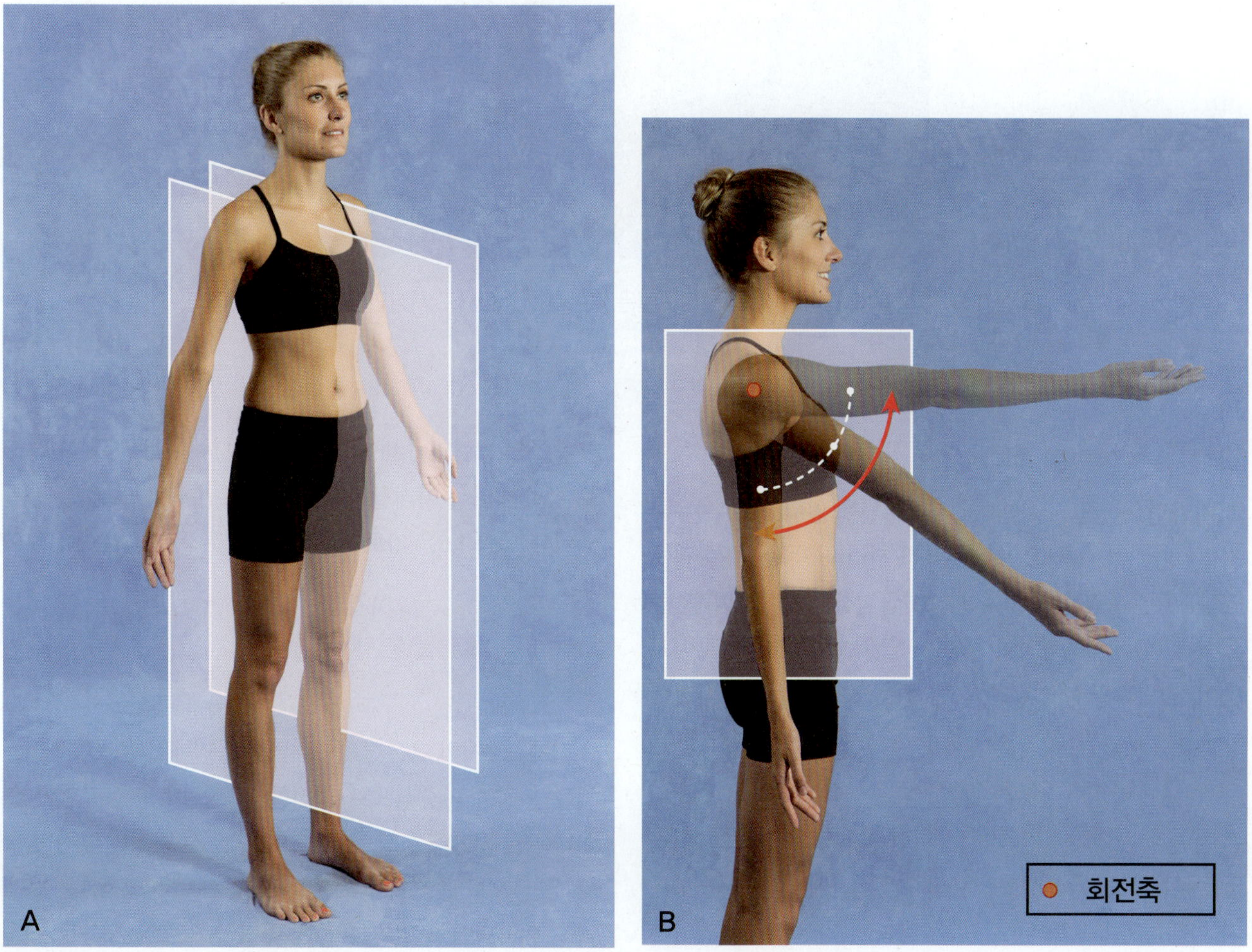

그림 1.4 (A) 신체와 신체분절은 시상면에 의해 좌우로 나누어져 있다. (B) 어깨관절을 굽힘과 폄을 할 때, 팔은 이마축을 중심으로 시상면 상에서 움직인다.

계속

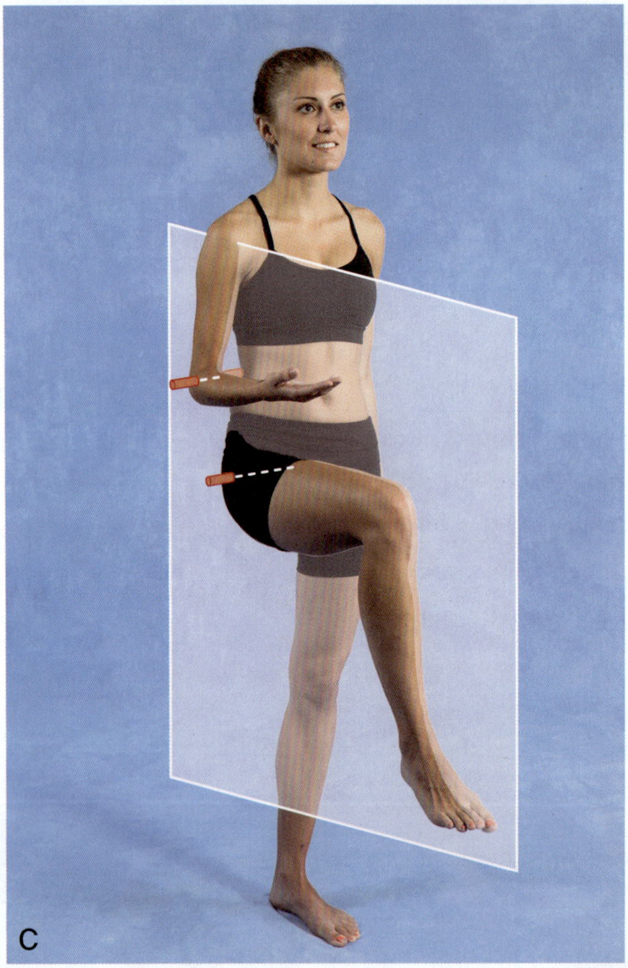

그림 1.4 계속 (C) 팔꿉관절과 엉덩관절은 이마축을 중심으로 시상면에서 굽힘을 한다.

이마면 (Frontal Plane)

이마면(관상면)은 신체나 신체분절을 앞뒤로 나누는 수직면이다. 팔과 다리를 신체로부터 멀리 바깥쪽으로 움직이거나, 또는 목과 몸통을 측면으로 굽힘하는 것은 이마면 상에서 일어나는 움직임이다. 이마면은 **그림 1.5**에서 보여지듯이, 벌림과 모음과 같은, 측면 운동을 위한 운동면이다.

가로면 (Horizontal Plane)

지면과 평행하게 일어나는 회전 움직임은 **가로면**(횡단면)에서 일어난다. 가로면은 신체와 신체분절을 위쪽 부분과 아래쪽 부분으로 나누는 수평면이다. 가로면에서 일어나는 움직임의 예는 엉덩관절이나 어깨관절의 안쪽돌림(**신체 중심으로 향하는**)과 가쪽돌림(**신체에서 벗어나는**)이다.

몸통의 돌림과 손바닥을 위쪽(**뒤침**)이나 아래쪽(**뒤침**)으로 향하게 하는 아래팔의 돌림도 가로면에서 일어나는 움직임이다. **그림 1.6**은 가로면에서 일어나는 움직임의 예를 보여주고 있다.

회전축

신체가 3개의 운동면 중 1개의 운동면에서 움직일 때, 신체는 회전축을 중심으로 회전한다. 회전축은 움직임이 일어나는 운동면과 항상 수직을 이룬다. **시상축**은 앞뒤 방향(**시상면**)으로 주행하고, 시상축을 중심으로 회전하는 움직임은 이마면에서 일어난다. 팔다리의 벌림과 모음은 신체중심에서 멀어지고 가까워지는 측면 움직임으로 시상축을 중심으로 이마면에서 일어난다.

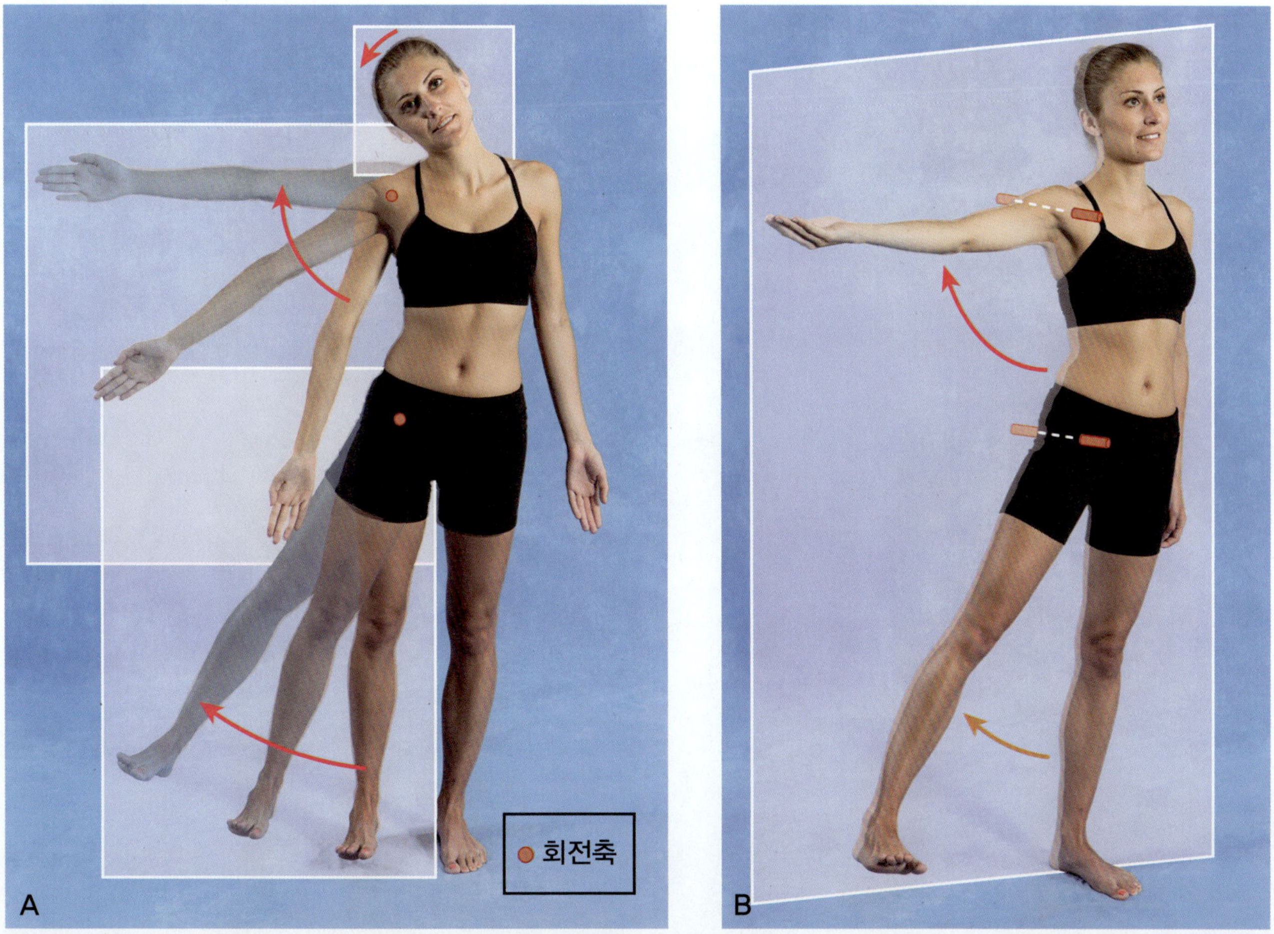

그림 1.5 (A) 팔과 다리가 신체 중앙선으로 멀어지는 벌림을 할 때, 팔과 다리는 이마면상에서 움직인다. 목뼈도 이마면상에서 오른쪽으로 옆굽힘한다. (B) 어깨관절과 엉덩관절이 시상축을 중심으로 이마면 상에서 움직인다.

그림 1.5는 어깨관절과 엉덩관절이 벌림하는 동안 시상축을 보여주고 있다. 역으로, **이마축**은 **그림** 1.4에 그려져 있듯이, 이마면 상에 위치하고, 안쪽-가쪽 방향으로 주행한다. 굽힘과 폄이 이마축을 중심으로 일어나는 움직임이다. 팔이 시상면에서 앞쪽으로 굽힘할 때, 이 움직임은 이마축을 중심으로 회전하는 것이다. 신체 분절의 돌림 움직임은 **수직축**(세로축)을 중심으로 가로면 상에서 일어난다(**그림** 1.6 **참고**). 머리가 측면-측면으로 회전할 때, 머리의 움직임은 수직축을 중심으로 움직이는 것이다.

비록 회전축이 고정된 축으로 묘사되고 있지만, 실제로 회전축은 신체분절이 움직일 때마다 약간씩 이동한다. 축의 위치가 약간씩 이동하는 것은 관절면의 만곡 변화로 인한 완전한 대칭성의 부족 때문이다. **그림** 1.7은 이런 관절축의 이동을 묘사하고 있고, 이를 순간회전축이라고 한다.

무릎이 굽힘과 폄을 할 때, 무릎관절의 회전축이 약간씩 이동하는데, 그 이유는 넙다리뼈 먼쪽끝단이 기형학적으로 완벽한 구형이 아니기 때문이다.

뼈운동형상학 움직임의 용어

보편적 용어는 뼈운동형상학 움직임을 축을 중심으로 운동면상에서 일어나는 움직임으로 묘사하고 있다. **표** 1.2는 뼈운동형상학 움직임 용어, 움직임을 표현하는 운동면과 축, 그리고 그 용어와 관련된 기능 움직임의 예를 제공하고 있다(**각 신체 부위에 대한 설명은 관절과 관련된 개별 장에 제시되어 있다**). 팔꿉관절이 굽힘하는 동안 아래팔이 위팔뼈 쪽으로 움직일 때처럼, 굽힘은 두 뼈 사이의 각도가 감소할 때 일어나는 움직임이다. 아래팔이 위팔뼈로부터 멀어

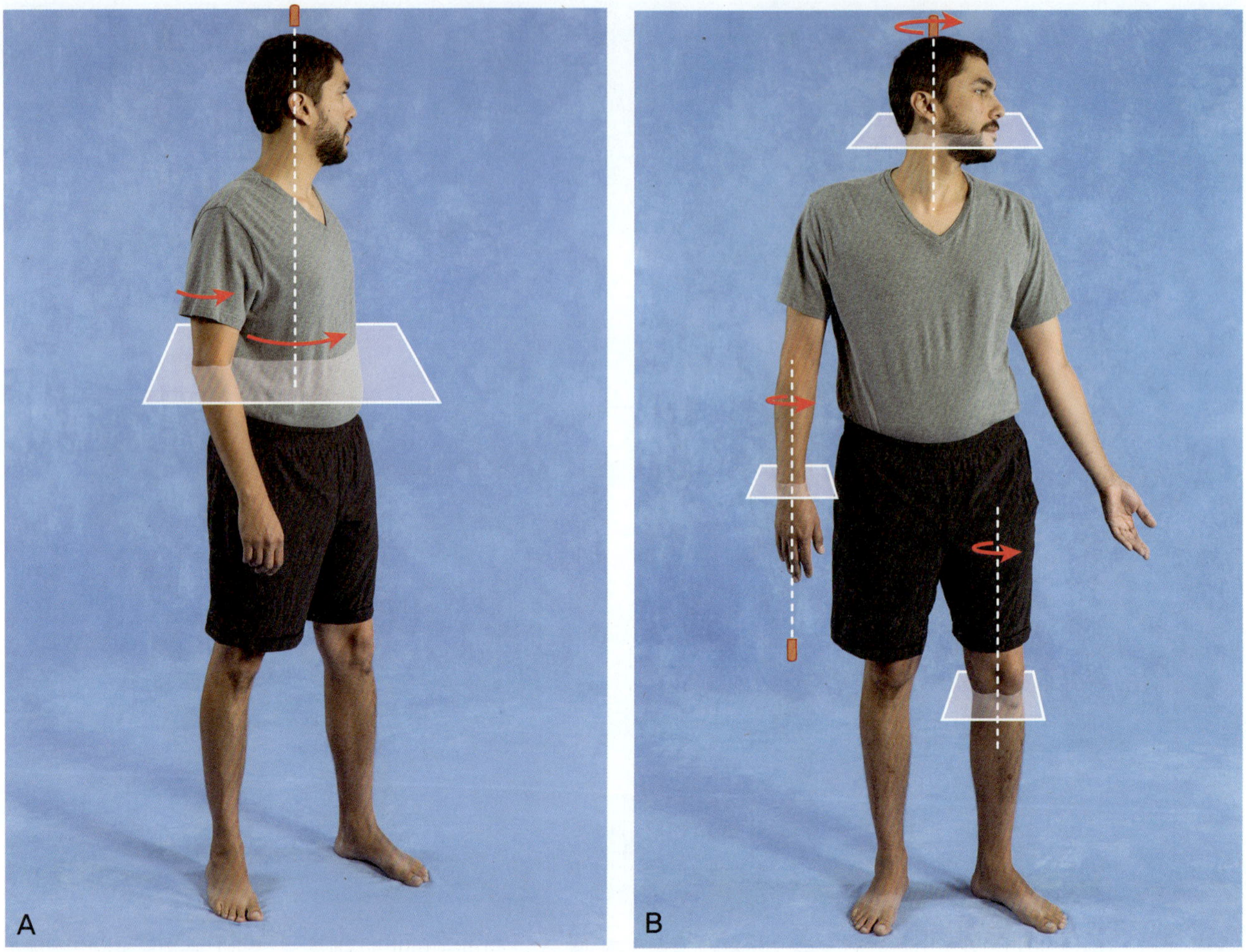

그림 1.6 (A) 척추는 수직축을 중심으로 가로면 상에서 왼쪽으로 돌림하고 있다. (B) 오른쪽 팔은 수직축을 중심으로 가로면 상에서 안쪽으로 돌림하고 있다. 왼쪽 다리는 가쪽으로 돌림하고 있다.

표 1.2 뼈운동형상학 움직임의 용어

운동면	축	용어	기능 움직임의 예
시상면	이마축	굽힘, 폄	음식을 먹기 위해 팔꿉관절을 굽힘하는 동안, 아래팔은 손을 입으로 가져간다.
이마면	시상축	벌림, 모음	먼저 한쪽 다리를 차 안으로 움직이는 것은 엉덩관절 벌림의 예이다. 엉덩관절은 다리를 몸통으로부터 멀리 움직인다.
가로면	수직축	안쪽돌림, 가쪽돌림	유리컵 안으로 물을 붓는 것은 아래팔의 뒤침을 필요로 한다 (아래팔의 안쪽돌림).

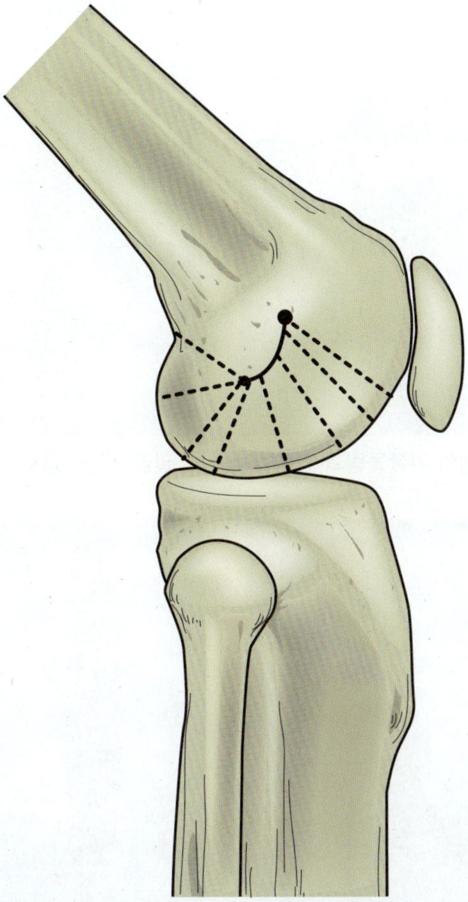

그림 1.7 넙다리뼈, 정강뼈 및 종아리뼈의 시상면. 무릎관절이 굽힘과 폄을 하는 동안, 운동축은 약간 움직인다.

져 팔꿉관절이 일직선을 이룰 때처럼, 폄은 관절을 형성하는 두 뼈사이의 각도가 증가하는 경우이다. 척추의 경우, 머리와 몸통을 수직축보다 앞쪽으로 가져가는 움직임은 **굽힘** 움직임이고, 반면 뒤쪽 방향의 움직임은 척추의 **폄**으로 기술된다. **벌림**은 신체 중앙선으로부터 멀어지는 것이고, **모음**은 신체 중앙선 쪽으로 움직이는 것이다. **안쪽돌림**은 뼈의 앞쪽 부분이 신체 중앙선 쪽으로 돌림할 때 일어나고, **가쪽돌림**은 뼈의 앞쪽 부분이 신체 중앙선으로부터 멀어질 때 일어나는 돌림 운동이다. 어깨관절과 엉덩관절은 안쪽돌림과 가쪽돌림을 한다. 아래팔의 안쪽돌림을 **뒤침**(손바닥이 아랫방향으로 향하는)이라 하고, 가쪽돌림을 **엎침**(손바닥이 윗방향으로 향하는)이라 한다. 발의 뒤침과 엎침은 각각 **가쪽번짐**과 **안쪽번짐**으로 불린다. **휘돌림**은 적어도 2개 이상의 운동면에서 일어나는 신체 분절의 회전 움직임을 묘사하는데 사용되는 용어이다. 그림 1.8은 굽힘, 폄, 벌림, 모음, 안쪽돌림 및 가쪽돌림 동안 일어나는 전형적인 휘돌림 움직임을 보여주고 있다.

그림 1.8의 예는 몸쪽 분절을 고정하고, 먼쪽 분절이 몸쪽 분절로부터 멀어지고, 가까워지는 전형적인 움직임을 보여주고 있다. 이와 같은 동일한 움직임이 **역작용**으로 일어날 수 있다. 즉, 먼쪽 분절을 고정하고, 몸쪽 분절이 먼쪽 분절로부터 멀어지고 가까워지는 움직임이 일어난다.

팔꿉관절에서 일어나는 역작용의 예는 사람이 의자 팔걸이를 밀면서 일어설 때처럼, 손을 의자 팔걸이에 배치하고 위팔을 아래팔로부터 멀어지게 하는 동작이다. 아래팔이 위팔 쪽으로 움직이지 않고, 위팔이 아래팔로부터 멀어지더라도, 팔꿉관절은 두 뼈사이의 각도가 증가하는 폄 방향으로 움직인다. 역작용의 다른 예는 턱걸이 동작이다. 양손으로 철봉을 잡고, 위팔을 아래팔 쪽으로 움직이는 경우이다. 이때 팔꿉관절은 두 뼈사이의 각도가 작아지는 굽힘 운동을 한다.

자유도

자유도는 특정 관절에서 각운동이 일어나는 운동면의 숫자이다. 예를 들어, 어깨관절과 엉덩관절은 굽힘과 폄(시상면 운동), 벌림과 모음(이마면 운동), 그리고 안쪽돌림과 가쪽돌림(가로면 운동) 등을 할 수 있다. 이들 관절이 3개 운동면에서 운동을 할 수 있기 때문에, 자유도는 3도인 것으로 알려져 있다. 이들 관절과 반대로, 팔꿉관절은 오직 굽힘과 폄만을 하기 때문에, 자유도는 1도이다. 손의 손허리손가락관절(MCP)은 굽힘과 폄, 그리고 벌림과 모음을 할 수 있기 때문에, 2도의 자유도를 가진다.

임상 연결 1.1

마비나 ROM 소실에 의해 자유도가 1개만 소실되어도, 팔 전체의 기능장애가 초래될 수 있다. 어깨관절을 굽힘할 수 없는 사람을 생각해 보자. 심지어 그의 손이 헤어 브러쉬를 잡고, 팔꿉관절이 완전 ROM 범위로 움직일 수 있다 하더라도, 그녀는 머리를 빗기 위해 헤어 브러쉬를 머리 위로 들어 올릴 수 없을 것이다.

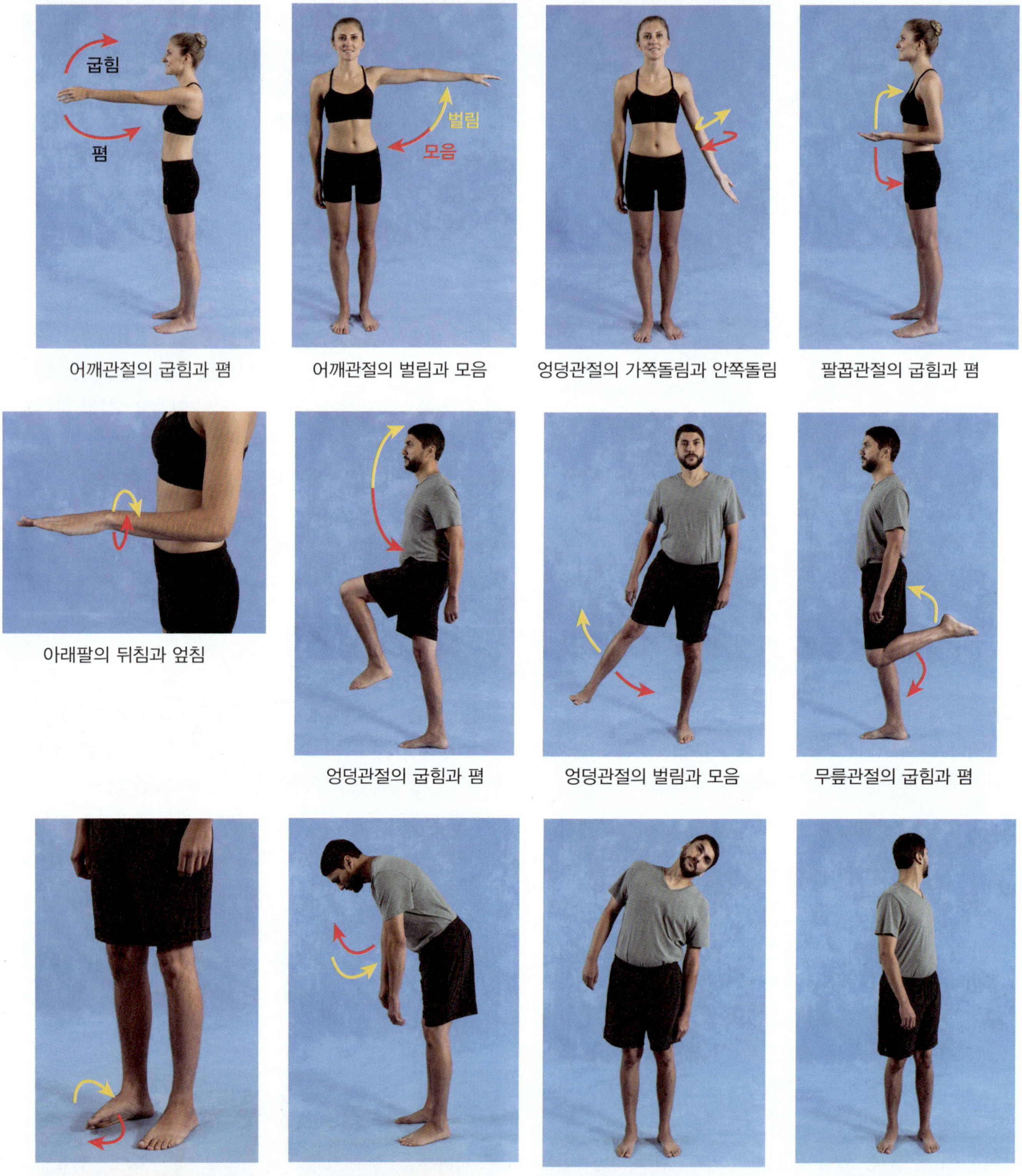

어깨관절의 굽힘과 폄 · 어깨관절의 벌림과 모음 · 엉덩관절의 가쪽돌림과 안쪽돌림 · 팔꿉관절의 굽힘과 폄

아래팔의 뒤침과 엎침 · 엉덩관절의 굽힘과 폄 · 엉덩관절의 벌림과 모음 · 무릎관절의 굽힘과 폄

발목의 안쪽번짐과 가쪽번짐 · 몸통의 굽힘과 폄 · 몸통과 목의 옆굽힘 · 몸통과 목의 돌림

그림 1.8 관절 운동의 종류.

운동형상학
KINEMATICS

운동형상학은 생체역학의 한 분류로 위치, 속도 및 가속도의 견지에서 인체 움직임을 설명한다. 움직임은 선운동이나 각운동으로 일어날 수 있고, 또 이들 운동의 복합으로도 일어날 수 있다.

선운동

선운동은 병진운동으로 알려져 있고, 한 물체의 모든 지점이 다른 물체의 모든 지점과 평행하고 같은 방향으로 움직이는 운동이다. 선운동은 직선운동과 곡선운동으로 묘사될 수 있고, 미터나 피트 단위로 측정된다. 전체 단위로서 신체의 선운동을 기술할 때, 임상가는 평지에서 사람이 50피트 (15.24 m)를 걸었다고 기록할 수 있다.

직선운동 (Straight Line Motion)

직선운동은 한 지점에서 다음 지점까지 일직선으로 움직이는 운동이다. 일반적으로 직선운동은 데카르트 좌표에 의해 설정된 운동면에서 2차원 시스템이나 3차원 시스템에서 일어난다(그림 1.9). 좌표계는 3차원 공간에 있는 특정 지점의 위치를 알려준다. 직선운동은 x축, y축, z축 상에서 일어난다. 직선운동은 앞/뒤 방향, 안쪽/가쪽 방향 또는 수직 방향으로 일어날 수 있다. 직선운동의 예는 높은 곳에서 수직으로 떨어지는 물체의 경로이다. 인체의 팔다리와 몸통의 움직임은 순수한 직선운동을 하지 못한다. 팔다리가 원호의 각운동을 할 때, 윤활관절면 사이에서 직선의 활주 운동이 일어난다. 이런 수동성 선운동을 종속운동(조인트 플레이)이라고 하고, 대부분의 관절면 사이에서 일어나는 움직임은 매우 작은 범위의 움직임으로 기술된다. **그림 1.10**은 손목의 손목뼈사이에서 일어나는 선형의 활주운동을 보여주고 있다(**이런 활주운동은 2장에서 설명되는 관절운동형상학에서 자세히 설명될 것이고, 각 관절의 이들 운동은 특정 관절과 관련된 개별 장에서 설명될 것이다**).

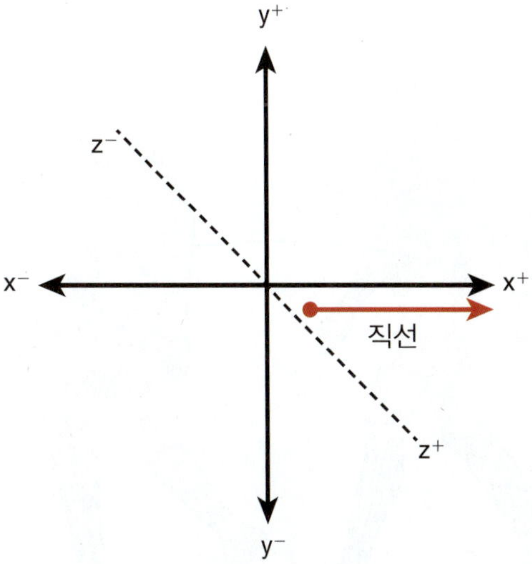

그림 1.9 선운동은 데카르트 좌표계를 따라 직선으로 움직인다.

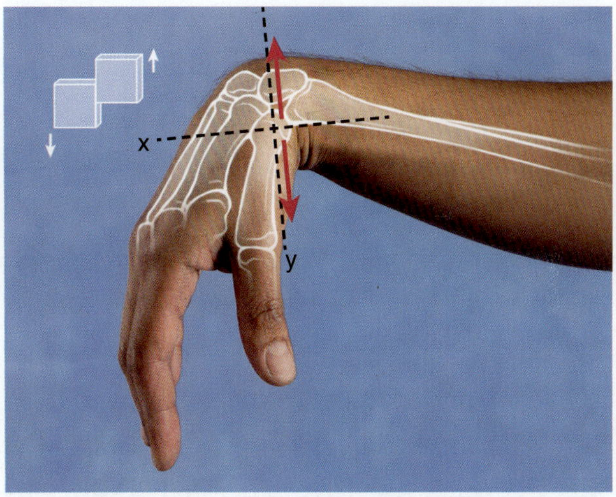

그림 1.10 굽힘된 손의 시상면. 손목을 움직일 때 손목뼈 사이에서 선운동(화살표)이 일어난다.

곡선운동 (Curved Line Motion)

곡선운동은 한 지점에서 다른 지점까지 원호 경로를 그리면서 움직이는 운동이다. 곡선운동의 예는 보행할 때 중력중심이 위아래로 움직이는 수직 변위이다. **그림 1.11**에서 볼 수 있듯이, 보행할 때 중력중심의 곡선운동과 신체 전체의 직선운동이 일어난다.

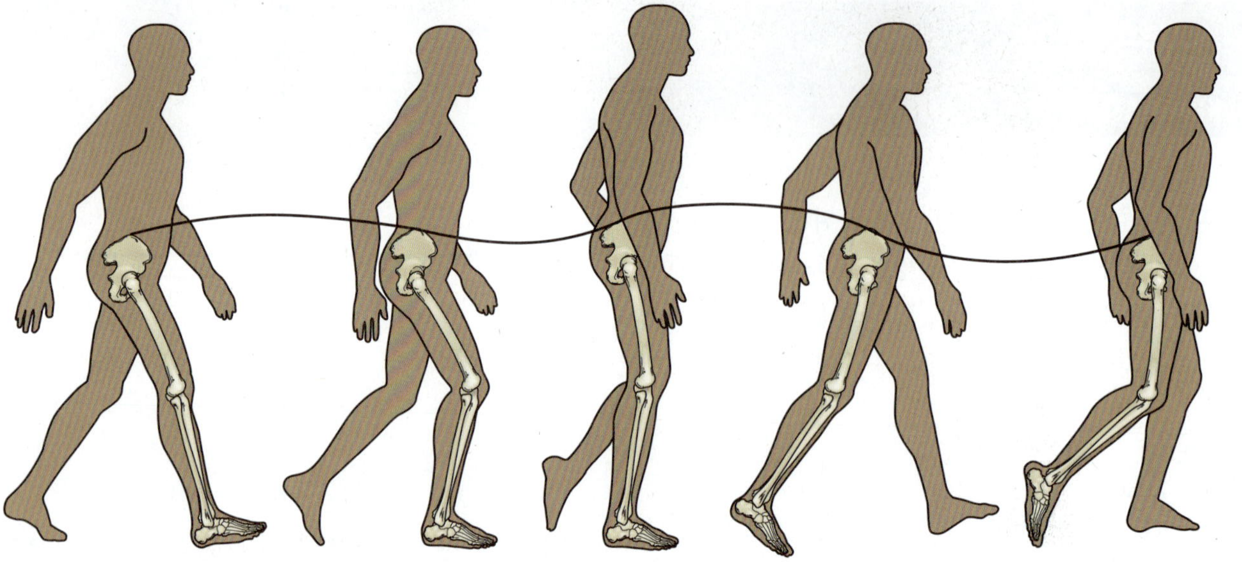

그림 1.11 보행주기 동안, 신체 전체는 직선운동으로 움직이고, 반면 인체의 중력중심은 곡선운동을 한다. 중간입각기 때 곡선의 가장 높은 지점이 형성되고, 발꿈치당기를 할 때 곡선의 가장 낮은 지점이 형성된다.

회전운동

회전운동(각운동)은 축을 중심으로 신체가 원호를 그리면서 움직이는 운동이다. 신체 관절이 축을 중심으로 원형운동을 하고, 그 축을 회전축이라고 한다. 회전운동의 예는 무릎관절이 굽힘할 때 무릎관절의 축을 중심으로 종아리가 회전하는 경우이다. 팔과 다리가 시상축을 중심으로 이마면에서 벌림과 모음할 때처럼, 이마면에서도 회전운동이 일어난다. 회전운동 동안, 팔다리의 각 지점은 같은 방향, 같은 시간, 같은 각도로 움직이지만, 그들 지점이 이동하는 거리는 다른다. 회전운동은 극 좌표계를 이용해 측정된다. 두 개의 고정 지점 사이에서 일어나는 1차원의 각도를 측정하고, °로 표기된다. **그림 1.12**에서, 종아리가 무릎관절 축을 중심으로 0–90°로 돌림을 하고 있다.

일반운동

관절면 사이에서 일어나고 팔다리와 몸통이 움직일 때 일어나는 대부분의 운동은 병진운동과 회전운동이 결합되어 일어난다. 이렇게 병진운동과 회전운동이 결합한 운동을 **일반운동**(general motion)이라고 한다. 평지 위를 달릴 때 신체는 직선운동으로 움직이고, 반면 다리는 신체를 앞쪽으로 추진하기 위해 엉덩관절, 무릎관절 및 발목관절 등의 축에서 회전을 한다. 물체를 머리 위로 들어 올리는 것도 팔을 위쪽으로 움직일 때 일어나는 물체의 직선운동과 축을 중심으로 회전할 때 일어나는 팔 관절의 회전운동이 결합된 **일반운동**의 한 예다. 신체 분절과 신체 전체가 병진운동하던 아니면 회전운동을 하던 간에, 이것은 **능동 운동**이나 **수동 운동**으로 분류된다. 근수축이 일어날 때 능동 움직임이 일어나고, 능동 운동은 엉덩관절 굽힘근이 스텝 위로 다리를 들어 올릴 때처럼, 신체 분절을 움직일 수 있는 힘을 제공한다. 이들 능동운동은 근육의 내적 힘에 의해 일어난다. 다른 사람에 의해 물체에 가해지는 밀기나 당기기, 또는 물체에 가해지는 중력의 힘 등과 같이, 환자 자신의 근육에 의해 생성되는 힘을 제외하고, 나머지 힘들은 수동운동을 일으킨다.

운동형상학 운동사슬

일상생활로 신체가 움직일 때, 운동 사슬을 형성하기 위해 팔다리의 여러 관절이 함께 작용하면서 움직임과 과제를 수행한다. 높은 선반 위로 팔을 뻗을 때, 몸통은 어깨뼈가 위쪽 방향으로 돌림하고, 어깨관절이 굽힘하고 또 팔꿉관절이 폄할 수 있도록 안정된 정적 기반을 제공해야 하고,

임상 연결 1.2

임상시설에서는 각운동을 측각기나 경사계로 측정한다. 아래 사진에서, 발목 발등굽힘을 줄자 (A), 측각기 (B) 및 경사계 (C)로 측정하고 있다.

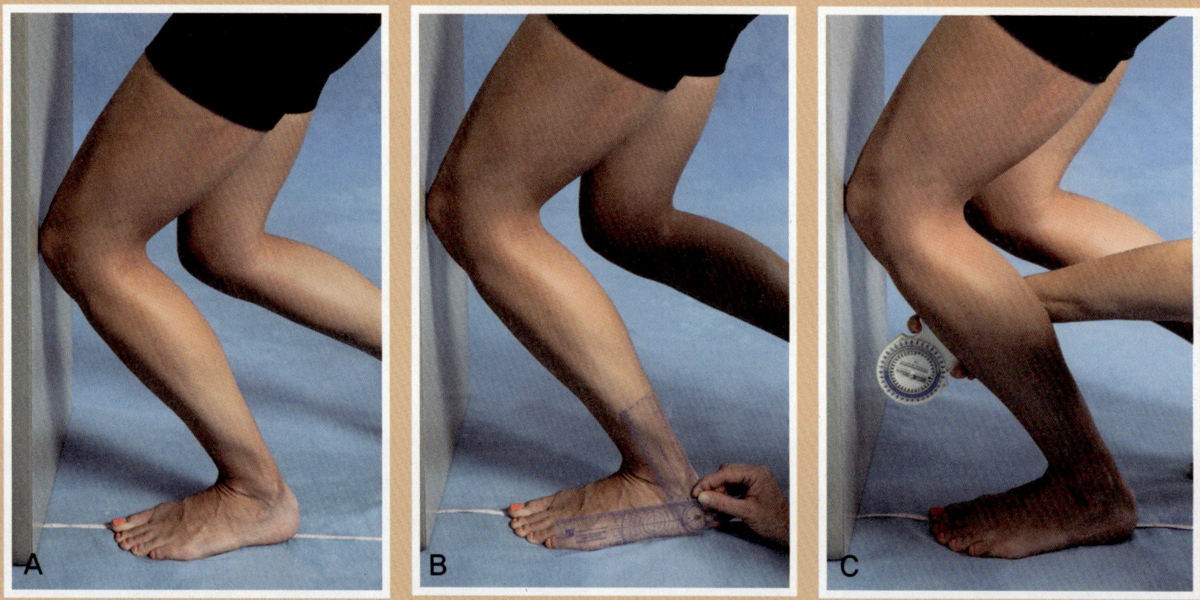

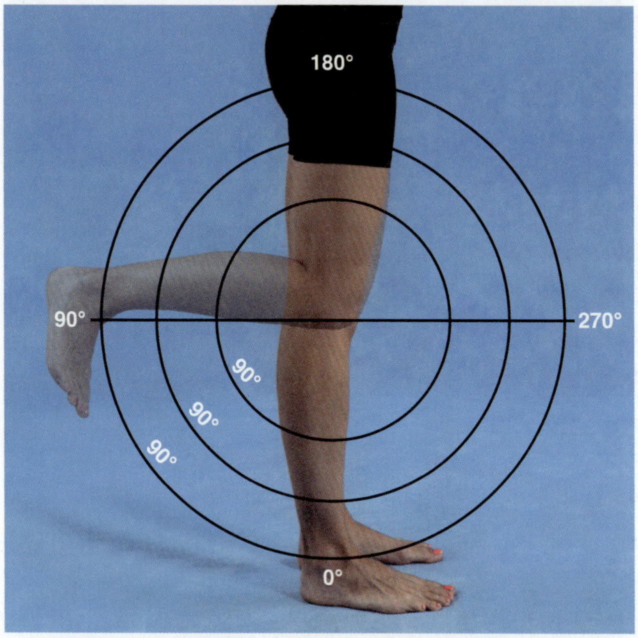

그림 1.12 무릎관절은 0°의 폄에서 90°의 굽힘까지 움직이고 있다. 종아리의 각 지점은 동시에 같은 방향으로 움직이고, 같은 각도를 형성한다.

또 손가락과 엄지가 물체를 잡을 수 있도록 손목이 펴되어야 한다. 모든 관절은 팔다리의 전체 운동에서 사슬의 링크처럼 수행한다. 사람이 의자에서 일어설 때 발은 안정된 기반을 제공해야 한다. 그리고 무릎관절, 엉덩관절과 몸통이 폄으로 움직이듯이, 각각의 관절은 똑바른 서기 자세의 달성에 영향을 준다.

열린 운동형상학적 사슬의 운동

운동형상학적 사슬에서 보면, 신체는 **열린 운동형상학적 사슬**(OKC)이나 **닫힌 운동형상학적 사슬**(CKC)로 움직인다. 열린 사슬 운동은 팔다리의 몸쪽 분절이나 사슬이 고정되어 움직이지 않고, 먼쪽 분절이 움직일 때 일어난다. 팔을 높은 선반까지 들어 올리는 동작을 할 때, 그 팔은 OKC 운동을 수행한다. 위팔두갈래근을 수축하여 덤벨을 들어 올리는 동작은 열린 사슬 활동으로 위팔두갈래근이 운동하는 것이다. 비록 손이 상대적으로 고정된 잡기로 웨이트를 유지하고 있더라도, 팔 사슬의 먼쪽 분절이 고정된 몸쪽 분절인 어깨관절 쪽으로 움직인다. 먼쪽 분절에서 일어나는 운동은 몸쪽 분절에서 일어나는 운동에 좌우되지 않는다. 이들 운동은 다양한 방향으로 움직이거나 정적 자세를 유지한다. 팔꿈치를 굽힘할 때, 손가락을 굽힘하여 덤벨을 잡을 수 있거나, 또는 손가락을 펴서 덤벨을 내려놓을 수도 있다. 손가락 움직임은 팔꿉관절과 어깨관절의 움직임에 좌우되지 않는다.

닫힌 운동형상학적 사슬의 운동

CKC 움직임은 먼쪽 분절이 고정되고 몸쪽 분절이 움직일 때 일어난다. 앉은 자세에서 선 자세로 움직이는 동작은 닫힌 사슬 활동의 한 예다. 발이 지면에 고정되고, 선 자세를 달성하기 위해 몸쪽에 위치하는 무릎관절, 엉덩관절 및 몸통이 폄으로 움직인다. 의자 팔걸이에 손을 배치하고 팔꿈치를 폄하는 동작은 닫힌 사슬 활동의 또 다른 예이다. 먼쪽 손을 의자에 고정한 후, 몸쪽에 위치하는 팔꿉관절과 어깨관절을 폄으로 움직인다. 대부분의 인체 활동은 열린 사슬 운동과 닫힌 사슬 운동의 결합되어 일어난다. 열린 사슬 운동은 계단 보행시 위쪽 계단으로 발을 옮길 때 일어난다.

일단 위쪽 계단에 발을 올려놓으면, 그 사람은 계단에 발을 고정시킨 닫힌 사슬 활동을 수행한다. 그 사람은 위쪽 계단으로 체중을 들어올리기 위해 엉덩관절과 무릎관절을 폄한다(그림 1.13).

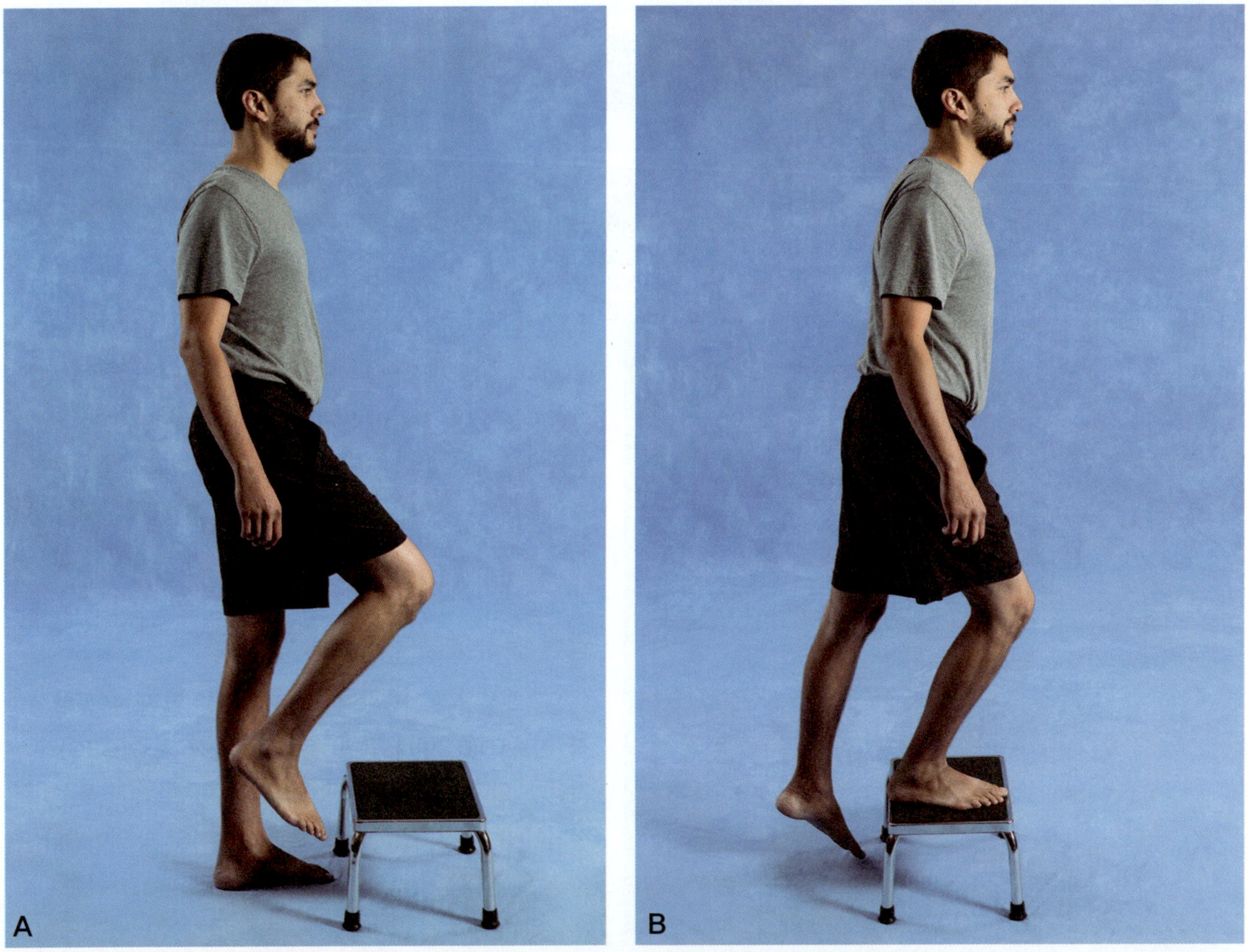

그림 1.13 열린 사슬 운동과 닫힌 사슬 운동. (A) 스텝 위로 다리를 들어 올릴 때, 몸통과 골반을 안정되게 고정하고, 엉덩관절, 무릎관절 및 발목관절이 열린 사슬 운동을 수행한다. (B) 높은 스텝 위로 체중을 들어올리기 위해, 발을 고정하고, 엉덩관절과 무릎관절을 폄하는 닫힌 사슬 운동을 수행한다.

힘

FORCES

힘의 개념에 대한 지식과 이들 힘이 어떻게 신체에 작용하는지에 대한 지식은 운동학과 생체역학을 공부하는데 필수사항이다. **힘**은 다른 물체에 대한 한 물체의 밀기(push)나 당기기(pull)로 정의된다. 힘은 작용점, 작용선, 크기 및 방향을 가진다. 움직이는 버스 안에서 선 자세를 유지할 때처럼, 근육의 힘은 움직임을 일으키고, 움직임의 방향을 변화시키고, 또는 움직임을 중단시킬 수 있다. 한 물체에 작용하는 힘의 총 합이 움직임을 초래하고 물체의 위치를 변화시킬 때, 물체의 **변위**가 일어난다. 만약 이들 힘이 움직임을 일으키지 못하고 물체가 정적 위치를 유지한다면, 그 물체는 안정 상태에 있는 것이다. 움직임이나 안정화를 일으키는 내적 힘은 일상생활의 기능적 과제를 달성할 수 있는 수단을 제공한다. 그러나 단기간 동안 과도하게 신체에 적용되는 큰 힘 뿐만 아니라 장시간 동안 반복적으로 적용되는 최대하의 힘도 신체를 손상시킬 수 있다. 치유를 촉진하고 인체의 기능을 향상시키기 위해 힘을 사용할 수 있다. 관절의 치료적 움직임 동안이나 근육을 신장할 때 적용되는 적절한 힘은 관절 가동성을 증가시키고 기능을 향상시킬 수 있다.

임상 연결 1.3

가쪽위융기통증으로 알려진 테니스 엘보우는 놀라운 스킬 수준을 가진 테니스 선수에게 발생하는 흔한 손상 중의 하나이다. 테니스 엘보우로 인해 가쪽 팔꿈치 통증, 주먹질 때 통증 및 팔의 기능장애 등이 초래된다. 손목 폄근은 만성 과사용 손상을 일으킬 수 있는 반복 패턴의 내적 힘을 일으킨다. 손목과 그립 뿐만 아니라, 코어, 팔이음뼈 및 몸쪽 관절에 있는 근육의 약증도 테니스 엘보우에 영향을 줄 수 있다. 부적절한 장비로 인한 외적 힘(예, 부적절한 크기의 라켓 잡기), 부적절한 활동 지면, 그리고 좋지 못한 기술 등도 조직 손상에 부가적인 역할을 할 수 있다. 비록 과도하거나 부적절한 힘이 테니스 엘보우를 일으킨다 하더라도, 재활 동안에 올바른 힘이 적용되면, 가동성, 근력, 지구력, 파워, 운동조절 및 신체 기능이 향상될 수 있다.

내적 힘

생체역학에서 내적 힘은 신체 구조물에서 발생하는 능동의 수축성 힘과 수동의 비수축성 힘을 모두 포함한다. 근수축은 내적인 수축성 힘을 발생시킨다. 즉, 근육의 수축은 움직임을 방해하는 고정근으로도 작용할 수 있고, 또는 일상활동을 할 때처럼 신체가 운동을 일으키는 작용근으로도 작용할 수 있다. 비수축성 힘은 결합조직(**인대, 관절주머니, 근육내 결합조직** 등)에 의한 수동 장력으로 구성된다. 수동의 힘은 관절에 정적 안정성을 제공하고, 또 움직임 동안에 발생하는 힘을 증강시킬 수 있다. 근육원섬유를 둘러싸고 있는 결합조직은 근육이 원심성 수축을 할 때 수동의 힘을 발생시킨다. 무게(weight)가 중력 방향으로 내려가는 것을 팔이 제어할 때, 근섬유에 의한 능동 힘과 결합조직과 근육에 의한 수동 힘이 함께 작용한다. 결합조직과 근육에 의해 발생되는 힘과 관련된 개념은 본 장의 후반부에서 자세히 설명될 것이다.

외적 힘

신체 외부에서 발생되는 힘은 외적 힘으로 간주되며, 만약 움직임이 일어나려면, 내적 힘이 외적 힘을 이겨내야 한다. 외적 힘에는 마찰력 및 중력 등이 있다. 외적 힘은 도수저항이나 운동장비의 사용으로 적용될 수 있다. 물체를 들어 올리거나 문을 열 때 외적 힘을 경험할 수 있다. 외적 힘은 신체를 움직이거나 안정화시킬 수 있고, 또는 외적 힘이 과도하게 적용되면 신체를 손상시킬 수도 있다. 서로 접촉된 두 물체 사이에는 마찰력이라는 외적 힘이 작용하여 물체의 움직임에 저항을 제공한다. 신발의 밑바닥에 홈과 같은 불규칙한 자국이 있으면, 마찰력이 증가되어 안정성을 향상시킬 수 있다. 신발과 피부 사이의 마찰로 인해 피부가 손상되고 수포가 형성할 때처럼, 마찰력이 손상을 초래할 수도 있다. 중력은 외적 힘으로서 모든 물체에 작용하고, 인체 움직임과 평형에 중요한 역할을 한다.

힘의 종류

신체에 작용하는 힘은 하중으로 표현되며, 다른 힘에 대항해 신체를 움직이거나 고정할 수 있다. 이들 하중은 신체 구조물을 손상시킬 능력을 가지고 있다. **그림 1.14**는 신체 구조물에 작용하는 다양한 종류의 힘을 보여주고 있다.

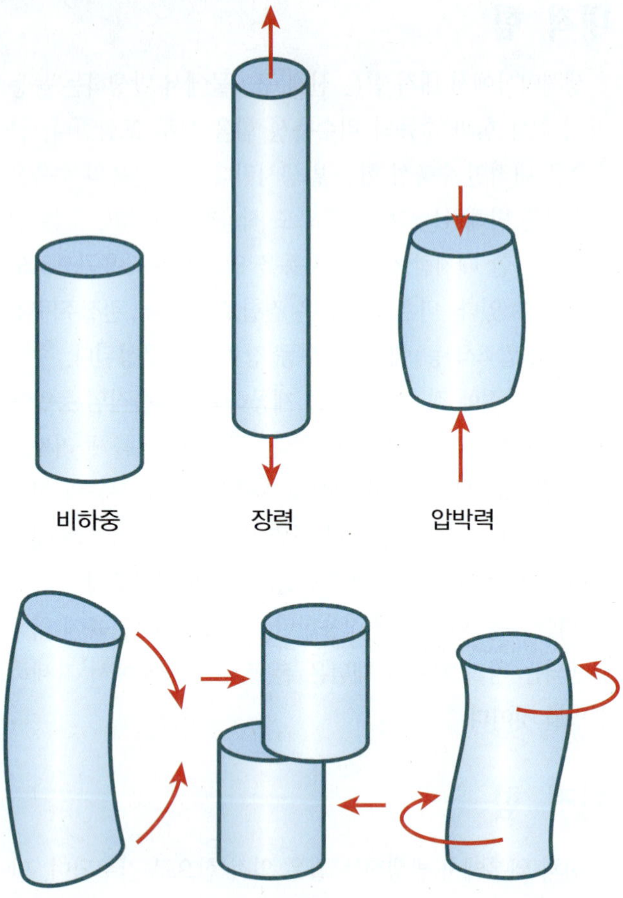

그림 1.14 신체 구조물에 가해지는 힘과 하중의 종류.

근 수축과 외적 힘은 관절과 그들 구조물에 **장력**(견인력)을 발생시킬 수 있다. 인대와 힘줄 조직은 움직임이나 활동시 그들을 신장하는 장력에 대항하기 위해 내적 저항을 일으킨다. 장력은 물체내의 물질들이 서로 멀어지도록 반대 방향으로 당기는 힘이다. 그러나 질병이나 고정으로 인해 약해진 구조물은 장력에 제대로 저항할 수 없어 조직이 과하게 신장되고 손상이 발생할 수도 있다. 뼈대계는 팔다리와 척추의 체중부하 활동시 지속적인 **압박력**을 받는다. 양쪽의 압박력은 서로 마주하는 방향으로 작용하여 구조물을 압박할 것이다. 근수축에 의한 압박력도 관절면이나 관절조직 쪽으로 향하는 힘을 일으킨다. 압박력은 두 관절면의 간격을 좁혀 압박 스트레스를 일으킨다. 축성 압박은 척추의 세로축을 따라 발생하는 압박을 의미한다. 뼈 소실과 골다공증을 가진 뼈대계는 압박력을 견딜 수 없어 골절을 당할 수 있다. **전단력**은 서로 평행하게 작용하지만, 힘의 방향은 서로 반대 방향이다. 과도한 전단력은 관절면을 마모시킬 수 있고, 골관절염이나 원반 퇴행과 같은, 퇴행성 질환을 발생시키데 중요한 역할을 할 수 있다. **굽힘력**은 장력과 압박력이 특정 지점에서 물체를 굽힘할 때 일어나고, 반면 **염력**은 세로축을 따라 구조물을 비튼다. 이들 힘이나 하중이 결합하여 1개 이상의 축을 중심으로 여러 운동면에서 힘을 발생시킬 수 있다.

힘의 영향

물체에 작용하는 힘의 영향은 물체가 균형을 이루어 평형상태에 있는지 아니면, 유동 상태와 불안정 상태에 있는지를 결정한다. 중력중심과 기저면과 관련된 개념은 물체의 안정 상태와 평형에 대한 힘의 영향에 중요한 역할을 한다. 신체의 중력중심과 기저면을 변화시킴으로서, 신체는 큰 원호를 그리는 움직임에서 안정성과 지지를 제공하는 상태로 자신의 기능을 변화시킬 수 있다.

질량중심 (Center of Mass)

실제로 무게가 물체의 질량에 작용하는 중력일 때는 중력이 종종 물체의 무게로 간주된다. 여기에서 질량은 물체를 형성하는 물질이다. 달에 있는 물체처럼 지구에 있는 물체도 동일한 분자와 질량으로 구성된다. 그러나 지구에 있는 물체가 더 큰 무게를 가지는데, 그 이유는 지구의 중력 때문이다.

무게는 다음과 같이 정의된다:

무게 = 질량 × 중력가속도

(32 ft/sec^2 또는 9.8 m/sec^2)

일반적으로 무게의 단위는 뉴톤(N)이나 파운드(lb)이다(1N는 0.225 lb이다)로 표기된다.

비록 중력이 물체의 각 단위 질량에 작용하지만, 중력은 일반적으로 물체의 **질량중심**(COM)이나 **중력중심**(COG)으로 표현된다. COM은 모든 신체분절의 지점이나 신체 전체의 지점이 정확하게 균형을 이루는 것으로 표현된다.

만약 물체가 대칭 형태를 가지고 있다면, COM은 그 물체의 중심에 위치한다. 연필의 COM에 손가락을 배치하고

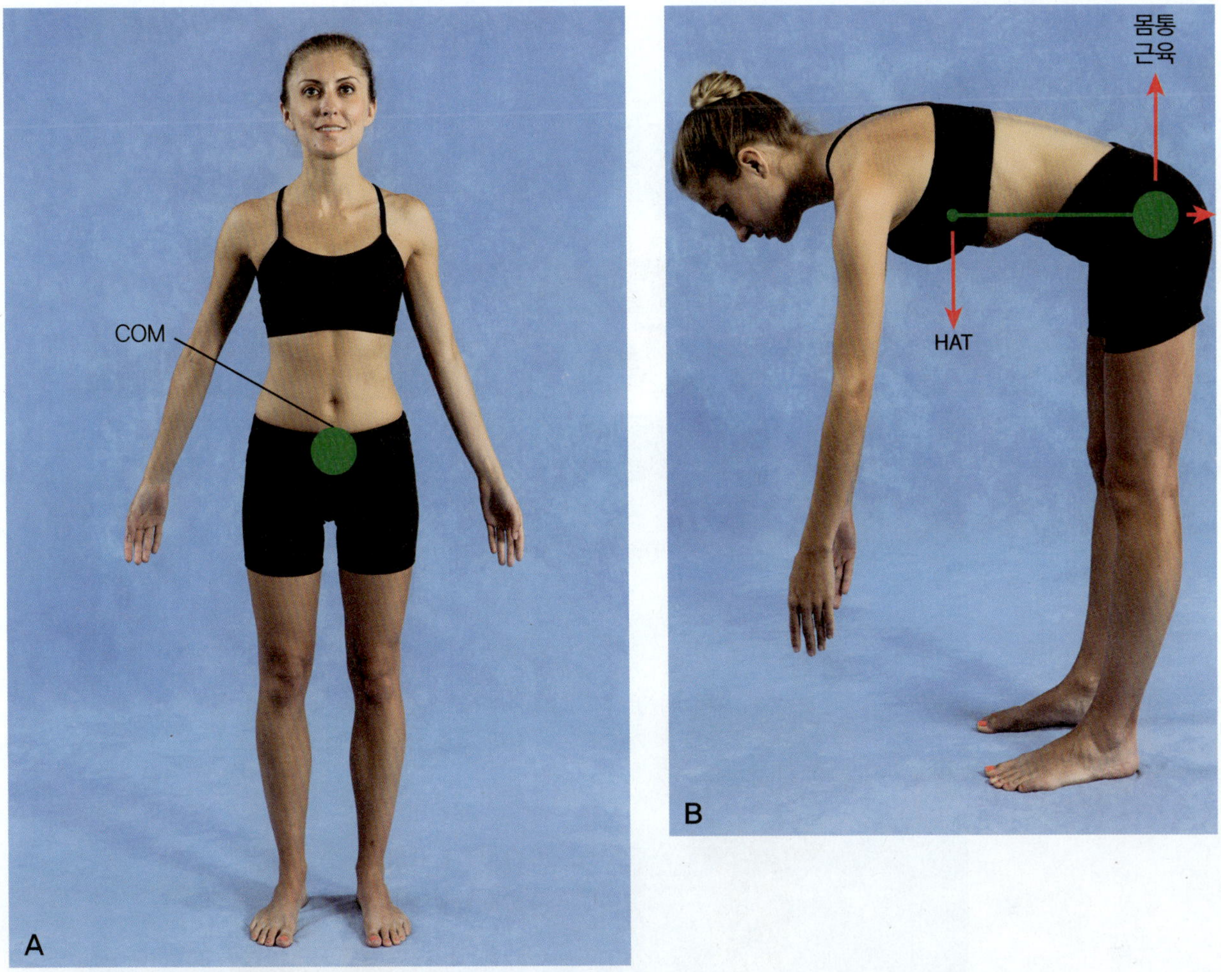

그림 1.15 (A) 똑바로 선 자세에서의 COM은 2번 엉치뼈의 약간 앞쪽에 위치한다. 머리, 양쪽 팔과 몸통(HAT)의 COM은 전체 신체 COM과 일직선상에 위치한다. (B) 몸통을 굽힘했을 때, 중력이 HAT를 당긴다. 몸통이 앞쪽으로 떨어지는 것을 막기 위해, 몸통 근육이 수축하여 HAT에 작용한 중력에 저항해야 한다.

연필을 들어 올리면, 그 연필을 균형을 이룰 것이고, 움직임이 일어나지 않을 것이다. 인체의 신체 전체나 신체 분절이 비대칭이기 때문에, 각 신체 분절의 COM은 다양한 위치를 가질 것이다. **중력선**(LOG)은 수직으로 떨어지는 선으로 표현되며, 분절에 대한 중력을 의미한다. 해부학적 위치에서 신체 전체를 단일 물체로 고려할 때, COM은 2번 엉치뼈의 앞쪽에 위치한다. 이 위치는 근사값이고, 사람의 신장과 체중, 그리고 신체의 구성 비율이 바뀌면, 그 사람의 COM 위치가 바뀔 수 있다. 사람이 위치를 바꾸고 지지면과 접촉할 때 COM도 이동하게 된다. 머리, 양쪽 팔 및 몸통의 COM은 복장뼈 칼돌기보다 약간 먼쪽, 그리고 11번 등뼈보다 약간 앞쪽에 위치한다. 머리, 양쪽 팔 및 몸통의 무게는 체중의 약 65%로 계산될 수 있다(그림 1.15).

기저면 (Base of Support)

신체분절을 중립위로 정렬한 똑바른 자세를 취할 때, 중력선은 두 발사이의 **기저면**(BOS) 안에 떨어진다. BOS는 사람과 지지를 위해 제공된 물체가 이루는 접촉면적이다. 만약 사람이 지면에 누워 있으면, BOS는 지면과 접촉을 이루는 신체 전체의 영역이 된다. 사람이 앉은 자세로 이동하면, 지지면과 접촉하는 면적이 감소하여 BOS가 작아진다. 선 자세를 취할 때는 이전 자세보다 BOS가 더 좁아지는데, 그 이유는 양쪽 발만이 지면과 접촉하기 때문이다. BOS가 클수록, 물체는 안정해지고, 중력선이 BOS의 중심이나 중심 가까이로 떨어진다. 역으로 BOS가 작아지고, 중력중심이 높아지고, 또 중력선이 BOS 중심으로부터 많이 벗어날수록, 가동성은 증가하지만 안정성은 떨어진다.

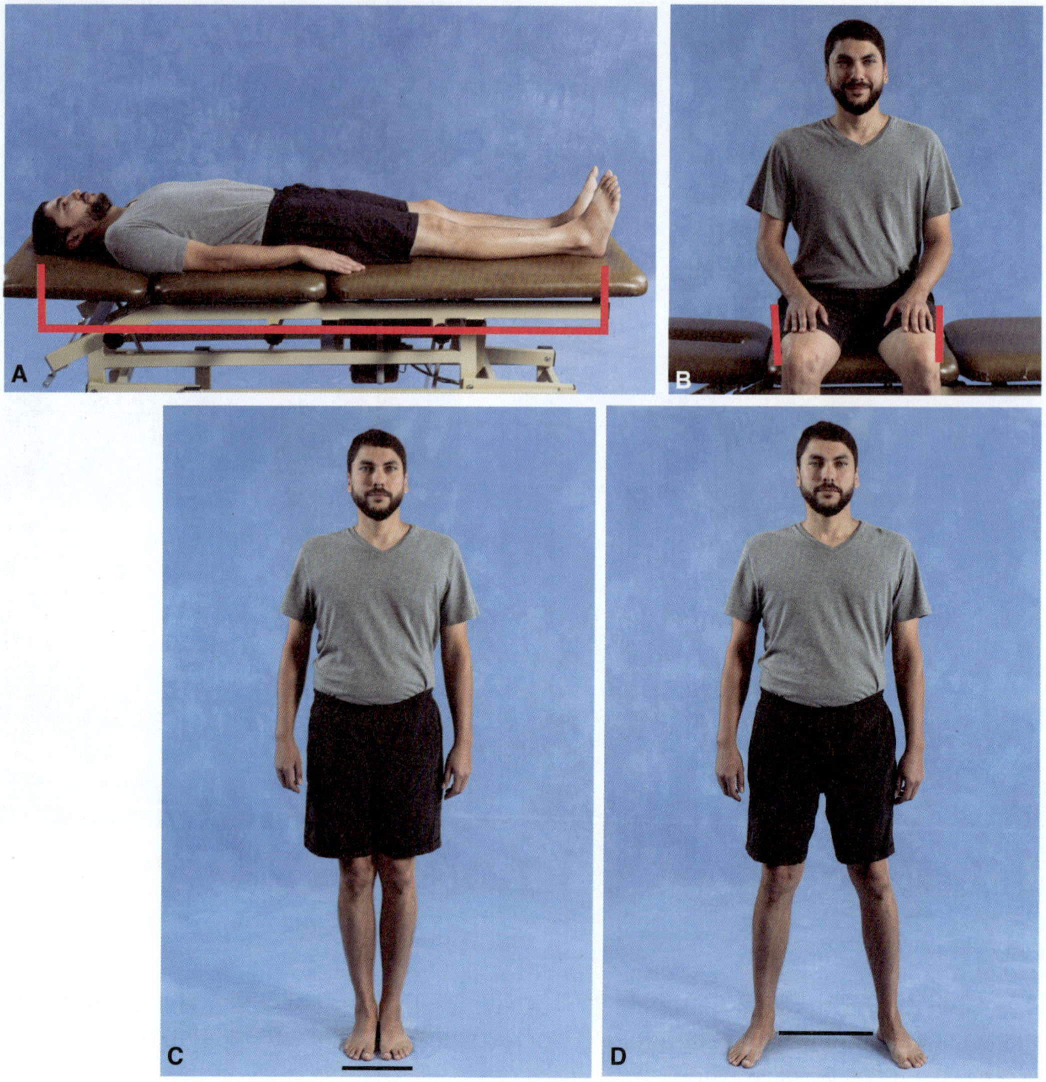

그림 1.16 다양한 자세에서의 기저면. (A) 누운 자세, (B) 앉은 자세, (C) 좁은 기저면의 선 자세, (D) 넓은 기저면의 선 자세.

그림 1.16의 사진은 다양한 자세에서 사람이 갖는 BOS를 보여주고 있다.

평형상태 (States of Equilibrium)

인체는 기능 과제를 수행할 때 평형상태 안에 있거나 벗어나기 위해 중력중심의 위치와 기저면을 변화시킨다. 신체가 정적 자세에서 중력중심을 유지하거나 또는 원래 상태로 되돌아올 때 **안정 평형**에 있다고 말한다. 버스가 코너를 돌 때 앉은 자세에서 균형을 유지할 수 있는 사람은 안정 평형상태에 있다라고 말할 수 있다. 만약 버스가 방향을 틀 때 사람이 넘어지면, 그 사람은 **불안정 평형 상태**에 있다고 말한다. 이런 불안정 평형 상태의 경우, 사람은 외적 힘이 가해졌을 때 중력중심을 원래 위치로 되돌릴 수 없을 것이다. **중립 평형 상태**는, 중력중심이 이동하지만 같은 운동면 상에 위치하는 것이다. 중력중심이 원래 높이보다 올라가거나 내려가지 않는다. 평지 위를 구르는 공이 중립 평형의 좋은 예이다. 중력중심의 높이, 기저면, 중력선의 위치 등을 변화시킴으로써, 물체의 평형상태와 안정성을 변화시킬 수 있다. 지면 위에 누운 자세를 취한 사람은 한발 서기를 하는 사람보다 낮은 중력중심을 가질 뿐만 아니라, 넓은 기저면을 가지게 된다.

임상 연결 1.4

움직임 동안, 기저면에 대한 사람의 균현 능력은 기능과 안전성에 관련될 수 있다. 균형이 감소되고 낙상의 위험이 높은 사람은 보행을 할 때 안정성을 높이기 위해 기저면을 넓게 하고 걷는다. 발을 몸통의 폭보다 넓게 벌리고 걸으면, 기저면이 몸통을 벗어날 수 있다. 좋은 동적 서기 균형을 가진 사람은 기저면을 좁힐 수 있고, 한발로 서서 한발로 점프할 수 있다.

스트레스-스트레인 관계

외적 힘의 크기와 기간, 그리고 힘에 저항하는 조직의 능력이 조직에 대한 힘의 최종 성과나 영향을 결정한다. 뒤넙다리근이 가벼운 신장 상태에 놓이거나, 신장할 때 뒤넙다리근이 미세열상의 손상을 당하는 것은 신장의 강도와 기간, 그리고 신장에 저항하는 근육과 결합조직의 능력에 좌우된다. 모든 근육뼈대 조직의 경우, 외적 힘에 의한 변화와 그들의 내적 저항 사이에 어떤 관계가 성립한다. 이런 관계가 조직의 종류와 구조물에 따라 다르지만, 이들 관계는 스트레스-스트레인 곡선으로 설명될 수 있다. 스트레스-스트레인 곡선은 일반적인 스트레스-스트레인 개념을 설명해 준다. **그림** 1.17은 스트레스-스트레인 곡선을 보여주고 있다. y축은 외적 힘에 의해 발생하는 스트레스를 나타내고, x축은 힘의 결과로 조직에 가해지는 스트레인을 나타낸다. 구조물이 견딜 수 있는 변형의 정도는 스트레인으로 정의된다.

그래프의 시작은 말단영역으로 정의되고, 조직이 최소한의 장력을 받고 있고, 휴식시 조직이 느슨한 상태에 있음을 나타낸다. 인체의 많은 구조물이 휴식 상태를 취할 때 주름져 있다. 예를 들어, 오목위팔관절의 아래쪽 관절주머니는 어깨관절이 해부학적 위치를 취할 때 주름져 있다. 초기에 아래쪽 관절주머니에 힘이 적용되면, 이들 주름은 펴지게 되고, 조직이 팽팽해 진다. 그래프상에서 말단영역의 오른쪽 끝 부분은 조직의 팽팽해짐을 나타낸다. 스트레스가 계속되면, 조직의 탄성이 늘어나면서 그 조직은 탄성 변형을 띠기 시작한다. 이런 탄성영역 동안에는, 힘의 적용이 사라지면 그 조직이 원래 상태로 되돌아갈 수 있다.

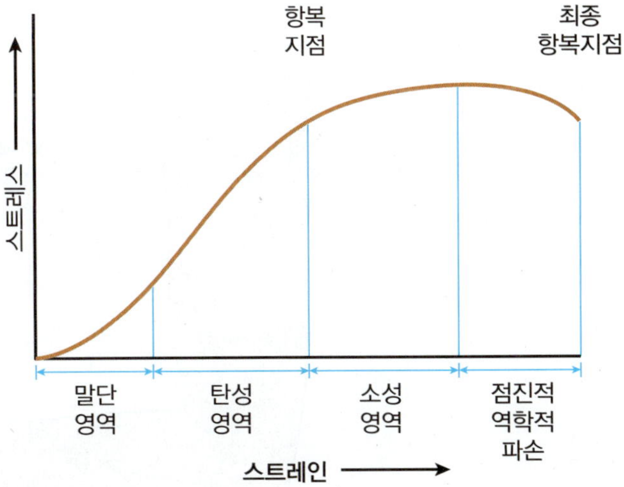

그림 1.17 하중과 신체 구조물 사이의 스트레스-스트레인 관계를 보여주고 있다.

크립(creep)은 조직이 최대하의 일정한 하중에 장시간 노출되면, 조직의 형태가 점진적으로 변하는 것을 설명할 때 사용되는 용어이다. 대부분의 근육뼈대계 조직은 점탄성 물질이다. 점탄성이란 힘이 조직을 변형시킬 때, 점성과 탄성 모두가 나타나는 것을 말한다. 이들 점탄성 조직은 크립 현상을 가진다. 크립은 스트레인을 일으키는 힘이 제거되었을 때 가역성을 띤다. 만약 힘이 그 조직에 계속 적용되면, 그 조직은 항복지점에 도달할 것이다. 항복지점을 초과했을 때는 그 조직은 소성 변형을 띠게 된다. **소성**(plasticity)은 힘이 제거되었을 때 발생한 변형을 그대로 유지하는 능력을 의미한다. 스트레스-스트레인 곡선의 소성 영역은 구조물의 변화를 나타낸다. 만약 힘이 계속 적용되면, 그 조직은 최종 항복지점 또는 파손지점에 도달할 것이고, 이로 인해 구조물과 조직의 손상이 발생하여 조직의 온전성이 사라질 것이다.

벡터

힘을 정량화할 때, 힘의 벡터 측정은 힘의 크기와 방향을 포함해야 한다. 2개 이상의 힘은 힘의 전체 효과를 결정하기 위해 합해질 수 있다. 이것을 벡터 힘의 합성이라고 부른다.

반대로 개별 힘은 힘의 효과를 분석하기 위해 2개 이상의 힘으로 분해될 수 있는데, 이것을 **벡터 힘**의 분해라고 한다.

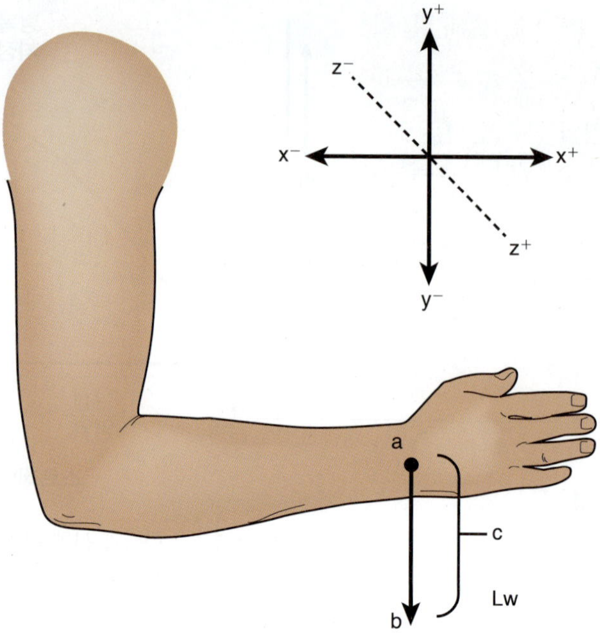

그림 1.18 힘의 크기와 방향. a 지점은 팔 분절의 질량에 중력이 작용하는 지점이다. b 지점은 아래쪽으로 향하는 방향을 나타낸다. c 영역은 아래쪽 방향의 수직 방위를 나타낸다. Lw는 팔의 무게이다. 화살표의 길이는 힘의 크기를 나타내는 척도로 그려진다. 예를 들어, 1 ㎝는 1/2 lb이다.

이런 힘의 검증은 그래픽 방법이나 수학적 방법으로 이루어질 수 있다. 생체역학에서, 벡터 힘은 힘이 작용하는 지점인 작용점과 밀기(push)나 당기기(pull)의 방향을 나타내는 화살표로 표기된다. 화살표의 길이는 힘의 크기를 의미한다. 힘의 크기는 뉴톤(N)이나 파운드(lb)로 표기되며, 1 lb는 4.448 N이다. 좌표계에서도 힘을 표기할 수 있다. 양(+)의 힘은 오른쪽이나 위쪽으로 향하고, 음(−)의 힘은 왼쪽과 아래쪽 방향으로 향한다. 작용점과 화살머리 사이의 화살표 라인은 공간에서 벡터의 방향을 나타낸다.

그림 1.18에서, 화살표 Lw는 먼쪽분절의 무게에 의해 발생된 힘의 크기, 작용점, 방향 및 방위를 보여주고 있다.

벡터 힘의 합성 (Composition of Vector Forces)

공선력은 같은 선상에 위치하는 2개 이상의 힘으로서, 이들 같은 면에서 나란하게 작용한다. 공선력은 같은 방향으로 작용할 수도 있고, 반대 방향으로 작용할 수도 있다. 좌표 그리드를 이용하여, 한 방향의 힘들을 +(**양성**)으로 간주하고, 반대 방향의 힘들을 −(**음성**)로 간주한다. 같은 방향의 두 힘들은 더해져, 두 힘의 합은 힘의 방향에 따라 양성 또는 음성으로 표기될 수 있다. 만약 힘들이 반대 방향으로 작용하면, 음의 숫자를 양성 숫자에 더하고, 합성힘의 방향은 2개의 힘 중에서 더 큰 힘쪽으로 결정된다.

그림 1.19는 아래팔의 먼쪽 부분에 커프 웨이트가 착용된 상황에서의 힘들을 보여주고 있다. 팔의 무게와 커프의 무게가 결합된 합성 힘은 아래팔에서 아랫방향으로 향하는 전체 힘을 나타낸다. 이들 힘이 −y축을 따라 같은 방향으로 작용하기 때문에, 합성 힘을 결정하기 위해 이들 힘은 더한다.

힘들은 같은 면상에 놓일 수 있지만, 공선력과 반대로, 같은 작용선을 갖지 못할 수도 있다. 벡터 힘들이 공통된 작용선을 갖지 못할 때, 그들은 **그림 1.20**에서처럼, 다각형 방법을 이용해 합성힘을 결정할 수 있다. 힘 A, 힘 B, 힘 C가 서로 다른 방향으로 작용하고 있다. 첫 번째 벡터 A의 머리를 힘 B의 꼬리(**작용점**)에 배치하고, 그리고 힘 B의 머리를 힘 C의 꼬리에 배치한다. 화살표의 머리와 꼬리를 연결하여 다각형을 그림으로써, 합성 힘 D를 결정할 수 있다.

그림 1.21은 두 힘의 합성힘을 결정하는 평행사변형 방법을 보여주고 있다. 그림은 무릎힘줄에 의한 힘(P)과 넙다리

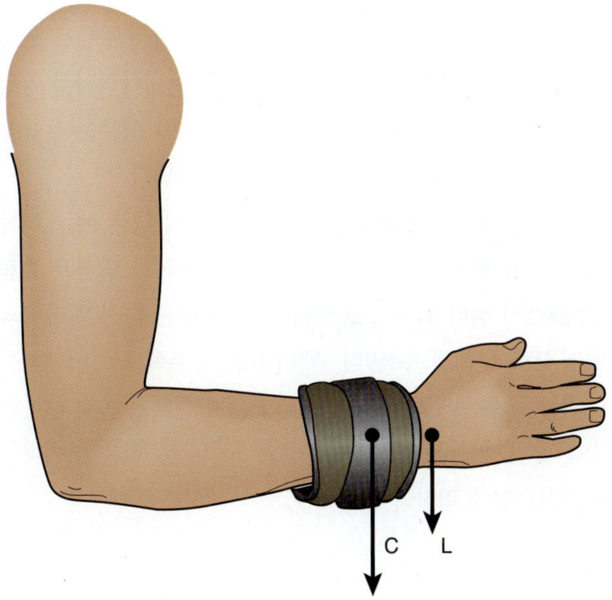

그림 1.19 벡터 합성. 팔 무게의 힘과 커프 웨이트의 힘은 함께 합성되어 아래팔에 적용되는 전체 힘을 나타낸다. L은 팔의 무게이고, C는 커프 웨이트의 무게이고, 합성 힘은 L + C 이다.

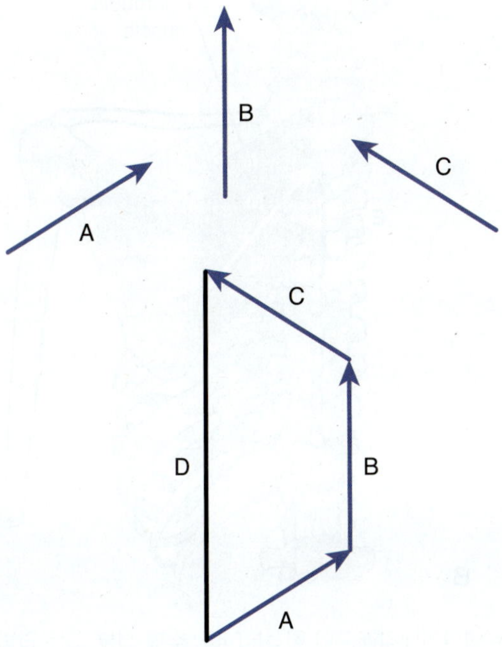

그림 1.20 합성 힘을 결정하는 다각형 방법.

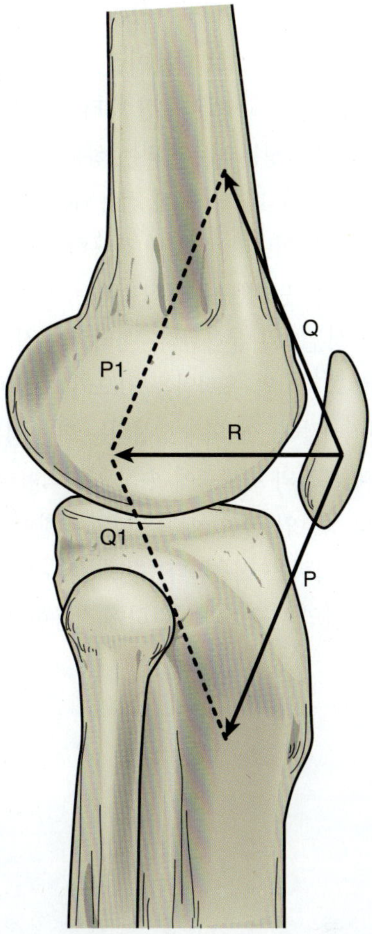

그림 1.21 두 힘의 합성 힘을 결정하는 평행사변형 방법. 넙다리네갈래근힘줄의 힘(Q)과 무릎힘줄(P)의 힘은 무릎넙다리관절의 반응력(R)으로 합성된다. 합성 힘(R)을 찾기 위해, 힘 Q와 힘 P를 함께 그린다. Q를 나타내는 Q1과 P를 나타내는 P1를 그려 평행사변형을 만듦으로써, 두 힘의 기시점에서 시작하는 화살표를 그려 R를 찾는다.

네갈래근 힘줄에 의한 힘(Q)을 보여주고 있다. 이들 두 힘은 동일 기시점을 가지고 있고, 무릎넙다리관절의 관절반응력인 합성힘은 이들 두 힘에 의해 결정된다. 합성 힘은 이들 두 성분에 의해 무릎뼈와 넙다리뼈사이에서 발생하는 압박의 힘이다. 힘들은 동일 기시점에서 벡터의 꼬리에 위치한다. 벡터 힘 P의 머리에 Q1를 나타내는 점선을 그리고, 또 벡터 Q의 머리에 P1를 나타내는 점선을 그려 평행사변형을 만든다. P와 Q의 합성 힘은 R이고, R은 기시점에서 점선들의 머리가 만나는 지점까지 대각선으로 표현된다.

벡터 힘의 분해 (Resolution of Vector Forces)

벡터 힘은 벡터 성분으로 나누어질 수 있는데, 이것을 힘의 분해라고 한다. 이 과정은 사선 벡터를 그린 후, 그 힘을 작용선에 수직되는 성분과 수평되는 성분으로 나눈다. 대부분의 인체 움직임은 비스듬하게 적용되는 내적 힘이나 외적 힘의 결과로 일어난다. 신체에 작용하는 근육 벡터 힘을 분석할 때, 그 힘을 뼈(**근육이 작용하는**)에 적용되는 수직 성분과 수평 성분으로 분해한다. 벡터의 수직 성분인 정상 벡터는 뼈를 회전시켜 움직임을 일으키는 성분이다. 수직 성분은 넙다리네갈래근에 의해 생성되는 회전 성분이다. 이런 Y 성분은 뼈 분절의 세로축에 수직으로 작용하는 힘을 나타낸다. 수평 성분인 접선 성분은 힘의 방향에 따라 관절에 견인력이나 압박력을 적용한다. 수평 성분은 힘의 X 성분이고, 신체 분절의 세로축과 나란하게 작용한다.

그림 1.22A는 넙다리네갈래근의 당김선 벡터와 X와 Y로 표기되는 벡터 성분을 보여주고 있다. Y 선은 무릎을 펼할 때 종아리를 회전시키는 성분이고, X선은 넙다리뼈를 엉덩관절 쪽으로 압박하는 성분이다. 이들 벡터 성분은 무릎을 폄할 때 넙다리네갈래근의 합성 힘을 나타낸다.

벡터 성분으로 분해될 수 있는 근수축의 다른 예는 어깨뼈에 작용하는 마름근이다. 마름근의 당김선 방향은 **그림 1.22B**에서 벡터 M으로 표기된다. 벡터 M은 다시 벡터 R과 벡터 E로 분해될 수 있다. 벡터 R은 척추쪽으로 어깨뼈를 당기는 근수축에 해당하고, 벡터 E는 어깨뼈를 올림하는 근수축에 해당한다. 마름근에 의해 생성된 총 힘은 어깨뼈를 뒷당김하고 올림한다.

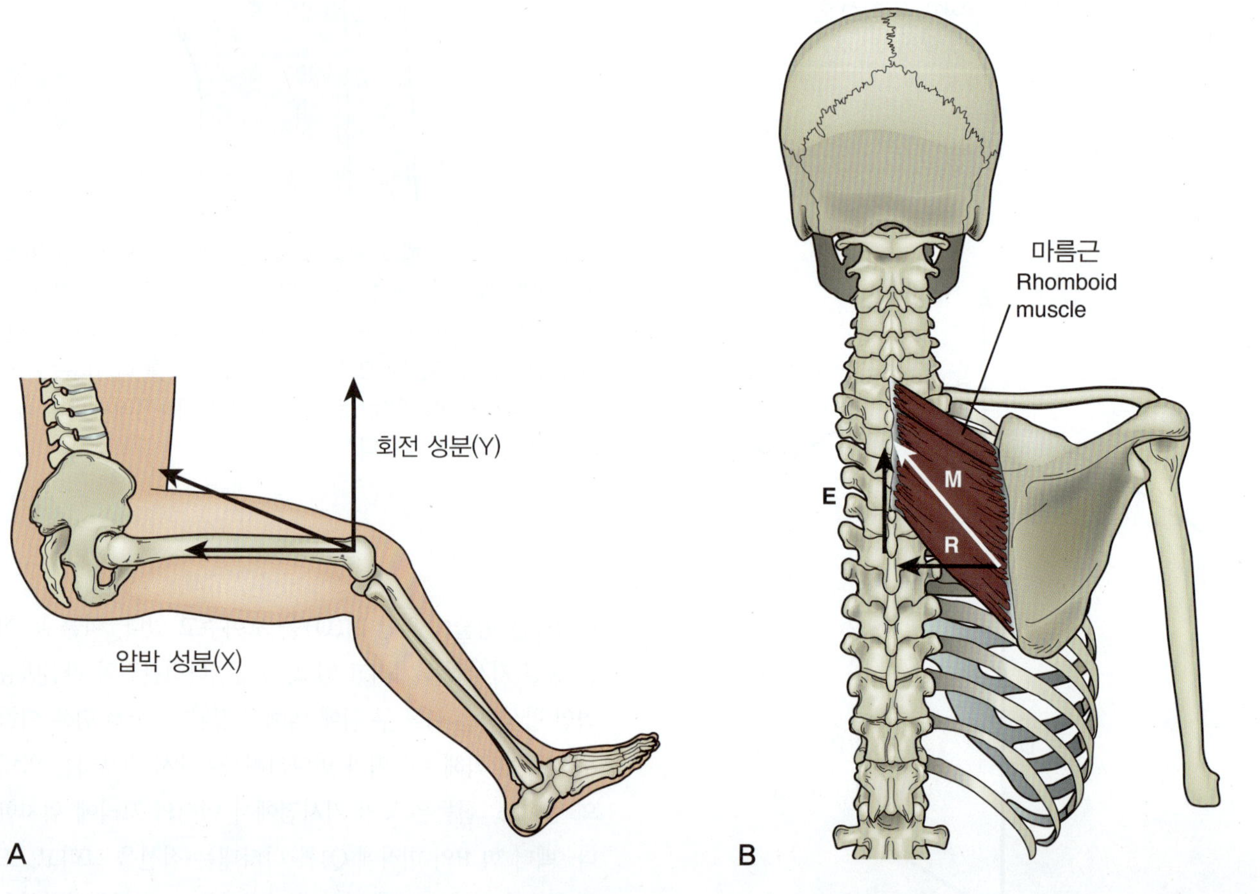

그림 1.22 (A) 회전 성분 또는 정상 성분은 무릎의 굽힘과 폄을 일으키는 넙다리네갈래근의 힘성분이다. 수평 성분 또는 압박 성분은 접선 힘 벡터로 간주된다. 이런 상황에서, 접선의 힘은 엉덩관절 쪽으로 넙다리뼈를 통해 압박의 힘을 적용한다. (B) 마름근의 벡터 힘은 화살표 M으로 표기된다. 벡터 M은 성분 R과 성분 E로 분해된다.

임상 연결 1.5

무릎뼈 뒤쪽 통증(retropatellar knee pain)은 이론적으로 증가된 무릎넙다리관절통증과 관련된다. 이런 관절 반응력(무릎힘줄과 넙다리네갈래근 힘줄의 합성힘)은 두 힘줄 사이의 각도가 증가할 때 증가한다. 무릎관절이 더 큰 각도로 굽힘할 때, 더 큰 힘이 무릎뼈로 향한다. 30° 의 굽힘으로 미니-스쿼트를 수행하는 사람은 80° 의 굽힘으로 스쿼트 하는 사람보다 무릎뼈에 절반 이하의 힘이 가해지는 경험을 하게 될 것이다. 다양한 활동은 다양한 무릎넙다리관절의 반응력을 일으킨다. 예를 들어, 달리기와 계단 보행은 보행보다 더 큰 힘을 일으킨다.

토크

대부분의 인체 움직임은 관절축을 중심으로 회전하는 신체 분절의 결과로 일어난다. 근육이 수축하는 동안 내적 힘을 발휘할 때, 근육이 생산하는 회전운동은 **토크**가 되고, 이것은 뉴톤 미터(Nm)나 피트-파운드(ft-lb)로 표기된다. 이들 회전 움직임에 대한 방향의 용어는 굽힘/폄, 벌림/모음 및 안쪽돌림/가쪽돌림 등이다. 만약 근수축에 의해 발생된 내적 힘이 신체 분절에 의해 발생된 외적 힘과 다른 외적 힘보다 더 크다면, 회전 움직임이 일어난다. 이런 토크의 힘은 움직임을 일으키는 근수축의 힘이다.

관절에서 일어나는 총 토크를 결정하기 위해서는, 서로 반대되는 힘과 그 힘과 축사이의 거리를 고려해야 한다. 회전축과 수직 교차되는 힘사이의 거리를 **모멘트팔**이라고 한다. 그리고 모멘트팔에다 힘을 곱하면, 토크가 된다.

위팔두갈래근의 수축에 의해 생성된 토크는 **그림 1.23**에서 근육에 의한 내적 힘(IMF)과 관절축에서 힘이 작용하는 수직거리인 모멘트팔(IMA)로서 설명된다. 중력이 아래팔에 작용하는 외적 힘은 외적 팔의 힘(ELF)이고, 팔의 무게를 나타낸다. 외적 모멘트팔(EMA)은 외적 팔의 힘에서 팔꿉관절의 회전축 까지 이르는 수직 거리이다. 외적 힘과 외적 모멘트팔의 곱과 내적 힘과 내적 모멘트팔의 곱이 같다면, 관절에서 움직임이 일어나지 않는다. 근육에 의한 내적 토크의 값은 팔의 무게에 의한 외적 토크의 값과 같다. 예를 들어, 만약 팔의 무게가 5 lb이고, 축과 아래팔 질량중심과

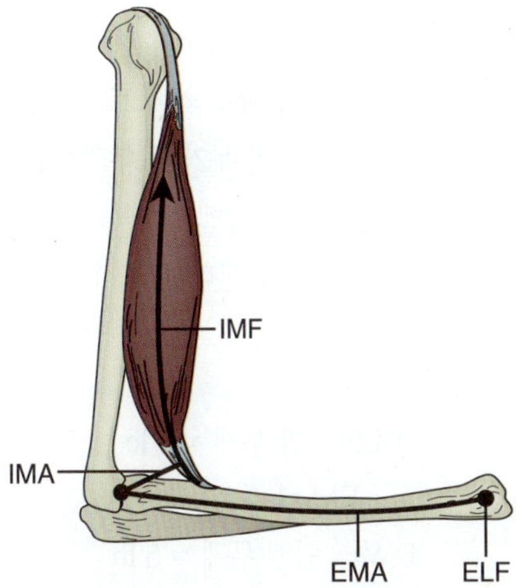

그림 1.23 토크. IMF는 내적 힘, IMA는 내적 모멘트팔, EMA는 외적 모멘트팔, ELF는 외적 팔 무게이다. IMF × IMA 는 위팔두갈래근에 의한 토크이다. 팔 무게에 의해 발생된 토크는 EMA × ELF이다. IMF × IMA = EMA × ELF 일 때, 내적 토크는 외적 토크와 같고, 팔의 움직임이 일어나지 않는다.

의 거리(**외적 모멘트팔**)가 0.7 ft라면,

$$\text{외적 토크} = 5\ \text{lb} \times 0.7\ \text{ft} = 3.5\ \text{ft-lb}$$

팔이 정적 자세를 유지한다면, 위팔두갈래근에 의해 생성된 내적 토크는 3.5 ft-lb이다.

만약 위팔두갈래근의 내적 모멘트팔이 0.33 ft라면, 위팔두갈래근의 내적 힘은 다음의 공식으로 계산될 수 있다. 여기에서, IMF는 내적 근육의 힘이고, IMA는 내적 모멘트팔로서 0.33 ft이다. 그리고 EMA는 팔 무게의 외적 모멘트팔(0.7 ft)이고, ELF는 팔의 무게(5 lb)이다.

$$\text{IMF} \times \text{IMA} = \text{EMA} \times \text{ELF} = \text{움직임이 없음}$$

$$\text{IMF} \times 0.33\ \text{ft} = 0.7\ \text{ft} \times 5\ \text{lb}$$

$$\text{IMF} \times 0.33\ \text{ft} = 3.5\ \text{ft-lb}$$

$$\text{IMF} = \frac{3.5\ \text{ft-lb}}{0.33\ \text{ft}}$$

$$\text{IMF} = 10.6\ \text{lb}$$

위팔두갈래근은 외적 토크와 동등한 토크를 만들기 위해 10.6 lb를 발휘해야 한다. 2개의 토크가 동등하면, 움직임이 일어나지 않는다.

토크가 같지 않을 때는, 토크가 큰 방향으로 움직임이 일어난다. 위팔두갈래근이 수축하여 손을 어깨관절 쪽으로 가져갈 때, 근육에 의한 토크는 팔 무게에 의한 토크보다 더 크다.

외적 힘의 증가를 위해 팔에 무게를 부과하는 임상 적용을 이해하기 위해서는, 5lb의 덤벨 무게를 잡고 있는 손을 가진 동일 신체 도표를 검사해 본다(그림 1.24). 외적 토크는 다음과 같이 계산될 수 있다:

ELF = 팔 무게 = 5 lb

EMA1 = 0.7 ft

DW = 덤벨 무게 = 5 lb

DW의 EMA_2 = 덤벨의 외적 모멘트팔 = 1.5 ft

외적 토크 = ELF × EMA1 + DW × EMA_2

= 5 lb × 0.7 ft + 5 lb × 1.5 ft

= 3.5 ft-lb +7.5 ft-lb

= 11 ft-lb

외적 토크가 11 ft-lb이라면, **그림 1.24**의 정적 자세로 무게를 유지하기 위해서는 위팔두갈래근이 33.33 lb의 힘을 발휘할 필요가 있다.

외적 토크 11 ft-lb = IMF × IMA

11 ft-lb = IMF × 0.33 ft

11 ft-lb = IMF

0.33 ft

33.33 lb = IMF

관절의 위치와 힘 (Joint Position and Forces)

근육에 의한 내적 힘이던, 또는 저항에 의한 외적 힘이던 간에, 힘의 X 성분과 Y 성분은 관절의 각도에 따라가 크기가 변한다. 뼈의 세로축과 근육 힘줄(뼈에 부착된) 사이에 형성된 각도는 **부착점의 각도**로 불린다. 뼈가 ROM을 통해 움직일 때처럼 근육 부착점과 뼈 사이의 각도가 변할 때, 이것은 근육에 의해 형성된 힘의 성분에 영향을 준다.

그림 1.25는 위팔두갈래근을 나타내는 벡터를 설명하고 있고, 이 힘의 X 성분과 Y 성분은 다양한 부착점 각도에 영향을 미친다. 완전 굽힘(그림 1.25A)이나 거의 완전 폄

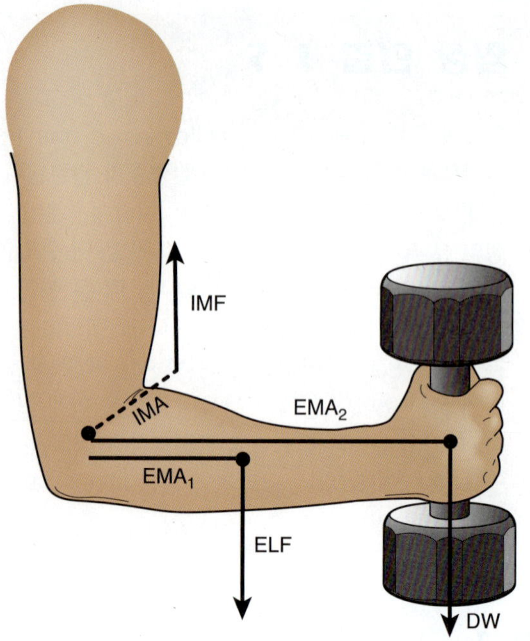

그림 1.24 각 무게에 대한 외적 모멘트팔을 가진 팔 무게와 덤벨 무게는 정적 자세에서 팔을 유지하는데 요구되는 근육의 힘을 증가시킨다.

처럼, 팔꿉관절의 ROM 끝단에서는, 부착점의 각도가 작고, 근육의 힘을 나타내는 Y 성분이 X 성분에 비해 최소이다. **그림 1.25B**처럼 부착점의 각도 45°에 근접하면, Y 성분(회전 성분)과 관절 압박 성분의 영향이 동등해진다. 부착점의 각도가 90°에 도달하면, 힘의 Y 성분과 전체 근육의 합성 힘은 동등해진다. 이것은 위팔두갈래근이 최대의 토크를 발생시킬 수 있는 자세이다(그림 1.25C). X 성분과 Y 성분에 대한 관절 각도의 영향은 다른 ROM에 비해 특정 ROM에서 근육이 어떻게 최대 토크(근력)를 발생할 수 있는지에 대한 지식에 기여한다.

짝힘

2개 이상 근육에 의해 발생된 2개의 평행 힘이 신체분절의 회전 운동을 일으키기 위해 서로 반대되는 방향으로 동시에 작용할 때, **짝힘**이 일어난다. 근육에 의해 발생된 직선 힘들이 다른 방향으로 작용하지만, 합성 토크는 같은 회전 방향이다. 운전대가 짝힘을 설명할 수 있는 좋은 예이다. 운전대 위에 두 손을 배치한다.

임상 연결 1.6

10 lb의 무게를 몸에서 멀리 위치시키고 운반하는 것(A)이 몸에 붙이고 운반할 때(B)보다 더 큰 토크를 일으킨다. 외적 토크는 먼 거리에서 더 커지는데, 그 이유는 외적 모멘트팔의 길이가 더 길기 때문이다. 외적 토크가 크면 클수록, 몸통 근육이 신체를 고정하는데 더 큰 힘을 필요로 한다.

이런 과도한 힘은 오랜 시간 동안 적용되면, 척추에 미세한 손상을 일으킬 수 있다. 가장 적은 근육의 힘으로 물체를 운반하기 위해서는(내적 토크), 운반하는 물체를 몸 가까이에 붙여 외적 모멘트팔을 줄여야 한다.

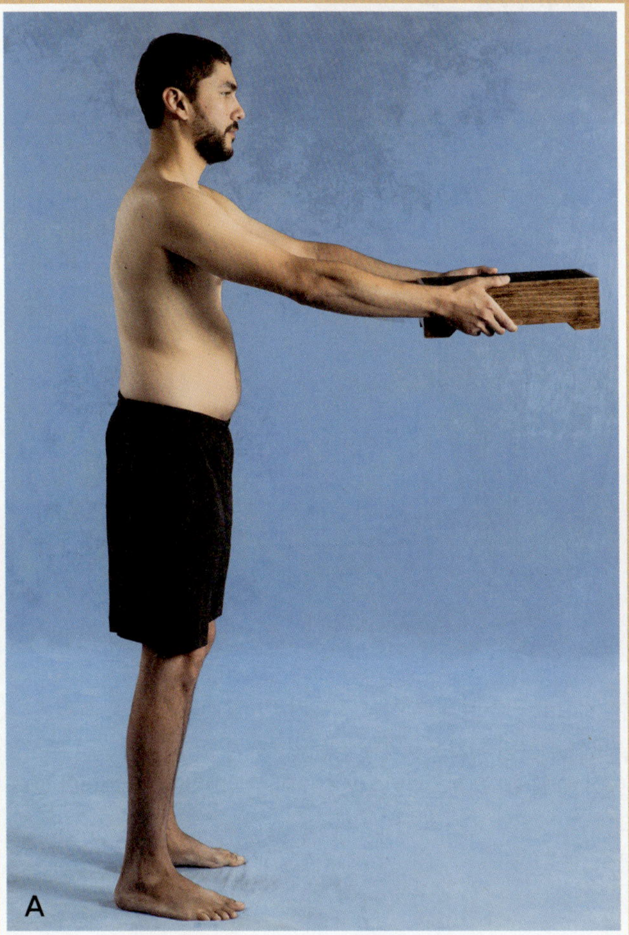
A

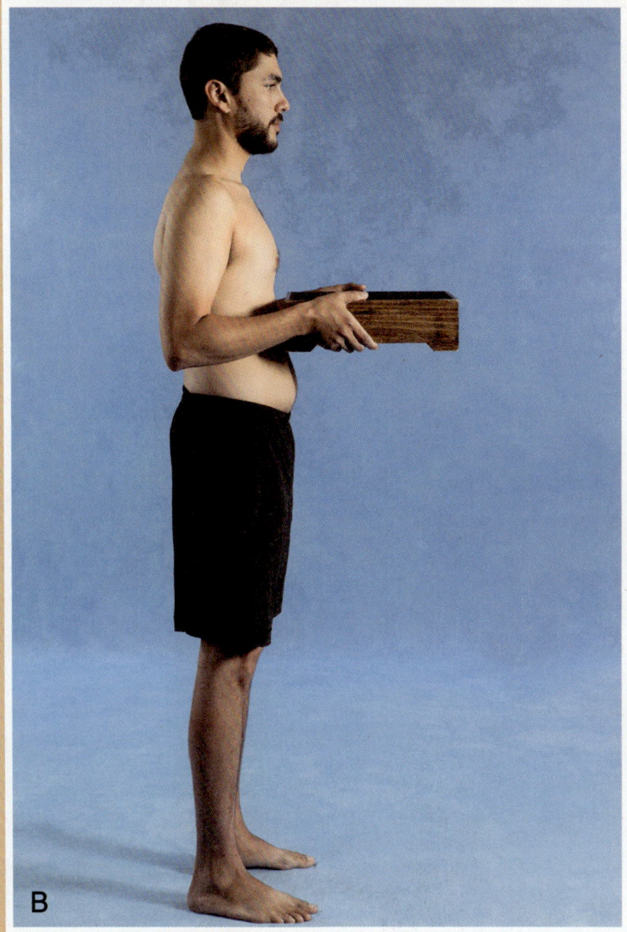
B

한 손은 1시 위치에 배치하고, 다른 손은 9시 위치에 배치한다. 한 손을 아래쪽 방향으로 당기고 다른 손을 위쪽 방향으로 당길 때, 운전대가 회전을 한다(그림 1.26).

신체 분절을 돌림하기 위해, 2개 이상의 근육군이 함께 작용할 때처럼 인체에서는 몇 개의 짝힘의 예가 있다. 그림 1.27A는 골반을 뒤쪽경사하기 위해 배곧은근, 큰볼기근 및 뒤넙다리근이 생성하는 짝힘을 보여주고 있다. 배곧은근은 위쪽 골반의 앞쪽을 당기고, 큰볼기근과 뒤넙다리근은 골반의 뒤쪽 부분을 아래쪽으로 당겨, 골반을 뒤쪽으로 회전시킨다. 인체 운동 동안 작용하는 인체의 또 다른 예는 시상면과 이마면 상에서 팔이 움직이는 동안 어깨뼈가 위쪽 방향과 아래쪽 방향으로 회전하는 경우이다(그림 1.27B).

위팔이 굽힘이나 벌림을 할 때, 위등세모근, 아래등세모근 및 앞톱니근이 함께 작용하여 어깨뼈의 위쪽 방향 돌림

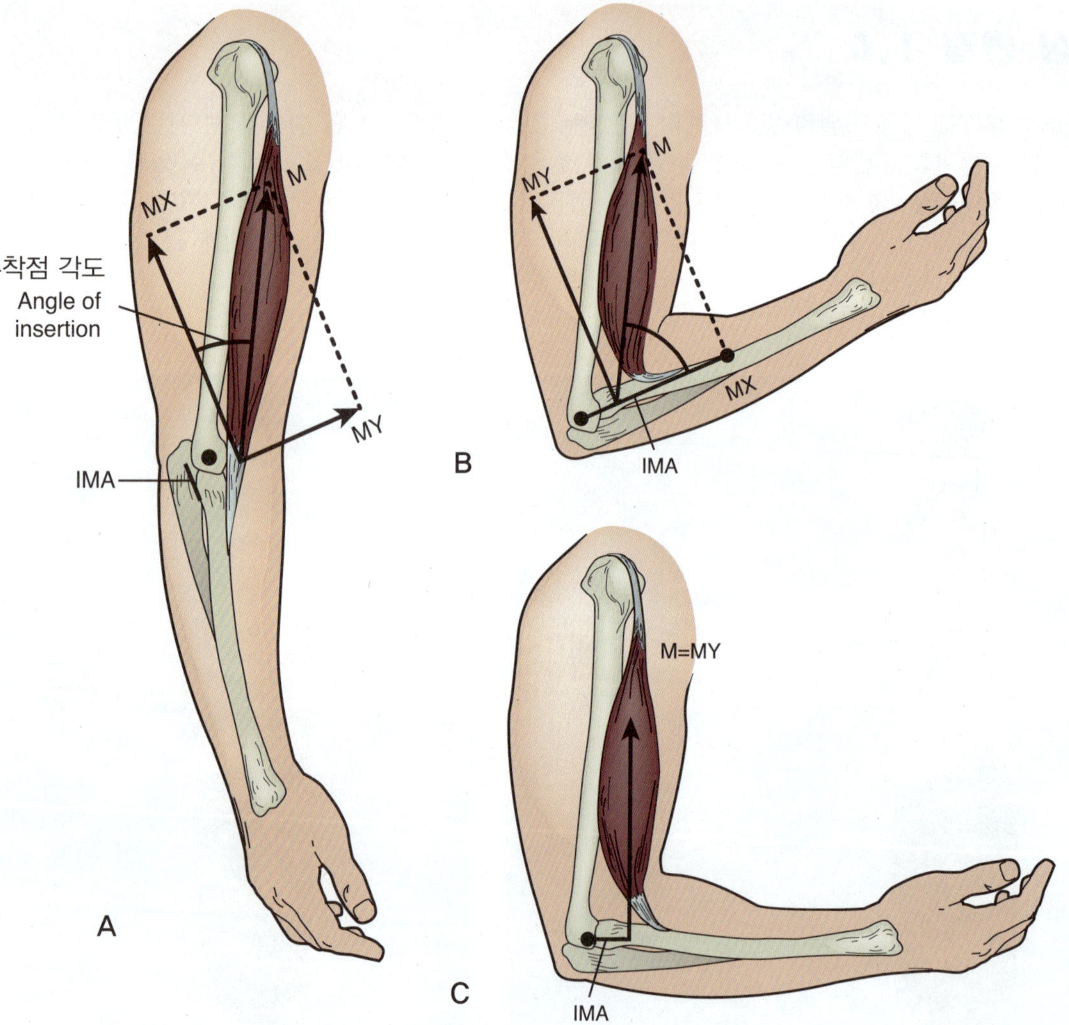

그림 1.25 이들 각 예에서, 총 근수축의 양 (토크 = M)은 일정한 것으로 간주된다. 부착점 각도가 변하기 때문에, 총 벡터 힘의 MY 성분과 MX 성분의 크기가 변한다. (A) 부착점 각도가 작을 때, 회전 성분인 MX보다 압박 성분인 MY가 더 커진다. (B) 부착점 각도가 45°일 때, MX 성분과 MY 성분이 같아진다. (C) 팔꿉관절의 굽힘이 90°일 때, 회전성분인 MY 성분이 근육에 의한 총 벡터와 같다. 이 자세는 근육이 가장 큰 힘을 발휘하도록 만들어, 움직임을 일으킨다.

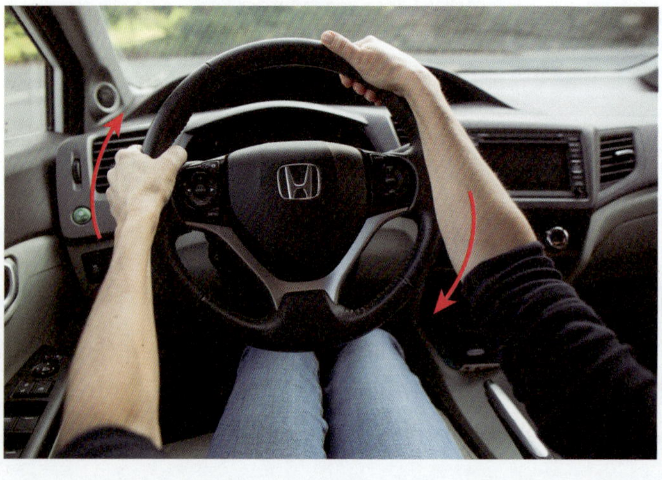

그림 1.26 짝힘. 운전대 회전이 짝힘의 좋은 예이다. 한 손을 1시 위치에 배치하여 아래쪽으로 당기고, 다른 손은 9시에 배치하여 운전대를 위쪽 방향으로 민다. 이들 두 힘은 운전대를 시계방향으로 회전하기 위해 짝힘으로 작용한다.

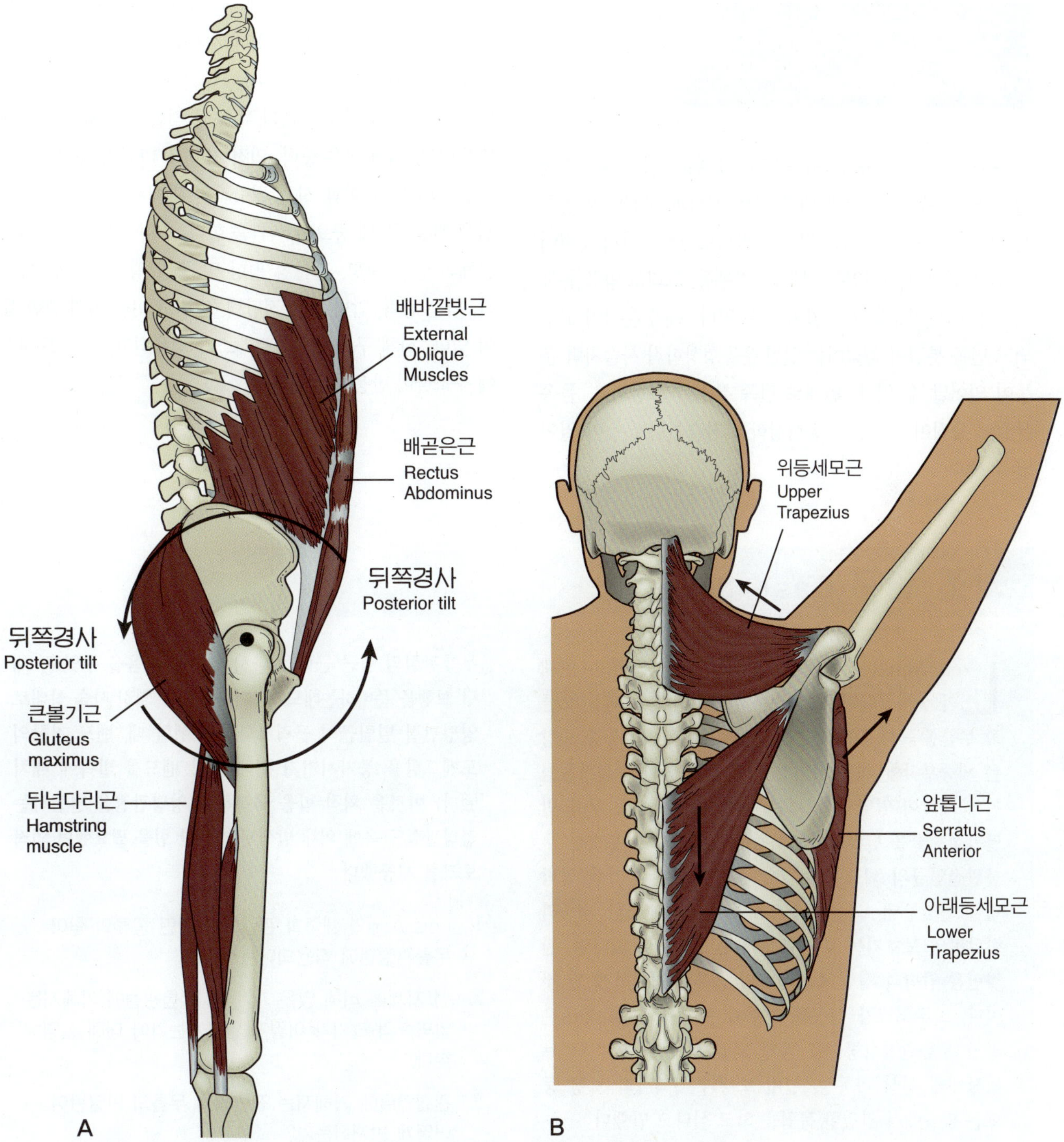

그림 1.27 인체의 짝힘. (A) 큰볼기근, 뒤넙다리근 및 배곧은근이 함께 작용하여 골반을 뒤쪽경사시킨다. (B) 팔을 들어올릴 때, 위등세모근, 아래등세모근 및 앞톱니근이 함께 작용하여 어깨뼈를 위쪽방향으로 돌림시킨다.

을 일으킨다. 이런 어깨뼈의 움직임은 위팔뼈를 관절오목에 정렬시키고, 어깨관절의 기능장애를 예방하는데 도움을 준다. 위팔이 저항을 이기고 폄이나 모음을 할 때, 작은가슴근, 마름근 및 어깨올림근이 함께 작용하여 어깨뼈의 아래쪽 방향 돌림을 일으킨다.

요약
CHAPTER SUMMARY

운동학과 인체 움직임을 공부하기 위해서는, 움직임이 일어나는 운동면과 축에 대한 기본 지식과 움직임의 방향을 묘사하는 용어에 대한 지식을 필요로 한다. 신체 분절이나 신체 전체의 움직임은 선운동, 각운동, 그리고 양쪽 운동이 결합된 일반운동으로 일어날 수 있다. 몸쪽 분절이 고정되고 먼쪽 분절이 움직이는 열린 운동형상학적 사슬처럼 운동이 일어날 수 있다. 반대로 먼쪽 분절이 고정되고, 몸쪽 분절이 움직이는 닫힌 운동형상학적 사슬처럼 운동이 일어날 수 있다.

움직임을 일으키거나 방해하는 힘과 그 힘이 작용하는 질량 사이의 관계는 생체역학에 제시된 개념들을 정의한다. 인체 움직임과 관련된 힘으로는, 내적 힘과 외적 힘이 있다. 내적 힘은 능동의 근수축과 수동의 결합조직 저항에 의해 발생되고, 외적 힘은 중력, 외적 저항 및 마찰력 등이다.

중력의 외적 힘과 신체 질량과의 관계는 물체의 중력중심을 결정하는데 중요한 역할을 한다. 질량중심과 기저면도 물체의 안정 평형, 불안정 평형 및 중립 평형에 영향을 준다. 힘은 장력, 압박력 및 전단력, 그리고 이들 힘의 결합 등이 있다. 신체 구조물에 스트레스가 적용되고, 그 스트레스에 구조물이 반응하게 된다.

사례 연구(Case Study)

Lois Ann은 65세이며 직업으로 경리를 했고, 현재의 신체질량지수(BMI)는 비만이었다. 그녀는 오른쪽 무릎통증 때문에 병원을 방문했다. 그녀의 통증 증상은 체중부하할 때 증가되었고, 무릎 부종과 관절가동범위의 제한이 있었다. 그녀는 15년 전에 오른쪽 무릎 반달판절제술을 받았다. MRI 검사의 결과로서 뚜렷한 무릎관절연골의 퇴행이 있었다. 관절연골은 증가된 압박력을 받았는데, 그 이유는 Lois Ann의 과도한 체중과 반달판의 보호기능 부족 때문이다. 반달판이 없다면, 관절면은 압박과 전단 스트레스의 증가를 경험하게 될 것이다. 보존치료가 성공을 이루지 못해서, Lois Ann은 완전 무릎관절성형술을 받게 되었다. 수술 후, 그녀는 의사에게 침상 가동성, 실내 보행과 지역사회 보행 등 모든 활동에서 완전한 독립을 하고 싶다고 말했다.

재활 동안, Lois Ann은 침대에서 닫힌사슬의 교각자세에서 스쿠팅으로 변하는 활동을 수행하고, 또 팔의 닫힌 사슬을 이용해 옆으로 누운 자세에서 앉은 자세로 이동하는 침대 가동성 훈련을 받았다. 다리의 근력을 강화하고 또 앉기에서 서기로 움직이는 기능 훈련을 제공하기 위해, 닫힌사슬의 앉기에서 서기로의 활동을 사용했다. 4 인치와 6 인치의 스텝에서 이루어진 닫힌 사슬의 스텝-업과 스텝-다운 활동은 Lois Ann가 엉덩관절과 무릎관절의 폄근 근력을 다시 얻는데 도움을 주었고, 계단 보행을 준비하는데도 도움을 주었다. 열린 사슬 상태로 엉덩관절 벌림근의 근력강화를 수행할 때, 밴드 저항의 모멘트팔을 증가시키기 위해 저항 밴드를 발목에 배치했다; 이것은 외적 힘을 극복하고 엉덩관절을 벌림하는 엉덩관절 근육에 의해 발생된 충분한 힘을 필요했던 외적 토크를 제공했다.

1. Lois Ann의 체중과 관련되어 어떤 종류의 힘이 무릎관절면에 작용되어 왔는가?
2. 선 자세에 비해 앉은 자세 때 무릎관절에 가해지는 압박력의 크기가 어떻게 달라지는가에 대해 설명해 본다.
3. 관절연골에 가해지는 전단력을 무릎의 반달판이 어떻게 방지하는가?
4. 침대 가동성을 위해 닫힌사슬 교각활동을 이용하여 Lois Ann의 근력을 발달시킬 수 있는가?
5. 여러분은 Lois Ann의 계단 보행을 위해 넙다리네갈래근의 근력을 강화하는데 열린 사슬 무릎 운동보다 닫힌 사슬의 스텝-업이 왜 더 효과적이라고 생각하는가?

사례 연구(Case Study) - 계속

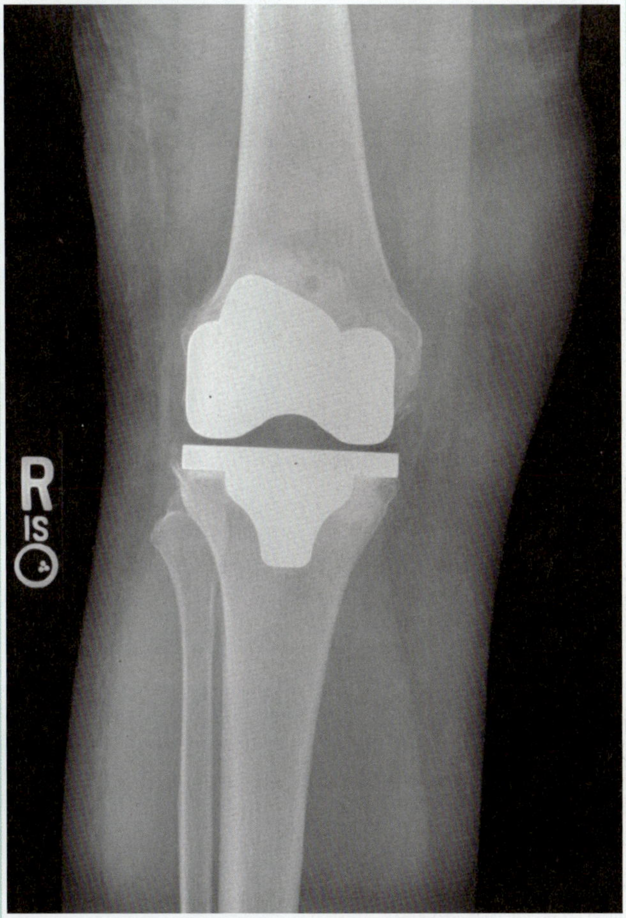

무릎관절 완전 성형술
Total knee arthroplasty

복습 / DISCUSSION QUESTIONS

1. 파트너의 다음과 같은 신체 부위를 확인해 본다.
   - A. 발의 안쪽면
   - B. 아래팔의 앞쪽면
   - C. 종아리의 먼쪽
   - D. 코의 위쪽 부분
2. 신체 주요 관절의 운동면과 회전축을 설명해 본다.
3. Doug는 머리 위의 선반에 놓인 커피잔을 가져오기 위해 팔을 뻗는다. Doug의 어깨가 움직이는 운동면과 회전축은 무엇인가?
4. 커프 웨이트를 적용할 때 넙다리네갈래근에 의한 가장 큰 힘이 요구되는 다리 지점 부위는 어디인가? 내적 힘과 외적 힘, 그리고 모멘트팔의 입장에서 여러분의 답을 설명해 본다.
5. 다음 활동과 관련된 열린 운동형성학적 사슬과 닫힌 운동형상학적 사슬을 확인해 본다.
   - A. 계단을 내려갈 때의 각 다리
   - B. 앉은 자세에서 일어설 때의 엉덩관절과 무릎관절
   - C. 키보드를 누를 때의 손가락
   - D. 옆으로 누운자세에서 앉은 자세로 이동할 때의 팔 밀기 활동
6. 안정성의 입장에서, 다음 자세를 비교 대조해 본다. 중력중심, 중력선 및 기저면의 개념을 포함시켜 답을 한다.
   - A. 엎드린 자세
   - B. 앉은 자세
   - C. 높은 무릎꿇기 자세
   - D. 똑바른 선 자세
   - E. 엉덩관절을 굽힘하고, 몸을 앞쪽으로 숙인 선 자세
7. 사람이 인대 미세 열상을 가진 가쪽 발목 염좌를 당했다면, 인대 구조물의 스트레인이 일어난 스트레스-스트레인 곡선의 지점은?
8. 한 사람의 목표가 뒤넙다리근 유연성의 증가이다. 조직 손상 없이 유연성을 증가시키는 입장에서 볼 때, 뒤넙다리근의 탄성 변형과 소성 변형사이의 차이점에 대해 설명해 본다.

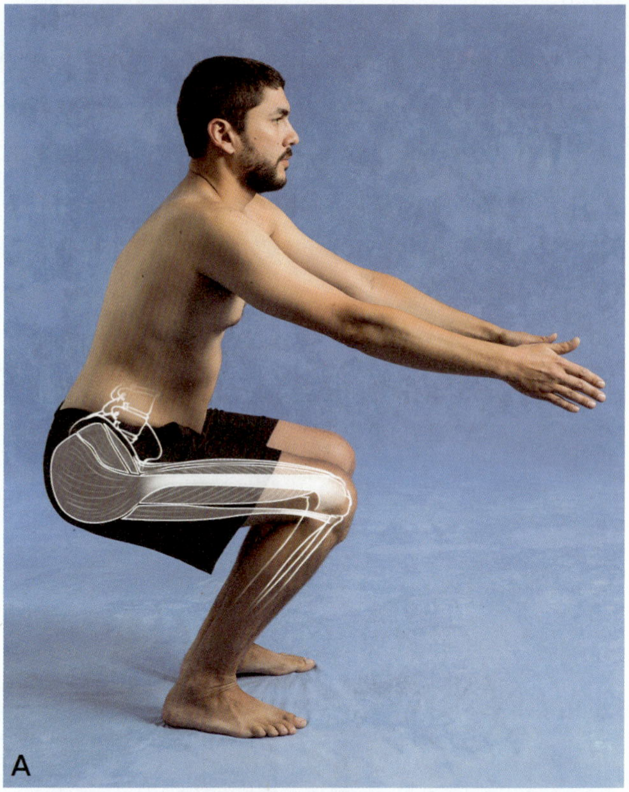
A

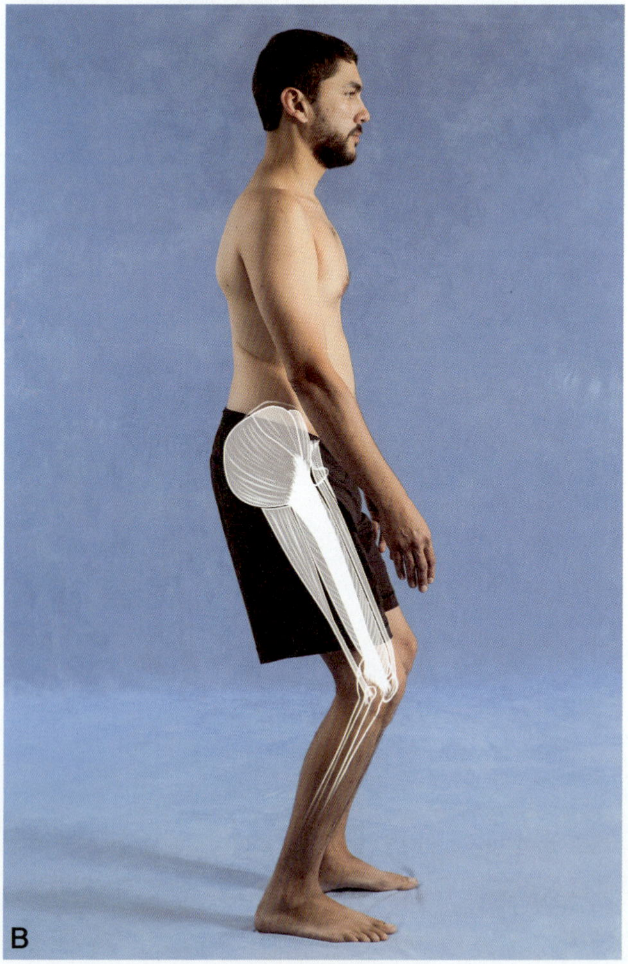
B

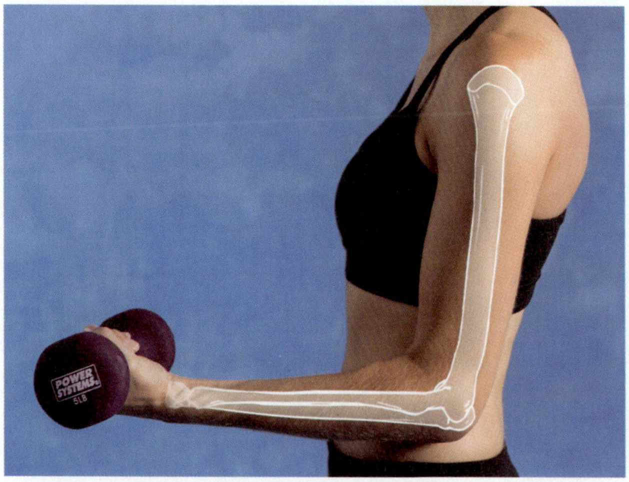

9. 선 자세에서 스쿼트를 수행할 때, 무릎 30° 굽힘에 비해 무릎 90° 굽힘 때 외적 토크를 이기는데 필요한 넙다리네갈래근의 내적 토크에 대해 설명해 본다. 이 시나리오에 대해 이야기할 때 오른쪽 다리에 그려진 그림을 기준점으로 사용한다.

10. Lorraine은 환자가 침대에서 의자로 이동하는 것을 돕고 있다. 환자의 이동을 돕는 동안 기저면과 중력중심의 입장에서 자신의 안정성을 증가시키기 위해 Lorraine은 무엇을 해야 하는가?

11. 능동으로 어깨관절을 굽힘할 때, 위등세모근, 아래등세모근 및 앞톱니근이 짝힘으로 작용하여 어깨뼈를 위쪽 방향으로 돌림한다. 만약 아래등세모근이 매우 약하고 위등세모근이 매우 단축되었다면, 어떤 기능장애가 어깨뼈에서 발생하는가? 어깨뼈의 이런 기능장애가 오목위팔관절을 어떻게 방해할 수 있는가?

12. 다음 사진에서, 위팔두갈래근 합성 힘의 성분들을 찾아 본다. 어떤 힘 성분이 아래팔을 돌림하는데 기여하는가? 어떤 힘 성분이 관절을 압박하는데 기여하는가?

참고문헌(BIBLIOGRAPHY)

Chen YJ, Scher I, Powers CM. Quantification of patellofemoral joint reaction forces during functional activities using a subject-specific three-dimensional model. *J Appl Biomech.* 2010;26:415–423.

Gordon KE, Ferris DP, Kuo AD. Metabolic and mechanical energy costs of reducing vertical center of mass movement during gait. *Arch Phys Med Rehabil.* 2009;90:136–144.

Konor MM, Morton S, Eckerson JM, Grindstaff TL. Reliability of three measures of ankle dorsiflexion range of motion. *Int J Sports Phys Ther.* 2012;7:279–287.

Levangie PK, Norkin CC. *Joint Structure and Function: A Comprehensive Analysis.* 5th ed. Philadelphia, PA: FA Davis; 2011.

LeVeau BF. *Biomechanics of Human Motion Basics and Beyond for the Health Professions.* Thorofare, NJ: Slack Incorporated; 2011.

Lucado AM, Kolber MJ, Cheng MS, Echterhach JL Sr. Upper extremity strength characteristics in female recreational tennis players with and without lateral epicondylalgia. *J Orthop Sports Phys Ther.* 2012;42:1025–1031.

Nordin M, Frankel VH. *Basic Biomechanics of the Musculoskeletal System.* 4th ed. Philadelphia, PA: Lippincott Williams & Wilkins; 2012.

Orendurff MS, Segal AD, Klute GK, Berge JS, Rohr ES, Kadel NJ. The effect of walking speed on center of mass displacement. *J Rehabil Res Dev.* 2004;41:829–834.

Thigpen CA, Padua DA, Morgan N, Kreps C, Karas SG. Scapular kinematics during supraspinatus rehabilitation exercise: a comparison of full-can versus empty-can techniques. *Am J Sports Med.* 2006;34:644–652.

Wallace DA, Salem GJ, Salinas R, Powers CM. Patellofemoral joint kinetics while squatting with and without an external load. *J Orthop Sports Phys Ther.* 2002;32:141–148.

2장

관절의 구조와 기능

Structure and Function of Joints

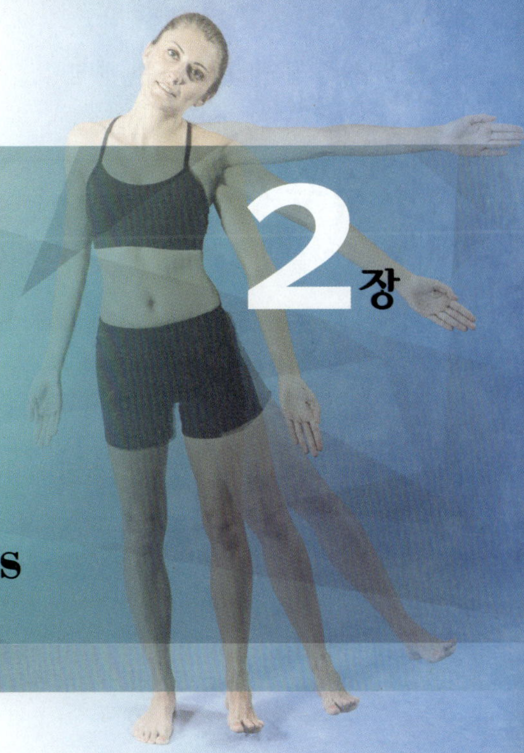

핵심 개념 / Key Concepts

뼈대계의 기능

관절의 구성

조직 요소와 세포 요소
- 섬유성 단백질
- 바탕질
- 세포

구조적 요소
- 관절주머니
- 인대
- 힘줄
- 연골
- 뼈
  - **치밀뼈**
  - **해면뼈**

관절의 분류

구조적 분류
- 섬유성 관절
  - **인대결합관절**
  - **봉합관절**
  - **정식관절**
- 연골성 관절
  - **섬유연골결합관절**
  - **연골결합관절**
- 윤활관절

기능과 움직임 분류
- 비가동 관절(섬유연골관절)
- 가동 관절(윤활관절)
  - **1축 관절**
  - **2축 관절**
  - **3축 관절**
  - **무축 관절**

관절 움직임

뼈운동형성학
- 끝느낌

관절운동형성학
- 일반적 개념
  - **잠김 자세**
  - **풀림 자세**
- 관절운동형상학 움직임의 종류
  - **구르기**
  - **활주**
  - **축돌림(스핀)**
  - **움직임의 오목-볼록 패턴**

학습 성과 / Learning Outcomes

본 장을 공부한 후, 학습자는 다음을 할 수 있을 것이다:

2.1 뼈대계의 다양한 기능에 대해 설명할 수 있다.
2.2 축성 뼈대와 부속 뼈대를 구분할 수 있다.
2.3 관절 구조물을 형성하는 세포 요소의 종류를 설명할 수 있다.
2.4 관절 조직 구성의 측면에서 다양한 관절 종류에 존재하는 구조물을 설명하고, 또 안정성과 가동성에서 관절의 역할을 설명할 수 있다.
2.5 그들의 구조, 움직임 및 기능에 따라 관절의 종류를 분류할 수 있다.
2.6 뼈운동형성학과 관절운동형성학을 비교대조할 수 있다.
2.7 관절운동형성학적 움직임의 개념과 구르기, 활주, 축돌림 및 움직임의 오목볼록 패턴의 역학을 설명할 수 있다.
2.8 잠김자세와 풀림자세, 그리고 끝느낌의 개념을 분석할 수 있다.
2.9 관절 구조물에 대한 고정의 역효과를 알 수 있다.

뼈대계의 기능
SKELETAL SYSTEM FUNCTIONS

인체 뼈대계는 200개 이상의 뼈로 구성되며, 움직임 동안 인체에 안정성과 유연성을 제공하는 기관이다. 이런 동적 시스템은 기능적 요구에 반응하여 리모델링하고 형태를 개조하는 능력을 가진다. 머리뼈, 척주, 가슴우리, 복장뼈, 엉치뼈 및 꼬리뼈에 있는 80개의 뼈가 **축성 뼈대**를 형성한다. **부속 뼈대**는, 골반뼈, 어깨뼈 및 팔다리의 뼈들로 구성된다(그림 2.1). 뼈대계는 여러 가지의 기능을 가지고 있다: 뼈는 강체성 지지 틀을 제공하고, 기관을 보호하고, 칼슘을 저장하고, 세포를 생성하고, 근육을 위한 부착점을 제공하는 지렛대로서 작용한다. **표 2.1**은 뼈대계의 기능을 요약하고 있다.

관절은 뼈대계의 뼈들을 연결하고 있다. 관절은 2개 이상의 뼈들이 연결되어 있는 지점이다. 많은 관절은 뼈의 회전을 위한 축을 형성한다; 다른 관절들은 신체 분절에 안정성을 제공한다. 관절은 신체 분절이나 신체 전체의 움직임에 따라 안정성과 가동성을 제공할 수 있다. 예를 들어, 체조 선수가 평균대 위를 걷기 위해 엉덩관절, 무릎관절 및 발목관절을 움직이는 동안, 그 선수의 척추 관절은 코어 근육의 수축과 함께 몸통의 안정성을 제공한다. 체조 선수가 똑바로 선 자세에서 몸통을 뒤쪽으로 굽힐 때는, 동일 척추 관절이 몸통 움직임을 제공한다. 본 장은 관절의 일반적인 구성과 전반적인 기능을 설명하고 있다. 개별 신체 분절의 특정 관절 기능은 후속 장들에서 자세히 설명될 것이다.

관절의 구성
JOINT COMPOSITION

결합조직은 관절 조직의 기본 구조물을 형성하고, 기능적 요구, 스트레스, 노화 및 손상에 반응한다. 신체 전반에 걸쳐 있는 결합조직은 3가지 기본 물질(섬유성 단백질, 바탕질 및 세포)로 형성된다. 이들 3가지 물질의 비율에 따라 뼈를 형성하는 결합조직, 연골을 형성하는 결합조직, 그리고 기타 관절 주변 구조물(관절주머니, 힘줄, 윤활주머니, 인대 또는 반달판 등과 같은)을 형성하는 결합조직 등으로 바뀔 수 있다.

조직 요소와 세포 요소

섬유성 단백질 (Fibrous Proteins)

결합조직을 구성하는 하나의 성분인 섬유성 단백질은 콜라겐과 엘라스틴으로 나누어진다. 신체의 약 1/3을 구성하

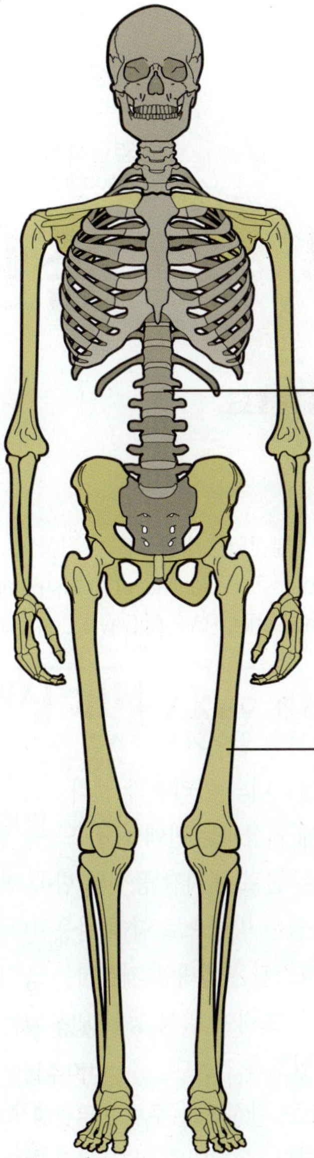

그림 2.1 축성 뼈대는 뼈대계의 몸쪽 부분이다. 먼쪽 분절은 부속 뼈대를 구성한다: 팔이음뼈와 다리이음뼈 및 팔다리.

임상 연결 2.1

관절 병리를 공부하고 관절 기능장애의 중재를 공부하기 전에, 관절의 구성과 구조에 대한 지식과 최적의 관절 생체역학에 대한 지식은 필수적이다. 임상가는 골관절염에서의 연골 침식 효과를 알기 위해, 관절연골의 다음과 같은 특성을 알아야 한다: 높은 스트레스 하중에 대한 반응과 좋지 못한 치유 능력. 골관절염에서 일어나는 관절연골의 침식은 장시간에 걸쳐 일어나며, 유전적 요인, 특발성 원인과 과도한 스트레스 때문이 일어난다. 관절연골이 마모되면, 연골밑뼈에 체중부하가 걸리게 된다. 뼈는 신경이 풍부한 골막에 의해 덮여 있기 때문에, 관절면을 이루는 뼈들의 마찰은 종종 심한 통증과 기능장애를 초래한다. 관절 주변 구조물의 비후와 함께 비정상의 체중부하 패턴은 뚜렷한 강직, 불편 및 기능의 감소를 초래할 수 있다. 근력 강화와 스트레스 감소 등의 재활 중재를 통해 관절 기능장애로 인한 많은 손상을 치료할 수 있다.

는 단백질은 콜라겐이다. 콜라겐은 좋은 장력 강도를 가지고 있고, 장력의 힘에 저항할 수 있는 능력을 결합조직에게 제공한다. 콜라겐의 기본 구조는 3개의 폴리펩티드 사슬로 된 3중 나선형 구조물이다. 이런 나선형 사슬은 트로포콜라겐(tropocollagen)으로 불리며, 원섬유(fibrils)를 구성하기 위해 서로 결합된다. 원섬유들이 그룹을 형성하면, 콜라겐 섬유가 된다.

비록 많은 종류의 콜라겐이 결합조직에서 확인되었지만, 대부분의 관절주변 결합조직은 Ⅰ형 콜라겐과 Ⅱ형 콜라겐으로 구성된다.

표 2.1 뼈대계 기능

지지	견고한 틀을 제공하고, 체중을 지면 쪽으로 이동시킨다.
보호	뇌, 척추, 심장 및 폐의 외적 보호를 제공한다.
저장	칼슘을 저장한다.
혈액 세포 생산	적혈구, 백혈구 및 혈소판을 생성한다.
움직임	움직임을 위한 근육 부착점을 제공하는 지렛대를 형성한다.

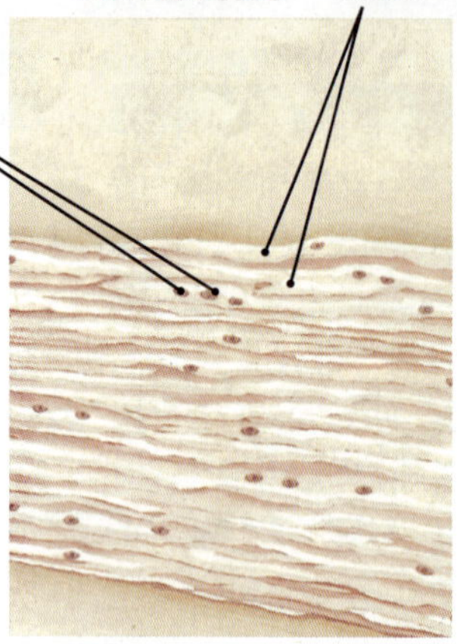

그림 2.2 I 형 콜라겐 원섬유(출처: Scanlon VC, Sanders T. Essentials of Anatomy and Physiology. 7 th ed. Philadelphia, PA.F.A. Davis Company, 2014: p. 90).

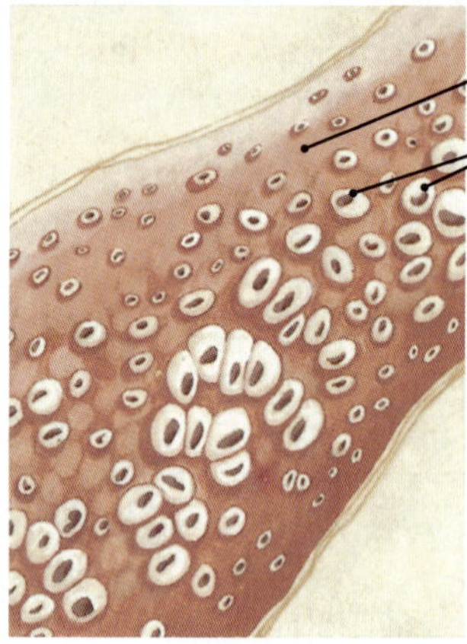

그림 2.3 관절연골에서 발견되는 바탕질 또는 기질 (출처: Scanlon VC, Sanders T. Essentials of Anatomy and Physiology. 7 th ed. Philadelphia, PA.F.A. Davis Company, 2014: p. 90).

I 형 콜라겐은 주로 인대, 힘줄, 반달판, 섬유연골, 테두리, 근막, 섬유성 관절관절주머니, 윤활막 및 피부 등에서 관찰된다. 이들 섬유는 두껍고 강한 편이고, 근육뼈대계 움직임 동안 장력을 이길 수 있는 약간의 신장을 제공한다(그림 2.2). II 형 콜라겐은 얇고 낮은 장력 강도를 가지고 있다. 이런 특성은 유리연골과 척추사이원반처럼, 견고한 틀을 제공함으로써 구조물의 형태를 유지하는데 도움을 준다.

관절주변 구조물은 고무처럼 생긴 엘라스틴을 함유하고 있다. 엘라스틴은 신장될 때 콜라겐보다 더 많은 작용을 한다. 이런 변형 섬유는 신장 후 원래 형태로 다시 돌아오고, 관절구조물, 피부, 동맥벽, 기관기관지나무 등에서 발견된다. 예를 들어, 척추인대인 황색인대는 75%의 엘라스틴과 15%의 콜라겐으로 구성된다. 엘라스틴은 사람이 구부정한 자세에서 똑바른 자세로 돌아올 때 척추의 재정렬을 돕는다.

바탕질 (Ground Substance)

그림 2.3에서 묘사되었듯이, 물을 많이 함유한 바탕질은 관절주변 결합조직을 구성하는 콜라겐과 엘라스틴을 둘러싸고 있다. 바탕질은 주로 글라이코스아미노글라이칸(GAG), 물 및 용질로 구성되고, 젤과 비슷한 농도를 가지고 있다. GAG 사슬이 음전하를 띠고 친수성 물질이기 때문에, 그들은 물질 안으로 수분을 끌어와서 조직의 부종을 일으킬 수 있다. 기질(**바탕질**) 내의 콜라겐과 엘라스틴은 이런 팽창을 방지하고, 압박에 저항하는 반액성 구조물을 형성한다. 원섬유사이의 기질은 물로 채워진 풍선의 한쪽 면에 압박을 적용할 때처럼, 동일한 방법으로 힘에 반응한다. 바탕질에 놓인 콜라겐과 엘라스틴은 압박에 저항하는 조직의 능력을 증가시킨다. 이것은 조직이 일생 동안 반복되는 스트레스와 힘을 이겨낼 수 있도록 만든다.

결합조직의 액성 요소도 관절연골(**주로 비혈관성 조직**)의 건강에 중요한 역할을 한다. 움직임 동안 간헐적 압박이 주어지면, 그 체액이 결합조직 세포와 영양분이 풍부한 윤활액 사이에서 가스, 영양분 및 노폐물의 수송을 향상시킨다.

세포 (Cells)

인대, 힘줄 및 관절주머니에서 발견되는 대부분의 결합조직을 구성하는 기본 세포는 섬유아세포이며, 이것은 주로 I 형 콜라겐을 만든다. 이들 섬유아세포는 II 형 콜라겐을 주로 형성하는 연골아세포로 분화되고, 관절연골에서 주로 발견된다. 섬유아세포는 힘줄아세포와 뼈아세포로도 분화될 수 있다. 이들 세포가 성숙하면, 섬유세포, 연골세포 및 뼈세포로 불리게 된다. 그들은 바탕질과 섬유성 단백질 기질의 전역에 걸쳐 얇게 산재되어 있다.

임상 연결 2.2

풍부한 혈액공급과 치유 능력이 좋은 뼈와는 반대로, 무릎의 반달판 구조물에서 발견되는 적은 세포 농도는 조직 손상의 치유를 어렵게 만드는 환경이다. 근거에 따른 퇴행성 반달판 열상의 위험 요소로는, 60세 이상의 연령, 남성, 그리고 작업 활동 동안 수행되는 반복적 무릎 꿇기, 스쿼트 또는 계단 보행(30개 이상) 등이 있다. 축구선수와 럭비선수들도 급성 반달판 열상의 위험을 많이 가지고 있다.

무릎에서의 부분 반달판절제술은 손상후 반달판의 치유능력이 떨어지기 때문에 흔한 정형외과적 수술이다. 그러나 열상된 반달판의 제거는 골관절염을 일으킬 위험을 증가시킨다. 수술 이후의 재활은 근력 강화와 코어, 엉덩관절, 무릎관절 및 발목관절 근육의 신경근육 조절 향상에 초점을 맞춘다. 이런 재활을 통해, 신체는 무릎관절에 가해지는 스트레스를 충분히 이겨낼 수 있게 된다.

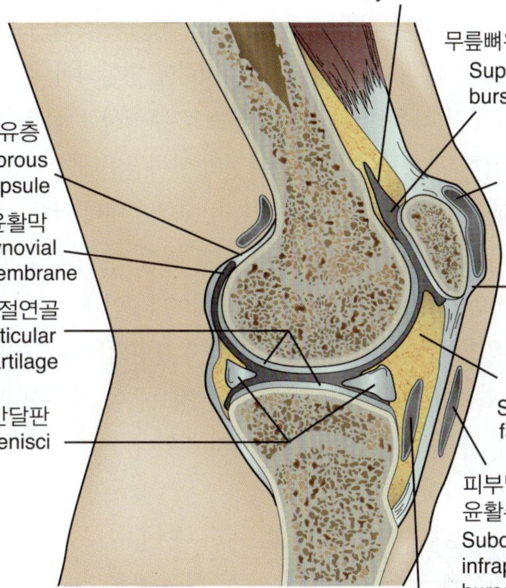

그림 2.4 무릎관절의 횡단면은 관절을 형성하는 구조적 요소를 보여준다.

구조적 요소

관절은 관절의 종류와 기능적 분류에 따라 다양한 해부학적 구조물을 가지고 있다. 많은 관절을 형성하는 관절주변 결합조직의 성분으로는, 관절주머니, 인대, 힘줄, 관절연골, 윤활주머니 및 섬유연골 등이 있다. 건강과 강도의 측면에서 볼 때 이들 구조물은 평생 동안 관절에 가해지는 스트레스의 종류와 양과 관련된다. **그림 2.4**는 각각의 관절구조물을 보여주준다.

관절주머니 (Joint Capsules)

관절공간을 가진 관절은 관절주머니를 형성하는 결합조직에 의해 둘러싸여 있다. 관절주머니는 크기와 두께가 다양하지만, 몇 가지 공통 특성을 가지고 있다. 관절주머니는 2개 층으로 구성되어 있고, 주머니처럼 생긴 주름을 가진다. 관절주머니의 가층인 섬유층은 불규칙한 치밀결합조직으로 구성되어 있고, 관절의 외적 지지를 제공한다. 불규칙한 결합조직은 무작위으로 배열되어 있고, 다양한 각도로 힘을 조절하는 조직의 능력에 영향을 주고, 여러 방향으로 조직되어 있다. 섬유층에 있는 구심성 감각수용기는 공간에서의 관절 위치와 어떻게 관절이 움직이는지에 대해 중추신경계로 고유수용성 피드백을 제공한다.

관절주머니의 얇은 속층인 윤활층에는 혈관이 매우 풍부하다. 윤활층은 윤활액을 만드는 윤활막을 가지고 있다. 점성의 윤활액은 관절연골 사이의 마찰을 줄여주는 윤활 단백질을 가지고 있다. 마찰계수의 감소는 최소의 마찰 스트레스로 적절한 생체역학을 통해 관절연골의 움직임을 허용한다. 윤활액이 산소와 영양분을 연골세포 운반하는데 도움을 주기 때문에, 윤활액이 관절연골에 영양분을 제공하는 중요한 역할을 한다. 압박 상태에 있을 때 윤활액이 더 많은 점성을 띠기 때문에, 관절에 가해지는 체중부하의 하중을 흡수하는데 윤활액이 도움을 준다.

임상 연결 2.3

류마티스 관절염은 자가면역성 결합조직 질환으로서, 관절과 장기에 영향을 준다. 윤활주머니의 염증과 과도한 윤활액의 형성으로 관절주머니에 부종이 발생한다. 이런 염증은 종종 관절면의 퇴행을 초래한다. 관절의 부종과 파괴는 관절의 불안정, 통증 및 기능장애를 초래할 수 있다. 재활은 침범된 관절에 스트레스를 최소화하는 관절 보호 전략에 초점을 맞춘다.

인대 (Ligaments)

인대는 관절이나 관절 근처에서 뼈와 뼈에 부착되는 결합조직이다. 관절 바깥 인대는 관절주머니에 병합되어 관절주머니인대로서 작용하고, 특정 방향으로 주행하는 섬유들을 가진 독특한 구조물이다. 무릎관절의 안쪽곁인대와 가쪽곁인대가 관절 바깥 인대의 좋은 예이다. 관절주머니 안에 위치하는 인대는 관절 속 인대로 간주된다. 관절 속 인대의 예는 무릎관절의 앞십자인대와 뒤십자인대이다. 인대는 관절이 어떻게 움직이는지, 관절이 압박되는지 견인되는지, 그리고 관절 구조물이 손상되었는지에 대한 정보들을 중추신경계로 보내는 구심성 감각수용기를 가지고 있다.

임상 연결 2.4

인대나 관절주머니가 손상이나 질환으로부터 손상을 당하면, 관절면 사이의 비정상 움직임을 막는 충분한 안정성을 제공할 수 없을 것이다. 이런 비정상 움직임은 관절면의 과도한 마모에 영향을 줄 수 있고, 나중에 구조적 손상, 통증 및 기능장애를 초래할 수 있다. 인대와 관절주머니 안에 위치한 감각수용기도 손상될 수 있고, 관절의 위치와 어떻게 움직이는지에 대한 올바른 정보를 중추신경계로 전달할 수 없을 수도 있다. 예를 들어, 발목인대가 손상되면, 그 사람이 고르지 못한 지면을 걷을 때 뇌는 발과 발목이 어떤 위치에 있는지에 대한 적절한 정보를 받을 수 없다. 이런 잘못된 정보가 입력되면, 뇌는 필요한 정보에 반응하지 않을 것이다. 고유수용성 입력이 부족하면, 그 사람은 낙상이나 재손상의 큰 위험에 놓이게 될 것이다.

인대 섬유는 주로 규칙성 치밀결합조직으로 구성되어 있다. 규칙성 결합조직의 조직 섬유들은 나란하게 배열되어 있다. 인대의 이런 배열은 원치 않는 관절의 움직임을 막고, 힘줄의 이런 배열은 근육에서 생성된 힘을 뼈로 전달하는데 용이하다.

인대에는 섬유아세포가 많지 않고, 프로테오글라이칸과 엘라스틴의 양도 적고, 또 많은 양의 I 형 콜라겐 섬유가 존재한다. 이들 섬유는 관절의 정적 활동과 동적 활동 동안 장력 방향으로 배열되어 있다. 인대가 이런 장력에 반응하면, 인대의 두께와 장력 강도가 증가된다. 역으로, 인대가 고정되거나 장력의 영향을 받지 못하면, 인대의 장력 강도가 감소하고 약화된다.

Sharpey 섬유로 알려진 인대의 말단 요소는 뼈 안으로 들어가서 섬유성 부착점을 형성한한다. 이런 결합조직-뼈의 경계면인 enthesis(**섬유 부착부**)는 힘줄, 인대, 관절주머니 등이 뼈에 부착하는 지점이다. 강한 경계면은 스트레스 아래에서 부착점이 약해질 가능성을 감소시킨다. enthesis는 퇴행성 변화가 일어나기 쉬운 지점이다. enthesis는 스트레스가 집중되는 영역이기 때문에, 가쪽위관절융기염(**테니스 엘보우**)과 같은 과사용 손상을 쉽게 당하는 부위이다.

힘줄 (Tendons)

힘줄은 근육과 뼈에 붙어 있는 구조물이다. 힘줄은 인대와 비슷한 규칙성 치밀결합조직으로 구성된다. 힘줄의 콜라겐 섬유들은 근육에 의한 장력과 거의 나란하게 주행하고, 뼈를 움직이거나 고정하기 위해 뼈에 힘을 전달한다. 인대와 비슷하게, 힘줄도 반복되는 물리적 하중이나 스트레스에 노출되는 동안에 적응한다. 물리적 하중이나 스트레스는 콜라겐과 GAG의 합성을 증가시키는 것으로 생각될 뿐만 아니라, 힘줄의 강직성을 증가하고, 스트레스에 저항하는 능력을 향상시킨다.

힘줄의 표면을 덮고 있는 느슨한 결합조직 말이집은 epitenon(**에피테논**)으로 불린다. epitenon은 paratenon(**파라테논**)으로 불리는 안쪽 조직층에 느슨하게 부착된다. epitenon과 paratenon을 합쳐 peritenon(**페리테논**)이라고 부른다. 이들 구조물은 윤활액으로 채워진 말이집이 되어 마찰 스트레스를 받기 쉬운 힘줄을 보호한다. 윤활주머니는 힘줄말이집과 비슷하고, 윤활액으로 채워진 윤활막의 납작한 주머니이다. 윤활주머니는 신체 전반에 걸쳐 발견되고, 종종 뼈와 결합조직(**힘줄, 피부, 근육 및 인대 등과 같은**) 사이에 위치한다. 그들은 이들 구조물과 뼈 사이의 힘을 감소시키는 기능을 한다.

연골 (Cartilage)

뼈의 끝단을 보호하는 유리연골은 콜라겐 섬유와 젤성의 바탕질로 구성된다. 유리연골의 예는 갈비뼈와 복장뼈 사이에 있는 물질이다.

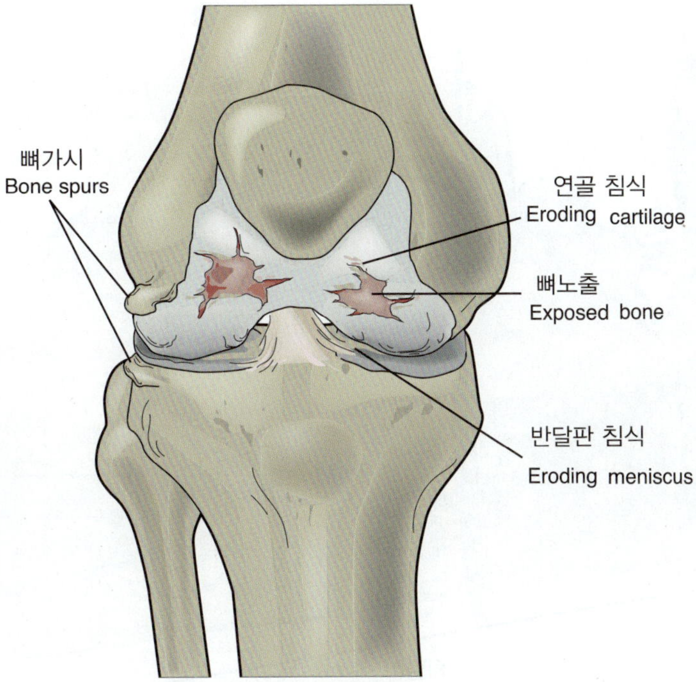

그림 2.5 넙다리뼈 관절연골의 손상은 연골밑뼈의 노출을 초래한다.

관절을 형성하는 뼈의 표면은 관절연골로 불리는 유리연골로 덮여 있다. 유리연골의 두께는 반복 활동 동안 노출되는 관절의 압박 하중에 좌우된다. 예를 들어, 엉덩관절과 무릎관절의 체중부하 스트레스는 복장빗장관절의 체중부하 스트레스보다 더 큰 하중 부하 면적을 필요로 하는데, 그 이유는 연골밑뼈에 가해지는 압박 하중을 분산하기 위함이다. 관절연골은 압박 하중의 분산 이외에, 움직임이 일어나는 동안 관절면 사이의 마찰력을 감소시킨다. **그림 2.5**는 과도한 반복 스트레스로 관절연골에서 일어나는 손상을 보여주고 있다.

관절연골은 섬유연골을 형성하기 위해 결합조직과 결합한다. 이런 섬유연골은 척추사이원반, 관절테두리, 무릎관절의 반달판, 기타 신체 관절 등에서 발견된다. 이들 구조물은 관절을 안정화하고, 힘을 분산하고, 관절면 사이의 움직임 통제를 돕는다. 유리연골과는 달리, 관절연골과 섬유연골 모두는 perichondrium으로 불리는 불규칙성 치밀결합조직층이 부족하고, 신경의 지배를 받지 않는다. 즉, 그들은 통증과 고유수용성 정보를 뇌로 전달하지 못한다. 혈액공급이 좋지 않기 때문에, 그들은 영양분을 조직에 공급하고 노폐물을 제거하는 간헐적 체중부하 동안에 일어나는 윤활액의 밀킹 작용에 의존한다.

뼈 (Bone)

뼈는 결합조직의 한 종류로서, 여러 종류의 뼈세포와 기질로 구성되어 있다. 이들 뼈세포는 뼈의 기질 요소를 분비함으로서 뼈를 육성하는 뼈아세포를 포함한다. 기질이 뼈아세포를 둘러싸면, 그 세포를 뼈세포라고 부른다. 뼈세포의 3번째 세포는 뼈파괴세포로서, 무기질을 흡수하여 뼈를 파괴시킨다. 뼈 기질은 유기질과 무기질로 구성된다. 유기질은 장력 강도와 젤성 프로테오글라이칸을 제공하는 I 형 콜라겐 섬유로 구성된다. 프로테오글라이칸은 뼈가 건조되지 않고 취약하지 않도록 체액을 함유하고 있다. 프로테오글라이칸은 glucosamine과 chondroitin sulfate으로 구성된다.

무기질은 뼈의 무기질 성분(calcium–phosphate salts)으로 구성되며, 뼈를 튼튼하게 만든다. 뼈의 두 종류인 치밀뼈와 해면뼈는 세포와 기질이 다른 형태로 배열되어 있다.

치밀뼈 (Compact Bone)

치밀뼈는 긴뼈의 몸통과 짧고 납작하고 불규칙한 뼈의 가층면에서 주로 발견된다. 치밀뼈는 층판이라고 불리는 구심성 층으로 구성되어 있다. 치밀뼈의 구조 단위는 osteon(오스테온/뼈단위)이다. osteon은 뼈 기질에 의해 둘러싸인

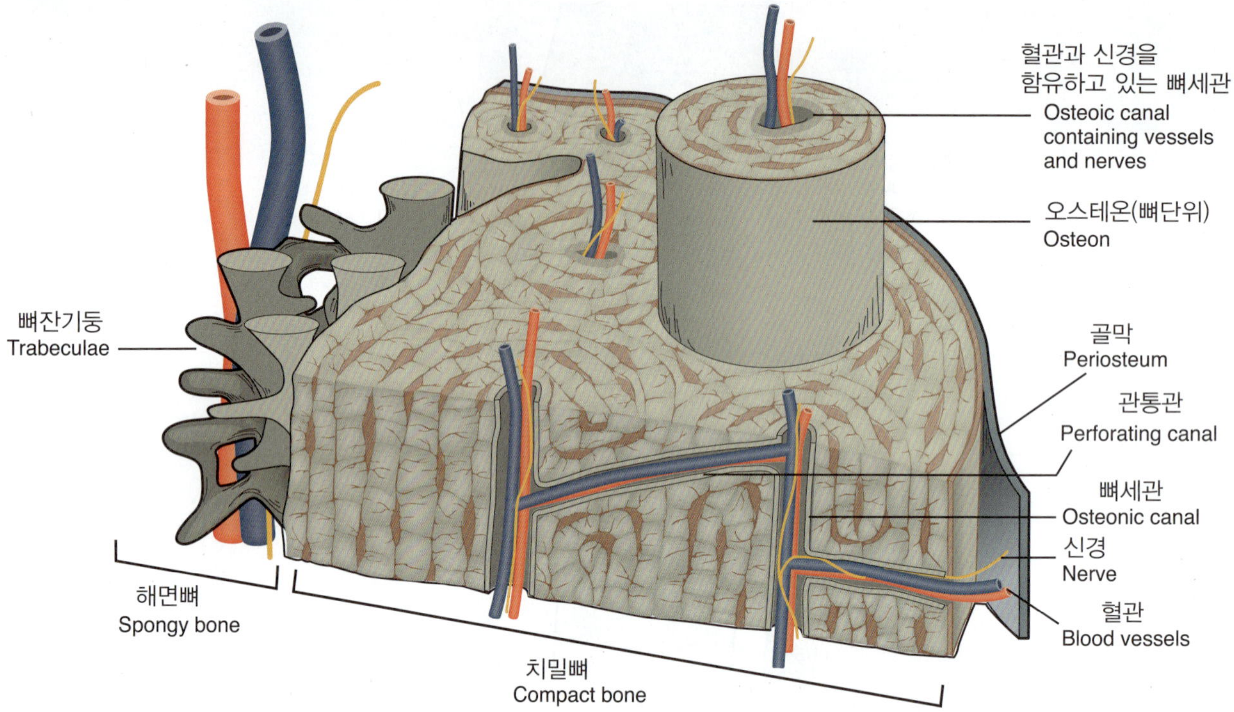

그림 2.6 치밀뼈의 구조.

lacunae(라쿠나/열공)라고 불리는 작은 방안에 위치한다. lacunae는 canaliculi(세관)에 의해 다른 lacunae와 연결된다. osteon은 원통의 형태로 배열되며, 중심관을 가진다. 이들 중심관(허버시안관)은 뼈의 길이를 따라 배열되고, 신경과 혈관을 운반한다. 관통관 또는 볼크만관은 하나의 중심관에서 다른 중심관까지 횡으로 배열되고, 혈관과 신경들을 운반한다. 중심관 주변의 원통형 배열은 혈액 공급을 받는 곳에 뼈세포가 있도록 허용한다(그림 2.6).

해면뼈 (Spongy Bone)

해면뼈의 층판은 불규칙한 패턴을 보이고, 오스테온은 존재하지 않는다. 치밀하지 않는 배열은 불규칙한 공간을 만들고, 뼈잔기둥을 형성한다. 혈관은 작은 관에 배열되어 있기 보다는 스펀치와 같은 구조물의 공간을 따라 주행한다. 해면뼈는 주로 긴뼈의 뼈끝 부위에서 발견되고, 뼈 몸통 부위에는 거의 존재하지 않는다. 해면뼈는 긴뼈를 제외한 다른 모든 뼈의 중앙 부위에서 발견된다.

그림 2.7의 X 선은 긴뼈에서의 치밀뼈와 해면뼈의 관계를 보여주고 있다.

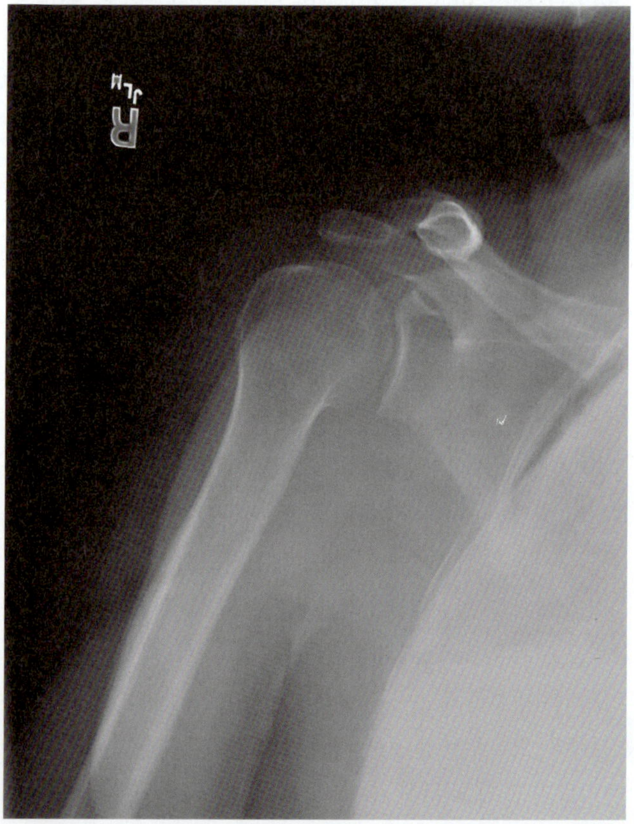

그림 2.7 치밀뼈와 해면뼈가 긴뼈의 X 선에서 보여진다.

표 2.2 뼈와 연골의 비교

특성	뼈	연골
섬유	대부분이 콜라겐	콜라겐, 엘라스틴, 그물섬유
세포	뼈세포	연골세포
바탕질	프로테오글라이칸 안의 콘드로이틴 황산과 물	작은 체액 안의 용해되지 않는 황산칼슘
강도	파괴지점에 도달할 때까지 변형에 강하게 저항	제한된 강도를 가진 높은 변형 능력
회복 능력	좋은 능력	최소의 능력

관절의 형성과 기능에서 연골과 뼈의 유사성과 필요성에도 불구하고, 뼈와 연골 사이에는 많은 차이점이 있다.

표 2.2는 그들의 성분, 강도와 손상 후 회복 능력의 견지에서 연골과 뼈를 비교하고 있다.

임상 연결 2.5

독일 해부학자이자 외과의사인 Julius Wolf(1836-1902)는 외적 스트레스에 대한 뼈의 반응을 이론화했다. Wolf의 법칙은 뼈가 스트레스에 반응하는 것을 말하고, 과부하에 의해 더 많은 뼈(종종 뼈가시 형성)가 형성된다. 뼈가시는 무릎과 척추와 같은 체중부하 관절에서 종종 발생한다. 이런 뼈가시는 ROM을 제한하고, 주위 조직을 압박시킨다. 척추의 뼈가시는 신경뿌리를 압박하여, 통증과 약증을 초래할 수 있다.

관절의 분류
JOINT CLASSIFICATION

기능, 디자인 및 구조에 따라 관절이 분류될 수 있기 때문에, 2가지 분류 시스템에 친숙할 필요가 있다. 해부학자들은 관절의 해부학적 구조에 따라 관절을 분류한다. 그러나 관절을 이루는 뼈들의 형태와 관절면이 그들의 기능과 종종 연결되기 때문에, 운동학자들은 관절 운동을 기준해서 관절을 분류한다. **표 2.3**은 위의 두 시스템을 이용하여 관절 분류를 요약하고 있다.

구조적 분류

관절을 구조적으로 분류를 할 때, 섬유성 관절, 연골성 관절 및 윤활관절로 나눈다.

섬유성 관절 (Fibrous Joints)

섬유성 관절은 치밀결합조직에 의해 연결된 2개의 뼈로 구성된다. 관절의 주요 역할은 결합조직의 강도를 통해 안정성을 제공한다. 섬유성 관절에는 3 종류가 있다 - 인대결합관절, 봉합관절 및 정식관절. **그림 2.8**은 섬유성 관절의 3 종류를 보여주고 있다.

인대결합관절 (Syndesmosis Joints)

인대결합관절은 섬유성 인대나 섬유성 막에 의해 연결된 2개의 뼈로 구성된다. 2개의 뼈는 섬유성 막에 의해 고정된다. 섬유성 막은 2 뼈 사이의 움직임을 거의 일으키지 않는다. 인대결합관절의 예는 노뼈와 자뼈의 사이막으로서, 노뼈 몸통과 자뼈 몸통 사이의 공간을 유지한다. 종아리에 있는 정강뼈와 종아리뼈의 몸통도 뼈사이막을 공유한다.

봉합관절 (Suture Joints)

봉합관절은 섬유성 관절의 또다른 예이고, 2 뼈를 고정하는 얇은 섬유조직층으로 구성된다. 머리뼈의 관절도 봉합관절이다. 머리뼈의 여러 부분은 서로 타이트하게 맞물려 있고, 안정성이 좋다.

표 2.3 관절 분류

기능적 분류	구조적 분류	예	
비가동 관절	섬유성 관절	인대결합관절	정강뼈와 종아리뼈 사이의 뼈사이막
		봉합관절	머리뼈의 관절
		정식관절	위턱에 심겨진 치아
	연골성 관절	섬유연골결합관절	척추사이원반
		연골결합관절	복장뼈와 갈비뼈 사이의 갈비연골
가동 관절	윤활관절	1축 관절	
		경첩관절	팔꿉관절, 손가락의 마디뼈사이관절
		중쇠관절	정중 고리중쇠관절
		2축 관절	
		타원관절	노손목관절
		융기관절	손허리손가락관절
		안장관절	엄지의 손목손허리관절
		3축 관절	
		절구관절	엉덩관절과 어깨관절
		무축 관절	
		평면관절 또는 불규칙 관절	손목의 손목뼈사이관절

정식관절 (Gomphosis Joints)

정식관절은 구멍 안의 페그(peg)처럼 섬유조직이 뼈를 고정하고 있다. 정식관절의 예는 아래턱이나 위턱의 치아이다.

연골성 관절 (Cartilaginous Joints)

연골성 관절은 섬유연골이나 유리연골에 의해 고정되는 두 뼈로 구성된다. 관절은 안정성을 제공하고, 제한된 가동성이나 특정의 움직임을 가지고 있다. 섬유연골결합관절과 연골결합관절은 연골성 관절의 예이다(그림 2.9).

섬유연골결합관절 (Symphysis Joints)

섬유연골결합은 섬유연골로 형성된 척추사이원반과 같은, 연골성 관절의 한 종류이다. 하중이 척추를 통해 전달될 때, 척추사이원반은 충격 흡수 장치로 작용한다. 그들은 척추의 피트(fit)를 향상시킨다. 섬유연골결합의 또다른 예는 골반의 두덩결합이다. 이 관절은 일반적으로 안정된 관절이지만, 출산 시 가동성을 증가시켜 골반 공간을 증가시킨다.

연골결합관절 (Synchondrosis Joints)

연골결합관절은 2개의 뼈를 연결하는 유리연골로 구성된다. 연골결합관절의 예는 갈비뼈와 복장뼈 사이의 갈비연골 관절이다.

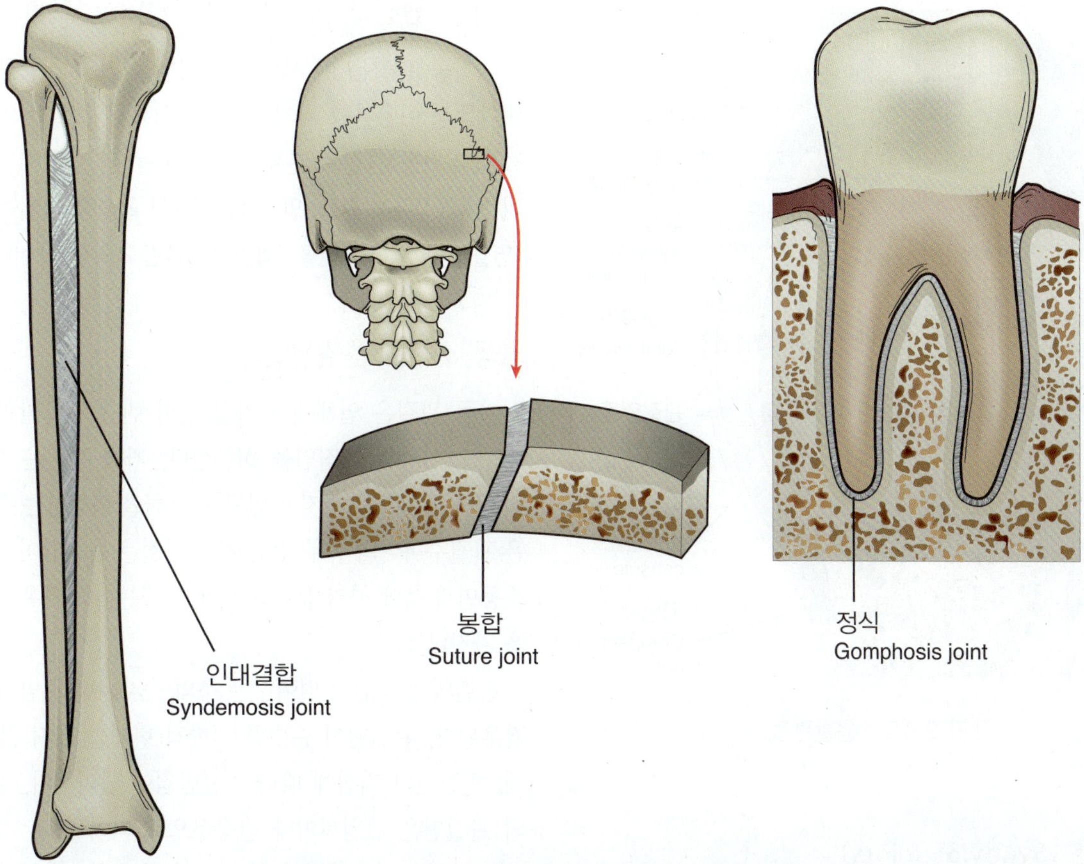

그림 2.8 섬유성 관절의 예.

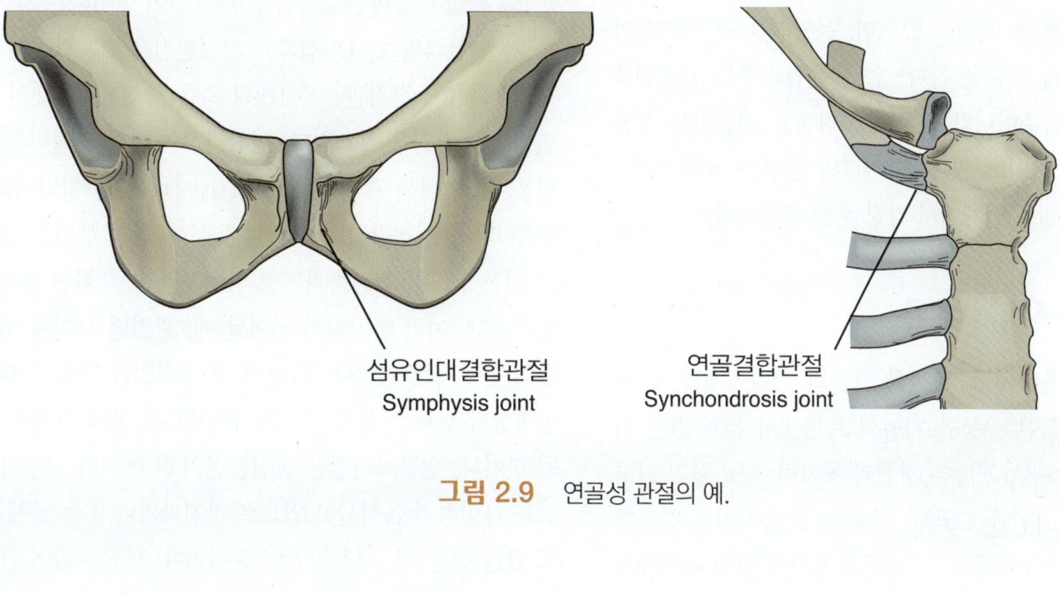

그림 2.9 연골성 관절의 예.

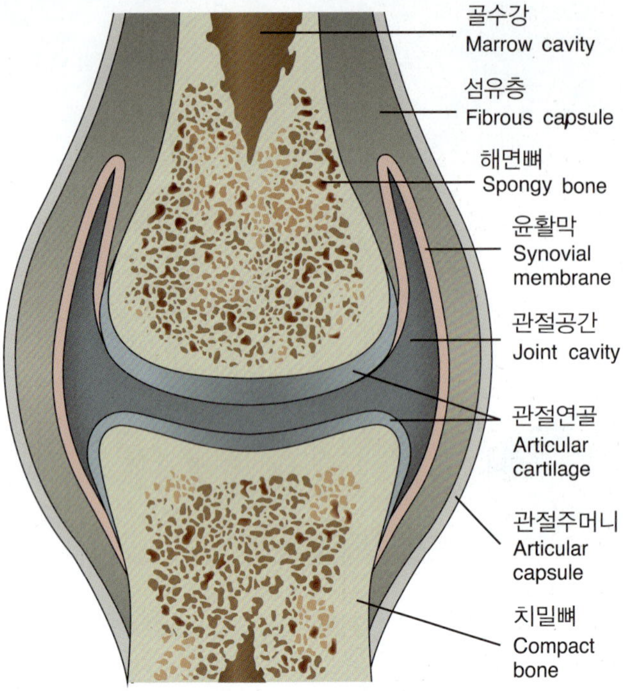

그림 2.10 윤활관절.

윤활관절 (Synovial Joints)

윤활관절(그림 2.10)은 2개의 층으로 된 관절주머니에 의해 연결된 관절로 관절 공간을 가지고 있다. 이들 관절은 정적 안정성을 제공하는 인대를 가지고 있다. 또 동적 안정성이나 움직임을 제공하는 근육이 이들 관절에 관여하고 있다.

이들 관절의 일부는 안정성을 제공하고 관절면을 보호하는 관절내 원반을 가지고 있으며, 윤활액을 관절연골 안으로 운반하는데 도움을 준다. 일부 윤활관절은 관절면을 증가시키고 관절주머니와 힘줄의 부착점을 제공하는 섬유연골 테두리를 가지고 있다. 팔다리의 관절은 윤활관절의 예이다: 윤활관절은 인체에서 가장 흔한 관절이다.

기능과 움직임 분류

운동학적인 측면에서, 관절은 그들의 기능에 따라 분류될 수 있다. 그들은 운동과 기능의 측면에서 분류된다. 이런 분류 시스템에서, 관절은 경첩과 공처럼, 구조물의 역학적 움직임과 비교된다. 그러나 인체 관절 움직임은 단순한 기계의 움직임보다 복잡하다. 이런 복잡성이 몇몇 관절에서 작은 변화(전통적인 움직임 분류에서 벗어난)를 초래한다.

비가동 관절 (섬유성 관절과 연골성 관절)

비가동 관절은 뼈 사이의 움직임을 거의 허용하지 않는 비가동성 이음부를 가지고 있다. 섬유성 관절과 연골성 관절은 비가동 관절로 분류된다. 비가동 관절의 예는 머리뼈의 봉합(섬유성 관절, 인대결합)(그림 2.8 참고)과 두덩결합(연골성 관절, 섬유연골결합관절)(그림 2.9 참고)이다.

가동 관절 (윤활관절)

가동 관절은 인체에서 가장 흔한 관절로 윤활관절이며, 중등도 이상의 움직임을 허용한다. 가동 관절은 윤활관절의 구조적 특성을 가지고 있고, 구조물을 확인하는 주요 방법은 관절주머니의 유무이다. 가동 관절은 움직임이 일어나는 운동면과 축에 따라 분류되며, 1, 2 또는 3의 자유도 움직임을 가진다.

관절의 움직임이 일어나는 축의 숫자는 관절면의 구조에 좌우된다. 관절면이 순수한 기학적 형태를 띠지 않기 때문에, 관절면의 지점에 따라 곡률반경이 달라진다. 윤활관절의 관절면은 난원형이나 안장형으로 되어 있다. 대부분의 가동 관절은 난원형이다. 움직임이 일어나는 운동면과 축을 기준으로 1축 관절, 2축 관절, 3축 관절 또는 무축 관절로 분류된다(그림 2.11).

1축 관절

1축 관절은 윤활관절로서 굽힘과 폄이 일어나는 자유도 1을 가진다(그림 2.11A 참고). 경첩관절은 1축 관절의 전형적인 예이다. 경첩관절은 1개의 축을 중심으로 1개의 운동면에서 움직임을 일으킨다. 경첩관절의 한쪽 관절면은 난원형을 띠고, 다른 관절면은 실패(sppol)나 원통처럼 생긴 형태를 띤다. 경첩관절의 움직임은 문이 경첩 부위를 중심으로 회전하듯이, 회전축과 수직되는 방향으로 회전 움직임이 일어난다. 이런 움직임이 일어날 때, 관절면 사이에서는 약간의 활주가 일어난다. 이런 종속 움직임은 다음의 관절운동형상학 단락과 특정 관절과 관련된 각 장에 자세히 설명될 것이다. 위팔자관절은 경첩관절의 한 예이다. 즉, 팔꿉관절을 굽힘하여 음식물을 입으로 가져가거나 또는 물체 쪽으로 팔을 뻗을 때, 경첩관절이 움직인다. 팔꿉관절이 굽힘과 폄을 할 때처럼, 경첩관절은 이마축을 중심으로 시상면에서

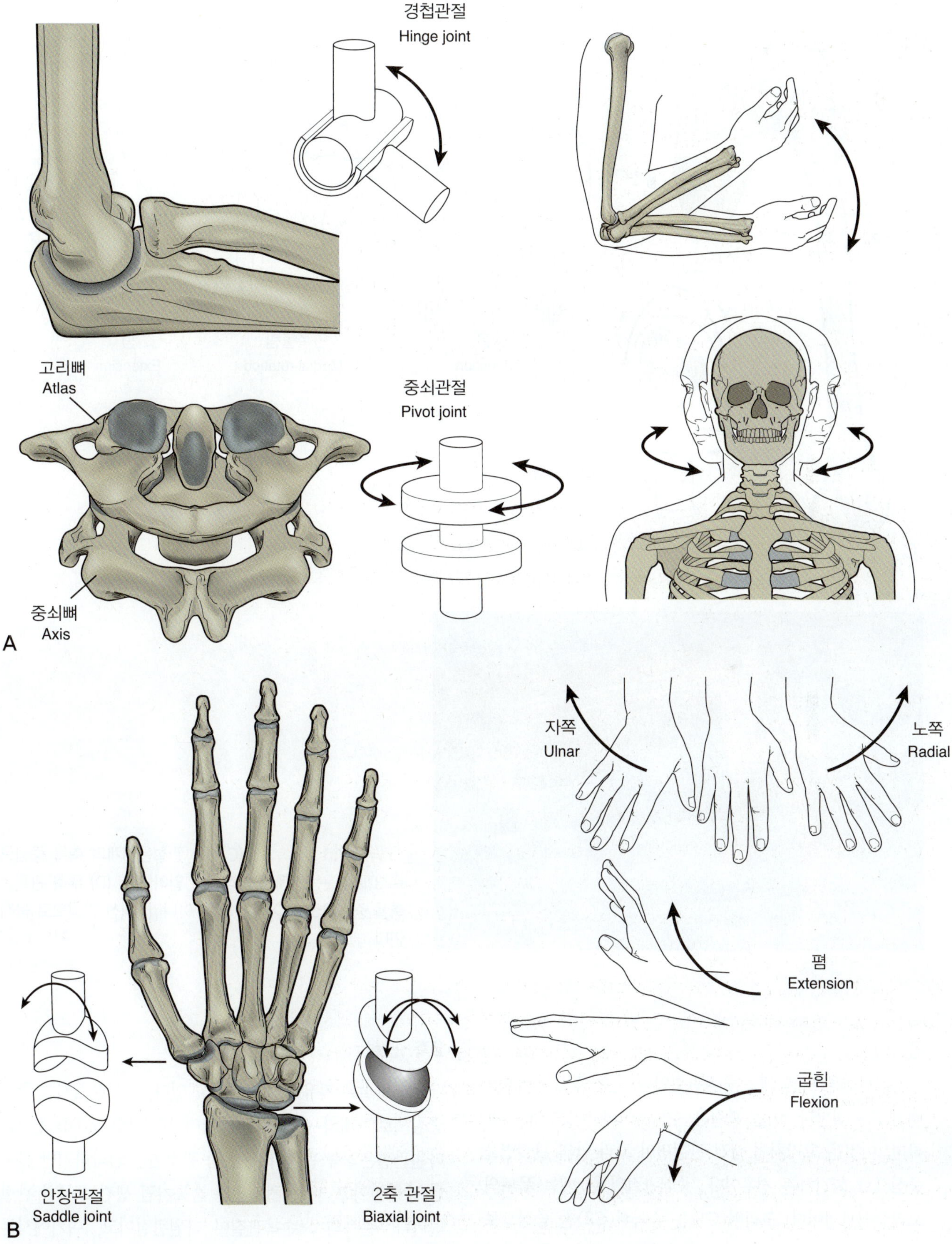

그림 2.11 가동 관절. (A) 1축 관절은 1개 축을 중심으로 한 운동면에서 움직인다. (B) 2축 관절은 2개의 축을 중심으로 2개의 운동면에서 움직임이 일어난다.

계속

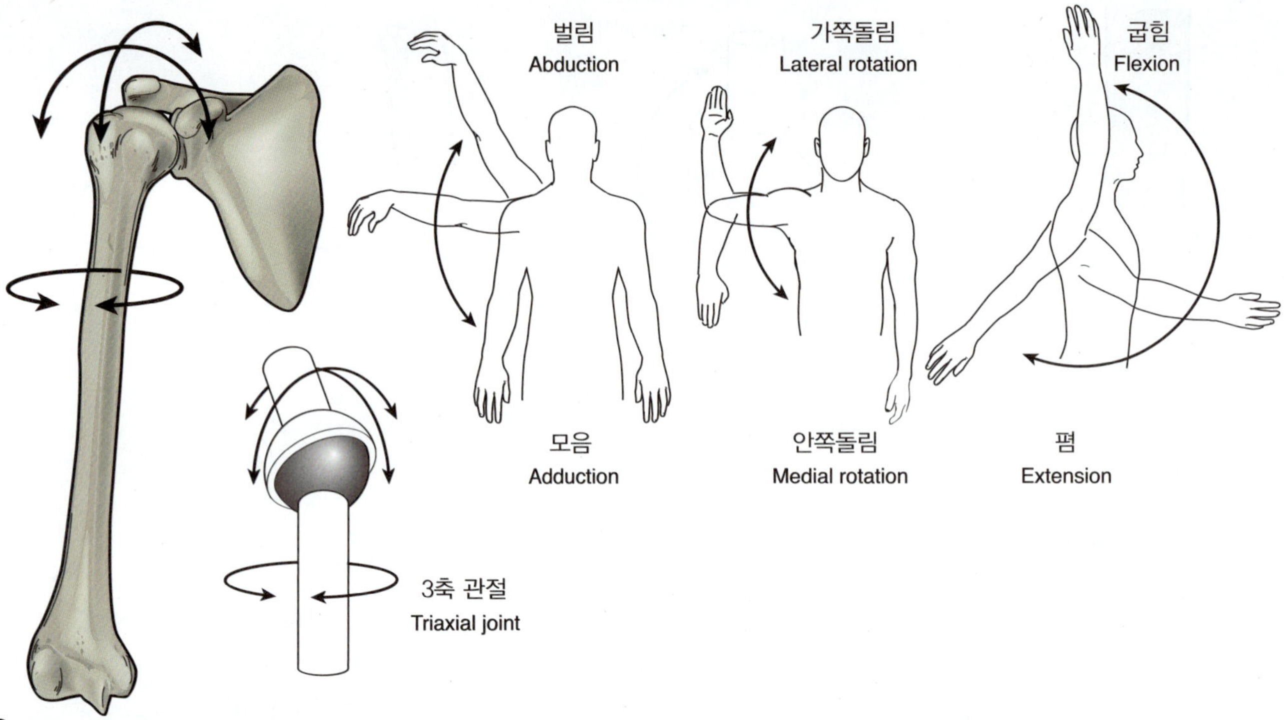

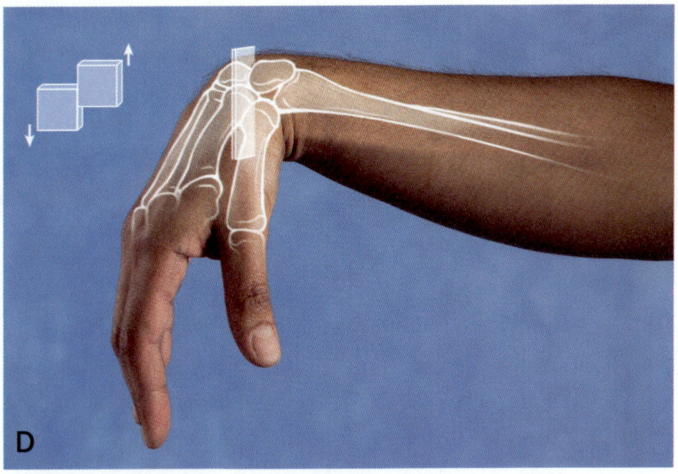

그림 2.11 계속) (C) 3축 관절은 3개의 축을 중심으로 3개의 운동면에서 움직임이 일어난다. (D) 무축 관절은 축을 중심으로 일어나는 것이 아니라, 직선 방향으로 움직인다.

움직인다.

1축 관절의 다른 예는 중쇠관절이며, 단일축을 중심으로 뼈가 축돌림한다. 이런 관절은 수도꼭지와 비슷하게 작용하며, 이것은 고리처럼 생긴 관절면이 고리 안의 관절면을 중심으로 회전하는 경우이다. 중쇠관절의 한 예는 목뼈의 고리중쇠관절이다. 고리뼈(C1)는 중쇠뼈(C2)를 중심으로 회전한다. 목뼈에서 일어나는 돌림의 50% 이상이 중쇠관절에서 일어난다.

2축 관절

2축 관절은 자유도 2를 가지고 있다. 운동은 2개의 축을 중심으로 2개의 운동면에서 일어난다(**그림 2.11B 참고**). 타원관절은 2축 관절이며, 한쪽 관절면은 납작하지만 볼록한 관절면이고, 다른 관절면은 홈통처럼 생긴 오목한 관절면이다. 손목의 노손목관절이 타원관절이고, 여기에서는 굽힘, 폄, 벌림 및 모음이 일어날 수 있다.

융기관절의 한 관절면은 오목하고, 다른 관절면은 볼록하다. 융기관절은 절구관절과 비슷하지만, 오목한 관절면의 깊이가 얕은 편이다. 융기관절의 한 예는 손가락의 손허리손가락관절이며, 손가락이 손허리뼈 위에서 움직일 때 시상면에서 일어나는 움직임은 굽힘과 폄이고, 이마면에서 일어나는 움직임은 벌림과 모음이다. 안장관절은 융기관절이 변형된 관절로 안장형의 관절면을 가지고 있다. 관절을 이루는 각 뼈는 볼록면과 오목면의 관절면을 모두 가지고 있고, 이들 관절면은 서로 수직을 형성한다. 안장관절은 2개의 운동면에서 움직임을 허용하고, 구조와 기능에서 서양식 말안장과 비슷하다. 엄지의 손목손허리관절이 안장관절의 한 예이다.

3축 관절

관절이 3개 축을 중심으로 3개의 움직임을 할 수 있다면, 그 관절을 3축 관절로 분류한다(그림 2.11C 참고). 이름이 내포하고 있듯이, 3축 관절은 자유도 3을 가진다. 3축 관절은 한쪽의 관절면이 공 모양이고, 다른쪽의 관절면이 소켓 모양이기 때문에 절구관절로 불린다. 관절면의 형태는 2 관절면의 일치성을 유지하면서, 종속운동인 축돌림을 허용한다. 엉덩관절과 어깨관절은 3축의 절구관절로 굽힘/폄, 벌림/모음, 안쪽돌림/가쪽돌림이 일어나고, 2개 이상의 운동면에서 일어나는 대각선 패턴을 보인다. 자가관리 활동, 직장에서의 작업 및 스포츠 활동 시, 과제를 수행하는 신체 분절이나 신체 전체의 기능 움직임은 자유도를 가진 2개 이상의 관절 움직임을 필요로 한다. 이들 다중 자유도는 기능을 달성하기 위해 다양한 움직임 패턴을 제공한다. 숟가락을 입으로 가져가는 먹기 과제를 할 때는, 손목을 약간 폄한 채 손가락으로 숟가락을 잡은 후, 어깨관절(자유도 3)과 팔꿉관절(자유도 2)을 굽힘하고, 아래팔을 뒤침하여 음식을 먹는다.

무축 관절

평면관절이나 불규칙 관절로 불리는 일부 윤활관절은 무축 관절이다(그림 2.11D 참고). 한 뼈의 관절면이 다른 뼈의 관절면 위에서 여러 방향으로 활주한다. 이런 활주 운동은 축을 중심으로 일어나지 않고 평면에서 일어난다. 손목뼈 사이의 관절과 척추의 후관절은 무축성의 불규칙 관절이다.

관절 움직임
JOINT MOVEMENT

뼈운동형성학

1장은 뼈운동형상학의 기본 개념을 소개했다; 한 신체 분절에 대한 다른 신체 분절의 움직임. 위팔뼈가 자가관리, 일, 여가 활동 등을 수행하도록 기본면에서 움직일 때, 수의적 조절 아래에서 일어나는 움직임이 있다. 이들 움직임은 대개 고정된 뼈를 중심으로 일어나는 뼈 몸통의 회전운동이다. 뼈운동형상학 움직임의 한 예는 음식물을 입으로 가져갈 때 팔꿉관절을 굽힘하는 것이다. 사람이 앉은 자세에서 일어설 때처럼 고정된 정강뼈를 중심으로 넙다리뼈가 회전하는 것도 뼈운동형상학 움직임이다.

끝느낌 (End-feels)

ROM의 견지에서 뼈운동형상학 움직임은 측각기나 경사계를 이용해 두 뼈에 의해 형성된 각도로 측정된다. 검사자는 ROM을 검사할 때 **끝느낌** 또는 추가적인 움직임에 대한 저항을 촉진한다. 뼈들의 접촉에 의해 운동이 제한될 때, 딱딱한 끝느낌이 나타난다. 이런 형태의 끝느낌은 팔꿉관절을 완전히 폄했을 때 자뼈와 노뼈의 만남으로 일어난다. 팔꿉관절을 완전히 굽힘했을 때는, 아래팔의 근육과 위팔두갈래근이 만나서 발생하는 부드러운 끝느낌이 일어난다. 팽팽한 끝느낌 또는 관절주머니성 끝느낌은 ROM의 끝지점에서 스프링처럼 느껴지는데, 그 이유는 관절주머니나 인대가 움직임을 제한하기 때문이다. 관절주머니성 끝느낌의 예는 손목을 끝까지 굽힘했을 때 느껴지는 움직임에 대한 저항이다. 어떤 관절에서는 텅 빈 끝느낌이 발생하는데, 이것은 뼈 구조물에 의한 물리적 저항이 아니라 통증에 인한 관절 움직임의 제한 때문에 일어난다. 비록 끝느낌에 대한 의견이 임상가에 따라 다르게 나타나지만, ROM의 제한이나 과도해진 관절이 비정상적인 끝느낌을 가졌다면, 손상이나 기능장애를 위해 추가적으로 평가되어야 한다.

관절운동형상학

인체 움직임 동안, 관절면과 뼈 몸통은 적절한 상호작용을 달성해야 한다. 즉, 전체 지절이나 몸통 분절이 비정상 스트레스를 받지 않거나 관절 구조물에 손상을 일으키지 않으면서 올바르게 움직일 수 있어야 한다. 두 관절면 사이의 이런 상호작용은 **관절운동형상학 운동**으로 불리며, 이것은 전체 뼈의 뼈운동형상학 움직임이 일어날 때 함께 일어난다. 뼈운동형상학 움직임과 반대로, 관절운동형상학 운동 또는 종속 운동은 수의적 조절 아래에서 일어나지 않는다. 종속 운동이 일어나는 동안, 한 관절면은 고정되어 있고, 다른 관절면이 그 관절면 위에서 움직인다. 특정 관절에서 일어나는 관절운동형상학 운동은 그 관절면의 형태, 주변 구조물의 온전성, 그리고 근육의 수행 능력에 좌우된다. 타이트한 관절주머니나 잘못된 기능을 하는 신경근육 단위는 그 관절의 관절운동형상학 운동을 방해할 수 있고, 궁극적으로 증상없는 최적의 기능적 관절 운동을 방해할 것이다. 관절운동형상학 운동이 감소되면, 그 관절은 **저가동성**으로 간주된다. 만약 과도한 인대 신장이나 관절면의 손상 때문에 과도한 움직임이 관절면에서 일어나면, **과가동성** 관절로 간주된다.

일반적 개념

관절 기능장애(예, 과가동성 또는 저가동성 관절)와 관련된 치료적 중재를 제공하기 위해, 관절과 관절운동형상학 운동에 적용되는 기본 개념을 알 필요가 있다. 관절이 다양한 위치에 있을 때 일어나는 관절면과 움직임 사이의 관계와 관절면 사이에서 일어나는 움직임의 종류에 대한 지식도 중요하다.

잠김 자세 (Close-Packed Position)

관절면의 위치, 형태 및 크기는 관절운동형상학 움직임과 종종 연관된다. 잠김 자세는 두 관절면이 일치하고 최대의 접촉이 일어나는 위치이다. **잠김 자세**는 인대와 관절주머니가 팽팽해지고 긴장 상태에 놓이는 ROM의 끝지점에서 일어난다. 잠김 자세는 관절면 사이에서 조인트 플레이가 일어나지 않는 좋은 안정성을 제공한다. 무릎을 완전히 폄한 상태로 선 자세를 취할 때, 무릎관절은 잠김되고, 넙다리뼈와 정강뼈 사이에서 움직임이 거의 일어나지 않는다. 이것을 잠김 자세라 한다.

풀림 자세 (Loose-Packed Position)

풀림 자세의 경우, 인대와 관절주머니는 느슨해지고, 관절면 사이의 조인트 플레이가 잠김 자세에 비해 증가된다. 이때 관절면의 일치성은 떨어지고, 특히 ROM의 중간 지점에서 일치성이 가장 많이 떨어진다. 잠김 자세 이외의 모든 관절 위치는 풀림 자세로 간주된다. 일반적인 운동 동안 신체 분절의 뼈운동형상학 움직임과 함께 관절운동형상학 움직임이 동반된다면, 풀림 자세의 관절면은 적절한 종속운동이나 조인트 플레이를 보여야 한다.

무릎관절을 풀림 자세로 굽힘하여 앉을 때, 넙다리뼈를 기준으로 정강뼈를 안쪽이나 가쪽으로 돌림할 수 있다. 무릎을 완전히 폄했을 때는 무릎관절에서 정강뼈의 돌림이 일어나지 않는다. 두 관절면이 최소한의 일치성을 가질 때, 그리고 관절 구조물이 최소한의 긴장 상태를 가질 때 관절 자세를 **안정 자세**라고 한다. 일반적으로 안정 자세는 ROM의 중간 범위에 해당한다.

관절운동형상학 움직임의 종류

신체 분절의 움직임 동안, 윤활관절의 관절면은 다음과 같은 방법이 단독으로 움직이거나 결합되어 움직인다: 구르기, 활주, 축돌림. 본 단락은 이들 종속운동의 일반적 개념과 전반적인 관절 기능에 미치는 그들의 영향을 설명한다. 개별 관절을 다루는 장들은 관절의 뼈운동형상학 움직임과 관절운동형상학 움직임을 함께 설명할 것이다.

임상 연결 2.6

ROM 감소로 인한 관절 제한은 관절면 사이의 관절운동형상학 운동을 제한할 수 있다. 도수 관절가동술(manual joint mobilization)을 통한 수동 관절운동형상학 움직임 증가는 관절의 전체 기능과 ROM을 얻는데 중요한 역할을 한다. 관절운동형상학 운동으로 인한 손상을 잘 치료하기 위해, 임상가는 관절면 사이의 움직임과 관련된 기본 개념을 먼저 파악해야 한다.

구르기 (Roll)

다른 관절면에 대한 한 관절면의 구르기는 관절운동형상학 움직임이며, 팔다리를 움직일 때 큰 관절면이 작은 관절면과의 접촉을 유지하면서 일어난다. 일반적으로, 관절면은 상대적으로 안정한 관절면 위에서 움직이고, 이들 두 관절면은 크기와 형태에서 상이하다. 예를 들어, 사람이 앉은 자세에서 선 자세로 이동할 때처럼 넙다리뼈가 굽힘에서 폄으로 움직일 때, 볼록한 구형의 큰 관절면인 넙다리뼈융기가 좁은 정강뼈 위에서 움직인다. 넙다리뼈가 정강뼈의 관절면과 완전한 접촉을 하기 위해서는, 무릎관절이 굽힘이나 폄할 때 고정된 정강뼈 위에서 구르기와 활주를 해야 한다. 구르기는 공이 테이블 위에서 굴러갈 때 일어나는 운동과 비슷하다. 구르기를 하는 동안 각 관절면의 접촉점들은 1대1로 만나야 한다(**그림 2.12**). 움직이는 관절면의 후속 지점들은 고정된 관절면의 새로운 지점과 만나야 한다.

활주 (Glide) [Slide]

관절면이 한 방향으로 구르기를 할 때, 관절면과의 정렬을 유지하기 위해 종종 활주가 일어나야 한다. 활주운동은 책이 책상 위에서 미끄러지는 것과 비슷하다. 활주할 때 한 관절면의 특정 접촉점은 다른 관절면의 여러 점들과 만난다(**1대 다 대응처럼**). 관절면의 움직임은 선운동이고, 활주할 때 고정된 관절면과 평행을 유지하면서 움직인다. 앉은 자세에서 일어설 때처럼 무릎관절이 폄을 할 때, 넙다리뼈가 앞쪽으로 구르기를 한다. 정강뼈와 접촉을 유지하기 위해, 넙다리뼈는 뒤쪽으로 활주한다. 넙다리뼈의 한 지점은 정강뼈의 여러 지점과 1대 다 대응의 형태로 만나면서 뒤쪽 활주를 한다. 구르기와 활주의 이런 결합은 넙다리뼈융기와 정강뼈의 정렬을 유지하고, 정강뼈 위에서 넙다리뼈가 굴러 떨어지는 것을 막아 준다. 이런 활주의 예는 **그림 2.13**에서 설명된다.

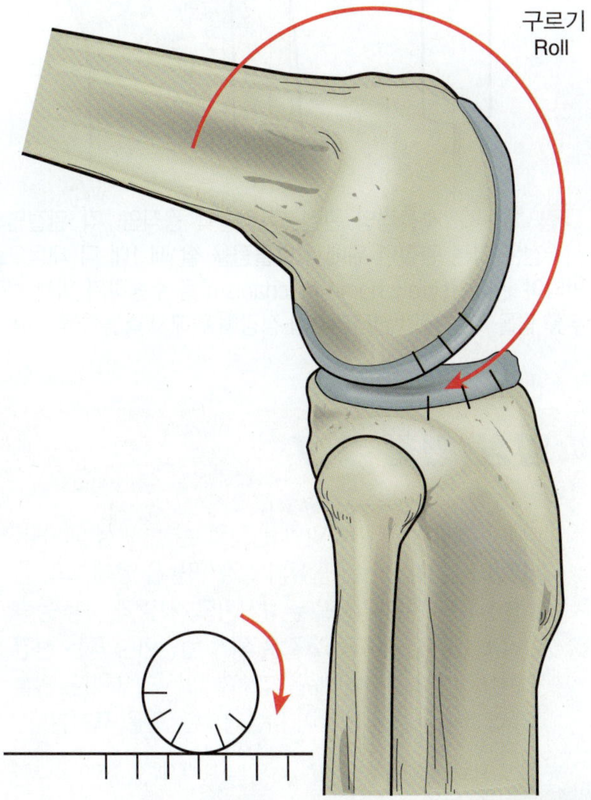

그림 2.12 구르기의 관절운동형상학 움직임. 구르기를 할 때는 각 관절면의 지점들은 1대1로 만나야 한다. 앉기에서 서기로 이동할 때처럼, 넙다리뼈를 폄할 때는 넙다리뼈가 정강뼈 위에서 앞쪽으로 구르기를 한다.

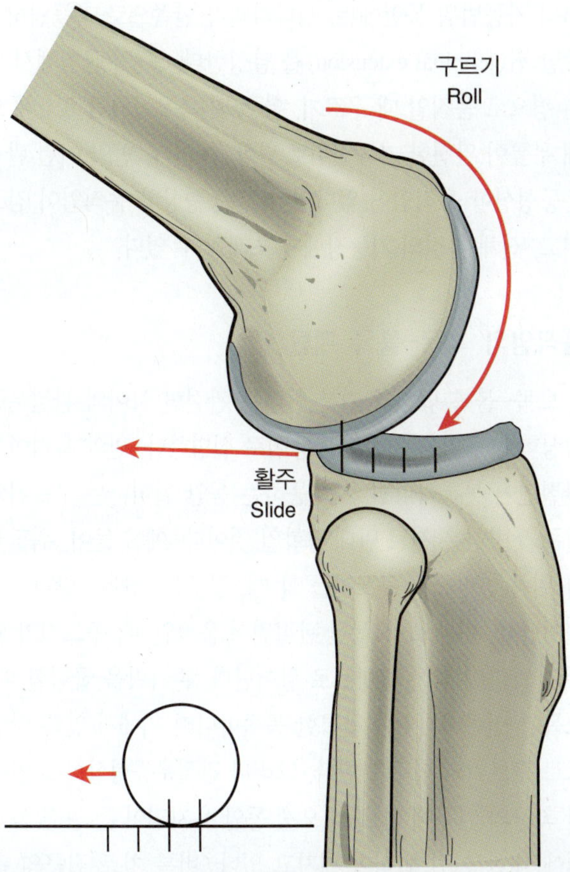

그림 2.13 활주의 관절운동형상학 움직임. 활주의 관절운동형상학 움직임 동안, 움직이는 관절면의 한 지점은 고정된 관절면의 여러 지점과 1대 다 대응의 형태로 만난다. 앉은 자세에서 일어설 때처럼 무릎관절이 폄할 때, 넙다리뼈가 앞쪽으로 구르기를 하고, 또 넙다리뼈는 정강뼈와의 접촉을 유지하기 위해 뒤쪽으로 활주한다.

축돌림 (스핀) (Spin)

축돌림을 할 때, 한 관절면은 다른 관절면 위에서 회전 운동을 한다. 각 관절면의 접촉점들은 움직임이 일어나는 동안 1대 다 대응으로 만난다. 축돌림의 한 예는 앉기에서 일어서기로 움직이는 동작이다. 이때 최종 폄을 달성하기 위해, 넙다리뼈는 정강뼈 위에서 안쪽돌림을 한다. 이것은 "screw home mechanism"으로 불린다(그림 2.14).

인체가 움직이는 동안 대부분의 관절 운동은 3개의 관절 운동형상학 움직임이 결합되어 일어난다: 구르기, 활주 및 축돌림. 앉은 자세에서 선 자세로 움직이는 기능 활동을 할 때, 무릎의 닫힌 사슬 폄 운동처럼 넙다리뼈가 고정된 정강뼈 위에서 움직인다. 이런 폄은 무릎관절의 뼈운동형상학 운동이다. 이런 활동의 관절운동형상학 운동은 넙다리뼈융기의 앞쪽 구르기와 뒤쪽 활주로 일어나며, 이로 인해 큰 넙다리뼈융기와 작은 정강뼝융기의 접촉이 유지된다. 마지막 폄의 가동범위 동안에는, 넙다리뼈가 안쪽으로 축돌림하여 종말 폄(terminal extension)을 달성한다. 90°의 굽힘에서 완전 폄으로 움직일 때 구르기, 활주 및 축돌림의 3 요소에 의해 무릎이 완전한 가동범위로 폄할 수 있다. 만약 이런 관절운동형상학 움직임이 없다면, 뼈운동형상학 움직임이 감소되고, 신체 분절의 기능장애가 초래될 수 있다.

움직임의 오목-볼록 패턴

오목–볼록 법칙의 기본 원리는 관절면 사이의 관절운동형상학 움직임을 일반적인 용어로 설명한다. 만약 움직이는 관절면이 볼록하다면, 각운동하는 동안 일어나는 구르기와 활주의 방향은 서로 반대 방향일 것이다. 예를 들어, 위팔뼈가 위쪽 방향으로 구르기를 할 때, 활주는 아래쪽 방향으로 일어난다. 반대로, 오목한 관절면이 움직일 때, 구르기와 활주의 방향이 같은 방향으로 일어난다. 손가락을 굽힘할 때, 오목한 먼쪽마디뼈가 볼록한 몸쪽마디뼈 위에서 앞쪽 방향으로 구르기와 활주를 한다. 그러나 관절운동형상학을 연구한 최근의 연구에 따르면, 오랫 동안 유지되어 온 관절 움직임에 대한 이런 법칙이 깨지고 있다. 비록 치료 접근의 측면에서 오목–볼록 법칙이 제한적일 수 있지만, 오목–볼록 법칙은 인체 움직임 동안 일어나는 관절운동형상학 패턴에 대해 여전히 기본적인 설명을 제공해 주고 있다.

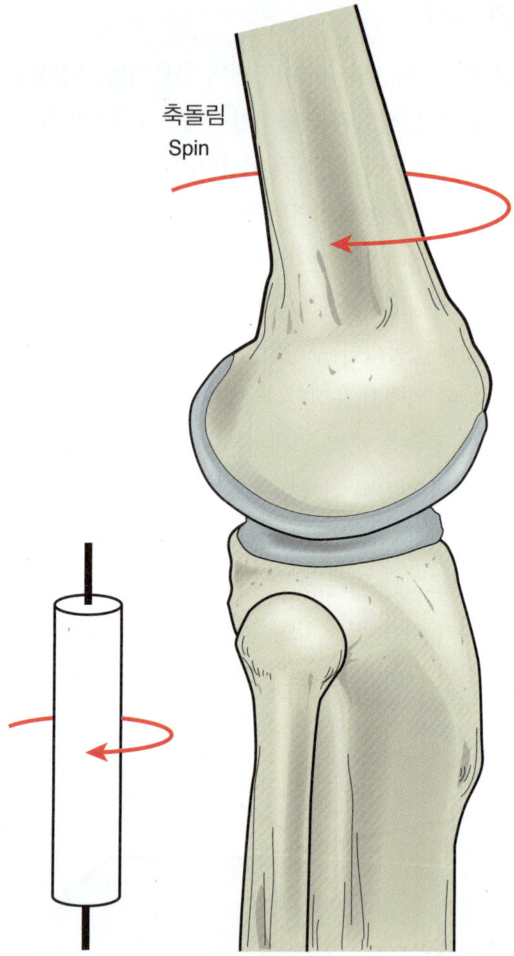

그림 2.14 축돌림의 관절운동형상학 움직임. 각 관절면의 접촉점은 다른 관절면 위에서 축돌림을 할 때 1대 다 대응으로 만나야 한다. "screw home mechanism"을 수행하기 위해 최종 무릎 폄을 하는 동안 넙다리뼈가 정강뼈 위에서 축돌림을 한다.

> **임상 연결 2.7**
>
> 노화나 고정의 결과로 인한 관절의 손상, 만성 과사용, 질병 또는 기능장애는 관절의 정상 기능을 방해하고, 신체 분절과 관련된 기능을 손상시키고, 사람의 기능 능력을 감소시킨다. 캐스트와 같은 외적 원인이나 또는 신경계 손상이나 통증 때문에 움직일 수 없는 경우이든, 관절 고정의 효과는 파괴적이고, 다음과 같은 것을 포함한다:
>
> - 조직의 약화를 초래할 수 있는 인대와 힘줄의 콜라겐 함량 감소
> - 관절주머니의 단축으로 움직임에 대한 저항 증가
> - 관절연골의 얇아짐
> - 뼈 콜라겐과 무기질의 감소
> - 관절 주변 근육의 약증

요약

CHAPTER SUMMARY

관절 요소를 구성하고 있는 조직들은 조직학적으로 비슷한 구성을 가지고 있다. 관절주변 구조물의 결합조직은 섬유성 단백질, 세포, 기질 등으로 구성되어 있다. 이들 요소의 배열과 비율은 관절에 따라 다르고, 각 관절 구조물의 기능과 직접적인 연관성이 있다. 인대와 관절주머니는 관절에 안정성을 제공하고, 관절의 부정정렬을 초래할 수 있는 힘에 저항한다. 힘줄은 관절을 움직이거나 고정하기 위해 근육의 힘을 뼈로 전달한다. 관절연골과 섬유연골은 체중부하와 관절 압박력에 저항한다. 뼈는 강체의 형태를 제공하고, 움직임을 위한 지렛대로서 작용하고, 장기를 보호하고, 칼슘을 저장하고, 또 세포를 생성한다.

각 관절 구조물들은 손상되었을 때 다른 치유 능력을 가지고 있다. 즉, 치유 능력은 혈액 공급과 재생에 이용되는 세포의 양에 따라 좌우된다. 관절은 2가지 방법 중 하나에 의해 분류될 수 있다: 해부학적 관점(**구조적 관점**)과 운동학적 관점(**기능적 관점**).

관절이 1축성, 2축성, 3축성, 또는 평면관절인가를 아는 것은 재활을 할 때 적절한 기능으로 관절을 회복하는데 필요한 움직임을 결정하는데 도움을 준다. 관절 움직임은 뼈운동형상학적 관점과 관절운동형상학적 관점에서 관찰되고 묘사될 필요가 있다. 뼈가 3차원 공간에서 움직일 때, 뼈운동형상학 운동은 뼈지렛대의 움직임이다. 관절운동형상학 운동은 두 관절면 사이에서 일어나는 움직임으로 구르기, 활주 및 축돌림 등이 있다. 해부학적 ROM을 통해 일어나는 최적의 관절 움직임을 위해, 관절면 사이에서 관절운동형상학 움직임이 일어나야 한다.

사례 연구(Case Study)

Smith는 넘어질 때 팔을 뻗어 Colles 골절(노손목관절보다 몸쪽으로 2 ㎝되는 지점에서의 노뼈골절)을 당했다. 골절 이외에, 먼쪽노자관절 사이에 있는 뼈사이막이 파열되었다. 골절은 개방성 정복과 노뼈의 내적 고정술로 치료되었고, 그녀의 팔은 4주 동안 스플린트로 고정되어 있다. Smith는 치유 기간 동안 손, 손목 또는 팔로 체중부하하지 않도록 교육을 받았다.

1. 노손목관절은 어떤 종류의 관절인가?
2. 고정 기간 동안 손목과 아래팔 주위의 인대와 관절주머니에 어떤 변화가 일어날 것 같은가?
3. 스플린트를 제거했을 때 Smith는 손목을 완전 폄과 굽힘으로 움직일 수 있을 것 같은가? 그 이유는?

복습 / DISCUSSION QUESTIONS

1. 인대와 힘줄에서는 어떤 종류의 콜라겐이 발견되는가? 그리고 그 콜라겐이 어떤 목적을 가지고 그들의 기능에 참여하는가?
2. 관절주변 구조물에 위치한 바탕질에서 글라이코스아미노글라이칸(GAG)은 어떤 역할을 하는가?
3. 관절주머니, 힘줄, 인대, 윤활주머니, 섬유연골 및 관절연골 등의 구성과 기능을 설명해 본다.
4. 윤활액이 관절의 기능과 건강에 어떤 역할을 하는가?
5. 관절주머니와 인대에 있는 감각수용기는 어떤 목적으로 관절의 기능에 참여하는가? 만약 인대 염좌로 이들 감각수용기가 손상되었다면, 사람이 고르지 못한 지면을 걸을 때 어떤 영향이 있겠는가?
6. 다음과 같은 관절의 종류에 대해 1개의 예를 제시해 본다: 인대결합관절, 봉합관절, 정식관절, 섬유연골결합관절, 연골결합관절, 윤활관절
7. 1축, 2축, 3축 및 무축 관절 사이의 차이점을 설명해 보고, 1개의 예를 제시해 본다.
8. 관련된 관절, 자유도, 그리고 움직임 동안 각 관절이 안정성을 제공하는지 아니면 가동성을 제공하는지의 입장에서 다음의 활동을 분석해 본다: 양치질, 공차기, 옷입기, 점핑하기. **힌트: 이들 활동 동안 몸통의 역할을 고려해 본다.**
9. 딱딱한 끝느낌, 부드러운 끝느낌, 팽팽한 끝느낌, 텅빈 끝느낌과 관련될 것 같은 제한의 종류는 무엇인가?
10. 무릎관절이 90° 굽힘에서 완전한 폄으로 움직일 때 무릎관절에서 일어나는 뼈운동형상학 운동과 관절운동형상학 운동에 대해 설명해 본다.
11. 잠김 자세일 때 얼마나 많은 조인트 플레이가 기대되는가?
12. 구르기, 활주 및 축돌림의 관절운동형상학 운동을 설명해 본다.
13. 관절운동형상학 운동의 오목-볼록 패턴을 정의해 본다.

참고문헌(BIBLIOGRAPHY)

Buckwalter JA. Articular cartilage: injuries and potential for healing. *J Orthop Sports Phys Ther.* 1998;28:192–202.

Cosby NL, Koroch M, Grindstaff TL, Parente W, Hertel J. Immediate effects of anterior to posterior talocrural joint mobilizations following acute lateral ankle sprain. *J Man Manip Ther.* 2011; 19:76–83.

Haemer JM, Carter DR, Giori NJ. The low permeability of health meniscus and labrum limit articular cartilage consolidation and maintain fluid load support in the knee and hip. *J Biomech.* 2012;45:1450.

Levangie PK, Norkin CC. *Joint Structure and Function: A Comprehensive Analysis.* 5th ed. Philadelphia, PA: FA Davis; 2011.

Maganaris CN, Narici MV, Almekinders LC, Maffulli N. Biomechanics and pathophysiology of overuse tendon injuries: ideas on insertional tendinopathy. *Sports Med.* 2004;34:1005–1017.

Nakamae A, Masataka D, Adachi N, et al. Effects of knee immobilization on morphological changes in the semitendinous muscle-tendon complex after hamstring harvesting for anterior cruciate ligament reconstruction: evaluation using three-dimensional computed tomography. *J Orthop Sci.* 2011;17:39.

Neumann DA. *Kinesiology of the Musculoskeletal System: Foundations for Rehabilitation.* 2nd ed. St Louis: MO: Mosby; 2010.

Neumann DA. The convex-concave rules of arthrokinematics: flawed or perhaps just misinterpreted? *J Orthop Sports Phys Ther.* 2012;42:53–55.

Nordin M, Frankel VH. *Basic Biomechanics of the Musculoskeletal System.* 4th ed. Philadelphia, PA: Lippincott Williams & Wilkins; 2012.

Shaw HM, Benjamin M. Structure-function relationships of entheses in relation to mechanical load and exercise. *Scand J Med Sci Sports.* 2007;17:303–315.

Snoeker BA, Bakker EW, Kegel CA, Lucas C. Risk factors for meniscal tears: a systematic review including meta-analysis. *J Orthop Sports Phys Ther.* 2013;43:352–367.

Szoeke C, Dennerstein L, Guthrie J, Clark M, Cicuttini F. Physical activity and prevalence of radiological knee osteoarthritis in postmenopausal women. *Rheumatol.* 2006;33:1835–1840.

Van Trijffel E, van de Pol RJ, Oostendorp RA, Lucas C. Inter-rater reliability for measurement of passive physiological movements in lower extremity joints is generally low: a systemic review. *J Physiother.* 2010;56:223–235.

3장

근육의 구조와 기능

Structure and Function of Muscles

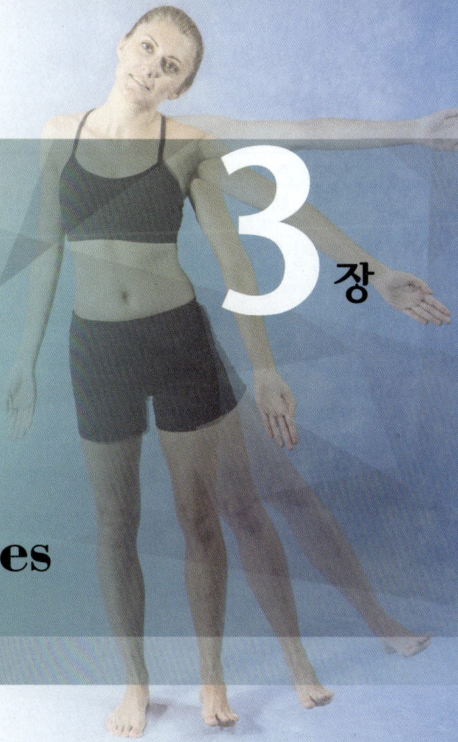

핵심 개념 / Key Concepts

근작용에 대한 용어

근육 구조

세포 요소

- 근육섬유
  - **수축성 섬유**(능동 단백질)
  - **비수축성 섬유**(구조 단백질)

근육 수축(활성)

교차연결

수축의 종류

- 구심성 수축
- 원심성 수축
- 등척성 수축

운동단위

- 운동단위의 동원

근육 건축적 특성

섬유의 배열

섬유의 종류

근육 결합조직

근육 길이-장력의 관계

수동 길이-장력 관계

능동 길이-장력 관계

총 길이-장력 관계

근육의 진폭

- 능동불충분과 수동불충분

힘과 속도의 관계

신경 구조와 운동 출력

감각경로

감각수용기

- 골지힘줄기관
- 근방추

노화와 비활동과 관련된 뼈대근의 변화

- 노화
- 비활동

학습 성과 / Learning Outcomes

본 장을 공부한 후, 학습자는 다음을 할 수 있을 것이다:

3.1 인체 움직임 동안 뼈대근의 여러 역할을 설명하기 위해 적절한 용어를 선택할 수 있다.
3.2 근육 조직의 세포 요소와 근육 활성 동안 근육의 기능을 설명할 수 있다.
3.3 여러 근수축의 종류를 시전해 보고, 발생하는 힘의 측면에서 그들을 비교하고 대조해 볼 수 있다.
3.4 운동단위의 해부학적 구성과 생리적 기능을 요약할 수 있다.
3.5 여러 종류의 근육 건축학적 특징과 근섬유의 종류를 확인할 수 있고, 이들 각각을 힘과 움직임을 발생할 수 있는 그들의 능력에 연관시킬 수 있다.
3.6 근육계에서 발견되는 다양한 결합조직의 이름을 명명할 수 있고, 힘을 발생하고, 구조물을 제공하고, 또 신장에 저항할 수 있는 그들의 역할을 정의할 수 있다.
3.7 근육 길이와 속도 사이의 관계를 설명할 수 있고, 또 장력을 발생하는 그들의 능력을 설명할 수 있다.
3.8 능동불충분과 수동불충분을 비교대조할 수 있다.
3.9 운동출력과 관련된 신경 구조물(근육조직에 있는 감각수용기를 포함)을 설명할 수 있다.
3.10 노화와 비활동에 관련된 근육계의 변화를 분석할 수 있다.

뼈대계는 인체의 주요 구조물이고, 신체를 움직이거나 고정하는 근육의 작용이 이루어지는 지렛대 시스템으로 작용한다. 근육은 일상활동 동안 신체 분절을 움직이기 위해 중력, 마찰력 및 하중 등과 같은 외적 힘에 저항하여 가동성을 일으킨다. 근육은 외적 힘이나 하중에 저항하여 신체나 신체 분절을 고정하는 안정화 힘을 일으킨다. 몸쪽 신체 분절의 안정화는 팔다리의 먼쪽 움직임을 위한 앵커를 제공할 수 있다. 예를 들어, 사람이 바이올린을 연주할 때, 몸통과 어깨뼈의 근육은 신체의 몸쪽 부위를 고정하고, 팔과 손가락은 정교한 먼쪽 움직임을 수행한다. 만약 그 사람이 몸통을 고정할 수 없다면, 팔, 손 및 손가락을 제대로 움직일 수 없을 것이고, 바이올린을 연주하는데 필요한 속도와 정교함을 가지지 못할 것이다.

본 장은 뼈대근의 일반적인 구조적 특성과 역학적 특성을 먼저 설명할 것이다. 본 장은 근육 구조물과 신경계 사이의 상관관계를 다루고, 근수축의 속도와 힘에 영향을 주는 요소를 설명한다. 신경근육계의 반응성, 근육 섬유의 종류, 근육 길이, 관절 각도 등 모두가 근수축의 양과 질에 영향을 미치는 요소이다. 뼈대근의 특성과 일반 기능은 후속 장들에서 설명되는 개별 근육군의 연구를 위한 배경을 제공한다. 뼈대근의 구조와 기능에 대한 지식은 뼈대근이 회복과 최적의 기능을 어떻게 촉진하는지 또는 손상과 기능장애에 어떻게 영향을 미치는지에 대한 통찰력을 제공한다.

그림 3.1은 인체의 주요 뼈대근을 보여주고 있다.

근작용에 대한 용어
MUSCLE ACTION TERMINOLOGY

근육이나 근육군이 어떤 작용을 하는지를 설명하기 위해 특별한 용어를 사용한다. **작용근**(agonist)은 특정 움직임을 시작하기 위해 수축하는 근육이다. 손목 굽힘 시, 자쪽손목굽힘근과 노쪽손목굽힘근이 움직임을 일으키는 작용근으로 고려된다. 작용근의 반대 작용을 가진 근육은 **대항근**(antagonist)이다. 대항근은 작용근의 활성 동안에는 수축하지 않지만, 작용근의 반대 방향에서 관절을 움직일 수 있는 가능성을 가지고 있다. 예를 들어, 손목 굽힘 동안, 손목 폄근이 움직임의 대항근이다. 만약 손목 폄이 희망 운동이라면, 용어가 바뀐다: 즉, 손목 굽힘근이 대항근이 될 것이고, 손목 폄근이 작용근이 될 것이다. 작용근과 대항근이 동시에 수축하는 경우를 **공동수축**(co-contraction, **안정화**)이라고 한다. 이런 동시 수축은 신체 분절에 안정화를 제공한다. 몸통 코어 근육이 팔다리의 움직임을 위한 안정된

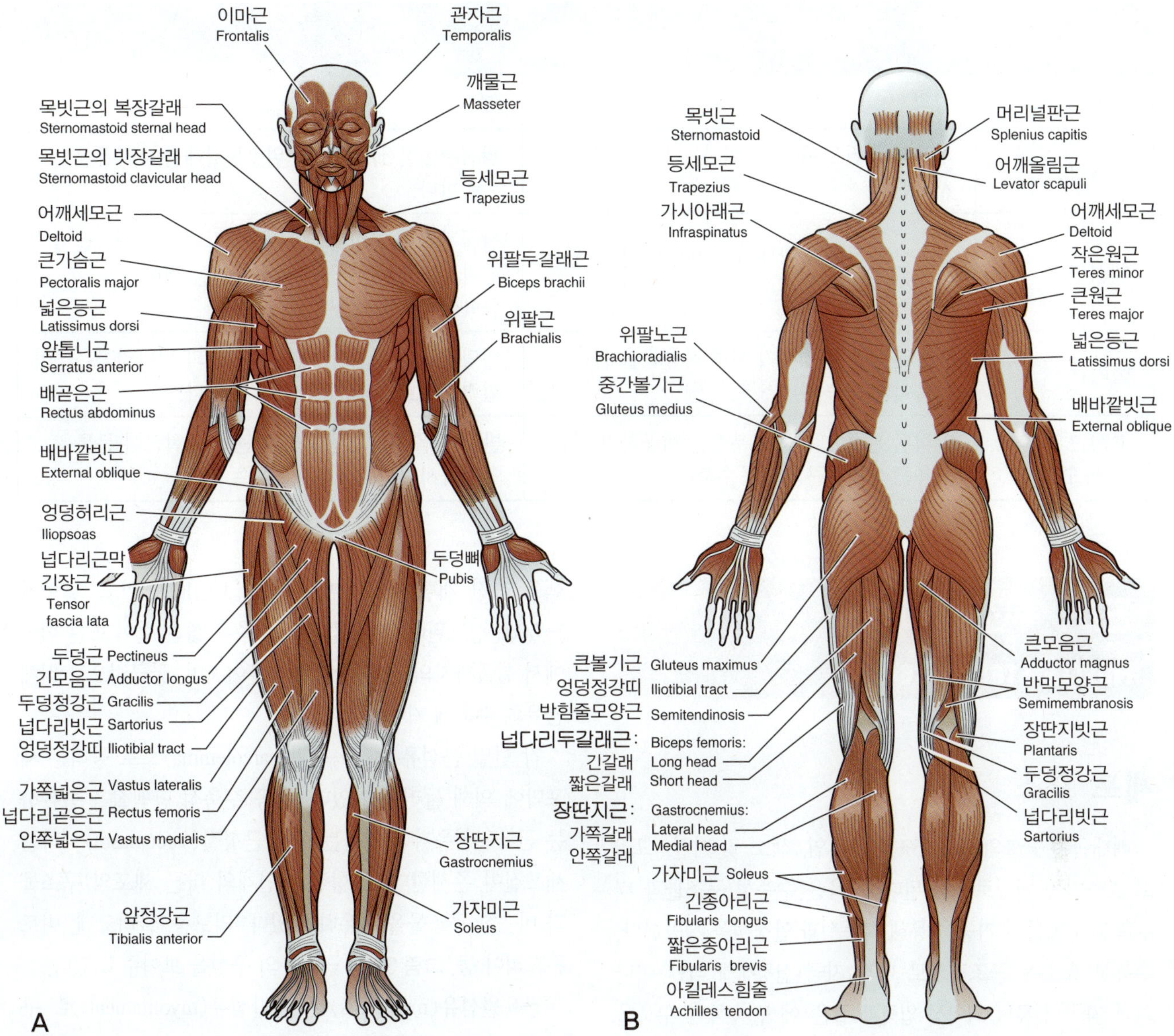

그림 3.1 인체의 주요 뼈대근. (A) 앞면, (B) 뒷면. (출처: Roy, S, Wolf SL, Scalzitti DA. The Rehabilitation Specialist's Handbook. 4th ed. Philadelphia, PA.F.A. Davis Company, 2011: p. 89)

토대를 제공하기 위해 수축하는 것과 같이, 이들 근육의 동시 수축은 신체 분절에 안정화를 제공한다. 몇몇 근육이 움직임을 생성하기 위해 함께 작용할 때, 이들 근육을 **협력근**(synergist)이라고 한다. 손목이 자쪽치우침이나 노쪽치우침없이 중립위로 굽힘을 할 때, 자쪽손목굽힘근과 노쪽손목굽힘근이 함께 작용하는데, 이들 근육을 협력근이라고 한다. **표 3.1**은 움직임 동안 근육이 할 수 있는 다양한 역할을 요약하고 있다.

근육은 중추신경계(CNS)로 연결되는 내적 연결을 가지고 있다. 근육은 이런 내적 연결을 통해 정확한 속도, 힘 및 거리로 움직일 수 있게 된다. 신체는 이런 운동계를 통해 복잡하고 미세한 운동 조절(**바느질**)에서부터 큰 힘과 속도를 내는 대단위 운동(**점프나 달리기**)까지 다양한 작용을 달성할 수 있게 된다. 근육은 작용근이나 대항근처럼 과제를 달성하는데 요구되는 움직임에 따라 그들의 역할도 바뀐다. 근육은 외적 힘에 대항해 신체를 유지하는 고정근(stabilizer)으로 작용할 수도 있다. 그리고 근육들은 단독으로 작용하기 보다는 일상활동의 과제를 수행하기 위해 협력근으로 더 많이 작용한다.

표 3.1 근육의 역할

기능	정의	예
작용근	작용의 주된 근육. 근육이나 근육군이 작용을 시작한다.	팔꿉관절을 굽힘할 때, 위팔두갈래근이 작용근으로 수축한다.
대항근	작용근의 작용과 반대되는 작용을 할 수 있는 근육이나 근육군	팔꿉관절을 굽힘할 때, 위팔세갈래근이 대항근이 된다. 위팔세갈래근은 팔꿉관절을 폄하는 근육이다.
협력근	희망 운동을 수행하기 위해 작용근을 돕는 근육이나 근육군	엉덩관절을 굽힘할 때, 큰허리근과 넙다리곧은근이 협력근으로서 함께 수축할 수 있다.
고정근 (공동수축근)	안정된 관절이나 신체 분절을 제공하기 위한 작용근과 대항근의 공동수축	발로 공을 찰 때, 몸통의 폄근과 굽힘근이 몸통을 안정화시키기 위해 수축할 수 있다.

근육 구조
MUSCLE STRUCTURE

세포 요소

뼈대근은 75%의 물과 5%의 무기염, 색소 및 기질, 그리고 20%의 단백질로 구성된다. 근육은 수축성 구조물과 비수축성 구조물의 기능을 통해 가동성과 안정성을 제공한다. 수축성 요소는 근조직으로 내적 자극(**신경계에 의한**)이나 외적 자극(**전류나 역학적 입력과 같은**)에 반응하여 수축을 한다. 반사망치로 무릎힘줄을 두드리면, 감각자극이 척수로 전달되어 넙다리네갈래근의 수축을 일으킨다. 근조직의 비수축성 구조물은 하중이 가해졌을 때 장력을 발생한다. 이들 결합조직 구조물은 하중된 에너지를 저장하고, 근수축을 증강하기 위해 저장된 에너지를 방출할 수 있다. 수축성 요소와 비수축성 요소는 기능 과제를 수행하고 일상활동에 참여하는데 필요한 힘에 기여한다.

근육섬유 (Muscle Fibers)

수축성 섬유 (능동 단백질)

근섬유는 근조직의 세포이며, 여러 근섬유가 함께 뭉쳐서 근육다발(fascicles)을 형성한다. 근섬유는 여러 개의 핵을 가진 개별 세포이며, 직경이 10–100㎛이고, 길이가 1–50㎝ 정도된다. 각 근섬유의 수축은 짧은 길이 또는 힘줄에서 힘줄까지의 근육 길이로 이루어지며, 궁극적으로 전체 근육의 수축에 기여한다.

각 단일 근섬유는 근육속막(sarcolemma)으로 불리는 세포막에 의해 둘러싸여 있다. 능동 수축성 단백질을 함유하는 근육원섬유가 위치하는 곳에 근형질(sarcoplasm)이라는 세포질이 존재한다. 근형질은 인체의 다른 세포의 구조물과 비슷한 구조물을 함유하고 있다: 리보솜, 글리코겐, 미토콘드리아 등. **그림 3.2**는 근섬유의 구성을 보여주고 있다.

근육원섬유(myofibrils)는 근잔섬유(myofilament)로 구성되며, 근잔섬유는 수축성 단백인 액틴과 미오신을 가지고 있다. 액틴은 얇은 근잔섬유이고, 트로포닌(troponin)과 트로포미오신(tropomyosin)을 가지고 있다. 미오신은 두꺼운 근잔섬유이며, 근수축 시 액틴이 미오신에 부착되는 지점인 머리 부분을 가지고 있다(그림 3.3)

비수축성 섬유 (구조 단백질)

각 근섬유의 내부와 근섬유 사이에는 구조 단백질이 존재한다. 구조 단백질은 능동 수축에는 참여하지 않지만, 능동 단백질에 의해 생성된 힘을 전달하는데 기여한다. 구조 단백질의 2 종류는 티틴(titin)과 데스민(desmin)이다. 티틴은 근섬유 내에서 수동장력을 발생하는 역할을 하고, 원래 안정길이로 근섬유를 회복시키는데 도움을 준다.

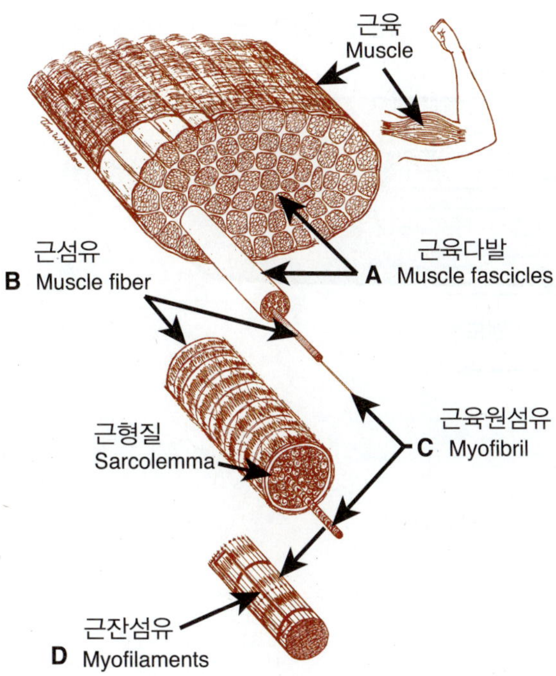

그림 3.2 근섬유. (A) 근육다발은 근섬유들이 모인 다발이다. (B) 근형질은 근섬유의 세포막이다. (C) 각 근섬유는 근육원섬유를 가지고 있다. (D) 근육원섬유는 근잔섬유(액틴과 미오신)로 구성된다(출처: Levangie P. Norkin, C. Joint Structure and Function: A Comprehensive Analysis. 5th ed. Philadelphia. PA. F.A. D Company. 2011, p 109).

연구에 따르면, 데스민은 근육원섬유마디 사이의 장력 전달에 관여하는 것으로 알려져 있지만, 그들의 기능은 아직 알려지지 않았다. 이들 구조 단백질은 내적 지지를 제공하고, 근섬유가 신장될 때 수동장력을 발생시킨다.

근육 수축 (활성)

MUSCLE CONTRACTION (ACTIVATION)

교차연결

그림 3.4A는 근육원섬유의 수축 단위를 보여주고 있다.

2개의 Z 원반 사이를 근육원섬유마디라고 한다. Z 원반은 각 근육원섬유마디의 경계면이고, 얇은 액틴 근잔섬유가 붙어 있다. 얇은 액틴 근잔섬유는 두꺼운 미오신과 약간 중첩되어 있는데, 이 영역을 이방성 밴드(A 밴드)라고 부른다. 근육원섬유마디의 가쪽 부분에는 액틴만 존재하는데, 이 영역을 등방성 밴드(I 밴드)라고 한다. 근육원섬유마디의 정중앙 영역은 H 영역으로 불리며, 액틴과 중첩되지 않은 미오신만 있는 영역이다. H 영역의 중간 부분은 M 밴드이다.

휴식 시 교차연결은 미오신으로부터 시작되지만, 작용으로 연결되지 않는다. 아데노신 트리포스페이트(ATP)는 미오신의 머리 부분에 있고, 트로포닌이 액틴의 부착점을 덮고 있다. 근수축의 발생은 알파운동신경을 통해 신경 자극이 운동종판에 도달할 때 시작된다. 이런 신경자극은 근섬유를 따라 주행하는 활동전위를 일으키고, 트로포닌과 상호작용하는 칼슘을 유리시킨다. 이로 인해 트로포미오신 분자의 위치가 바뀌게 되고, 액틴 수용기 지점이 노출된다. 그 다음, 미오신 머리는 액틴과 결합하여, 액틴-미오신의 교차연결을 형성한다(그림 3.4B). ATP의 가수분해와 ADP

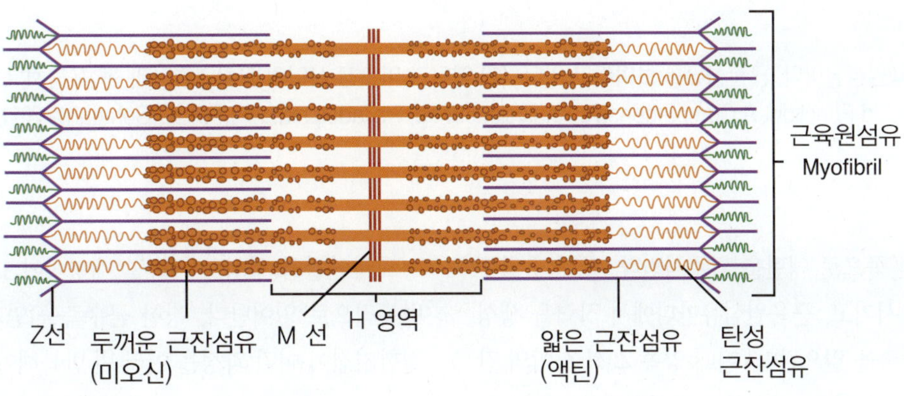

그림 3.3 얇은 액틴과 두꺼운 미오신 근잔섬유의 안정 위치. 티틴은 Z 선에 붙어 있다.

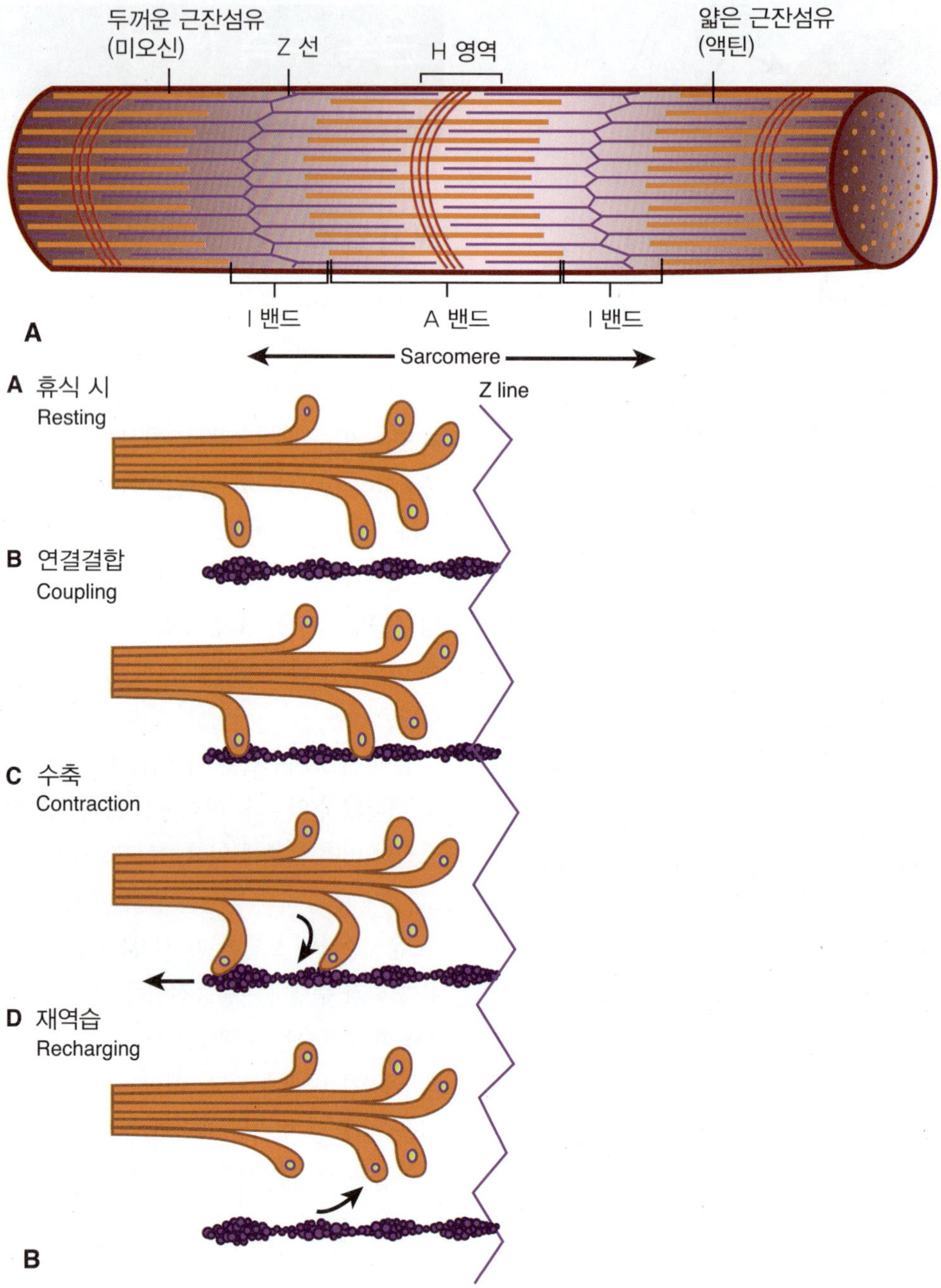

그림 3.4 (A) 근육원섬유마디. 근잔섬유를 보여주고 있다. (B) 액틴과 미오신 사이의 교차연결다리 형성(출처: Levangie P. Norkin, C. Joint Structure and Function: A Comprehensive Analysis. 5th ed. Philadelphia. PA. F.A. D Company. 2011, p 110).

의 유리는 미오신 쪽으로 액틴을 활주시킨다. 액틴의 활주는 근섬유를 단축시키고, 근육원섬유마디에서 장력을 생성하여 근섬유의 수축을 일으킨다. 이때 양쪽 Z 선 사이의 간격이 줄어든다. 그런 다음, 미오신의 교차연결은 액틴으로부터 떨어져 뒷당김된다.

교차연결의 형성, 이완 및 재형성이 1초 당 100회 정도 반복적으로 일어난다. 강한 근수축을 얻기 위해서는, 많은 결합지점이 이런 과정을 여러 번 반복해야 한다.

수축의 종류

"수축" 용어는 근육에 의해 생성된 장력을 설명하기 위해 사용되는 용어이다. 수축은 끌어당긴다는 의미와 길이가 감소된다는 의미가 있다. 근육 장력을 정확하게 설명하는 "근육 활성"이라는 용어가 수축과 동의어로 사용된다. 근육이 장력을 발생할 때 수축성 단백질이 항상 작용하는 것이 아니기 때문에, 수축이란 용어는 오도될 수 있다. 본 책은 신경계 자극으로 근육에 의해 생산되는 능동 장력을 의미하는 용어로서 "근수축"과 "근육 활성"을 모두 사용하고 있다.

근수축에는 3 종류가 있다: 구심성 수축, 원심성 수축 및 등척성 수축. 등장성 수축(**장력이 같은**)은 구심성 수축과 원심성 수축을 합친 수축으로 알려져 왔다. 등장성 수축은 구심성 수축과 원심성 수축을 설명하기에 적합하지 않은 용어이다. 왜냐 하면, 근육의 장력은 항상 일정한 것이 아니라 움직임 동안 관절 각도가 변할 때마다 근육 장력이 변하기 때문이다(관절 각도의 변화에 따라 모멘트팔의 길이가 어떻게 변하고, 근육이 ROM을 통해 관절을 움직일 때 토크 힘의 범위가 어떻게 초래되는지를 리뷰하려면, 1장을 참고하길 바란다).

구심성 수축 (Concentric Muscle Contractions)

근육이 구심성 수축을 하는 동안, 근섬유가 단축될 때까지 교차연결의 형성이 반복적으로 이루어진다. 만약 충분한 근섬유들이 활성되고, 근육에 의한 내적 토크가 신체 분절 무게와 다른 외적 힘에 의한 외적 토크보다 크다면, 관절에서 회전 움직임이 일어날 것이다. 뼈에 붙는 한쪽 근 부착점이 고정되면, 다른 부착점은 고정된 부착점 쪽으로 움직일 것이다. 팔꿈치를 굽힘하여 무게를 들어올리는 동작은 위팔두갈래근의 구심성 수축의 좋은 예이다(그림 3.5).

구심성 수축은 하중에 대해 양의 일을 수행하고, 하중을 이기는 가속 움직임으로 작용한다.

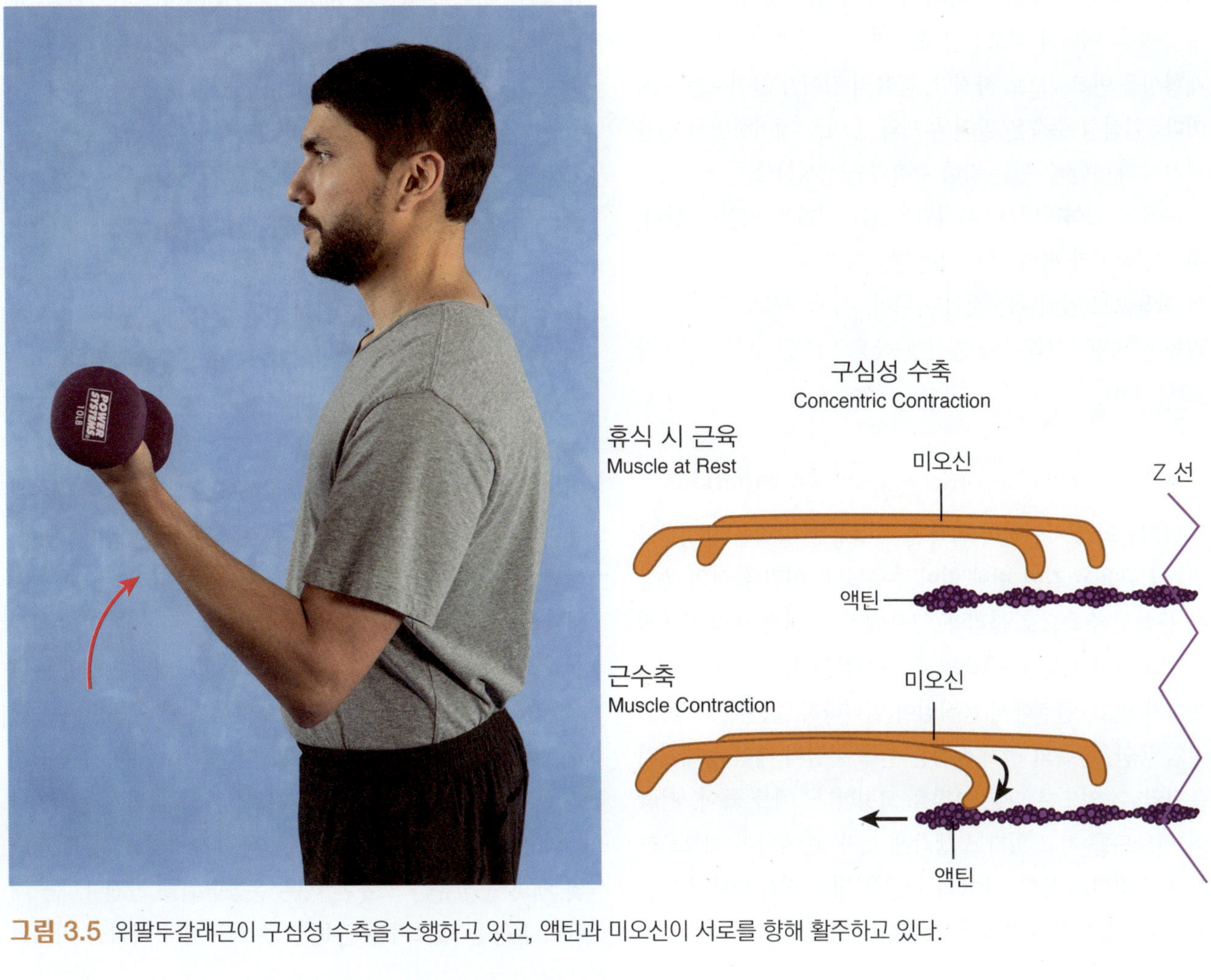

그림 3.5 위팔두갈래근이 구심성 수축을 수행하고 있고, 액틴과 미오신이 서로를 향해 활주하고 있다.

임상 연결 3.1

등속성 운동과 검사는 동적 작용을 하지만, 신체 분절의 속도가 일정 속도를 유지하면서 ROM 하는 것으로 수행된다. 일반적으로 등속성 운동과 검사는 Biodex, cybex, Kin-Com 등과 같은 동속성 장비에서 수행된다. 등속성 장비는 일정한 속도로 신체분절을 유지하기 위해 근육에 의한 토크에 반응하는 움직임에 맞게 출력 저항을 조절한다. 만약 근육의 힘이 증가하면, 움직임의 전반에 걸쳐 신체 분절이 일정한 속도를 유지할 수 있도록 장비에 의한 저항도 증가한다.

검사를 할 때 등속성 장비는 다양한 속도에서 근육에 의해 생산되는 최대 토크를 측정한다. 임상가는 건측 지절에서 생성된 토크와 이들 측정값을 비교할 수 있다. 등속성 장비는 다양한 움직임 속도에서 근력을 강화할 목적으로도 이용될 수 있다. 많은 연구들은 환자의 재활 진전을 측정하기 위해 등속성 검사를 이용한다. Wong 등은 앞십자인대 복구술을 받은 환자를 대상으로 수술후 6-9개월에서 건측 다리와 비교하는 연구를 했다. 그들에 따르면, 엉덩관절의 기능 문제와 등속성 무릎 폄 문제가 계속 있었음을 발견했다.

원심성 수축 (Eccentric Muscle Contractions)

팔이 원래 위치로 하중을 내려놓기 시작할 때, 위팔두갈래근은 음의 일을 수행하고, 팔꿈치의 폄을 제어하기 위해 원심성 수축을 한다. 근육의 두 부착점은 멀어진다. 원심성 수축은 액틴과 미오신이 교차연결을 형성, 분리, 그리고 재형성을 반복적으로 하지만, 근육의 길이가 늘어나는 수축이다. 원심성 수축은 팔의 무게와 중력을 제어하면서 팔을 천천히 내림할 수 있는 강한 수축력을 생성한다.

근육이 길어지면서, 움직임을 감속시키는 역할을 한다. 비록 팔꿈치가 폄되지만, 이런 팔꿈치의 폄은 위팔세갈래근의 작용으로 일어나는 것이 아니라, 시작 자세로 무게를 내려놓는 위팔두갈래근의 원심성 작용으로 일어나는 것이다(그림 3.6).

등척성 수축 (Isometric Muscle Contractions)

단백질의 교차연결이 외적 힘과 동등한 장력을 생성한다면, 그 근육은 길이 변화 없이 수축한다. 이런 활성의 종류는 등척성 수축으로 불린다. 근육에 의한 내적 토크가 외적 토크와 같기 때문에, 근육의 두 부착점은 서로에 대해 위치 변화가 없고, 관절에서 움직임이 일어나지 않는다. 기능 움직임 동안, 근육의 정적 수축은 한쪽 분절이 제어 상태에서 움직일 수 있도록 다른 분절을 고정한다. 예를 들어, 사람이 키보드를 치고 있다고 생각해 보자. 손가락이 키보드를 따라 움직이는 동안, 손목의 폄근은 정적 상태에서 손목을 유지하는 등척성 수축을 할 것이다(그림 3.7).

운동단위

근육이 운동신경에 의해 활성화될 때, 근육원섬유마디는 근육근수축을 초래하는 장력을 발생시킨다. 이들 운동신경의 핵은 척수의 앞뿔에 위치하며, CNS, 척수사이신경, 또는 말초신경의 감각신경으로부터 정보를 받는다. 이런 입력 정보는 운동신경의 축삭을 따라 근육까지 주행한다. 이들 운동신경은 단일 근섬유의 근형질 근처에 있는 운동종판에서 종지하기 전에 더 작은 가지로 나누어진다. 운동신경과 그들이 지배하는 근육 섬유가 운동단위를 형성한다(그림 3.8). 운동단위가 자극되면, 운동단위의 모든 섬유가 최대로 수축하거나 전혀 수축하지 않는다. 전체 근육이 수축할 때, 많은 운동단위가 반복적이지만, 여러 번 흥분된다.

근수축의 크기는 활성화되는 총 운동단위의 숫자와 운동단위의 흥분 횟수에 좌우된다. 운동단위의 숫자, 크기 및 기능은 근육 내는 물론 근육사이에서도 다양하다. 일부 운동단위는 작은 세포체와 작은 직경의 축삭을 가지고 있다. 이런 디자인 때문에, 신경자극이 축삭을 따라 근섬유까지 도달하는데 많은 시간이 걸린다. 반대로, 큰 직경의 축삭은 신경자극을 빠른 속도로 전달한다. 운동단위도 지배받는 근섬유의 숫자에서 많은 차이를 보인다. 일부 운동단위는 단지 2-3개의 근섬유를 지배하고, 다른 운동단위는 수 천개의 근섬유를 지배한다. 일반적으로, 손의 섬세한 동작이나 눈의 움직임에 참여하는 근육은 작은 세포와 축삭, 그리고 몇 개의 근섬유를 소유한 작은 운동단위를 가진다. 큰 대단위 운동을 일으키는 근육은 큰 세포체와 축삭을 가지고

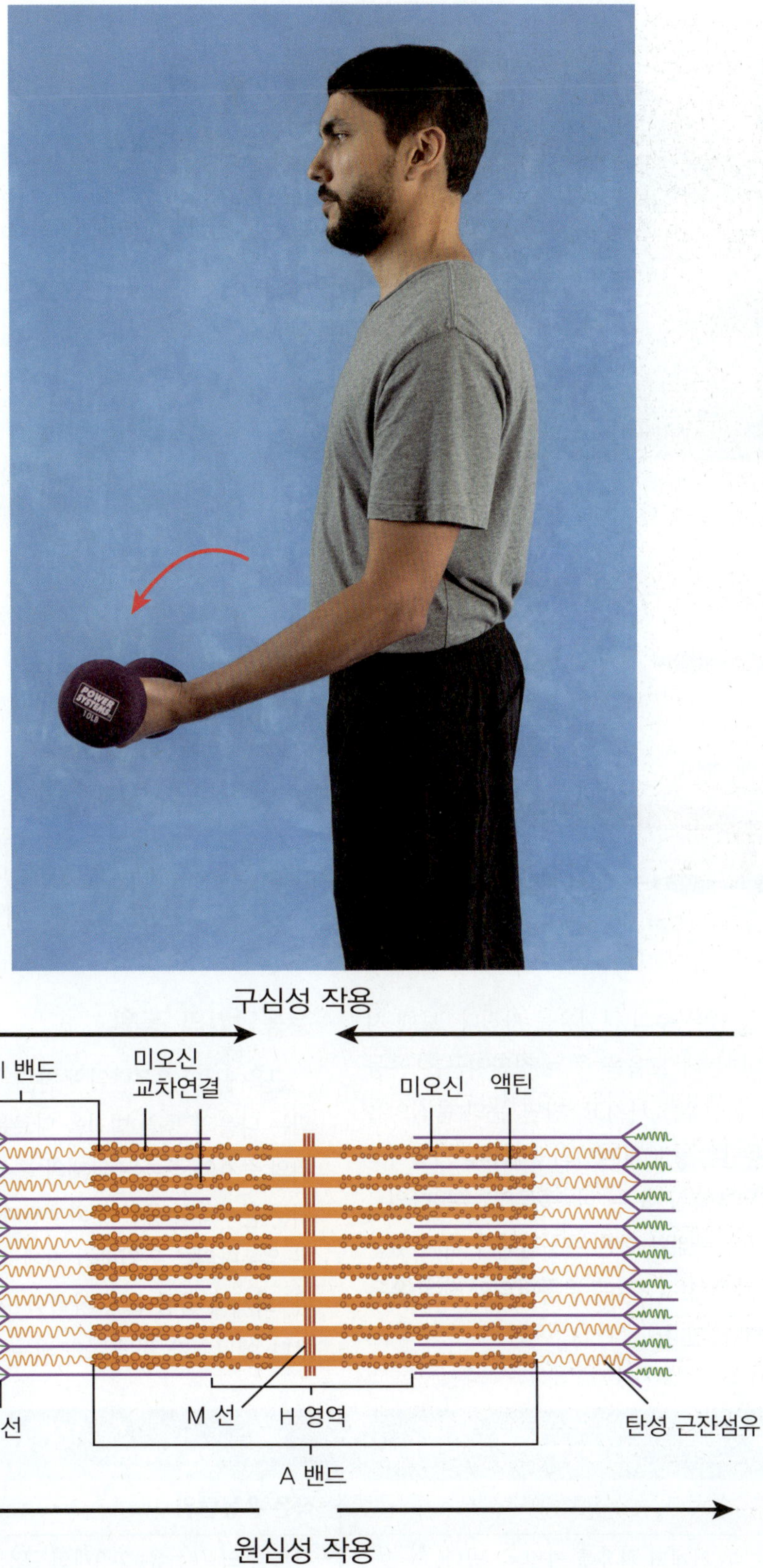

그림 3.6 위팔두갈래근은 근육의 길이가 길어지는 원심성 수축을 수행하고 있다. 이때 액틴과 미오신은 서로 멀어진다.

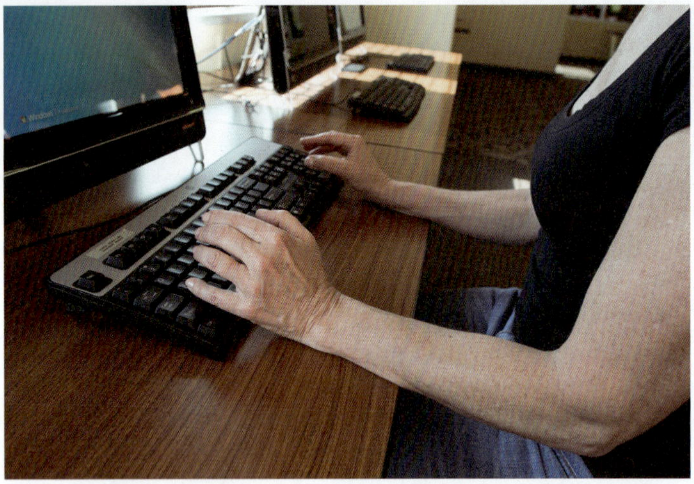

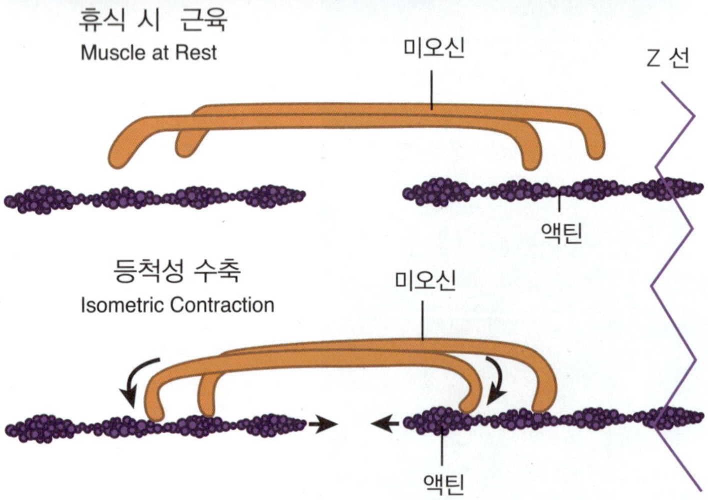

그림 3.7 손목 폄근은 손목을 약간 폄한 상태로 유지하는 등척성 수축을 하고 있다. 이때 손가락은 키보드를 치고 있다. 액틴과 미오신은 결합되어 있지만, 서로에 대해 그들의 위치는 변하지 않는다.

있고, 또 운동단위 당 많은 수의 근섬유를 가진다. 보행 시 몸을 앞쪽으로 추진하는데 도움을 주는 장딴지근은 운동단위 당 2,000개의 근섬유를 가지고, 반면 눈의 움직임을 조절하는 근육은 운동단위 당 10개 미만의 근섬유를 가진다.

신체에 있는 대부분의 근육은 한 종류의 운동단위로 구성되지 않고, 큰 운동단위와 작은 운동단위가 섞여 있는 복합 운동단위를 가진다. **표 3.2**는 큰 운동단위와 작은 운동단위의 특성을 요약하고 있다.

운동단위의 동원

근육에서의 운동단위 동원은 주어진 과제를 수행할 때 요구되는 다음의 동원 법칙을 따르는 것 같다. 동원되는 운동단위의 숫자와 종류는 과제의 특성과 과제를 수행하는데 요구되는 근수축의 종류에 좌우된다. 일반적으로 등척성 수축은 큰 운동단위를 동원하기 전에 작은 운동단위를 먼저 동원한다. 과제에 약한 근육 장력이 요구되는 경우는 큰 운동단위보다 에너지가 적게 소모되는 작은 운동단위를 동원한다.

표 3.2 운동단위

큰 운동단위	작은 운동단위
많은 수의 근섬유; 수 천개의 섬유를 가질 수 있다.	적은 수의 근섬유; 2-3개의 근섬유를 가질 수 있다.
큰 세포체와 큰 직경의 축삭	작은 세포체와 작은 직경의 축삭
근력과 관련된 근섬유를 주로 지배한다(Ⅱ형 섬유).	지구력과 관련된 근섬유를 주로 지배한다(Ⅰ형 근섬유).
강한 수축 시 동원됨	대부분의 활동 시 먼저 동원됨

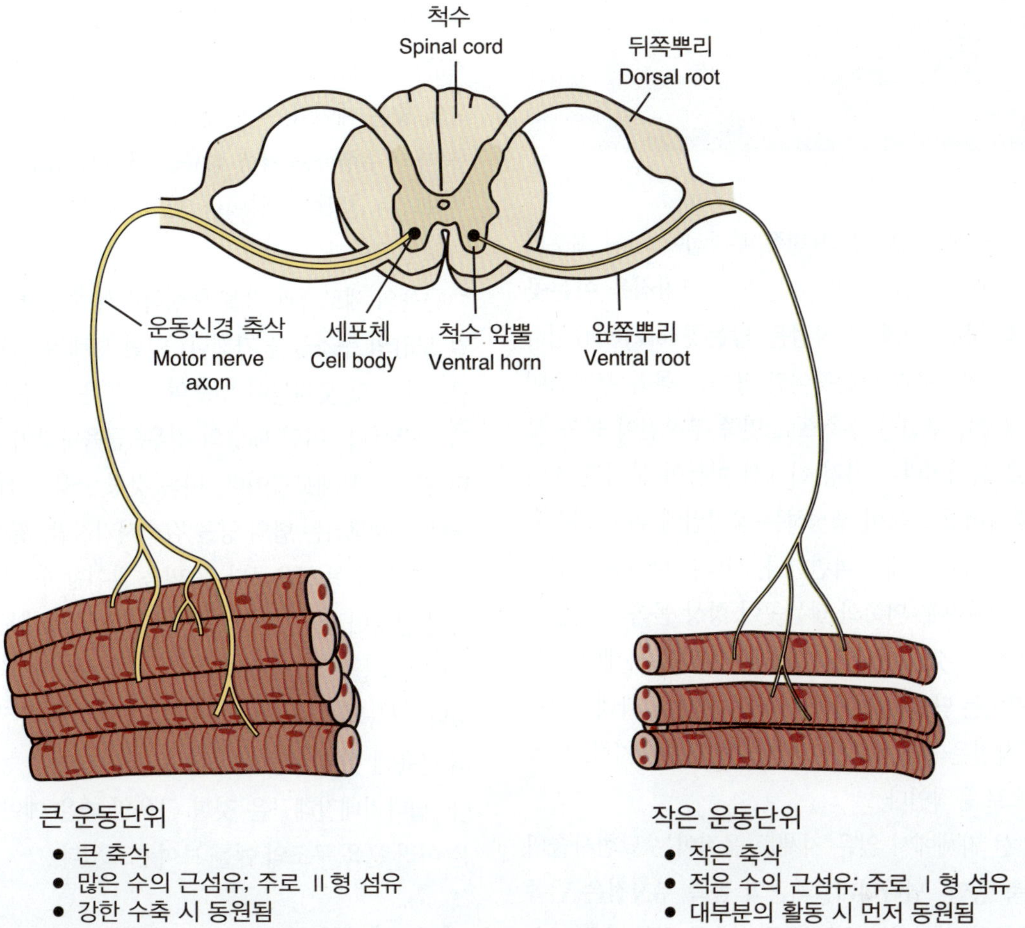

그림 3.8 운동신경과 근섬유를 가진 작은 운동단위와 큰 운동단위(출처: Levangie P. Norkin, C. Joint Structure and Function: A Comprehensive Analysis. 5th ed. Philadelphia. PA. F.A. D Company. 2011, p 113) KIA.

신경근육 구조물의 기준 온전성에 따라, 20 lb의 물체를 들 때와 비교해 작은 컵을 들 때가 위팔두갈래근에서 작은 운동단위가 동원될 것이다. 계단 보행은 신체를 계단 위로 들어 올리거나 계단 아래로 내려가는 것을 제어하기 위해 다리의 큰 운동단위 동원을 필요로 한다.

운동단위에 의해 생성된 힘의 제어도 운동단위의 흥분 빈도에 의해 결정된다. 작고 먼쪽에 있는 근육은 크고 몸쪽에 있는 근육에 비해 운동단위의 흥분 빈도 증가에 더 의존하는데, 왜냐 하면 주어진 과제를 수행하기 위해 더 큰 장력을 생성할 필요가 있기 때문이다.

임상 연결 3.2

운동학 연구 분야와 신경근육 질환을 진단하고 치료하는 분야는 근육 활성과 관련된 전기 활동을 분석하기 위해 근전도를 이용한다. 피부에 표면전극을 배치하거나 근힘살 안으로 침전극을 찔러서 근육 활성과 관련된 활동전위의 전압 변화를 측정한다. 근전도는 근육 출력 활동을 기록한다.

재활용 초음파 영상(RUI)은 근육의 크기와 동적 수축을 평가하기 위해 사용된다. 운동조절 훈련을 하는 동안 환자에게 실시간 바이오피드백을 제공하기 위해 RUI를 사용한다. 연구들에 따르면, RUI와 MRI로 측정된 근육 두께 사이에 동의가 있다. 연구들에 따르면, 허리뭇갈래근의 전기활동과 RUI에 의해 측정된 근육 크기의 변화 사이에 상관관계가 있다고 했다.

근육의 건축학적 특성
MUSCLE ARCHITECTURE

특정 근육은 몸쪽 부착점과 먼쪽 부착점에 의해 해부학적이나 개별적으로 종종 설명된다. 몸쪽 부착점을 **이는곳**(origin)이라 하고, 먼쪽 부착점을 **닿는곳**(insertion)이라 한다. 근육의 이는곳과 닿는곳이란 용어는 몸쪽 부착점이 고정된 상태에서 구심성 수축으로 먼쪽 부착점이 몸쪽 부착점 쪽으로 움직인다는 가정 하에서 이름이 붙여진 것이다. 이들 부착점과 그들이 생성하는 움직임에 대한 지식은 운동학을 연구하는 토대를 마련한다. 사람이 다양한 패턴으로 움직이기 때문에, 먼쪽의 닿는곳이 항상 몸쪽의 이는곳 쪽으로 움직이는 것은 아니다. 예를 들어, 앉은 자세에서 선 자세로 움직이는 닫힌사슬 활동을 하는 동안, 넙다네갈래근의 몸쪽 부착점은 원심성으로 신체를 내림할 때처럼, 먼쪽 부착점 쪽으로 움직인다.

반대로, 선 자세에서 앉은 자세로 움직이는 닫힌사슬의 원심성 수축 동안, 넙다리네갈래근의 몸쪽 부착점은 먼쪽 부착점으로부터 멀어진다(열린 운동 사슬과 닫힌 운동 사슬을 복습하기 원하면 1장을 참고하길 바란다). 이와 같은, 몸쪽 부착점과 먼쪽 부착점의 관계 변화는 구심성 수축 동안에도 관찰될 수 있다. 손을 입으로 가져갈 때, 위팔두갈래근의 먼쪽 부착점이 몸쪽 부착점 쪽으로 움직인다. 턱걸이를 할 때는 아래팔이 고정되고, 어깨가 손 쪽으로 이동하는 위팔두갈래근의 **역작용**이 일어난다. 이때는 위팔두갈래근의 몸쪽 부착점이 먼쪽 부착점 쪽으로 이동한다(그림 3.9).

섬유의 배열

전체 근육의 기본 구조와 기능과의 관계는 근섬유의 배열(배열방향의 각도, 생리적 횡단면[PCSA], 근육의 길이와 전체 길이 등)에 일부 의존한다. PCSA(생리적 횡단면)는 근섬유의 배열방향과 수직되는 근육의 면적(횡단면 폭)이고, 근섬유의 숫자와 크기가 증가되면 PCSA도 증가된다. 방추형 근육은 근육의 세로축을 따라 평행하게 주행하는 근섬유를 가진다. 방추형 근육은 근육의 모양이 방추형이며, 근힘살 부위가 가장 넓고, 양쪽 끝으로 갈수록 좁아진다. 일반적으로 방추형 근육은 다른 형태의 근육에 비해 긴 섬유를 가지고, 큰 가동범위를 일으킨다. 위팔두갈래근이 방추형 근육의 좋은 예이다. 띠형 근육(strap muscle)은 근육의 길이를 따라 주행하는 평행 섬유를 가지고, 넓은 납작한 힘줄에 부착되는 납작한 모양이다. 배곧은근이 힘줄에 의해 분절된 띠형 근육이다.

근육의 세로축과 각을 형성하면서 주행하는 근섬유는 깃털 모양의 구조물을 가진다. 이런 형태의 근육으로는 반깃근, 깃근 및 뭇깃근이 있으며, 이들은 근섬유 그룹의 숫자에 좌우된다. 이런 배열의 경우, 근육다발이 중심힘줄로부터 펼쳐진 부채모양이다. 비록 깃형 근육의 사선 방향이 힘줄에서 발생되는 힘의 양을 감소시키지만, 일반적으로 이들 근육은 방추형 근육보다 큰 힘을 발휘할 수 있다. 그 이유는 깃형 근육이 더 큰 PCSA를 가지고 있기 때문이다. 근육의 횡단면과 근육의 힘 발생 능력 사이에는 직접적인 연관성이 있다. 근육의 폭이 크면 클수록, 좁은 폭을 가진 비슷한 길이의 근육에 비해 힘을 생성할 수 있는 그들의 능력이 더 커진다. 넙다리네갈래근은 깃형 근육의 좋은 예이다. **그림 3.10**은 여러 근육 구조의 예를 보여주고 있다.

섬유의 종류

근육은 대사적으로나 역학적으로 어떻게 기능하는지에 따라서도 분류된다. 근섬유에는 3 종류가 있다: Ⅰ형 섬유(느린 연축), ⅡA형 섬유(중간 속도 연축), 그리고 ⅡX형 섬유(빠른 연축).

Ⅰ형 섬유는 느린 수축 속도를 가지고 있고, 피로에 강하다. 이들 섬유는 자세근으로 간주되는데, 그 이유는 중력에 대항해 자세 유지를 도울 만큼 장시간 동안 수축할 수 있기 때문이다. 이들 섬유는 유산소 활동과 관련된 낮은 저항과 많은 반복 횟수의 움직임을 수행할 때 활성화된다. Ⅱ형 섬유는 Ⅰ형 섬유보다 짧은 시간 동안 빠른 속도로 수축하고, 더 큰 힘을 발휘한다. 신체가 큰 하중을 이기고 큰 움직임을 수행하고자 할 때는 Ⅱ형 섬유에 의존한다.

Ⅱ형 섬유는 Ⅰ형 섬유에 비해 파워를 생산하는 능력이 크지만, 더 빠르게 피로해진다. 신체 전반의 뼈대근은 안정성과 가동성을 모두를 제공하기 위해 모든 종류의 근섬유로 구성되어 있다. 가쪽넓은근이 50%의 Ⅰ형 섬유와 50%의 Ⅱ형 섬유로 구성되어 있지만, 사람의 유전자형에 따라 이들

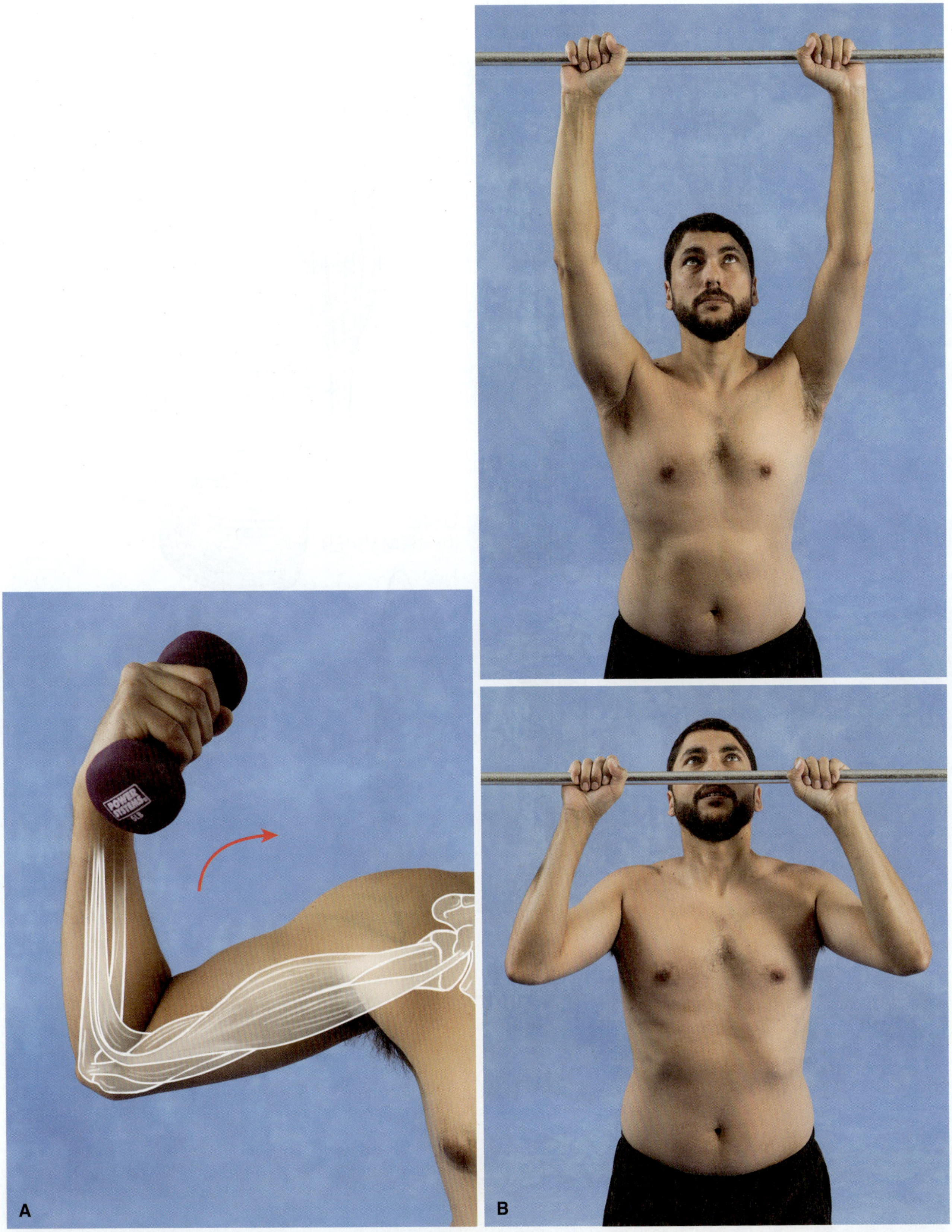

그림 3.9 (A) 위팔두갈래근은 먼쪽 부착점이 몸쪽 부착점 쪽으로 움직이는 구심성의 열린 사슬 활동을 수행하고 있다. (B) 턱걸이 운동을 할 때 위팔두갈래근은 역작용을 한다. 즉, 몸쪽 부착점이 먼쪽 부착점 쪽으로 움직인다.

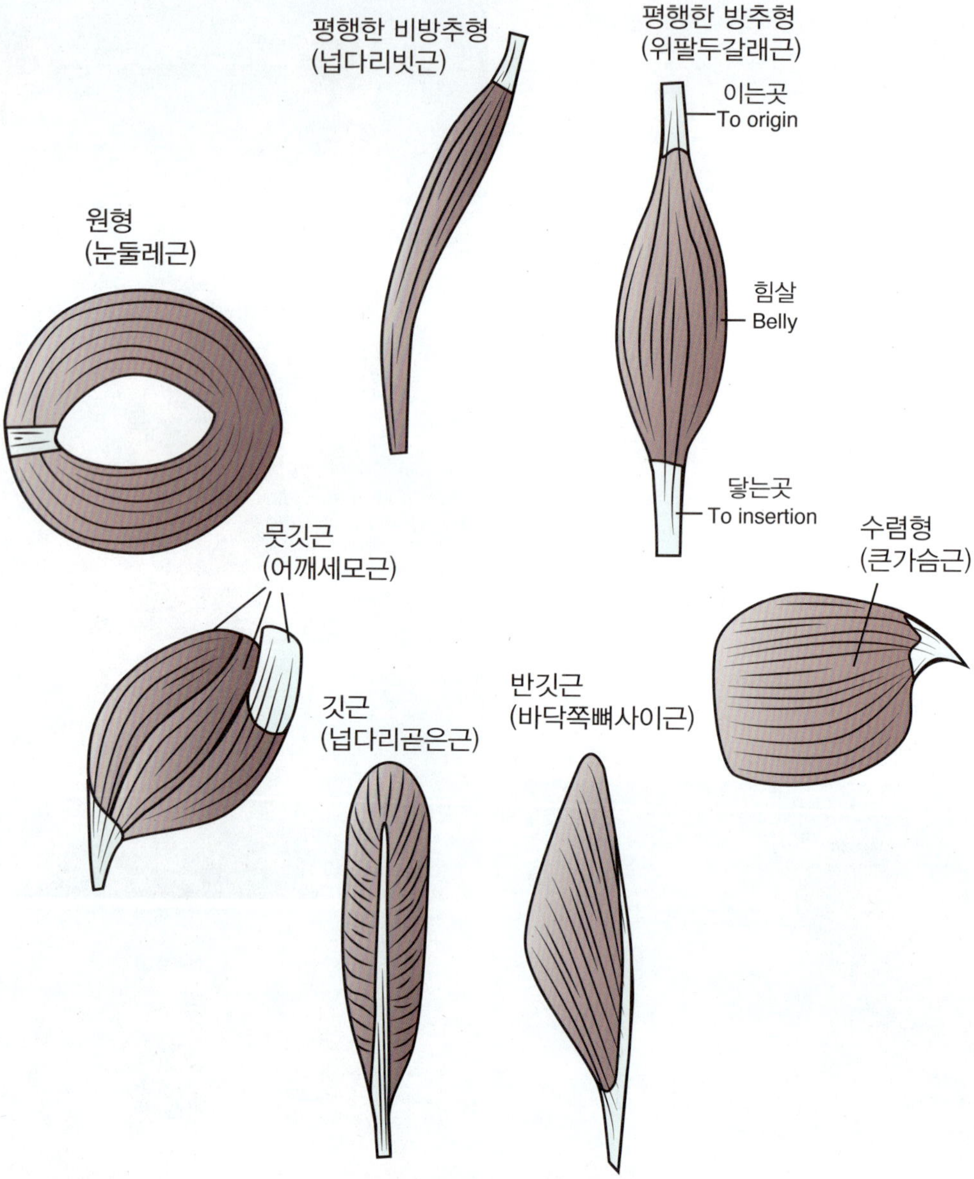

그림 3.10 근육 구조의 종류와 위치.

임상 연결 3.3

근력강화훈련은 높은 저항과 적은 반복횟수로 이루어진다. 근력의 증가는 수행되는 활동의 종류와 관련되기 때문에, 대개 운동 프로그램은 구심성 운동과 원심성 운동으로 구성된다. 근력강화훈련에 대한 반응은 단백질 합성의 증가로 인한 근육 크기의 증가이다. 근육의 비대는 근육의 횡단면 증가를 일으킨다. 섬유 크기의 커다란 변화는 II형 섬유에서 잘 나타난다. 신경계내의 변화도 근력의 획득에 기여한다.

반대로, 근육이 고정되거나 기능을 할 수 없으면, 근력 소실이 빠르게 일어난다. 근력의 감소는 비활동을 할 때 즉시 일어나며, 첫 1주일의 비활동 동안 하루에 3-6%씩 소실된다. 2주쯤에는 40-50%의 근력 감소를 경험할 수 있다. 근력 소실과 함께, 위축이 일어나기 시작한다. 근섬유의 크기 감소와 근육의 횡단면 감소는 모든 근섬유에서 일어나는 단백질 합성의 감소를 의미한다.

표 3.3 근섬유의 종류

섬유의 특성	I 형 섬유 (느린 연축)	IIA (중간속도의 연축)	IIX (빠른 연축)
수축 속도	느림	중간	빠름
피로에 대한 저항력	강함	중간	약함
근섬유의 직경	작음	중간	큼
모세혈관 밀도	높음	높음	낮음
마이오글로빈 함량	높음	높음	낮음
산화 효소	높음	중간	낮음
에너지 시스템	유산소	유산소	무산소

비율은 5–90%까지 다양할 수 있다. **표 3.3**은 각 근섬유의 특성과 기능을 비교하고 있다.

근육 결합조직

결합조직은 지지와 구조를 제공하고, 수축성 요소에 의해 생성된 내적 힘을 강화함으로서 근육 기능에 중요한 역할을 한다. 전체 근육은 콜라겐과 엘라스틴으로 구성된 세포외 결합조직을 가지고 있다. 비수축성 결합조직은 근육의 수동 요소로 간주되며, 근육계에 지지와 탄성을 제공한다. 근육바깥막(epimysium)은 전체 근육을 둘러싸고 있는 질긴 결합조직으로서 신장에 강한 저항력을 가지고 있다. 근바깥막은 근육간 경계를 나누고, 이로 인해 각 근육들은 자신만의 독특한 형태를 가지게 된다. 근육다발막(perimysium)은 근육을 다발별로 나누며, 질기고, 두껍고, 신장에 잘 저항한다. 개별 근섬유는 근육속막(endomysium)으로 불리는 결합조직에 의해 둘러싸여 있다(그림 3.11).

근섬유와 모세혈관 사이의 대사 변화는 근육속막에서 일어난다. 이들 결합조직의 3층은 서로서로 엉켜 있고, 또 근육 힘줄을 둘러싸는 결합조직과도 엉켜 있다. 이들 결합조직 시스템은 근육을 위한 구조를 제공하고, 혈관과 신경을 위한 도랑으로서 작용한다. 근섬유와 힘줄의 결합조직은 근육힘줄 이음부에 서로 붙어 있다. 근육힘줄 이음부의 배열은 근육의 힘을 힘줄로 전달하도록 설계된 강한 연결부위이

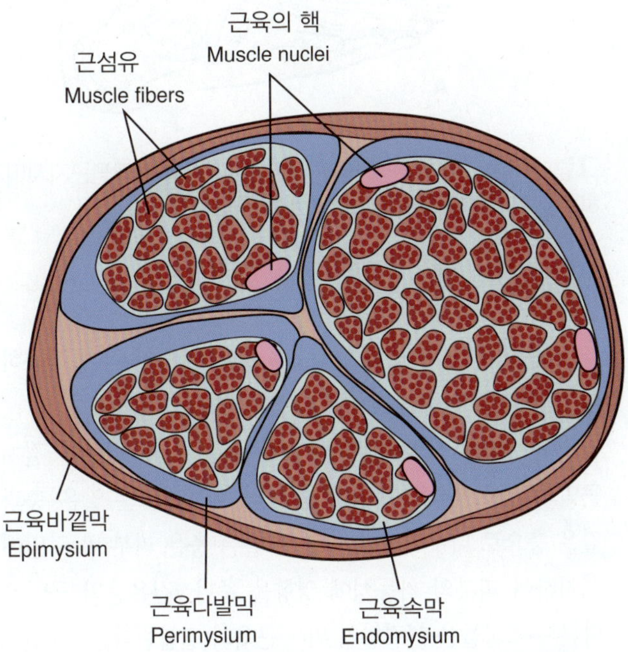

그림 3.11 근육바깥막, 근육다발막 및 근육속막을 보여주는 근육의 횡단면(출처: Levangie P. Norkin, C. Joint Structure and Function: A Comprehensive Analysis. 5th ed. Philadelphia. PA. F.A. D Company. 2011, p 117 KIA.

다. 그리고 근육 힘줄은 Sharpey 섬유를 통해 뼈에 부착된다(2장 참고). 구심성 수축을 하는 동안, 근육의 수축성 조직이 하중을 들 수 있는 힘을 제공한다. 이 작용과 반대로 원심성 수축을 할 때, 근육(**수축성 조직**)과 비수축성 결합

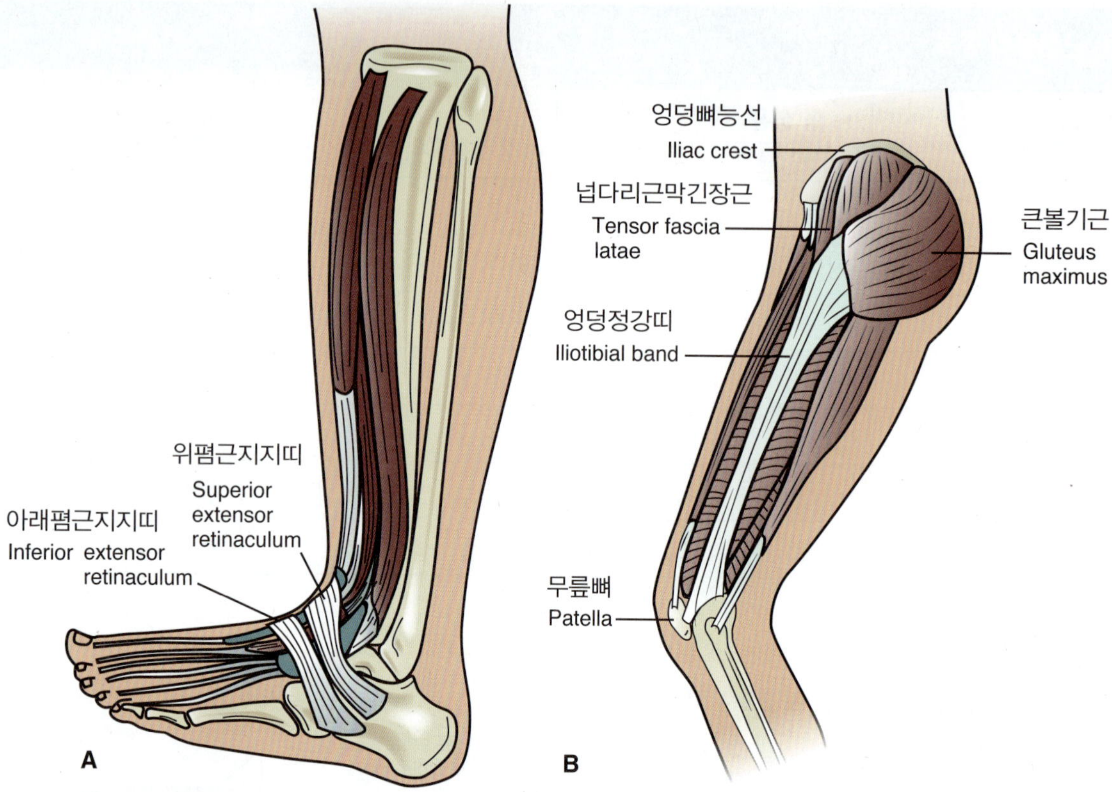

그림 3.12 (A) 발등에 있는 위폄근지지띠와 아래폄근지지띠가 폄근힘줄을 제자리에 고정시킨다. (B) 엉덩정강띠는 근육의 힘을 허벅지 가쪽면을 따라 무릎관절까지 전달한다.

조직(근막, 근섬유 및 전체 근육을 둘러싸는)이 함께 작용하여, 떨어지는 하중을 제어하는 힘을 일으킨다.

근육 결합조직의 방대한 네트워크는 신체 전반에 걸쳐 근막의 상호연결을 형성한다. 근막 네트워크는 얕은 층과 깊은 층으로 나누어진다. 느슨한 얕은 층은 피부 바로 밑에 위치하여 피부의 가동성에 영향을 준다. 깊은층의 근막은 다른 구조물들을 연결하기 위해 근육과 결합한다.

널힘줄은 납작하고, 치밀한 근막 시트로서, 근육이 부착되는 지점을 제공하고, 신체를 지지한다. 손목과 발목을 지나가는 힘줄들은 지지띠로 불리는 근막 시트에 의해 제자리로 고정된다(그림 3.12A). 근막의 깊은층은 근육의 힘을 뼈로 전달하는데 도움을 주는 트랙이나 띠를 형성한다. 엉덩정강띠는 허벅지 가쪽면을 따라 주행하는 근막 띠의 한 종류이고, 이것은 큰볼기근과 넙다리근막긴장근으로부터 오는 힘을 전달한다(그림 3.12B).

근육 길이-장력의 관계
MUSCLE LENGTH-TENSION RELATIONSHIPS

근육은 장력을 발생하는 기능을 한다: 움직임을 막기 위해 관절에 안정성을 제공하거나, 또는 관절의 움직임을 일으킨다. 생성된 근육의 힘은 수축성 조직에 의한 능동 힘과 비수축성 조직에 의한 수동 힘이 결합된 것이다. 수축성 조직과 비수축성 조직에 의해 생성된 장력의 양은 이들 조직의 역학적 길이와 상관관계를 보인다.

수동 길이-장력 관계

근육은 안정 길이를 가진다. 안정 길이는 장력이 발생하지 않을 때의 위치로 정의된다. 근육이 신장되면, 임계 길이에 도달할 때까지 근육의 길이가 길어진다. 근육이 신장

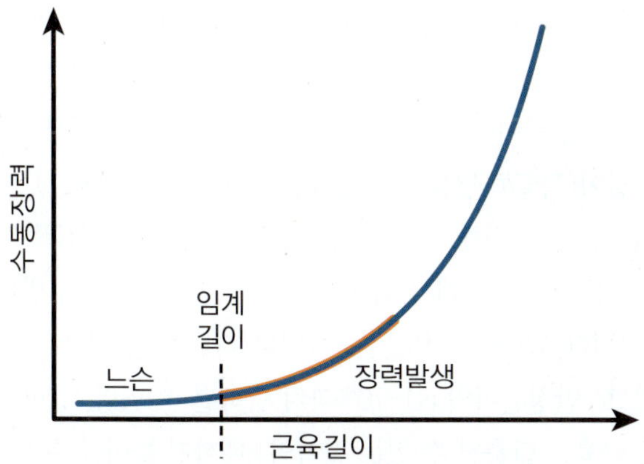

그림 3.13 수동 길이-장력 관계. 그래프는 근조직이 신장될 때 근육에서 발생하는 수동장력 사이의 관계를 보여준다. 비록 곡선의 기울기가 근육(섬유 길이와 구조에 따라)마다 다양하지만, 이들 요소 사이의 관계는 거의 동일하다.

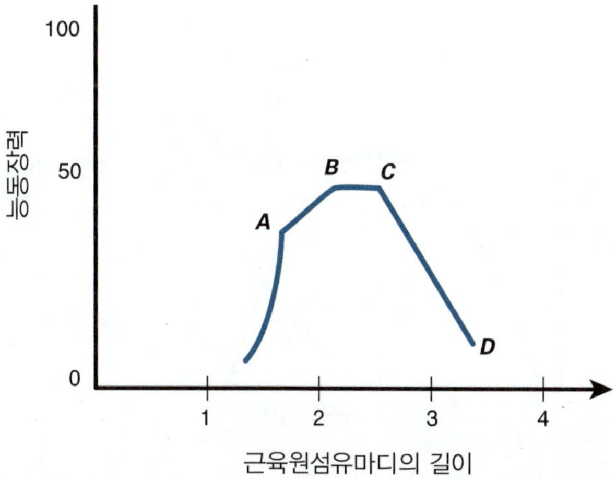

그림 3.14 능동 길이-장력 관계. A 지점은 근육원섬유마디의 길이가 너무 단축된 경우로서, 액틴-미오신의 중첩이 근육 활성을 생성하는 교차연결의 숫자를 감소시킨다. 근육의 최적길이(B 지점과 C 지점)에서는, 액틴과 미오신이 최대의 교차연결을 이루고 있다. B 지점과 C 지점 사이의 길이는 능동장력을 생성할 수 있는 최대 가능성을 가진다. 근육원섬유마디가 길어지는 D 지점의 경우, 액틴과 미오신의 결합이 약해지고, 교차연결의 가능성이 줄어든다. 근육원섬유마디는 능동장력을 생성할 수 있는 최소의 가능성을 가진다.

될 때, 비수축성 근막도 신장되어 수동장력의 발생에 기여한다. 결합조직의 수동장력과 저장된 에너지는 고무밴드를 신장하는 것과 비슷하다. 고무밴드를 놓으면, 저장된 에너지가 방출된다. 근육 길이가 임계 길이를 초과해서 신장되면, 비수축성 조직에 의한 수동장력이 갑자기 증가될 것이다. 근육이 계속 신장되면, 수동장력은 조직 파열이나 파손을 초래하는 지점까지 도달할 것이다.

그림 3.13은 근조직에 의해 발생되는 수동장력과 근육 길이 사이의 관계를 설명한다. 이 그림은 근섬유가 임계 길이에 도달하기 전까지 신장되는 모습을 보여주고 있다. 근육이 임계 길이에 도달한 후, 더 신장되면, 장력이 급속하게 증가된다.

결합조직이 늘어남으로서 근육의 기능이 증강될 수 있다. 근육에 의해 생성된 힘에다 결합조직에 의한 힘 방출이 더해져, 원래 근육이 발생하는 힘보다 더 큰 힘을 발생할 수 있다. 근육의 기능에 수동장력이 돕는 하나의 예는 보행의 발꿈치들기 직전에서 일어나는 현상이다. 발이 지면에 붙어 있고, 무게중심이 발 위로 이동할 때, 종아리 근육과 아킬레스힘줄이 신장된다. 이런 신장에 의해 저장된 에너지는 발꿈치가 지면에서 떨어지고, 종아리근육이 수축할 때 방출된다. 신장된 결합조직의 수동장력과 근육의 능동장력이 함께 작용하여 신체를 앞쪽으로 전진시키기 위해 추진력을 제공한다. 결합조직이 점탄성 물질이기 때문에, 신장의 속도와 힘의 증가는 결합조직에 의한 수동장력을 증가시킨다. 이런 수동장력이 근육의 힘에 더해진다. 신장의 속도와 강도 사이의 관계는 플라이오메트릭 훈련이나 운동을 지지하는 개념이다. 수직 점프와 같은 플라이오메트릭 운동을 할 때, 근육힘줄 구조물은 구심성 수축이 일어나기 전에 신장된다. 사람들은 점핑을 하기 전에, 엉덩관절과 무릎관절을 약간 굽힌다. 점핑은 엉덩관절과 무릎관절의 폄과 발목의 발바닥굽힘과 관련하여 구조물을 신장하는 것이다. 점프 동안 더 큰 토크를 생성하기 위해 근육의 힘에다 결합조직의 신장을 더한다.

능동 길이-장력 관계

능동 수축을 위한 근육의 최적 길이는 교차연결의 숫자를 가장 많이 허용하는 길이다. 능동 길이-장력 관계(그림 3.14)는 근육원섬유마디의 길이와 등척성 수축력 사이의 관계를 보여준다. 곡선의 시작 부분은 근육과 근육원섬유마디의 길이가 너무 짧아져 액틴-미오신이 중첩되고, 능동장력을 제대로 생성할 수 없음을 보여준다. 근육원섬유마디의 길이가 조금 늘어나면, 액틴-미오신 결합을 위한 최적

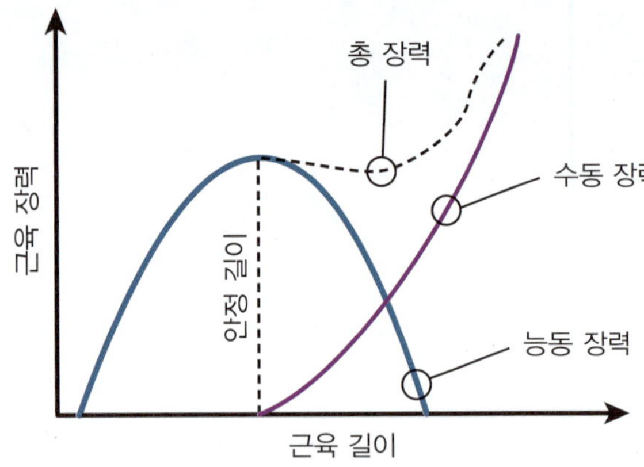

그림 3.15 총 길이-장력 관계. 근육이 단축된 상태에서는, 수축성 조직에 의해서만 힘이 발생한다. 근육이 안정길이를 초과해서 신장되면, 수축성 조직과 비수축성 조직 모두가 힘을 발생한다. 근육이 더 신장되면, 수동장력이 증가하고, 능동장력이 감소한다.

의 길이에 도달한다. 근육의 길이가 최적 길이를 지나 더 길어지면, 액틴과 미오신이 서로 멀어지게 되고, 능동장력을 생성하는 능력이 떨어진다.

총 길이-장력 관계

수축성 조직에 의한 능동장력과 비수축성 조직에 의한 수동장력은 근육 길이의 전반에 걸쳐 힘을 생성하는 능력을 보여준다. 근육의 길이가 짧아진 상태에서는 수축성 조직에 의한 능동장력만이 발생한다. 근육이 안정길이를 초과해서 신장되면, 수축성 조직의 기여도가 감소하는 반면, 비수축성 조직이 장력 발생에 기여하기 시작한다(그림 3.15). 이런 능동장력과 수동장력은 근육으로 하여금 큰 힘을 생성할 수 있도록 만든다.

근육 길이 이외에, 근육의 모멘트팔을 포함한 다른 요소들도 발생되는 총 힘에 영향을 준다. 1장에서 설명되었듯이, 토크는 근육의 힘과 모멘트팔에 의해 결정된다. 수축하는 속도와 장력을 발생하는 근육의 능력 사이에도 상관관계가 존재한다.

근육의 진폭

기능적 움직임 동안 작용근과 대항근이 함께 작용하기 위해 대항근이 수축할 때, 작용근은 신장될 수 있어야 한다. 위팔두갈래근이 수축하여 팔꿈치를 굽힐 때, 대항근인 위팔세갈래근은 움직임이 일어날 수 있도록 신장되어야 한다. 근육은 수동이나 능동으로 길이 변화를 할 수 있다. 근섬유 길이(직렬로 연결된 총 근육원섬유마디로 구성되는)는 수행할 수 있는 전체 단축 범위와 관련된다. 근육의 진폭은 최대로 늘어난 길이에서 최대로 단축되는 길이까지의 범위로 정의된다. 진폭의 정도는 근육마다 다르지만, 근육은 평균적으로 안정길이의 50-70%까지 단축될 수 있다. 일반적으로, 근육은 단축될 수 있는 길이의 2배까지 늘어날 수 있다.

길이-장력 관계에서 보듯이, 가장 큰 힘을 생성할 수 있는 안정길이가 존재한다. 1 관절 근육은 완전 ROM을 통해 관절을 움직일 수 있는 진폭을 가진다. 2개 이상의 관절을 지나가는 다관절 근육은 1개 이상의 축을 중심으로 일어나는 복잡한 움직임에 기여한다. 이런 특징은 넓은 가동범위에 걸쳐 힘을 발휘할 수 있도록 한다. 뒤넙다리근은 다관절 근육의 예이다. 이들 근육의 길이는 한 관절에서 늘어나고, 다른 관절에서는 짧아진다. 이런 현상은 발을 계단 위로 들어 올릴 때처럼, 계단 보행을 할 때 관찰된다. 다리를 들어 올리기 위해 엉덩관절과 무릎관절이 굽힘을 할 때, 엉덩관절 쪽의 뒤넙다리근은 길어지고, 무릎관절 쪽의 넙다리근은 짧아진다. 발이 계단 위에 놓이게 되면, 엉덩관절과 무릎관절이 폄을 하여, 엉덩관절 쪽의 근육은 짧아지고, 무릎관절 쪽의 근육은 길어진다.

능동불충분과 수동불충분

다관절 근육을 이용해 근육 길이와 장력을 생성하는 능력 사이의 관계를 설명할 수 있다. 다관절 근육이 지나가는 각 관절의 완전 ROM을 통해 토크를 만들어 낸다. 끝범위에서 근육의 힘을 제대로 생성할 수 없는 능력을 **능동불충분**이라 한다. 손목을 굽힘한 상태에서 물체를 잡으려고 손가락을 굽힘할 때, 손가락 굽힘근을 강하게 수축할 수 없다. 바로 이것이 능동불충분의 예이다. 손가락 굽힘근이 손목과 손가락에서 최대로 단축되어 있기 때문에, 힘을 제대로 발휘할 수 없게 된다. 과도하게 늘어난 손가락 폄근이 손가락의 굽힘을 방해하기도 한다. 손목을 약간 폄한 상태로 배치하면, 손가락 굽힘근이 최적의 길이를 유지해서 큰 힘을 생성할 수 있다(그림 3.16). 반대로 근육의 **수동불충분**에서, 그 근육은 관절의 ROM 증가를 제한하는 지점까지 신장된

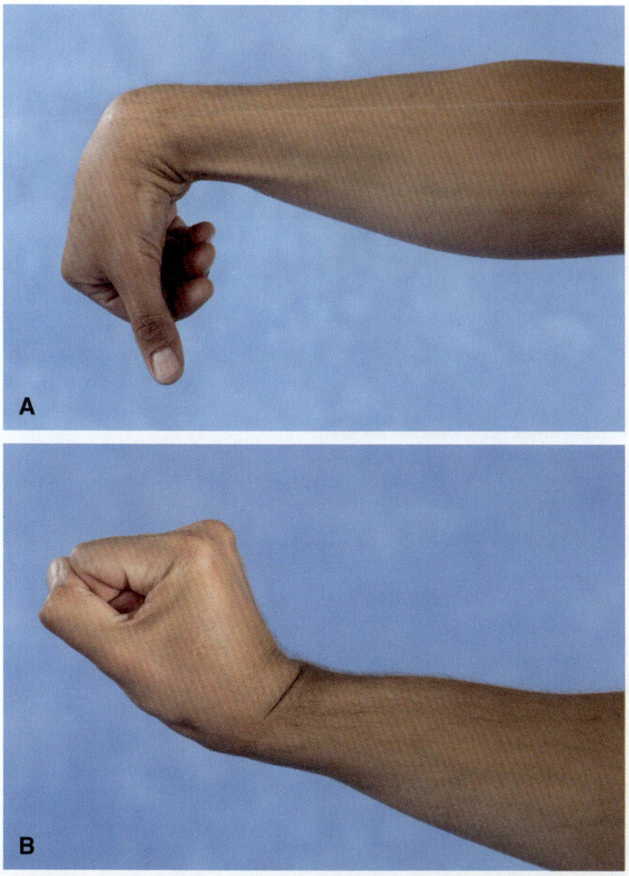

그림 3.16 능동불충분. (A) 손목을 굽힘한 상태에서는, 손가락 굽힘근이 최대의 장력을 발휘할 수 없다. (B) 손목을 폄으로 고정하면, 손가락 굽힘근의 길이-장력의 관계가 향상되어 힘을 생성하는 능력이 증가된다.

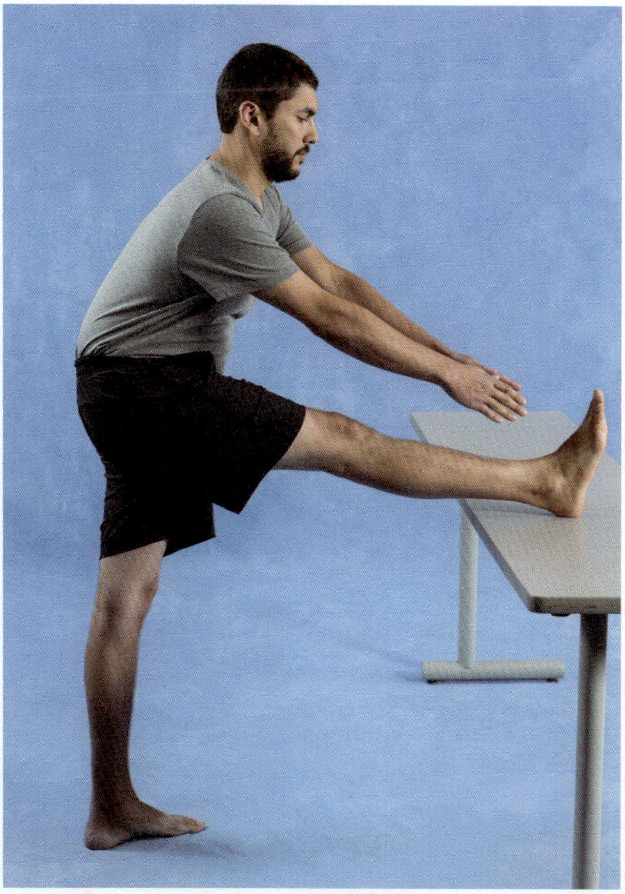

그림 3.17 수동불충분. 엉덩관절의 굽힘과 무릎관절의 폄으로 뒤넙다리근을 신장하면, 엉덩관절 굽힘근의 수축이나 뒤넙다리근의 추가적인 수동신장에 의한 엉덩관절의 추가적인 굽힘을 제한한다.

다. 이런 제한은 다관절 근육(2개 이상의 관절을 지나가는)에서 종종 나타난다.

그림 3.17에서처럼, 만약 엉덩관절을 굽힘하고 무릎관절을 펴하여 최대 길이로 뒤넙다리근을 신장하면, 엉덩관절 굽힘근의 수축으로도 엉덩관절을 더 이상 굽힘할 수 없을 것이다. 수동불충분의 또 다른 예는 손목을 폄한 상태로 만들면, 손가락 굽힘근의 활성화 없이도 손가락이 굽힘되는 경우이다. 손목을 폄하면, 손목과 손가락을 지나가는 굽힘근이 신장하게 되고, 이로 인해 손가락 굽힘근이 수동불충분 상태에 놓이게 된다.

이때 일어나는 손가락의 굽힘은 손가락 굽힘근의 능동 수축이 아니라, 손가락 굽힘근 힘줄의 신장으로 인한 수동 장력에 의해 일어나는 것이다(**그림** 3.18). 이런 수동운동을 힘줄작용(tenodesis)이라고 한다.

힘과 속도의 관계

구심성 수축과 원심성 수축할 때 힘을 생성하는 능력은 근수축의 속도와 관련이 있다(표 3.4). 구심성 수축 동안, 빠른 속도에서 힘을 생성하는 근육의 능력은 감소된다. 액틴과 미오신이 빠른 속도로 활주할 때, 교차연결의 숫자가 감소한다. 교차연결의 감소는 근육이 생성할 수 있는 힘의 양을 감소시킨다. 빠른 속도의 수축은 느린 속도의 수축 때 형성되는 교차연결의 숫자보다 적은 교차연결을 형성한다. 하중을 증가시키면, 수축의 속도는 감소하지만, 근육의 장력은 증가한다. 수축 속도가 계속 감소하여 0에 도달하면, 등척성 수축이 일어난다.

등척성 수축 동안, 최대 교차연결이 형성된다. 등척성 수축은 구심성 수축보다 더 큰 장력을 생성한다. 하중이 등척

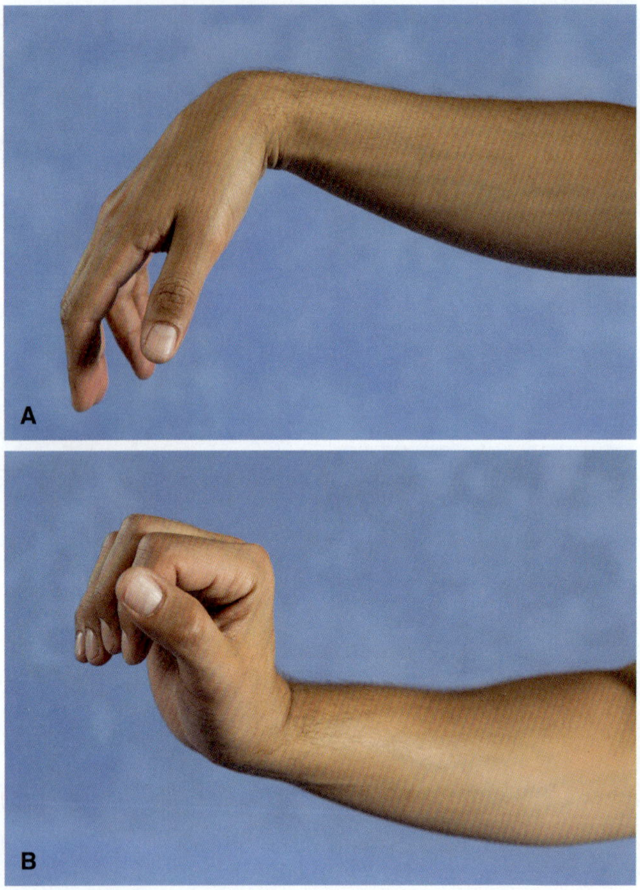

그림 3.18 만약 손가락을 펴거나 쥘 수 없다면, 힘줄작용(tenodesis)을 이용해 물건을 잡거나 놓을 때 도움을 줄 수 있다. (A) 손목을 굽힘하면, 손가락 폄근이 최대 길이에 도달하는 수동불충분 상태에 놓이게 되고, 이것은 손가락을 폄하는데 도움을 준다. (B) 손목을 폄하면, 손가락 굽힘근이 수동불충분 상태에 놓여 수동으로 손가락을 굽힘시킨다.

표 3.4 근수축력과 관련된 요소

요소	수축력
섬유의 건축학적 특성	깃형 섬유 배열은 큰 횡단면과 함께 많은 수의 근섬유를 가진다. 이런 배열은 평행하게 배열된 방추형 근육보다 더 큰 힘을 발휘할 수 있다.
근수축의 종류	등척성 수축은 구심성 수축보다 더 큰 장력을 생성하고, 원심성 수축은 등척성 수축보다 더 큰 장력을 생성한다.
근수축의 속도	속도가 증가하면, 구심성 수축 동안에는 힘이 감소한다. 원심성 수축은 수축 속도가 증가할수록 더 큰 장력을 생성한다.
길이	근육원섬유마디가 최적의 길이에 놓일 때 가장 큰 장력을 생성한다.
운동단위	아래와 같은 상황일 때 더 큰 장력이 발생한다: • 운동단위가 클 때 • 흥분되는 운동단위의 숫자가 증가할 때 • 운동단위의 흥분 빈도가 증가할 때

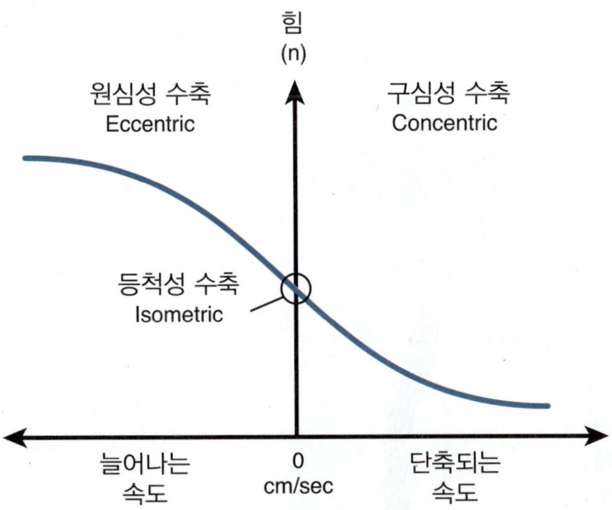

그림 3.19 힘-속도 관계. 구심성 수축의 속도가 감소하면, 힘을 생성하는 능력이 증가된다. 근수축의 속도가 0일 때, 등척성 수축이 일어난다. 근육이 원심성으로 수축하여 능동적으로 길어지면, 발생되는 힘은 증가하다가 나중에는 일정 수준을 그대로 유지한다.

성 수축을 초과하면, 근육은 원심성 수축을 시작한다. 수축 속도가 증가하면, 큰 장력이 발생하다가 나중에는 일정한 수준을 유지한다. 원심성 수축은 등척성 수축이나 구심성 수축보다 더 큰 장력을 생성할 수 있다. 힘-속도의 곡선은 단축되거나 늘어나는 수축의 속도와 근육의 힘과의 관계를 보여 준다(그림 3.19).

신경 구조와 운동 출력

NEURAL STRUCTURES AND MOTOR OUTPUT

인체 움직임과 운동조절은 관절, 힘줄, 근육 등의 감각수용기와 기타 감각기관을 통한 입력 정보와 CNS에서 나온 운동 출력 사이의 상호작용으로 일어난다.

감각경로

들신경으로 불리는 감각경로는 감각정보를 척수로 보낸다. 일부 감각정보는 사이신경과 운동신경에 직접 전달된다. 신경자극은 운동신경을 통해 근육으로 주행한다. 이런 간단한 시스템은 신장반사, 상호억제와 자동억제를 일으킨다(감각수용기 단락). 기타 감각 정보는 척수를 통해 대뇌겉질까지 이른다. 움직임의 속도, 방향, 크기 및 협응에 영향을 주는 출력 자극은 대뇌겉질에서 나온 후, 겉질척수를 통해 운동신경까지 내려온다. **그림 3.20**은 뼈대근 기능과 관련된 들신경(감각)과 날신경(운동), CNS 경로를 보여준다. **표 3.5**는 운동조절과 관련된 신경 구조물을 설명한다(움직임의 시작과 협응, 그리고 균형을 조절하는 뇌의 상호작용은 본 책에서 다루지 않는다).

감각수용기

움직임 동안, 여러 감각 시스템의 지속적인 입력 정보는 CNS의 출력을 자극하고, 과제를 달성하는데 필요한 운동조절을 이룬다. 골지힘줄기관(GTO)과 근방추가 이런 피드백에 영향준다.

골지힘줄기관(Golgi Tendon Organs; GTO)

GTO는 근육힘줄 이음부에 위치하는 감각수용기이다. GTO는 힘줄 섬유와 근섬유와 일직선으로 배열되어 있다. GTO는 능동 수축에 의한 장력이나 과도한 수동신장에 의해 활성화된다. 근육 장력이 증가하면, GTO 수용기의 흥분이 확대된다. CNS는 작용근을 억제하고 작용근의 수축력을 감소시키기 위해 날신경을 통해 근섬유로 자극을 전달한다. 그리고 이와 동시에, 대항근이 수축할 수 있도록 촉진한다. 과도한 장력을 가진 작용근은 억제성 입력을 수용하고, 반면 대항근은 흥분성 입력을 수용한다. 이 과정이 **자동억제**이다.

근방추 (Muscle Spindles)

근힘살을 구성하고 알파운동신경에 의해 활성화되는 근섬유는 뼈대근의 방추바깥근육섬유로 불린다. 이들 방추바깥근육섬유 속에 고유수용성 수용기로서 작용하는 방추속근육섬유가 위치하며, 이것은 근방추로 불린다. 근방추는 신장수용기로 작용한다. 근방추는 결합조직 말이집에 의해 둘러싸인 방추속근육섬유로 구성된다(그림 3.21). 근방추는 근육의 길이 변화와 수축 속도에 반응하여 활성화된다. 근육이 신장되면, 방추속근육섬유가 활성화되고, 들신경을 통해 자극이 척수와 뇌로 전달된다. 근육은 수축으로 반응한다. 근육이 수축하여 섬유의 길이가 감소하면, 근방추

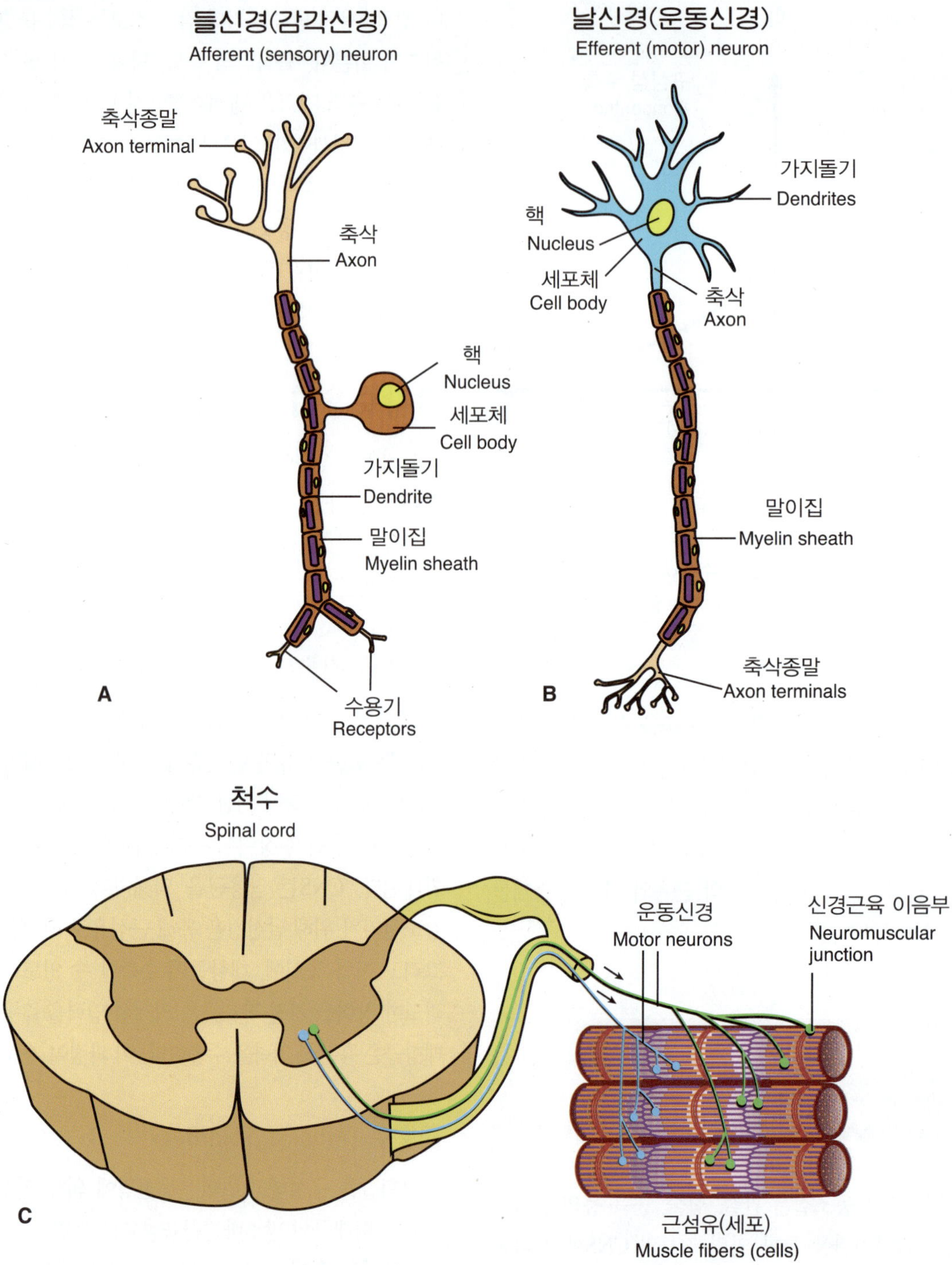

그림 3.20 들신경과 날신경. (A) 들신경의 세포체는 척추사이구멍에 있는 신경절 안에 위치한다. (B) 날신경의 세포체와 가지돌기는 척수와 뇌줄기의 회백질에 위치한다. (C) 뼈대근 섬유의 활성과 관련된 주요 신경 구조물.

의 자극이 근육의 길이 감소에 반응하여 감소된다. 근육에 빠른 신장을 적용하면, 근육의 신장반사가 활성화된다. 작용근의 수축과 함께, 대항근의 활동 감소가 일어난다.

이 현상을 **상호억제**라고 부른다.

근방추는 신장반사를 도출하는 수용기이다. 근방추가 근육의 빠른 신장을 감지하여 척수 뒷뿔로 보낸다. 그 다음, 이 자극은 척수 앞뿔에 있는 알파운동신경을 자극할 수 있다. 이런 단일연접 연결은 신장된 방추바깥근육섬유로 다시 신호를

표 3.5 신경 구조물과 운동단위

영역	신경로/구조물	운동조절의 역할
척수	• 들신경으로부터의 입력 • 날신경을 통한 출력 • 사이신경은 들신경의 자극을 날신경으로 전달한다. • 상행 신경로와 하행 신경로의 지점	• 신장반사 • 상호억제 • 자동억제
뇌줄기	• 그물척수로는 팔의 폄근과 다리와 몸통의 굽힘근에 흥분성 입력을 전달한다. • 안뜰척수로는 팔의 굽힘근과 다리와 몸통의 폄근에 흥분성 입력을 전달한다.	• 자동자세조절을 주로 담당한다.
대뇌겉질	• 겉질척수로는 운동영역겉질에 위치한 세포체를 가지고 있고, 척수 앞뿔에서 연접한다. • 반대쪽 신체를 조절한다.	• 복잡한 운동 활동의 수의적 조절 • 판단, 집중, 무드, 추론적 사고 및 공격성 등을 포함한 인지 기능
	• 1차 운동영역	• 팔과 얼굴의 반대쪽 조절
	• 앞운동영역	• 몸통 근육과 예상 자세 조절에 이용되는 근육을 조절한다.
	• 보충운동영역	• 움직임의 시작과 머리와 눈의 방향, 신체 양쪽의 움직임을 조절한다.
소뇌	• 동측 신체를 조절한다.	• 움직임의 정확성, 강도 및 타이밍을 제어한다. • 균형과 협응을 조절한다.
바닥핵	• 꼬리핵, 조가비핵, 창백핵, 흑색질 및 시상밑핵을 포함한다.	• 자동운동과 수의적 운동을 조절한다. • 자세와 근육톤을 조절한다.

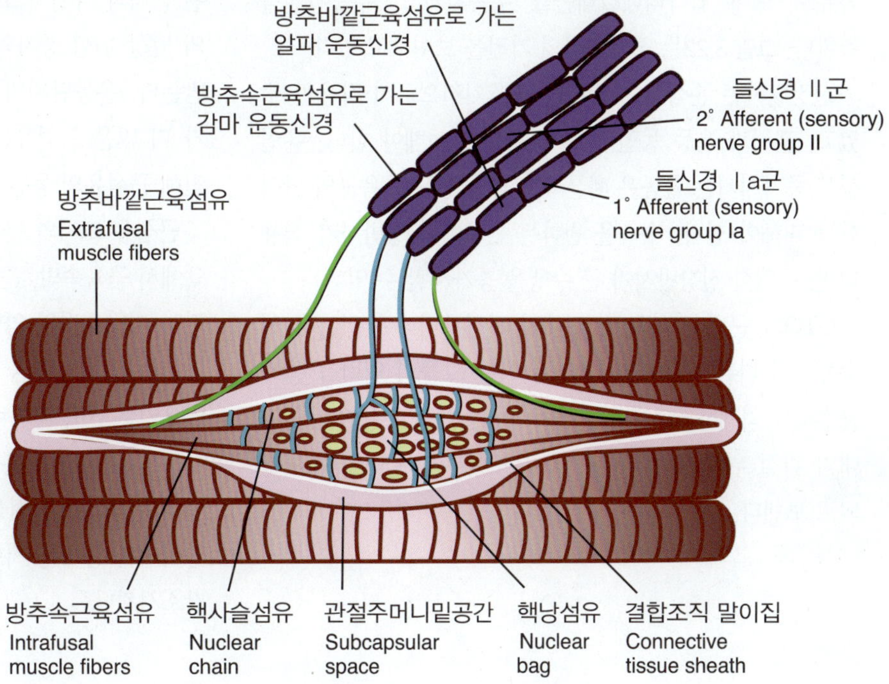

그림 3.21 근방추의 주요 요소.

임상 연결 3.4

강력한 운동을 시작하거나 기존 운동프로그램의 강도를 증가시키는 사람은 훈련(특히 원심성 활동) 후 1-2일 이후에 종종 근육통과 불편을 경험하게 된다. 이런 불편과 운동-관련 근육통을 지연성 근육통(DOMS)이라 부른다. 젖산 축적과 근경련 이론을 포함한, DOMS의 원인을 제안한 많은 이론들이 폐기되었다. 증상의 원인은 근섬유 손상이나 결합조직 손상의 일부 형태와 더욱 관련되는 것 같다.

DOMS의 징후와 증상을 치료하는 주된 중재는 효율적인 측면에서 볼 때 복합된 결과를 가진다. 전기자극과 냉치료의 이점에 대한 다양한 보고가 있지만, 운동 후 마사지의 효과에 대한 근거는 없다. Kraemer 등은 압박 소매의 사용이 DOMS의 증상을 완화하고 DOMS의 회복을 촉진한다는 근거를 제시했다.

전달하여 그 섬유를 수축시킨다. 들신경에서 날신경으로 바로 신호를 전달하는 것을 신장반사, 깊은힘줄반사 또는 근방추 반사라고 한다. 이런 신장반사의 예는 넙다리네갈래근 힘줄을 반사망치로 두드렸을 때 나타난다. 반사망치로 힘줄을 빠르게 신장하면, 빠른 신장 반사와 관련된 들신경 자극이 척수로 들어간다. 날신경은 운동자극을 방추바깥근육 섬유로 보내 넙다리네갈래근을 수축시키고, 무릎관절을 폄한다. **그림 3.22**는 신장반사의 기전을 보여주고 있다.

신장반사는 손상을 예방하는 보호기전으로서 작용할 수 있고, 훈련과 운동 동안 신장 반사를 고려해야 한다. 유연성을 증가시키는 활동은 빠른 신장과 신장될 근육군의 활성화를 피해야 한다. 수축을 원하는 근육에 신장반사가 적용되면, 동일한 신장반사가 근 수행을 증가시킬 수 있다.

GTO와 근방추 이외에, 인대와 관절주머니에 있는 유해수용기와 다른 수용기가 CNS로 가는 그들의 입력을 통해 근수축을 억제하거나 촉진시킬 수 있다. 이들 수용기는 공간 내의 관절 위치와 언제 관절이 움직이는지에 대한 정보를 뇌로 보낸다.

노화와 비활동과 관련된 뼈대근의 변화

SKELETAL MUSCLE CHANGES RELATED TO AGE AND INACTIVITY

노화

노화(aging)에 따른 뼈대근의 변화들은 신체 정렬, 균형, 가동성 및 일상생활의 기능에 부정적인 효과를 줄 수 있다. "sarcopenia"로 알려진 이들 변화는 30대부터 시작하고, 근육 약증과 피로가 증가하고, 파워를 생성하고 유지하는 근육의 능력이 떨어진다. 역효과는 근섬유의 변화, 신경근육의 상호작용 변화, 그리고 근육계와 관련된 결합조직의 변화로 기인된다.

65세 때는 근섬유의 크기와 숫자의 감소 결과로서 근질량이 평균적으로 25-30% 감소된다. 근섬유의 숫자 감소는 25세 때부터 시작된다. 근섬유의 소실량과 소실된 근섬유의 종류에 대해서는 문헌적으로 논란이 있지만, 총 근섬유(**특히, II형의 빠른 섬유에서**)의 숫자가 뚜렷하게 감소되었다는 보고가 있다. I형 섬유와 II형 섬유의 직경이 노화로 인해 감소되었지만, II형 섬유의 변화가 더 빨리 일어난다. 근섬유의 소실과 잔존 근섬유의 크기 감소는 노화와 관련된 근력과 파워의 소실에 영향을 미친다. 이들 결손은 노인의 낙상 위험 증가와 관련된다. 운동단위도 노화에 영향을 받는다. 운동단위의 숫자 감소로 인해 남아 있는 운동단위가 더 많은 근섬유(**운동단위 당**)를 가지게 된다. 이것으로 인해 근섬유의 동원이 효율적으로 일어나지 않는다.

근섬유 크기와 근육 횡단면 크기의 감소와 함께, 노화 근육에서 근육속막, 근육다발막, 근육바깥막을 포함한 결합조직과 지방조직의 양이 증가되었다. 이런 변화는 파워를 일으키는 근육 능력을 감소하거나 속도가 증가되는 동안 힘을 일으키는 근육의 능력을 감소시킨다.

노인은 유산소 운동, 저항운동 및 유연성 운동을 포함한 신체 운동으로 이점을 얻는다. 균형, 보행 속도 및 의자에서 일어서는 능력은 저항훈련으로 향상되었고, 낙상의 위험을 감소시켰다.

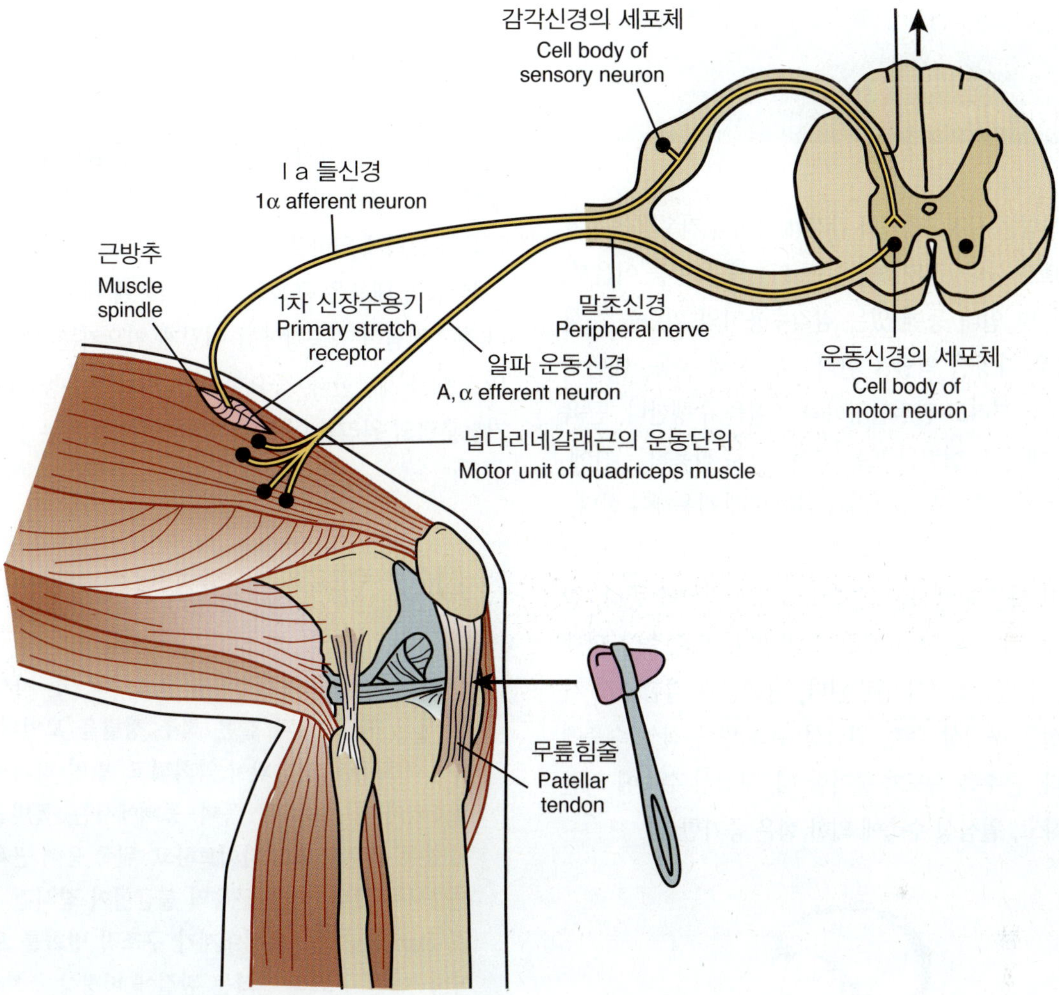

그림 3.22 신장 반사. 반사망치로 넙다리네갈래근을 빠르게 신장하면 근방추가 신장된다. 이런 과정에서 들신경이 신장된 근육을 수축시키기 위해 날신경으로 자극을 보낸다(출처: Levangie P. Norkin, C. Joint Structure and Function: A Comprehensive Analysis. 5th ed. Philadelphia. PA. F.A. D Company. 2011, p 131).

비활동

노화 과정으로 인한 근육의 점진적 문제가 어느 정도 되는지 명확하지 않고, 또 좌식생활이나 고혈압과 관절염과 같은 동반질환이 근육에 어느 정도 영향을 미치는지도 명확하지 않다. 비활동은 위축을 초래하고, 특히 항중력 근육에 나쁜 영향을 준다. 이런 역효과는 비활동 4–7일만에 일어나고, Ⅱ형 섬유보다 Ⅰ형 섬유에서 우세하게 나타난다. 이들 변화는 굽힘근보다 폄근에서 더 많이 일어난다. 근육이 발생하는 최대 토크에서 감소가 일어나고, 근육에 국한되어 감소가 일어난다. 비활동과 관련된 수축 시간과 이완 시간에서도 감소가 일어난다.

단축된 자세로 장시간 고정되거나 유지된 근육은 적응성 단축을 한다. 근육원섬유마디의 숫자가 감소하고, 근육이 단축된다. 수동신장에 저항을 증가시키는 결합조직의 뻣뻣함이 증가된다. 새로운 길이가 근육의 안정길이로 변하고, 단축의 결과로서 관절의 ROM이 제한된다. 대항근(**단축된 근육의 반대 근육**)의 과도한 신장은 약증을 초래할 수 있다. 그 이유는 과신장된 근육이 적절한 장력을 일으키는 최적의 길이를 초과하기 때문이다.

요약
CHAPTER SUMMARY

인체 움직임은 신경근육계와 감각계 사이의 지속적인 상호작용을 필요로 한다. 신경조절은 근조직, 근육힘줄 이음부, 관절주머니 및 인대 등에 있는 감각수용기의 입력을 포함한다. 근육은 다양한 역할을 한다. 즉, 섬세 운동, 대단위의 강력한 힘, 그리고 관절안정화와 조절을 수행한다. 근육이 작용근, 대항근, 협력근 또는 고정근으로 작용하든 간에, 그들 모두는 기능 활동을 일으키기 위해 함께 작용해야 한다.

관절 각도 이외에, 근육의 세포 특성, 구조적 특성 및 역학적 특성이 힘을 발생하는 근육의 능력에 영향을 준다. 힘의 종류와 크기는 액틴-미오신 교차연결, 비수축성 단백질 및 근육의 결합조직과 관련된다. 단백질과 결합조직 사이의 연관성은 구심성 수축, 원심성 수축 및 등척성 수축에 따라 변한다. 근수축 속도가 증가할 때, 구심성 수축에 의한 힘은 감소하고, 원심성 수축에 의한 힘은 증가한다.

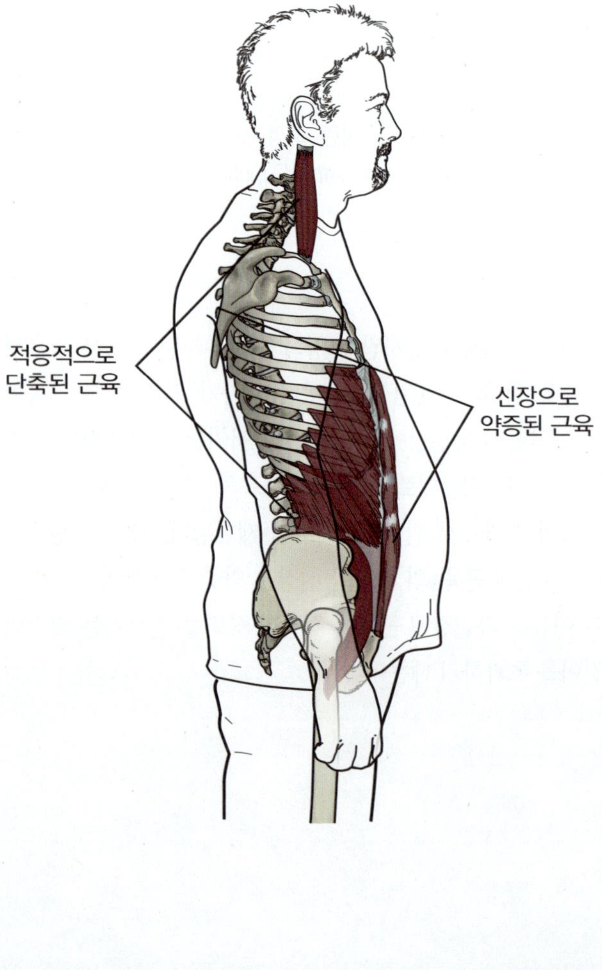

큰 횡단면을 가진 근육은 큰 힘을 생성하고, 근육의 길이가 큰 근육은 큰 ROM을 가진다. 근육의 길이와 운동단위의 크기도 장력을 생성하는 근육의 능력에 영향을 준다. 노화 과정이나 장기간의 비활동도 근섬유의 크기와 양에 영향을 줄 뿐만 아니라, 힘과 파워를 생성하고 유지하는 근육의 능력에 영향을 준다.

본 장의 내용은 근육의 최적 기능에 대한 지식과 손상이나 부정정렬이 기능장애를 어떻게 일으키는지에 대한 지식의 토대를 제공한다. 중요한 점은 치료적 운동, 도수치료 및 기능훈련의 원리를 어떻게 작용하는지를 아는 것이다.

사례 연구(Case Study)

Ramirez는 허리통증을 호소하고, 선 자세를 취할 때 그림과 같은 척추 정렬을 보인다. 배근육은 과도하게 신장되어 약화되고, 반면 허리 폄근은 단축되어 타이트하다. 목뼈-등뼈에서는, 목빗근과 같은 앞쪽 목뼈 근육이 타이트하고, 뒤쪽 등뼈 근육이 과신장되어 있다. 이들 근육의 불균형이 장시간 지속되면, Ramirez의 근육뼈대계가 구조적 변화를 보일 것이다. 이런 구조적 변화는 관절에 비정상 스트레스를 가하여 통증과 기능장애를 초래할 것이다.

1. 과신장된 근육과 그들의 근력 사이에 어떤 관계가 있는가?
2. 타이트하고 단축된 근육이 대항근에 어떤 영향을 주는가?
3. Ramirez의 어느 근육이 강화되어야 하는가?
4. Ramirez의 어느 근육이 신장되어야 하는가?

복습 / DISCUSSION QUESTIONS

1. 근섬유의 수축성(능동) 단백질과 비수축성(구조적) 단백질은 무엇인가?

2. 구심성 수축과 원심성 수축을 할 때 액틴과 미오신 사이의 관계를 설명해 본다.

3. 작용근, 대항근 및 협력근을 확인하고, 또 다음과 같은 움직임을 할 때 수축하는 근육을 확인해 본다. (힌트: 각 운동을 수행할 때 신체 전체를 고려해 본다.)
   A. 앉은 자세에서 어깨관절을 굽힘한다.
   B. 선 자세에서 엉덩관절을 벌림한다.
   C. 무릎관절을 폄한다.
   D. 손목을 굽힘한다.
   E. 침대 측면에 걸터 앉는다.

4. 운동단위를 구성하는 구조물은 무엇인가?

5. 운동단위의 숫자와 크기가 근섬유의 동원에 어떤 영향을 주는가?

6. 원심성 수축할 때 근육의 비수축성 단백질과 수축성 조직이 힘의 발생에 어떤 기여를 하는가?

7. Alison은 빠른 구심성 수축을 수행함으로서 근력강화운동을 실시하고 있다. 속도의 증가가 액틴-미오신 결합에 어떤 영향을 주는가? Alison의 빠른 속도 활동에 의해 어느 종류의 근섬유가 훈련될 것 같은가?

8. 수축 속도, 피로에 대한 저항, 산화 능력, 일반적인 기능 등의 측면에서 I 형 섬유, II A형 섬유, II X형 섬유 사이의 유사점과 차이점은 무엇인가?

9. 수동 길이-장력 관계와 능동 길이-장력 관계는 무엇인가?

10. 손목과 손과 관련된 능동불충분과 수동불충분의 예를 제시해 본다.

11. GTO와 근방추를 활성화하는 자극은 무엇이고, 그들의 활성에 대한 운동반응은 무엇인가?

12. 깊은힘줄반사 동안 무슨 일이 일어나는가? 깊은힘줄반사가 유연성 운동을 어떻게 방해하는가? 이 반사가 파워와 속도를 위해 근수행을 어떻게 강화하는가?

13. 노화와 비활동이 근육에 어떤 영향을 주는가? 운동이 이들 문제에 어떤 영향을 주는가?

참고문헌(BIBLIOGRAPHY)

Ahmetov II, Vinogradova OL, Williams AG. Gene polymorphisms and fiber-type composition of human skeletal muscle. *Int J Sport Nutr Exerc Metab.* 2012;22:292-303.

Herzog JA, Leonard TR, Jinha A, Herzog W. Are titin properties reflected in single myofibrils? *J Biomech.* 2012;45:1893-1899.

Herzog W, Leonard TR, Joumaa V, Mehta A. Mysteries of muscle contraction. *J Appl Biomech.* 2008;24:1-13.

Houglum PA, Bertoti DB. *Brunnstrom's Clinical Kinesiology.* 6th ed. Philadelphia, PA: FA Davis; 2012.

Kraemer WJ, Bush JA, Wickham RB, et al. Influences of compression therapy on symptoms following soft tissue injury from maximal eccentric exercise. *J Orthop Sports Phys Ther.* 2001;31:282-290.

LaDora VT. Skeletal muscle adaptations with age, inactivity, and therapeutic exercise. *J Orthop Sports Phys Ther.* 2002;32:44-57.

Lee EH, Hsin J, Mayans O, Schulten K. Secondary and tertiary structure elasticity of titin Z1Z2 and a titin chain model. *Biophys J.* 2007;93:1719-1735.

Levangie PK, Norkin CC. *Joint Structure and Function: A Comprehensive Analysis.* 5th ed. Philadelphia, PA: FA Davis; 2011.

Moore M. Golgi tendon organs neuroscience update with relevance to stretching and proprioception in dancers. *J Dance Med Sci.* 2007;11:85-92.

Wong AYL, Parent E, Kawchuk G. Reliability of 2 ultrasonic imaging analysis methods in quantifying lumbar multifidus thickness. *J Orthop Sports Phys Ther.* 2013;43:251-262.

Xergia SA, Pappas E, Zampeli F, Georgiou S, Georgoulis A. Asymmetries in functional hop tests, lower extremity kinematics, and isokinetic strength persist 6 to 9 months following anterior cruciate ligament reconstruction. *J Orthop Sports Phys Ther.* 2013;43:154-162.

4장

기타 생체역학 원리

Additional Biomechanical Principles

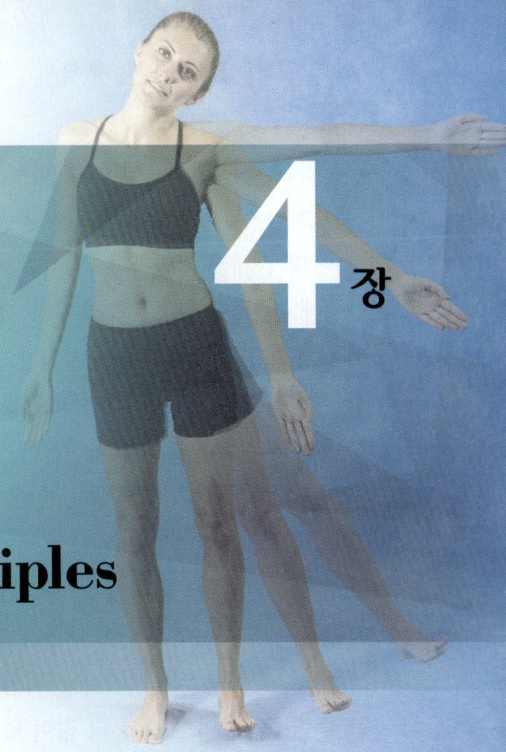

핵심 개념 / Key Concepts

뉴톤의 운동법칙

뉴톤의 제 1 운동법칙: 관성 법칙
- 정적 평형과 동적 평형

뉴톤의 제 2 운동법칙: 가속도 법칙
- 질량, 힘 및 가속도

뉴톤의 제 3 운동법칙: 작용과 반작용 법칙
- 지면반발력

일-에너지 관계
- 위치에너지와 운동에너지

파워

지렛대 시스템

1형 지렛대

2형 지렛대

3형 지렛대

역학적 이점

해부학적 도르래

학습 성과 / Learning Outcomes

본 장을 공부한 후, 학습자는 다음을 할 수 있을 것이다:

4.1 뉴톤의 관성 법칙, 가속도 법칙, 작용과 반작용 법칙을 설명할 수 있고, 그 인체 운동에 어떻게 적용되는지를 알 수 있다.
4.2 정적 평형과 동적 평형을 비교할 수 있다.
4.3 가속도의 개념을 설명할 수 있다.
4.4 관성모멘트를 설명할 수 있다.
4.5 질량과 힘이 물체의 가속도에 어떻게 영향을 주는지를 설명할 수 있다.
4.6 작용과 반작용의 측면에서 지면반발력을 설명할 수 있다.
4.7 위치에너지와 운동에너지의 개념을 이용하여 일과 에너지 사이의 관계를 설명할 수 있다.
4.8 파워(일률)의 개념을 인체 움직임에 연결시킬 수 있다.
4.9 1형 지렛대, 2형 지렛대 및 3형 지렛대의 개념을 설명할 수 있고, 인체에 있는 지렛대의 예를 제시할 수 있다.
4.10 역학적 이점의 개념을 실증할 수 있다.
4.11 근육뼈대계에 있는 해부학적 도르래를 알 수 있고, 근육의 역학적 이점에 대한 그들의 역할을 설명할 수 있다.

운동학을 공부할 때, 생체역학과 관련된 개념을 아는 것이 중요하다. 뉴톤의 운동법칙은 관절과 근육의 구조물과 힘 사이의 관계를 정의한다. 지렛대, 역학적 이점 및 역학 시스템에 대한 지식은 인체 운동의 지식을 향상시킨다. 본 장의 내용과 앞장들의 내용을 결합하여 움직임을 분석하고, 손상 기전을 고려하고, 기능과 회복을 촉진하는 재활 개념을 적용하는 견고한 토대를 마련한다.

앞의 장들에서 설명되었듯이, 힘은 인체 움직임을 시작하고, 중단하고, 변화시킬 수 있고, 또 신체 조직을 변형하거나 손상시킬 수도 있다. 힘은 움직임의 방향과 속도를 변화시킬 수 있고, 또 외적 힘에 대항해 신체를 안정화시킬 수 있다. 힘은 토크를 일으키거나 신체의 평형과 안정성을 제공할 수 있다. 힘의 효과를 더 많이 알기 위해서는, 뉴톤의 운동법칙을 알아야 한다.

뉴톤의 운동법칙

NEWTON'S LAWS OF MOTION

Issac Newton 경은 17세기 물리학자와 수학자이며, 힘, 질량 및 운동 사이의 관계를 연구했다. 그는 힘이 질량과 운동에 어떻게 작용하고 어떤 영향을 주는지에 대한 토대를 마련했다. 이들 개념은 신체 분절이나 신체 전체에 영향을 주는 힘을 설명하고 있다. 뉴톤의 운동법칙은 관성 법칙, 가속도 법칙 그리고 작용—반작용 법칙이다.

뉴톤의 제 1 운동법칙: 관성 법칙

뉴톤의 제 1 법칙은 관성의 법칙이다. 관성의 법칙이란 안정 상태의 물체는 외적 힘이 적용되기 전까지는 안정 상태를 그대로 유지하고, 움직이는 물체는 외적 힘이 적용되기 전까지 계속 움직이는 상태를 그대로 유지하는 것을 말한다. 간단히 말해, 관성의 의미는 물체의 움직임을 일으키거나 움직임을 중단하기 위해서는 힘이 필요하고, 힘이 물체의 운동 방향과 속도를 변화시킬 수 있다는 것을 의미한다. **관성**은 힘으로 선운동 상태에 있는 물체의 움직임 방향이나 속도를 변화시키려는 것에 대한 물체의 저항이다.

관절축을 중심으로 신체 분절이 회전하는 것과 같은, 각운동 또는 회전운동을 고려할 때, 회전 운동에 저항하는 물체의 특성을 **관성모멘트**라 한다. 만약 물체가 안정 상태에 있다면, 그 물체는 움직임에 저항한다. 만약 물체가 움직이는 상태라면, 그 물체는 움직임의 증가, 감소 및 변화에 저항한다. 변화에 저항하는 물체의 이런 속성은 물체의 질량에 정비례한다. 물체의 질량이 클수록, 움직임을 일으키거나, 속도를 높이거나, 속도를 낮추거나, 또는 움직임을 중단하는데 요구되는 힘의 크기도 커진다. 예를 들어, 25 lb의 무게를 들 때보다 50 lb의 무게를 들 때 넙다리네갈래근의 힘이 더 많이 요구된다.

3개의 독특한 개념이 관성 법칙과 연관된다:

- 안정 상태의 물체는 외적 힘이 적용되지 않는 한, 안정 상태를 그대로 유지하는 경향이 있다.
- 움직이는 물체는 외적 힘이 적용되지 않는 한, 일정한 속도로 계속 움직이는 경향이 있다.
- 움직이는 물체는 외적 힘이 적용되지 않는 한, 일직선으로 움직이는 경향이 있다.

뉴톤의 관성 법칙은 관절축을 중심으로 회전하는 신체 분절에도 적용된다. 신체 분절은 외적 힘(움직임을 시작하거나, 속도를 높이거나 낮추거나, 또는 움직임을 중단시키는)이 적용되기 전까지 안정 상태를 그대로 유지하거나 일정한 각속도를 유지한다.

정적 평형과 동적 평형

물체가 움직이지 않을 때, 그 물체는 **정적 평형** 상태에 있는 것이다. 정적 평형 상태에서, 물체에 작용하는 모든 힘은 동일하고, 방향만 반대이다. 이들 힘의 실제 결과는 물체의 움직임이 없는 것이다. 똑바로 선 사람은 위에서 아래쪽으로 향하는 체중과 중력을 가지고, 아래에서 위쪽으로 향하는 지면반발력을 가진다. 그리고 신체를 유지하기 위해 근 수축을 필요로 한다. 신체에 작용하는 힘들이 동일하고 방향만 반대라면, 신체는 움직이지 않을 것이다(그림 4.1). 안정 상태의 휠체어가 움직이기 위해서는 휠체어를 밀거나 추진하는 외적 힘이 적용되어야 한다. 물체가 움직이지 않는다면, 그 물체에 작용하는 힘의 합이 0이다.

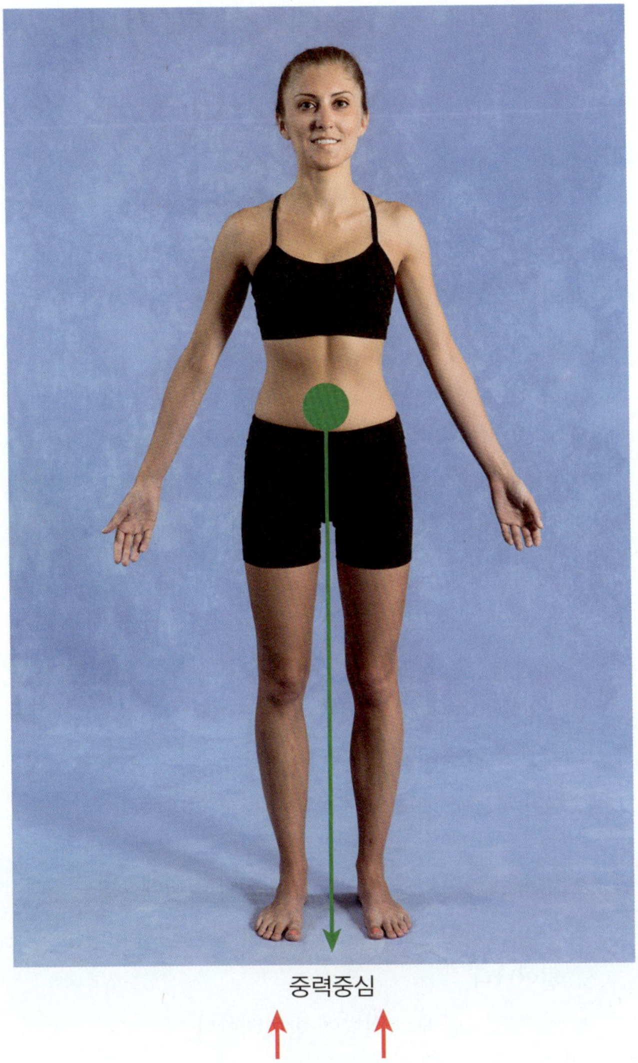

그림 4.1 정적 평형. 체중에 의한 중력의 크기가 지면반발력과 동일하고, 방향만 반대일 때, 움직임은 일어나지 않고, 정적 평형 상태에 있다.

속도는 속력과 움직임의 방향을 가지는 벡터량이다. 공중으로 공을 던지면, 처음에는 특정 속도로 공이 날아가지만, 나중에는 공의 속도가 감속되어 결국에는 지면으로 떨어지는데, 그 이유는 공에 중력의 힘이 작용하기 때문이다. 우주공간처럼 중력이 없는 곳에서 공을 던지면, 그 공은 감속되거나 떨어지지 않고 계속 날아갈 것이다. 그 이유는 중력이라는 외적 힘이 작용하지 않기 때문이다. 이렇게 공이 떨어지지 않고 계속 날아가는 것을 **동적 평형**에 있다라고 말한다. 움직임이 선운동이든 회전운동이든간에 일정한 속도로 물체가 움직이면, 그 물체는 동적 평형 상태에 있다. 물체가 정적 평형이나 동적 평형 상태에 있으면, 그 물체는 가속을 하지 않는다. 가속하지 않는 경우는 물체 움직임의

임상 연결 4.1

일정한 속도로 자동차를 주행하는 동안 뒤차에 의해 추돌을 당했다면, 갑작스럽게 증가된 힘이 앞쪽 방향으로 신체에 적용된다. 이때 신체는 운전대, 대시보드 및 윈드쉴드 등과 같은 반대방향의 힘이 적용될 때까지 앞쪽으로 밀리게 될 것이다. 속도를 증가시키는 앞쪽 방향의 초기 힘은 먼저 목의 폄근과 물렁조직을 과도하게 신장하고, 그 다음 운전대나 대시보드에 의해 신체가 멈출 때 목을 굽힘하는 리바운드 신장이 가해진다. 이 손상의 이름은 채찍질손상이다. 채찍질손상은 움직임의 방향과 속도를 변화시키는 힘이 손상을 어떻게 일으키는지를 알려주는 전통적인 예이다.

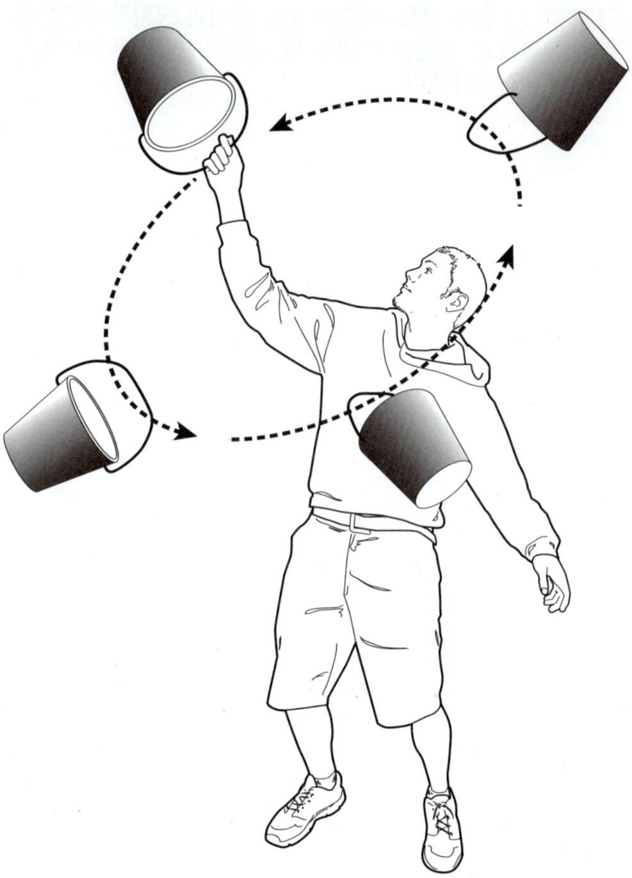

그림 4.2 동적 평형. 사람이 양동이를 일정한 속도로 회전할 때, 양동이의 물은 쏟아지지 않고 그대로 양동이 안에 유지될 것이다. 이때 물은 동적 평형 상태에 있다.

속도가 0 이거나 일정한 경우이다. 신체 분절이나 신체 전체가 일정한 속도로 움직이는 동적 평형 상태는 흔하지 않다. **그림 4.2**는 물체를 일정한 속도를 회전시킬 때 일어나는 동적 평형 상태의 물체를 보여준다.

정적 평형 상태에 놓인 인체 움직임의 경우, 신체 분절이나 신체 전체에 적용되는 모든 힘의 합은 "0"이어야 한다. 만약 1개의 힘이나 토크가 적용되면, 힘의 합이 "0"이 될 수 없어서, 가속 형태의 움직임이 일어난다. 신체 분절이나 신체는 정적 평형 상태에 놓이지 않을 것이다.

뉴톤의 제 2 운동법칙: 가속도 법칙

뉴톤의 제 2 운동법칙은 선형 **가속도**의 개념과 연관된다. 가속도는 시간에 따라 물체의 속도가 변화하는 비율이다. 가속도 법칙은 물체의 선형 가속도가 힘에 정비례한다는 것이다. 물체의 가속도는 힘이 적용되는 방향과 같은 방향으로 일어날 것이고, 가속도의 크기는 물체의 질량에 반비례한다. 힘의 크기가 증가할수록, 물체의 가속도도 증가할 것이고, 물체는 힘의 방향으로 움직일 것이다. 물체의 질량이 클수록, 주어진 힘의 크기를 위해 가속도는 감소될 것이다. 만약 물체의 속도가 증가하면, 양(+)의 가속도가 되고, 물체의 속도가 감소하면, 물체는 감속하여 음(−)의 가속도가 된다.

예를 들어, 작은 덤벨을 들기 위해 팔을 굽힘할 때, 손이 어깨 쪽으로 움직이는 양(+)의 각도 방향으로 팔이 가속할 것이다. 팔꿈치 굽힘근이 무게를 원래 위치로 내려놓기 시작할 때, 굽힘근이 팔의 무게와 덤벨의 무게에 대항하면서 팔을 감속시킨다. 근육이 아래팔을 감속시키기 때문에, 그 가속도는 음의 가속도가 된다. 팔꿈치 굽힘근이 무게를 들어 올리기 위해 **그림 4.3A**에서처럼 구심성 수축을 수행한다. **그림 4.3B**는 팔꿈치를 폄하면서 무게를 천천히 원래 위치로 내려놓기 위해 팔꿈치 굽힘근이 원심성 수축을 하고 있다.

3개의 독특한 개념이 가속도 법칙과 연관된다:

- 가속도는 움직임을 일으키는 힘과 정비례한다.
- 가속도는 힘이 작용하는 방향과 같은 방향으로 일어난다.
- 가속도는 물체의 질량에 반비례한다.

질량, 힘 및 가속도

물체의 움직임을 변화시키는데 요구되는 힘의 크기는 물체의 크기와 질량과 관련이 있다. 힘, 질량 및 가속도 사이의 관계는 다음과 같은 공식으로 설명될 수 있다:

$$\Sigma F = M \times A$$

여기에서, F는 질량에 작용하는 힘(당기거나 미는 힘), M은 물체의 질량, A는 물체의 가속도이다. 만약 질량이 일정하면, 힘은 가속이나 감속으로 물체를 움직일 수 있는 원인이다. 물체의 질량이 일정하면, 힘이 클수록, 더 큰 가속을 일으킨다. 물체의 질량이 크면 클수록, 물체를 움직이거나 가속시키는데 요구되는 힘의 크기도 커진다. 만약 힘들의 크기는 같고 반대 방향으로 작용하면, 물체에 작용하는 알

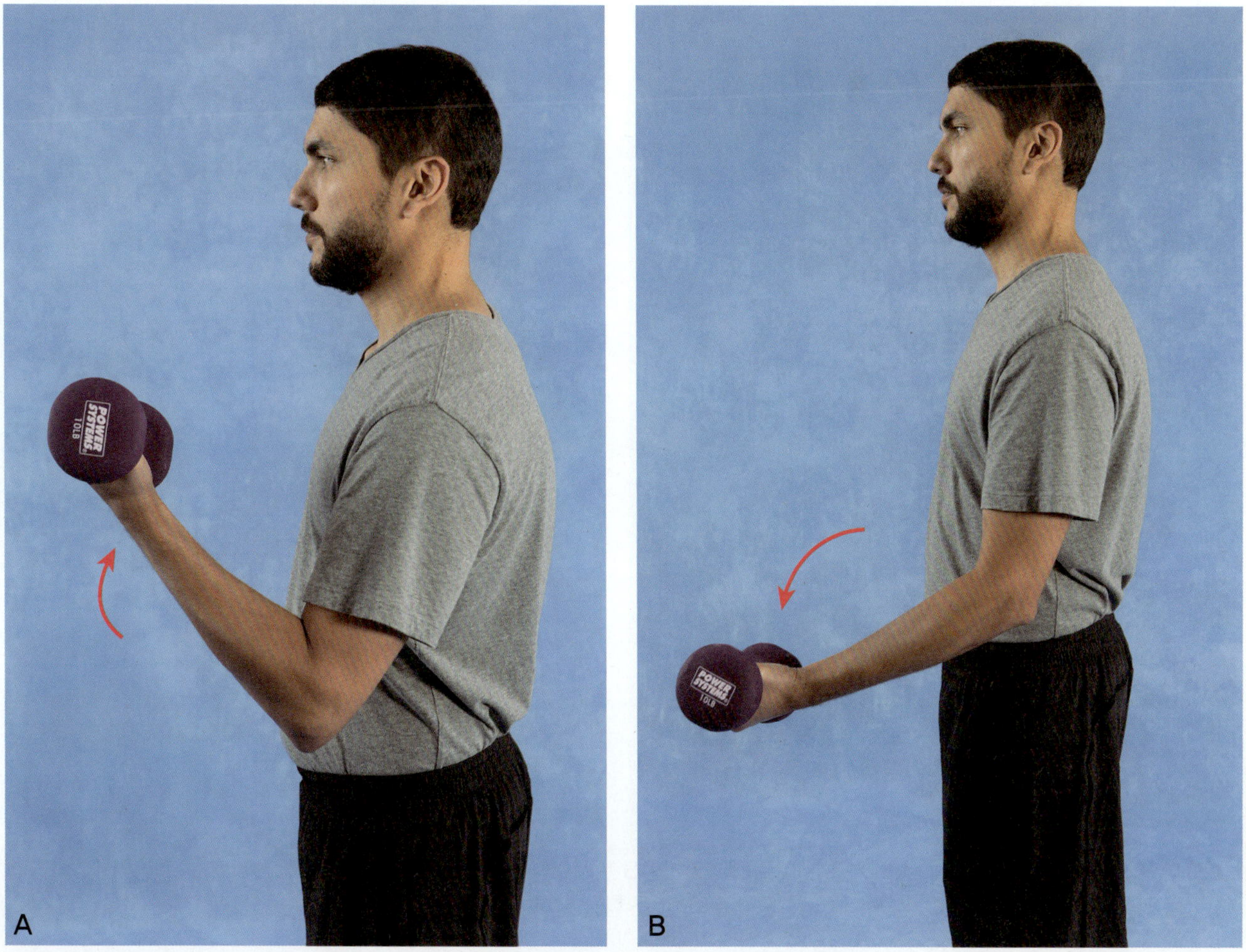

그림 4.3 (A) 가속. 팔꿈치 굽힘근은 무게를 어깨 쪽으로 들어올리기 위해 구심성 수축을 한다. (B) 감속. 팔꿈치 굽힘근은 아래팔의 무게와 덤벨을 감속시키기 위해 원심성 수축을 하면서 팔꿈치를 천천히 편한다.

짜 힘의 합은 "0"이다. 물체의 가속도는 0이고, 물체는 선형의 평형 상태에 놓인다. 만약 지지를 하지 않고 정적의 앉은 자세를 취하고 있다면, 몸통의 굽힘근과 폄근은 몸통에 걸리는 중력을 상쇄하는 쪽으로 힘을 제공하고 있다. 이때 신체는 움직이지 않고 정적 평형 상태를 유지한다. 만약 몸통 굽힘근이 수축하여 몸통 폄근보다 더 힘을 발생한다면, 신체는 더 이상 정적 평형을 유지하지 않고 굽힘근의 수축 방향인 앞쪽으로 기울어질 것이다. 질량(**몸통의 무게**)은 일정하지만, 몸통 굽힘근의 수축 때문에 합성 힘은 증가되었고, 몸통은 굽힘 방향인 앞쪽으로 기울어진다.

이 힘은 뉴톤(N)으로 측정된다. 1N은 1 kg의 질량을 1초에 1m 가속시키는데 필요한 힘이다: 1kg−m/s^2.

뉴톤의 가속도 법칙은 관절축을 중심으로 신체분절이 회전하는 각운동에도 적용된다. 회전력인 토크는 물체의 각가속도나 관절축을 중심으로 일어나는 신체분절의 각가속도를 일으킨다. 선운동과 마찬가지로, 각가속도의 크기는 회전을 일으키는 토크의 크기와 관련된다.

회전은 관절축에서 토크의 합성 방향으로 일어난다. 만약 뒤넙다리근과 넙다리네갈래근이 무릎관절에서 활성화되면, 어느 한쪽 근육이 다른 근육보다 크게 활성화될 때만 무릎관절의 각운동이 일어난다. 이때 회전은 더 크게 생성된 토크 방향으로 일어난다. 만약 첫 번째 사람은 66 lb(30kg)의 무게를 종아리에 매달고, 두 번째 사람은 110 lb(50kg)의 무게를 매달고 있다면, 두 번째 사람이 무릎관절을 폄할 때 더 강한 넙다리갈래근의 수축을 필요로 할 것이다. 침대에 누워있는 사람을 수동으로 구르기 시킬 때 요구되는 힘

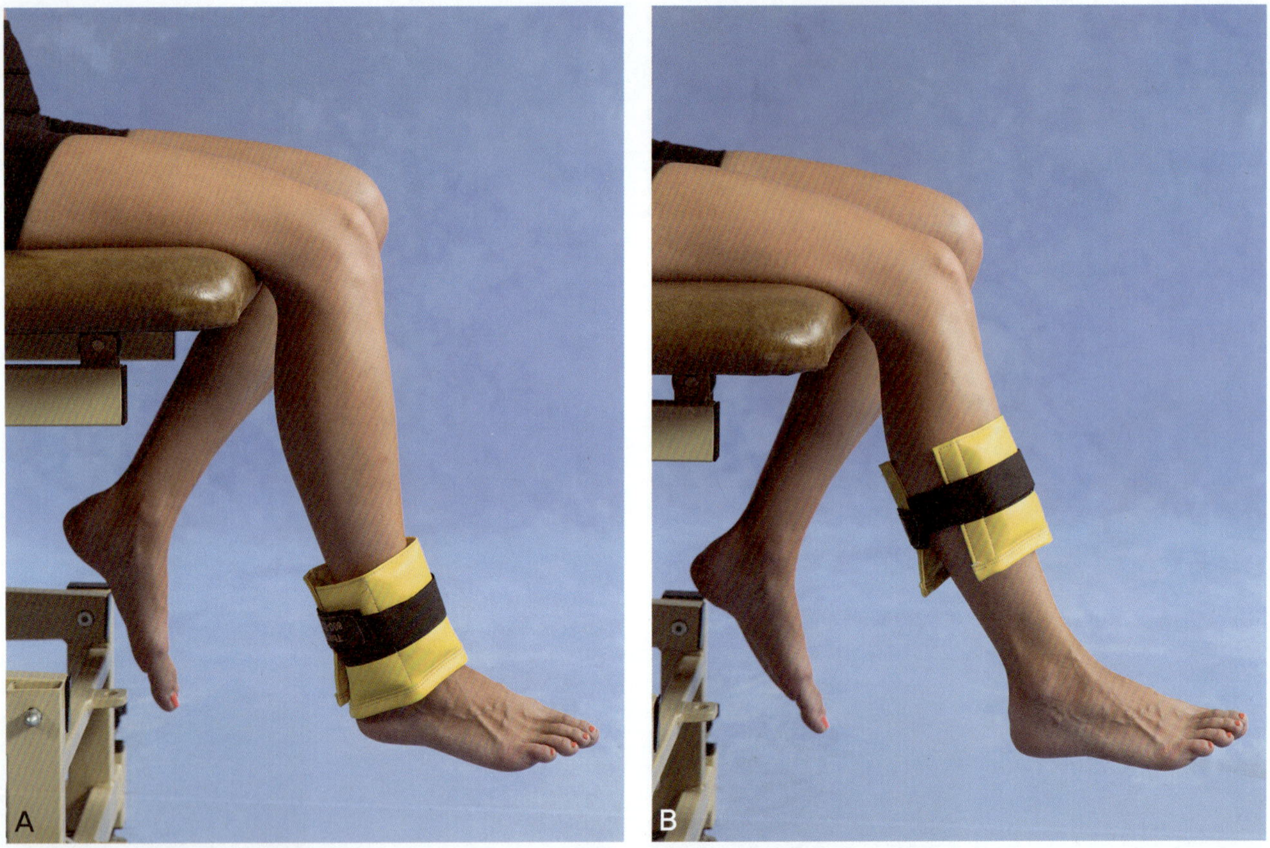

그림 4.4 관성모멘트. 동일한 저항(커프 웨이트)의 크기는 B 위치보다 A 위치로 배치될 때 움직임에 대한 저항이 더 커진다. 이런 큰 저항 때문에, 무릎관절의 폄근은 다리를 움직일 때 더 큰 힘을 발휘해야 한다.

을 생각해 보자. 90 lb의 사람에 비해 150 lb의 사람을 바로 누운 자세에서 옆으로 누운 자세로 구르기를 할 때 더 큰 힘이 요구된다.

관성모멘트(I)의 개념은 가속도 법칙에 관련되고, 질량과 그 질량이 관절축으로부터 떨어져 있는 거리를 고려해야 한다. 관성모멘트의 공식은 다음과 같다:

$$I = mr^2$$

여기에서 m 은 질량이고, r 은 질량과 관절축 사이의 거리이다. 그리고 I 는 각운동이나 회전에 대한 물체의 저항이다. 각운동에 대한 저항(**관성모멘트**)은 질량과, 관절축으로부터 질량이 떨어져 있는 거리에 비례한다. 이것은 무거운 물체일수록 각운동에 대한 저항이 더 커지고, 또 질량이 관절축으로부터 더 멀리 떨어져 있을 때 저항 또는 관성모멘트가 더 커진다는 의미이다. 이 개념은 발목 웨이트를 배치한 후 열린사슬상태로 무릎관절을 펌할 때 확연해진다. 웨이트를 무릎관절축으로부터 멀리 배치할수록(그림 4.4A), 관성모멘트가 커지기 때문에, 무릎관절의 각운동을 일으키는 넙다리네갈래근의 수축력이 더 많이 필요할 것이다. 만약 웨이트가 무릎관절축으로부터 가까이 배치되면(그림 4.4B), 모멘트팔이 짧아지고 관성모멘트(또는 회전에 대한 저항)가 감소될 것이다.

뉴톤의 제 3 운동법칙: 작용과 반작용 법칙

뉴톤의 제 3 운동법칙이란 물체에 적용되는 모든 힘이나 작용의 경우, 그 물체가 정적 평형을 이룬다면, 물체는 크기는 같고 방향이 반대인 힘을 가질 것이다. 작용과 반작용 법칙은 사람이 넘어질 때 확연해진다. 사람이 지면에 충돌하여 힘을 가할 때, 지면은 동등하지만 방향이 반대인 반발력을 발생시킨다. 사람의 질량이 지구의 질량보다 훨씬 작기 때문에, 사람의 가속도 효과가 지면의 가속도 효과보다 훨씬 크다. 이런 차이 때문에, 작용–반작용 법칙은 사람이 낙상했을 때 손상을 입게 되는 원인을 설명할 수 있다.

지면반발력(GRF)

지면반발력은 뉴톤의 개념인 작용과 반작용의 관계를 보여준다. 발이 지면에 닿을 때, 지면은 **지면반발력**(GRF)이라는 같은 크기의 반대 방향인 힘을 생성한다(그림 4.5).

발이 체중부하의 정도, 접촉면 및 방향을 변화시킬 때, 지면은 반발력을 변화시킴으로서 반응한다. 보행주기 동안 이런 힘의 변화는 신체를 앞쪽으로 추진하는 근육에 영향을 준다. 그리고 GRF와 관련된 개념은 보행에 관한 단락에서 자세히 설명될 것이다.

뉴톤의 3 법칙도 각운동이나 회전운동에 적용될 수 있다. 움직임 없이 똑바른 앉기 자세를 유지하기 위해, 몸통 근육은 중력에 의해 생성되는 같은 크기의 반대 힘을 생성해야 한다. 몸통 근육에 의해 생성된 내적 토크는 몸통 무게에 대한 중력과 크기는 같고 방향은 반대이다.

이때 움직임은 일어나지 않는다. 만약 한쪽 힘이 더 크다면(예를 들어, 몸통 무게가 약한 몸통 폄근을 이겨 몸통을 앞쪽으로 당길 때), 움직임이 일어나게 되고, 뉴톤의 제 2 운동 법칙을 따르게 된다.

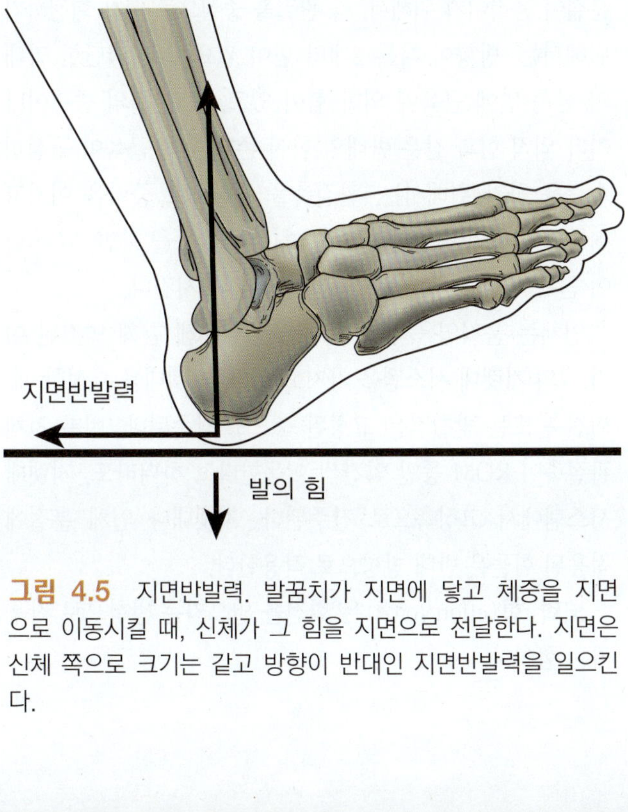

그림 4.5 지면반발력. 발꿈치가 지면에 닿고 체중을 지면으로 이동시킬 때, 신체가 그 힘을 지면으로 전달한다. 지면은 신체 쪽으로 크기는 같고 방향이 반대인 지면반발력을 일으킨다.

일-에너지 관계
WORK-ENERGY RELATIONSHIPS

운동학에서, 일(work)은 물체를 특정 거리로 움직이는데 요구되는 힘의 양으로 정의된다. 선형의 일은 다음과 같은 공식을 따른다:

$$W = F \times D$$

여기에서 F 는 적요되는 힘의 크기, D 는 물체가 움직인 거리이다. 일(W)은 줄(J) 단위로 표기된다. 1 J은 1 N의 힘으로 물체를 1m 거리를 이동시키는 일이다(Nm).

만약 힘이 각도를 형성하면서 적용되면, 움직임 방향에 작용하는 힘 성분을 이용해 일을 묘사한다. 관절축을 중심으로 신체분절을 회전시킬 때처럼, 축을 중심으로 물체를 움직이는 일을 할 때, 회전성 일은 지렛대(신체 분절)를 움직이는 필요한 토크의 일에다 각 변위를 곱함 값이다. 즉, 회전성 일은 다음과 같은 공식으로 표현된다:

$$W(각) = 토크 \times 각변위$$

위치에너지와 운동에너지

일을 할 때, 에너지는 한 물체에서 다른 물체로 전이된다. 일과 에너지는 J 단위, Nm, 또는 feet–lb 단위로 표기된다. 어떤 것이 힘을 적용하고 물체를 움직일 수 있는 능력(위치에너지)을 가질 때, 그것은 에너지를 가진 것이다.

2 종류의 역학적 에너지는 **위치에너지**와 **운동에너지**이다. 위치에너지는 물체의 위치와 관련된다. 물체는 높이나 변형 때문에 저장된 에너지 즉, 위치에너지를 가진다. 고무밴드가 신장될 때, 늘어난 위치에서 위치에너지가 저장된다. 늘어난 고무밴드에 힘을 놓았을 때, 원래 길이로 되돌아가는 고무밴드는 운동에너지를 가진다. 운동에너지는 움직이는 물체의 역학적 에너지이다. 물리학에서는 위치에너지와 운동에너지에 적용되는 에너지보존의 법칙이 있다.

에너지보존의 법칙에 따르면, 단독 시스템의 에너지는 생성되지도 파괴되지도 않고, 단지 하나의 에너지에서 다른 에너지로 바뀔 뿐이다. 에너지는 위치에너지(늘어난 고무밴드에 저장된 것처럼)로서 물체에 저장될 수도 있고, 움직임이 일어난다면 운동에너지로 전환된다. 이것은 물체의 모든 에너지는 위치에너지와 운동에너지의 합과 같음을 의미한다.

파워
POWER

파워(일률, P)는 주어진 시간 동안 수행되는 일의 양이다. 파워는 다음과 같은 공식으로 표현된다:

$$P = \frac{W}{T}$$

여기에서 P 는 파워로 ft–lb/sec, 마력(hp), J/sec, 와트(W)의 단위로 표기된다. W 는 특정 시간(T) 동안 일어나는 일(F × D)의 양이다.

인체 움직임에서의 파워(P)는 단위시간당 근육, 신체분절 또는 신체 전체에 의해 생성된 일(힘 × 거리)로 표현된다. 사람은 파워를 생성하는 많은 과제를 수행한다. 앉은 자세에서 선 자세로의 이동처럼, 일은 짧은 시간에 한 번의 폭발적 수행으로 이루어질 수 있다. 수직 점프가 폭발적 파워를 일으키는 다른 예이다. 우리는 계단보행처럼 장시간 동안 여러 번 수행하는 파워를 이용한다.

지렛대 시스템
LEVER SYSTEMS

1장은 축을 중심으로 각운동을 일으키는 토크의 힘을 포함한, 힘과 관련된 개념을 소개했다. 인체의 내적 힘은 근육의 수축성 요소와 비수축성 요소, 그리고 결합조직에 의해 발생된다. 내적 힘은 관절축을 중심으로 각운동을 일으키기 위해 뼈지렛대에 작용한다. 지렛대 시스템은 내적 힘과 외적 힘에 의해 생성된 토크들 사이의 관계를 고려한다. 비록 지렛대와 관련된 개념이 인체 움직임에서 과도하게 단순화된 측면이 있지만, 그들 개념은 힘과 각운동 사이의 관계를 설명할 수 있다.

지렛대는 받침점(축)과 그 받침점을 중심으로 회전하는 강체 분절로 구성된 단순한 기계 시스템이다. 인체의 경우, 단단한 막대는 뼈이고, 받침점은 뼈가 회전하는 관절이다. 분절이 움직이기 위해서, 즉 관절을 중심으로 뼈가 회전하기 위해서는, 방향이 다른 2개의 힘이 필요하다. 단단한 막대의 한쪽 면에 근육에 의한 힘이 있고, 또 분절의 중력이나 기타 외적 힘과 같은 반대의 힘이 존재한다. 근육이 구심성 수축을 하기 위해서는, 관절축을 중심으로 중력을 이기고 뼈를 회전시켜야 한다. 근육이 원심성 활동을 하면, 외적 힘이 근육의 힘 보다 커져 신체분절을 감속시킨다.

인체는 움직임을 일으키거나 막기 위해 함께 연결된 여러 개의 지렛대 시스템을 가지고 있다. 지렛대를 분석할 때, 회전축 또는 받침점은 고정된 축으로 간주된다. 비록 인체 관절축이 ROM 동안 약간씩 이동한다고 하더라도, 지렛대 시스템에서 고정축으로 간주된다. 지렛대나 인체 분절에 적용된 힘들은 반대 방향으로 작용한다.

노력 힘(effort force)은 회전을 일으키는 방향으로 작용하는 힘이다.

임상 연결 4.2

근 파워를 재획득하는 재활 개념은 손상 이전의 기능 능력을 다시 얻을 것인지를 결정하는데 중요한 역할을 한다. 근 파워는 근력과 속도를 필요로 하고, 주어진 시간 동안 근육이 하는 일이다. 예를 들어, 수직 점프 동안 파워를 증가시키기 원하는 사람은 주어진 시간 동안 수행되는 일의 양을 증가시켜야 한다. 이것은 특정 시간 동안 수직 점프의 높이를 증가시킴으로서 달성될 수 있다. 파워를 증가시키는 능력은 주어진 일의 양을 생성하는 시간을 줄여줌으로서도 향상될 수 있다. 같은 선수는 8인치 수직 펌프를 달성하는데 걸리는 시간을 줄이는 훈련을 할 수 있다.

힘 향상의 속도(파워를 생성하는 능력)는 손상 후 스포츠 활동으로 돌아갈 준비가 되어 있는지를 결정하는 중요한 척도이다. 문헌은 재활 프로그램에서 근 파워 훈련의 역할을 지지하고 있다. 파워 훈련은 앉은 자세에서 선 자세로의 이동이나 계단 보행과 같은, 기능 활동과 스포츠 활동에서 기능 회복을 위한 중요한 요소이다.

적용되는 힘 중, 노력 힘과 노력모멘트팔의 곱한 값이 **저항 힘**(resistance force)과 저항모멘트팔의 곱한 값보다 더 길다. 만약 각 힘과 그의 모멘트팔의 토크가 동등하다면, 회전이 일어나지 않는다. 지렛대는 축의 위치와 노력 모멘트팔과 저항 모멘트팔의 상대적 크기에 따라 분류된다.

1형 지렛대

1형 지렛대의 경우, 힘(**노력팔**)과 저항 사이에 축이 위치한다. 힘과 저항은 축의 반대편에 위치하고, 토크를 만들기 위해 작용한다. 1형 지렛대의 흔한 예는 시소(seesaw)이다. **그림 4.6A**에서 힘은 힘 A와 힘 B로 표현된다. MA와 MB는 축에서 각 힘의 작용점까지의 거리로 표현된다.

만약 힘 A와 MA의 곱한 값이 힘 B와 MB의 곱한 값보다 크면, 회전은 힘 A의 방향으로 일어날 것이다. 힘 A는 노력의 힘에 해당하고, MA는 노력모멘트팔이 된다.

1형 지렛대는 균형을 위한 지렛대이고, 인체에서 드문 지렛대 유형이다. 인체에서 1형 지렛대의 예는 고리중쇠관절이다(그림 4.6B). 여기에서 머리의 무게(**저항**)는 고정되고, 목의 폄근(**노력 힘**)에 의해 균형을 이루고 있다.

2형 지렛대

2형 지렛대의 경우, 노력모멘트팔은 저항팔보다 항상 더 크다(그림 4.7). 회전축은 지렛대의 한쪽 끝에 위치하고, 저항이 축과 노력 힘 사이에 존재한다. 외발 손수레가 2형 지렛대의 한 예이다.

중력이나 외적 힘이 저항으로 작용하고 근육이 노력 힘으로 작용할 때, 그 근육은 2형 지렛대로 작용하는 것이다. 2형 지렛대의 예는 선 자세에서 장딴지근이 작용하여 발꿈치를 들어올리는 경우이다. 회전축은 발앞쪽(forefoot)의 바닥면이고, 근육은 체중의 저항을 이기고 발꿈치를 들어올리는

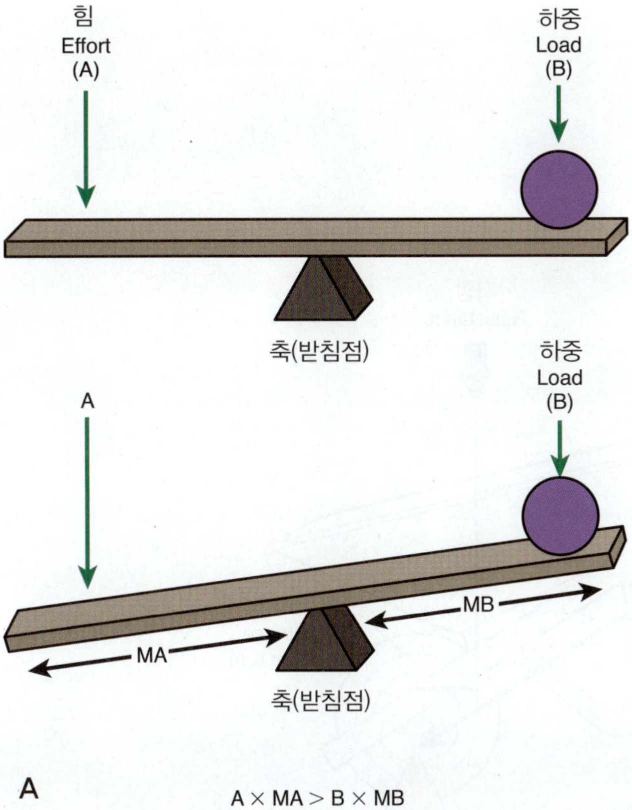

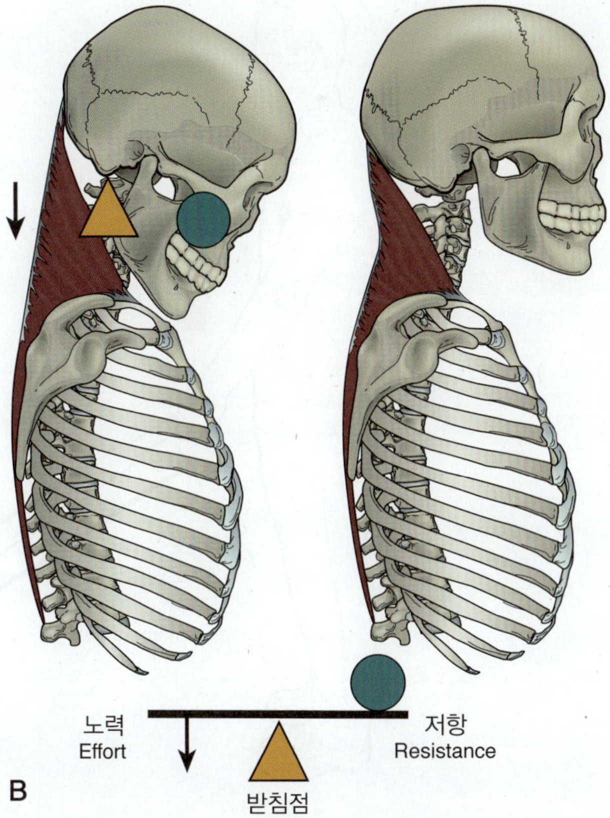

그림 4.6 1형 지렛대. (A) 힘 A와 MA(노력모멘트팔)의 곱한 값이 힘 B와 MB의 곱한 값보다 크기 때문에, 지렛대는 힘 A의 방향으로 움직일 것이다. (B) 목 위에서 움직이는 머리는 1형 지렛대의 한 예이다. 목 폄근이 한 방향의 힘을 발휘하고, 머리의 무게가 반대 방향의 힘을 발휘한다. 축은 폄근과 머리 무게 사이인 목뼈 위에 위치한다.

힘이다. 2형 지렛대는 파워를 생산하기 좋은 지렛대이다. 2형 지렛대는 작은 힘으로 큰 무게를 움직일 수 있는 이점을 가지고 있다.

3형 지렛대

3형 지렛대는 인체에서 가장 흔한 지렛대이다. 2형 지렛대와 비슷하게, 회전축은 뼈의 한쪽 끝에 위치한다. 그러나 3형 지렛대의 경우, 내적 힘 또는 근육의 힘이 축 가까이 위치하고, 외적 힘은 가장 긴 모멘트팔을 가진다. 3형 지렛대는 파워보다는 ROM과 속도의 이점을 가진다. 적은 양의 근수축으로도 큰 ROM을 수행할 수 있다. 3형 지렛대는 인체의 열린사슬활동에서 가장 많이 볼 수 있다. 3형 지렛대는 적용되는 힘의 이점을 취하는 능력이나 움직임의 양에 대한 이점을 가진다(그림 4.8).

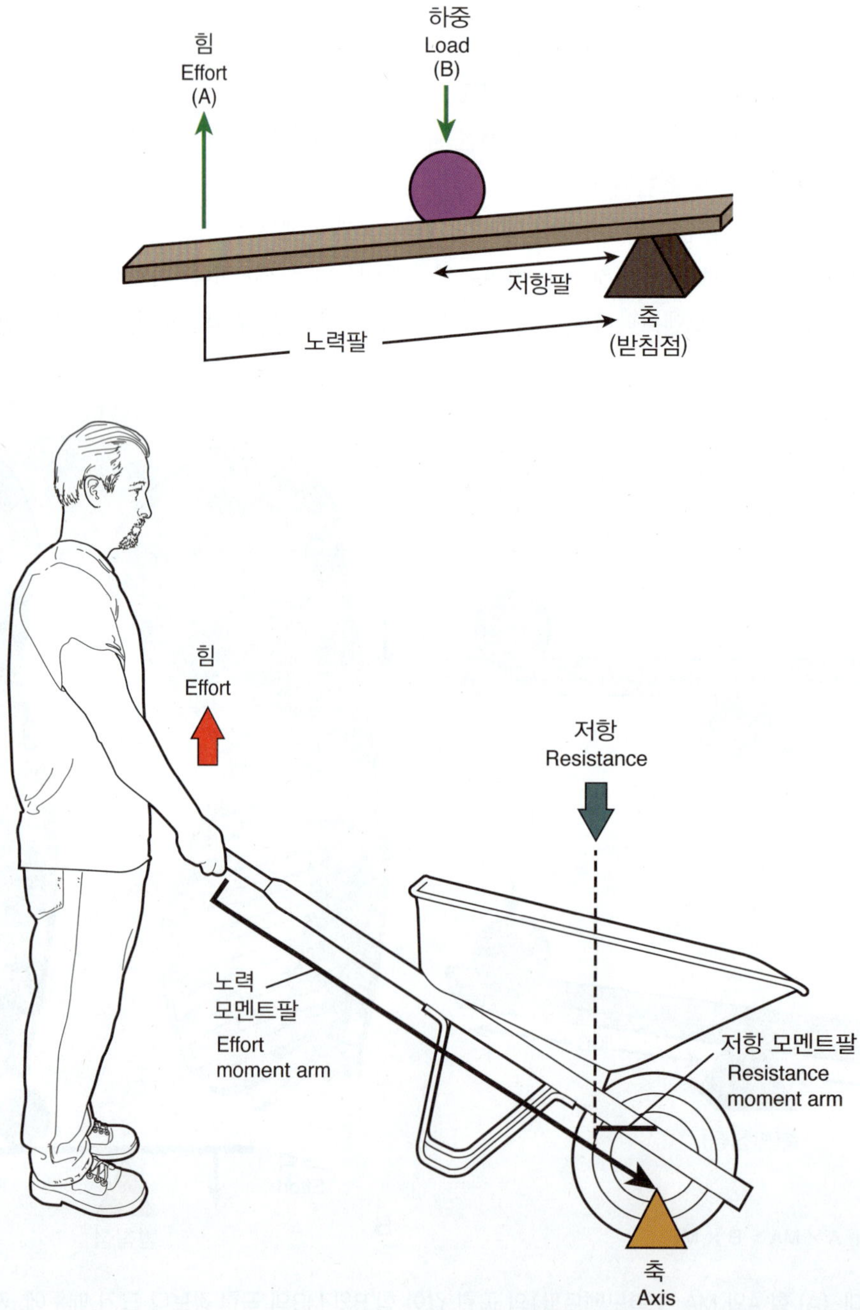

그림 4.7 2형 지렛대의 경우, 노력 모멘트팔은 저항팔보다 더 크다. 2형 지렛대는 근육의 힘이 큰 저항을 이겨낼 수 있다.

계속

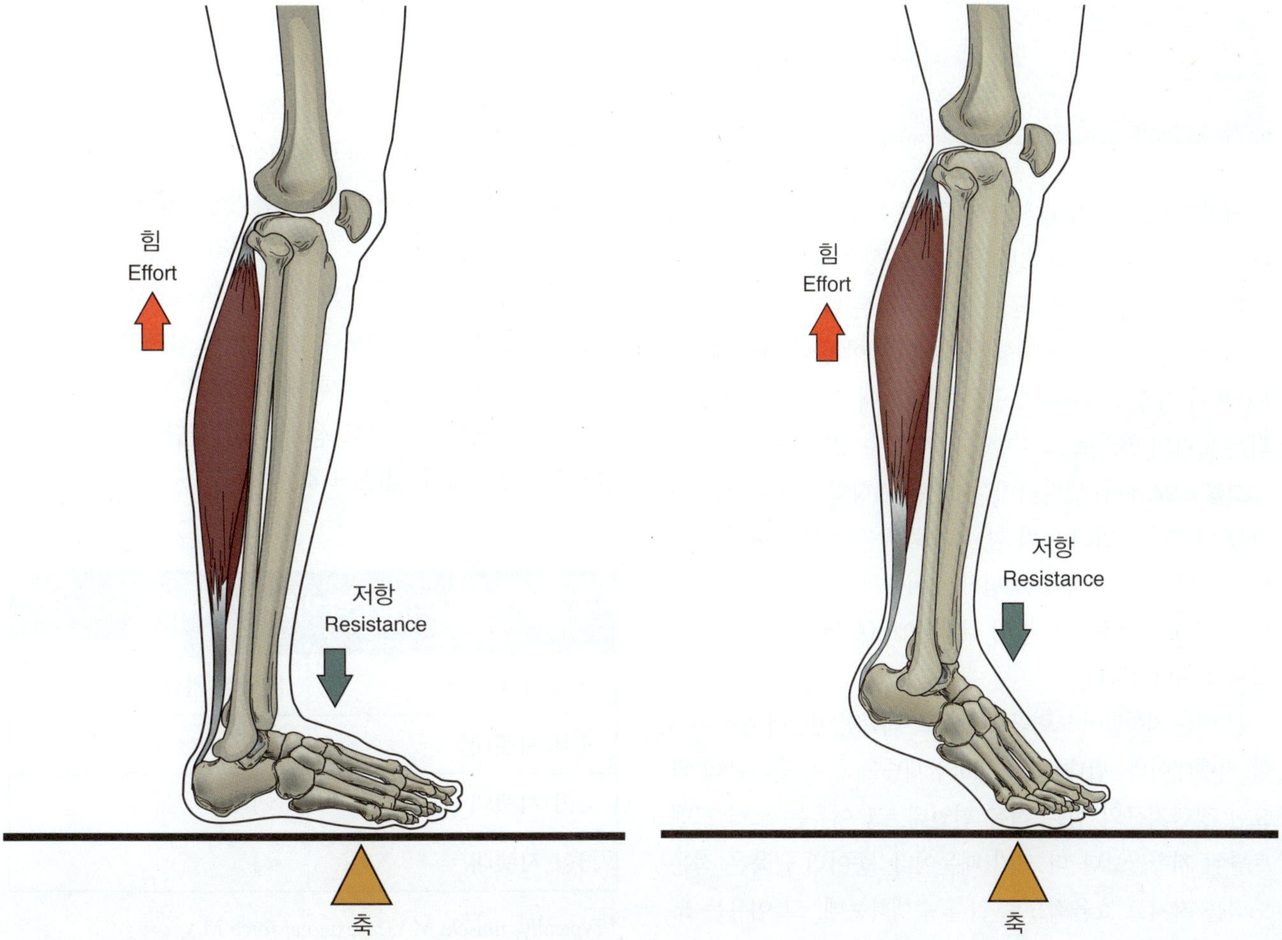

그림 4.7 계속)

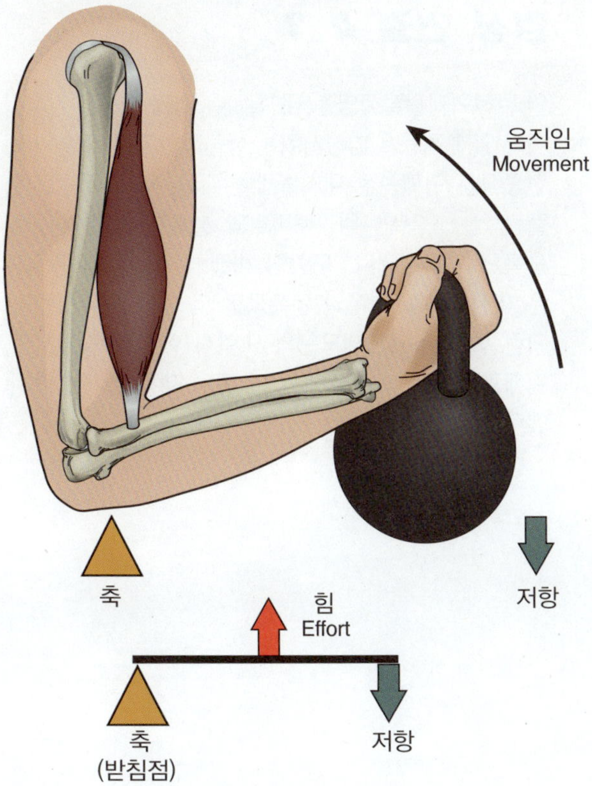

그림 4.8 3형 지렛대. 3형 지렛대는 움직임을 잘 생산할 수 있도록 고안되었다. 저항팔이 노력 모멘트팔보다 크기 때문에, 노력의 힘이 저항보다 더 커야 한다. 아래팔을 굽힘하는 팔꿉관절 굽힘근이 3형 지렛대의 예이다.

역학적 이점
MECHANICAL ADVANTAGE

역학적 이점은 지렛대 시스템의 효율성을 보여주는 것이다. 지렛대의 효율성이 크면 클수록, 저항을 극복하는데 요구되는 힘의 양이 적어진다. 큰 힘보다 작은 힘이 더 효율적이기 위해서는, 노력팔이 저항팔보다 더 커야 한다. 예를 들어, 100 lb의 저항을 이겨내기 근수축을 할 때, 노력의 팔이 길면 적은 노력의 힘으로 그 저항을 이겨낼 수 있다.

그림 4.9A에서, 넙다리네갈래근은 저항팔 × 100 lb의 저항을 이겨내기 위해 노력 힘 × 노력팔을 발휘해야 할 것이다. 저항을 이기고 무릎을 펴하기 위해서는 넙다리네갈래근의 힘에 노력팔을 곱한 값이 저항팔에 100 lb의 저항을 곱한 값보다 커야 한다.

본 예는 저항팔이 노력팔보다 크고, 역학적 이점이 감소된 3형 지렛대이다. 반대로, 150 lb의 체중을 들어 올리는데 필요한 장딴지근의 힘은 적은 편인데, 그 이유는 노력 모멘트팔이 저항팔보다 더 크기 때문이다. 종아리 근육은 적은 노력을 가지고 효율적으로 일을 수행하는데, 그 이유는 노력 모멘트팔의 길이가 더 크기 때문이다. 2형 지렛대는 3형 지렛대에 비해 큰 역학적 이점을 가진다(그림 4.9B).

근육뼈대계에서, 역학적 이점(MA)은 외적 모멘트팔(EMA)에 대한 내적 모멘트팔(IMA)의 비율이다. 여기에서 IMA는 근육과 관련된 모멘트팔이고, EMA는 근육이 저항하는 외적 힘과 관련된 모멘트팔이다. 역학적 이점은 IMA/EMA로 표기된다. IMA가 큰 숫자일 때, 비율은 1보다 크고, 1 보다 작은 비율의 경우보다 더 효율적인 것으로 간주된다.

IMA > 1 = 증가된 역학적 이점

IMA < 1 = 감소된 역학적 이점

장딴지근의 예는 IMA가 EMA보다 크고, 증가된 역학적 이점을 가진다. 장딴지근은 적은 수축으로도 체중의 힘을 극복하는 역학적 이점을 가진다. 2형 지렛대의 예는 2형 지렛대가 3형 지렛대보다 역학적 이점이 더 좋은지를 잘 보여주고 있다. 비록 2형 지렛대의 근육은 3형 지렛대보다 변위의 양이 적지만, 적은 힘으로 저항을 변위시킬 수 있다. 무릎을 펴하는 넙다리네갈래근의 경우, IMA가 EMA보다 작기 때문에 역학적 이점은 1보다 적다. 이때 넙다리네갈래근은 외적 힘보다 더 큰 힘을 발휘해야 토크를 일으킬 수 있다. 그러나 적은 근수축으로도 정강뼈 먼쪽끝단에서 큰 범위의 움직임을 일으킬 수 있다(표 4.1).

표 4.1 지렛대의 역학적 이점

지렛대의 유형	역학적 이점 (MA)
1형 지렛대*	>1, <1, = 1
2형 지렛대	>1
3형 지렛대	<1

**Typically, muscle MA > external force MA.*

임상 연결 4.3

역 완전어깨관절성형술(대치술)은 어깨 통증을 감소시키고 어깨 기능을 향상시키는 성공적인 재건 수술이다. 전통적인 어깨관절 대치술과 반대로, 역 어깨관절 임플란트는 오목한 위팔뼈머리와 볼록한 구형의 관절오목으로 구성된다. 모양이 바뀐 임플란트의 관절면은 회전축으로 안쪽과 먼쪽으로 더 많이 이동시킨다. 이런 변화는 어깨세모근의 역학적 이점을 향상시켜, 어깨관절 기능과 통증에서 더 좋은 재활 결과를 초래했다.

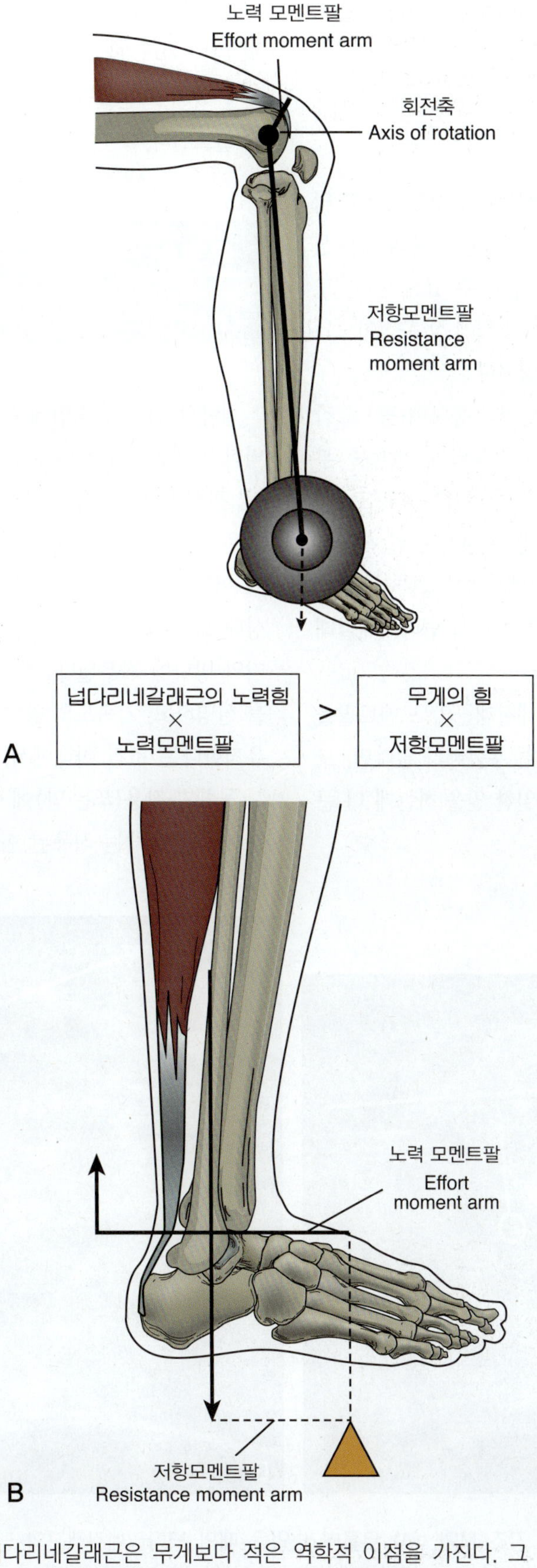

그림 4.9 역학적 이점. (A) 넙다리네갈래근은 무게보다 적은 역학적 이점을 가진다. 그 이유는 노력 모멘트팔의 길이가 짧기 때문이다. 무릎을 펼할 때 넙다리네갈래근은 저항보다 더 큰 힘을 발휘해야 할 것이다. (B) 장딴지근은 큰 역학적 이점을 가진다. 그 이유는 체중의 모멘트팔보다 노력 모멘트팔이 더 길기 때문이다. 2형 지렛대는 적은 힘으로 발꿈치들기를 효율적으로 할 수 있다. 그러나 변위의 양(발가락이 지면에 붙은 상태에서 발꿈치를 들어올리는 거리)은 (A)의 변위보다 적은 편이다.

해부학적 도르래
ANATOMICAL PULLEYS

인체 근육뼈대계는 도르래 시스템을 이용하여 근육의 역학적 이점을 증가시킨다. 도르래 시스템은 근육의 효율성을 증가시켜 적은 힘으로 과제를 수행할 수 있게 한다. 도르래의 역학적 정의는 케이블이 도르래 위에 잘 움직이도록 만드는 축바퀴(wheel on axle)로 설명된다.

인체의 도르래 시스템은 뼈 돌출부위나 종자뼈(휠)를 감싸고 있는 근육이나 힘줄(케이블)로 구성된다. 뼈돌출 부위를 지나가는 힘줄의 편향은 근육 힘의 방향을 바꾸고, 근육 작용선을 관절로부터 더 멀어지게 만든다. 이런 작용은 역학적 이점을 향상시키는 근육의 모멘트팔을 증가시킨다.

무릎뼈는 해부학적 도르래의 좋은 예로서 넙다리네갈래근의 효율성을 증가시킨다.

그림 4.10에서, 무릎뼈는 넙다리네갈래근의 모멘트팔을 증가시켜 큰 역학적 이점을 생성한다. 무릎뼈가 없다면, 모멘트팔이 감소할 것이고, 근육은 동일한 일을 하는데 더 큰 힘을 발휘해야 한다.

해부학적 도르래의 또 다른 예는 봉우리돌기와 위팔뼈머리 위를 지나가는 중간 어깨세모근이다. 이런 방향의 변화는 근육의 모멘트팔을 증가시키고 적은 힘으로도 큰 ROM을 일으킨다.

요약
CHAPTER SUMMARY

질량과 힘이 움직임에 어떤 영향을 주는지에 대한 생체역학적 개념은 뉴톤의 운동법칙을 통해 쉽게 이해될 수 있다: 관성 법칙, 가속도 법칙, 작용–반작용 법칙. 관성의 법칙은 움직임을 시작하고, 중단하고, 또는 변화시키는데 힘이 어떻게 요구되는지를 설명하고 있다. 물체가 정적 평형 상태 또는 동적 평형 상태이던 간에, 관성은 이들 힘의 크기와 방향에 좌우된다. 가속도의 법칙은 질량과 힘의 관계를 설명하고, 가속도의 영향을 다룬다. 물체가 정적 평형을 유지한다는 조건 아래에서, 뉴톤의 작용과 반작용 법칙은 그 물체가 작용(또는 힘)에 어떤 반응을 보이는지를 설명해준다. 즉, 물체는 적용된 힘과 크기는 같고 방향이 반대인

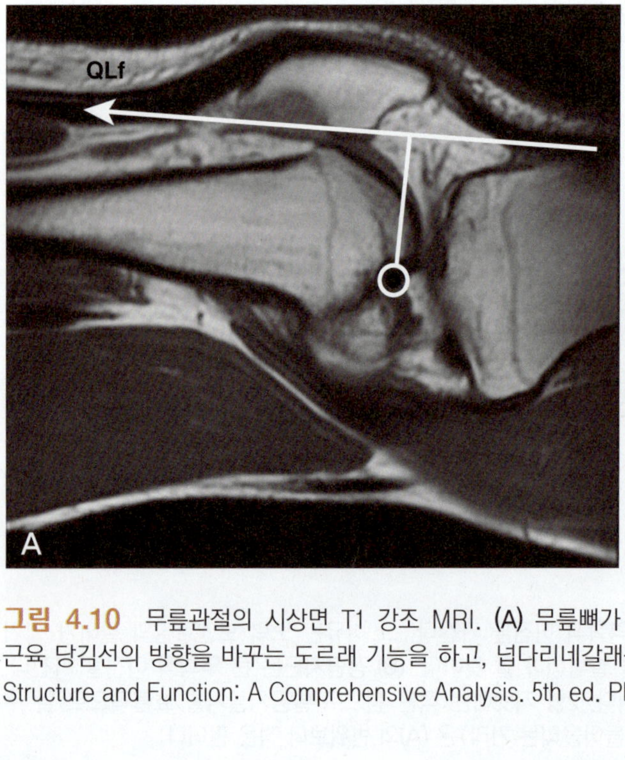

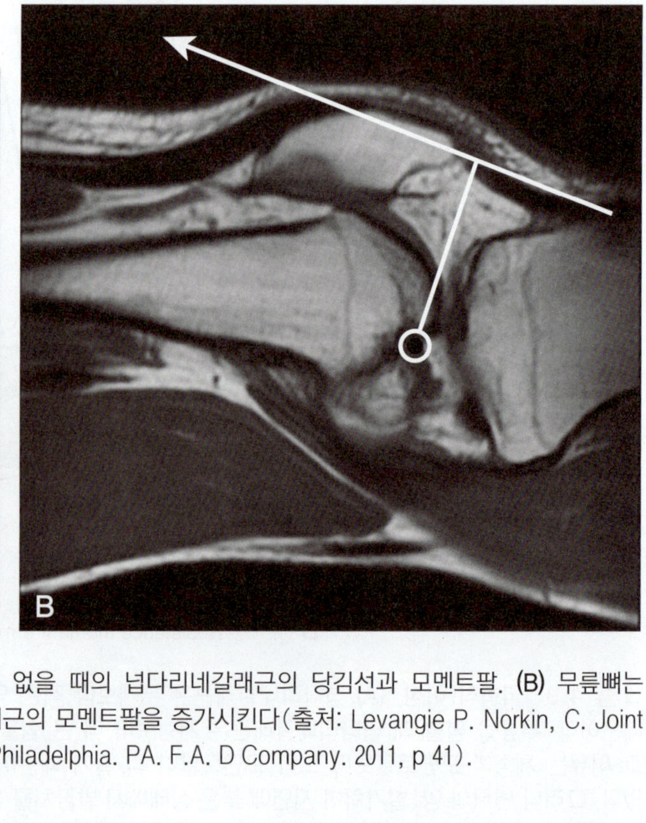

그림 4.10 무릎관절의 시상면 T1 강조 MRI. (A) 무릎뼈가 없을 때의 넙다리네갈래근의 당김선과 모멘트팔. (B) 무릎뼈는 근육 당김선의 방향을 바꾸는 도르래 기능을 하고, 넙다리네갈래근의 모멘트팔을 증가시킨다(출처: Levangie P. Norkin, C. Joint Structure and Function: A Comprehensive Analysis. 5th ed. Philadelphia. PA. F.A. D Company. 2011, p 41).

반작용의 힘을 발생시킨다. 반작용이 초기 작용과 동등하지 않으면, 그 물체는 불안정 상태에 놓일 것이다.

일은 적용된 힘에다 물체의 이동거리를 곱한 것이다. 그리고 파워는 단위 시간내 이루어진 일이다. 근육이 힘을 발생하여 신체를 움직이고, 힘이 단시간 동안 증가되면 파워가 증가한다. 인체는 앉은 자세에서 선 자세로 이동하거나 계단 보행을 할 때 근 파워에 좌우된다. 근 파워는 속도를 증가시켜 점프하거나 공을 던지는 능력을 제공한다.

지렛대와 도르래는 힘의 역학적 이점이나 효율성을 증가시키는 시스템이다. 힘의 거리 즉, 힘의 모멘트팔이 증가하면, 그 힘은 큰 역학적 이점을 가질 것이고, 적은 힘으로 일을 수행할 수 있을 것이다. 1형 지렛대는 균형을 위한 지렛대이고, 2형 지렛대는 적은 힘으로 큰 저항을 이기는 역학적 이점을 가진 지렛대이다. 3형 지렛대는 적은 힘으로 큰 ROM으로 움직이는 지렛대이다.

1장–3장에 제시된 정보와 함께, 이들 생체역학적 개념은 운동학을 공부하는데 필요한 기본 개념을 제공한다.

복습 / DISCUSSION QUESTIONS

1. Caroline은 지지를 받지 않은 상태로 앉은 자세를 취하고, 움직이지 않는다. Caroline의 몸통과 척추는 어떤 평형 상태에 있는가?
2. 관성의 법칙에서 볼 때, Caroline이 몸을 앞쪽으로 숙일 때 어떤 일이 일어나야 하는가?
3. 양의 가속도와 음의 가속도의 차이점을 설명한다.
4. 동일 속도로 무릎을 펴하면서 5 lb의 무게를 들어 올리는 것에서 10 lb의 무게를 들어 올리는 것으로 바뀔 때 넙다리네갈래근에 요구되는 근육의 힘은 어떻게 바뀔까?
5. 물체의 움직임 속도는 일정하지만 물체의 질량이 감소되면, 물체의 가속도는 어떻게 바뀌는가?
6. 지면반발력은 달리기 선수의 정강뼈 스트레스 골절에 어떤 영향을 주는가?
7. 수직 점프를 준비하기 위해 운동선수는 쭈그려 앉은 자세를 취한다. 신장의 측면에서, 넙다리네갈래근과 장딴지근의 위치에너지는 무엇인가? 언제 위치에너지가 운동에너지로 전환되는가? 수직 점프하는 동안 다리에 의해 수행되는 일을 정의해 본다. 점프 동안 다리에 의해 생성되는 파워를 결정하기 위해 여러분은 어떤 공식을 사용하는가?
8. Jack은 선 자세에서 닫히 사슬의 발꿈치 들기를 수행함으로써 장딴지근의 근력강화 운동을 하고 있다. 장딴지근은 몇 형 지렛대를 나타내는가? 적은 근육의 힘으로 체중을 들어 올릴 수 있는 이유는 무엇인가?
9. 장딴지근과 어깨세모근의 역학적 이점과 지렛대 시스템을 비교해 본다. 어느 시스템이 더 큰 각변위나 ROM을 일으키는가? 여러분의 답을 설명해 본다.

참고문헌(BIBLIOGRAPHY)

Angelozzi M, Madama M, Corsica C, et al. Rate of force development as an adjunctive outcome measure for return-to-sport decisions after anterior cruciate ligament reconstruction. *J Orthop Sports Phys Ther.* 2012;42:772-780.

Henwood TR, Riek S, Taaffe DR. Strength versus muscle power-specific resistance training in community-dwelling older adults. *J Gerontol.* 2008;63:83-91.

Houglum PA, Bertoti DB. *Brunnstrom's Clinical Kinesiology.* 6th ed. Philadelphia, PA: FA Davis; 2012.

Jarrett CD, Brown BT, Schmidt CC. Reverse shoulder arthroplasty. *Orthop Clin North Am.* 2013;44:389-408.

Levangie PK, Norkin CC. *Joint Structure and Function: A Comprehensive Analysis.* 5th ed. Philadelphia, PA: FA Davis; 2011.

LeVeau BF. *Biomechanics of Human Motion Basics and Beyond for the Health Professions.* Thorofare, NJ: Slack Incorporated; 2011.

단원 II

척주

THE VERTEBRAL COLUMN

사람의 축성 뼈대는 머리뼈, 척주, 복장뼈 및 갈비뼈 등으로 구성된다. 5장은 척추의 뼈와 물렁조직에 초점을 맞추고 있다. 6장은 갈비우리와 호흡 기능에 초점을 맞추고 있다. 7장은 턱관절을 자세히 다룸으로써 축성 뼈대에 대한 공부를 마무리한다. 이들 장은 축성 뼈대의 구조와 운동형상학에 대한 지식의 토대를 마련했고, 축성 뼈대 구조물이 팔다리의 움직임에 꼭 필요한 몸통 안정성에 어떤 영향을 제공하는지를 다루었다.

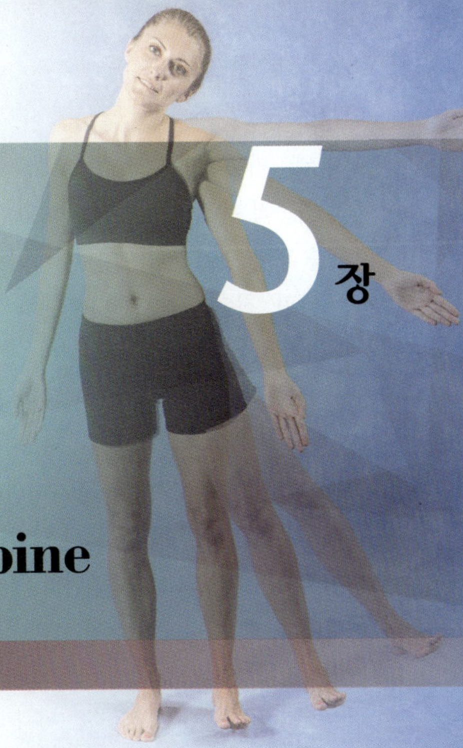

5장

척추의 구조와 기능

Structure and Function of the Spine

핵심 개념 / Key Concepts

척추 구조

척추 만곡

척추뼈

- 뼈 구조물
- 후관절
- 척추사이원반
- 인대

척추 운동형상학

척추의 영역별 특성

목뼈 영역

등뼈 영역

허리뼈 영역

엉치뼈 영역

척추 근육

뒤쪽 근육

앞쪽 근육

척추 근육의 안정화와 정렬

학습 성과 / Learning Outcomes

본 장을 공부한 후, 학습자는 다음을 할 수 있을 것이다:

5.1 척추의 일반적인 목적과 기능을 설명할 수 있다.
5.2 1차 만곡과 2차 만곡에 대해 기술할 수 있다.
5.3 척추의 뼈구조물, 인대 및 관절의 일반적인 특징을 기술할 수 있다.
5.4 목뼈, 등뼈, 허리뼈 및 엉치뼈의 특정 만곡, 뼈, 인대 구조물, 운동형상학 및 근육 기능에 대해 설명할 수 있다.
5.5 깊은 안정근과 작용근이 척추안정화에 어떤 영향을 주는지에 대해 설명할 수 있다.
5.6 특정 척추 영역의 부정정렬이 다른 영역의 자세 정렬에 어떤 영향을 주는지를 알 수 있다.

척추는 가동성과 안정성을 모두 제공한다. 가동성은 인체의 기능적 움직임을 위한 것이고, 안정성은 몸통의 수직 지지를 위한 것이다. 척추는 팔다리로 힘을 전달하고 흡수하는 한편, 척수를 보호한다. 척주의 앞쪽 부분은 척추뼈몸통과 척추사이원반으로 구성되며, 충격흡수와 여러 방향의 가동성을 제공한다. 척주의 뒤쪽 부분은 척수를 보호하고, 움직임을 안내하거나 제한하고, 또 뼈 분절에 길게 걸쳐 있는 근육을 통해 역학적 이점을 증가시킨다.

본 장은 뼈, 관절, 인대 등의 일반적인 특성과 구조에 대해 먼저 설명하고, 그 다음, 여러 척추 영역의 특징을 설명할 것이다. 맨 마지막에는 척추 뼈대근과 그 근육의 기능에 대해 설명할 것이다.

척주 구조

SPINAL STRUCTURES

척추는 33개의 척추뼈와 23개의 척추사이원반으로 구성된다. 척추는 7개의 목뼈, 12개의 등뼈, 5개의 허리뼈, 5개의 뼈가 하나로 융합된 1개의 엉치뼈와 4개의 꼬리뼈를 가지고 있다. 척추뼈는 그들의 위치에 따라 숫자와 글자로 표기된다. 예를 들어, 2번째 목뼈는 C2이고, 5번째 허리뼈는 L5로 표기된다(그림 5.1). 척주를 구성하는 구조물은 비슷한 점이 많지만, 영역에 따라 다른 점도 많다. 척추의 검진은 개별 영역과 관련된 차이점을 고려하기 전에, 전반적인 척추의 유사점부터 먼저 고려한다.

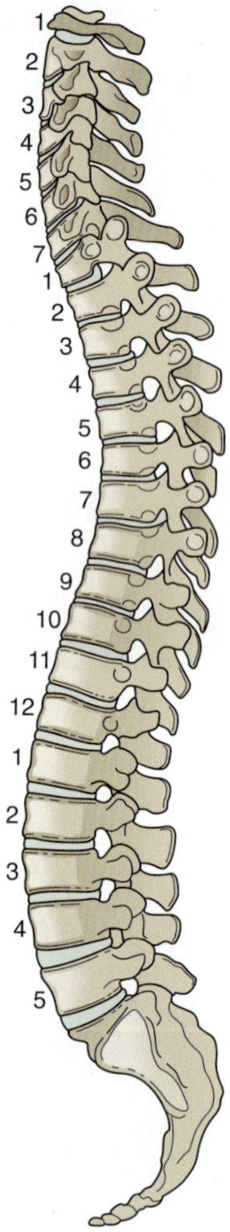

그림 5.1 척추의 영역. 척추는 5개의 영역으로 구성된다: 목뼈, 등뼈, 허리뼈, 엉치뼈 및 꼬리뼈(출처: Roy, S, Wolf SL, Scalzitti DA. The Rehabilitation Specialist's Handbook. 4th ed. Philadelphia, PA. F.A. Davis Company, 2013: p. 46).

척추 만곡

자궁 안에 있는 태아나 출산 시 신생아는 1개의 척주 만곡을 가진다. 이 만곡은 뒤쪽으로 볼록하고 앞쪽으로 오목한 **뒤굽음 만곡**이며, 1차 만곡으로 분류된다. 유아가 엎드린 자세에서 중력을 이기기 위해 머리를 들어올리기 시작할 때, 목뼈에서 2차 **만곡**이 발달한다.

2차 만곡은 앞쪽으로 볼록하고 뒤쪽으로 오목한 형태를 띤다. 유아가 네발기기를 위한 자세를 취하거나 유지하는 능력을 가졌을 때, 허리뼈의 앞굽음 만곡이 발달한다(그림 5.2A). 성인의 경우, 만곡은 4 종류이다: 목뼈 앞굽음, 등뼈 뒤굽음, 허리뼈 앞굽음, 엉치뼈–꼬리뼈 뒤굽음(그림 5.2B). 이들 만곡은 압박 하중이 가해졌을 때 척추가 압박 하중을 잘 견디도록 돕는다. 일자 형태의 척주와 달리, 만곡된 척주는 작용힘에 잘 반응하여 굽힘할 수 있다.

척추뼈

뼈 구조물

대부분의 척추뼈는 앞쪽의 척추뼈몸통(**체중부하 구조물**)과 뒤쪽의 신경고리로 이루어져 있다(그림 5.3). 척추뼈구멍은 척추뼈몸통 뒤쪽에 위치한 큰 구멍이며, 척주 길이

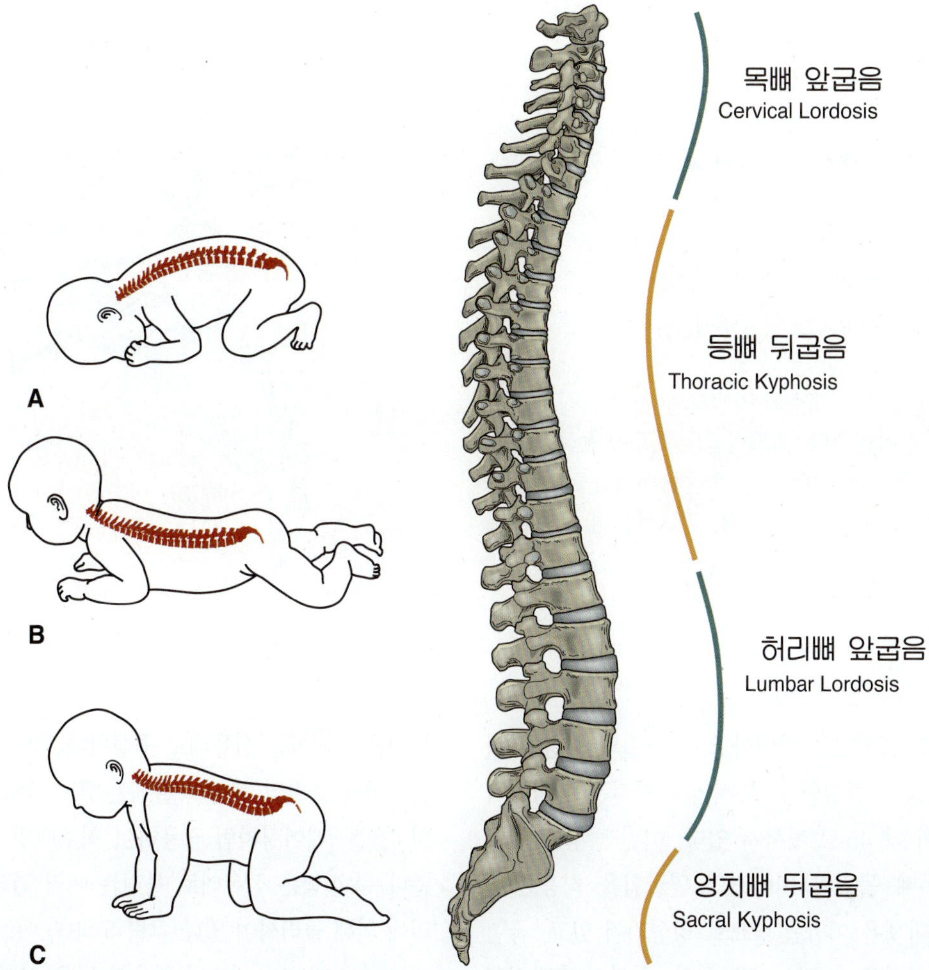

그림 5.2 (A) 유아 운동 발달 동안 1차 만곡과 2차 만곡의 출현(출처: Levangie P. Norkin, C. Joint Structure and Function: A Comprehensive Analysis. 5th ed. Philadelphia. PA. F.A. D Company. 2011, p 142). (B) 척주는 4개의 만곡을 가진다: 목뼈 앞굽음, 등뼈 뒤굽음, 허리뼈 앞굽음, 엉치-꼬리뼈 뒤굽음(출처: Roy, S, Wolf SL, Scalzitti DA. The Rehabilitation Specialist's Handbook. 4th ed. Philadelphia, PA.F.A. Davis Company, 2013: p. 46).

를 따라 척수가 통과하는 관으로 작용한다. 척추뼈몸통은 2개의 척추뼈고리뿌리(pedicle)에 의해 뒤쪽 구조물과 연결되어 있다. 척추뼈고리뿌리는 몸통 근육과 척추 자세에 의해 생성된 힘을 척추뼈몸통으로 전달한다(그림 5.3A). 앞쪽 구조물은 체중부하와 가동성을 제공하고, 뒤쪽 구조물은 척추의 움직임을 조절한다.

양쪽 고리뿌리는 척추뼈몸통을 가쪽으로 튀어나온 가로돌기에 연결한다(그림 5.3B). 가로돌기는 중앙에서 뒤쪽으로 나온 가시돌기와 연결된다. 가시돌기는 척추 영역에 따라 수평이나 아래쪽으로 향할 수 있다. 양쪽 가로돌기와 가시돌기는 인대와 근육의 부착점으로 작용한다. 가로돌기와 가시돌기를 연결하는 뼈 부위를 고리판(lamina)이라고 한다. 고리뿌리로 힘을 전달하는 고리판의 영역을 관절사이부라고 한다. 관절사이부는 굽힘의 힘에 많이 노출되기 때문에, 스트레스골절을 당하기 쉽다. 목뼈의 경우에는 가로돌기와 고리뿌리 사이에 "가로구멍"이라고 불리는 작은 구멍이 존재하는데, 이 구멍을 척추동맥이 통과한다. 척추뼈는 고리뿌리에서 튀어나온 위관절돌기와 아래관절돌기를 가지고 있다(그림 5.3C).

후관절

후관절(facet joint 또는 zygapophyseal joint)은 가동성 관절이며, 위쪽 척추뼈의 좌우 아래관절돌기와 아래쪽 척추뼈의 좌우 위관절돌기에 의해 형성된다(그림 5.4A).

임상 연결 5.1

관절사이부 결함은 선천적 기형, 골절, 또는 노화와 비만으로 인한 퇴행성 변화로 초래될 수 있다. 이들 결함은 척추전방전위증을 일으킬 수 있다.

척추뼈 뒤쪽 요소와 척추뼈몸통 사이의 연결이 중단되기 때문에, 위쪽에 놓인 척추뼈가 앞쪽으로 미끄러진다. 척추전방전위증의 정도는 다양하다. 즉, 뒤쪽 인대와 관절주머니의 과도한 신장으로 인한 불편함과 과가동성에서부터 척수신경이나 척수의 압박으로 인한 감각 이상과 운동 약증까지 다양하다. 미끄러짐의 정도는 X선 사진으로 측정된다. 증상은 코어 안정화 운동이나 단축된 물렁조직의 신장으로 좋아질 수 있다. 미끄러짐이 큰 경우는 재활 운동보다 수술적 중재가 더 필요할 수 있다.

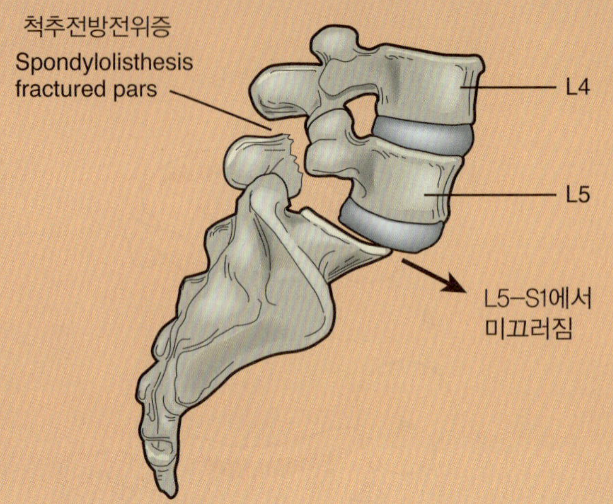

후관절은 척추 움직임을 안내하고, 후관절의 방향이 척추 움직임의 방향을 결정한다. 목뼈의 후관절은 이마면과 가로면 사이에서 약 45°로 경사져 있다. 이런 방향은 가로면의 상당한 목뼈 돌림과 이마면의 옆굽힘을 허용한다. 등뼈 후관절의 파셋은 이마면 상으로 형성되어 있고, 굽힘이나 폄보다 옆굽힘을 더 많이 허용한다. 허리뼈 후관절의 파셋은 시상면에 가깝게 형성되어 있어, 허리뼈 굽힘과 폄의 ROM을 더 많이 허용한다(그림 5.4B).

척추사이원반

각 척추뼈 사이에는 척추사이원반(IVD)이 존재하고, 척추사이원반과 척추뼈 사이에 연골성 관절이 형성되어 있다. 척추사이원반은 척추뼈몸통을 분리하고, 인대에 적절한 장력을 제공한다. 인대에 장력이 걸리는 이유는 척추뼈와 원반 부착점 사이에 공간이 형성되기 때문이다. 원반 공간은 후관절을 적절하게 정렬시키고, 신경과 혈관이 통과할 수 있는 충분한 공간을 형성한다. 척추사이원반은 하중을 다음 분절로 전달하는 충격흡수장치로도 작용하고, 또 각 척추뼈사이분절의 움직임을 허용한다. IVD는 척추 길이의 20–30%을 형성하고, 목뼈의 3 ㎜, 허리뼈의 9 ㎜까지 크기를 증가시킨다.

IVD는 속질핵으로 불리는 중심 부위의 젤성 물질과 그 물질을 둘러싸는 섬유테로 구성된다(그림 5.5A). 프로테오글라이칸 물질의 젤성 속질핵은 70–90%의 물로 구성되어 있고, 볼–베어링처럼 작용하여 척추뼈의 움직임에 영향을 준다. 속질핵은 섬유테로 불리는 여러 겹의 섬유연골성 고리에 의해 둘러싸여 있다(그림 5.5B). 이런 I 형 콜라겐 고리는 속질핵보다 체액의 함유가 낮은 편이다. 섬유테는 장력에 강한 편이고, 힘을 흡수하기 위해 신장이나 팽창됨으로서 원반에 가해지는 장력 스트레스를 견딘다. 원반의 위쪽 면과 아래쪽 면은 척추끝판과 연결되고, 척추뼈끝판은 다시 척추뼈의 뼈구조물과 연결된다. IVD와 척추뼈몸통 사이에는 척추사이관절이 존재한다. 이들 섬유연골성 관절은 3면에서 일어나는 움직임과 비선형의 앞쪽 활주와 뒤쪽 활주를 가진다. 비록 각 척추사이관절에서 일어나는 움직임이 약간 일어나지만, 그들의 전체 움직임은 척추의 긴 원호 운동을 허용한다.

근수축이나 물체 들기 등을 통해 하중의 힘이 척추에 적용되면, 원반의 한쪽 부분에 가해진 압박은 원반의 반대쪽에 장력을 일으킨다(그림 5.6A와 B). 속질핵은 체액의 구성 때문에, 압박에 의해 변위된다. 척추를 굽힘할 때는, 원반의 앞쪽과 앞쪽 구조물이 압박하고, 뒤쪽 구조물이 신장된다(그림 5.6C). 폄을 할 때는 반대 현상이 일어난다: 뒤쪽 구조물이 압박되고, 앞쪽 구조물이 신장된다(그림 5.6D).

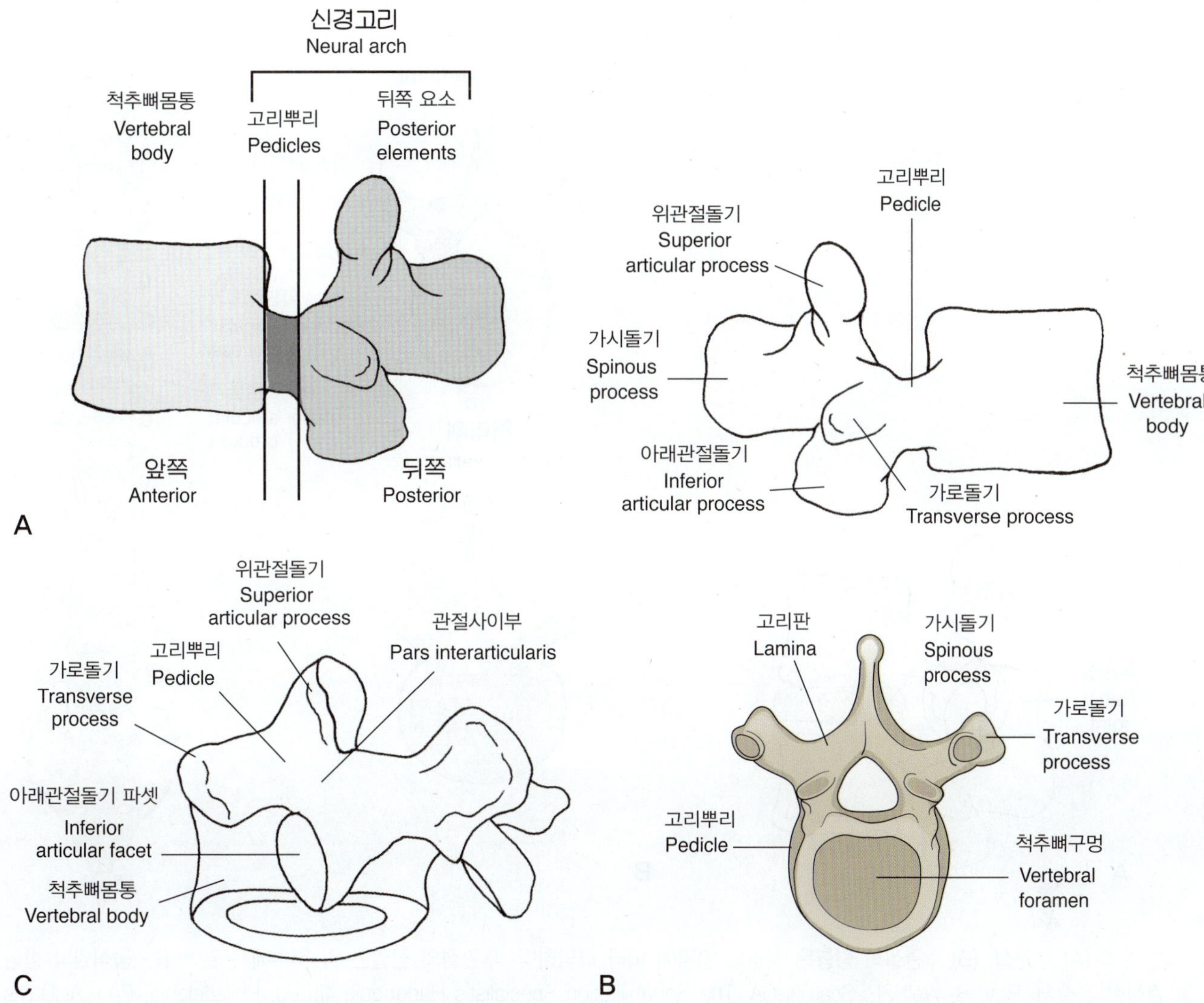

그림 5.3 (A) 척추뼈몸통은 척추뼈의 앞쪽 구조물이다. 신경고리는 뒤쪽 구조물이고, 고리뿌리와 뒤쪽요소로 구성되어 있다. (B) 뒤쪽 요소는 양측 고리판, 관절돌기, 가시돌기 및 가로돌기로 구성된다. (C) 관절사이부는 관절돌기 사이의 고리판에 위치한다. 후관절은 위관절돌기와 아래관절돌기의 끝단에 위치한다(출처: Levangie P. Norkin, C. Joint Structure and Function: A Comprehensive Analysis. 5th ed. Philadelphia. PA. F.A. D Company. 2011, p 142).

IVD는 서기와 걷기와 같은, 정상 활동을 할 때도 압박을 받는다. 이들 활동은 원반의 높은 체액 함량을 감소시켜, 하루 내 사람의 신장을 2 ㎝까지 감소시킬 수 있다. 잠잘 때와 같이, 장시간 동안 누운 자세를 취하면, 원반에 대한 압박이 감소되어 IVD의 높이가 원래대로 회복된다. 몇 시간 동안 구부정한 자세로 앉을 때처럼 척추에 장시간의 압박과 굽힘력을 가하면, 하중이 속질핵에서 섬유테 쪽으로 이동할 수 있다. 과도한 하중은 속질핵의 돌출을 유발시킬 수 있다.

인대

몇 가지 중요한 인대들이 척추사이원반과 후관절에 관여한다. 이들 인대의 얕은 섬유는 여러 척추 분절에 걸쳐져 있고, 반면 깊은 섬유는 1–2개의 척추 분절에 걸쳐져 있다. 앞세로인대와 뒤세로인대는 전체 척주 길이와 비슷하게 C2에서 엉치뼈까지 걸쳐져 있다. 앞세로인대는 척추뼈몸통과 원반의 앞쪽면과 가쪽면을 감싸면서 C2에서 엉치뼈까지 주행한다. C2 레벨에서, 앞세로인대는 고리뒤통수인대와 고리중쇠인대로 이어진다. 앞세로인대는 뒤세로인대보다 2배

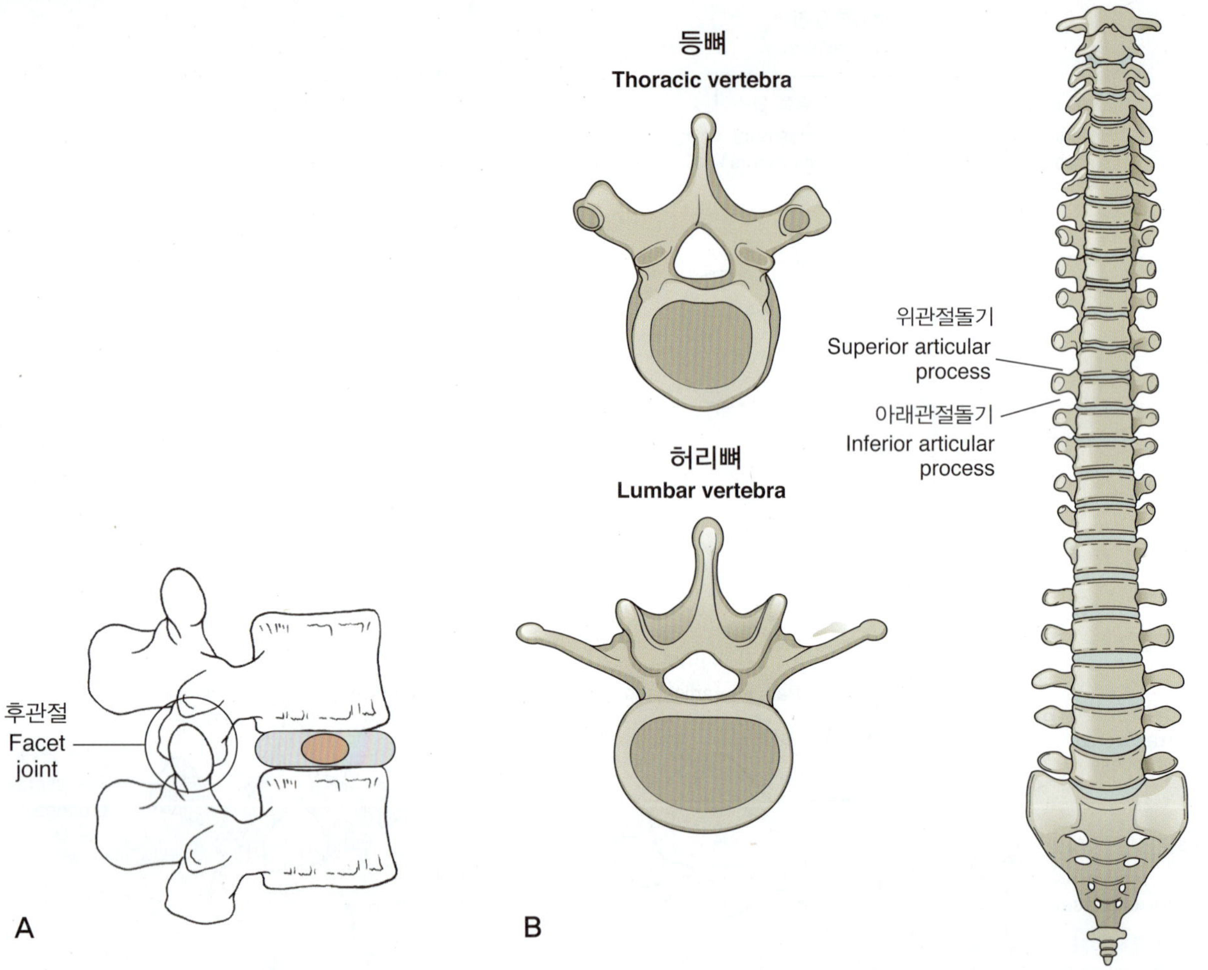

그림 5.4 (A) 후관절. (B) 후관절의 방향은 척추의 영역에 따라 다양하다. 후관절의 정렬은 각 척추에서 일어나는 움직임의 방향을 결정한다(출처: Roy, S, Wolf SL, Scalzitti DA. The Rehabilitation Specialist's Handbook. 4th ed. Philadelphia, PA.F.A. Davis Company, 2013: p. 46과 48).

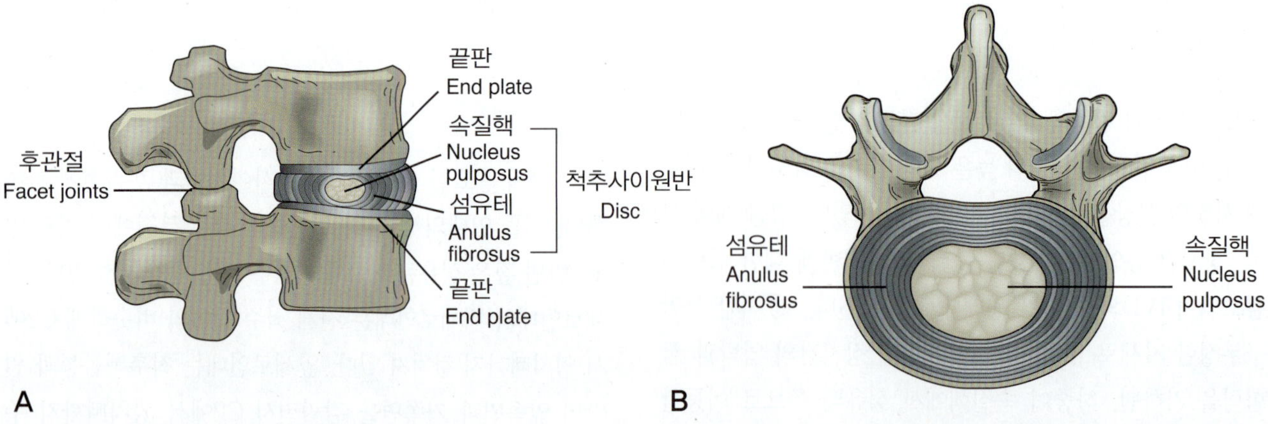

그림 5.5 (A) 척추사이원반과 척추끝판(척추뼈에 부착된)의 시상면. 원반 공간은 후관절의 정렬과 척추사이구멍의 형성을 돕는다. (B) 척추사이원반의 가로면.

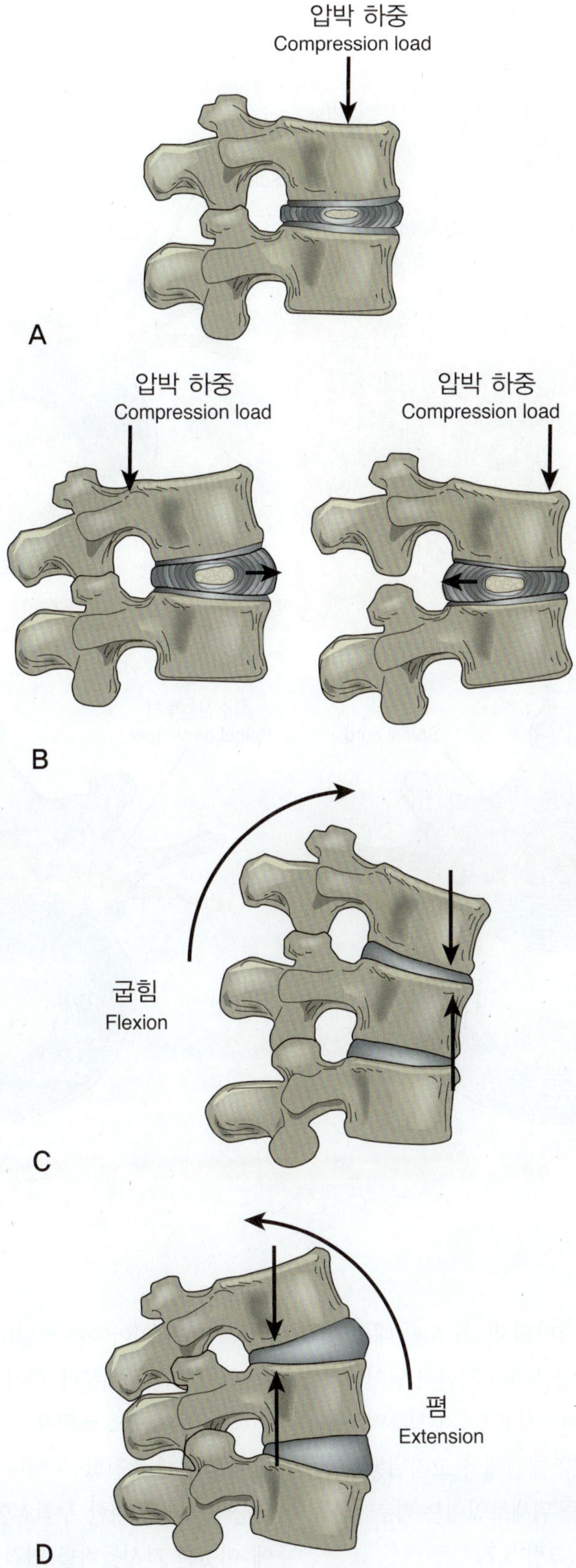

그림 5.6 (A) 원반의 축성 압박. (B) 가쪽 힘은 반대쪽 방향의 원반 변위를 일으킨다. (C) 척추 굽힘은 원반을 뒤쪽 방향으로 움직인다. (D) 척추 폄은 원반을 앞쪽 방향으로 팽창시킨다.

임상 연결 5.2

척추사이원반은 굽힘과 돌림된 척추 자세에서 지속적이거나 반복적인 하중이 척추에 가해졌을 때 급성 손상이나 만성 손상을 당할 수 있다. 이런 반복적인 스트레스는 원반 탈출을 초래할 수 있다. 중앙의 속질핵은 섬유테 쪽으로 돌출되지만, 여전히 섬유테의 바깥층 안에 유지될 수도 있고(A), 또는 돌출되어 섬유테의 바깥층에 접촉할 수도 있다(B). 분리 속질핵은 속질핵이 원반으로부터 떨어져 나간 경우를 의미한다. 속질핵의 파편이 경질막바깥 척수관 안으로 들어간 것이다(C). 척수신경의 자극이나 압박은 팔다리의 통증, 감각 손상, 운동 약증을 초래할 수 있다. 환자의 징후와 증상에 따라, 운동, 코어 안정화 운동 및 도수치료 등이 원반 탈출과 관련된 기능장애를 제거하거나 감소시킬 수 있다.

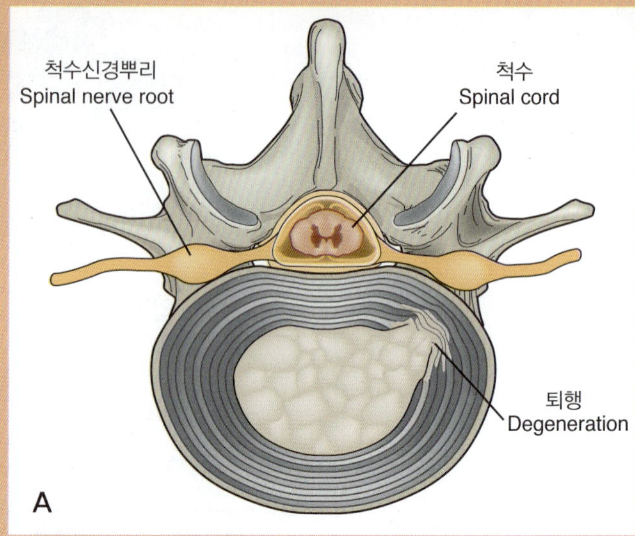

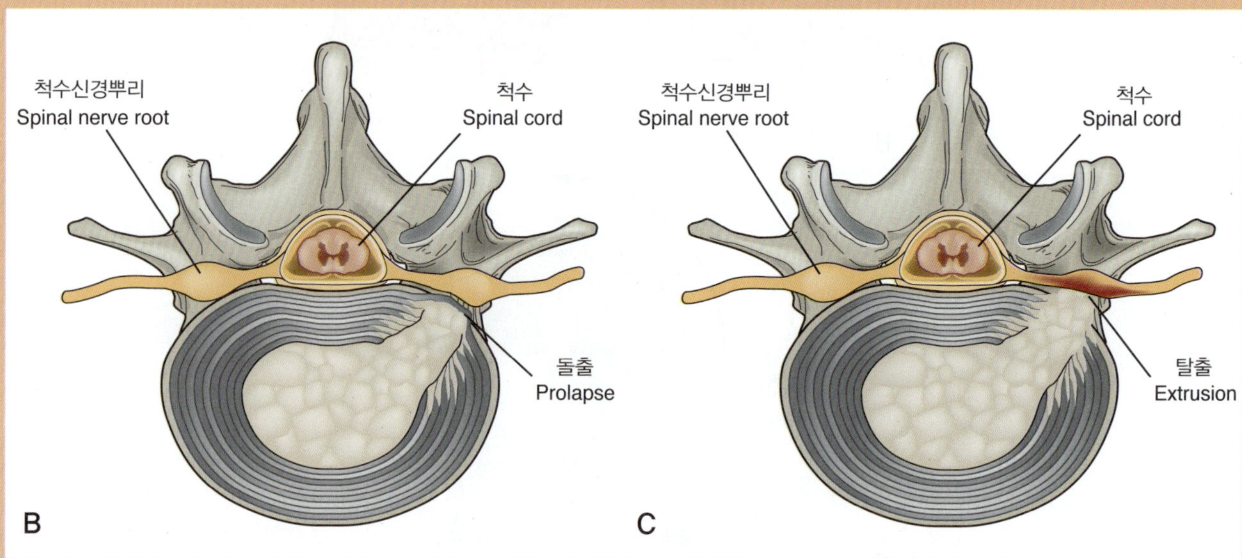

정도 강한 편이고, 척추 굽힘 때 압박되고, 척추 폄 때 신장된다. 이것은 허리뼈와 목뼈의 앞굽음에서 젖힘이 일어나지 않도록 한다. 뒤세로인대는 엉치뼈에서 C2까지 척추뼈몸통과 원반의 뒤쪽면을 주행한다. C2 레벨에서 고리뒤통수막과 고리중쇠막으로 이어진다. 이들 뒤세로인대는 척추 굽힘 때 신장되고, 척추 폄때 압박된다(그림 5.7).

가시위인대는 C7에서 L3이나 L4 까지 척추뼈의 가시돌기의 끝을 연결한다. 목뼈의 가시위인대는 머리뼈바닥에서 위쪽목뼈가 이어지는 목덜미인대가 된다. 머리뼈에 부착되는 가시위인대 때문에 머리가 폄된 자세를 취한다. 목덜미인대의 두께(2.5 ㎝까지) 때문에, 목덜미인대를 머리뼈바닥에서 쉽게 촉진할 수 있다. 목덜미인대는 머리뼈바닥에서 위등세모근을 위한 부착점이 된다. 가시위인대의 깊은 곳에 이웃한 가시돌기를 연결하는 가시사이인대가 존재한다(그림 5.8). 가시위인대와 가시사이인대는 과도한 척추 굽힘으로 손상될 수 있는 첫 번째 구조물이다. 가시사이인

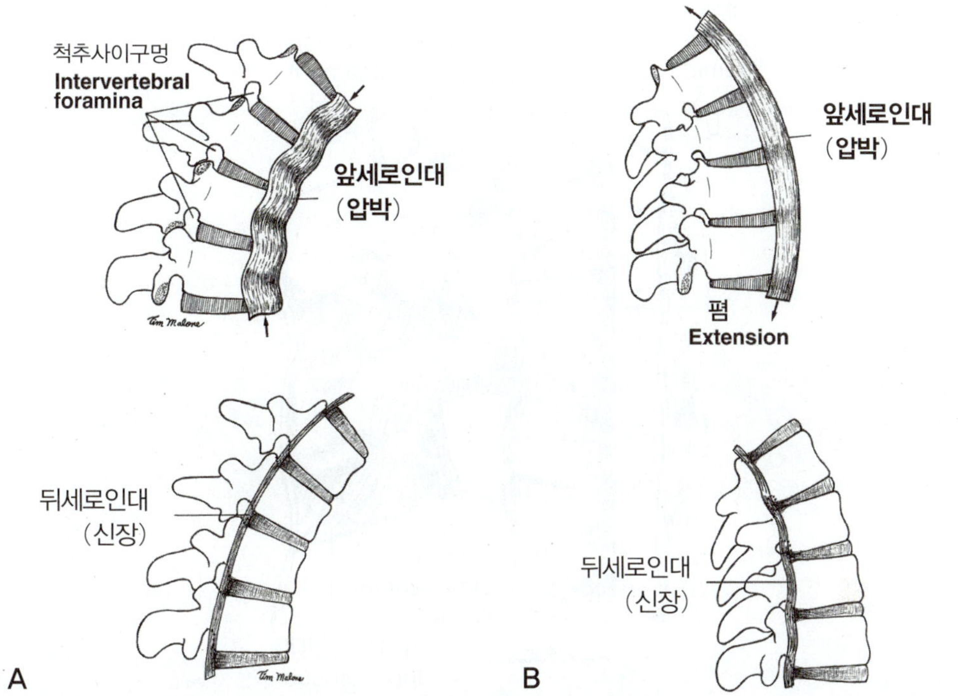

그림 5.7 (A) 척추 굽힘 동안, 앞세로인대는 압박되고, 뒤세로인대는 신장된다. (B) 척추 폄 동안, 앞세로인대는 신장되고, 뒤세로인대는 압박된다(출처: Levangie P. Norkin, C. Joint Structure and Function: A Comprehensive Analysis. 5th ed. Philadelphia. PA. F.A. D Company. 2011, p 148).

대를 신경지배하는 등쪽가지의 안쪽 분지는 아래쪽 등이 손상되었을 때 나타나는 통증을 전달할 수 있다. 이들 구조물과 역학적 수용기의 손상은 척추손상에서 자주 나타나는 척추 안정근의 동원 실패를 초래할 수 있다.

황색인대는 C2에서 엉치뼈까지 23개 분절의 이웃한 두 개 척추뼈를 위해 고리판을 연결하고 있다. 탄력성이 좋은 황색인대는 후관절의 앞쪽면을 덮고, 척추관의 뒤쪽면을 형성한다. 황색인대는 앞쪽 굽힘에 저항하고, 굽힘된 자세에서 똑바른 자세로 척추뼈를 되돌리는데 도움을 준다(그림 5.9).

가로사이인대는 이웃한 가로돌기를 연결하고, 가로돌기를 깊은 척추 근육에 연결한다. 척추가 옆굽힘할 때, 반대쪽 가로사이인대는 신장하고, 동측 가로사이인대는 압박된다(그림 5.10A). 엉덩허리인대는 짧고 강한 인대이며, L5의 가로돌기와 허리네모근의 이웃한 섬유에서 골반까지 주행한다. 엉덩허리인대는 L5에서 엉덩뼈능선과 엉치뼈까지 엉덩뼈능선의 안쪽면을 따라 부착한다.

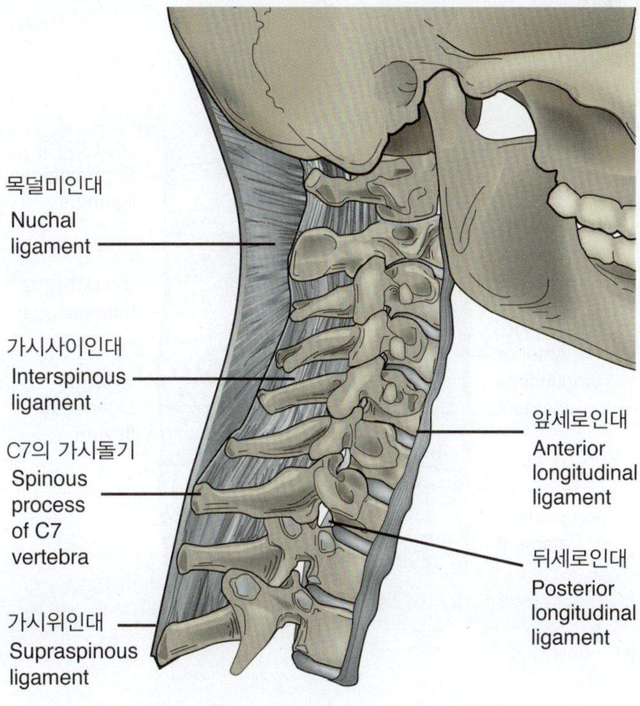

그림 5.8 척추 인대의 시상면.

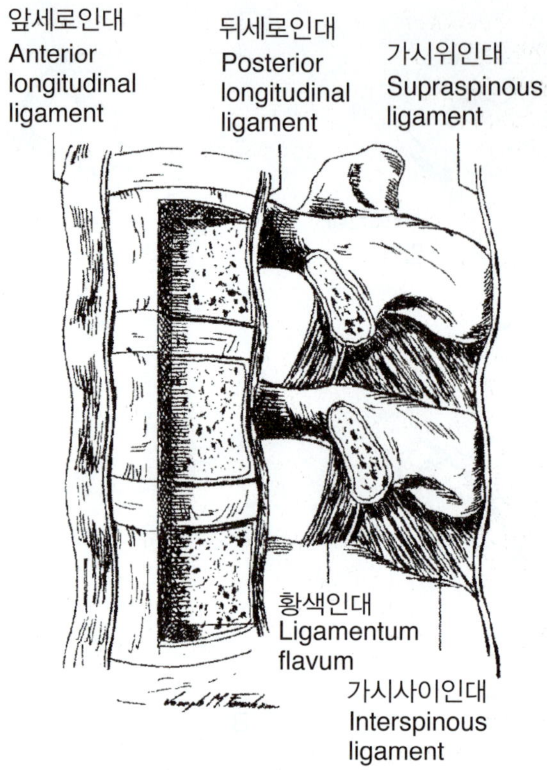

그림 5.9 황색인대와 가시사이인대 사이의 관계를 보여주는 시상면(출처: Levangie P. Norkin, C. Joint Structure and Function: A Comprehensive Analysis. 5th ed. Philadelphia. PA. F.A. D Company. 2011, p 147).

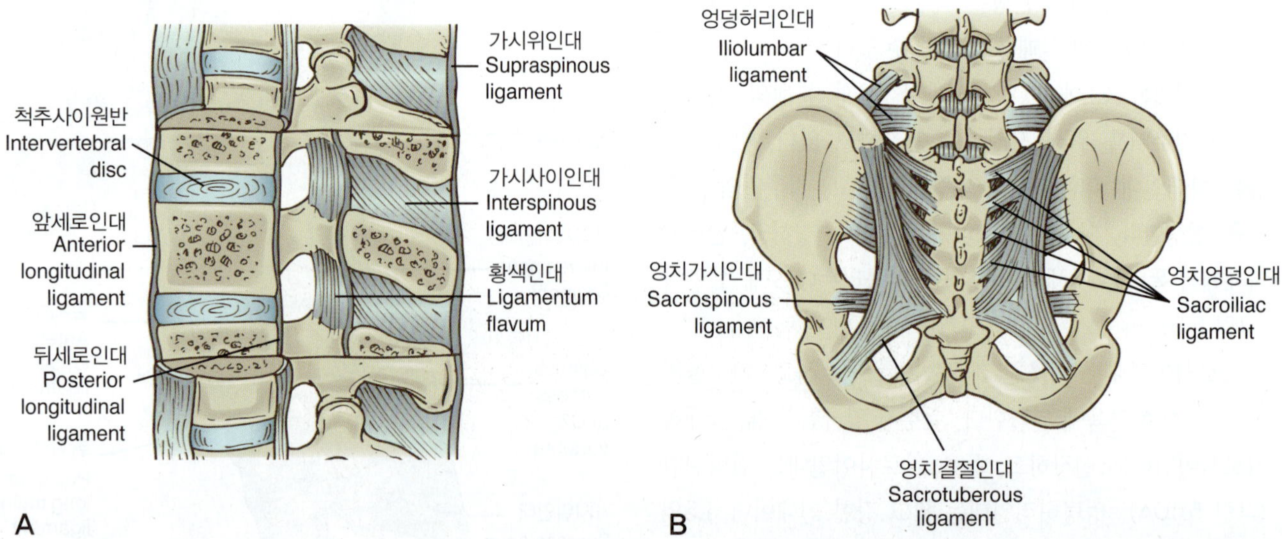

그림 5.10 (A) 가로사이인대와 기타 뼈표식점과 인대 사이의 관계. (B) 엉덩허리인대(출처: Levangie P. Norkin, C. Joint Structure and Function: A Comprehensive Analysis. 5th ed. Philadelphia. PA. F.A. D Company. 2011, p 478).

척추 운동형상학
SPINAL KINEMATICS

척추 움직임 동안 일어나는 뼈운동형상학 움직임은 시상면의 굽힘과 폄, 이마면의 옆굽힘, 그리고 가로면의 돌림 등이 있다. 척추를 하나의 단위로 관찰할 때, 척추뼈의 움직임은 서로 분리되고 독자적으로 일어나는 것처럼 보인다. 그러나 개별 분절의 움직임을 분석하면, 이들 움직임은 동시에 여러 분절에서 복합적으로 종종 일어나기도 한다. 척추의 경우에는 한 축을 중심으로 일어나는 움직임이 다른 축을 중심으로 일어나는 움직임과 동시에 일어나는데, 이 움직임을 **짝운동**이라고 한다. 짝운동은 척추의 영역에 따라 다르게 일어난다. 척추에서 일어나는 가장 흔한 짝운동은 옆굽힘과 돌림이다(그림 5.11). 척추의 짝운동 패턴은 복잡하고, 척추의 자세에 따라 달라질 수 있다.

총 척추 움직임은 개별 분절 사이에서 일어나는 움직임의 결합이다. 움직임의 양은 주로 원반의 크기에 의해 결정되고, 반면, 움직임의 방향은 후관절의 방향에 의해 결정된다. IVD와 좌우 후관절은 삼각 관계를 가진다. 한 지점에서 일어나는 움직임은 다른 2 지점의 움직임을 일으킨다. IVD가 없다면, 병진운동이 일어날 것이고, 이웃한 척추뼈몸통들은 서로에 대해 활주 운동만 할 것이다. IVD은 척추뼈를 흔들거나 경사지게 하여 움직임의 범위를 증가시킬 것이다(그림 5.12). 굽힘할 때, 위쪽 척추뼈는 아래쪽 척추뼈 위에서 앞쪽으로 활주하고 경사져 속질핵을 뒤쪽으로 이동시킬 것이다. 가시돌기가 분리되고, 척추사이구멍이 넓어질 것이다. 척추뼈가 폄할 때, 위쪽 척추뼈가 아래쪽 척추뼈 위에서 뒤쪽으로 활주하고 경사져 원반의 속질핵을 앞쪽으로 이동시킬 것이다. 가시돌기들은 서로 밀착될 것이다. 척추가 움직이는 동안, 척추사이관절과 후관절에서 활주 운동이 일어난다. 후관절의 방향은 척추뼈 경사와 활주의 방향을 결정한다. 후관절이 시상면에 위치한다면, 굽힘과 폄에서 커다란 ROM이 일어날 것이다. 만약 후관절의 방향이 이마면 가까이에 위치한다면, 옆굽힘이 더 우세하게 일어날 것이다.각 척추 영역의 파셋 방향과 움직임의 방향은 다음 단락에서 설명될 것이다.

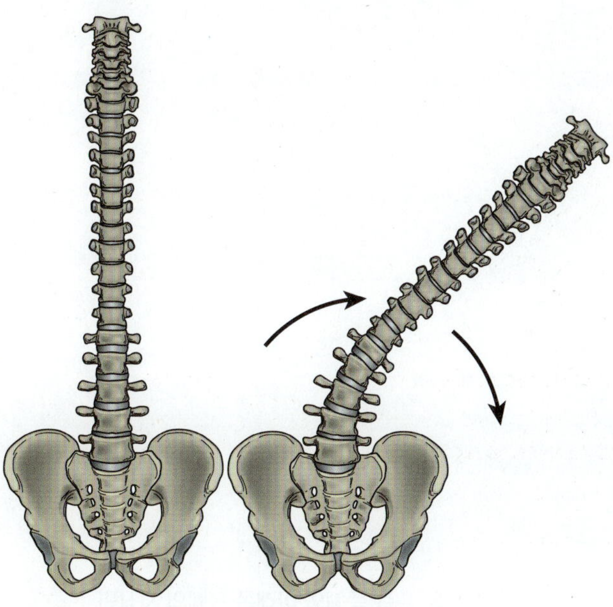

그림 5.11 척추의 옆굽힘은 척추의 돌림을 동반한다.

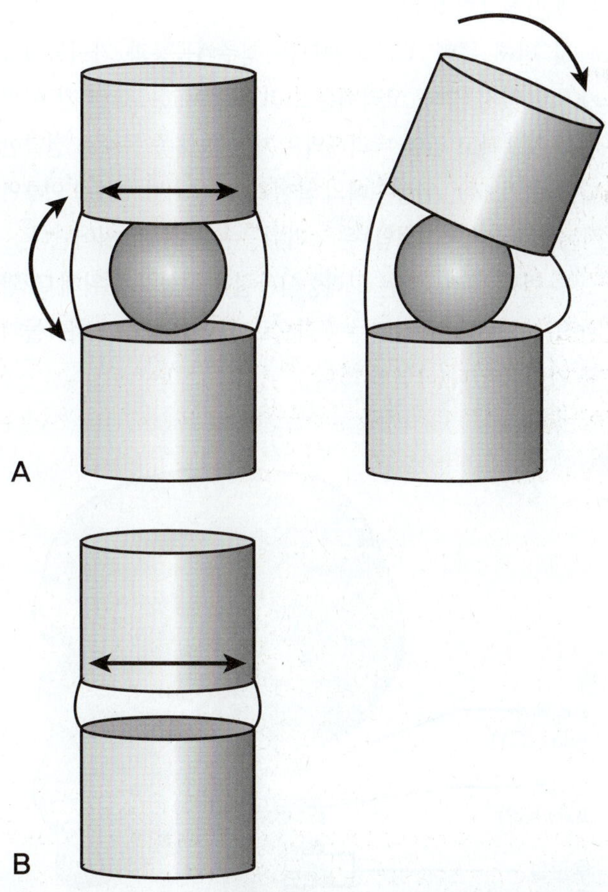

그림 5.12 (A) 척추사이원반은 상대적으로 납작한 척추뼈가 다른 척추뼈 위에서 경사지게 하는 수단이다. 경사는 척추의 큰 원호 운동을 일으킨다. (B) 만약 원반이 없다면, 납작한 척추뼈는 활주만 할 뿐이고, 굽힘을 하지 않을 것이다(출처: Levangie P. Norkin, C. Joint Structure and Function: A Comprehensive Analysis. 5th ed. Philadelphia. PA. F.A. D Company. 2011, p 150).

척추의 영역별 특성
REGIONAL SPINAL CHARACTERISTICS

목뼈 영역

똑바른 자세를 취할 때, 건강한 목뼈는 뒤쪽으로 오목한 앞굽음 만곡을 형성한다. 목뼈 중에서 가장 뚜렷한 가시돌기는 일반적으로 C7의 가시돌기이다. 목뼈는 아래쪽 영역보다 낮은 하중을 받고, 머리를 지지한다. 목뼈는 머리 돌림의 가동성으로 눈, 귀와 같은 감각기관을 통해 주변 환경을 감지할 수 있다. 위쪽 목뼈는 뒤통수뼈융기와 C1, C2로 구성된다. 아래쪽 목뼈는 C3에서 C7으로 구성된다. 척추동맥은 목뼈 가로돌기에 있는 가로구멍을 통과하여 목뼈에서 뇌까지 주행한다(그림 5.13).

첫 번째 목뼈, C1(**고리뼈**)은 척추뼈몸통과 가시돌기를 가지고 있지 않다. 고리뼈는 고리 모양이고, 고리뼈가 머리뼈를 지탱하고 있어 머리뼈의 무게를 아래쪽 목뼈로 전달한다(그림 5.14). 뒤통수뼈의 굽힘과 폄(**고리뼈 위에서 이루어지는 뒤통수뼈의 끄덕임**)은 고리뒤통수관절에서 일어난다.

두 번째 목뼈, C2는 고리중쇠관절을 형성하기 위해 C2와 관절을 이룬다. 중쇠뼈는 수직으로 돌출된 돌기인 치아돌기를 가지고 있다(그림 5.15A).

고리중쇠관절은 3개의 관절을 형성한다: 치아돌기와 고리뼈 사이의 정중고리중쇠관절과 2개의 가쪽 후관절(**가쪽 고리중쇠관절**). 치아돌기의 앞쪽면이 고리뼈의 앞쪽고리와 관절을 이룬다. 뒤쪽 고랑은 가로인대(**치아돌기의 위치를 제자리에 있도록 하는**)와 관절을 이룬다. 날개인대는 뒤쪽 안정성을 고리중쇠관절에 제공한다. 중쇠뼈의 치아돌기는 고리뼈의 앞쪽고리와 가로인대에 의한 뼈인대성 고리 안에서 돌림을 한다. 총 목뼈 돌림의 55–58%가 고리중쇠관절에서 일어난다. 목뼈의 나머지 돌림은 나머지 목뼈에서 일어난다(그림 5.15B).

비록 목뼈에서 일어나는 전체 움직임이 연령과 성별에 따라 달라질 수 있지만, 굽힘의 정상 범위는 약 50°, 폄의 정상 범위는 60–80°, 옆굽힘의 정상 범위는 40–45°, 그리고 돌림의 정상 범위는 80°이다. 위쪽 목뼈의 경우, 후관절의 관절면은 가로면에 가까워지고, 가로면과 이마면 사이의 각이 45°로 변한다. 굽힘을 할 때, 위쪽 파셋이 위쪽과 앞쪽으로 활주하고, 폄을 할 때 뒤쪽과 아래쪽으로 활주한다. 목뼈의 옆굽힘은 짝운동으로 돌림을 동반한다. 목뼈의 전체 움직임은 턱이 가슴에 닿을 만큼 굽힘을 허용하고, 또 자동차를 후방으로 운전할 때 고개를 어깨 너머로 움직일 수 있을 만큼 목뼈의 돌림을 허용한다(그림 5.16).

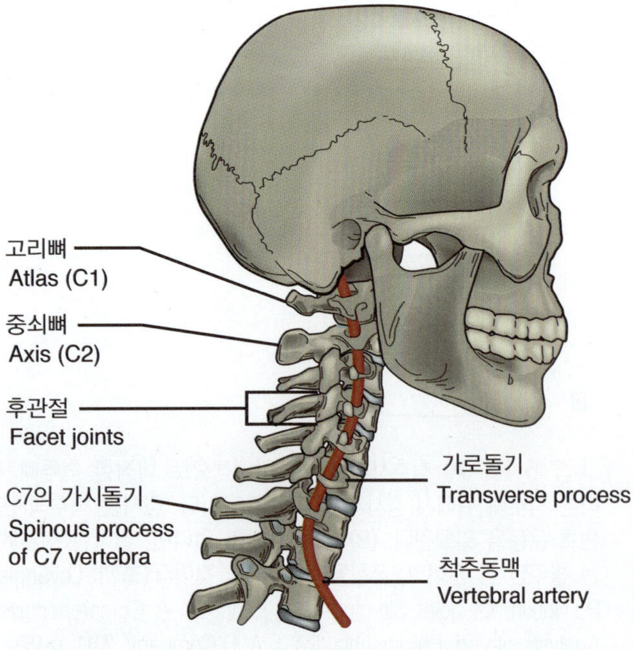

그림 5.13 위쪽 목뼈와 아래쪽 목뼈의 시상면.

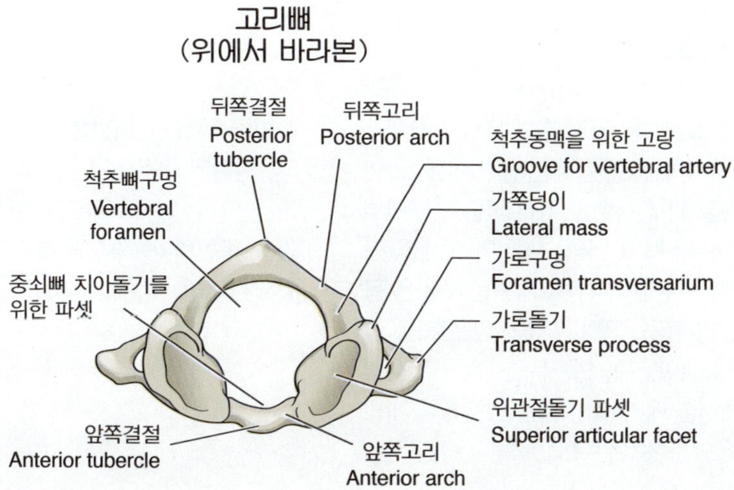

그림 5.14 고리뼈(C1)(출처: Roy, S, Wolf SL, Scalzitti DA. The Rehabilitation Specialist's Handbook. 4th ed. Philadelphia, PA. F.A. Davis Company, 2013: p.47).

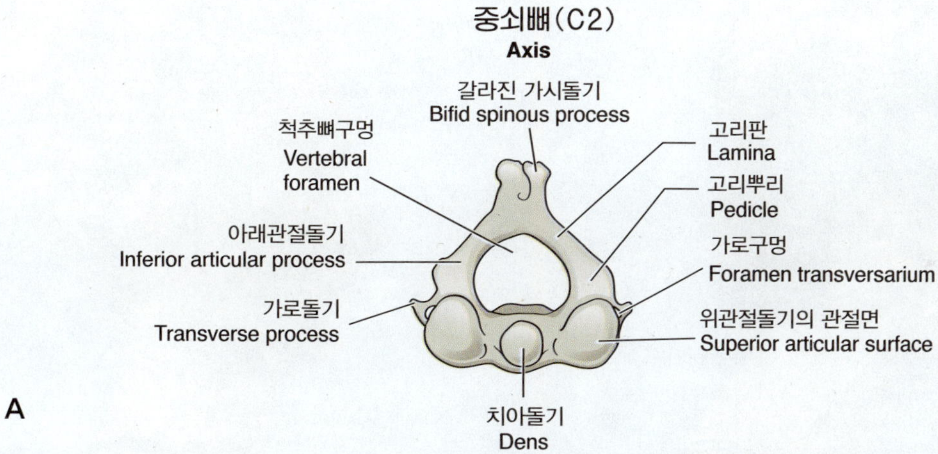

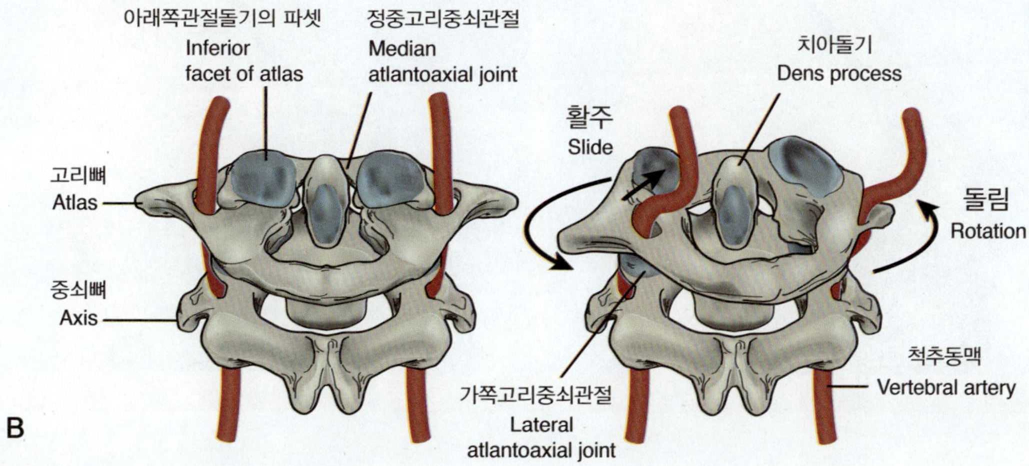

그림 5.15 (A) 중쇠뼈(C2). (B) 치아돌기와 앞쪽고리를 보기 위해 가로인대를 제거함. 2개의 가쪽고리중쇠관절과 정중고리중쇠관절은 고리중쇠관절을 형성한다(출처: Roy, S, Wolf SL, Scalzitti DA. The Rehabilitation Specialist's Handbook. 4th ed. Philadelphia, PA. F.A. Davis Company, 2013: p. 46).

임상 연결 5.3

목 통증과 기능장애를 초래하는 가장 흔한 목뼈의 자세는 전방으로 쏠린 머리 자세이다. 이 자세는 둥근 어깨, 굽힘된 아래쪽 목뼈 및 폄된 위쪽 목뼈를 가진 모든 연령대의 사람에게 나타난다(머리목뼈의 내밈) (A). 이 자세를 목의 내밈 자세라고 한다. 타이트한 앞쪽 가슴근과 얕은 목 굽힘근, 약한 목과 등의 폄근, 그리고 약한 깊은층 목 굽힘근이 나쁜 자세를 초래하는데, 이 자세는 컴퓨터 작업을 하거나, 무거운 백팩을 매거나, 머리를 앞쪽으로 내민 자세의 사람에게서 흔하게 발생한다.

전방으로 쏠린 머리를 가진 사람은 약한 근육을 강화하고, 단축된 근육이나 물렁조직을 신장하는 운동으로 도움을 얻을 수 있다. 운동과 자세훈련이 아래쪽-중간 목뼈의 폄을 촉진하고 위쪽 목뼈의 굽힘을 촉진한다(머리목뼈의 뒷당김) (B).

내밈 Protraction

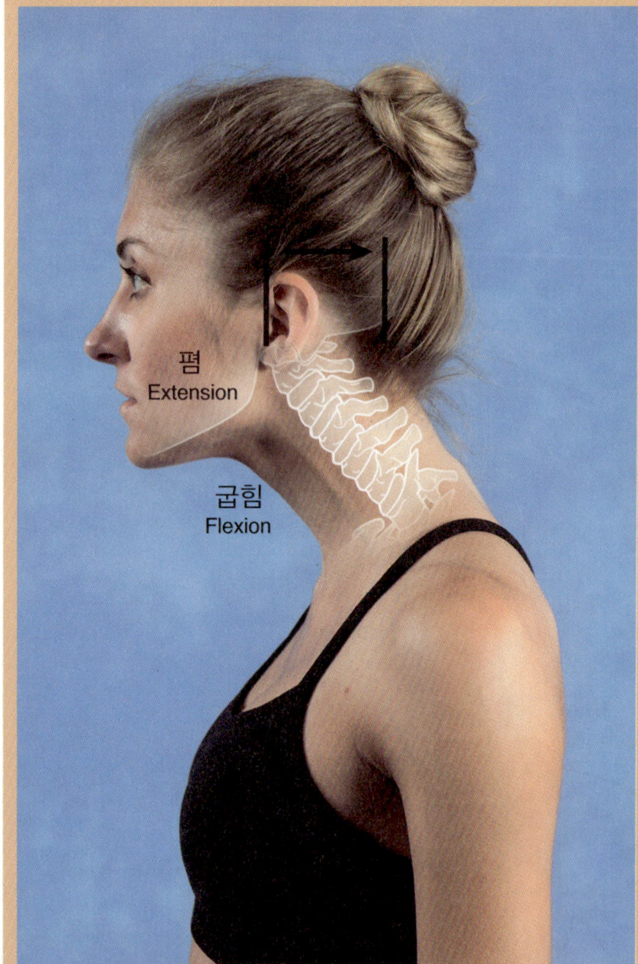

뒷당김 Retraction

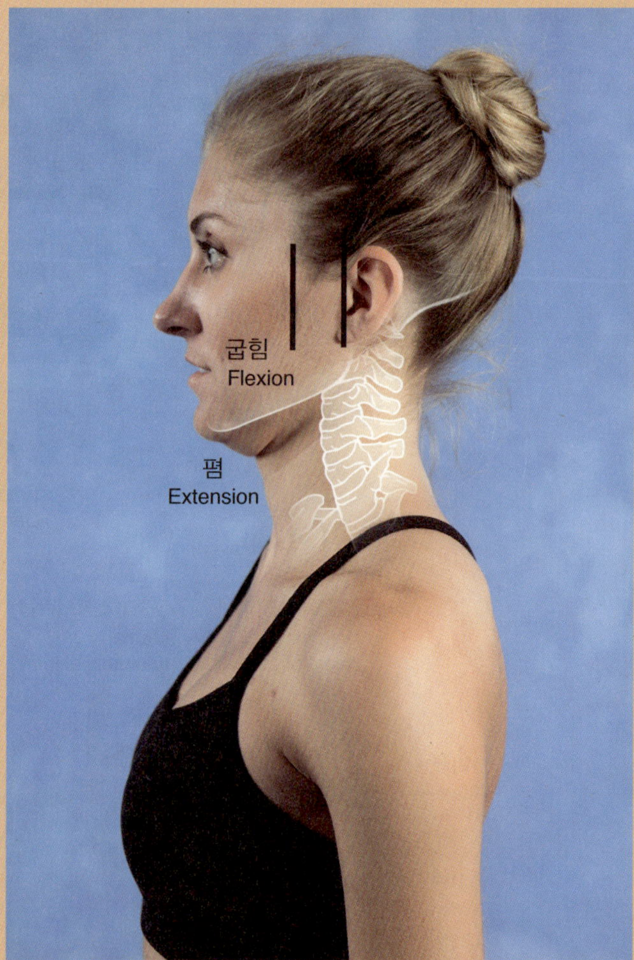

머리목뼈 굽힘 Craniocervical flexion

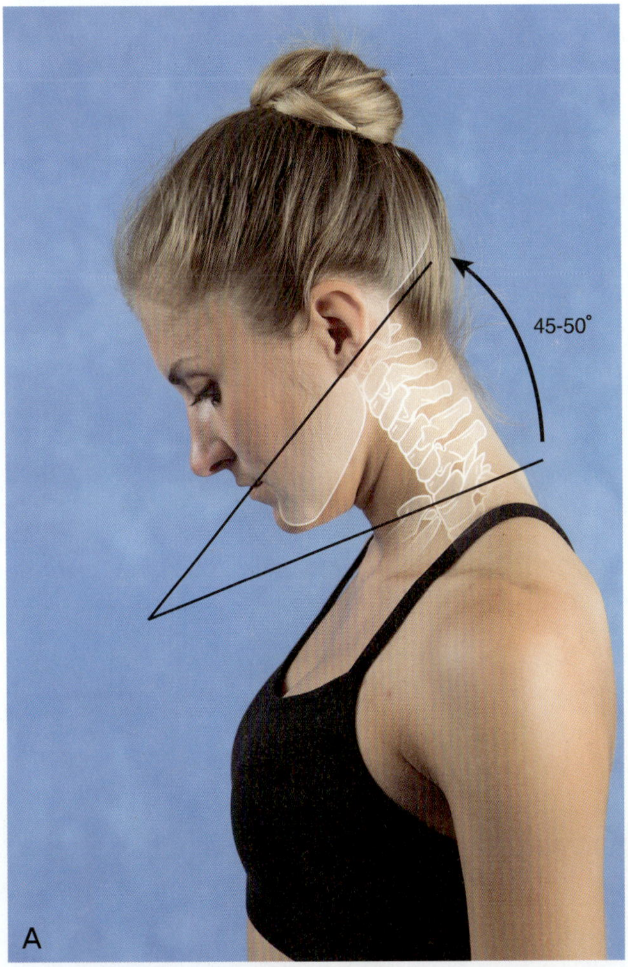

머리목뼈 폄 Craniocervical extension

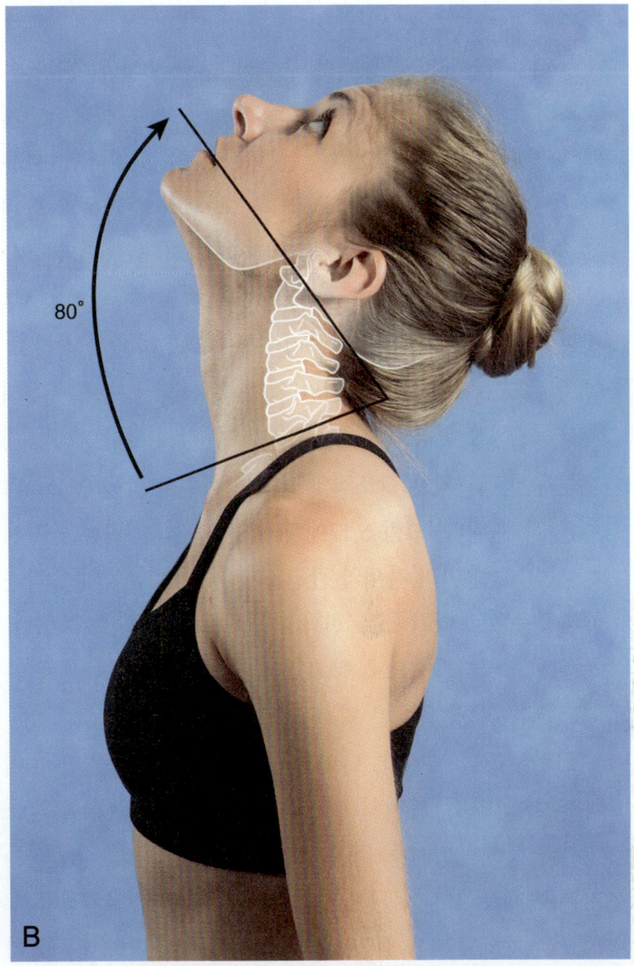

머리목뼈 옆굽힘 Craniocervical lateral flexion (side-bending)

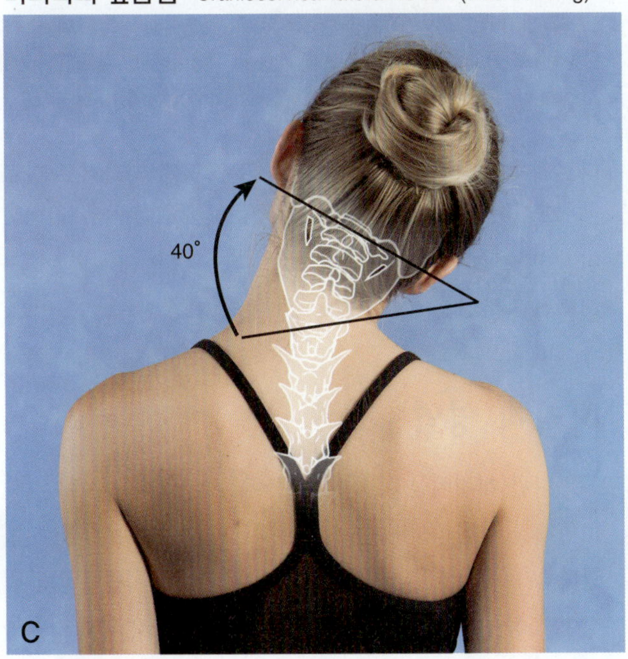

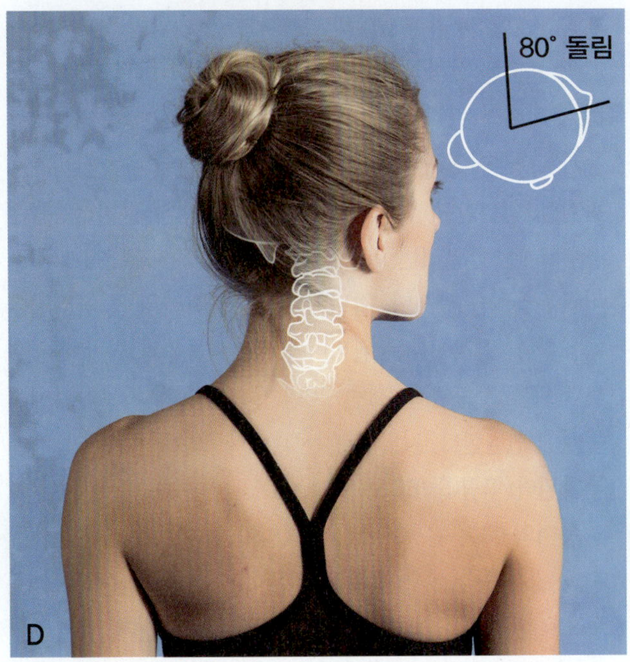

그림 5.16 (A) 머리목뼈의 굽힘. (B) 머리목뼈의 폄. (C) 머리목뼈의 옆굽힘. (D) 머리목뼈의 돌림.

등뼈 영역

등뼈는 T1–T12의 등뼈로 구성되며, 머리와 위쪽몸통을 지지하고, 이들의 움직임을 허용한다. 등뼈는 해당 갈비뼈와 복장뼈와 함께, 심장, 폐, 큰 혈관 등을 보호하고, 호흡 시 중요한 기능을 한다(**6장 참고**). 목뼈의 앞굽음과 반대로, 등뼈는 뒤쪽으로 볼록한 뒤굽음을 가진다. 등뼈 뒤굽음은 습관적인 구부정한 자세에 의해 증가될 수 있다. 구부정한 자세는 뒤쪽 근육과 물렁조직을 과도하게 신장하고, 앞쪽 등뼈 구조물을 단축시킨다. 몸통 신장된 폄근은 약해져서, 더 이상 똑바른 자세를 유지할 수 없게 된다.

몸통 굽힘근과 결합조직의 단축은 척추를 굽힘쪽으로 더욱 당기게 된다. **그림 5.17**에서 보듯이, 등뼈 뒤굽음 자세는 전방 쏠린 머리 자세와 관련된다. 등뼈 뒤굽음의 증가는 골다공증으로 인한 척추 변화의 결과로도 일어날 수 있다. 척추뼈가 골다공증으로 붕괴되면, 앞쪽 몸통 근육은 단축되고, 뒤쪽 몸통 근육은 과신장되고 약해진다.

T1과 T12를 제외한, 나머지 등뼈의 몸통은 동일한 높이와 깊이를 가져, 등뼈의 안정성을 증가하고 가동성을 감소시킨다. 등뼈의 가시돌기는 아래쪽 방향으로 향하고, 각 가시돌기는 아래쪽 척추뼈몸통을 덮고 있다. 가시돌기는 점차 수평으로 향하고, T11과 T12는 거의 수평과 나란한 가시돌기를 가진다. 가시돌기가 아래쪽 방향으로 향하고 아래쪽 척추뼈몸통을 덮게 되어 등뼈의 폄을 제한한다(**그림 5.18A**).

각 등뼈는 갈비척추관절과 갈비가로관절(**반관절면**)을 통해 갈비뼈와 관절을 이룬다(**그림 5.18B**). 2개의 척추뼈몸통과 그 사이의 원반과 관절을 이루는 갈비뼈는 갈비척추관절을 형성한다. 2번–9번 갈비뼈는 2개의 갈비척추관절을 가진다. 반면, 1번, 10번, 11번 및 12번 갈비뼈는 1개의 갈비척추관절을 가지며, 갈비뼈와 척추뼈사이의 큰 움직임을 허용한다. 방사인대는 갈비뼈를 척추뼈몸통과 원반에 연결한다. 갈비가로관절은 1번–10번 갈비뼈를 각 가로돌기에서 등뼈에 연결한다. 각 갈비뼈는 갈비가로인대를 통해 등뼈에 부착된다(**그림 5.18C**).

등뼈의 모든 운동면에서 움직임이 일어날 수 있지만, 굽힘과 폄은 등뼈에서 제한된다. 위쪽 등뼈의 옆굽힘은 짝운동으로 동측의 돌림을 동반하지만, 아래쪽 등뼈의 옆굽힘은 반대쪽 돌림을 동반한다. 각 짝운동의 방향은 사람에 따라

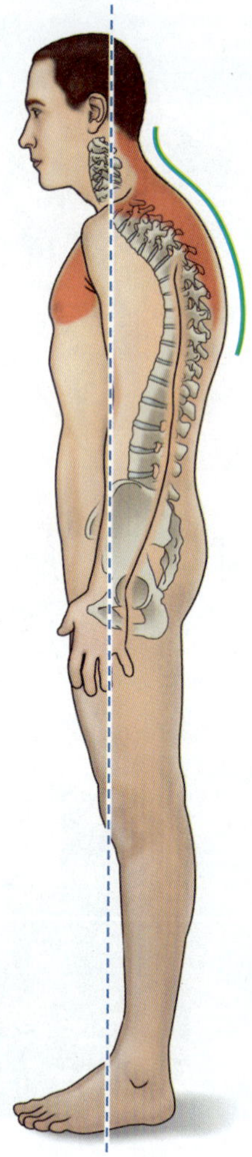

그림 5.17 전방으로 쏠린 머리 자세와 뒤굽음 자세(출처: Cowen V. Pathophysioloy for Massage Therapsits: A Functional Approach. Philadelphia, PA. F.A. Davis Company, 2016: p. 155).

다르게 나타나고, 먼저 일어나는 움직임에 따라서도 다르게 일어난다. 등뼈의 움직임을 허리뼈와 분리하기 어렵지만, 일반적인 등허리의 굽힘은 70–85°, 폄은 35–40°, 옆굽힘은 45°, 돌림은 30–40°이다(**그림 5.19**).

허리뼈 영역

커다란 허리뼈몸통, 큰 척추사이원반, 그리고 강한 앞세로인대를 가진 허리뼈는 선 자세 때 대부분의 체중을 지탱한다. 이 구조물은 체중에 의한 압박 하중, 지면반발력 및 강한 몸통 근육의 수축을 지지할 수 있다. 허리뼈의 가시돌기는 수평 방향으로 향하고, 후관절의 관절면은 시상면 상에

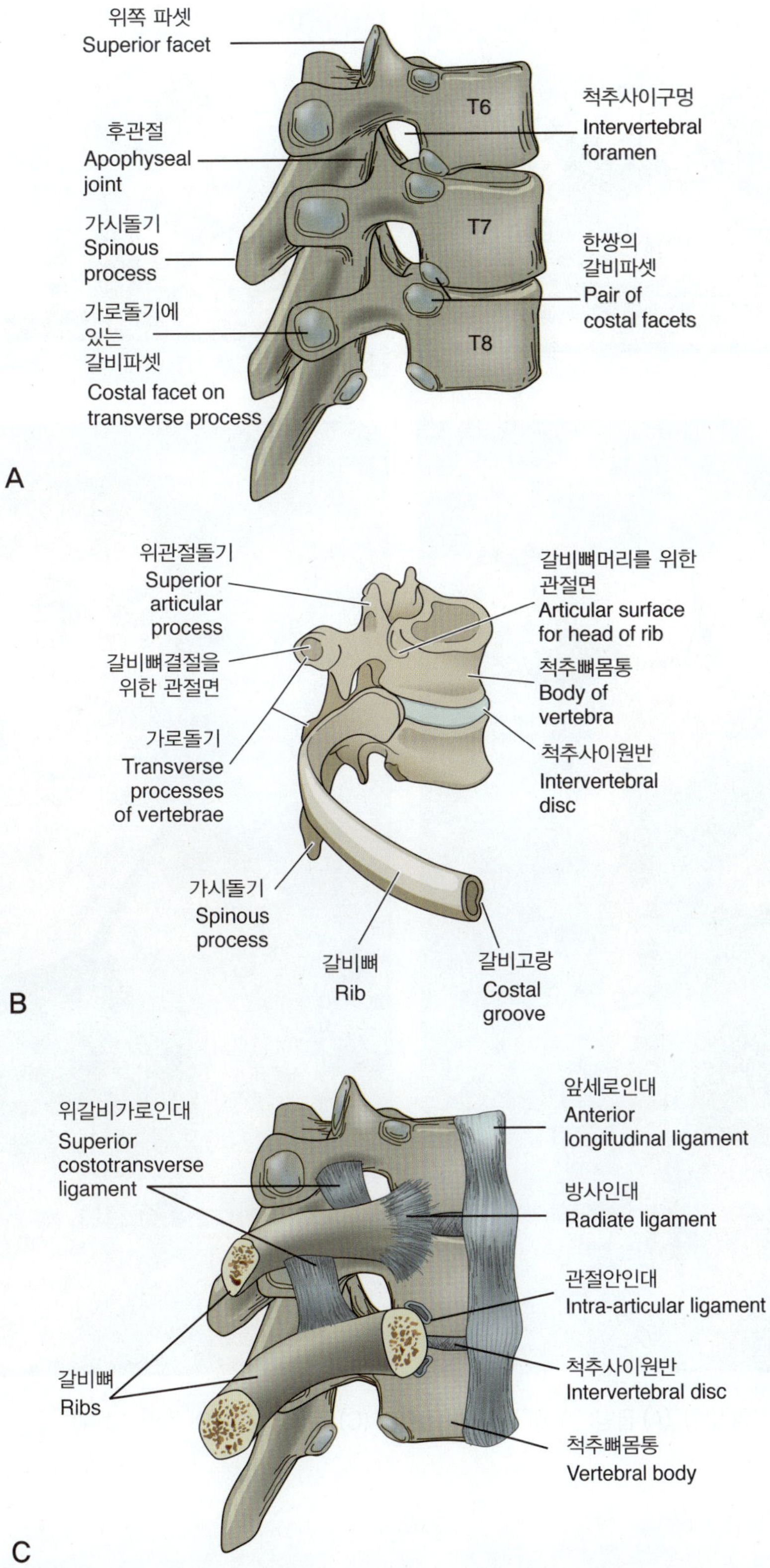

그림 5.18 (A) 아랫방향으로 향한 등뼈의 가시돌기가 폄을 제한한다. 후관절은 이마면과 거의 수직을 이룬다. (B) 갈비뼈는 척추뼈몸통의 위쪽 파셋과 아래쪽 파셋, 그리고 가로돌기에 있는 갈비파셋과 관절을 이룬다. (C) 갈비척추관절과 갈비가로관절을 지지하는 인대들.

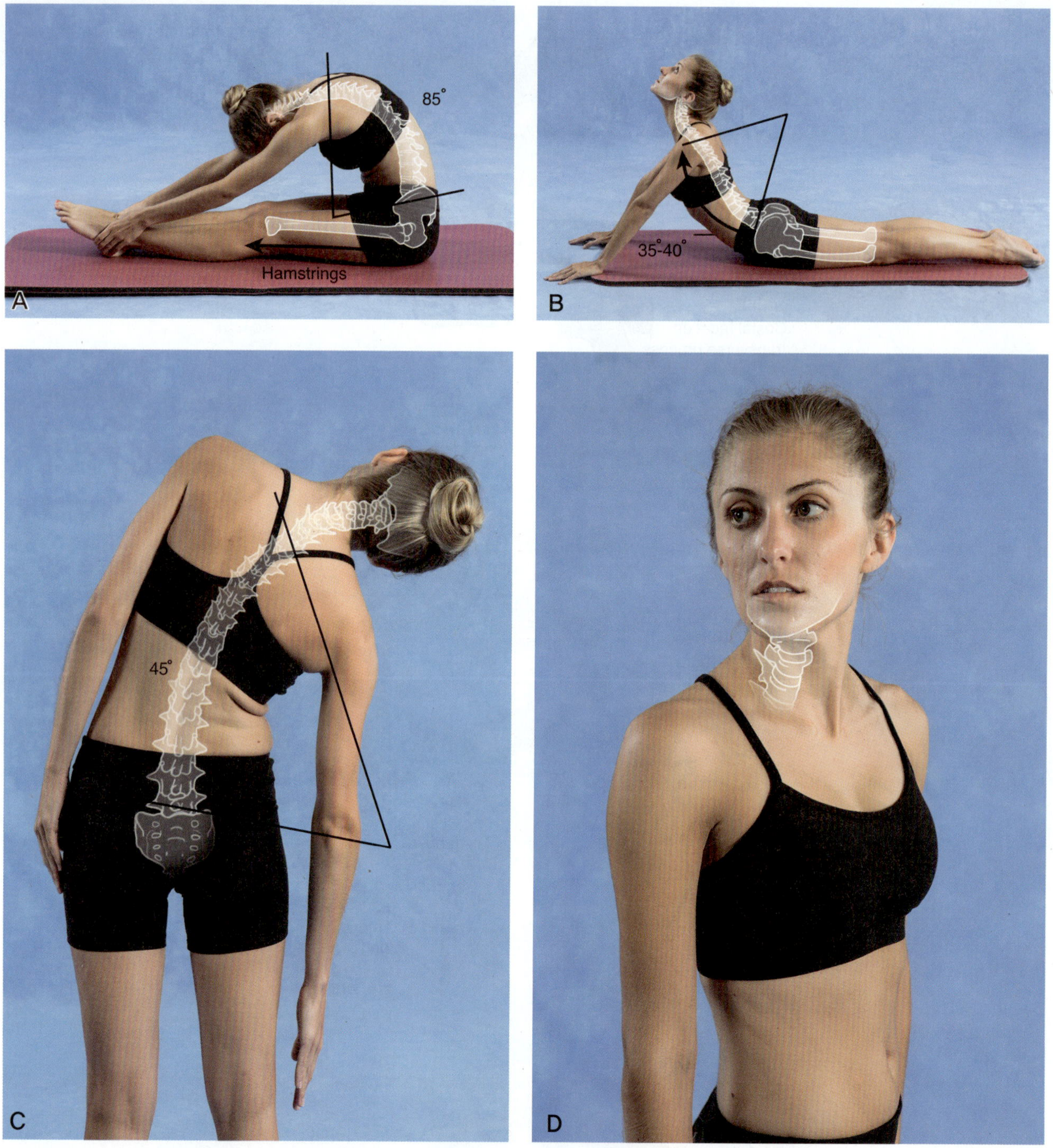

그림 5.19 평균 등허리 움직임 범위. (A) 굽힘: 70–85°, (B) 폄: 35–40°, (C) 옆굽힘: 45°, (D) 돌림: 30–40°.

위치하여 굽힘과 폄의 가동범위를 증가시킨다. 굽힘이 가장 많이 일어나는 분절은 L5–S1이다(그림 5.20). 개인 차이는 있지만, 옆굽힘과 돌림의 짝운동은 아래쪽 분절보다 위쪽 분절에서 많이 일어난다.

허리뼈 영역은 앞굽음 만곡을 가진다. L5는 L5–S1의 허리엉치이음부에서 엉치뼈와 관절을 이루기 위해 더 심한 쐐기 모양을 띤다. 허리엉치이음부는 체중에 의한 큰 앞쪽 전단력을 받게 되고, **"허리엉치각도"**를 형성한다. 이 각도

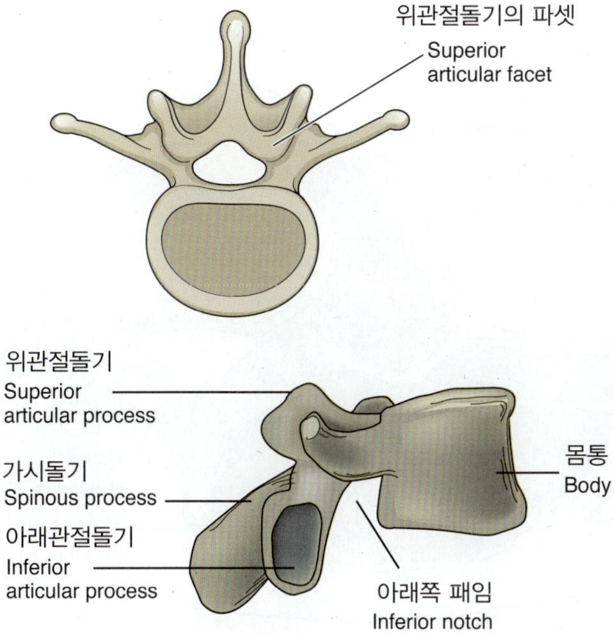

그림 5.20 허리뼈 관절돌기와 파셋은 시상면 상에 위치하여, 굽힘과 폄을 증가시킨다(출처: Roy, S, Wolf SL, Scalzitti DA. The Rehabilitation Specialist's Handbook. 4th ed. Philadelphia, PA. F.A. Davis Company, 2013: p. 48).

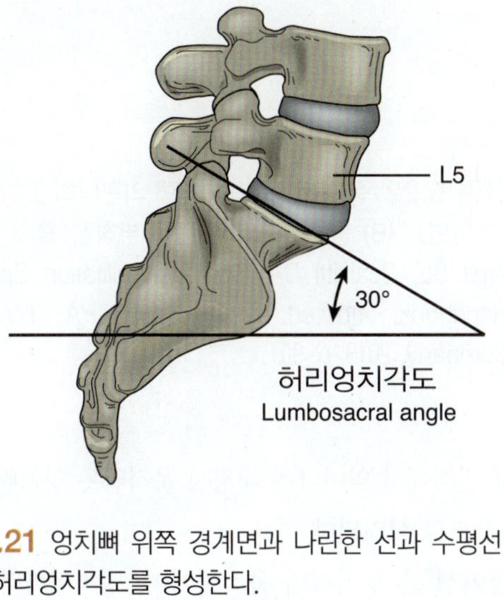

그림 5.21 엉치뼈 위쪽 경계면과 나란한 선과 수평선 사이의 각도가 허리엉치각도를 형성한다.

는 L5–S1의 관절면과 수평면에 의해 형성된 각도이다.

허리엉치각도는 골반의 자세에 변화를 주고, 허리뼈 만곡에 영향을 준다. 허리엉치각도의 증가는 허리뼈 앞굽음을 증가시키고, L5–S1에서 일어나는 전단력을 증가시킨다(그림 5.21).

황색인대와 앞세로인대는 허리뼈 영역에서 튼튼하게 잘 발달되어 있다. 뒤세로인대는 엉치뼈 쪽으로 갈수록 가늘어진다. 가시위인대는 L3 또는 L4에서 끝나고, 엉덩허리인대는 L5–S1에서 가시사이인대를 대체한다. 엉덩허리인대는 L5 가로돌기의 끝에서 엉덩뼈능선까지 연결된다. 이 인대는 S1에 대한 L5의 과도한 움직임에 저항하고, 손상 시 허리통증의 원인이 될 수 있다.

튼튼한 복합 근막시스템인 등허리근막은 무거운 물건을 들어올리거나 높은 강도의 활동을 할 때 몸통과 골반의 안정성을 증가시킨다. 등허리근막은 넓은등근과 척주세움근에서 시작되는 크고 두꺼운 뒤쪽 구조물을 구성한다. 앞쪽과 중간층은 허리뼈 가로돌기와 엉덩뼈에 부착한다. 앞쪽층 근막은 배바깥빗근과 배속빗근, 그리고 배가로근과 관련된다. 근막층은 배를 둘러싸는 코르셋을 형성한다. 코어 고정근이 수축하면, 등허리근막에 장력이 제공되어 척추 안정성을 증가시킨다. 큰볼기근과 반대쪽 넓은등근의 수축은 근막에 장력을 일으키고, 몸통과 골반사이에 힘을 전달한다(그림 5.22).

엉치뼈 영역

5개가 1개로 융합된 엉치뼈는 삼각형 모양이다. 엉치뼈 바닥은 삼각형의 밑면이고, 엉치뼈꼭대기는 먼쪽 꼭지점이다. 엉덩뼈의 귀모양 관절면은 엉치뼈의 귀모양 관절면과 관절을 이루어, 엉치엉덩관절(SI)을 형성한다. SI 관절의 엉치뼈 관절면은 유리연골로 덮여 있고, 엉덩뼈 관절면은 섬유연골로 구성된다. SI 관절은 윤활관절로 분류되고, 체중을 부하하여 골반의 스트레스를 감소시킨다. 엉치엉덩인대는 SI 관절을 앞쪽과 뒤쪽에서 지지하는 연속의 섬유띠이다. 이들 인대는 개별 엉치뼈에서 엉덩뼈로 연결된다. 앞엉치엉덩인대와 뒤엉치엉덩인대는 엉치뼈와 엉덩뼈 사이에 가해지는 체중부하를 흡수하는 장치로 작용한다. 엉치가시인대는 궁둥뼈가시와 꼬리뼈를 연결하고, 엉치결절인대는 엉치뼈와 궁둥뼈결절을 연결한다(그림 5.23).

엉치꼬리관절과 꼬리사이관절은 비가동성 관절이며, 발달 단계에서 융합된 뼈들 사이에 형성된 융합 라인을 보여준다. 엉치꼬리관절은 꼬리뼈가 엉치뼈꼭대기에 연결된 부위이고, 여러 개의 강한 엉치꼬리인대들에 의해 둘러싸여 있다. 꼬리사이관절은 척추 중에서 가장 먼쪽에 있는 관절이다.

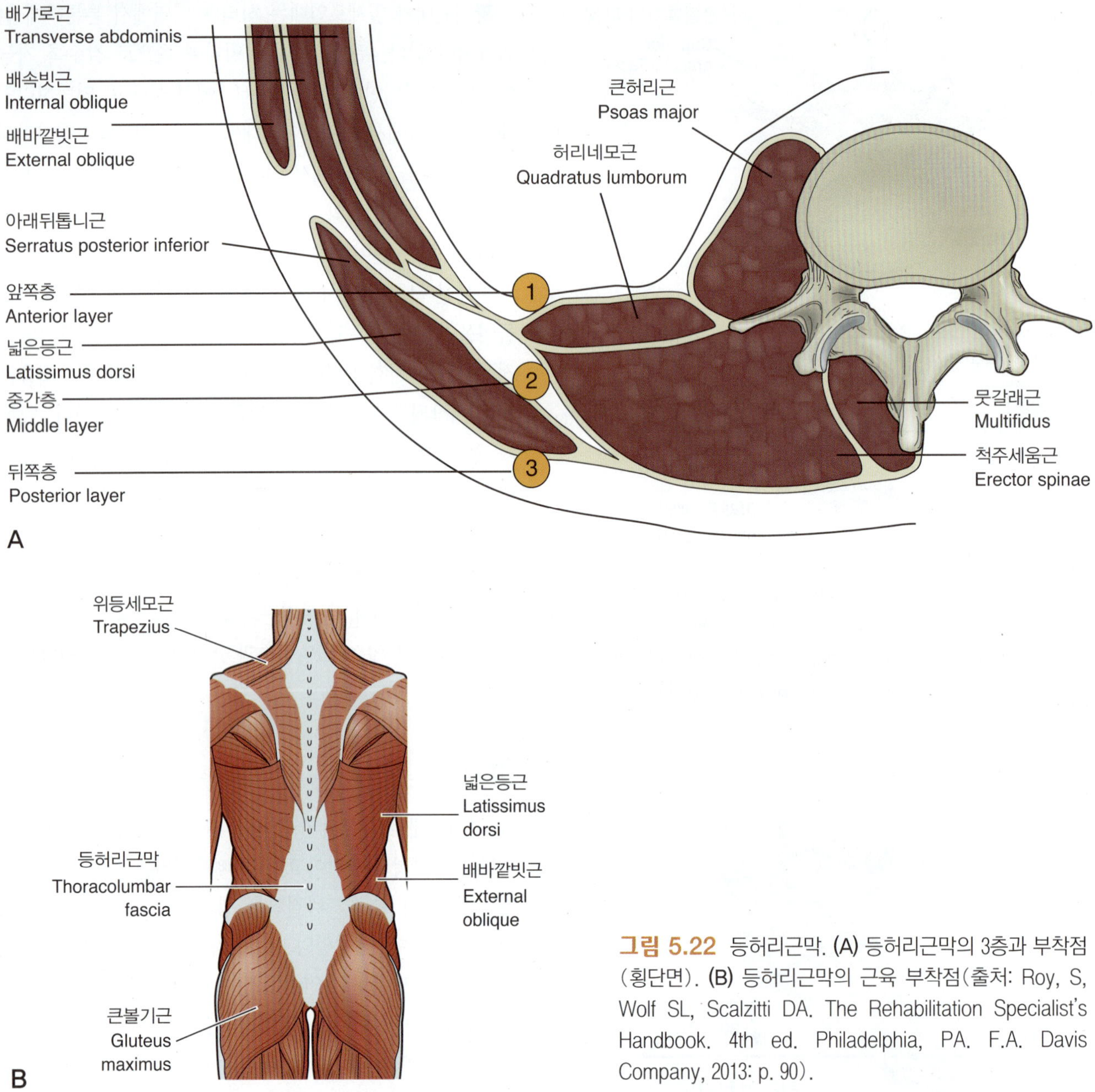

그림 5.22 등허리근막. (A) 등허리근막의 3층과 부착점(횡단면). (B) 등허리근막의 근육 부착점(출처: Roy, S, Wolf SL, Scalzitti DA. The Rehabilitation Specialist's Handbook. 4th ed. Philadelphia, PA. F.A. Davis Company, 2013: p. 90).

두덩결합은 2개의 골반고리가 앞쪽에서 만나는 연골성 관절이다. 두덩결합은 섬유연골성 원반을 가지고 있고, 원반과 관절을 이루는 두덩뼈의 관절면은 유리연골로 덮여 있다. 비록 위두덩인대, 아래두덩인대 및 뒤두덩인대가 두덩결합을 지지하기 때문에, 아주 적은 움직임만 두덩결합에서 일어나지만, 여성이 출산을 할 때는 두덩결합에 의해 골반의 크기가 확장된다.

SI 관절의 운동형상학 움직임에 대해서는 논란이 있지만, 매우 작은 움직임이 SI 관절에서 일어난다(1-3㎜). 양쪽 SI 관절에서 일어나는 대칭성 움직임은 엉치뼈의 움직임을 기준으로 설명된다.

"뉴테이션"은 엉치뼈의 움직임이며, 엉치뼈바닥이 앞쪽과 아래쪽으로 움직이는 동안, 엉치뼈꼭대기는 뒤쪽과 위쪽으로 움직인다(그림 5.24A). 선 자세에서 몸통을 굽힘할 때, 엉치뼈는 뉴테이션을 한다. 뉴테이션과 반대로, 엉치뼈바닥이 뒤쪽과 위쪽으로 움직이는 동안, 엉치뼈꼭대기가 앞쪽과 아래쪽으로 움직이는 것을 **"카운터뉴테이션"**이라 한다(그림 5.24B).

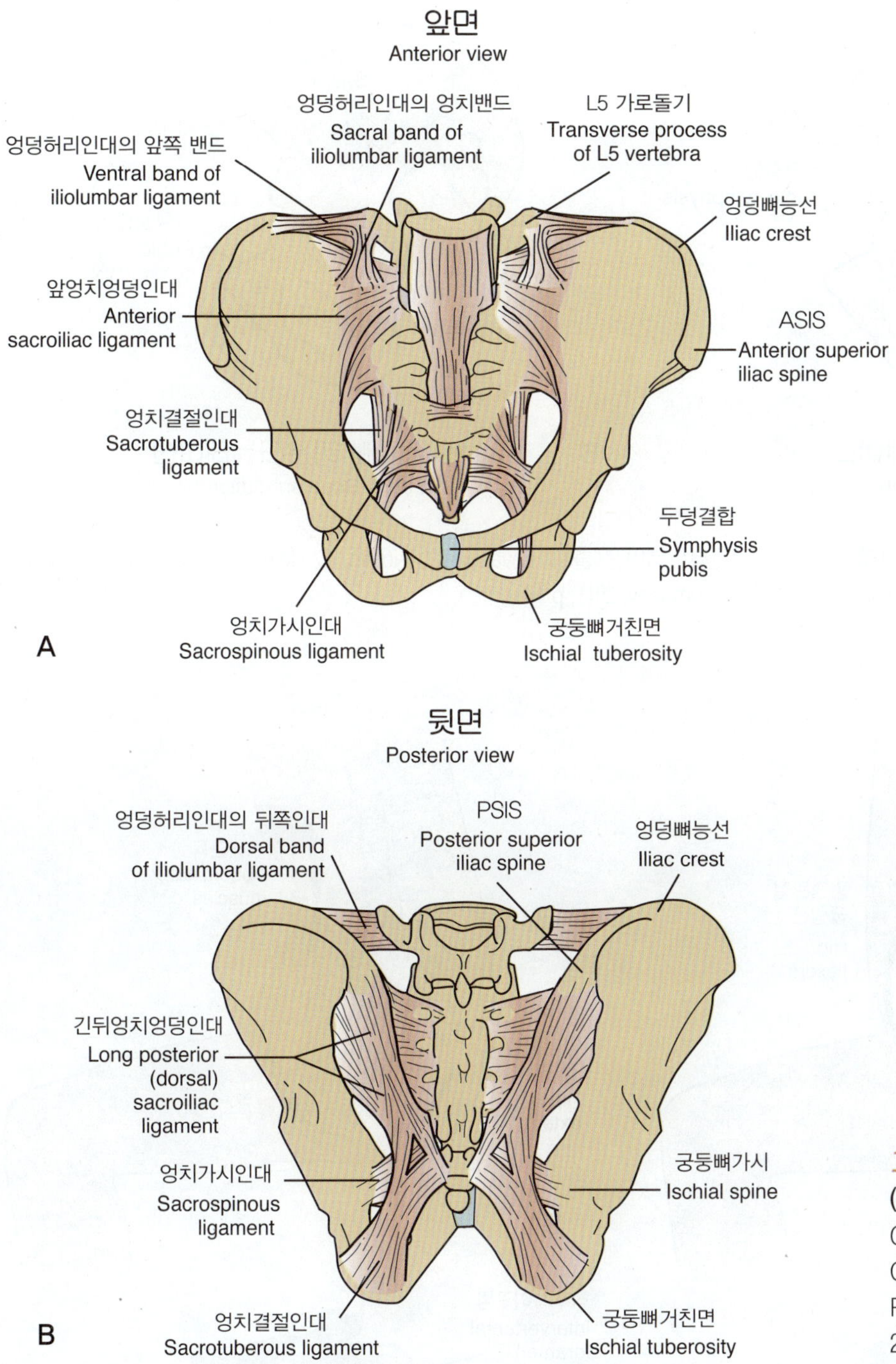

그림 5.23 엉치엉덩인대. (A) 앞면. (B) 뒷면(출처: Levangie P. Norkin, C. Joint Structure and Function: A Comprehensive Analysis. 5th ed. Philadelphia. PA. F.A. D Company. 2011, p 171).

엉치뼈에 대한 골반뼈의 대칭적 움직임은 골반경사로 불리는 앞쪽 돌림과 뒤쪽 돌림이다.

골반앞쪽경사는 ASIS와 두덩결합이 아래쪽으로 움직이는 것이고, 과도한 골반앞쪽경사가 있으면, 허리뼈의 폄이 증가된다. 허리뼈의 폄은 척추사이구멍의 크기를 감소시킬 뿐만 아니라, 척추사이원반을 앞쪽으로 이동시킨다(그림 5.25A1과 A2).

골반뒤쪽경사 동안, 이들 구조물이 위쪽으로 이동하여, 허리뼈 앞굽음을 감소시키고, 허리뼈의 굽힘을 증가시킨다. 뒤쪽경사는 척추사이구멍의 크기를 증가시킬 뿐만 아니라, 원반을 뒤쪽 방향으로 이동시킨다(그림 5.25B1과 B2). 골반이 가로면에서 수직축을 중심으로 회전을 할 수 있지만, 이들 움직임은 매우 적은 편이다. 골반은 시상축을 중심으로 이마면에서 벌림과 모음을 할 수도 있다(그림 5.26).

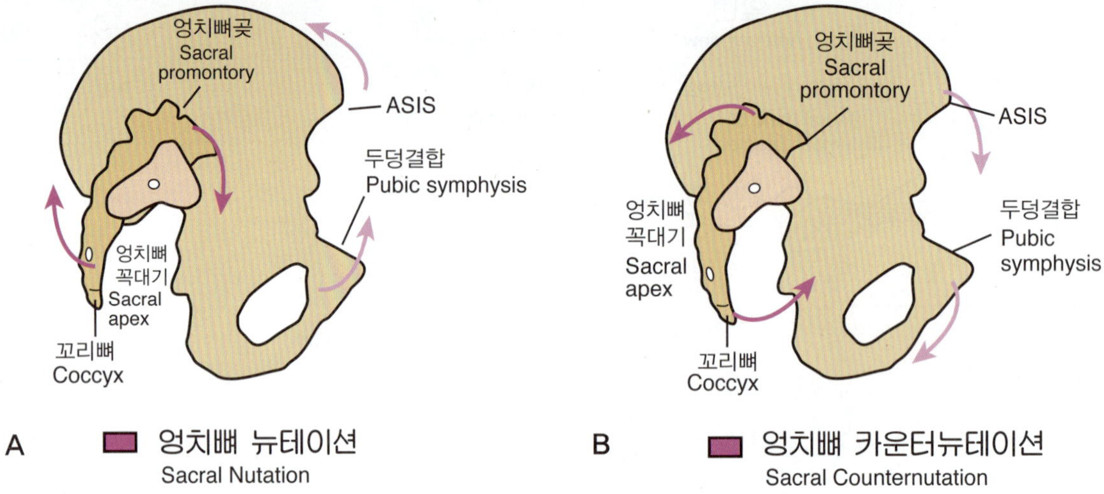

그림 5.24 (A) 엉치뼈의 뉴테이션. (B) 엉치뼈의 카운터뉴테이션(출처: Levangie P. Norkin, C. Joint Structure and Function: A Comprehensive Analysis. 5th ed. Philadelphia. PA. F.A. D Company. 2011, p 175).

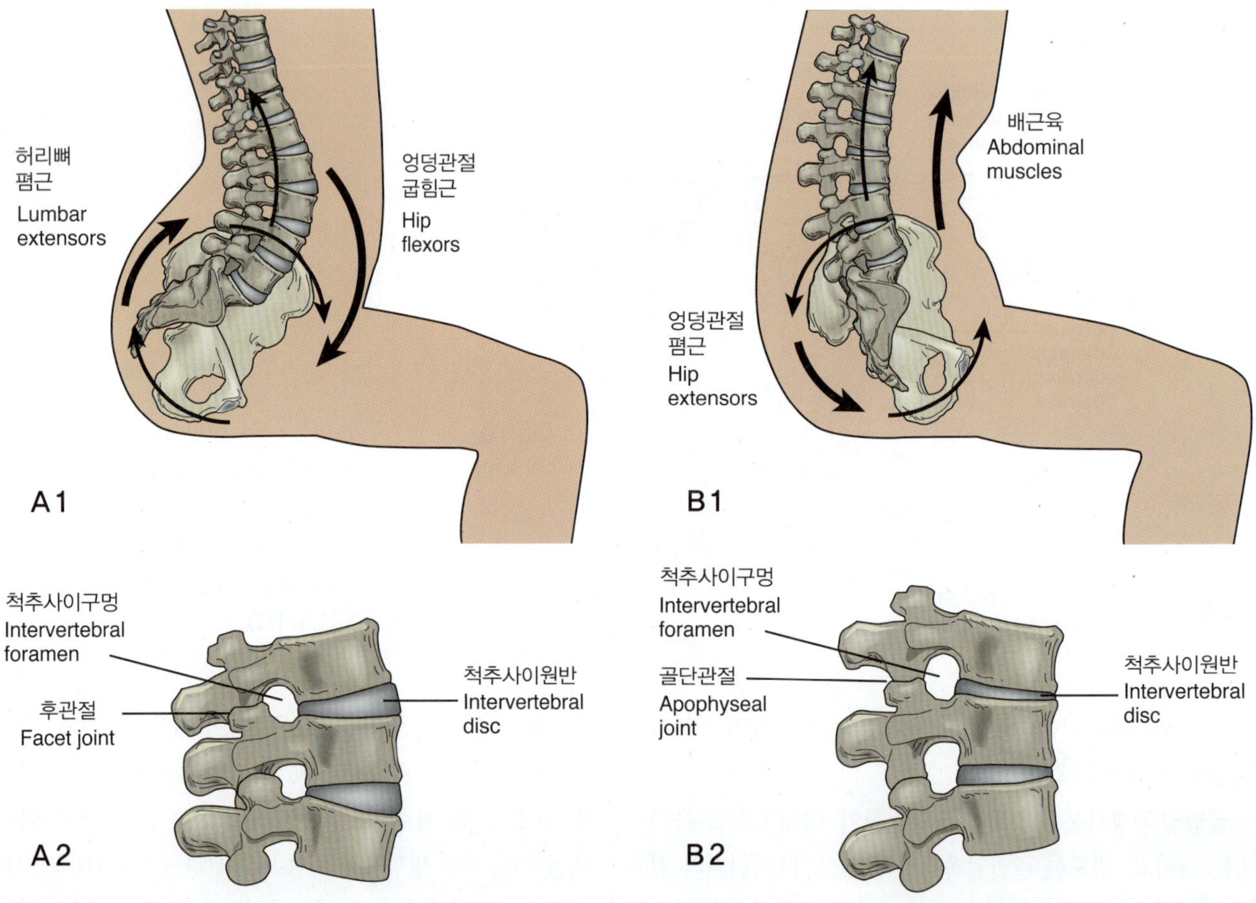

그림 5.25 골반 경사와 척추의 움직임. 골반이 앞쪽경사할 때, 허리뼈는 폄되고(A1), 척추사이구멍의 공간과 척수신경뿌리 영역이 감소한다(A2). 골반이 ENL쪽경사할 때, 허리뼈는 굽힘되고(B1), 척추사이구멍의 직경이 증가한다(B2).

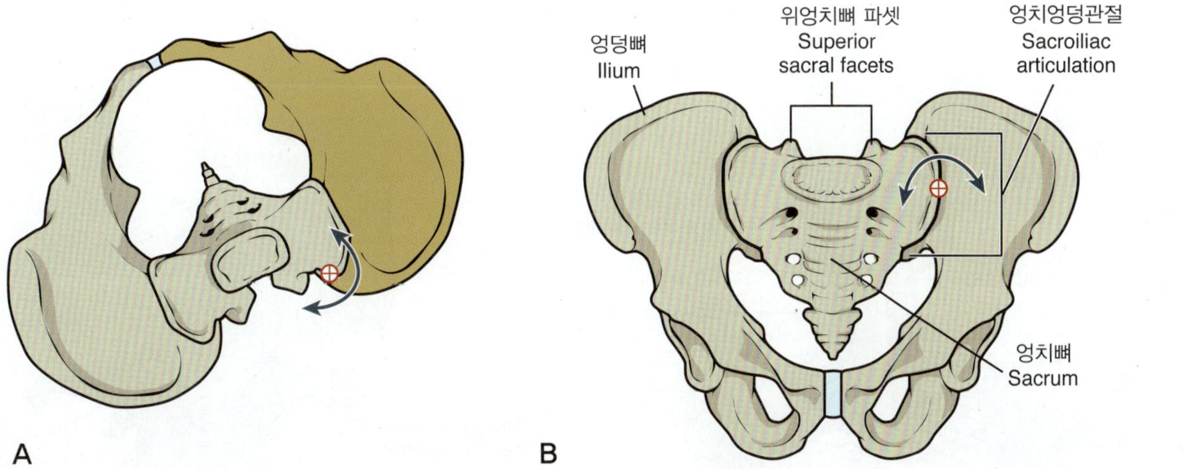

그림 5.26 (A) 엉치엉덩관절의 안쪽돌림-가쪽돌림. (B) 엉치엉덩관절의 벌림-모음(출처: Houglum B, Bertoti, D. Brunnstrom's Clinical Kinesiology. 6th ed. Philadelphia. PA. F.A. D Company. 2012, p 332).

척추 근육
SPINAL MUSCLES

척추 근육은 쌍으로 되어 있으며, 신체 중심선을 기준으로 좌우에 위치한다. 좌우 근육이 함께 작용하면, 시상면상에서 축성 뼈대를 굽힘과 폄할 수 있다. 만약 한쪽 근육만 작용하면, 짝운동인 이마면의 옆굽힘과 가로면의 돌림을 일으킬 수 있다. 근육의 위치와 기능은 다음 단락에서 설명될 것이다. 특정 근육의 부착점과 신경지배, 그리고 그들의 기능에 대한 요약은 **부록** A에서 설명될 것이다.

뒤쪽 근육

뒤쪽 몸통 근육은 얕은층 근육, 중간층 근육 및 깊은층 근육으로 분류될 수 있다. 얕은층 근육으로는 등세모근, 넓은등근, 마름근, 어깨올림근, 앞톱니근 등이 있다. 기능적으로 이들 근육은 어깨관절이 움직이는 동안 어깨뼈의 움직임에 영향을 주고, 8장에서 설명될 것이다.

양쪽 근육이 활성화되면 척추의 폄이 일어날 것이고, 편측 근육이 활성화되면 옆굽힘과 돌림이 일어날 것이다. 예를 들어, 양쪽 위등세모근의 수축은 목뼈의 폄을 일으키고, 편측 위등세모근의 수축은 머리와 목의 동측 옆굽힘과 반대쪽 돌림을 일으킬 것이다. 머리를 고정하고 머리 쪽으로 먼쪽 부착점을 가져가면, 위등세모근은 어깨뼈를 올림할 것이다. 어깨올림근은 등세모근의 깊은 곳에 위치하고, 몸쪽 부착점은 목뼈 C1-C4의 가로돌기에 위치한다. 어깨올림근의 먼쪽 부착점은 어깨뼈의 척추쪽 가장자리(어깨뼈가시와 어깨뼈 윗각 사이)에 위치한다. 어깨올림근은 양측으로 수축하여 어깨뼈를 올림하고, 또 어깨뼈의 아래쪽 방향 돌림을 돕는다.(8장의 어깨가슴우리관절의 운동형상학을 참고한다.) 어깨올림근은 머리와 목의 동측 옆굽힘과 돌림을 일으킨다.

목뼈에는 머리널판근과 목널판근이 존재하며, 이들 근육은 어깨올림근보다 깊은 곳에 위치하며, 머리와 목의 작용근으로 작용한다. 좌우 근육이 함께 작용하면 머리와 목뼈가폄되고, 한쪽 근육만 수축하면 목뼈의 돌림이 일어난다. 머리반가시근과 목반가시근도 머리와 목의 폄을 도와준다. 머리가장긴근과 목가장긴근은 반가시근보다 깊은 가쪽에 위치한다. 이들 근육은 목뼈 분절에 압박을 가한다. 깊은 뒤통수밑근은 뒤통수뼈의 폄을 일으킨다(그림 5.27).

뒤쪽 몸통 근육의 중간층에 있는 척주세움근은 가장긴근과 엉덩갈비근으로 구성된다. 이들 근육은 갈비뼈와 등뼈의 가로돌기에서 시작한다. 허리뼈 영역의 긴 근육 힘줄은 허리뼈 가시돌기, 엉치뼈 및 엉덩뼈능선에 부착되는 척주세움근 널힘줄을 형성한다(그림 5.28).

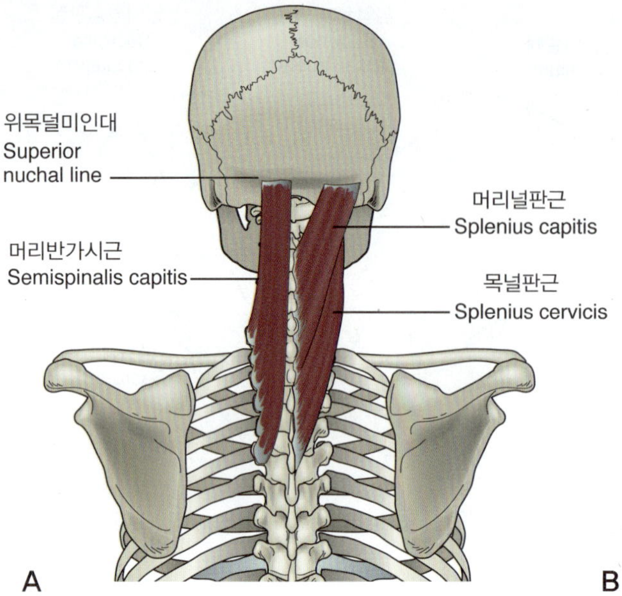

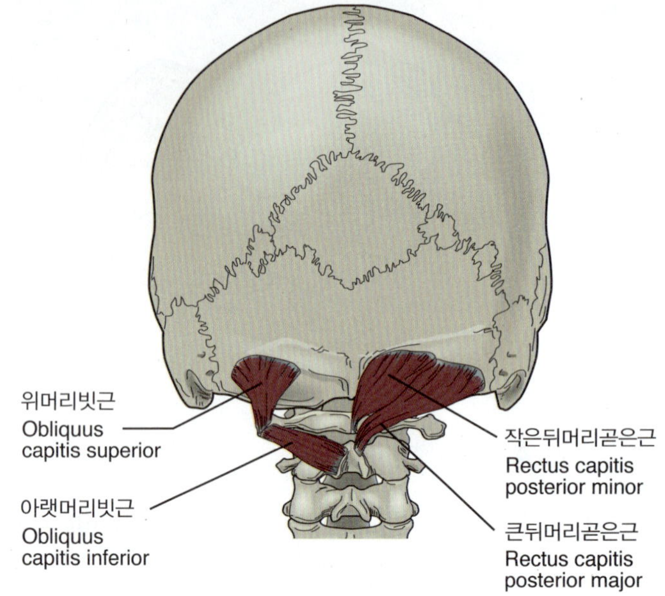

그림 5.27 (A) 뒤쪽 목 근육. (B) 뒤통수밑근.

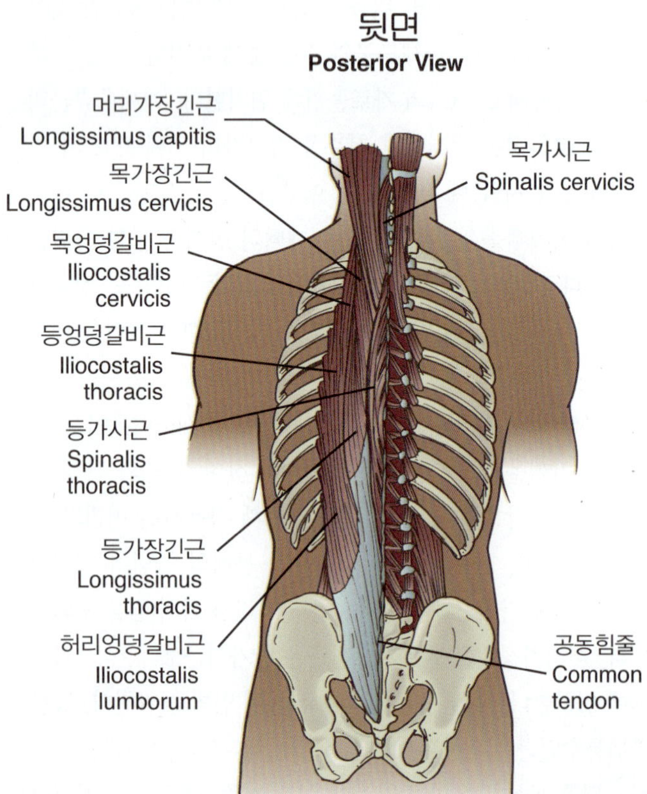

그림 5.28 척주세움근(Starkey C, Brown D. Examination of Orthopedic and Athletic Injuries. 4th ed. Philadelphia. PA. F.A. D Company. 2015, p 482).

이들 근육은 긴 모멘트팔을 가지고 있고, 좌우 양쪽 근육이 동시 수축할 때 허리뼈와 등뼈가 폄되고, 한쪽 근육만 수축할 때 옆굽힘과 돌림이 일어난다. 선 자세에서 몸통을 앞쪽으로 굽힐 때, 척주세움근이 원심성으로 수축하여 앞쪽 굽힘을 제어한다. 강한 척주세움근 널힘줄, 등허리근막 및 뒤쪽 인대도 몸통이 앞으로 숙여지는 것을 제어하는데 도움을 준다.

깊은 층의 척추 내재근인 가로가시근의 그룹에는 반가시근, 뭇갈래근 및 돌림근이 있다. 일반적으로, 이들 분절의 근육은 해당 가로돌기에서 시작하여 1–8개 위쪽에 있는 척추뼈의 가시돌기에 부착한다. 이들 근육은 허리–엉치 영역에서 가장 두꺼운 편이다. 이들은 척추뼈를 고정시키는 근육으로 척추뼈가 전단과 비틀림되는 것을 제어하여 척추의 안정성을 증가시킨다(그림 5.29).

허리네모근은 뒤가쪽에 위치하는 근육이며, 몸통의 이마면 안정성을 제공한다. 이 근육의 아래쪽 부착점은 엉덩허리인대와 엉덩뼈이고, 위쪽 부착점은 12번 갈비뼈와 L1–L4의 가로돌기이다(그림 5.30). 선 자세에서의 몸통 옆굽힘은 동측의 허리네모근 수축으로 일어나는 것이 아니라, 반대쪽 허리네모근의 원심성 수축으로 일어난다. 양쪽 허리네모근이 수축하면, 허리뼈의 폄과 허리뼈의 안정화에 도움을 준다. 예를 들어, 한발 서기를 할 때, 허리네모근이 비부하측

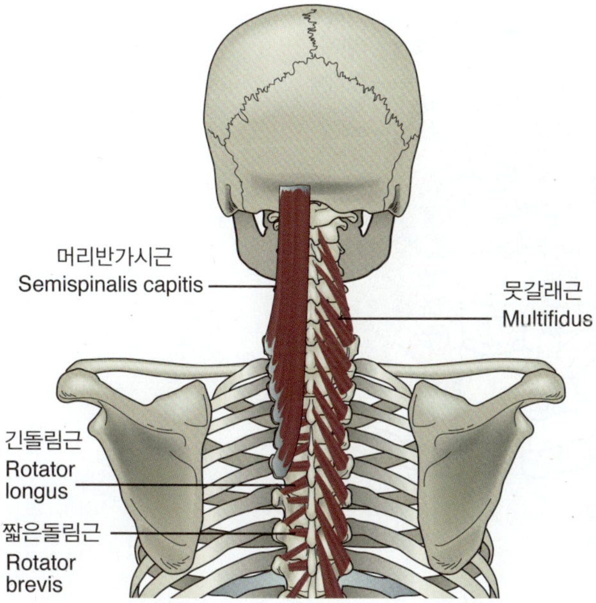

그림 5.29 가로가시근 그룹.

골반을 들어 올리는 힙 하이킹(hip hiking) 동작을 한다.

보행 시 부목을 필요로 하는 하지마비 환자는 힙 하이크 패턴을 이용하기도 한다. 그 사람은 골반을 하이킹함으로써 보행의 유각기 때 발이 지면에 끌리지 않도록 다리를 들어 올릴 수 있다.

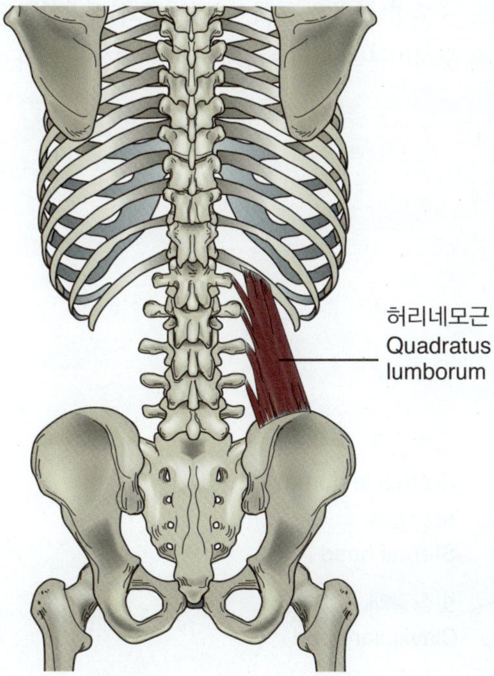

그림 5.30 허리네모근.

앞쪽 근육

목갈비근은 앞목갈비근, 중간목갈비근 및 뒤목갈비근으로 구성된다. 그들은 목뼈 가로돌기의 앞쪽결절과 1번 갈비뼈에 붙어서 삼각형을 형성한다. 이들 목갈비근은 고정되는 부위에 따라 다른 기능을 한다. 상대적으로 목뼈 부착점이 고정되면, 목갈비근은 1번과 2번 갈비뼈를 들어 올리는 기능을 한다. 목갈비근의 이런 역할은 위쪽 폐 분절의 환기에 도움을 주는 능동 흡기 때 종종 나타난다. 여기에 대해서는 6장에서 자세히 다루어질 것이다. 역으로, 갈비우리의 부착점이 고정되면, 목갈비근은 목뼈를 굽힘시킨다. 편측 목갈비근의 수축은 짝운동으로서 목뼈의 동측 옆굽힘과 약간의 동측 돌림을 일으킨다. 양쪽 목갈비근의 수축은 목뼈의 굽힘에 영향을 주지만, 정도는 약한 편이다. 팔신경얼기, 빗장밑동맥과 빗장밑정맥이 앞목갈비근과 중간목갈비근 사이를 통과한다. 이들 구조물은 목갈비근과 1번 갈비뼈 사이에서 압박될 수 있고, 팔의 통증, 둔감 및 저림 등과 같은 신경학적 증상을 유발할 수 있다(그림 5.31).

목빗근은 목 앞쪽에 있는 커다란 근육이다. 이 근육은 복장뼈자루, 빗장뼈 및 꼭지돌기에 붙어 있다. 양쪽 목빗근이 수축하면, 아래쪽 목뼈를 굽힘시키는 작용근으로 작용한다. 그러나 힘의 방향이 사선이기 때문에, 고리중쇠관절과 고리뒤통수관절에서 적은 폄의 운동이 일어난다. 편측 수축은 목뼈의 동측 옆굽힘과 반대쪽 돌림을 일으킨다(그림 5.32).

긴머리근과 긴목근은 기관과 식도보다 뒤쪽에 위치하는 깊은층 근육이다. 이들의 주요 기능은 압박힘을 제공하여 척추뼈를 고정하는 것이고, 굽힘을 도와준다. 앞머리곧은근과 가쪽머리곧은근은 앞쪽 부위의 근육으로 적은 움직임을 허용하는 작은 횡단면을 가지고 있지만, 고리뼈를 기준으로 뒤통수뼈를 굽힘시킨다. 반면, 가쪽머리곧은근은 고리뒤통수관절에서 옆굽힘을 일으킨다.

앞가쪽 근육은 배곧은근, 배바깥빗근, 배속빗근 및 배가로근으로 구성된다. 이들 근육은 복부 장기를 지지하고, 강제 호기나 기침을 할 때 가슴안의 압력을 증가시킨다. 몸통 굽힘의 작용근은 앞쪽에 위치한 배곧은근이다. 배곧은근은 근막에 의해 나누어져 있고, 백색선으로 불리는 결합조직에 의해 좌우로 나누어져 있다. 배곧은근의 위쪽 부착점은 5번–7번 갈비뼈와 복장뼈의 칼돌기이다. 배곧은근의 섬유

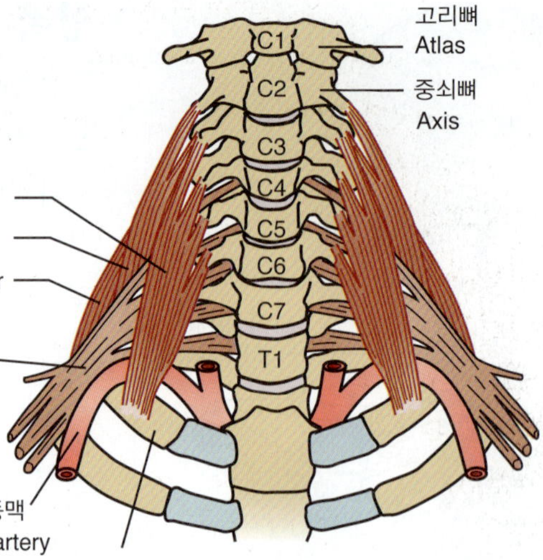

그림 5.31 목갈비근: 앞, 중, 뒤(출처: Levangie P. Norkin, C. Joint Structure and Function: A Comprehensive Analysis. 5th ed. Philadelphia. PA. F.A. D Company. 2011, p 171).

는 길게 수직으로 주행하여 두덩뼈에 부착한다. 배곧은근의 수축은 등뼈와 허리뼈를 굽힘하고, 골반을 뒤쪽경사시킨다.

배바깥빗근과 배속빗근은 몸통의 뒤가쪽면에서 시작하여 중앙선 쪽으로 비스듬하게 주행한 후, 백색선에 연결된다. 커다란 얕은층 배바깥빗근은 위가쪽에서 안쪽–아래쪽 지점으로 주행한다. 배바깥빗근의 깊은 곳에는 배속빗근이 존재하고, 이것은 배바깥빗근의 섬유와 반대 방향으로 주행한다. 배빗근들은 몸통 돌림근이다: 한쪽의 배바깥빗근과 반대쪽의 배속빗근이 함께 작용하여 몸통을 돌림한다. 이들 근육은 대각선의 돌림 힘을 발휘한다. **그림** 5.33은 얕은층 근육과 그들의 관계를 보여주고 있다.

배가로근은 배근육 중 가장 깊은 곳에 위치하는 근육으로서 복부를 압박하고, 등허리근막에 부착되어 허리뼈 영역의 안정화에 도움을 준다. 배가로근은 SI 관절의 안정화에도 중요한 역할을 한다. 배속빗근과 배바깥빗근, 배가로근은 등허리근막과 비슷하게 코르셋 역할을 한다.

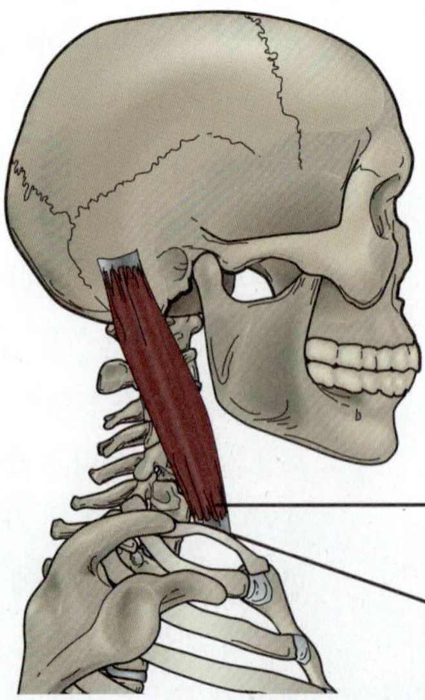

그림 5.32 목빗근.

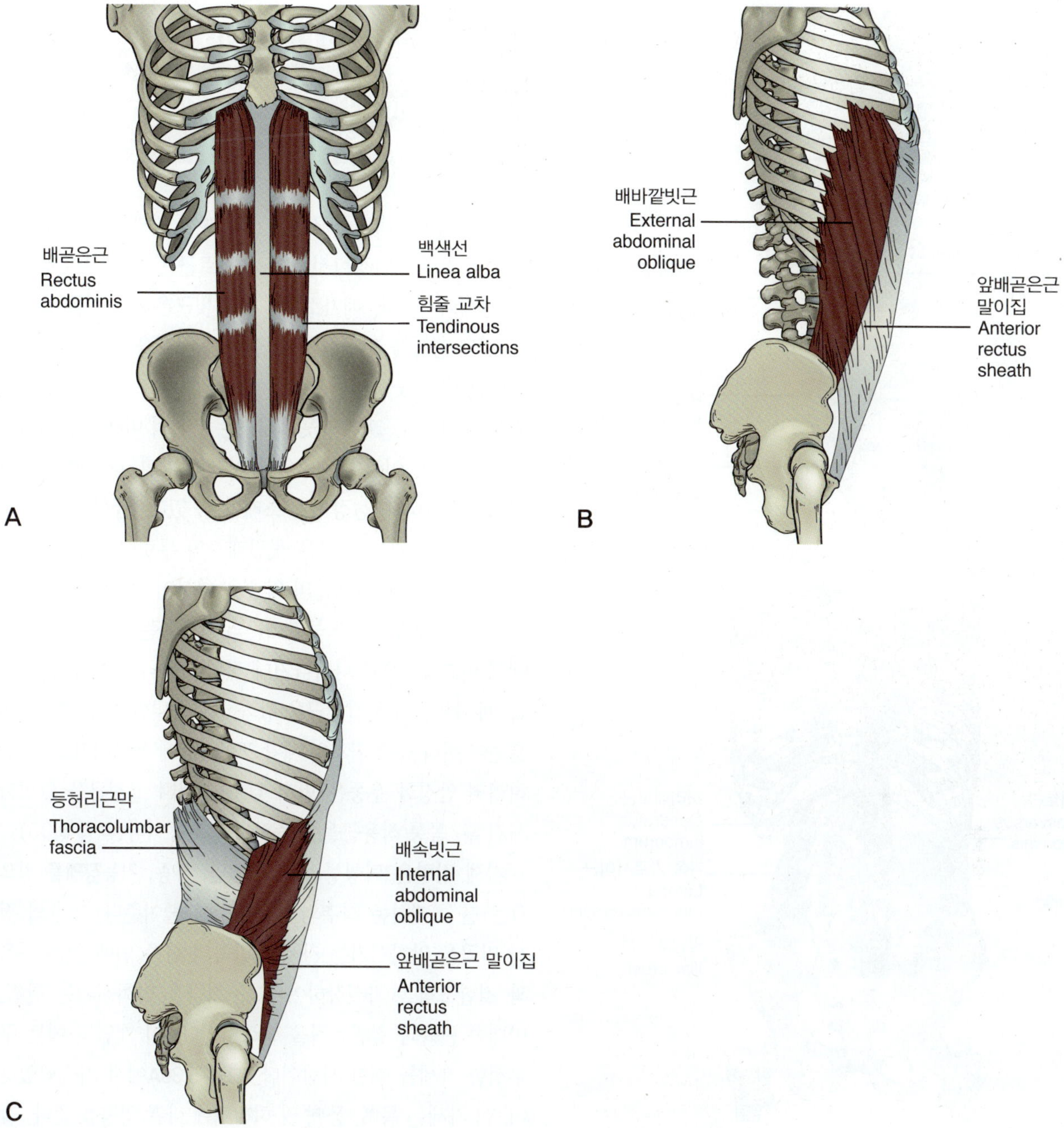

그림 5.33 앞가쪽 배근육. (A) 배곧은근. (B) 배바깥빗근. (C) 배속빗근.

코르셋의 앞쪽 부분은 배벽으로 이루어져 있고, 뒤쪽 부분은 등허리근막과 근육 부착점으로 이루어져 있다(그림 5.34).

비록 엉덩허리근이 척추와 직접적인 연관성이 없다할지라도, 그 근육은 골반 움직임에 중요한 역할을 하고, 척추의 운동형상학에 영향을 준다. 엉덩허리근은 2부분으로 구성된다. 허리근은 허리뼈에서 시작해 넙다리뼈의 작은뼈돌기와 엉덩뼈에 부착한다. 허리근의 먼쪽 끝단은 엉덩근과 섞인다. 엉덩근은 엉덩뼈능선에서 시작해 작은뼈돌기에 부착한다. 엉덩근과 허리근은 엉덩관절 굽힘근이며, 골반을 기준으로 넙다리뼈를 움직이고, 반대로 넙다리뼈를 기준으로 골반을 움직이는 근육이다. 그러나 허리근은 척추의 수직 고정근으로 작용하여 척추뼈를 압박한다. 허리근의 기능은 엉덩관절을 굽힘할 때 척추에 안정성을 제공한다.

엉덩허리근은 11장에서 자세히 다루어질 것이다.

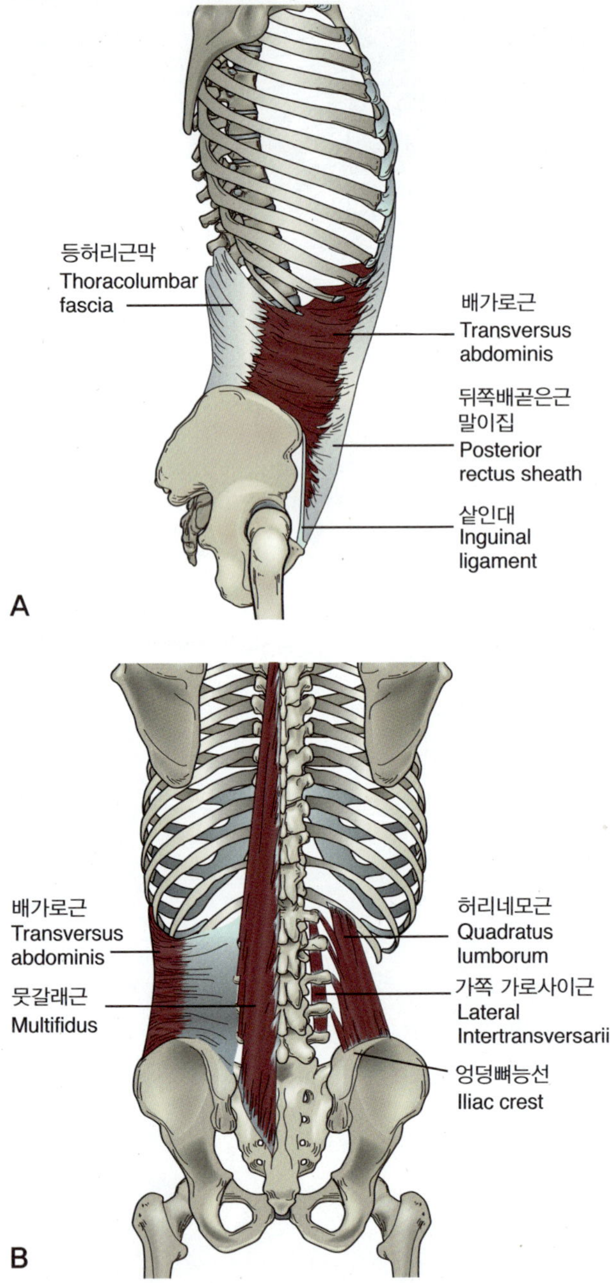

그림 5.34 (A) 배가로근과 등허리근막의 관계. (B) 배가로근과 뭇갈래근의 관계.

척추 근육의 안정화와 정렬
SPINAL MUSCLE STABILIZATION AND ALIGNMENT

배가로근, 배속빗근 및 깊은 허리뼈 뭇갈래근 등은 건강한 사람의 척추를 안정화시킨다. 배가로근은 SI 관절과 허리뼈를 안정화시킨다. 배가로근과 배속빗근은 팔다리를 움직이기 전에 몸통을 고정한다. 뭇갈래근은 효율적인 척추 분절 고정근이다. 뭇갈래근은 척추뼈를 압박하고 척추뼈의 전단력을 제어한다. 그리고 뭇갈래근은 분절의 미세한 움직임에 영향을 준다. 이런 내재근의 제어가 없다면, 척추뼈는 불안정해져 통증과 기능장애를 초래할 수 있다. 급성 또는 만성 허리 통증을 가진 사람은 뭇갈래근의 뚜렷한 약증을 가질 수 있다. 이런 뭇갈래근의 약증은 증상이 시작된 며칠만에 일어난다. 배가로근과 뭇갈래근의 활성화는 허리 통증 환자에게 비효율적으로 나타나거나 전혀 나타나지 않을 수도 있다. 배가로근과 뭇갈래근을 강화하는 특별한 척추 고정근의 훈련이 허리 통증 환자의 재활 프로그램에 포함되기도 한다. 허리뼈 안정화 운동은 먼저 깊은 허리뼈 고정근을 활성화시킨 후, 몸통 작용근을 수축시키는 운동이다(그림 5.35).

자세 정렬은 퇴행성 변화(**관절염, 통증, 기능장애를 일으키는**)를 초래하는 척추의 스트레스를 줄여준다. 척추의 정상 만곡을 악화시키는 자세는 만곡의 한쪽 면에 있는 근육과 결합조직을 과신장하여 그 조직들을 약화시키는 한편, 반대쪽 근육과 결합조직을 단축시킨다. 이 개념의 예는 구부정한 자세를 취한 사람이다. **그림 5.36A**에서 기술되었듯이, 이 자세는 목뼈, 등뼈 및 허리뼈에 나쁜 영향을 준다. 감소된 허리뼈 앞굽음과 증가된 등뼈 뒤굽음을 가지는 과도한 허리뼈 굽힘 때문에, 목뼈는 등뼈-허리뼈 보다 앞쪽에서 굽힘 자세를 취한다. 사람은 컴퓨터 화면을 보기 위해, 뒤통수뼈를 폄시켜 눈을 아랫방향으로 향하게 한다. 목뼈는 척추의 통증과 기능장애, 그리고 팔의 증상을 유발하는 내밈 자세(**아래쪽 목뼈의 굽힘과 뒤통수뼈의 폄**)를 취한다. 목뼈를 뒷당김(**아래 목뼈의 폄과 뒤통수뼈의 굽힘**)으로 움직이고(그림 5.36B), 허리뼈 앞굽음을 위해 적절한 허리뼈 지지물을 사용하면, 척추뼈와 일직선되게 중력선이 뒤쪽으로 이동할 것이다.

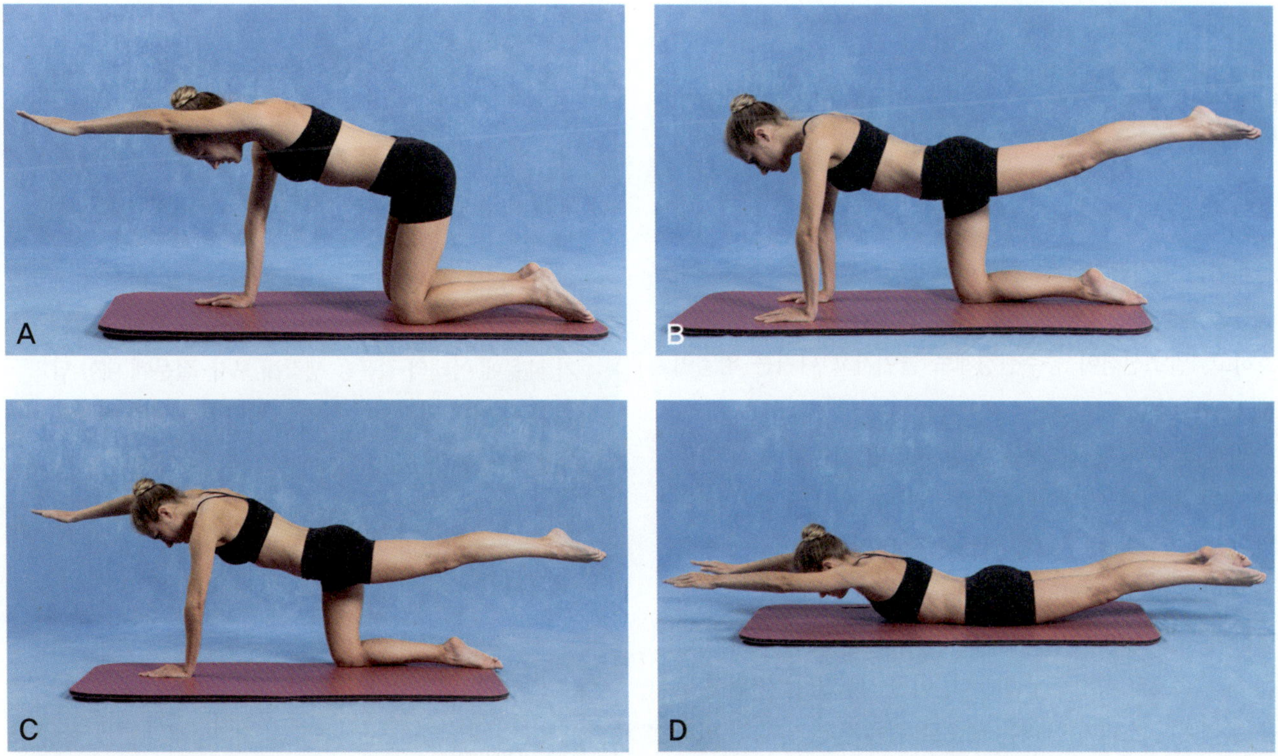

그림 5.35 (A–D) 몸통 안정근 운동의 진전. 환자는 깊은 고정근의 동원이 약간 어려운 자세에서 깊은 고정근과 얕은 몸통 폄근의 동원이 더 어려운 자세로 진전한다.

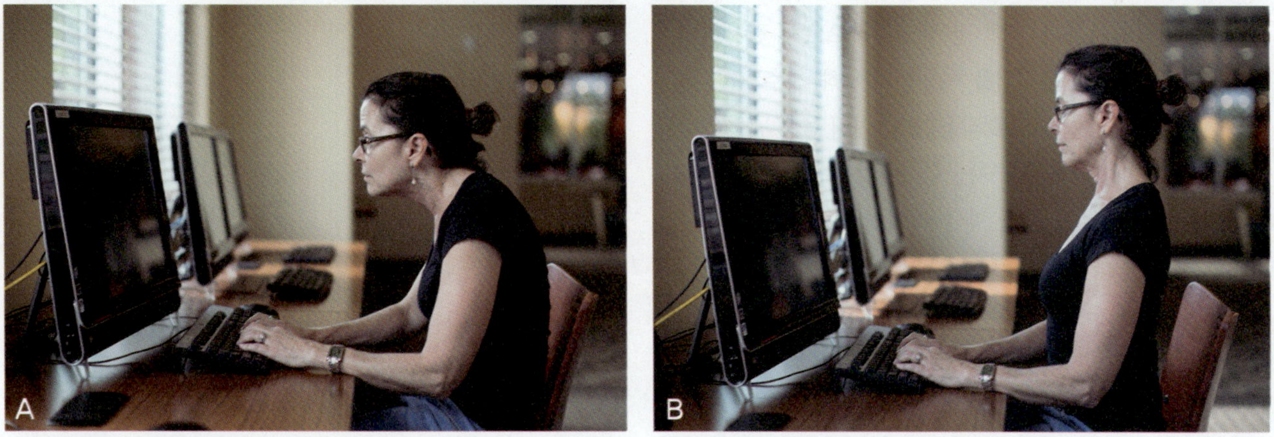

그림 5.36 (A) 구부정한 자세의 경우, 체중과 관련된 중력선이 척추보다 앞쪽으로 떨어진다. 머리가 앞쪽으로 쏠린 내밈 자세를 취한다. 허리뼈와 등뼈의 뒤굽음 자세가 증가된다. (B) 머리와 목이 뒷당김될 때 중력선이 척추위로 이동하게 되고, 허리뼈의 앞굽음이 정상 자세를 취한다.

요약
CHAPTER SUMMARY

척추뼈는 인체를 똑바른 자세로 지지하고, 팔과 다리를 움직이는 안전한 기반을 제공하고, 또 기능 활동 시 머리와 몸통을 움직이는 수단을 제공한다. 척추는 중추신경계를 보호하고, 말초신경이 중추신경계로 들어가고 나가는 영역이다.

척추의 뼈와 결합조직은 척추 영역의 기능과 목적에 따라 다른 차이점을 가진다. 관절의 방향, 인대의 크기와 위치, 그리고 근육의 구조와 기능이 각 영역의 차이점에 중요한 역할을 한다. 목뼈의 경우, 가동범위가 충분하면 목을 굽힘하여 눈을 지면 쪽으로 향하게 만들고, 또 목을 폄하여 눈을 하늘 쪽으로 향하도록 만든다. 어떤 사물을 보기 위해 눈을 돌리거나 소리가 들리는 쪽으로 귀를 돌리기 위해 머리를 좌우로 회전할 수 있다. 등허리의 경우에는, 지면에 떨어진 물건을 줍기 위해 커다란 몸통 굽힘을 할 수 있고, 또 발을 움직이지 않고 뒤쪽에 위치한 물체를 보기 위해 몸통을 돌림할 수도 있다.

척추 영역의 특정 근육은 전신이나 팔다리를 움직이는 동안 척추를 지지하기 위해 깊은 고정근으로서 작용한다. 다른 근육은 척추의 움직임을 허용하기 위해 척추의 폄, 굽힘, 돌림을 하는 작용근으로 작용한다. 여러 몸통 근육의 기능 차이 때문에, 올바른 근육군을 표적으로 하는 운동 프로그램이 설계되어야 한다. 예를 들어, 척추 불안정 환자는 sit-up 운동만 수행하여 척추 안정성을 얻을 수 없다. 그 이유는 sit-up 운동이 몸통 고정근을 위한 운동이 아니라 몸통 작용근을 위한 운동이기 때문이다.

척추와 골반의 움직임은 서로 연관되어 있다. 즉, 골반 운동이 척추의 자세와 움직임에 영향을 준다. 골반앞쪽경사의 증가는 허리뼈의 폄을 증가시켜, L5-S1 레벨의 전단력을 증가시킨다. 역으로, 골반뒤쪽경사의 증가는 허리뼈를 굽힘시켜, 말초신경뿌리를 자극하고 압박할 수 있는 척추사이원반의 위치를 변화시킬 수 있다.

사례 연구(Case Study)

Marie 는 척추 골다공증을 가진 72세 여성이다. 뼈 밀도의 감소 때문에, 척추는 붕괴되어 쐐기 형태를 띠는데, 등뼈에서 가장 두드러진다. 이들 뼈의 변화는 그녀의 등뼈 뒤굽음 만곡을 더욱 증가시켰다. 뼈의 변화들이 증가된 등뼈 뒤굽음과 관련되기 때문에 아래의 질문을 생각해 보자. 질문에 대한 답을 얻기 위해 여러분의 등뼈를 증가된 뒤굽음 자세로 만들어보자.

1. 등뼈 뒤굽음이 증가되면, 머리와 목의 자세는 어떻게 변할까?
2. 증가된 등뼈 뒤굽음 때문에 가슴우리 안의 장기들은 어떤 경험을 하게 될까?
3. 가슴우리 장기의 압박으로 초래되는 2차 합병증은 무엇인가?
4. 증가된 등뼈 뒤굽음 때문에 어떤 척추 근육이 약해질 것인가?
5. 심하게 타이트해져 신장이 필요한 근육은 무엇인가?

복습 / DISCUSSION QUESTIONS

1. 각 척추 영역의 전형적 척추뼈의 표식점을 확인해 본다.
2. 목뼈 돌림 시 중쇠뼈를 중심으로 고리뼈가 어떻게 움직이는지를 설명해 본다.
3. 척추사이원반이 척추 움직임의 크기와 방향에 어떤 영향을 주는지를 설명해 본다. 척추가 굽힘 또는 폄할 때 원반에서 어떤 일이 일어나는가?
4. 원반 퇴행(체액 함량과 탄성의 소실)이 후관절, 척추사이구멍, 가시돌기 사이의 거리, 그리고 척추의 움직임에 어떤 영향을 주는가?
5. 각 척추 영역에 있는 후관절의 방향과 위치를 설명해 본다. 그리고 그들의 방향이 움직임에 어떤 영향을 주는지를 설명해 본다.
6. 각 척추 영역과 관련된 척추 인대를 확인해 본다.
7. 척추의 짝운동 개념을 설명해 보고, 그 예를 제시해 본다.
8. 과도한 등뼈 뒤굽음이 목뼈와 머리의 자세에 어떤 영향을 주는가?
9. 엉치뼈 뉴테이션과 카운터뉴테이션의 개념을 설명하고, 그들이 골반앞쪽경사와 골반뒤쪽경사에 어떤 관계가 있는지를 말해 본다.
10. 골반을 앞쪽으로 경사하는 근육과 뒤쪽으로 경사하는 근육은 무엇인가? 이들 운동 동안 허리뼈의 자세는 어떻게 변하는가?
11. 골반의 앞쪽경사와 뒤쪽경사를 최대로 수행해 본다. 각 끝범위에서, 어떤 구조물이 압박되고 또는 과신장될 것인가? 근육의 과신장과 근력에 대해 3장에서 배웠던 것은 무엇인가?
12. 만약 목빗근의 작용과 반대 방향으로 움직일 때 근육이 신장된다면, 목빗근을 어떻게 신장할 수 있는가?
13. 등뼈-허리뼈의 굽힘, 폄 및 돌림의 작용근을 말해 본다.
14. 어떤 근육이 척추 고정근으로 작용하는가?

참고문헌(BIBLIOGRAPHY)

Banton RA. Biomechanics of the spine. *Journal of the Spinal Research Foundation*. 2012;7:12–20.

Beattie P. Current understanding of lumbar intervertebral disc degeneration: a review with emphasis upon etiology, pathophysiology, and lumbar magnetic resonance imaging findings. *J Orthop Sports Phys Ther*. 2008;38:329–340.

Garet M, Reiman MP, Mathers J, Sylvain J. Nonoperative treatment in lumbar spondylolysis and spondylolisthesis: a systematic review. *Sports Health*. 2013;5:225–232.

Heuer F, Schmidt H, Wilke HJ. The relation between intervertebral disc bulging and annular fiber associated strains for simple and complex loading. *J Biomech*. 2008;41:1086–1095.

Kisner C, Colby LA. *Therapeutic Exercise Foundations and Techniques*. 6th ed. Philadelphia, PA: FA Davis; 2012.

Levangie PK, Norkin CC. *Joint Structure and Function: A Comprehensive Analysis*. 5th ed. Philadelphia, PA: FA Davis; 2011.

Neumann DA. *Kinesiology of the Musculoskeletal System*. 2nd ed. St. Louis, MO: Mosby; 2010.

Schmidt H, Kettler A, Heuer F, Simon U, Claes L, Wilke HJ. Intradiscal pressure, shear strain, and fiber strain in the intervertebral disc under combined loading. *Spine*. 2007;32:748–755.

가슴우리의 구조와 호흡 기능

6장

Structure and Ventilation Function of the Thorax

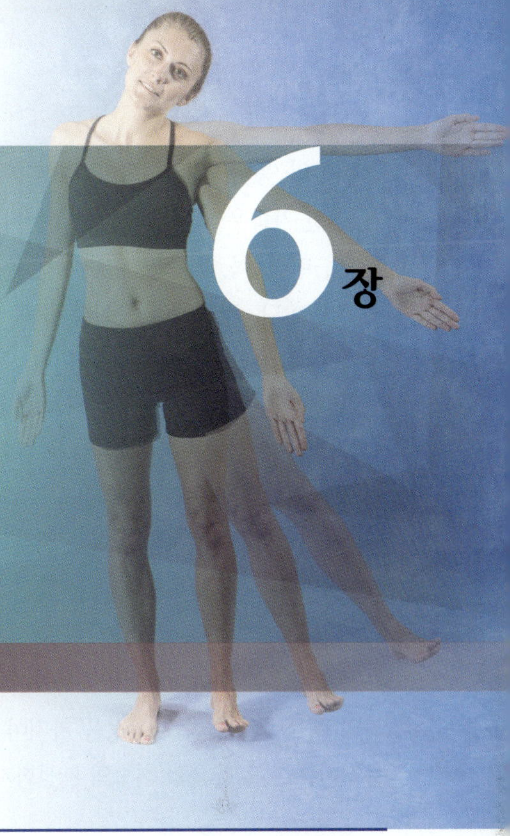

핵심 개념 / Key Concepts

가슴우리의 구조

복장뼈

갈비뼈

호흡

호흡의 운동형상학

호흡 근육

안정기 호흡 근육

- 가로막
- 목갈비근
- 갈비사이근

강제 흡기 근육

- 목빗근
- 큰가슴근과 작은가슴근
- 기타 흡기 근육

강제 호기 근육

- 배근육
- 등가로근과 속갈비사이근

노화와 질병과 관련된 호흡계 변화

- 노화 관련 변화
- 질병 관련 변화

학습 성과 / Learning Outcomes

본 장을 공부한 후, 학습자는 다음을 할 수 있을 것이다:

6.1 가슴우리를 형성하는 뼈 구조물을 알 수 있다.
6.2 등뼈와 복장뼈 사이에서 형성된 관절을 나열할 수 있고, 또 그들과 관련된 인대를 나열할 수 있다.
6.3 4가지 폐용적을 설명할 수 있고, 여러 가지 폐용적을 정의하는 폐용적의 결합을 결정할 수 있다.
6.4 호흡과 관련된 근육 기전을 설명할 수 있다.
6.5 안정기 호흡과 강제 흡기와 관련된 근육을 확인하고 비교할 수 있다.
6.6 기타 흡기 근육과 그들의 기능을 설명할 수 있다.
6.7 강제 호기와 관련된 근육을 알 수 있다.
6.8 호흡계에서 일어날 수 있는 노화 관련 변화를 설명할 수 있다.

뒤쪽의 등뼈, 원주형의 갈비뼈, 그리고 앞쪽의 복장뼈가 닫힌 가슴우리 시스템을 형성한다(그림 6.1). 가슴우리는 팔, 머리, 목, 척주 및 골반의 근육부착점을 위한 앵커로서 작용한다. 가슴우리는 심장과 폐, 그리고 가슴안(흉부)의 장기를 위한 외적 보호장치이다. 본 장은 호흡에서 가슴우리의 중요한 역할을 살펴본다. 5장은 등뼈와 갈비뼈 사이의 관절을 형성하는 뒤쪽의 뼈와 결합조직을 다루었다: 12개 등뼈와 각 갈비뼈와의 관절을 포함했다. 본 장은 앞쪽의 관절과 호흡에 관여하는 앞쪽과 뒤쪽의 구조물을 다룬다.

5장은 척추 움직임에 대한 몸통 근육의 역할을 설명했다. 본 장은 똑같은 근육이 호흡 근육으로 어떻게 작용하는지에 초점을 맞추고 있다. 신체의 효율적인 호흡을 위해서 가슴우리의 뼈들이 적절한 가동성을 가져야 하고, 또 가슴우리를 움직이는 호흡 근육의 최적의 활성화가 있어야 한다.

가슴우리의 구조
STRUCTURES OF THE THORAX

복장뼈

복장뼈는 위쪽 가슴의 정중앙에 있는 길고 납작한 뼈이다. 복장뼈는 심장의 앞쪽에 위치하며, 가슴우리의 앞벽을 형성한다. 복장뼈의 앞쪽면은 약간 볼록하고, 뒤쪽면은 약간 오목하다. 복장뼈의 몸통은 위쪽의 복장뼈자루와 관절을 이루는 자루복장관절을 형성하고, 이 관절은 자루복장인대에 의해 지지된다. 자루복장관절은 섬유연골원반을 가진 비가동성 관절이다. 복장위패임(목패임)은 복장뼈의 위쪽 끝단에 위치하고, 이 패임의 가쪽에는 복장빗장관절의 빗장 파셋이 존재한다. 복장뼈자루는 1번 갈비연골과 관절을 이루고, 복장빗장관절의 아래쪽에 있는 1번 갈비뼈는 1번 복장갈비관절을 형성한다. 복장뼈자루가 복장뼈에 연결되는 복장뼈의 각은 쉽게 촉진될 수 있고, 2번 갈비뼈를 찾는 표식점이 된다. 복장뼈의 가쪽면에 있는 갈비 파셋의 연속은 2번-7번 갈비뼈와 관절을 이룬다. 복장뼈는 아래쪽에서 칼돌기와 연결되는 다른 관절을 형성한다. 복장칼돌기관절은 비가동성 관절이고, 대개 40세 때 골화된다(그림 6.2).

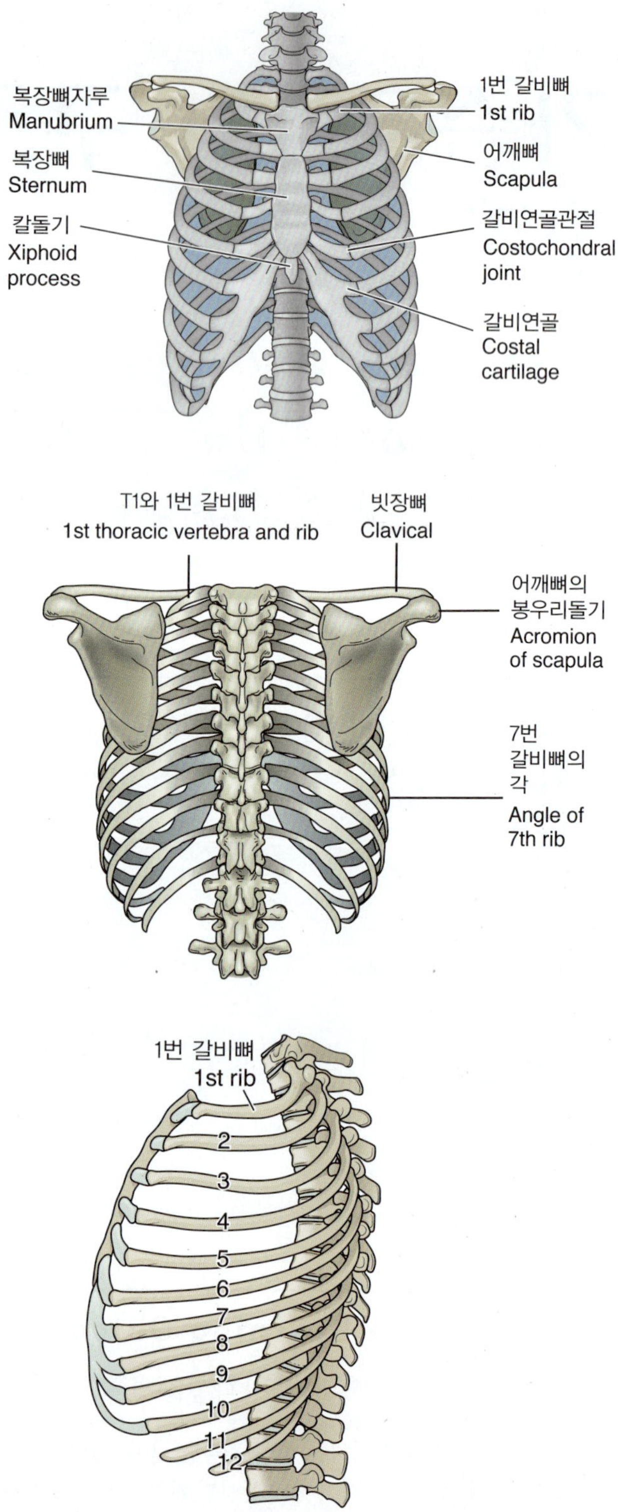

그림 6.1 가슴우리의 요소: 복장뼈, 등뼈, 그리고 갈비연골을 가진 12쌍의 갈비뼈(출처: Cowen V. Pathophysioloy for Massage Therapsits: A Functional Approach. Philadelphia, PA. F.A. Davis Company, 2016: p. 88).

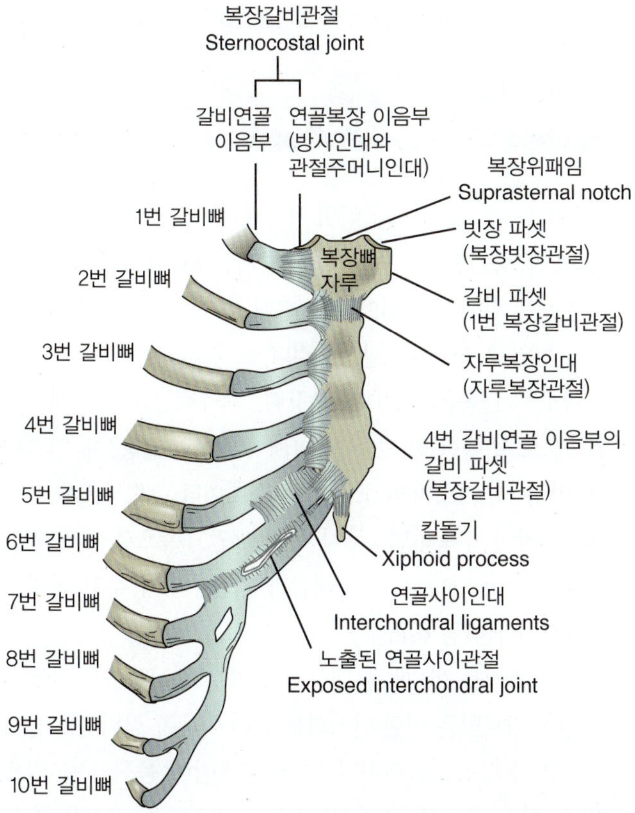

그림 6.2 복장뼈와 관련 관절(인대 포함)의 앞쪽면. 복장뼈 사이에서 형성된 관절, 그리고 복장뼈와 1번-10번 갈비뼈 사이에서 형성된 관절을 보여주고 있다. 11번과 12번 갈비뼈는 복장뼈와 관절을 이루지 않는다.

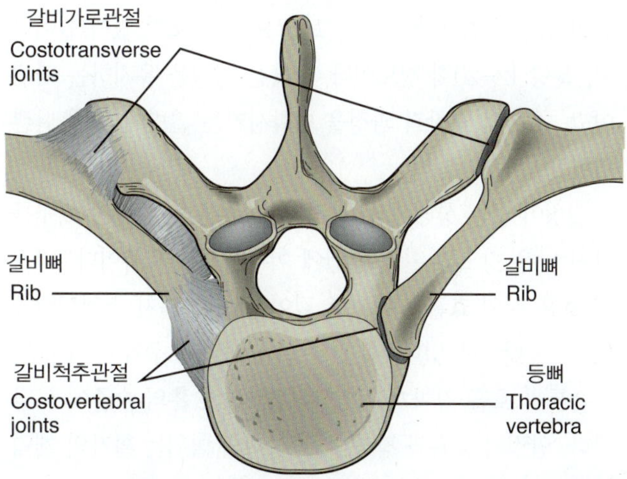

그림 6.3 갈비척추관절과 갈비가로관절.

갈비뼈

가슴우리를 형성하는 12개의 갈비뼈는 납작한 뼈가 휘어진 모양이고, 1번 갈비뼈에서 7번 갈비뼈로 내려갈수록 갈비뼈의 길이가 점차 길어지고, 8번 갈비뼈에서 12번 갈비뼈로 갈수록 짧아진다. 1번부터 7번까지의 7쌍 갈비뼈는 갈비연골을 통해 복장뼈의 가쪽면과 관절을 이루어 복장갈비관절을 형성한다. 복장갈비관절은 갈비뼈와 연골사이의 갈비연골 이음부와 연골과 복장뼈사이의 연골복장 이음부를 가진다. 비록 갈비연골 이음부와 1번째 연골복장 이음부에 움직임이 거의 일어나지 않지만, 2번-7번 연골복장 이음부는 윤활관절이며, 가슴안의 용적이 변할 때 약간의 활주 운동이 일어난다. 방사인대가 연골복장 이음부를 보강해 준다.

5번-10번 갈비뼈의 연골 가장자리는 연골사이관절을 형성하고, 이 관절은 연골사이인대에 의해 보강된다. 11번과 12번 갈비뼈는 복장뼈와 관절을 이루지 않는다. 뒤쪽에 위치한 갈비뼈머리는 5장에서 설명되었듯이, 위아래의 척추뼈몸통과 그 사이에 위치한 원반과 관절을 이룬다. 1번-12번 갈비뼈머리와 척추뼈몸통은 갈비척추관절을 형성한다.

1번-10번 갈비뼈와 해당 가로돌기는 갈비가로관절을 형성한다. 일반적으로 갈비가로관절은 11번과 12번 갈비뼈에는 없다(그림 6.3).

갈비뼈의 앞쪽 부착점과 뒤쪽 부착점 때문에, 1번-10번 갈비뼈는 닫힌 운동 사슬을 형성하고, 관절을 이루는 분절은 서로 의존적이다. 이들 갈비뼈는 뒤쪽에서 갈비가로관절과 갈비척추관절을 형성하고, 복장뼈와 직접 또는 간접으로 관절을 이룬다. 이들 갈비뼈의 가동성은 호흡 기능에 꼭 필요하지만, 가슴우리가 내부 장기를 보호하기 때문에 충분히 고정할 만큼 제한되어야 한다.

호흡
VENTILATION

호흡은 호흡계(기도와 폐)를 통해 공기를 들여 마시고 내쉬는 역학적 과정이다. 호흡 시 신체는 혈액과 폐 사이의 가스 교환을 통해 산소를 얻고 이산화탄소를 배출한다. 성인의 정상 호흡은 율동적이고, 고요하고, 노력 없이 일어나며, 분당 12–20회 정도이다. 호흡은 생명을 유지하는 과정이고, 호흡의 역학적 과정을 변화시키는 질병에 의해 나쁜 영향을 받을 수 있다.

질병이 없는 상태에서, **안정기 호흡**은 낮은 대사 요구를 가진 낮은 강도의 활동 동안에 이루어지는 호흡이다. 안정기 호흡 시의 호흡률과 호흡 깊이는 정상 수치 스펙트럼에서 낮은 단계에 있다. 활동 수준과 대사 요구가 증가하면, 호흡률과 호흡 깊이가 증가하여 **강제 호흡**의 수준에 도달한다. 안정기 호흡과 강제 호흡 사이의 범위는 환자의 체력 수준과 호흡계의 건강 상태에 좌우한다.

호흡 운동형상학은 폐용적과 폐용량을 포함한다. 안정기 호흡 시 호흡계 안으로 공기가 들어가고 나가는 공기의 양을 **1회 호흡량**(tidal volume)이라고 한다. 1회 호흡량으로 흡기한 후 더 흡입할 수 있는 공기의 양을 **예비흡기량**이라 하고, 1회 호흡량으로 호기한 후 더 배출할 수 있는 공기의 양을 **예비호기량**이라 한다. 최대 호기 후 조직의 팽창을 유지하기 위해 폐 속에 남아 있는 공기의 양을 **잔기량**이라 한다. **그림 6.4**는 각각의 폐용적과 다른 폐용적과의 관계를 보여주고 있다.

최대 용적을 유지할 수 있는 폐의 능력을 **총폐용량**(TLC)이라고 한다. TLC는 잔기량(폐조직의 팽창을 유지하는데 필요한 폐 속의 공기량)을 포함한다. 정상 성인의 총폐용량은 약 5.5–6 L 정도이다. **폐활량**(vital capacity)은 폐에 의해 최대로 흡입하고 배출할 수 있는 공기의 양이며, 정상 성인의 폐활량은 약 4.5 L 정도 된다. **흡기량**은 1회 호흡량으로 흡기하는 양과 강제호흡으로 더 흡기하는 공기량을 더한 값이다. **기능적 잔기량**은 1회 호흡량으로 호기한 후 폐속에 남아 있는 공기의 양이다. 즉, 기능적 잔기량은 예비호기량에다 잔기량을 더한 값이다. 폐용적과 폐용량 사이의 관계는 **그림 6.5**에 설명되고 있다.

호흡의 운동형상학
KINEMATICS DURING VENTILATION

흡기를 할 때, 가슴우리의 용적은 수직, 앞과 뒤, 안쪽과 가쪽으로 증가한다. 수직 직경의 증가는 1차 호흡근인 가로막의 수축에 의해 주로 일어난다. 수직 증가는 안정기 호흡 동안 흡기 힘의 70–80%을 발생시킨다.

가로막 근육은 갈비뼈, 복장뼈, 척추뼈몸통에서 시작해 위쪽으로 주행한 후 중심힘줄(뼈 부착점이 없음)에 연결된다. 안정 시, 가로막의 모양은 돔 형태이다(그림 6.6A).

가로막이 수축하면, 돔이 복강(배안) 쪽으로 내려와서, 복부 장기를 압박하고, 복내압과 가슴우리의 수직 직경을 증가시킨다(그림 6.7).

깊은 흡기를 할 때, 복내압의 증가는 중심힘줄을 안정화시킨다. 가로막은 이런 안정화를 통해 아래쪽 갈비뼈를 들어올리고 가쪽으로 돌림시켜 "양동이 손잡이 움직임"을 일으킨다. 이런 움직임은 가슴우리의 안쪽–가쪽 직경을 증가시킨다(그림 6.8).

1번 갈비뼈는 호흡 동안 거의 움직임이 없지만, 2번–7번 갈비뼈는 가동성이 좋아서 흡기 동안 그들의 움직임은 펌프 손잡이처럼, 복장뼈를 앞쪽과 위쪽 방향으로 움직인다. 위쪽 갈비뼈와 복장뼈의 움직임은 가슴우리의 앞뒤 직경을 증가시킨다. 이 움직임은 주로 시상면에서 일어난다(그림 6.9). 아래쪽의 6개 갈비뼈는 흡기 시 시상축을 중심으로 이마면에서 움직이며, 가슴우리의 가쪽 직경을 증가시킨다(양동이 손잡이 운동).

가슴우리의 용적이 증가하면, 흉내압이 대기압보다 감소하여 압력이 높은 외부 환경에서 압력이 낮은 폐 속으로 공기가 이동한다. 가로막이 이완하면, 가로막이 원래 형태인 돔 형태로 되돌아간다. 가로막이 원래 위치로 되돌아가면, 가슴우리의 용적이 감소하고, 흉내압이 증가하여 높은 폐 속의 압력이 낮은 외부 환경으로 이동하면서 호기를 한다. 즉, 정상적인 호기는 수동 현상이다.

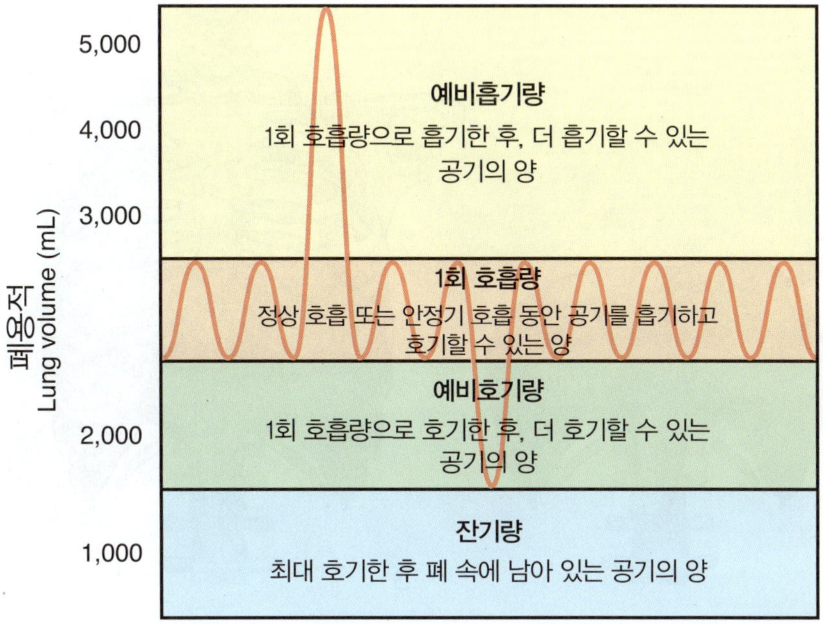

그림 6.4 폐용적. 에비흡기량, 1회호흡량과 예비호기량은 폐 안으로 들어가고 나오는 전체 공기량을 의미하고, 잔기량은 폐의 팽창을 유지하기 위해 폐 속에 남아 있는 공기의 양이다.

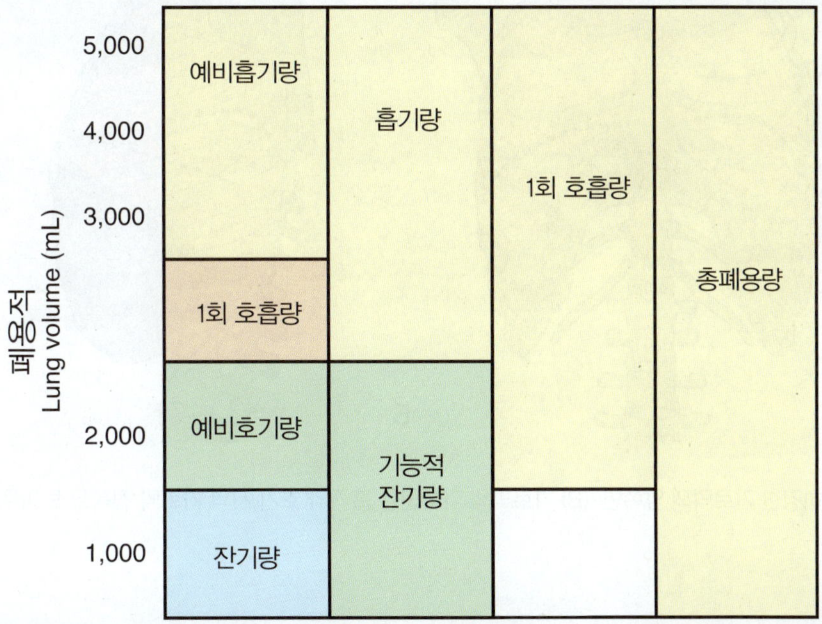

그림 6.5 폐용적과 폐용량의 관계. 총폐용량(TLC)은 모든 폐용적의 합을 의미한다. 폐활량은 잔기량을 빼고 폐 안으로 들어가고 나오는 공기의 양을 의미한다.

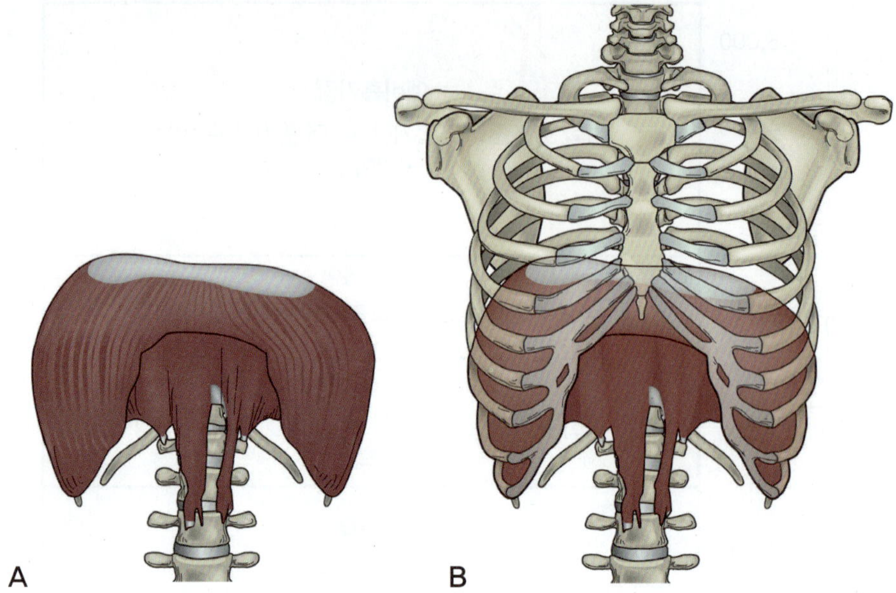

그림 6.6 (A) 안정 시, 가로막은 돔 형태를 띤다. (B) 가로막은 3개의 부착점을 가진다: 갈비우리 부착점, 복장뼈 부착점, 척추뼈 부착점.

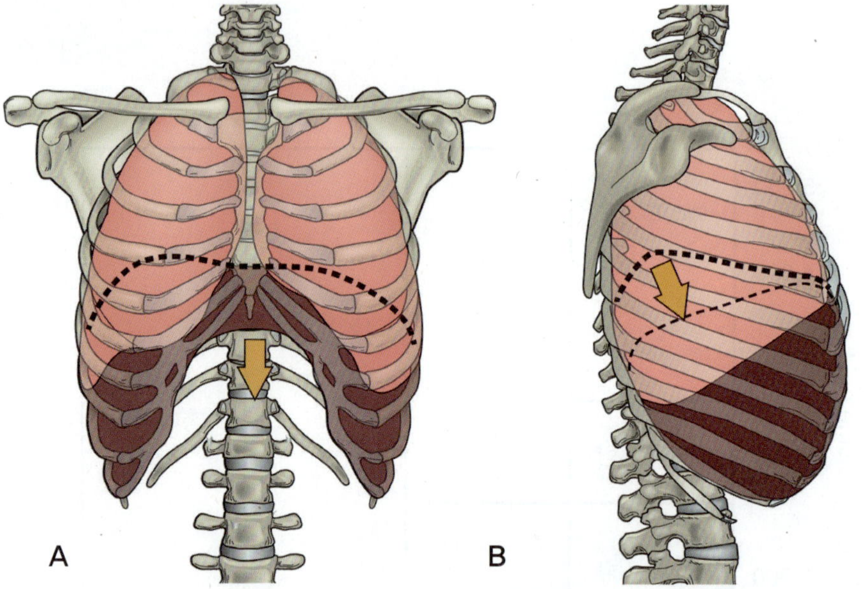

그림 6.7 (A) 흡기 시 하강한 가로막의 앞쪽면. (B) 가로막의 가쪽면은 흡기와 호기 시의 가로막 진폭을 보여주고 있다.

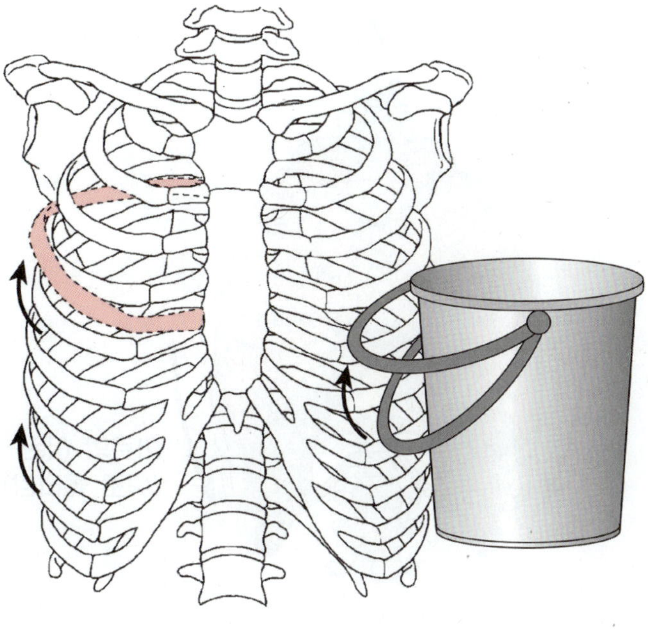

그림 6.8 갈비뼈의 양동이 손잡이 운동은 흡기 시 가슴우리의 가쪽 직경을 증가시킨다(출처: Levangie P. Norkin, C. Joint Structure and Function: A Comprehensive Analysis. 5th ed. Philadelphia. PA. F.A. D Company. 2011, p 198).

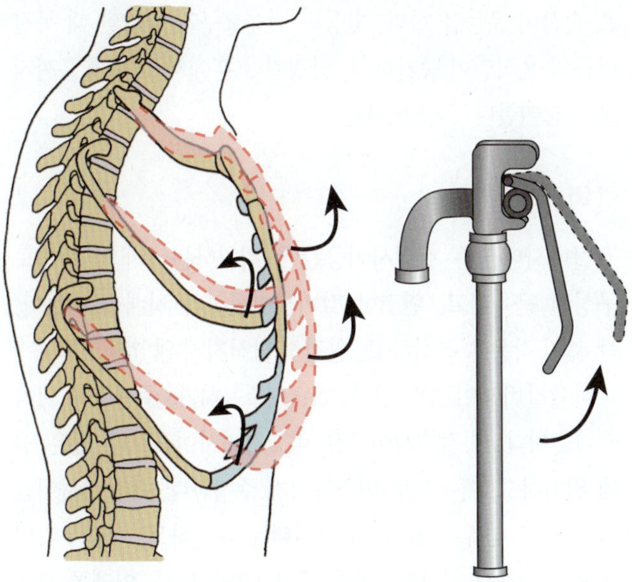

그림 6.9 위쪽 가슴우리의 펌프 손잡이 운동은 흡기 시 가슴우리의 앞뒤 직경을 증가시킨다(출처: Levangie P. Norkin, C. Joint Structure and Function: A Comprehensive Analysis. 5th ed. Philadelphia. PA. F.A. D Company. 2011, p 199).

임상 연결 6.1

척추 옆굽음증과 뒤굽음증의 증가는 척추 기형이며, 호흡 기전을 변화시켜 폐의 기능에 나쁜 영향을 줄 수 있다. 옆굽음증은 돌림 요소를 가진 척추의 가쪽 만곡이 일어난다. 척추의 부정정렬은 갈비뼈의 위치에 영향을 주고, 가슴우리의 용적에 나쁜 영향을 줄 수 있다. 척추의 증가된 뒤굽음증은 앞쪽 가슴 부위를 압박하고, 가슴우리의 용적을 감소시키고, 호흡 시 갈비뼈의 가동성을 감소시킨다. 척추 만곡 정도와 폐용적 감소 사이에 뚜렷한 상관관계가 존재한다. 폐용적의 감소는 산소 이용을 감소시켜 전반적인 신체 약증과 활동 능력을 감소시킬 수 있다. 이런 신체 약증은 낙상과 기타 심폐질환, 대사 질환을 초래할 수 있다. 일부 환자의 경우, 호흡근 운동이 자세와 폐 기능을 향상시킬 수 있다.

호흡 근육
MUSCLES OF VENTILATION

호흡 시 근육 동원은 호흡계와 신경근육계의 건강 상태와 호흡의 종류에 좌우된다. 가슴우리에 붙어 있고 가슴우리의 용적을 변화시킬 수 있는 근육들은 호흡에 관여할 수 있다. 일반적으로, 가슴우리 용적을 증가시키는 근육은 흡기근이고, 용적을 감소시키는 근육은 호기근이다. 호흡과 관련된 근육은 다른 뼈대근에 비해 피로에 강하고, 산화능력이 뛰어난 편이다. 수의적 신경조절과 불수의적 신경조절 아래에서, 호흡근은 평생 폐의 탄성과 공기 흐름에 저항하여 율동적으로 수축한다. 안정기 호흡 동안, 가로막은 흡기 때 동원되고, 호기 때 수동 현상을 보인다. 강제 호흡을 할 때, 흡기근과 호기근이 모두 동원되는데, 이들 근육을 호흡 보조근이라고 부른다. 호흡 근육의 해부학과 신경지배에 대해 알고 싶으면, **부록 A**를 참고하기 바란다.

안정기 호흡 근육

안정기 호흡은 사람이 휴식을 취하거나 매우 낮은 활동(누운 자세나 앉은 자세)을 할 때 이루어지는 호흡이다. 안정기 호흡은 팔다리의 큰 근육군 활동이 거의 없고, 활동

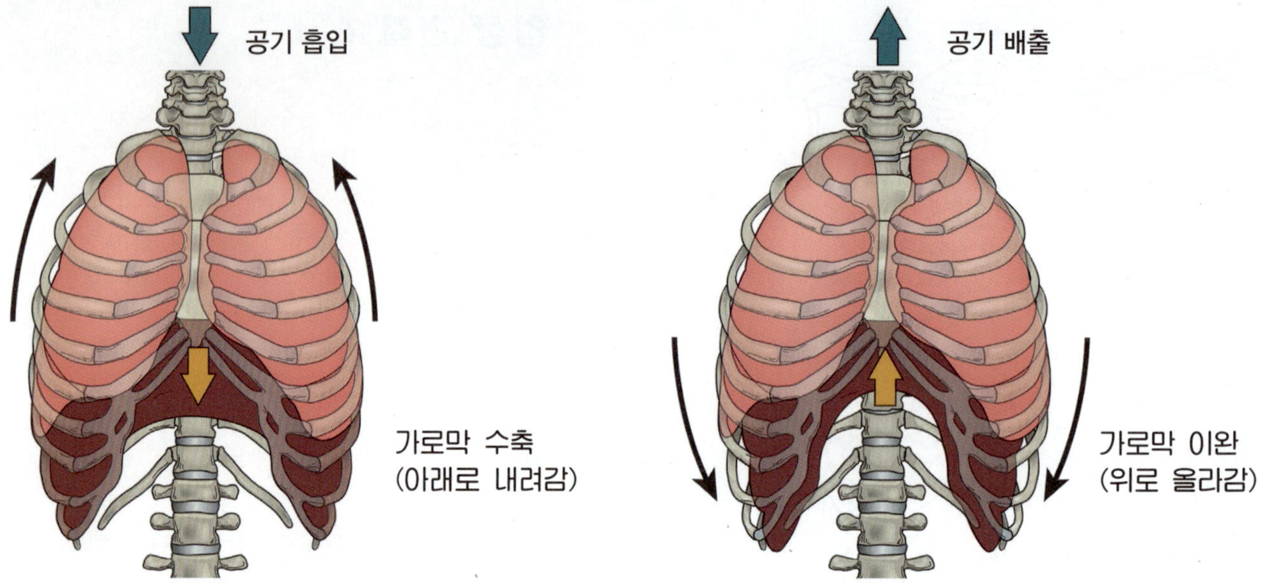

그림 6.10 흡기 때, 가로막이 수축하여 아래로 내려가고, 가슴안(흉강)을 증가시킨다. 흉강의 증가는 내압을 감소시켜, 폐 안으로 공기를 끌어들인다.

을 수행하는데 필요한 산소요구도가 매우 낮을 때 일어나는 호흡이다. 건강한 사람의 경우, 안정기 호흡은 분당 12–18회 정도이고, 1회 호흡량은 폐활량의 10%에 해당되는 0.5 L 이다.

가로막

가로막은 1차 흡기 근육으로 흡기 시 가장 먼저 동원된다. 가로막은 가로막신경(C3–C5)에 의해 지배를 받는다. 안정기 호흡 시, 돔의 윗부분에 있는 중심힘줄이 골반 쪽으로 약 1.5㎝ 정도 내림하여 가슴우리의 공간을 증가시킨다. 강제 흡기 때는 가로막이 10㎝까지 내려간다. 복부장기의 저항이 수축된 가로막을 고정한다. 그리고 가로막이 계속 수축하여 아래쪽 갈비뼈를 들어올린다. 가로막은 호흡 시 요구되는 일의 60–80%을 수행한다. 가로막의 수축은 호흡 시 가슴우리의 앞뒤 직경과 안–가쪽 직경을 증가시킨다. 가슴우리의 용적이 증가하면, 흉내압이 감소하여 외부의 공기를 폐 속으로 끌어들인다(그림 6.10).

목갈비근

목갈비근은 C3–C7의 가로돌기에 부착하고, 안정기 호흡에 영향을 준다. 앞목갈비근과 중간목갈비근은 1번 갈비뼈에 부착하고, 뒤목갈비근은 2번 갈비뼈에 부착한다.

흡기 때마다 목갈비근은 1번–2번 갈비뼈와 복장뼈를 들어올려, 가슴우리의 용적을 증가시키는 위쪽 가슴우리의 펌프 손잡이 운동을 한다. 활동과 대사요구가 증가할 때 목갈비근의 움직임이 증가하고, 안정기 호흡에서 강제 호흡까지 모두 참여한다(그림 6.11).

갈비사이근

갈비사이근은 갈비사이공간에 위치하는 3개의 층으로 구성된 근육이고, 인접한 갈비사이신경의 지배를 받는다. 각 층의 작용은 복잡하고, 완전히 밝혀지지 않았다.

바깥갈비사이근은 안쪽으로 비스듬하게 주행하고, 1차 흡기근이다. 속갈비사이근은 바깥갈비사이근보다 깊은 곳에 위치하고, 가쪽으로 비스듬하게 주행한다. 속갈비사이근의 복장옆 섬유는 흡기 시 갈비뼈를 올림하고, 가슴우리의 용적을 증가시키는데 도움을 준다. 갈비밑근은 아래쪽 갈비우리에서 속갈비사이 공간을 가로지르기 때문에 속갈비사이근으로 작용한다. 갈비밑근의 섬유는 속갈비사이근 보다 깊은 곳에 위치하지만, 속갈비사이근과 평행하게 주행한다. 이들 근육은 가슴우리의 아래쪽 부분에서 잘 발달되어 있다(그림 6.12).

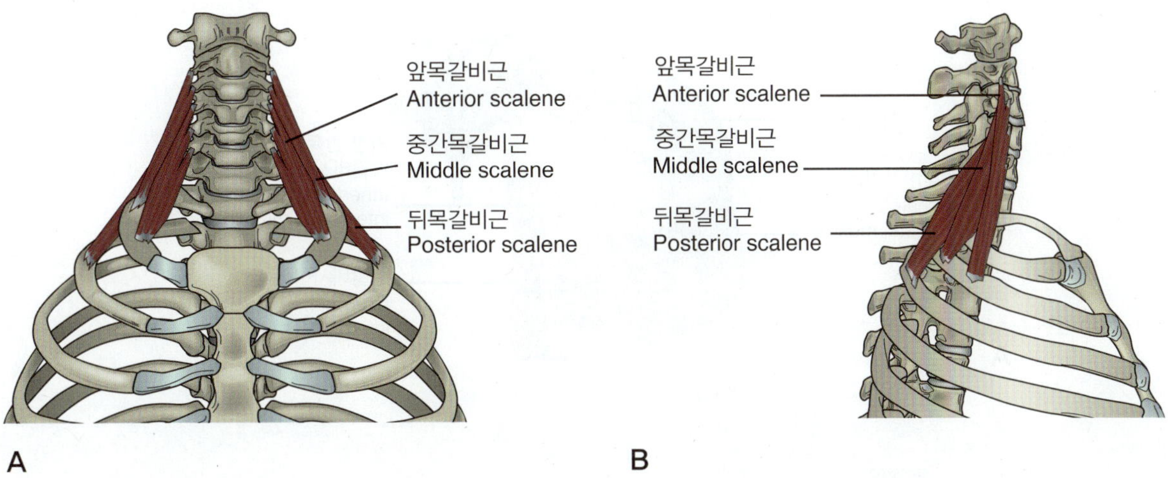

그림 6.11 목갈비근. (A) 흡기 시 위쪽 갈비뼈를 들어올리는 목갈비근의 앞쪽면. (B) 앞목갈비근, 중간목갈비근 및 뒤목갈비근의 가쪽면.

3층으로 이루어진 갈비사이근의 동원은 안정기 호흡 시 가장 위쪽 갈비사이공간에서 시작하고, 흡기의 증가가 필요할 때 아래쪽 근육까지 동원된다. 갈비사이근은 가로막 수축 동안 갈비우리를 고정하여, 흡기 때 위쪽 가슴이 안쪽으로 끌려들어가는 것을 막아준다. 갈비사이근의 가쪽 부분은 가슴우리를 축성 돌림시킨다. 서로 반대쪽의 바깥갈비사이근과 속갈비사이근은 함께 작용하여 몸통 돌림에 참여한다. 예를 들어, 오른쪽 몸통 돌림은 왼쪽 바깥갈비사이근과 오른쪽 속갈비사이근의 수축으로 일어난다. **그림 6.13**은 안정기 호흡의 운동형상학을 요약한 것이다.

강제 흡기 근육

건강한 신체가 흡기의 증가를 필요로 할 때(**강제 흡기**), 기타 근육들이 1차 호흡근을 도와주기 위해 동원된다. 운동과 같은 활동 증가 시 신체의 대사 요구가 증가하면, 호흡계는 흡기의 양과 속도를 증가시키는 반응을 한다. 이런 과제를 달성하는데 이용되는 근육을 강제 흡기 근육 또는 호흡 보조 근육이라고 한다. 만약 호흡계가 질병, 손상 및 노화의 결과로 기능장애를 가지면, 일상의 가벼운 활동을 할 때도 호흡을 위해 동일한 보조 근육이 동원될 것이다.

목빗근

목빗근은 목뼈에 부착되어 있다. 강제 흡기 시, 목빗근은 펌프 손잡이 운동을 하여 위쪽 갈비뼈와 복장뼈를 들어올려 흉내압을 증가시킨다. 이 운동은 가스 교환을 증가시키기 위해 폐의 팽창을 촉진시킨다. 목빗근은 최대 흡기의 끝 부분에서 주로 동원된다.

큰가슴근과 작은가슴근

큰가슴근(**복장갈비갈래**)은 팔을 고정했을 때 위쪽 갈비뼈와 복장뼈를 올림하기 위해 수축한다(**이 근육과 관련된 그림이나 자세한 내용을 보고 싶으면, 8장과 부록 B를 참고하기 바란다**). 큰가슴근의 빗장갈래는 팔의 자세에 따라 흡기나 호기를 도울 수 있다. 위팔뼈 부착점이 빗장뼈 아래에 위치하도록 팔의 자세를 취하면, 큰가슴근은 위쪽 갈비뼈와 복장뼈를 아래쪽으로 당겨 호기근으로 작용할 것이다. 위팔뼈 부착점이 빗장뼈 위쪽에 위치하도록 팔의 자세를 취하면, 큰가슴근은 갈비뼈와 복장뼈를 위쪽과 가쪽으로 당겨 흡기근으로 작용할 것이다. 작은가슴근은 흡기 동안 3번–5번 갈비뼈를 올림하는데 도움을 준다. 만성 폐쇄성 폐질환(COPD) 환자는 호흡을 돕기 위해 팔을 고정함으로서 종종 큰가슴근의 역작용을 이용한다(그림 6.14).

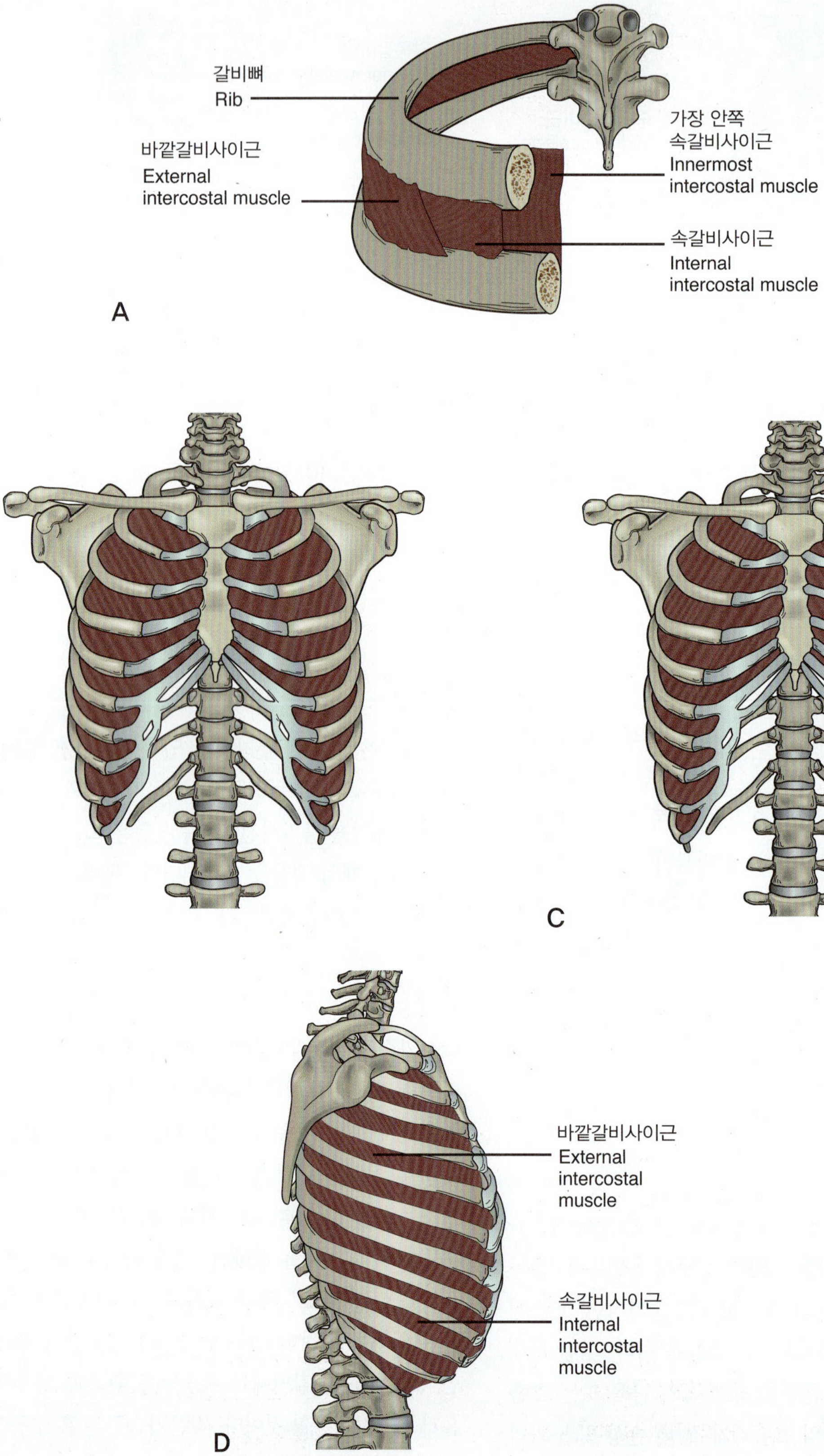

그림 6.12 갈비사이근. (A) 앞쪽면은 바깥갈비사이근과 속갈비사이근, 갈비밑근, 갈비뼈, 복장뼈 및 등뼈와의 관계를 보여주고 있다. (B) 바깥갈비사이근의 앞쪽면. (C) 속갈비사이근의 앞쪽면. (D) 바깥갈비사이근과 속갈비사이근의 가쪽면.

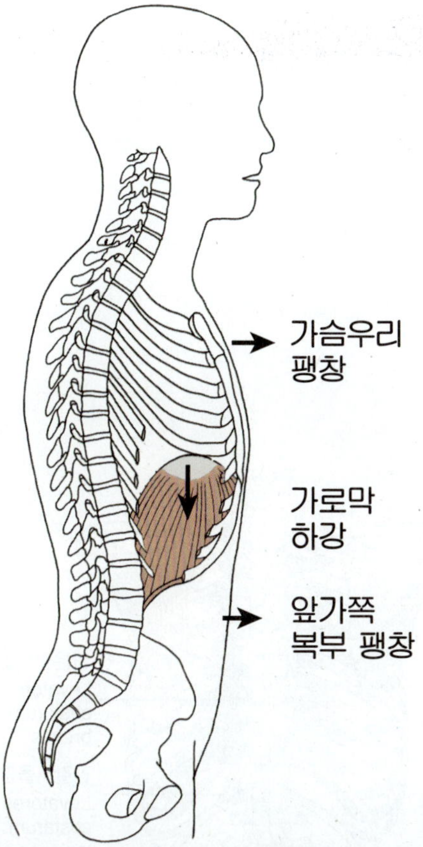

그림 6.13 안정기 호흡 동안, 가로막의 하강으로 인해 가슴우리가 팽창한다. 복부 장기가 앞쪽과 가쪽으로 이동한다. 수동 호기 때, 이들 구조물은 안정시 자세로 되돌아간다(출처: Levangie P. Norkin, C. Joint Structure and Function: A Comprehensive Analysis. 5th ed. Philadelphia. PA. F.A. D Company. 2011, p 202).

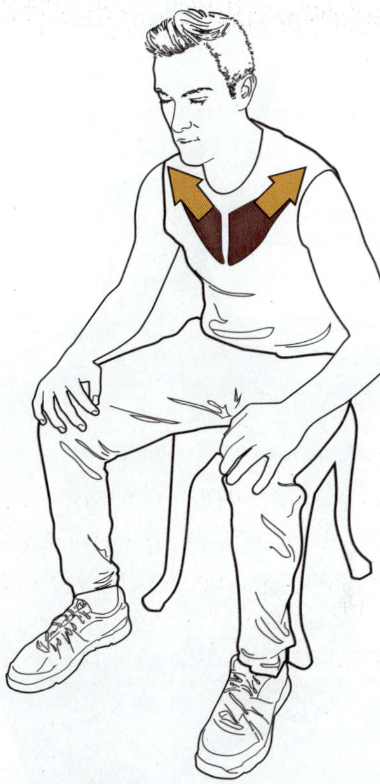

그림 6.14 양팔을 고정했을 때, 큰가슴근은 역작용을 하고, 흡기를 돕기 위해 복장뼈를 위팔뼈 쪽으로 당긴다. COPD 환자는 이런 호흡 패턴을 자주 이용한다.

기타 흡기 근육

위뒤톱니근과 아래뒤톱니근도 강제 흡기때 동원될 수 있다. 위뒤톱니근은 위쪽 갈비뼈를 올림함으로서 가슴우리 용적을 증가시킨다. 아래뒤톱니근은 가로막 수축 동안 아래쪽 갈비뼈를 고정시킨다(그림 6.15A). 갈비올림근(**긴 근육**와 **짧은 근육**)(그림 6.15B)은 갈비뼈를 들어올린다. 넓은등근은 팔이 고정되었을 때 아래쪽 갈비뼈를 들어올린다(**8장 참고**). 허리네모근은 가로막이 수축할 때 아래쪽 갈비뼈를 고정하고, 척주세움근의 일부는 몸통을 폄함으로서 가슴우리 용적을 증가시킬 수 있다(그림 **9장 참고**).

강제 호기 근육

안정기 호기는 가로막이 이완되어 원래 위치로 되돌아간다. 이로 인해 가슴우리 용적의 감소와 흉내압의 증가가 일어나기 때문에, 수동 과정으로 안정기 호기가 일어난다. 증가된 흉내압은 상대적으로 압력이 낮은 외부 환경으로 공기를 내보낸다. 가슴우리와 폐 조직의 탄성이 폐로부터 공기를 수동으로 배출한다.

안정기 호흡과는 달리, 신체가 빠르게 가슴우리 용적을 감소시켜 공기를 배출할 강제 호기가 일어난다. 강제 호기는 근육의 수축을 통해 폐에서 공기를 배출하는 능동 과정이다. 강제 호기와 관련된 근육으로는, 4개의 배근육, 등가로근 및 속갈비사이근 등이 있다.

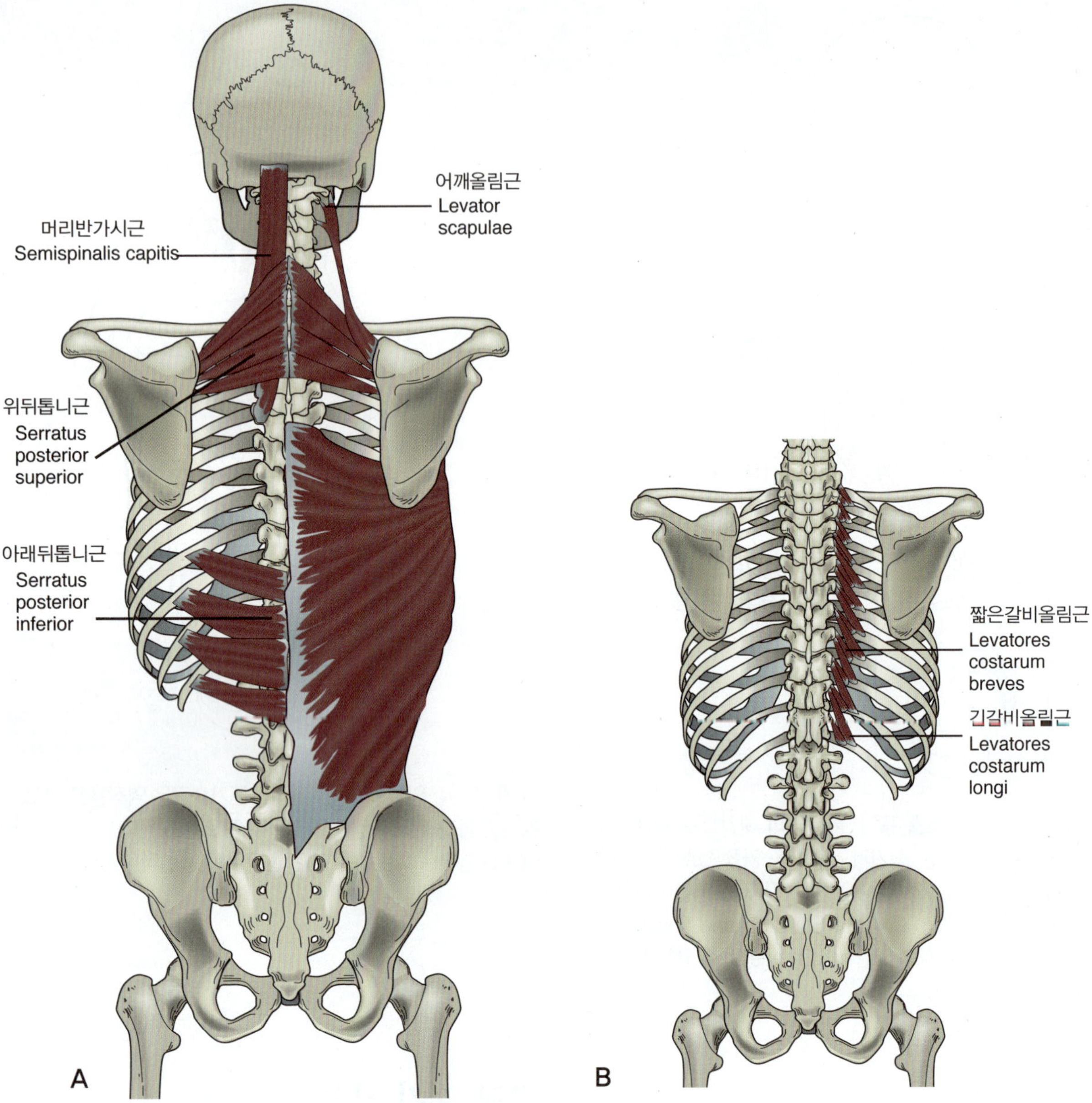

그림 6.15 (A) 위뒤톱니근과 아래뒤톱니근. (B) 갈비올림근.

배근육

배곧은근, 배바깥빗근, 배속빗근 및 배가로근은 강제 호기의 역학적 과정에 중요한 역할을 한다. 이들 근육의 수축은 갈비뼈와 복장뼈를 내림하고, 몸통을 굽힘한다. 이들 수축은 복내압을 증가시켜 강제로 가로막을 가슴우리 쪽으로 밀어올린다. 이런 결과로 인해 가슴우리의 용적이 감소하여 공기를 밖으로 배출한다. 이들 근육은 흡기 단계에서 중요한 역할을 한다. 배근육의 수축 동안 가로막이 위쪽으로 올라갈 때, 가로막은 최적의 길이로 신장될 수 있다. 이런 신장은 다음 흡기를 위해 가로막의 수축을 준비시키는 단계가 된다(그림 6.16). 배근육의 해부학을 다룬 5장을 참고하기 바란다.

등가로근과 속갈비사이근

등가로근은 앞쪽 가슴우리의 안쪽면에 위치하는 근육이며, 강제 호기의 근육으로 작용한다.

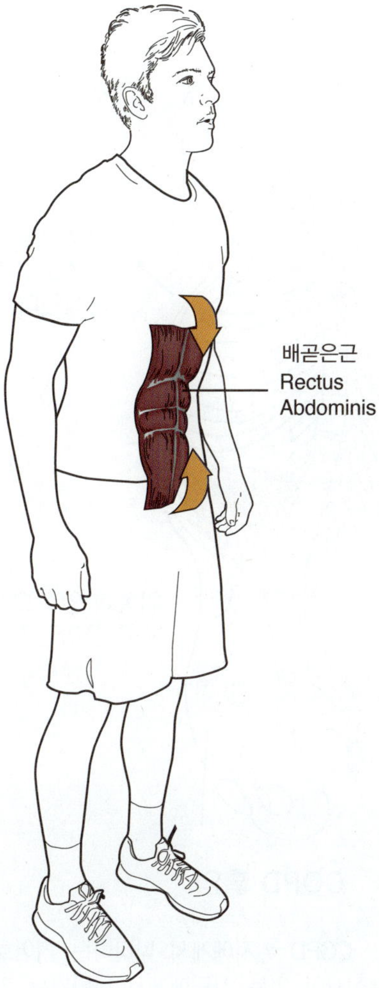

그림 6.16 배곧은근, 배가로근 및 배빗근은 수축하여 강제 호흡 시 흉내압을 증가시키고 공기 배출을 돕는다.

등가로근은 복장뼈몸통의 안쪽면 가쪽에서 시작해 복장갈비관절(2번–6번 갈비뼈)의 안쪽면에 가쪽 부착점을 가진다. 속갈비사이근의 뼈사이섬유를 따라, 등가로근이 갈비뼈를 하강시켜 가슴우리 용적을 감소시킨다. 이 근육의 양쪽 측면은 강제 호기 시 배근육에 의해 동원된다(그림 6.17).

신경계는 신체의 산소요구에 맞게 적절한 근육섬유를 동원한다. 안정기 흡기 때는 가로막이 주로 사용되고, 강제 흡기의 빈도와 깊이를 증가하거나 강제 호기의 빈도와 힘을 증가시키고자 할 때 다른 근육들이 동원된다. 모든 호흡 근육은 표 6.1에 수록되어 있다.

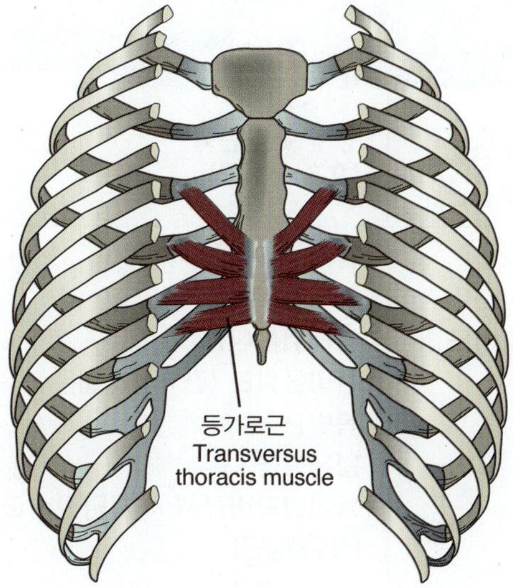

그림 6.17 등가로근은 가슴우리 앞벽의 안쪽면에 위치한다.

노화와 질병과 관련된 호흡계

VENTILATION SYSTEM CHANGES RELATED TO AGING AND DISEASE

노화 관련 변화

노화됨에 따라 호흡 과정의 효율성과 가스 교환 능력이 떨어지기 때문에, 호흡계는 역학적 하중을 증가시키는 변화를 겪게 된다. 호흡과 관련된 구조물의 역학적 특성의 변화, 폐 용적의 변화, 가스 교환 및 폐 방어의 손상 등에 의해 호흡 과정이 나쁜 영향을 받게 된다.

노화는 가슴벽의 순응성과 가동성을 감소시키고, 또 폐 조직의 탄성 능력을 감소시킨다. 이런 변화는 콜라겐 교차 연결 형성의 증가, 갈비뼈의 석회화 증가, 그리고 호흡근의 근력 감소로 일어날 수 있다. 척추 만곡의 변화(예, 옆굽음증, 뒤굽음증 또는 양쪽 모두)는 폐의 부피에 영향을 주어 순응성 감소를 초래한다. 이들 역효과는 호흡 시 요구되는 일을 증가시킨다. 비록 1회 호흡량이 일정하게 유지될지라도, 노화로 인해 폐활량이 감소하고, 잔기량이 증가된다. 최대 일에 요구되는 폐와 순환계 사이에서 일어나는 가스교환의

표 6.1 호흡에 사용되는 근육

안정기 호흡의 근육 (1차 호흡근)	강제 호흡 근육 (호흡 보조근)
가로막 목갈비근 갈비사이근	흡기 시의 1차 근육 위뒤톱니근 아래뒤톱니근 갈비올림근 (긴 근육과 짧은 근육) 목빗근 넓은등근 등엉덩갈비근과 목엉덩갈비근 (척주세움근) 작은가슴근 큰가슴근 (복장갈비갈래) 허리네모근

양이 감소하여 사람이 수행할 수 있는 일의 양을 감소시킨다. 계단보행을 하는 사람의 능력은 노화로 인한 근력 감소 뿐만 아니라, 일의 하중에 대한 적절한 산소 섭취 능력의 부족으로도 제한될 수 있다.

호흡, 폐포와 모세혈관사이의 확산, 폐순환 등은 노화로 기능이 떨어질 수 있다. 폐포와 모세혈관 사이의 막이 두꺼워져 가스 교환을 방해한다. 호흡의 역학적 특성 변화와 가스 교환의 변화는 일을 수행할 때 에너지 요구를 증가시킨다.

질병 관련 변화

COPD는 다음과 같은 호흡계 질환을 총칭하는 용어이다: 폐기종, 만성 폐쇄성 기관지염 및 천식성 기관지염. 각 질환의 공통적인 특징은 공기 흐름에 대한 저항이 높기 때문에, 호기가 어려운 편이다. COPD는 폐의 탄성이 감소된다. 공기흐름의 저항은 산소의 혈중 수준을 유지하기 위해 호흡근의 만성 과부하를 일으킨다. 연구에 따르면, 약증과 질병으로 인한 이들 근육의 과사용과 호흡근의 기능장애로 인해 질병과 증상이 더욱 악화되고, 입원할 확률이 높아진다고 했다.

COPD 환자의 호흡 시 감소된 가슴우리 움직임 때문에, 폐가 과도하게 팽창한다. 이런 변화는 가로막의 섬유를 단축시키고, 시간이 경과하면 가로막이 돔 형태를 띠지 못하고 납작해진다. COPD 환자는 가로막이 납작해지고 배가 앞쪽으로 나온 술통 가슴을 가진다. 흡기 시 납작한 가로막은 아래쪽 갈비뼈를 안쪽으로 당겨, 폐의 팽창을 방해한다. 갈비우리를 팽창시키는 가로막의 능력이 감소하고, 흡기 시 위쪽 갈비우리를 들어 올리는 근육의 사용을 필요로 한다 (그림 6.18). 이들 근육이 위쪽 갈비우리를 강제로 들어 올리면, 강제 흡기 때 가로막과 복부 장기가 위쪽과 안쪽으로 당기게 된다. 이런 기이호흡 패턴은 상당한 에너지를 필요로 하고, 호흡을 할 때 많은 노력이 요구된다. 정기적 운동이 COPD 환자의 기능 능력과 활동을 수행하는 능력을 향상시키고, 또 삶의 질을 향을 향상시키는 것으로 나타났다.

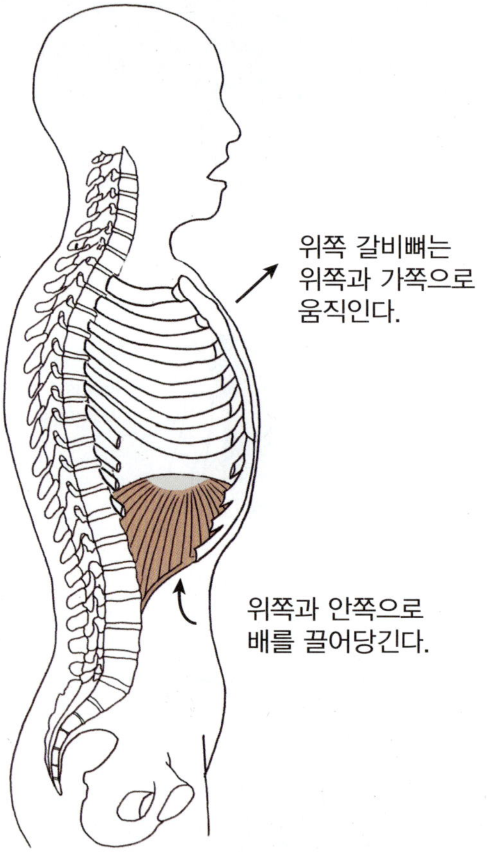

그림 6.18 COPD 환자에게서 나타나는 기이호흡의 움직임 패턴은 폐질환이 없는 사람에게서 나타나는 기이호흡 패턴과 다르다. 가로막이 아래쪽으로 하강되지 않은 상태에서, 호흡 보조근육이 위쪽 갈비뼈를 올림한다. 그리고 복부 장기를 위쪽과 안쪽으로 끌어당긴다(출처: Levangie P. Norkin, C. Joint Structure and Function: A Comprehensive Analysis. 5th ed. Philadelphia. PA. F.A. D Company. 2011, p 209).

요약
CHAPTER SUMMARY

호흡 과정은 가슴우리의 구조에 좌우되는 중요한 역학적 요소를 가지고 있다. 등뼈, 갈비뼈, 복장뼈 및 호흡과 관련된 근육이 주요 장기를 보호하고 호흡 시 상호작용한다.

폐로 들어가고 나오는 공기의 양과 팽창된 폐조직을 유지하는 공기의 양은 호흡과 관련된 다양한 폐용적으로 표현된다. 폐용적의 합은 폐용량으로 설명된다.

호흡의 운동형상학은 안정기 호흡과 강제 호흡에서 달라진다. 안정기 흡기 때, 가로막이 1차 호흡근이지만, 호기 때는 수동 과정이다(가로막이 작용하지 않는다). 대사 요구가 활동 증가나 질병으로 인해 호흡이 손상되었을 때, 신체는 호흡을 위해 다른 근육을 동원한다. 강제 흡기와 강제 호기는 능동 과정이고, 안정기 호흡의 운동형상학과 다른 양상을 보인다. 호흡계에 영향을 주는 노화와 질병도 호흡과 관련된 운동형상학에 영향을 주고, 효율적인 호흡에 요구되는 에너지를 증가시킨다.

사례 연구(Case Study)

Jack은 25세 이후로 흡연했고, COPD 진단을 받았다. 그는 COPD 환자에게 종종 나타나는 술통가슴을 가지고 있다. 그의 폐는 폐의 탄성 소실과 기도 손상으로 과도하게 팽창되어 있다. 이들 구조물의 변화가 가로막의 정렬과 기능을 변화시켰다. 가로막이 비효율적이기 때문에, 그는 흡기를 할 때 위쪽 갈비우리를 팽창시키기 위해 복장옆근과 목갈비근을 사용해야 한다. 호기 동안, Jack은 공기의 배출을 돕기 위해 배근육을 동원해야 한다. 심지어 누워 있거나 가벼운 활동을 할 때도 마찬가지다.

1. 근육 기능의 측면에서 볼 때, Jack이 호흡을 할 때 COPD가 없는 사람에 비해 얼마나 많은 에너지를 필요로 하는가?
2. 4가지 폐용적 중에서 Jack의 COPD 때문에 증가되는 폐용적은 무엇인가?
3. 어느 폐용적이 가장 변화가 없는가?

복습 / DISCUSSION QUESTIONS

1. 구조적 측면에서 1번-7번 갈비뼈는 8번-12번 갈비뼈와 어떤 차이점이 있는가? 그리고 호흡 동안 역할에서도 어떤 차이가 있는가?
2. 다음의 폐용적을 각각 설명하고, 룸메이트와 각 폐용적을 시전해 보자.
   - A. 1회 호흡량
   - B. 예비흡기량
   - C. 예비호기량
   - D. 잔기량
3. 어떤 폐용적이 다음의 폐용량을 만드는가?
   - A. 총폐용량
   - B. 폐활량
   - C. 흡기량
   - D. 기능적 잔기량
4. "양동이 손잡이" 운동과 "펌프 손잡이" 운동으로 알려진 호흡의 운동형상학을 설명해 본다.
5. 안정기 흡기와 안정기 호기와 관련된 근육은 무엇인가?
6. 강제 흡기와 강제 호기와 관련된 근육은 무엇인가?
7. 노화로 인해 호흡계에서 어떤 구조적 변화가 일어나는가? 이들 변화가 호흡에 어떤 영향을 주는가?
8. 노화로 인한 활동수준 변화와 호흡의 변화는 2차 질병의 발생에 어떤 영향을 주는가?
9. 건강한 사람의 호흡 패턴과 COPD 환자의 호흡 패턴은 어떻게 다른가?

참고문헌(BIBLIOGRAPHY)

Bissett B, Leditschke IA, Paratz JD, Boots RJ. Respiratory dysfunction in ventilated patients: can inspiratory muscle training help? *Anaesth Intensive Care.* 2012;40:236–246.

dos Santos Alves VL, Stirbulov R, Avanzi O. Impact of physical rehabilitation program on respiratory function of adolescents with idiopathic scoliosis. *Chest.* 2006;130:500–505.

Kazuyuki T, Jun H, Hiromasa F, et al.: The relationship between skeletal muscle oxygenation and systemic oxygen uptake during exercise in subjects with COPD: a preliminary study. *Respir Care.* 2012;57:1602–1610.

Levangie PK, Norkin CC. *Joint Structure and Function: A Comprehensive Analysis.* 5th ed. Philadelphia, PA: FA Davis; 2011.

Lewis CB, Bottomly JM. *Geriatric Rehabilitation: A Clinical Approach.* 3rd ed. Upper Saddle River, NJ: Pearson Prentice Hall; 2008.

McNamara RJ, McKeough ZJ, McKenzie DK, Alison JA. Water-based exercise training for chronic obstructive pulmonary disease. *Cochrane Database Syst Rev.* 2013; 12:CD008290.

Neumann DA. *Kinesiology of the Musculoskeletal System Foundations for Rehabilitation.* 2nd ed. St. Louis, MO: Mosby; 2010.

Newton PO, Faro FD, Gollogly S, Betz RR, Lenke LG, Lowe TG. Results of preoperative pulmonary function tests of adolescents with idiopathic scoliosis. A study of six hundred and thirty-one patients. *J Bone Joint Surg Am.* 2005;87:1937–1946.

7 장

턱관절의 구조와 기능

Structure and Function of the Temporomandibular Joint

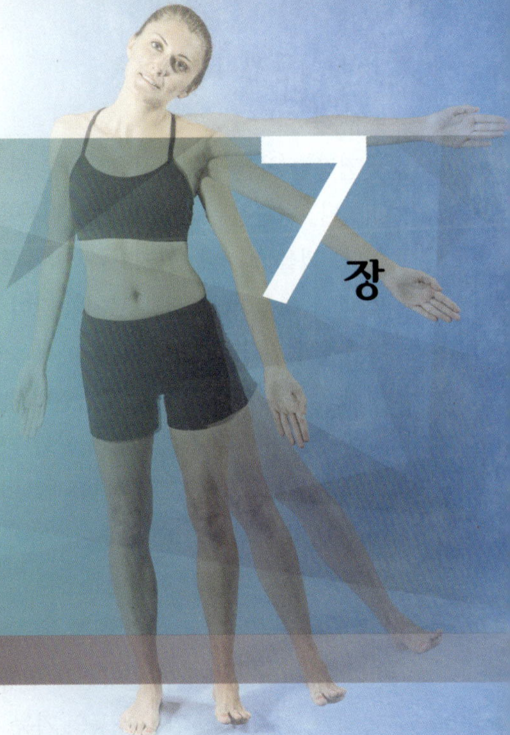

핵심 개념 / Key Concepts

관절 구조물

뼈와 원반의 구조물

관절주머니와 인대

운동형상학

아래턱의 내림과 올림

아래턱의 내밈과 뒷당김

아래턱의 가쪽 움직임

근육

1차 근육

2차 근육

노화와 질병과 관련된 턱관절 기능장애

학습 성과 / Learning Outcomes

본 장을 공부한 후, 학습자는 다음을 할 수 있을 것이다:

7.1 턱관절의 뼈와 원반 구조물을 다른 윤활관절의 것과 비교할 수 있고, 또 턱관절의 어떤 다른 점이 턱관절의 기능을 향상시킬 수 있는지를 설명할 수 있다.

7.2 턱관절 원반의 부착점에 대해 이야기할 수 있고, 원반이 관절 기능을 어떻게 향상시키는지를 설명할 수 있다.

7.3 턱관절과 관련된 인대를 알 수 있고, 턱관절을 고정하는 그들의 역할을 설명할 수 있다.

7.4 턱관절에서 일어나는 뼈운동형상학을 시범적으로 보여줄 수 있다: 내림, 올림, 내밈, 뒷당김 및 가쪽움직임.

7.5 증상 없이 완전 가동범위의 움직임을 달성하기 위해, 뼈운동형상학 움직임 동안 일어나야 하는 관절운동형상학 움직임을 설명할 수 있다.

7.6 턱관절에서 일어나는 각 움직임을 담당하는 근육을 기술할 수 있다.

7.7 턱관절 기능장애의 일반 원인을 말할 수 있고, 턱관절 기능장애를 가질 위험 집단을 기술할 수 있다.

건강한 성인의 턱관절(TMJ)은 하루에 1,500번 이상 움직인다. 턱관절은 가장 빈번하게 사용되는 관절 중의 하나이다: 껌을 씹거나, 삼키거나, 말을 할 때. 입을 작게 움직일 때나 하품이나 노래부르기와 같이 입을 크게 움직임 때, 턱관절이 움직인다. 정상적인 아래턱의 동작은 좌우로 치우치지 않고, 수직으로 내림과 올림한다.

아래턱의 뒤쪽 끝단은 관자뼈와 관절을 이루는 이중 융기관절을 형성하고, 동시에 아래턱의 움직임이 일어난다. 이런 별개의 두 관절은 상호의존적이고, 원반에 의해 각각 나누어진다. 원반은 턱관절을 위쪽 관절과 아래쪽 관절로 나눈다. 궁극적으로, 이런 복잡 구조는 4개의 관절을 형성한다. 턱관절은 다양한 운동면과 방향으로 턱을 움직이고, 또 먹기, 삼키기 및 말하기 등의 기능 활동을 할 때 큰 압박하중을 이겨낸다. 턱관절은 경첩관절과 평면관절의 복합 관절로 기능을 한다. 턱관절은 구강의 기능장애와 머리, 목 및 턱의 통증을 초래할 수 있는 손상, 스트레스 및 부정정렬을 당하기 쉽다. 자세 부정정렬, 병리 및 노화가 턱관절에 나쁜 효과를 줄 수 있다.

관절 구조물
JOINT STRUCTURES

뼈와 원반의 구조물

턱관절 구조물을 형성하는 뼈들은 아래턱뼈, 위턱뼈, 관자뼈, 광대뼈, 나비뼈 및 목뿔뼈 등이다(그림 7.1A). 아래턱가지의 융기는 관자뼈의 아래턱오목과 관절을 이룬다. 관절융기는 아래턱오목과 이어지는 앞쪽 융기이다. 뒤오목결절은 관절융기의 뒤쪽 가장자리이다(그림 7.1B). 아래턱의 갈고리돌기(그림 7.2)는 저작 작용과 관련된 근육의 부착점이다. 저작 작용은 음식물을 잇빨로 갈거나 부수는 동작이다. 저작 근육은 본장의 후반부에서 설명될 것이다.

턱관절은 윤활관절이지만, 관절에서 일어나는 움직임과 지속적 마모를 이겨낸다는 점에서 다른 윤활관절과 다르다. 대다수 윤활관절과는 달리, 턱관절의 관절면은 유리연골로 덮여 있지 않다. 아래턱융기는 강한 깨무는 힘과 반복 스트레스를 이겨낼 수 있는 치밀 섬유연골로 덮여 있다. 유리연골과는 달리, 섬유연골은 스스로 치유될 수 있다.

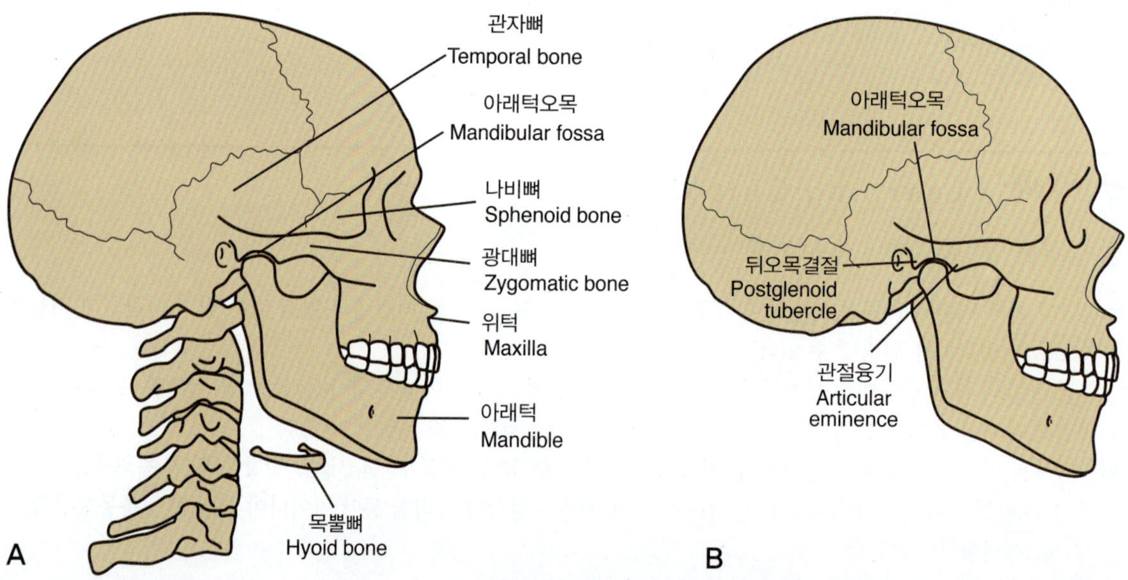

그림 7.1 턱관절의 뼈와 표식점. (A) 아래턱, 관자뼈, 나비뼈, 위턱, 광대뼈 및 목뿔뼈의 가쪽면. (B) 턱관절과 관련된 뼈표식점은 아래턱오목, 뒤오목결절, 관절융기 등이다(출처: Levangie P. Norkin, C. Joint Structure and Function: A Comprehensive Analysis. 5th ed. Philadelphia. PA. F.A. D Company. 2011, p 214).

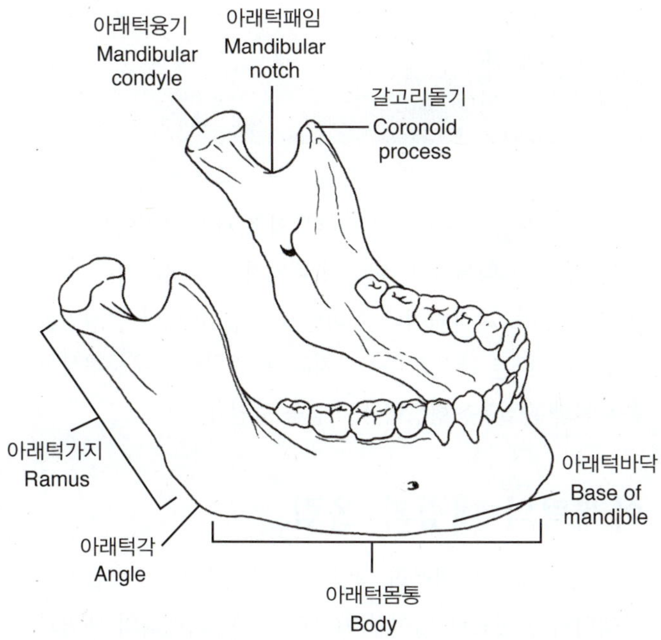

그림 7.2 아래턱(출처: Levangie P. Norkin, C. Joint Structure and Function: A Comprehensive Analysis. 5th ed. Philadelphia. PA. F.A. D Company. 2011, p 213).

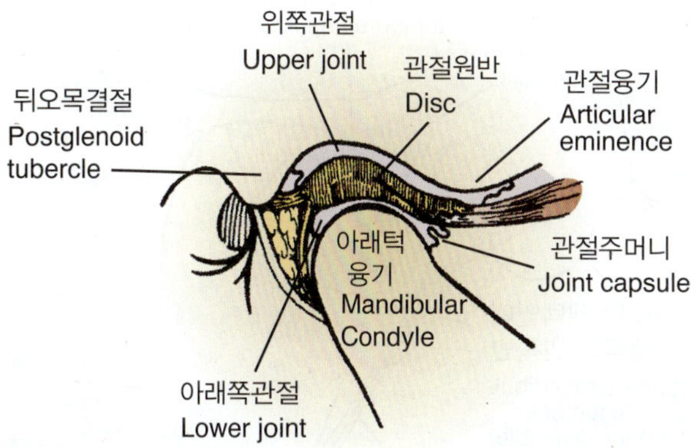

그림 7.3 턱관절의 관절원반은 턱관절을 위쪽관절과 아래쪽관절로 나눈다. 아래턱융기의 관절면과 관절융기는 섬유연골로 덮여 있다(출처: Levangie P. Norkin, C. Joint Structure and Function: A Comprehensive Analysis. 5th ed. Philadelphia. PA. F.A. D Company. 2011, p 214).

턱관절 안에 관절원반이 존재하며(그림 7.3), 관절원반은 턱관절로 전달되는 스트레스를 감소시킨다. 앞에서 설명되었듯이, 관절원반은 턱관절을 위쪽 관절과 아래쪽 관절로 나눈다. 각 관절은 자기만의 윤활 안감(synovial lining)을 가지고 있다. 관절원반은 아래턱융기의 가쪽 가장자리에 안쪽과 가쪽으로 연결되어 있고, 앞쪽과 뒤쪽 방향의 움직임을 허용한다. 원반의 앞쪽에는 관절주머니와 가쪽날개근이 부착되고, 뒤쪽에는 두꺼운 결합조직이 부착된다. 이런 나눔 때문에, 실제로 턱관절은 4개의 관절로 나누어진다: 각각에 2개의 관절이 존재한다: 이들 4개 관절은 아래턱 움직임 동안 함께 작용한다. 원반의 아래쪽면과 아래턱융기에 의해 형성된 아래쪽 관절은 경첩관절로 작용한다. 원반의 위쪽 관절면과 관자뼈에 의해 형성된 위쪽 관절은 활주관절로 작용한다.

원반은 관절의 안정성을 증가하고, 관절에 가해지는 스트레스를 감소하고, 또 관절의 가동성과 기능을 향상시킨다. 뼈로 이루어진 관절면과는 달리, 원반은 스스로 수복될 수 없고, 부정정렬, 기능장애 그리고 손상이나 질병으로 인한 통증의 원인이 될 수 있다(그림 7.4).

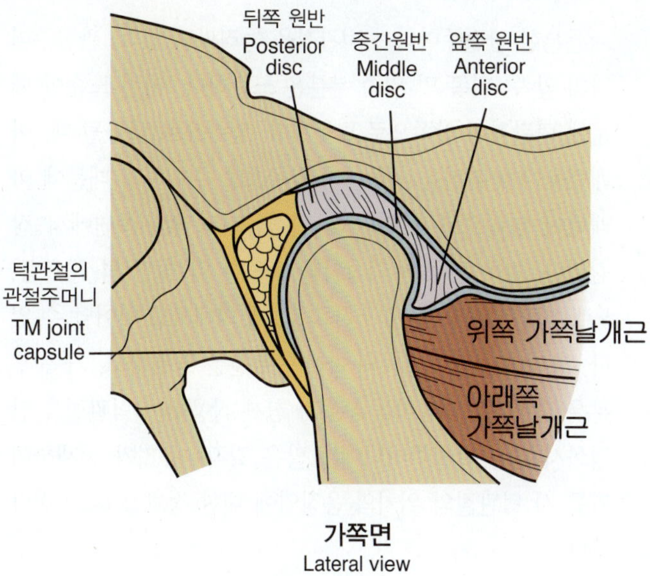

그림 7.4 원반 두께의 다양성을 보여주는 턱관절의 횡단면(출처: Levangie P. Norkin, C. Joint Structure and Function: A Comprehensive Analysis. 5th ed. Philadelphia. PA. F.A. D Company. 2011, p 216).

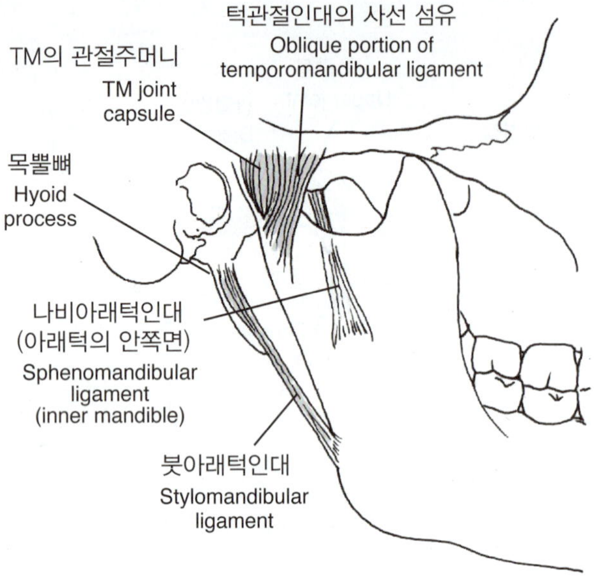

그림 7.5 턱관절의 가쪽면은 인대를 보여준다: 관자아래턱인대, 나비아래턱인대, 붓아래턱인대(출처: Levangie P. Norkin, C. Joint Structure and Function: A Comprehensive Analysis. 5th ed. Philadelphia. PA. F.A. D Company. 2011, p 216).

관절주머니와 인대

튼튼한 관절주머니가 턱관절을 둘러싸고 있다. 관절주머니의 앞쪽, 뒤쪽 및 위쪽 부분은 느슨하다. 이런 느슨함 때문에 턱관절이 앞쪽으로 탈구된다. 앞쪽으로 탈구될 때, 아래턱융기가 관절융기를 따라 앞쪽으로 주행하기 때문에 아래턱이 앞쪽으로 변위되고, 관절융기의 앞뒤쪽면에서 잠김된다. 앞쪽 탈구는 외상이나 과도한 입 벌림(먹기, 하품, 노래 부르기, 구토 및 치아 치료 등)에 의해서도 일어날 수 있다. 그러나 관절주머니의 아래쪽 부분은 팽팽하고, 가쪽 부분은 강한 편이다. 이들 부위가 함께 작용하여 턱관절을 안정화시킨다. 관절주머니에는 많은 감각수용기가 존재하여 활동 시 턱관절의 위치와 움직임에 대한 정보를 뇌로 전달한다.

턱관절 인대는 관절주머니를 보강하고, 아래턱의 내림과 뒷당김을 제한한다. 붓아래턱인대는 관자뼈의 붓돌기에서 아래턱가지에 붙는다. 붓아래턱인대의 기능에 대해서는 논란이 있지만, 아래턱의 과도한 내밈을 방지하는데 도움을 준다. 나비뼈와 아래턱가지에 붙는 나비아래턱인대도 아래턱의 내밈을 체크한다. 3개의 인대가 **그림 7.5**에 그려져 있다.

운동형상학
KINEMATICS

말하기와 씹기를 포함한 대부분의 턱관절 움직임은 저항을 받지 않고 일어난다. 턱관절은 저작 활동 시, 강한 힘을 발휘하고, 또 속삭임이나 휘파람과 같은 미세한 움직임을 수행한다. 다른 관절과 마찬가지로, 턱관절도 뼈운동형상학 움직임과 관절운동형상학 움직임을 보인다.

아래턱의 내림과 올림

입 벌리기는 아래턱의 내림으로 일어나고, 입 다물기는 아래턱의 올림으로 일어난다(그림 7.6). 아래턱의 내림과 올림은 안가축을 중심으로 시상면에서 일어난다. 아래턱 내림의 범위는 약 40–50㎜이다. 임상적으로 아래턱 내림의 범위를 측정하는 방법은 윗니와 아랫니 사이에 손의 너클 부분을 넣는 것이다. 아래턱이 완전 가동범위로 움직이기 위해서는 구르기와 활주와 같은 아래턱융기의 관절운동형상학 움직임이 일어나야 한다. 아래턱이 내림을 시작할 때, 좌우 각각의 아래턱융기는 원반의 아래쪽면에서 앞쪽으로 구르기를 한다. 그 다음, 아래턱융기과 원반이 단일체를 이루어 앞쪽으로 활주한다(그림 7.7).

이 활주는 위쪽 관절에서 일어난다. 즉, 관자뼈의 관절융기와 원반 사이에서 일어나는 움직임이다(**이런 움직임은 손가락을 양쪽 귓구멍에 넣고 앞쪽으로 압박한 상태에서 입을 벌리면, 아래턱융기가 앞쪽으로 이동하는 것을 촉진할 수 있다**). 아래턱을 올림할 때 반대 방향의 관절운동형상학 움직임이 일어난다. 아래턱융기가 아래쪽 관절에서 뒤쪽으로 구르기하고, 위쪽 관절에서는 아래턱융기와 원반이 단일체가 되어 뒤쪽으로 활주한다.

아래턱의 내밈과 뒷당김

적절한 입의 움직임과 최대 입 벌리기와 다물기의 경우에서 입을 벌릴 때 아래턱 내밈은 아래턱 내림을 동반한다; 입을 다물 때, 아래턱 뒷당김은 아래턱 올림을 동반한다. 내밈과 뒷당김은 턱관절의 위쪽 관절에서 일어난다.

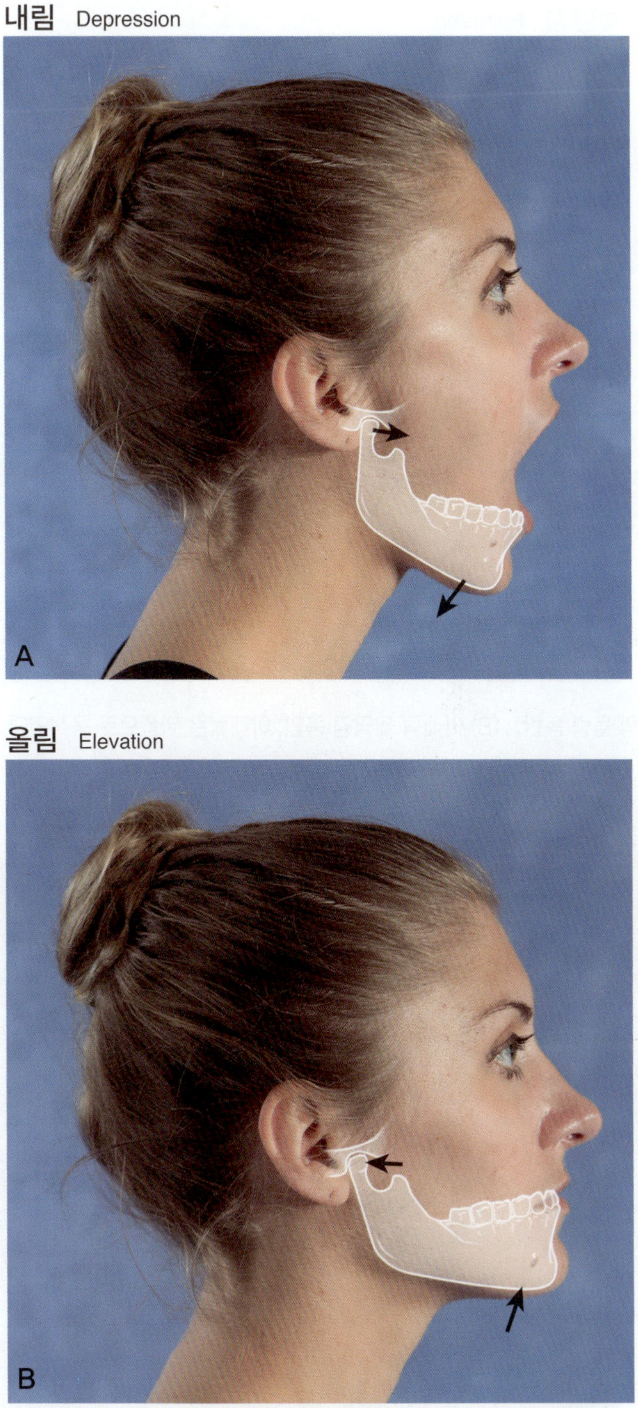

그림 7.6 (A) 아래턱 내림. (B) 아래턱 올림.

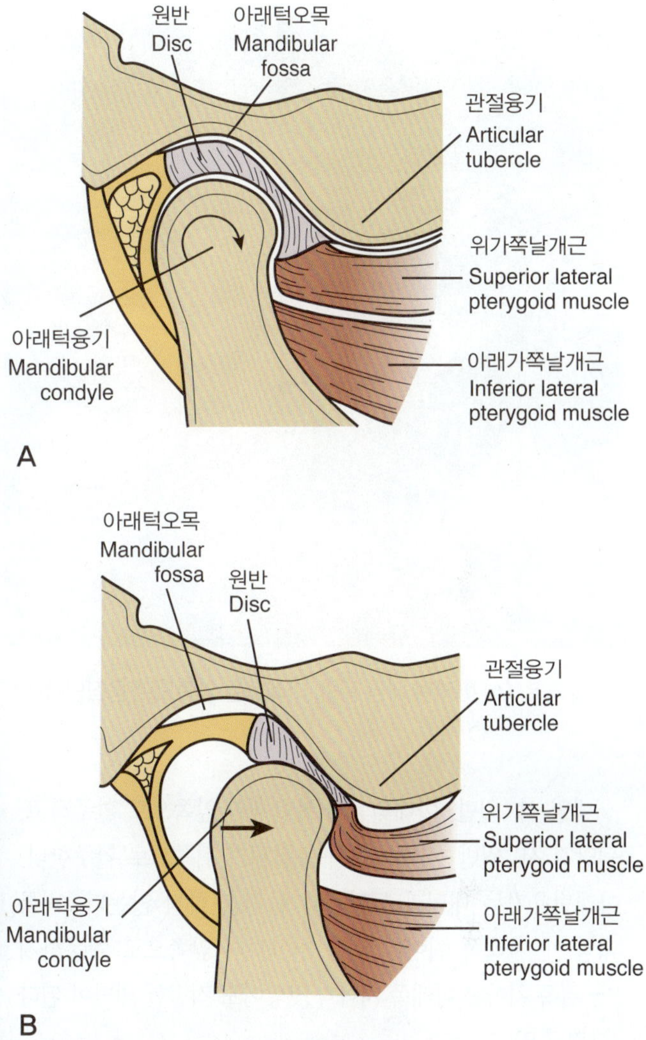

그림 7.7 (A) 입을 벌릴 때처럼 아래턱 내림 동안, 아래턱융기는 원반에서 앞쪽으로 구르기를 한다. (B) 입 벌리기의 마지막 단계에서는 아래턱융기와 원반이 단일체가 되어 관절융기에서 앞쪽으로 활주를 한다.

내밈 Protrusion 뒷당김 Retrusion

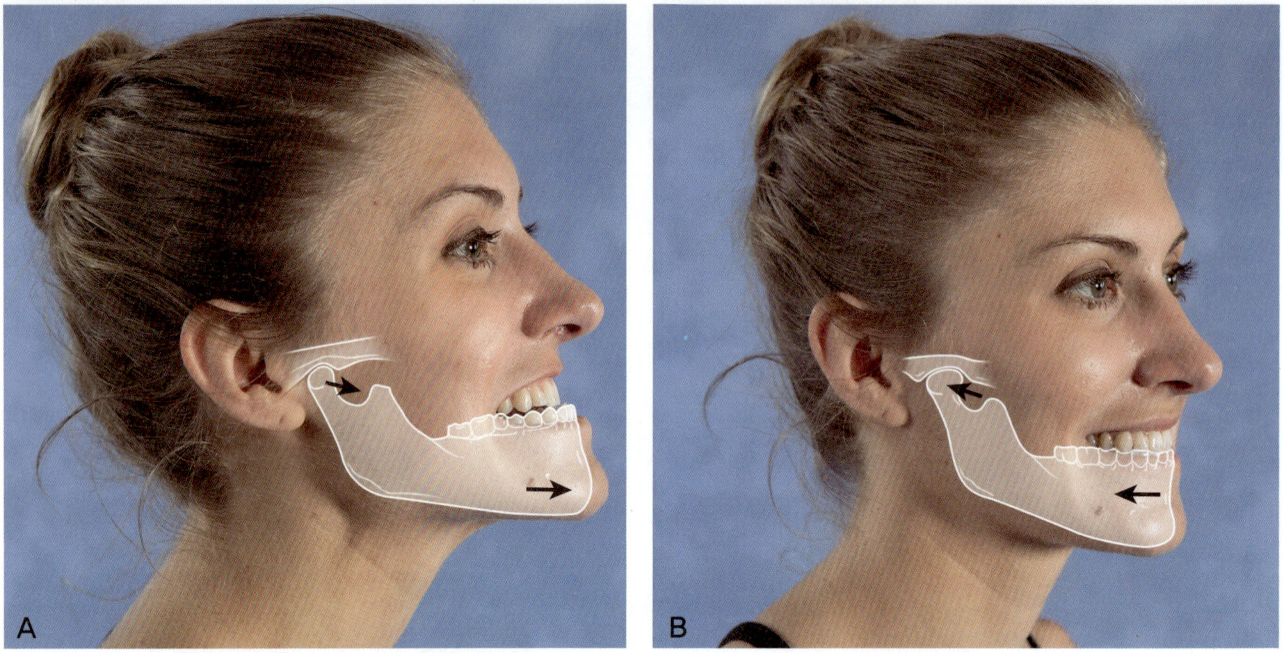

그림 7.8 (A) 아래턱 내밈 동안, 아래턱은 앞쪽으로 움직인다(약간의 돌림 동반). (B) 아래턱 뒷당김 동안, 아래턱은 뒤쪽으로 움직인다.

내밈 시, 원반–아래턱융기 복합체가 앞쪽으로 활주하고, 뒷당김 시, 원반–아래턱융기 복합체가 뒤쪽으로 활주한다. 아래턱융기는 내밈과 뒷당김때 돌림을 하지 않는다. 비록 내밈 때 아래쪽 치아가 위쪽 치아보다 앞쪽으로 이동하지만, 위쪽 치아와 아래쪽 치아가 맞닿아도 적절한 내밈이 된다(그림 7.8).

아래턱의 가쪽 움직임

아래턱의 좌우 움직임을 가쪽 움직임(lateral excursion)이라고 한다. 가쪽 움직임의 측정은 아래쪽 치아의 중앙선이 위쪽 중앙 절치 1개의 폭만큼 움직이는지를 관찰함으로서 이루어진다. 일반적인 가동범위는 8–11㎜ 이다. 가쪽 움직임 동안, 동측의 아래턱융기는 수직축을 중심으로 축돌림을 하고, 반대측의 아래턱융기는 앞쪽과 약간의 안쪽으로 돌림을 한다(그림 7.9).

가쪽 움직임 Lateral excursion

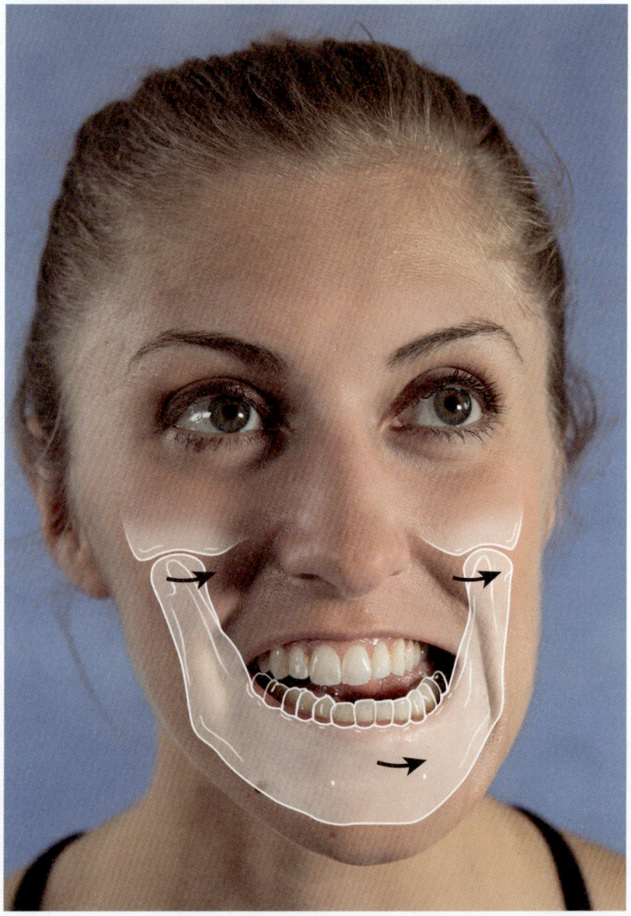

그림 7.9 아래턱의 가쪽 움직임은 주로 좌우의 병진운동이다. 아래쪽 치아의 중앙선이 중앙 절치 1개의 폭만큼 움직이는지를 체크한다. 이 모델의 경우는 턱을 왼쪽으로 움직인다.

근육
MUSCLES

턱관절과 관련된 근육은 2개의 범주로 나누어진다: 1차 근육과 2차 근육. 1차 근육은 파워를 내는 큰 근육이다. 1차 근육은 씹거나 깨물 때 작용하는 근육이다. 2차 근육은 1차 근육을 돕는 근육이다. 2차 근육은 작은 근육이고, 얼굴 표정과 부드러운 목소리와 같은 섬세한 턱관절 움직임에 관여한다. 모든 활동과 마찬가지로, 활동 강도의 수준은 과제 달성에 요구되는 근육 그룹을 결정한다. 부드러운 음식물의 씹기는 고기를 씹는 경우와 달리, 큰 근육의 동원이 필요하지 않을 수 있다.

1차 근육

저작 활동과 입 움직임의 1차 근육은 관자근, 깨물근, 안쪽날개근 및 가쪽날개근(그림 7.10)이다. 관자근, 깨물근과 안쪽날개근은 턱을 올림하는 강한 근육이다. 가쪽날개근은 턱을 내림하는 근육이다. 위의 4개 근육은 삼차신경(뇌신경 V)에 의해 지배를 받는다.

관자근(그림 7.10A)은 납작한 부채꼴 근육으로 관자뼈오목에서 시작해 아래턱의 갈고리돌기에 수렴한다. 관자근은 턱을 꽉 다물 때 관자뼈오목에서 촉진될 수 있다. 깨물근(그림 7.10B)은 광대뼈활에서 시작해 아래턱각과 아래턱가지에 부착한다. 안쪽날개근(그림 7.10C)은 아래턱의 안쪽면에 부착하며, 크기와 섬유배열에서 깨물근과 비슷하다. 안쪽날개근의 위쪽 부착점은 나비뼈의 가쪽날개판이고, 아래쪽 부착점은 아래턱각 부근인 아래턱가지의 안쪽면이다.

관자근의 낮은 수준 활동은 턱관절의 안정 자세(입술을 붙이고 위아래 치아가 약간 떨어진 자세)를 유지한다. 입을 벌릴 때, 관자근의 활동은 감소한다. 그 이유는 대개 중력이 아래턱을 아래쪽으로 당길 만큼 충분하기 때문이다. 저항을 이기고 입을 벌릴 때, 가쪽날개근과 2차 근육이 활성화된다(만약 끈적한 음식물이 치아에 붙어서 입 벌리기가 어려울 때처럼). 가쪽날개근은 나비뼈에서 수평으로 주행하여 관절원반과 아래턱융기에 부착한다. 문헌적으로 약간 논란이 있지만, 위쪽 섬유는 아래턱을 내밀고, 아래쪽 섬유는 아래턱

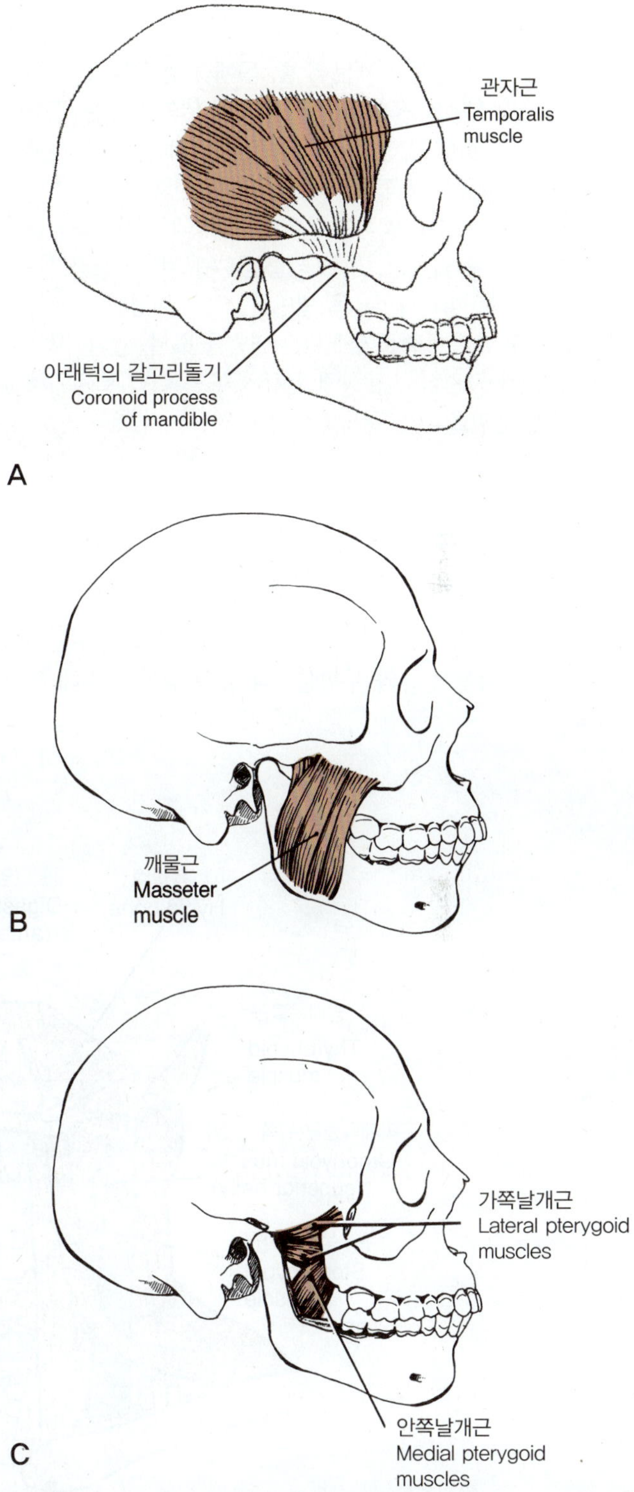

그림 7.10 턱관절의 1차 근육. (A) 관자근. (B) 깨물근. (C) 안쪽날개근과 가쪽날개근(출처: Levangie P. Norkin, C. Joint Structure and Function: A Comprehensive Analysis. 5th ed. Philadelphia. PA. F.A. D Company. 2011, p 220).

임상 연결 7.1

전방 머리 쏠린 자세는 두통, 목뼈 기능장애 및 턱관절 기능장애를 포함해 머리와 목에 영향을 주는 증상과 관련이 있다. 앞쪽으로 내밈된 머리와 목, 그리고 둥근어깨를 가지고 있으면, 적응성 단축이 뒤통수밑근과 가슴 앞쪽 조직에서 일어난다. 과도하게 늘어난 깊은 목뼈 굽힘근, 등뼈 폄근 및 어깨뼈 뒷당김근은 약해지고 비효율적으로 변한다. 이런 비정상 자세는 턱관절의 운동형상학에 나쁜 영향을 줄 수 있다. 자세 운동이 턱관절 기능장애 환자의 통증과 입 벌리기에 좋은 영향을 주는 것으로 알려져 있다.

을 내림과 내밈한다. 좌우 깨물근, 관자근 및 안쪽날개근의 수축은 아래턱을 올림한다. 아래턱의 내밈은 좌우 깨물근, 안쪽날개근 및 가쪽날개근의 작용으로 일어난다. 뒷당김은 관자근의 뒤쪽 섬유와 두힘살근의 앞쪽 힘살에 의해 일어난다.

2차 근육

저작 활동과 기타 입 움직임의 2차 근육은 목뿔뼈를 기준으로 2 그룹으로 나누어진다: 목뿔위근과 목뿔아래근(그림 7.11). 이들 근육은 혀의 움직임과 관련되고, 또 말하거나 삼킬 때 일어나는 움직임과 관련된다. 목뿔아래근은 어깨목뿔근, 복장목뿔근, 복장방패근, 방패목뿔근으로 이루어져 있다. 목뿔아래근은 목뿔뼈를 고정하여, 아래턱을 내림하는 목뿔위근의 작용을 도와준다. 목뿔위근–두힘살근, 턱끝목뿔근, 턱목뿔근 및 붓목뿔근–은 아래턱의 내림에 참여한다. 주로 두힘살근이 아래턱의 내림에 작용한다(그림 7.12). **표 7.1**은 턱관절의 1차 근육과 2차 근육의 협력작용을 요약하고 있다.

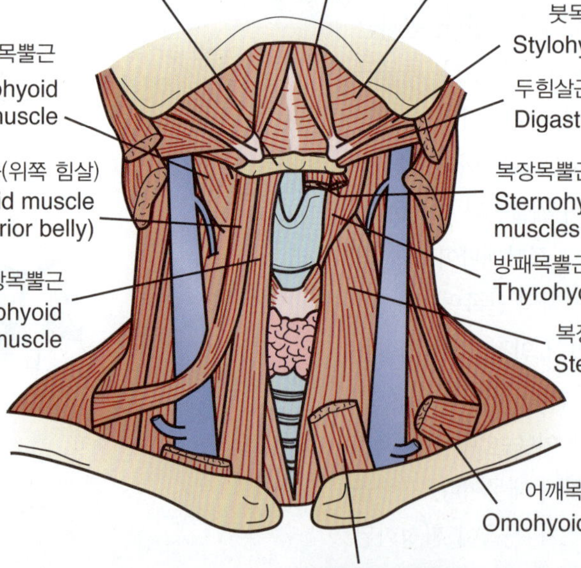

그림 7.11 턱관절과 관련된 목뿔위근과 목뿔아래근(출처: Levangie P. Norkin, C. Joint Structure and Function: A Comprehensive Analysis. 5th ed. Philadelphia. PA. F.A. D Company. 2011, p 220).

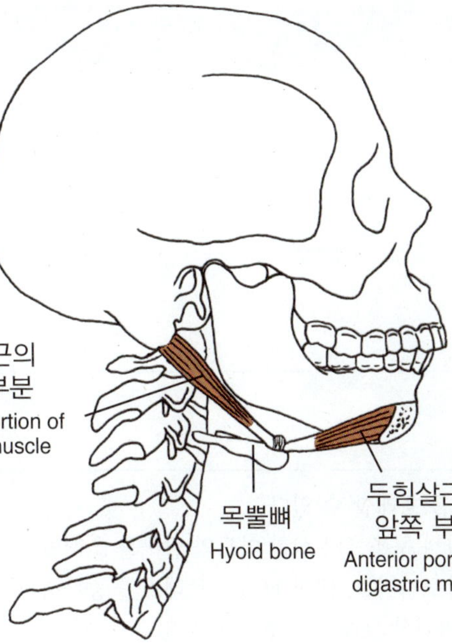

그림 7.12 두힘살근의 앞쪽 부분은 아래턱에서 시작하고, 뒤쪽 부분은 꼭지돌기에서 시작한다. 이들 두 부분은 목뿔뼈에 있는 섬유고리에 의해 연결된다(출처: Levangie P. Norkin, C. Joint Structure and Function: A Comprehensive Analysis. 5th ed. Philadelphia. PA. F.A. D Company. 2011, p 200).

표 7.1 턱관절의 협력근 작용

아래턱 작용	근육과 관련 작용
내림	양쪽 두힘살근과 아래쪽 가쪽날개근의 구심성 수축
올림	양쪽 깨물근, 관자근, 안쪽날개근의 구심성 수축
	아래턱이 올림할 때, 양쪽 가쪽날개근의 원심성 수축이 원반을 제어한다.
내밈	양쪽 깨물근, 안쪽날개근 및 가쪽날개근의 수축
뒷당김	양쪽 관자근의 뒤쪽섬유와 두힘살근의 앞쪽 부분의 수축
가쪽 움직임	편측 관자근의 수축은 동측의 가쪽움직임을 일으킨다.
	안쪽날개근과 가쪽날개근은 반대쪽의 가쪽움직임을 일으킨다.

노화와 질병과 관련된 턱관절 기능장애

TEMPOROMANDIBULAR JOINT DYSFUNCTION RELATED TO AGING AND DISEASE

턱관절 기능장애는 턱관절과 관련된 여러 질환과 턱관절의 기능이상을 총칭하는 용어이다. 턱관절 기능장애에는 3종류의 징후가 있다:

- 관절 움직임을 악화시키는 턱관절 통증
- 관절을 움직일 때 발생하는 관절 소리
- 턱관절의 가동범위 제한, 턱관절 잠김, 그리고 씹기, 말하기, 기타 활동의 움직임 제한

비록 관절 장애가 어린 아동이나 노인에게 발생하지만, 주로 일어나는 대상은 20-40대 여성이다. 호르몬이 관절 연골과 관절 구조물에 영향을 주는 것으로 생각된다.

턱관절 기능장애는 종종 목뼈, 입 및 턱의 외상, 자세 불량, 염증성 질환, 또는 잘못된 움직임으로 초래될 수 있다. 이빨 갈기, 입을 벌리고 호흡하기, 머리 전방 쏠린 자세, 부정교합 등이 턱관절 기능장애에 영향을 줄 수 있다.

아래턱융기와 관자뼈의 비정상 기능 관계도 턱관절 기능장애에 영향을 줄 수 있다. 비록 턱관절의 주관적 증상과 임상 징후가 노인에게도 나타날 수 있지만, 그 위험은 상대적으로 낮은 편이고, 증상도 방사선이나 MRI에서 나타나는 퇴행성 변화와 반드시 관련되지 않는다.

물렁조직가동술과 관절가동술, 근력강화 및 신장 기법, 그리고 보조기 등이 턱관절 기능장애를 치료하는데 효율적인 방법이다. **표 7.2**는 턱관절을 손상시켜 턱관절 기능장애의 징후를 일으키는 병리를 요약하고 있다.

표 7.2 턱관절 기능장애와 관련된 흔한 병리

범주	병리
염증	● 류마티스 관절염 ● 통풍 ● 건선성 관절염 ● 소아 만성 관절염 ● 강직성 척추염
섬유화	● 만성 염증으로부터 초래된 섬유증 ● 관절주머니와 기타 결합조직 구조물
관절 구조물의 기능 이상	● 인대와 관절낭의 느슨함은 관절의 과가동성을 초래할 수 있다. ● 턱관절 움직임시 과도한 조인트 플레이는 관절 구조물의 심한 마모와 탈구를 초래할 수 있다. ● 근경련이나 유연성 감소는 관절 가동성을 감소시키고, 내적 관절 스트레스를 증가시킬 수 있다. ● 근육 약증은 비정상 정렬과 관절 구조물의 비정상 트래킹을 초래할 수 있다. ● 관절원반의 내적 문제는 관절 부정 정렬과 통증을 일으킬 수 있다.

요약

CHAPTER SUMMARY

턱관절은 삶을 유지하는 활동(먹고, 삼키고, 말하고, 비언어적 의사소통)과 관련된다. 턱관절은 강력한 힘과 반복 움직임을 견디도록 고안되어 있다. 위쪽 관절과 아래쪽 관절의 관절면과 디자인은 경첩관절과 활주관절이 결합된 형태를 띤다. 비록 턱관절이 내림, 올림, 내밈, 뒷당김 및 가쪽움직임 등 독특한 움직임을 가졌다하더라도, 움직임과 관련된 근육들은 씹기, 삼키기, 말하기, 하품 및 노래 부르기 등에 요구되는 움직임을 일으키기 위해 협력작용을 한다.

턱관절의 손상과 기능장애가 모든 연령대에서도 쉽게 일어날 수 있지만, 특히 20-40세의 여성에서 가장 많이 발생한다. 턱관절 기능장애의 주된 원인은 손상, 염증, 잘못된 자세, 부정교합 및 잘못된 깨물기 패턴, 근육 기능 이상 및 원반 문제 등이다.

사례 연구(Case Study)

Catherine는 25세의 여성이며, 씹기를 할 때 턱관절 통증을 호소하고, 입 벌리기 능력이 감소되었다. 그는 사이클 선수이고, 1주일에 4-5회 정도 몇 시간씩 자전거를 탈 때 머리가 전방으로 쏠린 자세를 취한다. 그녀의 자세는 둥근어깨 자세와 목뼈의 앞굽음이 증가된 전방 쏠린 머리 자세를 취한다. 그녀는 정상의 50% 정도 입 벌리기가 가능하고, 입을 벌릴 때 관절에서 소리가 난다.

1. 머리가 앞쪽으로 쏠린 둥근어깨 자세를 취해 본다. 그런 다음, 머리를 똑바른 자세로 뒷당김할 때의 움직임을 수행한다. 이런 자세 변화가 여러분의 턱관절에 어떤 영향을 주는지 관찰해 본다.
2. Catherine이 입을 벌릴 때, 어떤 구조물이 염발음과 관련될 수 있는가?

복습 / DISCUSSION QUESTIONS

1. 턱관절의 관절면이 다른 윤활관절의 관절면과 어떻게 다른가?
2. 턱관절의 관절면이 관절을 어떻게 보호하는가?
3. 아래턱을 내림과 올림할 때 위쪽 관절과 아래쪽 관절에서 일어나는 움직임을 설명해 본다.
4. 아래턱의 내림, 올림, 내밈, 뒷당김 및 가쪽 움직임 동안 어떤 근육이 활성화되는가?
5. 턱관절 기능장애의 3개 징후는 무엇인가?
6. 척추와 머리의 부정정렬이 턱관절에 어떤 영향을 주는가?

참고문헌(BIBLIOGRAPHY)

Chen YJ, Scher I, Powers CM. Quantification of patellofemoral joint reaction forces during functional activities using a subject-specific three-dimensional model. *J Appl Biomech.* 2010;26:415–423.

Gordon KE, Ferris DP, Kuo AD. Metabolic and mechanical energy costs of reducing vertical center of mass movement during gait. *Arch Phys Med Rehabil.* 2009;90:136–144.

Konor MM, Morton S, Eckerson JM, Grindstaff TL. Reliability of three measures of ankle dorsiflexion range of motion. *Int J Sports Phys Ther.* 2012;7:279–287.

Levangie PK, Norkin CC. *Joint Structure and Function: A Comprehensive Analysis.* 5th ed. Philadelphia, PA: FA Davis; 2011.

LeVeau BF. *Biomechanics of Human Motion Basics and Beyond for the Health Professions.* Thorofare, NJ: Slack Incorporated; 2011.

Lucado AM, Kolber MJ, Cheng MS, Echterhach JL Sr. Upper extremity strength characteristics in female recreational tennis players with and without lateral epicondylalgia. *J Orthop Sports Phys Ther.* 2012;42:1025–1031.

Nordin M, Frankel VH. *Basic Biomechanics of the Musculoskeletal System.* 4th ed. Philadelphia, PA: Lippincott Williams & Wilkins; 2012.

Orendurff MS, Segal AD, Klute GK, Berge JS, Rohr ES, Kadel NJ. The effect of walking speed on center of mass displacement. *J Rehabil Res Dev.* 2004;41:829–834.

Thigpen CA, Padua DA, Morgan N, Kreps C, Karas SG. Scapular kinematics during supraspinatus rehabilitation exercise: a comparison of full-can versus empty-can techniques. *Am J Sports Med.* 2006;34:644–652.

Wallace DA, Salem GJ, Salinas R, Powers CM. Patellofemoral joint kinetics while squatting with and without an external load. *J Orthop Sports Phys Ther.* 2002;32:141–148.

부록 A

축성 뼈대의 근육과 구조물의 부착점과 신경지배

Attachments and Innervation of the Muscles and Structures of the Axial Skeleton

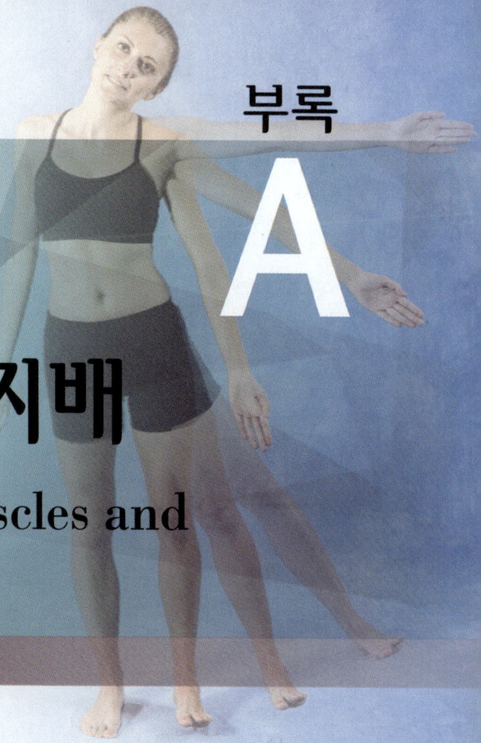

핵심 개념 / Key Concepts

척수 구조물

몸통의 피부절

몸통 근육

뒤쪽 몸통 근육

- 척주세움근군(엉덩갈비근, 가장긴근 및 가시근)
  - **허리엉덩갈비근**
  - **등엉덩갈비근**
  - **목엉덩갈비근**
  - **등가장긴근**
  - **목가장긴근**
  - **머리가장긴근**
  - **등가시근**
  - **목가시근**
  - **머리가시근**
- 가로가시근군(뭇갈래근, 돌림근 및 반가시근)
  - **뭇갈래근**
  - **돌림근: 긴돌림근과 짧은돌림근**
  - **등반가시근**
  - **목반가시근**
  - **머리반가시근**

앞가쪽 몸통 근육

- 배근육
  - **배바깥빗근**
  - **배속빗근**
  - **배곧은근**
  - **배가로근**

머리목 영역의 근육

- 앞가쪽 머리목 영역의 근육
  - **머리긴근**
  - **목긴근**
    - 위빗 부분
    - 수직 부분
    - 아래빗 부분
  - **앞머리곧은근**
  - **가쪽머리곧은근**
- 목갈비근
  - **앞목갈비근**
  - **중간목갈비근**
  - **뒤목갈비근**
- 목빗근
- 뒤쪽 머리목 영역의 근육
  - **머리널판근**
  - **목널판근**
- 뒤통수밑근
  - **아랫머리빗근**
  - **위머리빗근**
  - **큰뒤머리곧은근**
  - **작은뒤머리곧은근**

기타: 허리네모근

- 허리네모근

1차 깨물 근육

깨물근: 얕은갈래와 깊은갈래

관자근

안쪽날개근(얕은갈래와 깊은갈래)

가쪽날개근(위쪽 갈래)

가쪽날개근(아래쪽 갈래)

목뿔위근

두힘살근: 뒤쪽힘살

두힘살근: 앞쪽힘살

턱끝목뿔근

턱목뿔근

붓목뿔근

목뿔아래근

어깨목뿔근

복장목뿔근

방패목뿔근

호흡과 관련된 근육

가로막

바깥갈비사이근

속갈비사이근

갈비밑근

갈비올림근(긴 근육과 짧은 근육)

아래뒤톱니근

위뒤톱니근

등가로근

척수 구조물
SPINAL CORD STRUCTURES

그림 A.1은 척수와 뼈구조물의 관계를 보여주는 횡단면이다. 신경조직이 뼈 구조물과 척추동맥 근처를 지나간다.

그림 A.2는 척주와 해당 척수신경뿌리를 보여 준다. 목의 척수신경뿌리는 해당 척추뼈 위쪽의 척수에서 나온다. 예를 들어, C1 척수신경뿌리는 C1 척추뼈의 위쪽에 있는 척수 레벨에서 나온다. 그래서 목뼈는 7개이지만, 목의 척수신경뿌리는 8개이다. C8의 척수신경뿌리는 C7 목뼈의 아래쪽 척수 레벨에서 나온다. T1의 척수신경뿌리는 T1 척추뼈의 아래쪽 척수레벨에서 나온다. 즉, T1 이하의 척수신경뿌리는 해당 척추뼈의 아래쪽 척수 레벨에서 나온다. 성인의 경우, 척수가 척주보다 짧기 때문에, 신경뿌리는 L1–L2 아래의 상당한 거리를 주행해야 한다. 이 레벨 아래의 긴 척수신경뿌리는 말총을 형성한다.

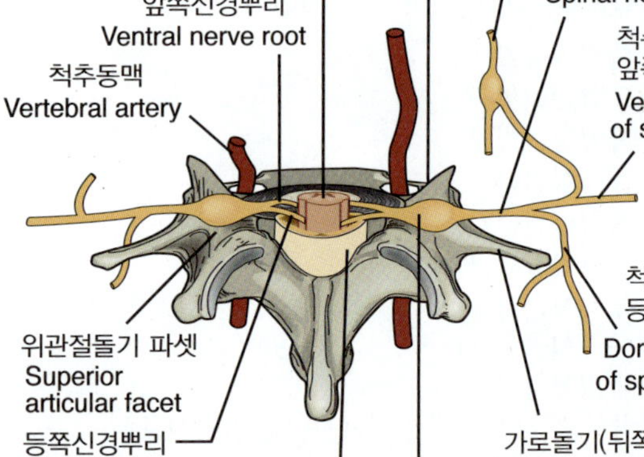

그림 A.1 척수와 관련 척수신경뿌리.

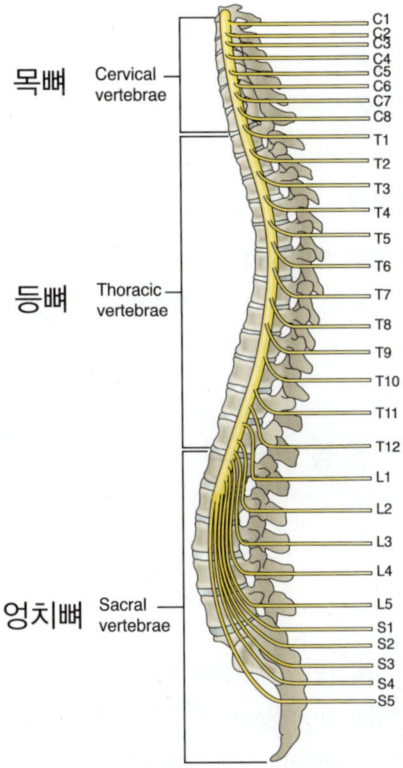

그림 A.2 척수신경뿌리와 척추뼈의 관계(출처: Roy, S, Wolf SL, Scalzitti DA. The Rehabilitation Specialist's Handbook. 4th ed. Philadelphia, PA. F.A. Davis Company, 2013: p. 2106).

몸통의 피부절
THORACIC DERMATOMES OF THE TRUNK

그림 A.3은 몸통의 피부절을 나타낸다.

몸통 근육
MUSCLES OF THE TRUNK

뒤쪽 몸통 근육

뒤쪽 몸통의 얕은층 근육(예, 등세모근, 넓은등근 및 앞톱니근 등)의 부착점과 신경지배에 대해 알고 싶으면, 10장 뒤에 있는 **부록 B**를 참고하기 바란다.

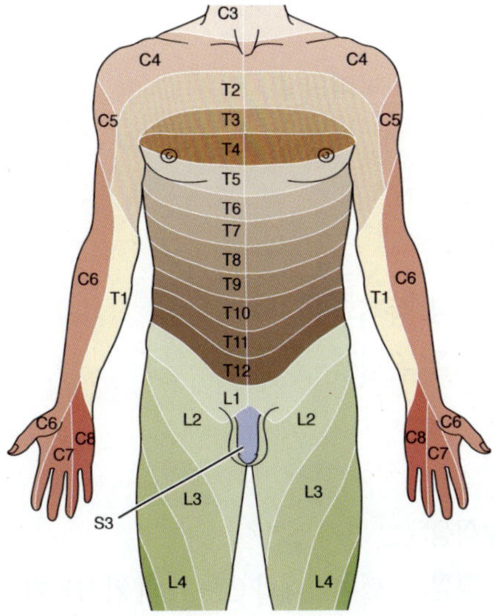

그림 A.3 몸통의 피부절(출처: Roy, S, Wolf SL, Scalzitti DA. The Rehabilitation Specialist's Handbook. 4th ed. Philadelphia, PA. F.A. Davis Company, 2013: p. 210).

척주세움근군 (엉덩갈비근, 가장긴근 및 가시근)

허리엉덩갈비근

몸쪽 부착점: 6번–12번 갈비뼈의 각

먼쪽 부착점: 온힘줄

등엉덩갈비근

몸쪽 부착점: 1번–6번 갈비뼈의 각

먼쪽 부착점: 6번–12번 갈비뼈의 각

목엉덩갈비근

몸쪽 부착점: C4–C6의 가로돌기

먼쪽 부착점: 3번–7번 갈비뼈의 각

등가장긴근

몸쪽 부착점: 3번–12번 갈비뼈; C2–C6의 가로돌기

먼쪽 부착점: 온힘줄

목가장긴근

몸쪽 부착점: C2–C6의 가로돌기

먼쪽 부착점: T1–T4의 가로돌기

머리가장긴근

몸쪽 부착점: 관자뼈의 꼭지돌기
먼쪽 부착점: T1–T5의 가로돌기와 C4–C7의 관절돌기

등가시근

몸쪽 부착점: 등뼈의 가시돌기
먼쪽 부착점: 온힘줄

목가시근

몸쪽 부착점: C2 가시돌기
먼쪽 부착점: 목덜미인대와 C7–T1의 가시돌기

머리가시근

척주세움근의 신경지배: 이웃 척수신경뿌리(C3–L5)의 등쪽가지

가로가시근군 (뭇갈래근, 돌림근 및 반가시근)

뭇갈래근

몸쪽 부착점: 아래쪽 부착점에서 2–4개 위쪽에 있는 척추뼈 가시돌기
먼쪽 부착점(허리뼈): 허리뼈, 허리엉치인대, 척주세움근의 온힘줄, 엉치뼈, 골반의 엉덩뼈 가시
먼쪽 부착점(등뼈): T1–T12의 가로돌기
먼쪽 부착점(목뼈): C–C7의 관절돌기
신경지배: 이웃 척수신경뿌리(C4–S3)의 등쪽가지

돌림근: 긴돌림근과 짧은돌림근

몸쪽 부착점: 아래쪽 부착점에서 1개 또는 2개 위쪽에 있는 척추뼈 가시돌기와 고리판
먼쪽 부착점: 모든 척추뼈의 가로돌기
신경지배: 이웃 척수신경뿌리(C4–L4)의 등쪽가지

등반가시근

몸쪽 부착점: C6–T4의 가시돌기
먼쪽 부착점: T6–T10의 가로돌기

목반가시근

몸쪽 부착점: C2–C5의 가시돌기
먼쪽 부착점: T1–T6의 가로돌기

머리반가시근

몸쪽 부착점: 뒤통수뼈의 위목덜미선과 아래목덜미선 사이
먼쪽 부착점: C7–T7의 가로돌기와 C4–C6의 관절돌기
신경지배: 이웃 척수신경뿌리(C1–T6)의 등쪽가지

앞가쪽 몸통 근육

배근육

배바깥빗근

가쪽 부착점: 4번–12번 갈비뼈의 가쪽면
안쪽 부착점: 엉덩뼈능선, 백색선, 반대쪽 배곧은근말이집
신경지배: T7–T12의 아래쪽갈비사이신경

배속빗근

가쪽 부착점: 엉덩뼈능선, 샅인대, 등허리근막
안쪽 부착점: 9번–12번 갈비뼈, 백색선, 반대쪽 배곧은근말이집
신경지배: 갈비사이신경(T8–T12), 엉덩아랫배신경(L1)과 엉덩샅굴신경(L1)

배곧은근

몸쪽 부착점: 칼돌기와 5번–7번 갈비뼈의 연골
먼쪽 부착점: 두덩뼈능선
신경지배: 갈비사이신경(T7–T12)

배가로근

가쪽 부착점: 엉덩뼈능선, 등허리근막, 샅굴인대, 6번–12번 갈비뼈
안쪽 부착점: 백색선과 반대쪽 배곧은근말이집
신경지배: 갈비사이신경(T7–T12), 엉덩아랫배신경(L1)과 엉덩샅굴신경(L1)

머리목 영역의 근육

앞가쪽 머리목 영역의 근육

머리긴근

몸쪽 부착점: 뒤통수뼈
먼쪽 부착점: C-C6의 가로돌기
신경지배: C1-C3 척수신경뿌리의 앞쪽가지

목긴근

위빗 부분
몸쪽 부착점: C1의 앞쪽고리
먼쪽 부착점: C3-C5의 가로돌기

수직 부분
몸쪽 부착점: C2-C4의 앞쪽척추뼈몸통
먼쪽 부착점: C5-T3의 앞쪽척추뼈몸통

아래빗 부분
몸쪽 부착점: C5-C6의 가로돌기
먼쪽 부착점: T1-T3의 앞쪽척추뼈몸통
신경지배: C2-C8 척수신경뿌리의 앞쪽가지

앞머리곧은근

몸쪽 부착점: 뒤통수뼈
먼쪽 부착점: C1의 가로돌기
신경지배: C1-C2 척수신경뿌리의 앞쪽가지

가쪽머리곧은근

몸쪽 부착점: 뒤통수뼈
먼쪽 부착점: C1의 가로돌기
신경지배: C1-C2 척수신경뿌리의 앞쪽가지

목갈비근

앞목갈비근

몸쪽 부착점: C3-C6의 가로돌기
먼쪽 부착점: 1번 갈비뼈

중간목갈비근

몸쪽 부착점: C2-C7의 가로돌기
먼쪽 부착점: 앞목갈비근 부착점보다 약간 뒤쪽(1번 갈비뼈)

뒤목갈비근

몸쪽 부착점: C5-C7의 가로돌기
먼쪽 부착점: 2번 갈비뼈
신경지배: 목갈비근; C3-C7 척수신경뿌리의 앞쪽가지

목빗근

몸쪽 부착점: 관자뼈의 꼭지돌기
먼쪽 부착점: 복장뼈몸통과 빗장뼈의 안쪽 1/3
신경지배: 척수더부신경(뇌신경 XI)

뒤쪽 근육

머리목 영역

머리널판근

몸쪽 부착점: 관자뼈의 꼭지돌기와 뒤통수뼈 위목덜미선의 가쪽 1/3
먼쪽 부착점: 목덜미인대와 C7-T4의 가시돌기
신경지배: C2-C8 척수신경뿌리의 등쪽가지

목널판근

몸쪽 부착점: C1-C3의 가로돌기
먼쪽 부착점: T3-T6의 가시돌기
신경지배: C2-C8 척수신경뿌리의 등쪽가지

뒤통수밑근

아랫머리빗근

몸쪽 부착점: C1의 가로돌기
먼쪽 부착점: C2의 가시돌기

위머리빗근

몸쪽 부착점: 아래목덜미선과 위목덜미선의 사이
먼쪽 부착점: C1의 가로돌기

큰뒤머리곧은근

몸쪽 부착점: 아래목덜미선의 앞안쪽에서 가쪽끝단까지
먼쪽 부착점: C2의 가시돌기

작은뒤머리곧은근

몸쪽 부착점: 아래목덜미선
먼쪽 부착점: C1 뒤쪽고리에 있는 결절
뒤통수밑근으로 가는 신경지배: 뒤통수밑신경 (C1 척수신경뿌리의 등쪽가지)

기타: 허리네모근

허리네모근

몸쪽 부착점: 12번 갈비뼈와 L1–L4의 가로돌기
먼쪽 부착점: 엉덩허리인대와 엉덩뼈능선
신경지배: T12–L3 척수신경뿌리의 앞쪽가지

주요 깨물 근육
PRIMARY MUSCLES OF MASTICATION

깨물근: 얕은갈래와 깊은갈래

몸쪽 부착점: 광대뼈와 광대활의 가쪽–아래쪽면
먼쪽 부착점: 아래턱의 가쪽면
신경지배: 뇌신경 V의 분지인, 아래턱신경가지

관자근

몸쪽 부착점: 관자뼈오목과 관자근막
먼쪽 부착점: 아래턱의 갈고리돌기와 아래턱가지
신경지배: 뇌신경 V의 분지인, 아래턱신경가지

안쪽날개근(얕은갈래와 깊은갈래)

몸쪽 부착점: 3번째 어금니 소켓의 바로 위쪽인 위턱뼈의 뒤가쪽면에 있는 작은 영역
먼쪽 부착점: 아래턱의 안쪽면
신경지배: 뇌신경 V의 분지인, 아래턱신경가지

가쪽날개근(위쪽 갈래)

몸쪽 부착점: 나비뼈
먼쪽 부착점: 턱관절의 관절주머니, 관절원반, 아래턱뼈의 날개오목

가쪽날개근(아래쪽 갈래)

몸쪽 부착점: 위턱뼈
먼쪽 부착점: 아래턱뼈의 날개오목
신경지배: 뇌신경 V의 분지인, 아래턱신경가지

목뿔위근
SUPRAHYOID MUSCLES

두힘살근: 뒤쪽힘살

몸쪽 부착점: 관자뼈의 꼭지돌기패임
먼쪽 부착점: 목뿔뼈
신경지배: 얼굴신경(뇌신경 VII)

두힘살근: 앞쪽 힘살

몸쪽 부착점: 목뿔뼈의 가쪽면
먼쪽 부착점: 아래턱바닥(중앙선 근처)
신경지배: 아래이틀신경(뇌신경 V의 분지인, 아래턱신경가지)

턱끝목뿔근

몸쪽 부착점: 아래턱 앞쪽면의 중앙선
먼쪽 부착점: 목뿔뼈
신경지배: 혀밑신경(뇌신경 VII)을 통한 C1

턱목뿔근

몸쪽 부착점: 아래턱의 안쪽면
먼쪽 부착점: 목뿔뼈
신경지배: 아래이틀신경(뇌신경 V의 분지인, 아래턱신경가지)

붓목뿔근

몸쪽 부착점: 관자뼈의 붓돌기
먼쪽 부착점: 목뿔뼈
신경지배: 얼굴신경(뇌신경 VII)

목뿔아래근
INFRAHYOID MUSCLES

어깨목뿔근

몸쪽 부착점: 목뿔근
먼쪽 부착점: 어깨뼈의 위쪽 가장자리
신경지배: C1–C3 척수신경뿌리의 앞쪽가지

복장목뿔근

몸쪽 부착점: 목뿔근
먼쪽 부착점: 빗장뼈 안쪽끝단의 뒤쪽면, 복장뼈몸통, 뒤복장빗장인대
신경지배: C1–C3 척수신경뿌리의 앞쪽가지

방패목뿔근

몸쪽 부착점: 목뿔근
먼쪽 부착점: 방패연골
신경지배: C1 척수신경뿌리의 앞쪽가지 (뇌신경 XII를 통한)

호흡과 관련된 근육
MUSCLES RELATED PRIMARILY TO VENTILATION

호흡계와 관련된 해부학 구조물(그림 A.4)은 상기도와 하기도로 나누어진다. 상기도는 코안(비강), 입안(구강), 인두, 후두 등으로 구성되고, 하기도는 기관과 기관지나무로 구성된다.

가로막

몸쪽 부착점: 중심힘줄
먼쪽 부착점:
갈비갈래: 6번–12번 갈비뼈
복장갈래: 칼돌기
다리(허리뼈) 갈래: (1) 허리네모근과 큰허리근의 가쪽면을 덮고 있는 2개의 널힘줄활; (2) L1–L3 척추뼈몸통과 원반에서 시작하는 왼쪽 다리와 오른쪽 다리.
신경지배: 가로막신견(C3–C5)

바깥갈비사이근

부착점: 위쪽 갈비뼈의 아래쪽면에서 시작해 아래쪽 갈비뼈의 위쪽면에 부착함.

속갈비사이근

부착점: 아래쪽 갈비뼈의 위쪽면에서 시작해 위쪽 갈비뼈의 아래쪽면에 부착함.

갈비밑근

부착점: 갈비뼈각에 가까운 갈비뼈의 아래쪽면과 2개 또는 3개 아래쪽에 있는 갈비뼈의 위쪽면.
갈비사이근과 갈비밑근으로 가는 신경지배: 갈비사이신경(T2–T12)

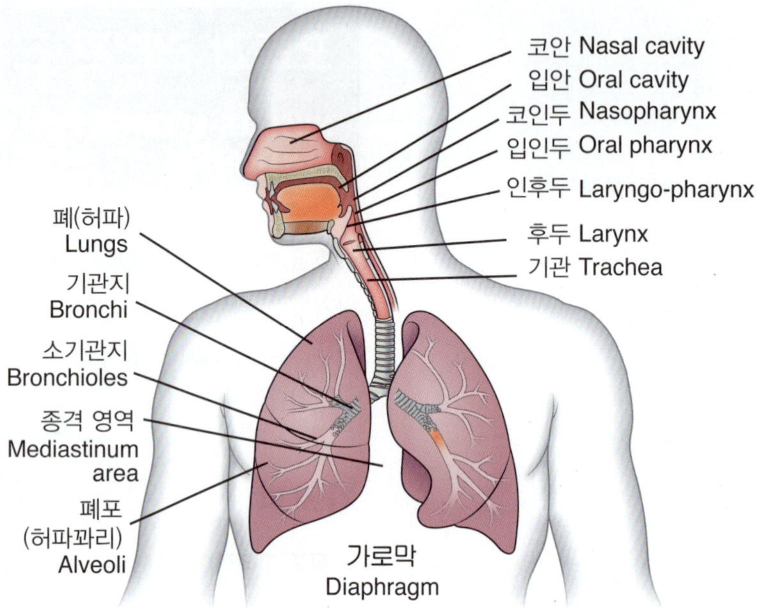

그림 A.4 호흡계의 해부학 구조물(출처: Cowen V. Pathophysioloy for Massage Therapsits: A Functional Approach. Philadelphia, PA. F.A. Davis Company, 2016: p. 125).

갈비올림근(긴 근육과 짧은 근육)

몸쪽 부착점: C7–T11의 가로돌기

먼쪽 부착점: 갈비뼈의 가쪽면

신경지배: 이웃 등뼈 척수신경뿌리(C7–T11)의 등쪽가지

아래뒤톱니근

몸쪽 부착점: 9번–12번 갈비뼈의 뒤쪽면

먼쪽 부착점: T11–L3의 가시돌기와 가시위인대

신경지배: 갈비사이신경(T9–T12)

위뒤톱니근

몸쪽 부착점: C6–T3의 가시돌기

먼쪽 부착점: 2번–5번 갈비뼈

신경지배: 갈비사이신경(T2–T5)

등가로근

몸쪽(가쪽) 부착점: 2번(또는 3번)–7번 갈비뼈와 관련된 복장연골관절의 안쪽면

먼쪽(안쪽) 부착점: 복장뼈몸통의 아래쪽 1/3과 칼돌기의 배쪽면

신경지배: 이웃 갈비사이신경

단원 III

팔

THE UPPER EXTREMITY

단원 III에 있는 3개의 장들은 팔의 4개 관절에 대한 구조와 기능을 설명한다. 사람은 팔을 이용해 개인 위생, 일, 여가 활동을 수행한다. 8장은 복장뼈, 빗장뼈, 갈비뼈, 어깨뼈 및 위팔뼈로 구성된 어깨복합체를 소개한다. 9장은 팔꿈치와 아래팔에 대해 설명하고, 위팔뼈, 자뼈와 노뼈와 관련된 구조물이 팔꿈치와 아래팔의 기능에 어떤 영향을 주는지를 다루고 있다. 10장은 손목과 손의 구조와 기능을 설명한다.

비록 팔의 성분이 여러 장으로 나누어져 설명되고 있지만, 팔 전체의 기능이 손상될 수 있음을 반드시 알아야 한다. 만약 팔꿈치와 어깨가 물체로 뻗는 기능을 할 수 없다면, 잡고 놓는 손의 기능을 거의 사용할 수 없을 것이다. 몸쪽의 어깨복합체는 먼쪽 분절이 움직이고 물체를 조작할 수 있는 안정된 기반을 제공해야 한다. 단원 III은 팔의 성분이 팔 전체의 기능에 어떤 영향을 주는지에 대한 지식을 제공한다. 이들 장은 어깨복합체가 선반에 놓인 모자를 잡는데 요구되는 큰 가동범위를 어떻게 제공하는지를 설명해 주고, 또 손이 바느질과 같은 섬세한 조절을 어떻게 제공하는지를 설명해 준다.

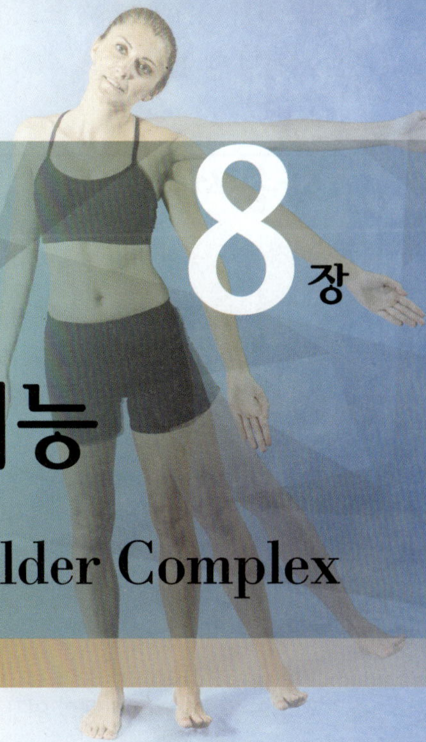

8장

어깨복합체의 구조와 기능

Structure and Function of the Shoulder Complex

핵심 개념 / Key Concepts

어깨복합체 구조물

뼈
- 복장뼈
- 빗장뼈
- 어깨뼈
- 위팔뼈

관절
- 복장빗장관절
  - **관절주머니, 인대와 원반**
  - **운동형상학**
- 봉우리빗장관절
  - **관절주머니, 인대와 원반**
  - **운동형상학**
- 어깨가슴관절
  - **운동형상학**
- 오목위팔관절
  - **관절주머니와 인대**
  - **부리봉우리인대**
  - **운동형상학**

어깨복합체 운동형상학

어깨가슴관절과 오목위팔관절의 기여

복장빗장관절과 봉우리빗장관절의 기여

어깨복합체 근육

어깨가슴관절 근육
- 올림근과 내림근
- 내밈근과 뒷당김근
- 위쪽돌림근과 아래쪽돌림근

오목위팔관절 근육
- 동적 안정근
- 작용근

어깨복합체의 기능 결손

학습 성과 / Learning Outcomes

본 장을 공부한 후, 학습자는 다음을 할 수 있을 것이다:

8.1 어깨복합체를 구성하는 뼈, 물렁조직, 그리고 표식점을 알 수 있다.
8.2 어깨복합체 각 관절의 뼈운동형상학과 관절운동형상학의 기능을 기술할 수 있고, 적절한 어깨복합체 움직임을 일으키기 위해 이들 관절이 어떻게 협력작용하는지를 설명할 수 있다.
8.3 부리봉우리활과 봉우리밑공간이 어깨충돌증후군과 어떻게 관련되는지를 설명할 수 있다.
8.4 어깨복합체 운동형상학을 설명하기 위해 각 관절의 움직임을 분석할 수 있다.
8.5 개별 어깨복합체 근육의 역할을 통해 어깨복합체 운동형상학을 설명할 수 있다.
8.6 오목위팔관절의 정적 안정화와 동적 안정화에 관련된 구조물을 비교대조할 수 있다.
8.7 어깨복합체 근육 약증, 자세 부정정렬, 또는 양쪽 모두가 어깨복합체 기능장애에 어떤 역할을 하는지 기술할 수 있다.

팔의 연구는 어깨복합체의 연구로 시작한다. 어깨복합체는 복장뼈, 빗장뼈, 갈비뼈, 위팔뼈 및 어깨뼈 사이의 관절로 구성되어 있다(그림 8.1). 어깨복합체의 운동 동안, 이들 각 관절은 어깨복합체의 다른 부위가 움직일 수 있도록 한 관절을 고정하거나 또는 관절운동형상학과 뼈운동형상학 움직임에 참여함으로서 어깨복합체의 움직임에 중요한 역할을 한다. 어깨복합체의 최적 기능을 위해, 여러 개의 근육이 함께 작용한다. 어느 한 근육군의 약증은 강력한 파워를 내거나 섬세한 운동 활동을 수행하는 다른 근육의 능력에 나쁜 영향을 줄 수 있다.

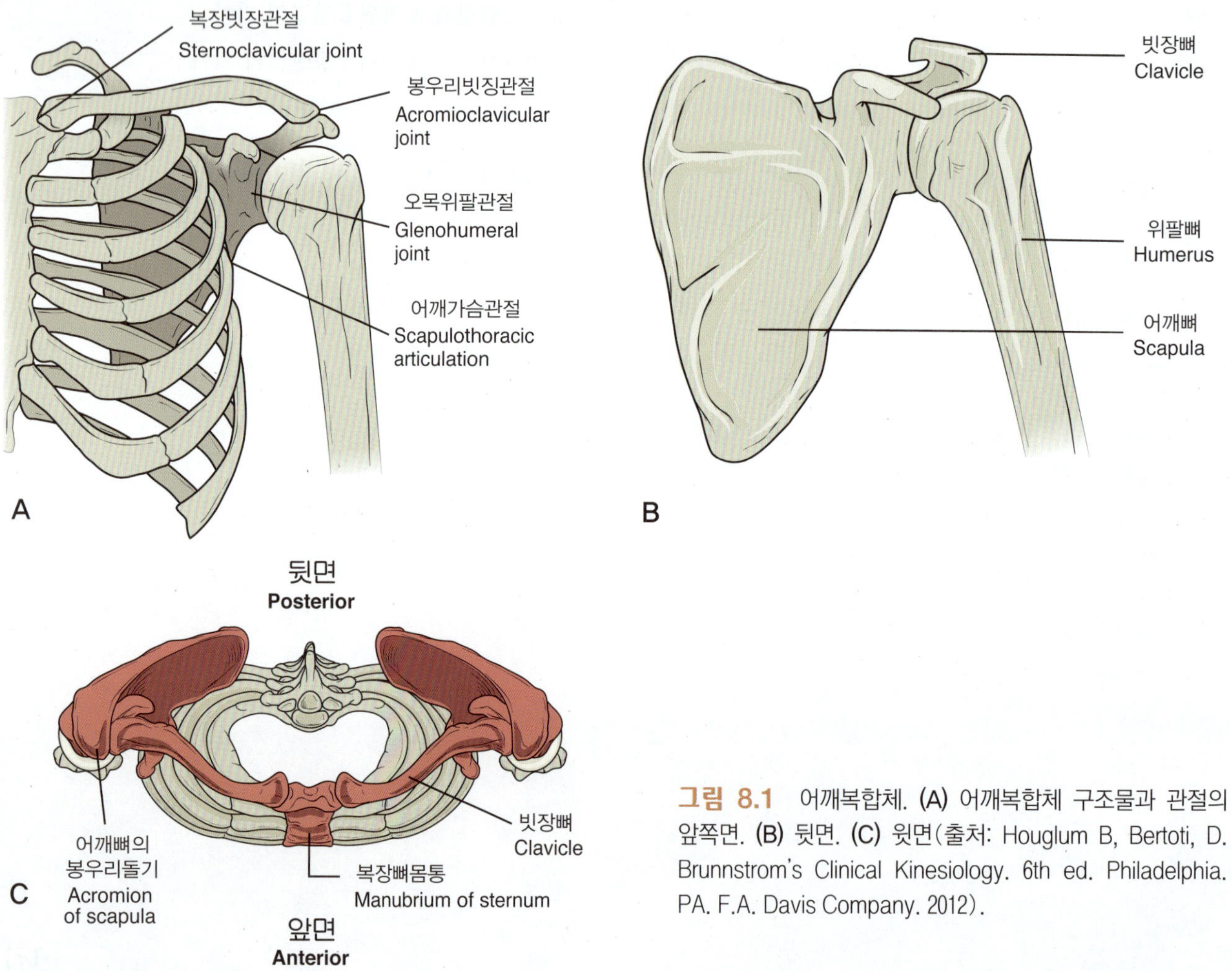

그림 8.1 어깨복합체. (A) 어깨복합체 구조물과 관절의 앞쪽면. (B) 뒷면. (C) 윗면(출처: Houglum B, Bertoti, D. Brunnstrom's Clinical Kinesiology. 6th ed. Philadelphia. PA. F.A. Davis Company. 2012).

어깨복합체 구조물
SHOULDER COMPLEX STRUCTURES

5개의 뼈와 그들의 결합조직이 어깨복합체를 구성하는 관절을 형성한다. 각 구조물의 형태는 개별 관절이나 팔 전체의 운동형상학에 중요한 역할을 한다.

뼈

복장뼈

복장뼈는 앞쪽 가슴우리의 정중앙에 위치하는 납작하고 긴 뼈이고, 갈비뼈의 앵커로 작용한다. 복장뼈는 위쪽에서 아래쪽으로 복장뼈자루, 복장뼈몸통, 칼돌기로 구성되어 있다. 빗장 파셋은 복장뼈자루의 좌우에 위치하고, 빗장뼈와 관절을 이루는 부위이다. 양쪽 빗장 파셋 사이에는 복장뼈패임(목 패임)이 있으며, 이것은 복장뼈자루 윗면에 있다.

빗장뼈

빗장뼈는 휘어진 뼈이며, 빗장뼈의 안쪽은 복장뼈, 가쪽은 어깨뼈와 관절을 이룬다. 빗장뼈의 갈비 파셋은 1번 갈비뼈와 연결되어 있다. 해부학적 위치에서, 빗장뼈는 이마면에서 뒤쪽으로 20°향하고, 가로면에서 약간 위쪽으로 각을 형성한다. 위쪽에서 봤을 때, 빗장뼈의 안쪽은 볼록하고, 가쪽은 오목한 형태를 띤다.

어깨뼈

어깨뼈는 가슴우리의 뒤가쪽면에 위치한다. 해부학적 위치에서 볼 때, 어깨뼈는 T2–T7 척추뼈 사이에 걸쳐 있다. 어깨뼈는 3개의 면 또는 가장자리를 가지고 있다: 안쪽 가장자리(**척추뼈 쪽 가장자리**), 가쪽 가장자리(**겨드랑쪽 가장자리**), 그리고 위쪽 가장자리. 안쪽 가장자리는 척주와 나란하게 주행하고, 척추로부터 약 6㎝ 정도 떨어져 있다. 안쪽 가장자리의 위쪽 모서리는 윗각이고, 아래쪽 모서리는 아랫각이다. 가쪽 가장자리는 아랫각에서 관절오목강의 아래쪽 가장자리까지 이른다. 위쪽 가장자리는 윗각에서 부리돌기의 바닥까지 주행한다.

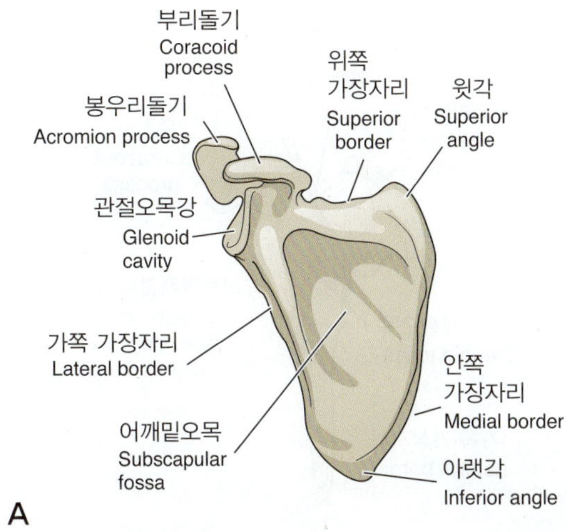

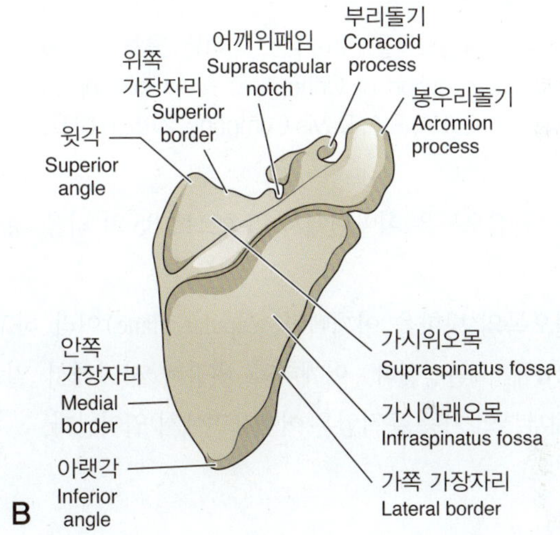

그림 8.2 어깨뼈의 뼈표식점. (A) 어깨뼈의 앞쪽면. (B) 뒷쪽면(출처: Roy S, Wolf SL, Scalzitti DA. The Rehabilitation Specialist's Handbook. 4th ed. Philadelphia, PA. F.A. Davis Company, 2013: p. 51).

어깨뼈가시는 어깨뼈의 뒤쪽면을 가시위오목과 가시아래오목으로 나눈다. 어깨뼈가시의 가쪽끝단은 봉우리돌기를 형성하기 위해 납작해진다. 부리돌기는 어깨뼈의 앞쪽면에서 나오고, 몇 개의 근육이 여기에 부착된다. 어깨밑오목은 어깨뼈의 앞쪽면에 위치한다. **그림 8.2**는 어깨뼈의 표식점을 보여주고 있다.

봉우리돌기는 가쪽으로 튀어나온 돌기이고, 관절오목 위쪽에서 선반을 형성한다(그림 8.3). 관절오목 내에 오목위결절과 오목아래결절이 존재한다. 이들 결절은 근육의 부착점으로 작용한다. 오목위결절은 위팔두갈래근 긴갈래의 부착점이고, 오목아래결절은 위팔세갈래근 긴갈래의 부착

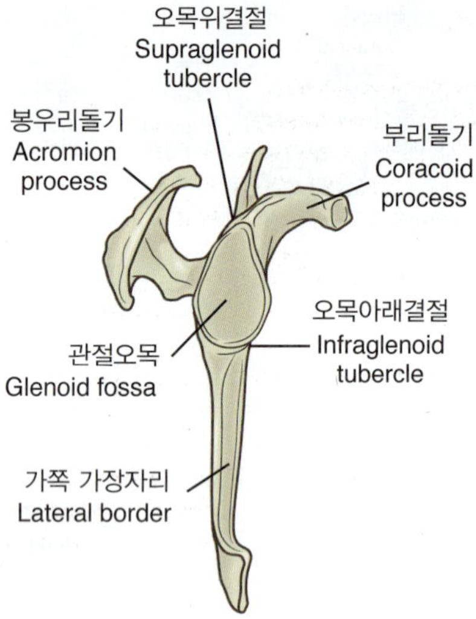

그림 8.3 관절오목을 보여주는 이마면(출처: Starkey C, Brown D. Examination of Orthopedic & Athletic Injuries. 4th ed. Philadelphia. PA. F.A. Davis Company. 2015, p 603).

점이다. 관절오목은 이마면에서 앞쪽으로 35°의 각을 형성한다.

관절오목의 방향을 어깨뼈면(scapular plane)이라 하고, **그림 8.4**에서 설명된다. 어깨뼈와 위팔뼈 사이에서 일어나는 대부분의 기능 움직임은 어깨뼈면에서 일어난다.

위팔뼈

볼록한 위팔뼈머리는 오목한 관절오목과 연결되어 오목위팔관절(GH)을 형성한다. 해부 목은 위팔뼈머리와 위팔뼈몸통을 나눈다. 위팔뼈머리는 위팔뼈몸통과 130–150°의 각을 형성하면서 안쪽과 위쪽 방향으로 향한다(**그림 8.5A**). 이 각은 위팔뼈머리의 세로축을 통과하는 선과 위팔뼈몸통의 세로축을 통과하는 선이 교차하는 각으로 머리–몸통각(**경체각**)을 형성한다. 위팔뼈머리는 위팔뼈몸통과 경사져 있다. 위팔뼈머리는 가로면으로부터 뒤쪽으로 30°돌림되어 있다. 이런 뒤쪽 돌림을 retroversion(**뒤방향경사**)라고 한다. “retro”는 라틴어로 “backward”을 의미하고, “verto”는 “turn”을 의미한다(**그림 8.5B**).

위팔뼈에는 큰결절과 작은결절이 있고, 이들은 결절사이고랑에 의해 나뉘어진다. 이들 결절과 어깨세모근거친면은 어깨복합체 근육군의 부착점으로 작용한다. 위팔뼈의 뒤쪽면에는 노고랑(radial groove)이 있고, 이것은 위팔세갈래근의 가쪽갈래와 안쪽갈래를 나눈다(**그림 8.6**).

관절

어깨복합체에는 4개의 독특한 관절이 존재한다:

복장빗장관절(SC), 봉우리빗장관절(AC), 어깨가슴관절(ST), 오목위팔관절(GH). 이들 관절의 움직임은 짝으로 일어난다. 그 이유는 각 관절은 사슬의 연결고리처럼 작용하여 팔의 최종 움직임에 영향을 주기 때문이다. SC와 AC의 움직임은 ST의 움직임을 일으킨다. 이들 관절 중 어느 하나라도 기능장애가 있으면, 팔의 기능과 최적의 움직임을 방해할 것이다.

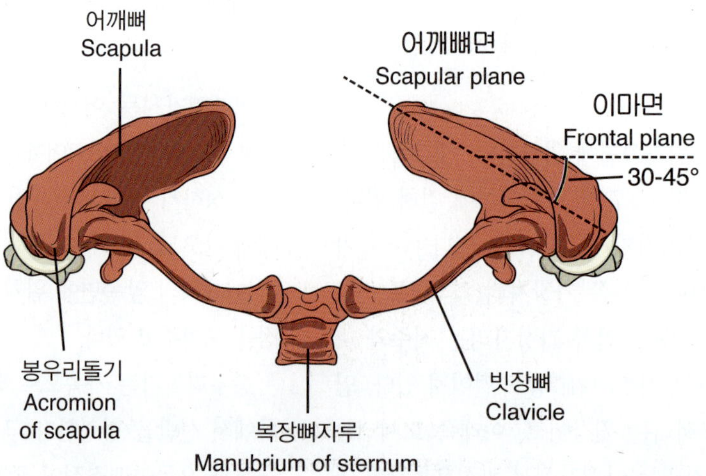

그림 8.4 어깨뼈의 위쪽면. 어깨뼈의 안정 자세는 이마면에서 30–45°를 형성한다(출처: Houglum B, Bertoti, D. Brunnstrom's Clinical Kinesiology. 6th ed. Philadelphia. PA. F.A. Davis Company. 2012, p163).

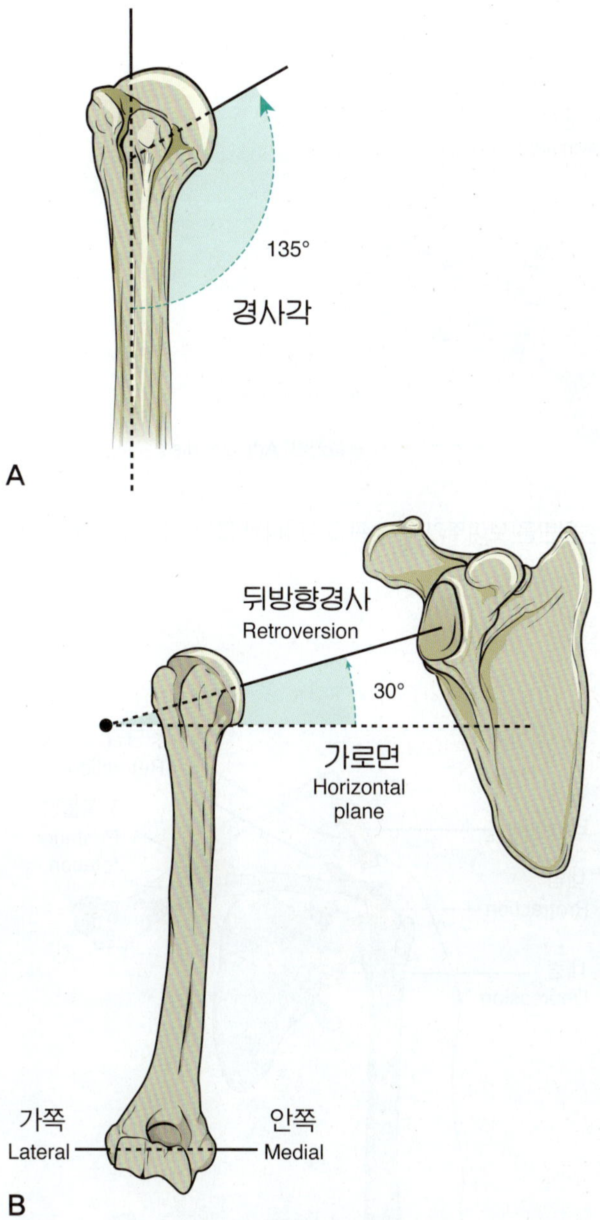

그림 8.5 (A) 위팔뼈몸통과 위팔뼈머리사이의 135°(이마면)는 경사각으로 명명된다. (B) 위팔뼈머리는 먼쪽 위팔뼈에서 뒤쪽으로 30°돌림되어 있다(출처: Houglum B, Bertoti, D. Brunnstrom's Clinical Kinesiology. 6th ed. Philadelphia. PA. F.A. Davis Company. 2012, p166).

어깨뼈와 빗장뼈가 관절을 이루기 때문에, SC와 AC의 움직임이 ST의 움직임과 항상 연결된다. ST의 움직임이 일어날 때, SC 관절, AC 관절 또는 양쪽 모두에서 움직임이 일어날 것이다. 어깨뼈의 위치와 움직임도 위팔뼈와 어깨뼈의 움직임에 영향을 줄 것이다.

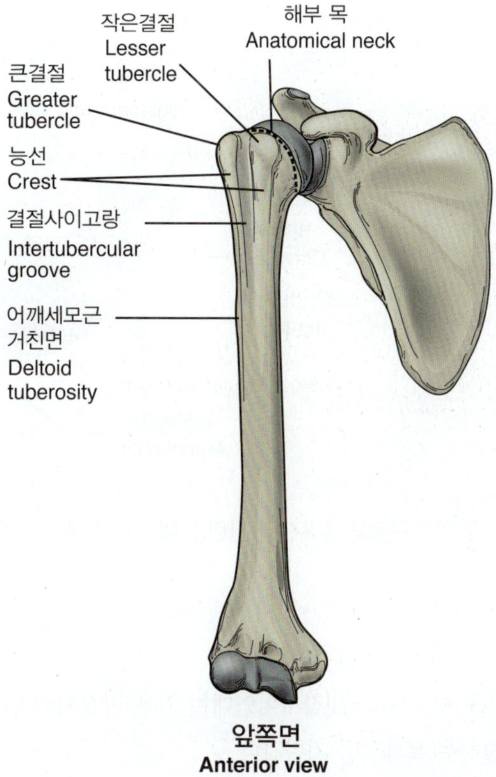

그림 8.6 몸쪽 위팔뼈의 앞쪽면 표식점.

복장빗장관절(SC)

팔과 어깨복합체은 SC 관절을 통해 축성 뼈대에 붙어 있다(그림 8.7). SC 관절은 평면관절로 분류되고, 빗장뼈의 안쪽끝단, 복장뼈의 빗장 파셋과 1번 갈비뼈의 위쪽연골로 이루어지는 복잡한 관절이다. SC의 움직임은 빗장뼈와 어깨뼈가 이루는 관절(AC)의 결과로서 어깨뼈의 움직임을 만든다. 이와 같이, 어깨뼈의 움직임도 종종 SC 관절의 움직임을 일으킨다.

관절주머니, 인대와 원반

강한 섬유성 관절주머니와 인대가 SC 관절을 보강해 준다. 빗장뼈와 복장뼈의 불규칙한 안장형 관절면, 관절주머니 및 인대가 SC 관절의 안정성에 기여한다. 앞복장빗장인대와 뒤복장빗장인대는 안쪽 빗장뼈의 앞쪽 움직임과 뒤쪽 움직임을 각각 제한한다. 갈비빗장인대는 섬유의 십자패턴으로 1번 갈비뼈 연골에서 빗장뼈까지 주행한다. 섬유의 이런 십자 배열은 빗장뼈의 내림을 제외한, 모든 방향에서 관절

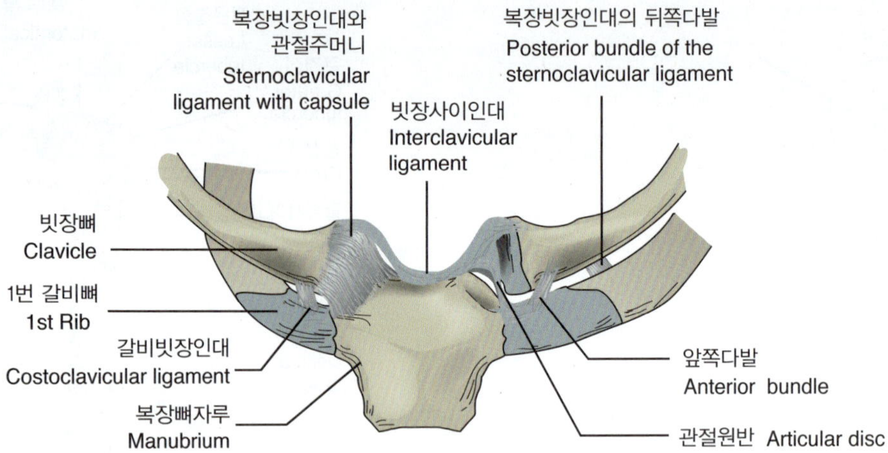

그림 8.7 SC 관절의 앞쪽면과 관련 인대. SC 인대의 뒤쪽다발과 관절원반을 보여주기 위해 관절주머니와 SC 인대의 일부를 제거한 상태이다.

움직임을 제한한다. 빗장사이인대는 좌우 빗장뼈의 안쪽면을 연결하여 목패임을 지나간다.

SC 관절은 납작한 섬유연골의 원반을 가지고 있다. 관절원반에 의해 관절이 2개 부분으로 나눠진다. 원반은 관절의 안정성을 강화하는 한편, 충격 흡수장치로 작용한다. 팔을 움직일 때, 원반은 복장뼈 위에서 움직이는 빗장뼈를 위한 축을 제공한다. 뼈 모양, 강한 관절주변 구조물, 그리고 관절속의 원반 등은 SC 관절에 가해지는 스트레스와 과도한 움직임을 최소화한다. SC 관절의 탈구는 흔한 편이 아니고, 전신에서 일어나는 탈구의 1%에 해당한다.

운동형상학

빗장뼈는 3의 자유도를 가지고 있어 어깨를 움직이는 동안 위팔뼈머리와 함께 어깨뼈를 최적의 자세로 만들 수 있다. 빗장뼈의 뼈운동형상학은 올림과 내림, 빗장뼈의 가쪽끝단을 사용한 내밈과 뒷당김, 그리고 세로축을 중심으로 일어나는 앞쪽돌림과 뒤쪽돌림을 포함한다(그림 8.8). 그리고 빗장뼈의 가쪽끝단은 움직임을 기술하는 기준점으로 작용한다.

SC 관절의 올림과 내림은 거의 이마면 상에서 각각 약 45°와 10°로 움직인다. 빗장뼈의 가쪽끝단이 올림을 할 때, 관절운동형상학 움직임으로 볼록한 관절면이 복장뼈 위에서 위쪽으로 구르기를 하고 아래쪽으로 활주한다(그림 8.9A).

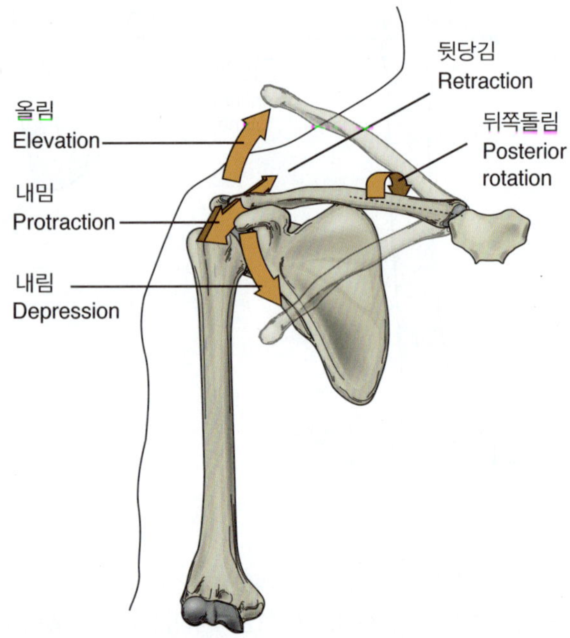

그림 8.8 빗장뼈의 올림과 내림은 거의 이마면에서 일어나고, 내밈과 뒷당김은 거의 가로면에서 일어난다. 그리고 돌림은 시상면에서 일어난다.

빗장뼈 내림은 볼록한 관절면이 아래쪽으로 구르기를 하고 위쪽으로 활주한다.

SC 관절의 내밈과 뒷당김은 수직축을 중심으로 거의 가로면에서 일어난다. 15–20°의 내밈 시, 가쪽 빗장뼈는 앞쪽으로 움직이고, 안쪽 빗장뼈는 앞쪽으로 활주한다. 가쪽 빗장뼈가 뒤쪽으로 움직이고 안쪽 빗장뼈는 뒤쪽으로 활주할 때, 뒷당김의 범위는 약 30°이상이다(그림 8.9B).

빗장뼈 돌림은 빗장뼈의 세로축을 중심으로 앞뒤방향으로 일어난다. 빗장뼈가 뒤쪽으로 돌림할 때, 빗장뼈의 아래쪽면이 앞쪽으로 향한다. 뒤쪽돌림은 약 50°이다.

빗장뼈가 뒤쪽 돌림에서 원래 자세로 되돌아올 때, 앞쪽 돌림이 일어난다. 중립위에서 볼 때 앞쪽돌림은 거의 일어나지 않는다.

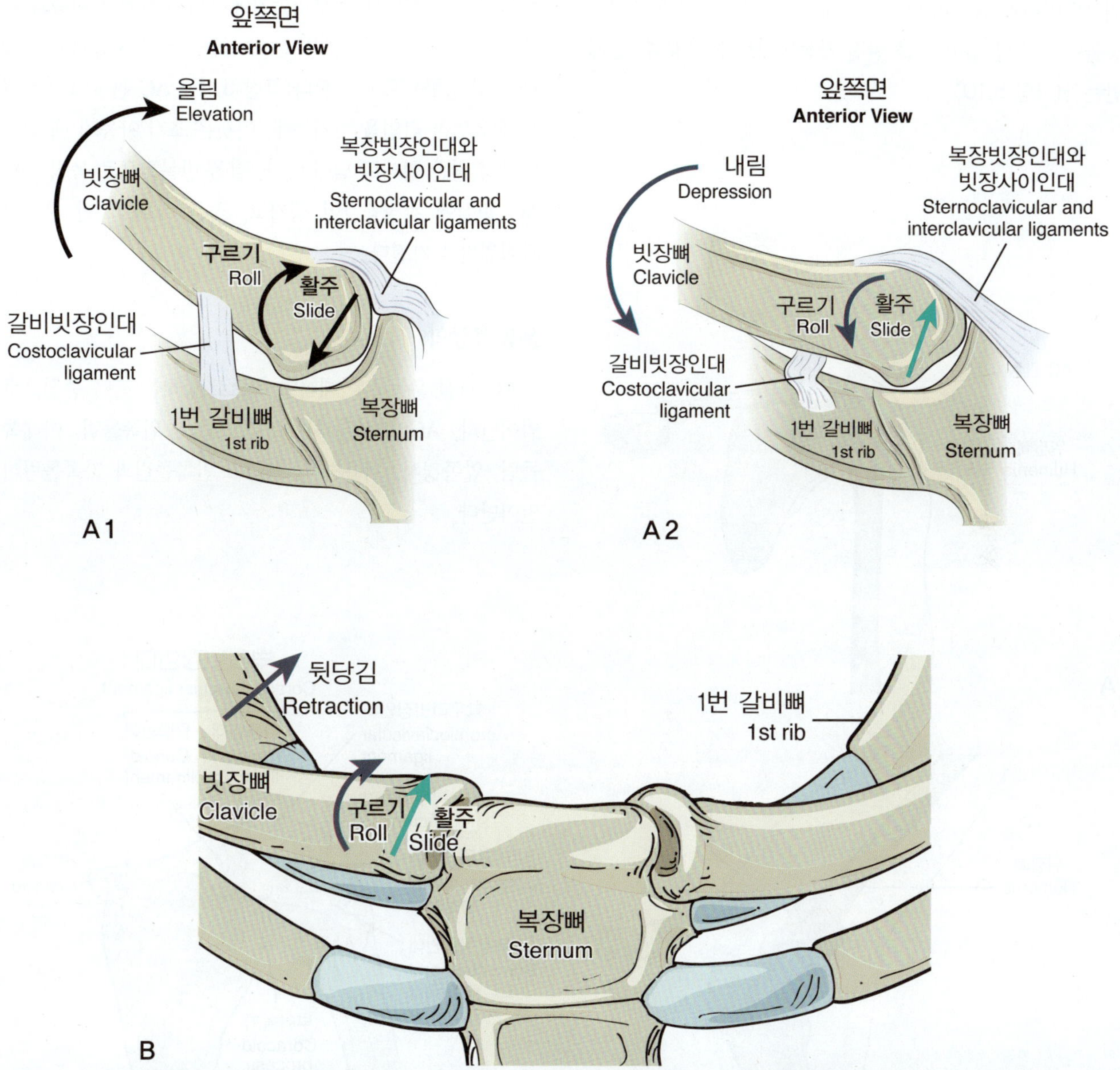

그림 8.9 (A1) 빗장뼈 올림 동안, 빗장뼈의 몸쪽끝단이 위쪽으로 구르기를 할 때 몸쪽끝단이 아래쪽으로 활주한다. (A2) 이들 운동은 빗장뼈가 내림할 때 역전된다. (B) 빗장뼈가 뒷당김하는 동안, 몸쪽끝단은 뒤쪽으로 구르기와 활주를 한다. 내밈 동안, 앞쪽으로 구르기와 활주를 한다(출처: Houglum B, Bertoti, D. Brunnstrom's Clinical Kinesiology. 6th ed. Philadelphia. PA. F.A. Davis Company. 2012, p174).

봉우리빗장관절(AC)

AC 관절은 평면관절이며, 빗장뼈의 가쪽끝단과 어깨뼈의 봉우리돌기에 의해 형성된다. AC 관절은 3의 자유도를 가지고 있으며, 팔 움직임 동안 안정 자세에서 원래 운동면의 바깥쪽으로 어깨뼈를 돌림할 수 있다.

AC의 목적은 위팔뼈머리와 관절오목이 잘 정렬되도록 팔을 움직일 때 어깨뼈를 돌림하는 것이다. 최적의 자세는 위팔뼈머리와 봉우리돌기 사이에 있는 힘줄과 결합조직의 충돌이나 손상 없이 팔을 완전 가동범위로 움직일 수 있게 만든다(그림 8.10).

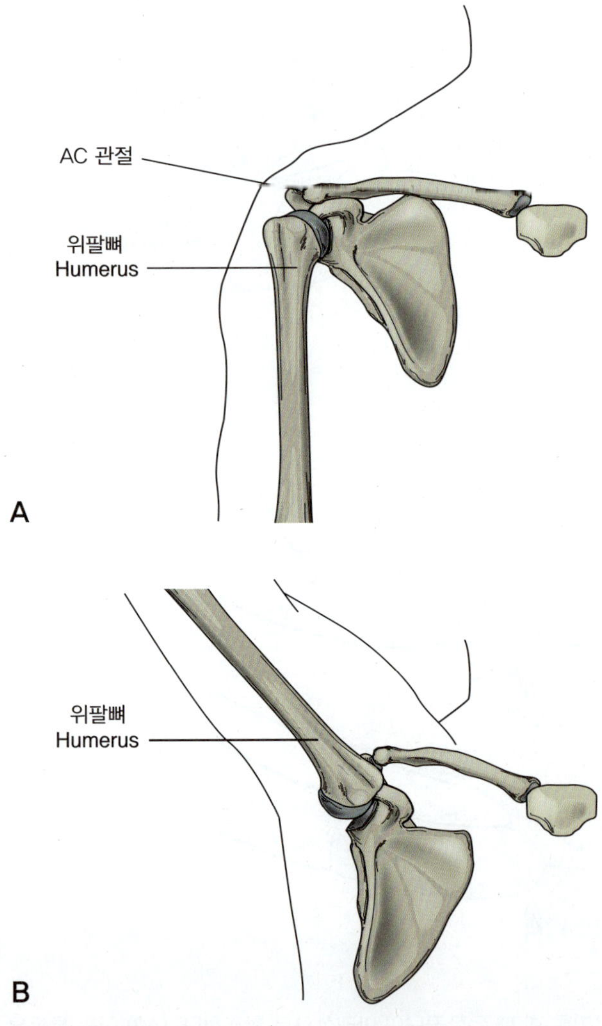

그림 8.10 AC 관절. (A) 안정 자세일 때의 AC 관절의 앞쪽면. (B) 팔을 올림했을 때, AC 관절은 관절오목과 위팔뼈가 잘 정렬되도록 돌림을 한다.

관절주머니, 인대와 원반

약한 관절주머니가 AC 관절을 둘러싸고 있고, 관절주머니는 아래봉우리빗장인대와 위봉우리빗장인대에 의해 보강된다. 관절 위쪽은 어깨세모근과 등세모근의 부착점에 의해 지지된다. 부리빗장인대도 빗장뼈를 어깨뼈에 고정하고, 또 위쪽 안정성과 아래쪽 안정성을 제공함으로서 AC 관절을 안정화시킨다. 부리빗장인대는 마름인대와 원뿔인대로 나누어진다. 마름인대는 부리돌기에서 빗장뼈까지 위쪽과 가쪽으로 주행하고, 원뿔인대는 부리돌기에서 빗장뼈까지 약간 수직 방향으로 주행한다(그림 8.11). AC 관절의 관절면은 섬유연골 라인을 가지는데, 이것은 초기 아동기 때 섬유연골성 원반 형태로 되어 있다. 팔을 반복적으로 움직이면, AC 관절에 관절공간이 생기고, 적은 비율이지만 불완전 관절원반을 가진다.

운동형상학

AC 관절 운동은 어깨뼈면 쪽으로 향하는 축을 중심으로 일어난다. AC 관절은 자유도 3도이고, 위쪽돌림, 아래쪽돌림, 앞쪽경사, 뒤쪽경사, 그리고 안쪽돌림과 가쪽돌림이 일어난다.

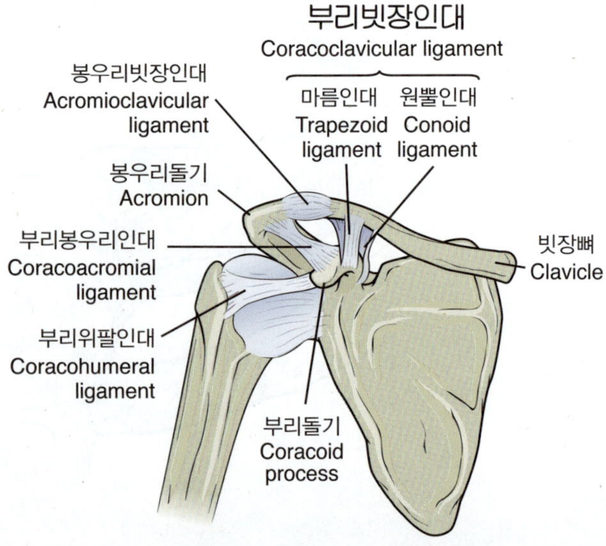

그림 8.11 오른쪽 AC 관절의 앞쪽면과 관련 인대(출처: Houglum B, Bertoti, D. Brunnstrom's Clinical Kinesiology. 6th ed. Philadelphia. PA. F.A. Davis Company. 2012, p173).

위쪽돌림과 아래쪽돌림은 어깨뼈면과 수직되는 앞뒤축을 중심으로 일어난다(**그림 8.12A**). 위쪽돌림 동안, 관절오목은 위쪽으로 돌림하고, 어깨뼈의 아랫각이 위쪽으로 돌림한다. 아래쪽돌림은 관절오목을 아래쪽으로 경사시키고, 아랫각이 아래쪽으로 돌림한다. AC 관절의 위쪽돌림은 어깨의 굽힘이나 벌림과 함께 일어나고, 아래쪽돌림은 어깨의 폄이나 모음과 함께 일어난다. 비록 가동범위가 다양하지만, 위쪽돌림은 팔을 완전 올림할 때 30°까지 일어날 수 있고, 아래쪽돌림은 17°까지 일어난다(**그림 8.12B**).

어깨뼈의 앞쪽경사와 뒤쪽경사는 기울어진 안가축을 중심으로 빗장뼈에 관련해 일어난다. 앞쪽경사를 할 때, 봉우리돌기는 앞쪽 방향으로 경사지고, 어깨뼈의 아래각은 뒤쪽 방향으로 경사진다. 뒤쪽경사를 할 때는 반대 동작이 일어난다. 경사 움직임은 어깨뼈가 움직일 때, 어깨뼈를 갈비우리의 만곡에 잘 접촉되도록 만든다. 앞쪽경사–뒤쪽경사의 가동범위는 약 20°이지만, 최대 어깨뼈 움직임일 때는 40°까지 확장될 수 있다(**그림 8.12C**).

AC 관절의 세 번째 움직임은 안쪽돌림과 가쪽돌림이다. 이 움직임은 빗장뼈에 대한 수직축을 중심으로 일어난다. 안쪽돌림 동안, 관절오목은 앞쪽과 안쪽으로 움직이고, 어깨뼈 안쪽 가장자리는 가슴우리로부터 멀어진다. 가쪽돌림할 때 관절오목은 뒤쪽과 가쪽으로 움직이고, 안쪽 가장자리는 가슴우리 쪽으로 가까워진다. 이런 운동면은 가슴우리의 가로만곡에 어깨뼈가 접촉되도록 만든다(**그림 8.12D**). **그림 8.12E**는 AC 관절에서 일어나는 자유도 3을 묘사하고 있다.

어깨가슴관절 (ST)

어깨뼈는 뒤가쪽 가슴우리에 위치하지만, 가슴우리와 해부학적 관절을 형성하지 않는다. 어깨뼈는 가슴우리의 배쪽면과 갈비뼈 사이에 있는 근육 위에 놓여 있다. 안정 자세 시, 어깨뼈는 10–15° 앞쪽경사되어 있고, 수직면으로부터 5–10° 위쪽돌림되어 있다. 그리고 가로면으로부터 35–45° 안쪽돌림되어 있다. 비록 이들 범위가 정상값으로 고려되지만, 개인차가 크다. 어깨뼈가 빗장뼈에 붙어 있고, 또 빗장뼈가 복장뼈에 붙어 있기 때문에, 어깨가슴관절의 움직임은 AC 관절과 SC 관절의 움직임과 상호의존적이다.

운동형상학

어깨뼈 돌림은 AC 관절에서 일어나는 3개의 움직임을 포함한다. AC 관절의 움직임을 임상적으로 관찰하거나 측정하는 것이 매우 어렵기 때문에, 어깨뼈 움직임을 이용해 어깨뼈의 가동성과 기능을 결정한다. 3가지 돌림운동(**위쪽돌림/아래쪽돌림, 앞쪽경사/뒤쪽경사, 그리고 안쪽돌림/가쪽돌림**)은 AC 관절에서 설명되듯이, 관절오목이 아니라 어깨뼈 전체에서 기술된다.

위쪽돌림 동안, 아랫각은 위쪽과 가쪽으로 움직인다. 관절오목은 위쪽으로 경사진다. 아래쪽돌림을 할 때는 반대 동작이 일어난다. 즉, 아랫각이 아래쪽방향으로 돌림하고, 관절오목이 아래쪽으로 경사진다. 위쪽돌림 50–60° 사이에서 팔의 거상이 일어나기 시작한다.

어깨뼈는 올림/내림과 내밈/뒷당김의 선운동을 한다. 어깨뼈의 올림은 어깨뼈가 가슴우리 위에서 위쪽으로 움직이는 것이고, SC관절에서 빗장뼈의 올림을 필요로 한다. 어깨뼈 올림의 예는 어깨를 으쓱하는 것이다. 어깨뼈를 올림할 때, 양쪽 빗장뼈의 가쪽끝단과 봉우리돌기가 위쪽 방향으로 움직인다. 어깨뼈의 내림 시, 어깨뼈가 가슴우리 위에서 아래쪽으로 움직인다. 어깨뼈 내림이 몸통을 들어올리기 때문에, 팔로 체중부하할 때 어깨뼈 내림이 중요한 역할을 한다. 어깨뼈 내림의 예는 목발보행이고, 신체를 들거나 앞쪽으로 움직이기 위해 손을 아래쪽으로 민다. 이런 어깨뼈 내림은 몸통을 몇 인치 정도 들어올릴 수 있다.

어깨뼈의 내밈(**벌림**)과 뒷당김(**모음**)은 어깨뼈 안쪽 가장자리의 움직임으로 기술되며, 어깨뼈가 척추뼈 쪽으로 가까워지거나 멀어지는 선운동이다. 내밈 시, 빗장뼈의 가쪽끝단과 어깨뼈가 앞쪽으로 움직이고, 가슴우리와 접촉을 유지한다. 어깨뼈 내밈의 끝범위에서, 관절오목은 앞쪽으로 향한다. 어깨뼈 뒷당김은 어깨뼈를 척추뼈 쪽으로 움직이는 것이다. 어깨뼈의 내밈과 뒷당김은 빗장뼈의 내밈과 뒷당김(SC 관절) 때문에 일어난다. 어깨뼈 움직임은 **그림 8.13**에서 설명된다.

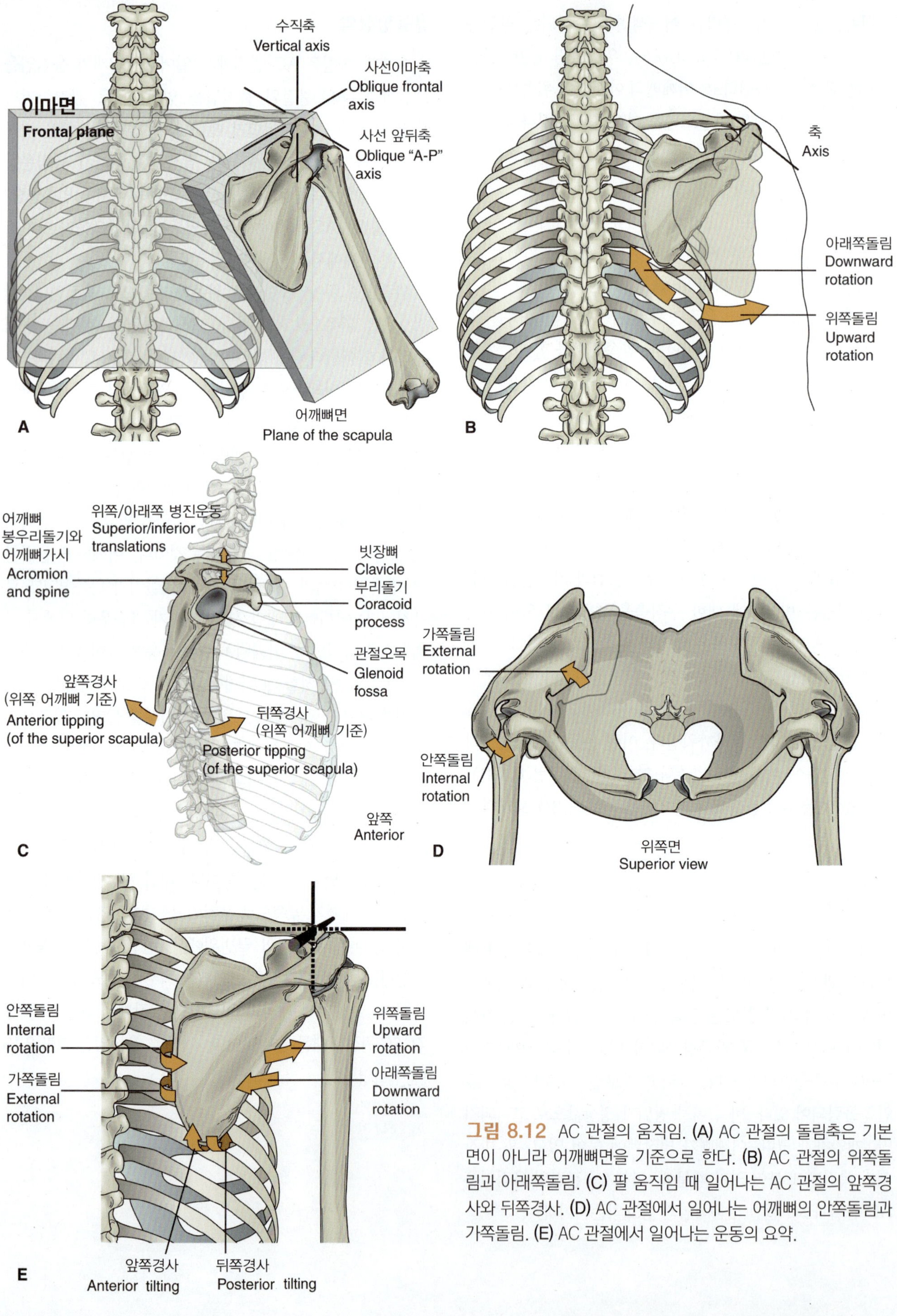

그림 8.12 AC 관절의 움직임. (A) AC 관절의 돌림축은 기본면이 아니라 어깨뼈면을 기준으로 한다. (B) AC 관절의 위쪽돌림과 아래쪽돌림. (C) 팔 움직임 때 일어나는 AC 관절의 앞쪽경사와 뒤쪽경사. (D) AC 관절에서 일어나는 어깨뼈의 안쪽돌림과 가쪽돌림. (E) AC 관절에서 일어나는 운동의 요약.

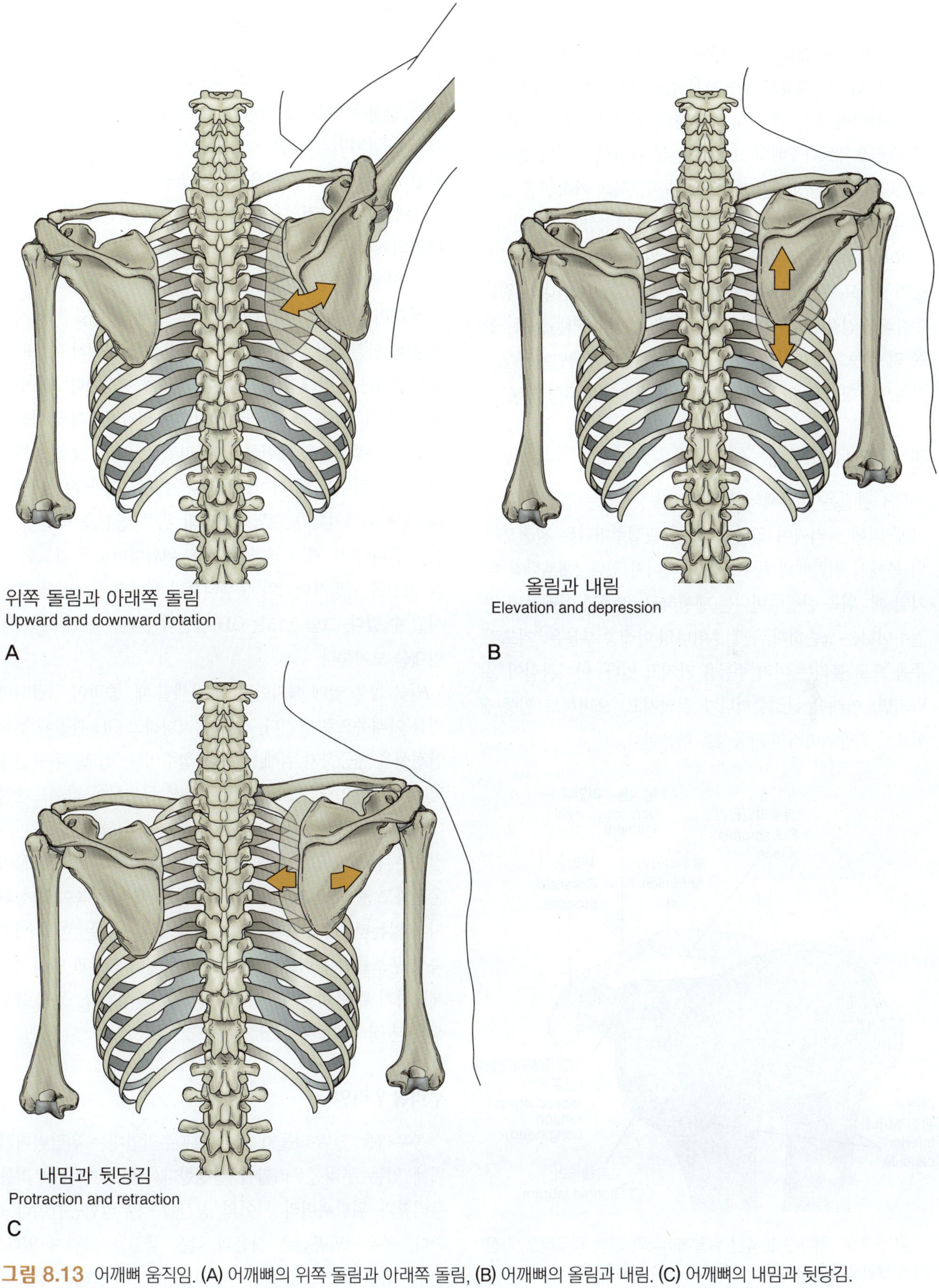

그림 8.13 어깨뼈 움직임. (A) 어깨뼈의 위쪽 돌림과 아래쪽 돌림, (B) 어깨뼈의 올림과 내림. (C) 어깨뼈의 내밈과 뒷당김.

오목위팔관절 (GH)

어깨뼈의 관절오목과 위팔뼈머리가 오목위팔관절을 형성한다. GH는 자유도 3을 가진 절구관절이며, 안정성보다는 가동성이 좋은 관절이다. 구형의 위팔뼈머리는 작고 얕은 관절오목보다 2배의 크기이고, 두 관절면 사이의 접촉면적은 작다. 연골성 오목테두리는 관절오목의 가쪽면을 둘러싸서 오목 깊이를 50% 증가시키고, 관절 안정성에 기여한다.

오목테두리는 관절오목 안에서 위팔뼈머리의 안정성을 증가시키고, 관절의 마찰력을 감소시키고, GH 인대와 위팔두갈래근 긴갈래의 부착점을 제공한다. 위팔뼈머리는 뒤쪽, 안쪽 및 위쪽으로 향하는 반면, 관절오목은 어깨뼈면에서 앞-가쪽으로 향하고, 약간 위쪽으로 돌림되어 있다(그림 8.14).

관절주머니와 인대

GH 관절은 위팔뼈머리 면적보다 2배되는 섬유성 주머니에 의해 둘러싸여 있다. 느슨한 관절주머니는 관절오목의 목에서 위팔뼈의 해부목까지 이어져 있다. 해부학적 위치일 때, 위쪽 관절주머니는 팽팽하고, 앞쪽과 아래쪽의 관절주머니는 느슨하다. 관절주머니의 아래쪽 부분은 "겨드랑 주름"으로 불리는 여러 주름을 가지고 있다. 어깨관절이 올림되면, 아래쪽 관절주머니가 길어지고, 오버헤드 활동에 필요한 위팔뼈머리의 가동성을 허용한다.

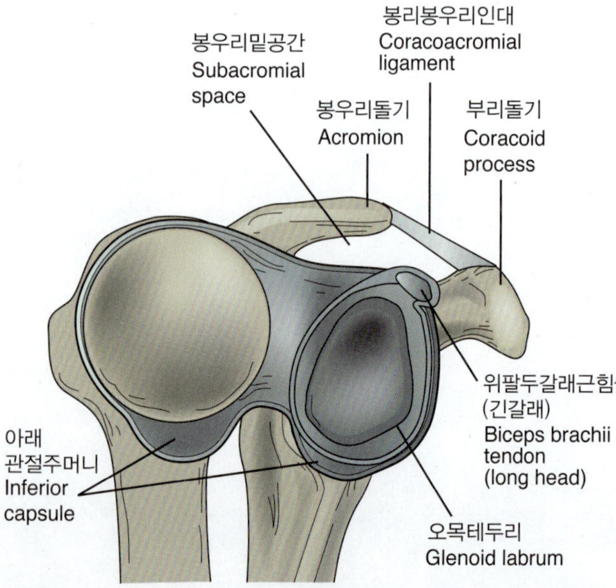

그림 8.14 커다란 볼록한 위팔뼈머리와 가쪽 테두리를 가진 작은 관절오목을 보여주기 위해 GH 관절을 열었다.

느슨한 관절주머니는 GH 관절의 가동성을 허용하고, 최소의 안정성을 제공한다. 정적 관절 안정성을 촉진하기 위해, 위오목위팔인대, 중간오목위팔인대 및 아래오목위팔인대가 관절주머니를 보강한다. 위오목위팔인대는 안정 자세에서 위팔뼈머리의 앞뒤 병진과 아래쪽 병진을 제한한다. 중간오목위팔인대는 팔을 몸통 옆에 붙였을 때와 첫 벌림 60°동안 앞쪽 안정성을 제공한다. 어깨 벌림 동안, 위팔뼈머리의 안쪽돌림과 가쪽돌림이 이들 3개의 인대를 타이트하게 만들어 관절 안정성을 증가시킨다.

부리위팔인대가 부리돌기에서 위팔뼈의 큰결절과 작은결절에 연결되어 위팔뼈머리의 안정성에 기여하고, 또 위팔두갈래근 긴갈래 힘줄을 위한 터널을 형성한다. 팔이 몸통 옆에 위치했을 때, 부리위팔인대는 위팔뼈머리의 아래쪽 병진과 가쪽돌림을 제한한다. 부리위팔인대는 팔을 벌림하고 가쪽돌림했을 때 타이트해진다. 돌림근띠가 손상되었을 때, 부리위팔인대가 위팔뼈머리의 위쪽 병진을 막는데 도움을 준다는 몇 가지 근거가 있다. 위팔뼈머리의 과도한 위쪽 병진은 위팔뼈머리와 봉우리돌기 사이의 구조물을 충돌시킬 수 있다. **그림 8.15**는 GH 관절과 관련된 관절주머니와 인대를 보여준다.

팔을 몸통 옆에 배치한 안정 자세일 때, 중력이 위팔뼈머리를 아래쪽으로 당긴다. 중력에 저항하고 GH 관절에 정적 안정성을 제공하기 위해, 위쪽 관절주머니, 위오목위팔인대 및 부리위팔인대를 포함한 비수축성 구조물이 타이트해진다. 온전한 관절주머니와 오목테두리에 의해 생성된 관절 진공은 관절의 안정성을 더욱 증가시킨다. 이들 구조물이 온전하고 중력에 저항할 만큼 충분할 때는 근육이 활성화되지 않는다. 그러나 중력이 안정성을 유지하는 이들 비수축성 구조물의 능력보다 크면, GH 관절에 긴장과 안정성을 제공하기 위해 가시위근이 전기적으로 활성된다. 동적 안정성은 본 장의 후반부에서 거론될 것이다.

부리봉우리인대

봉우리돌기, 부리돌기 및 부리봉우리인대는 위팔뼈머리 위에 있는 부리봉우리활을 형성한다(그림 8.16). 부리봉우리활과 위팔뼈머리 사이의 공간을 봉우리밑공간이라고 한다. 봉우리밑공간은 다음과 같은 물질로 채워져 있다: 봉우리밑윤활주머니, 돌림근띠 힘줄, 위팔두갈래근 긴갈래

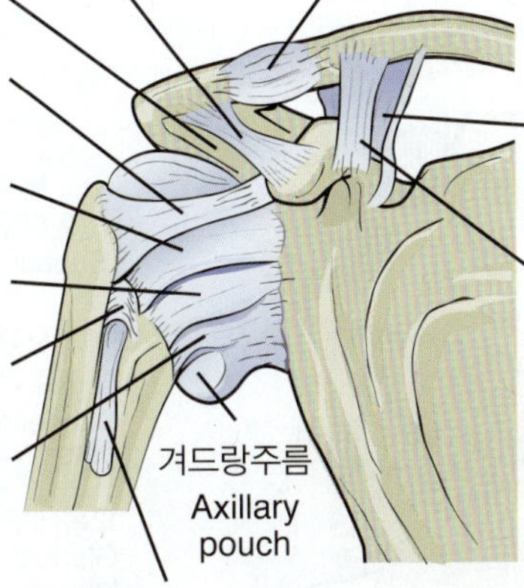

그림 8.15 관절주머니와 주요 관절 인대를 보여주는 GH 관절의 앞쪽면(출처: Houglum B, Bertoti, D. Brunnstrom's Clinical Kinesiology. 6th ed. Philadelphia. PA. F.A. Davis Company. 2012, p174).

힘줄 및 관절주머니의 일부 등. 봉우리밑윤활주머니는 봉우리돌기로부터 가시위근을 보호한다. 어깨복합체 구조물 사이의 스트레스를 최소화하기 위해 몇 개의 윤활주머니가 존재한다. 어깨세모근밑 윤활주머니는 봉우리밑윤활주머니의 가쪽 가지이고, 어깨세모근과 가시위근 및 위팔뼈머리 사이에 존재한다.

어깨복합체의 정상 기능 동안 위팔뼈머리가 관절오목 위에서 움직이기 때문에, 봉우리밑공간이 이들 구조물을 위한 적절한 공간을 제공한다. 뼈가시, 봉우리돌기의 형태 변화, 또는 위팔뼈머리의 이상 등과 같은 해부학 요소가 봉우리밑공간을 감소시킨다. 어깨뼈 움직임 이상, 위팔뼈 움직임 이상 또는 양쪽 모두와 같은 기능 요소도 팔을 올림할 때 봉우리밑공간을 감소시킨다. 해부학 요소와 기능 요소가 팔을 올림할 때 위팔뼈머리와 부리봉우리활 사이의 봉우리밑 구조물 충돌을 초래할 수 있다. 만성 구조물 충돌은 봉우리밑 구조물의 염증을 초래할 수 있다. 이런 염증은 섬유증과 조직 비후를 초래하고, 결국에는 봉우리밑공간을 감소시킨다.

운동형상학

본 단락은 ST 관절, SC 관절 및 AC 관절의 동시 움직임을 제외하고, GH 관절에서만 일어나는 움직임을 다룬다. 대부분의 팔 기능은 모든 어깨복합체 관절의 움직임으로 일어난다. 어깨복합체의 복합 움직임은 본 장의 후반부에서 설명될 것이다.

GH 관절에서 일어나는 움직임을 분리할 때, 보고된 가동범위는 매우 다양하다. GH 관절은 자유도 3이고, 굽힘과 폄, 벌림과 모음 및 안쪽돌림과 가쪽돌림을 일으킨다(그림 8.17). GH 관절의 굽힘과 폄은 가로축을 중심으로 시상면에서 일어난다. 굽힘의 가동범위는 120°이고, 폄의 가동범위는 50-60°이다. 머리 위로 팔 뻗기의 제한된 가동범위는 어깨가슴관절 의 움직임이 더해져 180°까지 증가된다(그림 8.17A). 굽힘 동안, 위팔뼈머리는 위쪽 방향의 구르기와 아래쪽 방향의 활주를 한다. 폄 동안, 위팔뼈는 반대 방향으로 구르기와 활주를 한다.

GH 관절의 벌림과 모음은 시상축을 중심으로 이마면에서 일어난다(그림 8.17B). 벌림의 최대 범위는 위팔뼈가 가쪽돌림되었을 때만 일어나는데, 그 이유는 위팔뼈 큰결절이 부리봉우리활로부터 떨어지기 때문이다. 위팔뼈가 중립위에 있거나 안쪽돌림되면, 팔을 벌림할 때 큰결절이 부리봉우리활에 부딪혀 완전 벌림을 제한한다. GH 관절의 벌림 가동범위는 매우 다양하지만, 정상 범위는 대개 90-120°이다(어깨복합체의 다른 관절을 고려하지 않고).

위팔뼈가 어깨뼈면에서 올림을 할 때, 그 움직임을 어깨뼈면 올림이라고 한다(그림 8.17C). 가로면상에서 신체를

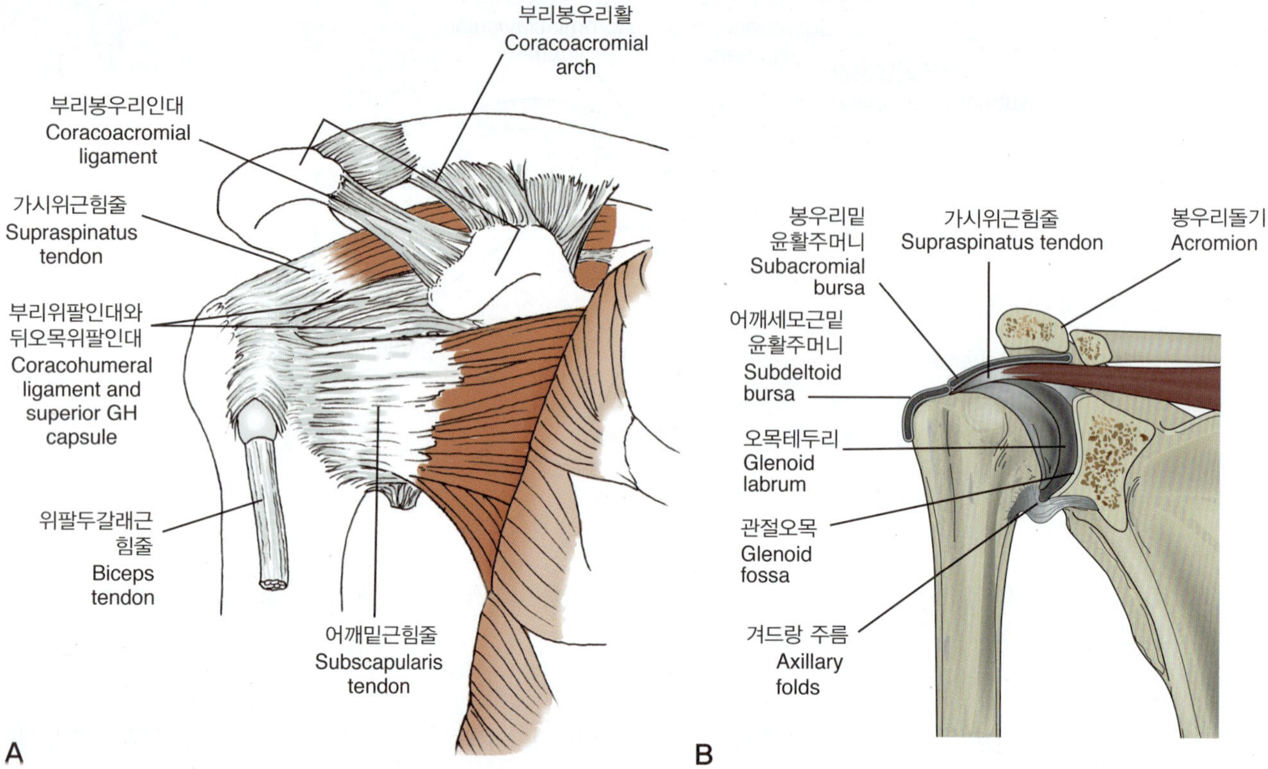

그림 8.16 (A) 부리봉우리활과 봉우리밑공간의 앞쪽면. 가시위근과 위팔두갈래근 긴갈래힘줄이 보임. (B) 봉우리밑윤활주머니와 가시위근힘줄의 이마면(출처: Levangie P. Norkin, C. Joint Structure and Function: A Comprehensive Analysis. 5th ed. Philadelphia. PA. F.A. D Company. 2011, p 248).

가로질러 팔을 움직이는 것을 가로모음이라고 한다(그림 8.17D). 그리고 반대 동작을 가로벌림이라고 한다. 어깨의 복합 움직임을 휘돌림이라고 한다(그림 8.17E).

위팔뼈머리의 관절운동형상학은 문헌적으로 논란이 많지만, 어깨의 벌림이나 굽힘 동안 위팔뼈머리가 아래쪽으로 활주해야 위팔뼈의 위쪽 구르기의 효과를 최소화한다는 점은 일치되는 사항이다(그림 8.18A). 그러나 회전중심이 위팔뼈머리 내에서 변하기 때문에, 가동범위 동안 위팔뼈머리의 중심이 위쪽으로 1-2㎜ 이동하는 것 같다. 위쪽 구르기와 동시에 일어나는 아래쪽 활주가 부리봉우리활과 위팔뼈머리의 충돌을 막는다(그림 8.18B). 모음과 폄 동안에는, 아래쪽의 구르기와 위쪽의 활주가 일어난다.

GH 관절의 안쪽돌림과 가쪽돌림이 수직축을 중심으로 가로면에서 일어난다. 돌림의 가동범위는 다른 운동면의 위치에 좌우된다. 해부학적 위치에서 돌림이 제한되지만, 어깨관절을 90° 벌림했을 때 돌림이 증가된다: 안쪽돌림은 약 70°이고, 가쪽돌림은 90°이다(그림 8.19).

가쪽돌림 시, 위팔뼈머리는 뒤쪽으로 구르기하고 앞쪽으로 활주한다. 이런 구르기와 활주가 작은 관절오목과 큰 위팔뼈머리의 접촉을 유지한다. 이들 관절운동형상학 움직임은 안쪽돌림 때 역전된다; 위팔뼈머리는 앞쪽으로 구르기하고 뒤쪽으로 활주한다(그림 8.20).

자가관리, 일, 여가 활동을 위한 팔의 기능적 사용 동안, 어깨복합체의 어느 한 관절만의 움직임으로 과제가 달성되는 경우는 거의 없다. 다음 단락은 어깨복합체 관절의 운동형상학을 다루고, 어깨복합체의 통합 기능을 설명할 것이다.

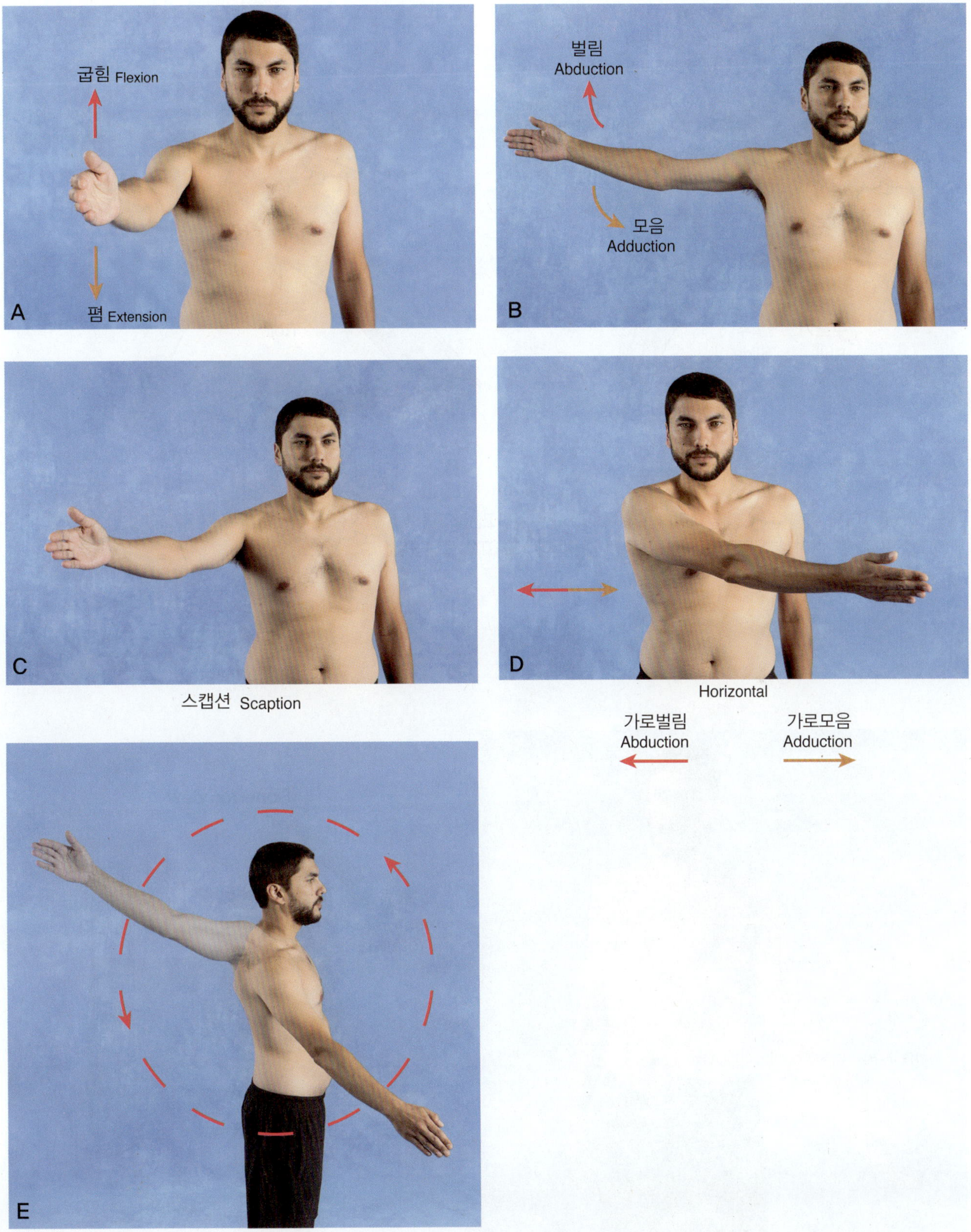

그림 8.17 GH 관절의 움직임. (A) 이마축을 중심으로 시상면에서 일어나는 GH 관절의 굽힘과 폄. (B) 시상축을 중심으로 이마면에서 일어나는 GH 관절의 벌림과 모음. (C) 사선축 중심으로 어깨뼈면에서 일어나는 GH 관절의 스캡션. (D) 가로면에서 일어나는 GH 관절의 가로벌림과 가로모음. (E) 휘돌림은 모든 GH 움직임의 복합이다.

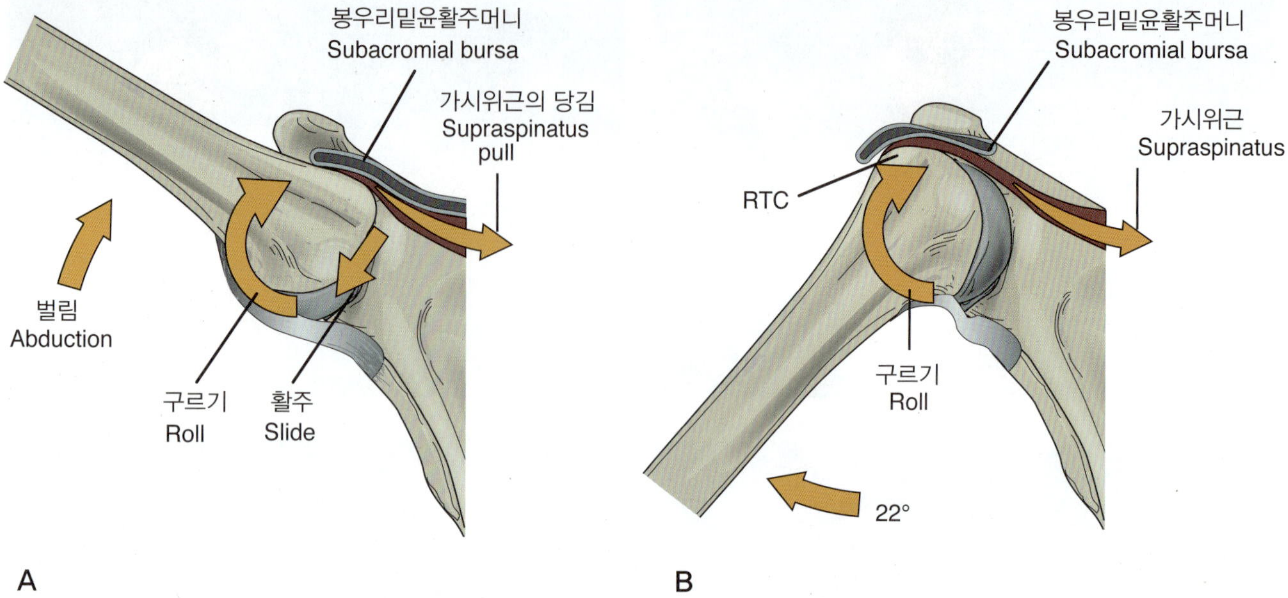

그림 8.18 어깨 벌림 동안, 위팔뼈머리는 위쪽으로 구르기하고, 아래쪽으로 활주한다. (A) 아래쪽 활주가 없다면, 위팔뼈머리는 위쪽으로 구르기를 하여, 봉우리밑공간의 구조물을 압박한다. (B) RTC, 돌림근띠.

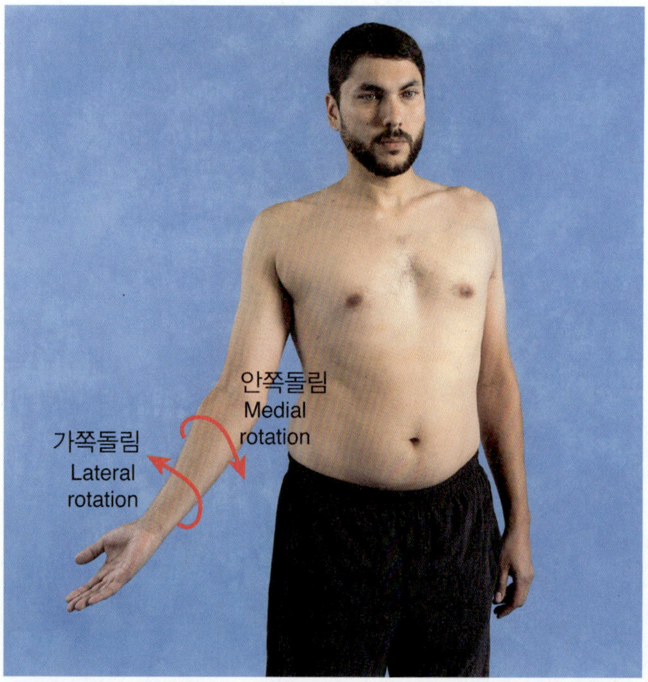

그림 8.19 해부학적 위치에서 이루어지는 오른쪽 어깨의 가쪽돌림과 안쪽돌림.

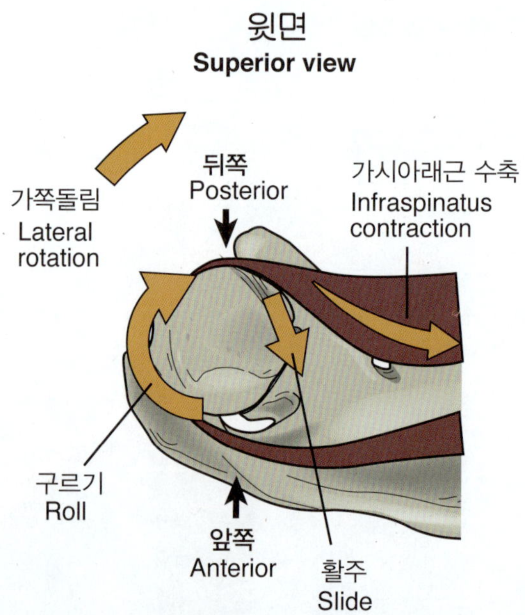

그림 8.20 GH 가쪽돌림 동안 위팔뼈머리는 뒤쪽으로 구르기하고, 앞쪽으로 활주한다.

어깨복합체 운동형상학
SHOULDER COMPLEX KINEMATICS

빗장뼈, 어깨뼈 및 위팔뼈는 팔의 기능적 움직임을 만들기 위해 운동사슬로서 함께 작용한다. 각 관절이 전체 운동에 기여하기 때문에, 각 관절이 개별적으로 작용할 때 보다 전체적으로 작용할 때 더 큰 범위의 운동을 일으킨다. 어깨뼈는 최적의 근육조절과 GH 관절의 기능을 위한 안정된 기반으로 작용한다. 어깨뼈와 어깨관절의 적절한 운동형상학 달성은 SC 관절과 AC 관절의 기여와 함께 효율적인 빗장뼈 운동을 필요로 한다. 어깨복합체에서 각 링크의 기여와 통합된 노력 때문에, 사슬 중 어느 한 부분의 손상과 기능장애가 전체 어깨복합체의 역할에 나쁜 영향을 줄 수 있다. 전체 어깨복합체의 기능을 다시 얻으려면, 이들 개별 손상이 반드시 치료되어야 한다.

어깨가슴관절(ST)과 오목위팔관절(GH)의 기여

팔의 오버헤드 활동 동안, 위팔뼈와 어깨뼈 사이에 움직임의 관계가 존재한다. 어깨복합체 링크 사이의 이런 협력 움직임은 어깨위팔리듬으로 불린다. 관절오목과 위팔뼈머리 사이의 적절한 일치성을 유지하려면, 둘 사이의 움직임이 동기화되어야 한다.

ST 관절의 주요 움직임은 위쪽돌림이고, 2차 움직임은 뒤쪽경사이다. 어깨뼈의 안쪽돌림과 가쪽돌림의 역할은 다양하지만, 팔 올림이 100°미만일 때는 어느 방향에서도 최소의 움직임이 일어난다. 올림의 끝범위에서, 어깨뼈가 일반적으로 가슴우리 위에서 가쪽돌림 자세를 취한다.

GH 관절의 첫 30° 벌림이나 60° 굽힘 동안에는 어깨뼈의 움직임이 거의 일어나지 않는다. 이들 초기 범위 이후 위팔뼈와 어깨뼈의 움직임은 2:1 비율을 유지한다. 비록 이들 움직임이 일반적으로 연구에 따라 다양하지만, **어깨위팔리듬**은 첫 30°의 벌림이나 첫 60°의 굽힘 이후, 3° 중 2°는 GH 관절에서 일어나고, 1°는 어깨뼈에서 일어난다. 그래서 팔 올림의 완전 범위인 180°는 120°의 GH 관절 움직임과 60°의 어깨가슴관절 위쪽돌림의 결과로 일어난다(그림 8.21).

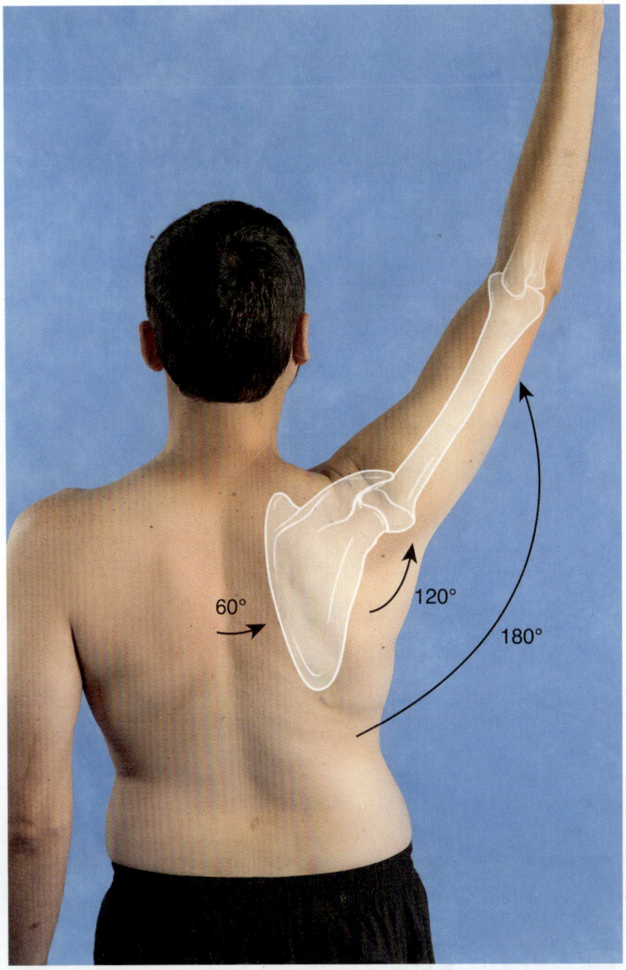

그림 8.21 어깨 벌림 동안의 어깨위팔리듬. 어깨뼈는 위쪽으로 60° 돌림하고, 위팔뼈는 120° 벌림하여 총 180°로 움직인다.

어깨뼈가 위쪽돌림할 때, 위팔뼈머리가 관절오목에 정렬을 유지할 수 있도록 어깨뼈가 위치를 바꾼다. 또한 어깨뼈의 돌림은 어깨 벌림근을 최적의 길이-장력 관계로 유지시킨다. 중간어깨세모근과 가시위근은 길이-장력 비율 때문에, 위팔뼈를 큰 가동범위로 움직일 수 있다. 어깨뼈의 위쪽돌림은 봉우리돌기와 위팔뼈머리 사이의 봉우리밑공간을 유지한다. 부적절한 위쪽돌림은 봉우리밑공간을 감소시켜 가시위근힘줄과 같은 구조물을 손상시킨다.

완전 범위와 증상 없는 어깨 올림을 위해, 위팔뼈머리는 관절오목 안에서 가쪽돌림해야 한다. 큰결절은 가쪽돌림으로 인해 봉우리돌기와 부딪히지 않게 되고, 봉우리밑공간 안에서 구조물의 충돌이 일어나지 않는다. 큰결절이 부딪히지 않는 어깨 가쪽돌림의 범위는 운동면에 따라 달라진다.

이마면의 어깨 벌림은 25–55°의 가쪽돌림을 필요로 하고, 어깨뼈면의 올림은 더 작은 가동범위를 필요로 한다.

복장빗장관절(SC)과 봉우리빗장관절(AC)의 기여

운동면에 관계없이, 팔을 올림할 때 어깨가슴관절의 정상 움직임도 SC 관절과 AC 관절의 움직임을 필요로 한다. 팔을 올림할 때 어깨뼈의 위쪽돌림은 SC 관절의 빗장뼈 뒤쪽 돌림과 짝운동을 한다. SC 관절도 뒷당김과 약간의 올림을 한다. 팔을 올림할 때, AC 관절에서 일어나는 빗장뼈에 대한 어깨뼈의 움직임을 관찰하면, 어깨뼈는 뒤쪽경사, 위쪽돌림 및 안쪽돌림을 한다. SC 관절과 AC 관절은 팔 올림 동안 어깨뼈의 위쪽돌림을 달성하는데 중요한 역할을 한다.

그림 8.22는 완전 범위와 증상 없는 어깨 벌림을 달성하기 위해 어깨복합체의 각 관절에서 일어나는 움직임을 보여준다.

어깨복합체 근육
SHOULDER COMPLEX MUSCLES

어깨복합체의 개별 근육은 어깨복합체의 움직임을 수행할 수 없다. 어깨복합체 근육은 서로 협력하여 오버헤드 활동이나 몸통 뒤로 팔을 가져가는 큰 가동범위의 움직임을 수행한다. 이들 근육의 대부분은 고정근이나 가동근으로 분류된다. 몸쪽의 어깨뼈 고정근은 어깨뼈를 가슴우리에 고정시키고, 어깨뼈를 위팔뼈에 잘 정렬되도록 만든다. GH 고정근은 가동근이 위팔뼈를 관절오목 안에서 움직일 수 있도록 위팔뼈머리를 관절오목 안에 고정시킨다. 고정근은 척추뼈, 갈비뼈 및 머리뼈에서 시작해 빗장뼈와 어깨뼈에 부착한다. 가동근은 어깨뼈와 빗장뼈에서 시작하여 위팔뼈나 아래팔에 부착한다. 어깨의 기능적 움직임을 일으키기 위해 어깨복합체 근육이 어떻게 작용하는지를 살펴볼 것이다. 어깨복합체 근육의 부착점과 신경지배는 10장 뒤에 오는 부록 B에 수록된다.

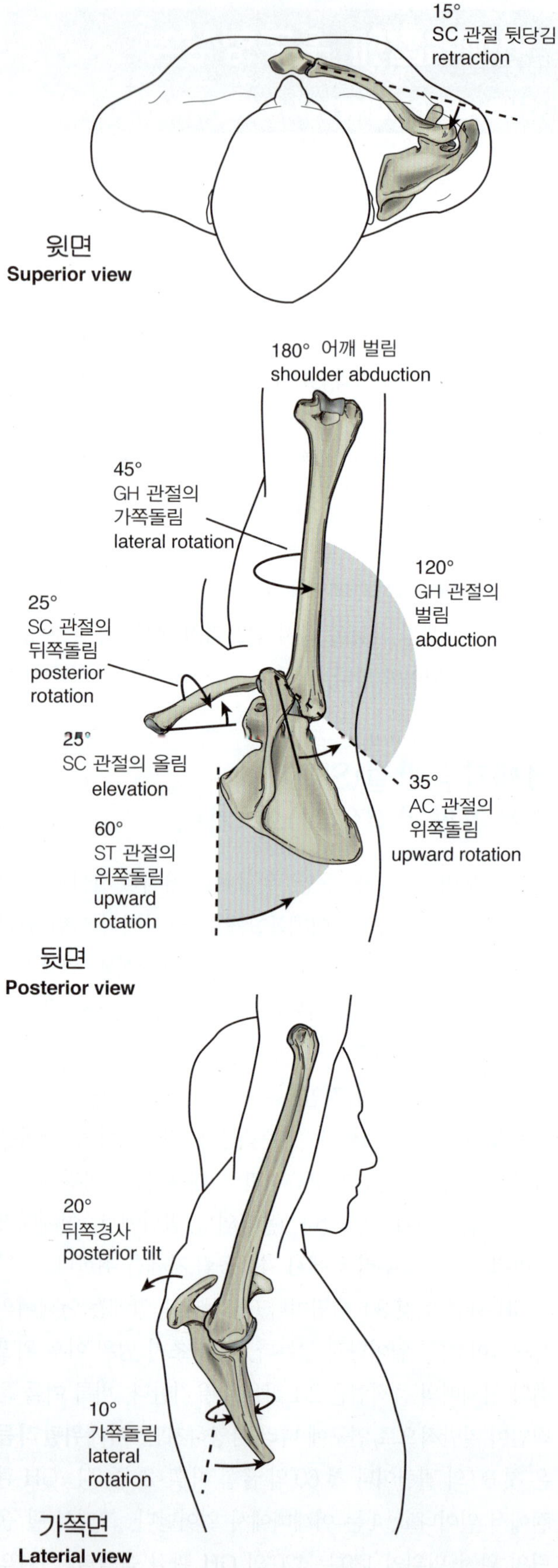

그림 8.22 GH 관절 벌림 동안, 어깨복합체 각 관절의 기여도를 보여주는 뒤면.

어깨가슴관절 근육

어깨가슴관절 근육은 어깨뼈의 올림, 내림, 내밈, 뒷당김, 위쪽돌림과 아래쪽돌림을 일으킨다. 이들 움직임은 위팔뼈 움직임을 위한 어깨뼈의 적절한 방향을 제공한다.

올림근과 내림근

5장은 목뼈의 움직임에서 위등세모근과 어깨올림근의 기능을 설명했다. 이들 근육이 어깨뼈 올림의 작용근이고, 마름근은 보조근이다. 봉우리돌기와 어깨뼈가시에 부착하는 위등세모근과 어깨뼈윗각에 붙는 어깨올림근이 어깨뼈를 위쪽 목뼈와 뒤통수뼈 쪽으로 당긴다. 이들 근육은 팔이음뼈를 당기는 중력에 저항한다. 어깨뼈 내림은 아래등세모근, 넓은등근, 작은가슴근에 의해 일어난다(그림 8.23). 아래등세모근과 작은가슴근은 어깨뼈에 붙어서 직접적인 내림 기능을 한다. 넓은등근은 위팔뼈를 아래쪽으로 움직임으로서 어깨뼈 내림에 간접적으로 작용한다. 만약 위팔뼈가 고정되면, 어깨뼈 내림근이 역작용을 할 것이다. 하지마비 환자가 자신의 피부와 조직 손상을 피하기 위해 종종 어깨뼈 내림근의 역작용을 이용하여 압박을 완화한다. 그 환자는 휠체어에 앉아서 팔을 팔걸이에 올려놓는다. 그는 고정된 어깨뼈 쪽으로 골반을 들어올리기 위해 넓은등근과 아래등세모근을 수축한다. 이 방법은 궁둥뼈거친면을 의자로부터 들어 올려 뼈와 좌석 사이의 조직 압박을 감소시키는 것이다(그림 8.24).

내밈근과 뒷당김근

앞톱니근은 어깨뼈 내밈근의 작용근이고, 열린 사슬에서 팔을 앞쪽으로 뻗거나 밀 때 어깨뼈를 내밈한다. 앞톱니근은 갈비뼈와 가슴우리에 붙은 근육의 모양이 톱의 잇빨 모양처럼 생겼기 때문에 이름이 붙여졌다. 손을 지면에 붙인 닫힌 사슬 운동의 경우에서는, 앞톱니근이 푸쉬-업의 끝범위에서 어깨뼈를 내밈한다. 푸쉬-업 시 팔꿈치를 완전히 폄할 때, 앞톱니근이 어깨뼈를 내밈할 수 있고, 지지면으로부터 가슴우리를 멀리 들어올릴 수 있다(그림 8.25A).

중간등세모근의 섬유는 거의 수평으로 주행하고, 1차 뒷당김근으로 작용한다. 마름근과 아래등세모근도 어깨뼈의 뒷당김을 돕는다. 이 근육들은 팔을 당기는 동작을 할 때 동

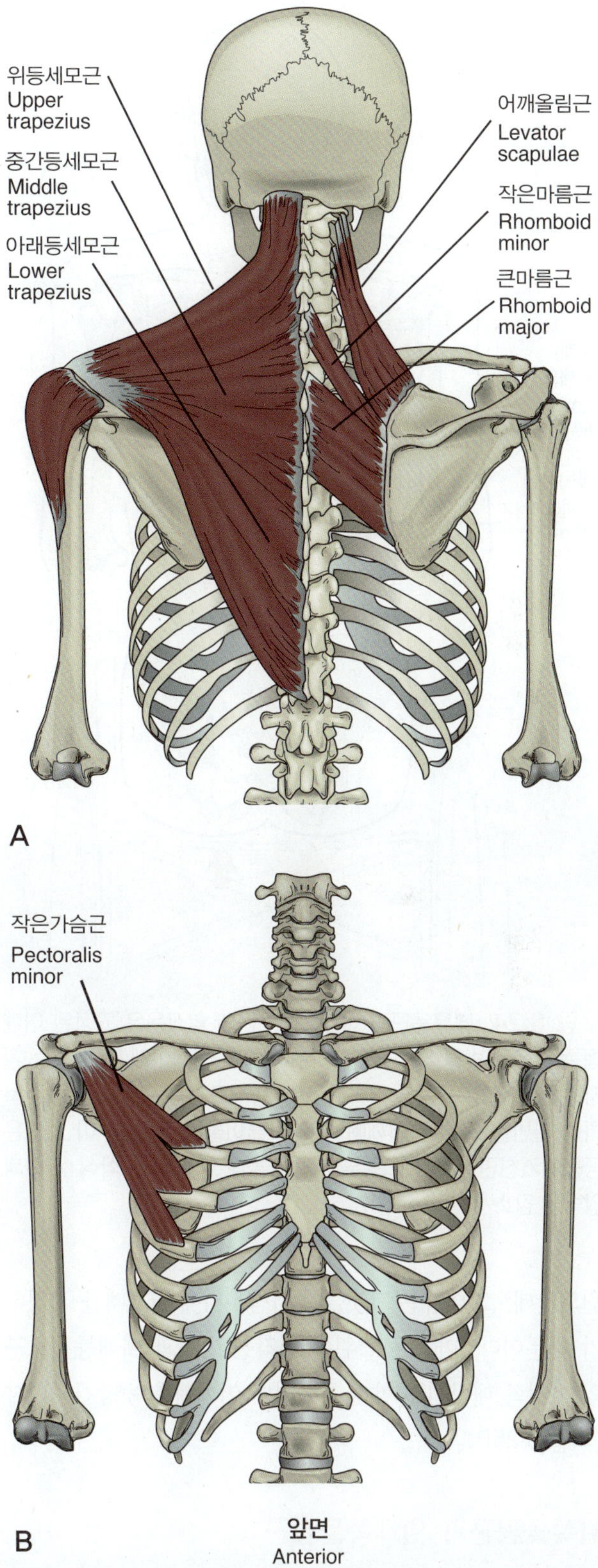

그림 8.23 (A) 어깨가슴근육의 뒷면. (B) 어깨내림근인 작은가슴근의 앞쪽면.

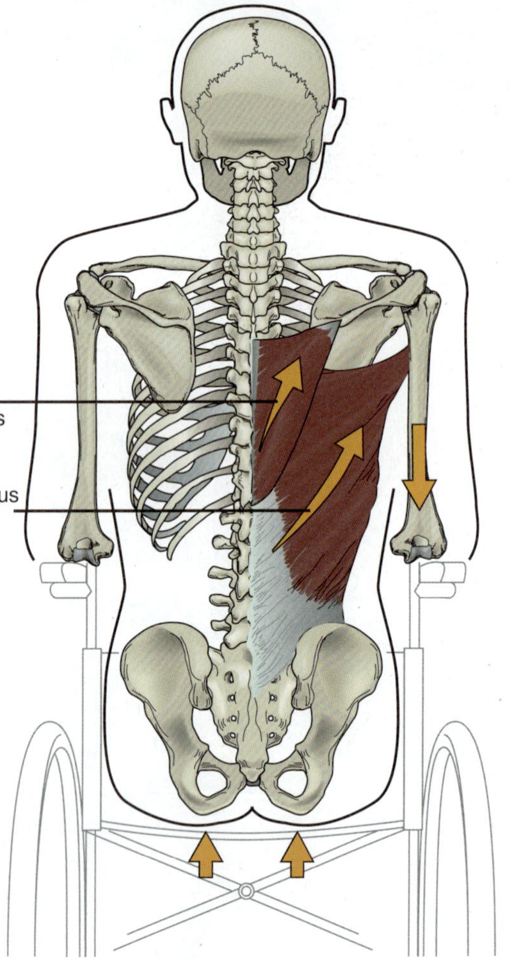

그림 8.24 넓은등근과 아래등세모근의 역작용은 고정된 어깨뼈 쪽으로 골반을 들어올린다. 본 예에서, 휠체어에 앉아 있는 환자는 팔을 팔걸이에 올려놓고, 아래등세모근과 넓은등근을 수축하여 골반을 고정된 어깨뼈 쪽으로 들어올리고 있다. 이 방법은 궁둥뼈거친면을 좌석으로부터 들어올려 궁둥뼈와 좌석 사이의 압박을 감소시킨다.

원되는데, 그 이유는 그것들이 가슴우리에 어깨뼈를 고정하기 때문이다. 마름근의 위쪽 대각선 방향과 아래등세모근의 아래쪽 대각선 방향이 합성하여 어깨뼈를 뒷당김시킨다(그림 8.25B).

위쪽돌림근과 아래쪽돌림근

어깨뼈 위쪽돌림은 앞톱니근, 위등세모근과 아래등세모근의 협력작용으로 달성된다. 이들 근육의 수축은 팔을 올림할 때 위팔뼈머리를 관절오목 안에 유지시키고 어깨세모근의 효율적인 길이를 유지하는데 필수적이다. 어깨뼈가 위쪽돌림을 하지 않으면, 어깨세모근의 길이가 팔을 올림할 때 필요한 적절한 장력을 발생시킬 수 없을 것이다.

어깨뼈의 회전축은 앞뒤방향이다. 앞톱니근, 위등세모근과 아래등세모근은 짝힘을 형성하여 어깨뼈를 위쪽돌림시킨다. 앞톱니근의 아래쪽섬유는 어깨뼈 아랫각을 앞쪽으로 당겨, 관절오목을 위쪽과 가쪽으로 돌림시킨다. 위등세모근은 어깨뼈를 안쪽과 위쪽으로 당기는 반면, 아래등세모근은 어깨뼈를 아래쪽과 안쪽으로 당긴다(그림 8.26). 어깨올림근, 작은가슴근 및 마름근은 함께 작용하여 어깨뼈를 아래쪽돌림시킨다.

오목위팔관절(GH) 근육

GH 관절 주요 근육의 역할을 이해하기 위해서는, GH 관절의 동적 안정성을 제공하고, 관절운동형상학 움직임을 조절하는 근육과 친숙해야 한다. 동적 안정성과 관절내 조절은 4개의 근육으로 이루어진 돌림근띠에 의해 이루어진다. 돌림근띠는 각 근육의 머리글자를 따서 "SITS"라고 한다: 가시위근, 가시아래근, 작은원근, 어깨밑근(그림 8.27).

동적 안정근

GH 관절은 구조적으로 안정성보다는 가동성 관절로 설계되어 있다. 안정 자세에서 관절의 안정성을 강화하는 비수축성 구조물은 본장의 앞부분에서 설명되었다. 힘이 팔에 적용되거나 팔이 원호 운동을 하기 시작할 때, 수축성 조직(**근육과 힘줄**)은 큰 위팔뼈머리를 작은 관절오목에 유지시키도록 동적 안정성을 제공한다. 돌림근띠는 동적 안정성을 제공하는 중요한 역할을 한다. 돌림근띠의 먼쪽 힘줄 끝단은 GH 관절 주위에 보호성 커프를 형성하기 위해 관절주머니에 붙어서 관절주머니를 보강한다. 팔로 물건을 들 때, 이들 근육이 등척성 수축을 하여, 돌림근띠의 강직도를 증가시키고, 어깨의 아탈구를 방지하기 위해 위팔뼈머리를 관절오목에 유지시킨다.

가시위근은 어깨뼈의 가시위오목에 위치하고, 위팔뼈 큰결절에 부착하기 위해 힘줄성 띠를 형성한다. 가시위근은 수평으로 주행하여 위팔뼈머리를 관절오목에 압박시킨다. 가시위근은 팔을 움직일 때, 위팔뼈머리를 관절오목의 중앙에 고정시켜 안정성을 제공한다.

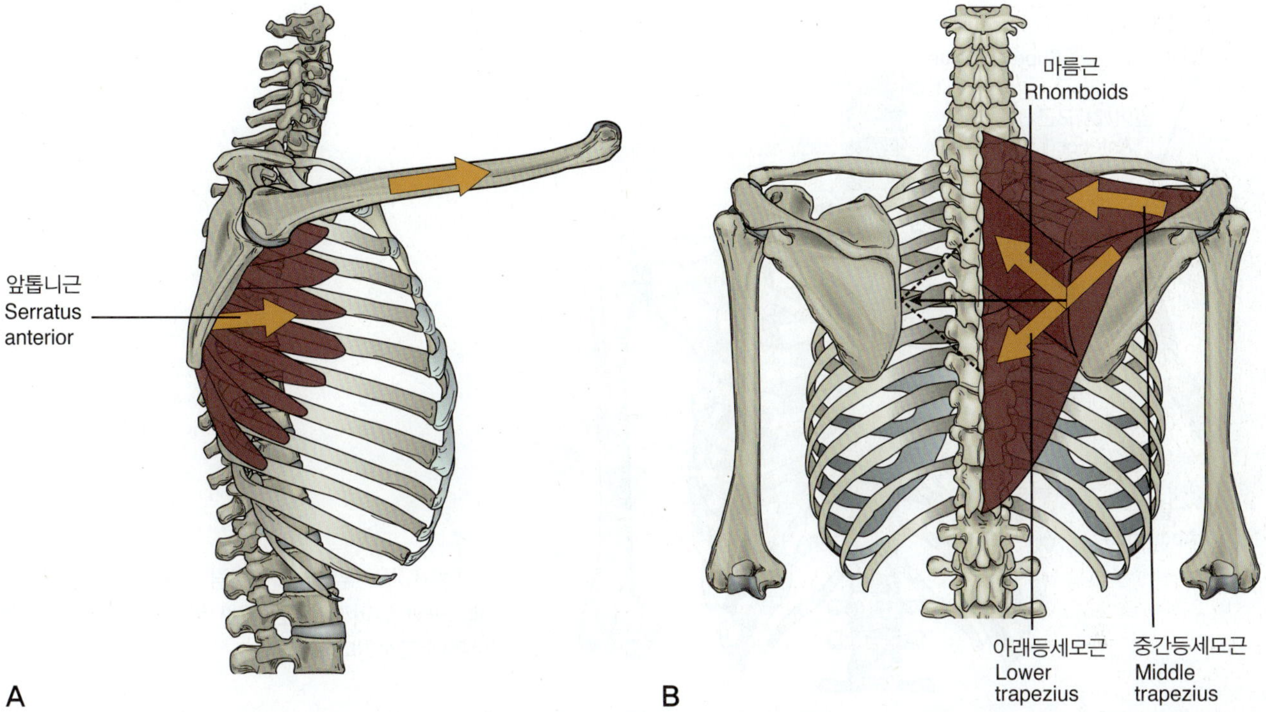

그림 8.25 (A) 팔을 앞으로 뻗을 때 앞톱니근이 어깨뼈를 내밈한다. (B) 중간등세모근, 마름근, 아래등세모근이 근섬유의 방향과 관련된 다른 각도로 어깨뼈를 뒷당김한다.

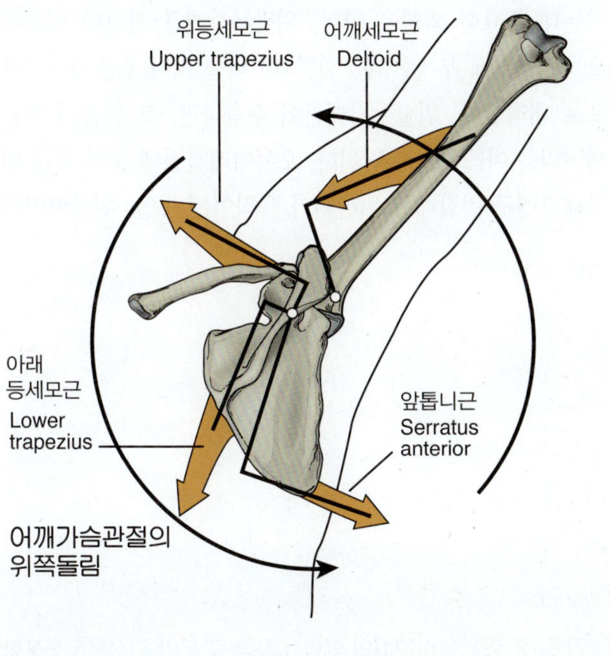

그림 8.26 위등세모근, 아래등세모근 및 앞톱니근이 어깨뼈를 위쪽돌림시키고, 어깨세모근이 팔을 벌림시킨다.

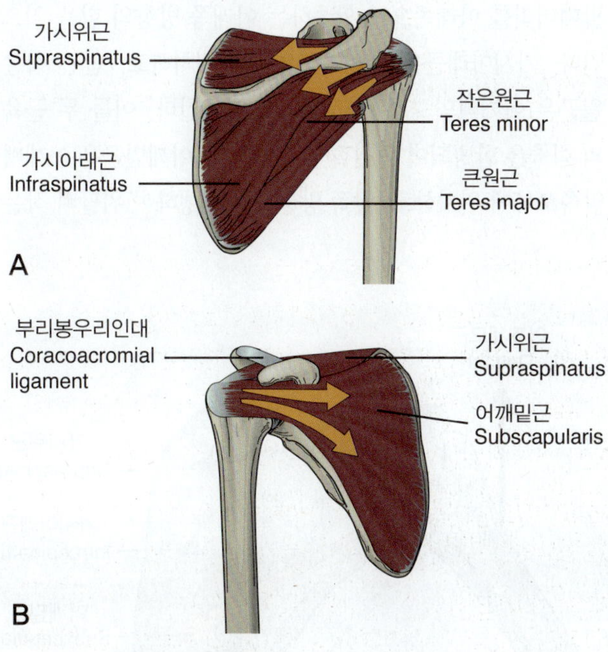

그림 8.27 (A) 뒷면. 위팔뼈에 부착하는 돌림근띠의 모습. (B) 앞면. 어깨밑근: 앞쪽에서 작용하는 돌림근띠.

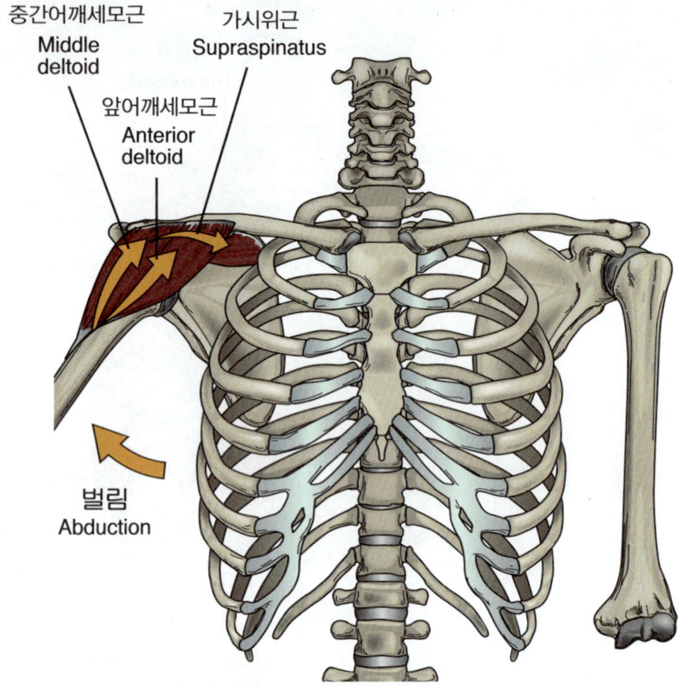

그림 8.28 앞면. GH 벌림을 일으키는 중간어깨세모근과 앞어깨세모근. 가시위근은 위팔뼈를 관절오목에 고정한다.

어깨 벌림 동안, 가시위근은 어깨 벌림을 보조하고, 위팔뼈몸통이 위쪽으로 움직일 때 위팔뼈머리의 위쪽 구르기를 일으킨다. 또한 가시위근은 위팔뼈머리의 가쪽돌림을 약간 일으킨다(그림 8.28).

어깨 올림 동안, 가시아래근, 작은원근 및 어깨밑근이 위팔뼈머리를 아래쪽으로 활주하는 아래쪽 방향의 힘을 일으킨다. 가시아래근은 가시아래오목에 위치하고, 반면 작은원근은 어깨뼈의 가쪽 가장자리에 부착한다. 이들 두 근육의 힘줄은 합병되어 큰결절에 부착한다. 어깨밑근은 어깨뼈 앞쪽오목에 위치하고, 앞쪽 방향으로 진행하여 위팔뼈 작은결절에 부착한다. 어깨 올림 동안, 위팔뼈머리의 아래쪽 병진운동을 일으키는 근육들은 어깨세모근의 위쪽 힘에 반대로 작용한다(그림 8.29).

어깨 올림 동안, 위팔두갈래근 긴갈래 힘줄과 위팔세갈래근 긴갈래힘줄도 위팔뼈머리의 아래쪽 병진운동을 일으키는데 중요한 역할을 한다. 위팔두갈래근 긴갈래 힘줄은 오목위결절에 부착한 후, 위팔뼈머리를 지나 결절사이고랑으로 내려간다. 위팔두갈래근이 수축하면, 그 힘줄이 위팔뼈머리를 아래쪽으로 당긴다. 오목아래결절에 붙어 있는 위팔세갈래근 긴갈래는 위팔뼈가 움직이는 동안, 위팔뼈머리

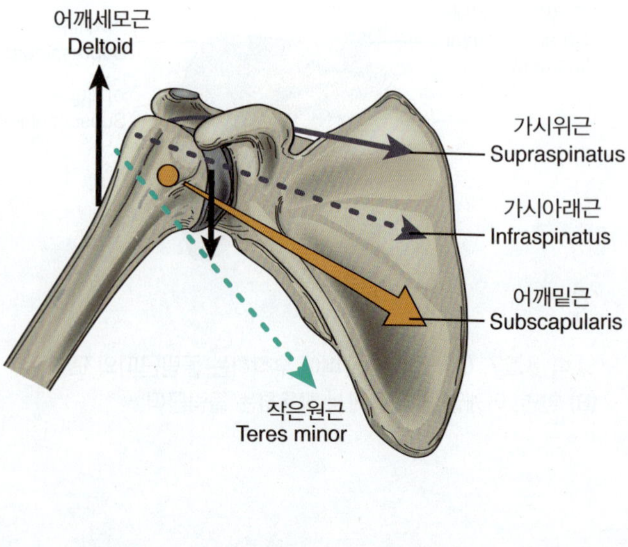

그림 8.29 돌림근띠의 앞면: GH 벌림 동안 관절운동형상학에서의 역할. 가시위근은 위팔뼈머리를 관절오목으로 압박하면서 위쪽으로 돌림한다. 다른 돌림근띠는 과도한 위쪽 병진에 저항하기 위해 위팔뼈머리를 아래쪽으로 활주시킨다.

를 안정화시킨다.

어깨밑근은 위팔뼈를 안쪽돌림하고 어깨에 앞쪽 안정성을 제공한다. 가시아래근과 작은원근은 위팔뼈를 가쪽돌림하고, 어깨 올림 동안 위팔뼈머리가 부리봉우리활에 부딪히지 않도록 만든다. 위팔뼈머리의 과도한 위쪽 병진을 막고 가쪽돌림을 일으켜, 봉우리밑공간에서의 구조물 충돌을 막는다. 과사용이나 손상에 의한 돌림근띠의 기능이상은 봉우리밑 충돌, 통증 및 어깨 기능장애를 초래할 수 있다.

작용근

정상적인 팔 움직임 동안, 작용근이 어깨를 큰 원호 운동할 때 동적 안정근은 안정성과 관절운동형상학 움직임을 제공한다. 작용근으로는 어깨세모근, 넓은등근, 큰원근, 큰가슴근 및 부리위팔근 등이 있다.

어깨세모근은 빗장뼈와 어깨뼈의 봉우리돌기에 붙는 몸쪽 부착점을 가지고 있고, 위팔뼈의 어깨세모근거친면에서 수렴한다. 어깨세모근은 3개의 기능적 단위를 가진다. 3개의 기능적 단위는 근섬유의 방향에 의해 결정된다.

앞쪽 섬유는 GH 관절의 굽힘과 가로모음을 일으키고, 안쪽돌림에 기여한다. 반대로, 뒤쪽 섬유의 수축은 GH 관절의 폄, 가로벌림 및 가쪽돌림을 일으킨다. 어깨세모근의 부착점이 위팔뼈보다 몸쪽에 위치하기 때문에, 어깨 굽힘 동안 위팔두갈래근 긴갈래와 부리위팔근이 어깨세모근을 돕는다(그림 8.30).

가시위근이 벌림을 시작한 후, 중간어깨세모근이 어깨 벌림에 기여한다. 안정 자세일 때, 초기 어깨세모근의 당김선은 위팔뼈를 부리봉우리활 쪽으로 들어올리지만, 위팔뼈를 돌림하거나 벌림할 수 없을 것이다. 가시위근은 벌림을 시작하고, 다른 돌림근띠는 어깨세모근에 의해 생성된 위팔뼈의 위쪽 움직임에 반대한다. 어깨가 50° 벌림으로 움직이면, 움직임을 일으키는 어깨세모근의 모멘트팔이 증가하게 되고, 어깨세모근이 나머지 범위의 벌림을 일으키는 작용근이 된다.

GH 관절의 큰 모음근과 폄근은 뒤어깨세모근, 넓은등근, 큰원근, 위팔세갈래근 긴갈래 및 큰가슴근 복장갈비갈래 등이다. 어깨뼈에 대한 넓은등근의 작용은 본 장의 앞부분에서 설명되었다. 넓은등근이 뒤쪽에서 앞쪽으로 주행하기 때문에, 위팔뼈의 작은결절에 부착하기 전 겨드랑이의

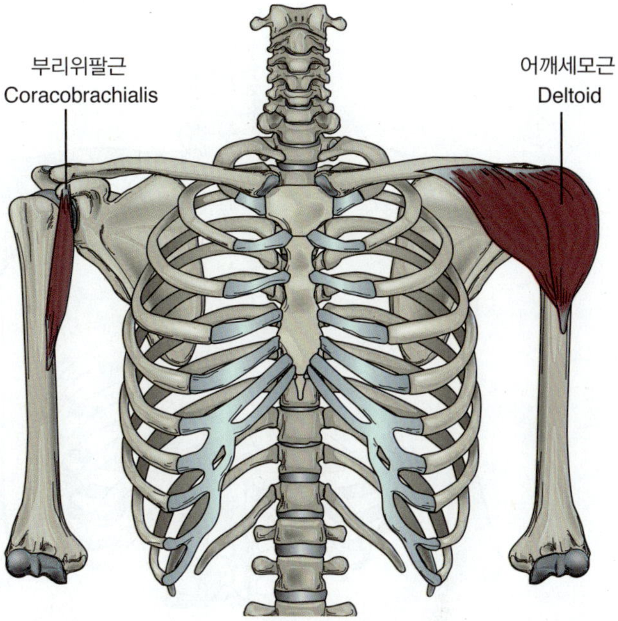

그림 8.30 어깨세모근은 근섬유의 어느 부위가 활성화되는지에 따라 어깨의 굽힘, 벌림 또는 폄을 일으킨다. 부리위팔근은 어깨 굽힘 시 어깨세모근을 돕고, 어깨 안정성에 기여할 수 있다.

뒤쪽 부분을 형성한다. 넓은등근의 닿는곳은 큰원근의 닿는곳보다 몸쪽에 위치한다. 넓은등근은 GH 관절의 폄이나 모음 때 활성화되고, GH 관절의 안쪽돌림근으로 간주된다. 저항을 이기면서 팔을 펴하고 모음하는 당기기(pull)와 같은 활동을 할 때, 큰원근이 넓은등근을 보조한다. 위팔세갈래근 긴갈래는 오목아래결절에 부착하여 어깨의 폄에 기여한다(그림 8.31).

큰가슴근이 빗장뼈, 갈비뼈 및 복장뼈에서 시작해서 큰결절의 능선에 부착하기 때문에, 가슴우리의 앞쪽면에 위치한다. 큰가슴근은 두 부분으로 나누어진다: 빗장갈래와 복장갈비갈래. 근섬유의 배열과 부착점이 이들 두 부분의 기능을 독립적인 기능으로 만든다. 큰가슴근의 두 부분이 하나의 단일체로 작용하여 GH 관절의 모음, 안쪽돌림 및 가로모음을 일으킨다. 큰가슴근의 빗장갈래는 어깨 굽힘을 돕고, 복장갈비갈래는 완전 굽힘 자세에서 GH 관절의 폄을 일으킨다(그림 8.32).

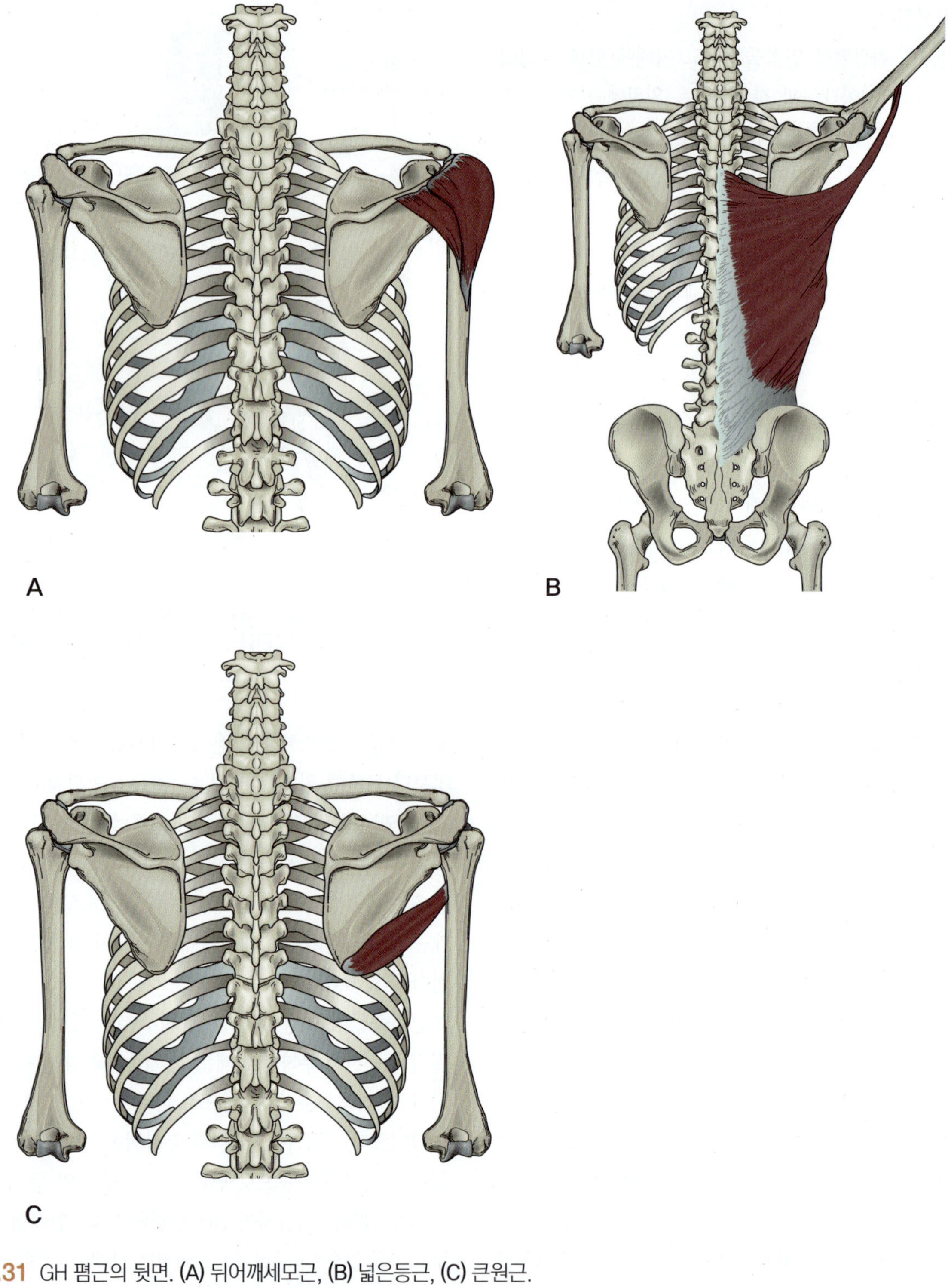

그림 8.31 GH 폄근의 뒷면. (A) 뒤어깨세모근, (B) 넓은등근, (C) 큰원근.

임상 연결 8.1

충돌증후군은 봉우리밑공간의 구조물이 압박되거나 손상되는 질환이다. 만성 충돌증후군은 염증이나 조직 손상을 야기할 수 있다. 초기 단계의 환자는 팔을 올림할 때 어깨 통증을 호소한다. 충돌증후군이 심화되면, 환자들은 휴식 상태에서도 불편을 호소한다.

내재 요소와 외재 요소 모두가 충돌을 초래하여 팔의 통증이나 기능장애를 일으킬 수 있다. 내재 요소는 근육의 약증과 관련된다. 돌림근띠가 약화되면, 팔을 머리 위로 올림할 때 위팔뼈머리가 관절오목 안에서 과도하게 위쪽으로 올라간다. 위팔뼈머리가 봉우리밑공간의 구조물(돌림근띠, 부리봉우리인대, 윤활주머니 및 위팔두갈래근 긴갈래 힘줄 등)을 압박한다. 봉우리밑의 압박과 함께, 팔의 반복 과사용은 미세손상, 힘줄염 및 GH 관절 불안정을 초래할 수 있다. 봉우리밑 공간은 어깨가슴관절 근육의 약증으로 초래된 과도한 어깨뼈 내밈과 경사에 의해 악화될 수 있다. 충돌을 일으킬 수 있는 외재 요소는 봉우리돌기의 기형(돌림근띠의 압박을 초래하는)이나 AC 관절의 퇴행성 변화를 포함한다. 이들 뼈 요소는 봉우리밑 구조물에 외적 스트레스를 일으킬 수 있다.

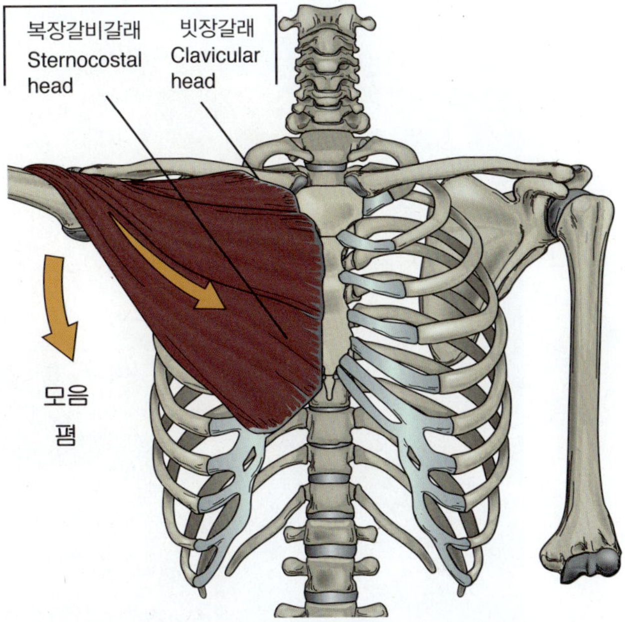

그림 8.32 큰가슴근의 앞쪽면: 복장갈비갈래와 빗장갈래를 보여준다.

어깨복합체의 기능 결손

FUNCTIONAL DEFICITS IN THE SHOULDER COMPLEX

어깨뼈 운동은 팔의 기능적 움직임을 달성하는데 필수적이다. 마비나 손상의 결과로도 발생할 수 있다. 팔의 올림 시, 위등세모근, 아래등세모근 및 앞톱니근의 협력 작용이 어깨뼈를 가슴우리에 접촉하는 한편, 위쪽으로 돌림시킨다. 만약 앞톱니근이 약하다면, 어깨뼈가 가슴우리에 고정되지 않고 어깨뼈의 안쪽 가장자리가 튀어나오는 날개 어깨뼈가 발생한다(그림 8.33). 정상 어깨위팔리듬이 파괴되어, 효율적인 팔 올림을 할 수 없다.

앞톱니근의 기능장애로 위쪽돌림, 뒤쪽경사 및 가쪽돌림이 감소되면, 봉우리밑공간이 감소된다. 봉우리밑공간의 감소가 봉우리밑공간의 구조물 충돌을 야기할 수 있다.

어깨뼈 위쪽돌림근들의 근력 불균형도 어깨의 손상, 통증, 기능장애를 초래할 수 있다. 예를 들어, 위등세모근이 강하고 아래등세모근이나 앞톱니근이 약하면, 팔을 올림할 때 위쪽돌림을 하기 전에 어깨뼈가 위쪽으로 당김될 것이다. 이런 위쪽 당김은 위팔뼈머리를 관절오목 안에서 위쪽으로 이동시켜, 봉우리밑 물렁조직의 충돌을 초래한다.

5장은 둥근어깨와 머리 전방 쏠린 자세가 목뼈에 어떤 영향을 주는지를 설명했다. 구부정한 자세일 때, 어깨뼈는 내밈자세를 취한다. 마름근과 아래등세모근은 과신장과 약화되고, 반면 작은가슴근은 종종 단축되어 타이트해진다. 타이트한 작은가슴근은 어깨 올림 동안 위쪽돌림과 뒤쪽경사를 일으키는 어깨뼈의 능력을 제한한다. 이런 과도한 어깨뼈 내밈 자세와 효율적으로 위쪽돌림을 하지 못하는 능력은 팔을 머리 위로 뻗을 때 봉우리밑 구조물을 압박한다. GH 관절의 뒤쪽 관절주머니도 과도하게 타이트해질 수 있는데, 이것은 팔을 올림할 때 위팔뼈머리의 아래쪽 활주를 방해한다. 뒤쪽 관절주머니의 타이트함이 봉우리밑 구조물의 충돌에 기여할 수 있다.

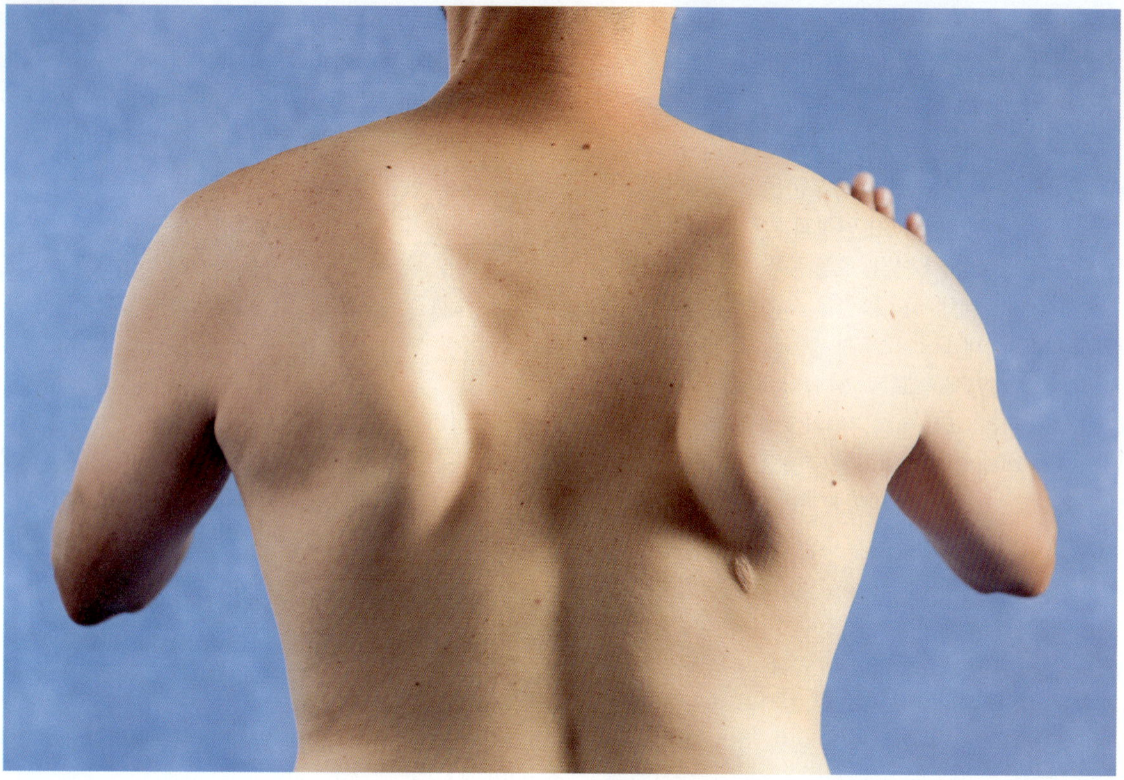

그림 8.33 날개어깨뼈(scapular winging).

만약 돌림근띠(rotator cuff muscle)가 약하고 기능이상으로 위쪽 병진운동에 저항을 하지 못하면, 위팔뼈의 위쪽 움직임이 더 많이 일어날 수 있다. 어깨뼈의 부정정렬과 반복적인 팔 올림으로 초래될 수 있는 충돌증후군은 돌림근띠를 손상시킬 수 있다. 돌림근띠가 위팔뼈머리를 부리봉우리인대, 봉우리돌기, 관절오목의 테두리에 압박되어 돌림근띠증후군이 발생할 수 있다. 돌림근띠가 위팔뼈 충돌로 인한 반복 미세 손상을 당하면, 염증이 발생할 수 있다. 돌림근띠 손상의 임상 징후는 팔을 머리 위로 올릴 때의 통증과 휴식 시의 어깨 통증이다.

요약
CHAPTER SUMMARY

8장은 어깨복합체의 연구를 제시하고 있다. 어깨복합체의 각 관절은 전체 어깨 기능에 기여한다. GH 관절의 효율적인 움직임은 SC 관절, AC 관절 및 ST 관절의 적절한 기능에 좌우된다. GH 관절 움직임은 어깨관절의 정적 안정성과 동적 안정성을 제공하는 구조물에도 좌우된다. 먼쪽 팔꿈치, 아래팔, 손목 및 손 등의 관절이 활동을 효율적으로 수행하기 위해서는 어깨복합체의 이상적인 가동성과 안정성이 요구된다.

사례 연구 1 (Case Study)

Bradyn은 16세의 고등학교 야구선수이며, 오른손 투수이다. 라이벌 팀에 힘든 패배를 당한 후, 오른쪽 어깨 충돌증후군을 경험했다. 그는 재활 프로그램으로 다음과 같은 운동을 수행하고 있다:

1. scapular row 운동(어깨뼈 뒷당김)
2. 팔 펀칭 운동(어깨뼈 내밈)
3. 어깨뼈 가쪽돌림 저항운동
4. 앞쪽 가슴 구조물의 신장운동

어깨복합체와 개별 관절 움직임에 대해 여러분이 배웠던 것을 이용해, Bradyn의 재활 프로그램과 관련된 다음의 질문에 답을 해 보자.

1. 운동 1번-3번을 통해 어떤 근육을 강화시킬 수 있는가?
2. 이들 근육을 강화하는 것이 왜 중요한가? 봉우리밑 충돌을 예방하기 위해 그것들이 어떤 역할을 하는가?
3. 운동 4번에서 어떤 근육을 강조하는 것이 중요한가?

사례 연구 2 (Case Study)

Steven은 올해 대학 테니스 팀에서 탈퇴했다. 그는 이번 여름 테니스 코트에서 손상을 당했고, 약해진 어깨복합체를 위해 재활을 하기 시작했다. 여러분은 어깨복합체의 운동학에서 배웠던 것을 이용해, Steven 재활 프로그램에 대한 다음의 질문에 답을 해 본다 (**힌트:** 먼저 몸쪽 어깨뼈 안정성과 기능을 생각해 보고, 그 다음 GH의 안정성에 대해 생각해 본다).

1. Steven 재활의 초기 단계 때 강조되어야 할 다음의 근육은 무엇인가?
2. 재활의 후기 단계 때 강조되어야 할 다음의 근육은 무엇인가?
   a. 가시위근, 가시아래근, 작은원근, 어깨밑근
   b. 위등세모근과 아래등세모근, 앞톱니근
   c. 어깨세모근과 넓은등근

복습 / DISCUSSION QUESTIONS

1. 앞톱니근과 아래등세모근이 마비되면, 완전 가동범위로 팔을 벌림하는 그 사람의 능력에 무슨 일이 일어나는가?
2. 팔을 들어올기 위해, 1번 질문에서 언급된 근육의 소실에 그 사람은 어떤 보상작용을 하겠는가?(힌트: 움직임을 달성하기 위해 몸통을 어떻게 이용하는지를 생각해 본다.)
3. GH 관절의 정적 안정성과 동적 안정성을 제공하는 구조물을 비교대조해 본다.
4. 두 관절면의 크기와 형태가 다를 때, GH 관절의 관절운동형상학은 어떤 보상작용을 하는가?
5. 봉우리밑공간에 위치한 구조물을 기술하고, 팔을 올림할 때 돌리근띠의 수행이 부적절하면, 어떤 문제가 일어나는가?
6. 완전 가동범위를 달성하는 GH 관절 벌림 동안, SC 관절, AC 관절, ST 관절 그리고 GH 관절에서 일어나는 움직임을 요약해 본다.
7. 어깨위팔리듬을 설명해 보고, 어떤 근육이 어깨위팔리듬에 관여하는가?
8. GH 관절의 뼈운동형상학 움직임을 일으키는 근육군과 그것의 기능을 설명해 본다.

참고문헌(BIBLIOGRAPHY)

Borstad JD, Ludewig PM. The effect of long versus short pectoralis minor resting length on scapular kinematics in healthy individuals. *J Orthop Sports Phys Ther*. 2005;35:227-238.

Grewal T, Dickerson C. A novel three-dimensional shoulder rhythm definition that includes overhead and axially rotated humeral postures. *J Biomech*. 2013;46:608-611.

Kibler BW, Ludewig PM, McClure P, Uhl TL, Sciascia A. Scapular Summit 2009: introduction. *J Orthop Sports Phys Ther.* 2009;39: A1-A13.

Levangie PK, Norkin CC. *Joint Structure and Function: A Comprehensive Analysis*. 5th ed. Philadelphia, PA: FA Davis; 2011.

Ludewig PM, Reynolds JE. The association of scapular kinematics and glenohumeral joint pathologies. *J Orthop Sports Phys Ther.* 2009;39:90-104.

Maxey L, Magnusson J. *Rehabilitation for the Postsurgical Orthopedic Patient*. 3rd ed. St. Louis, MO: Mosby; 2013.

Neumann DA. *Kinesiology of the Musculoskeletal System*. 2nd ed. St. Louis, MO: Mosby; 2010.

Reynold MM, Escamilla R, Wilk K. Current concepts in the scientific and clinical rationale behind exercises for glenohumeral and scapulothoracic musculature. *J Orthop Sports Phys Ther.* 2009;39: 105-117.

Wassinger CA, Sole G, Osborne H. Clinical measurement of scapular upward rotation in response to acute subacromial pain. *J Orthop Sports Phys Ther.* 2013;43:199-203.

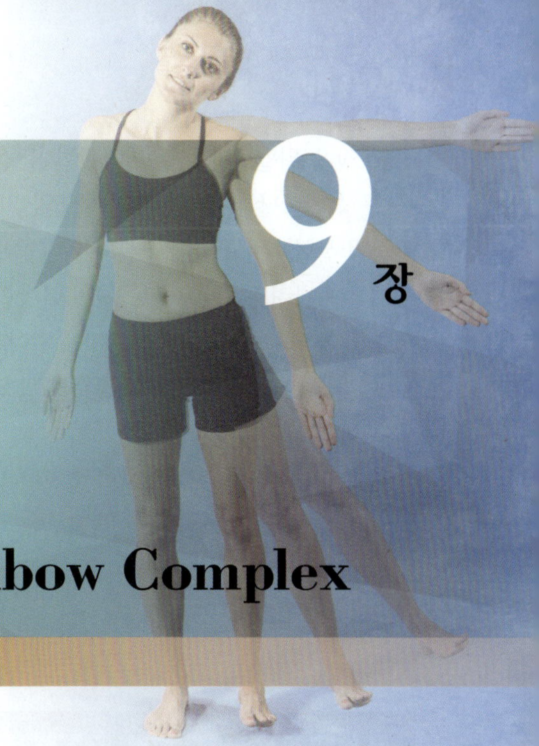

9장

팔꿈치 복합체의 구조와 기능

Structure and Function of the Elbow Complex

핵심 개념 / Key Concepts

팔꿈치 복합체 구조물

뼈 구조물
- 먼쪽 위팔뼈
- 노뼈와 자뼈

관절
- 위팔자관절과 위팔노관절
  - **관절주머니, 인대와 윤활주머니**
  - **운동형상학**
  - **운반각**
- 몸쪽노자관절과 먼쪽노자관절
  - **인대**
  - **운동형상학**

팔꿈치 복합체 근육

팔꿈치 굽힘근
- 위팔두갈래근
- 위팔꿈치근
- 위팔노근

팔꿈치 폄근
- 위팔세갈래근
- 팔꿈치근

아래팔의 뒤침근과 엎침근

기능 활동 동안의 근육 동원

학습 성과 / Learning Outcomes

본 장을 공부한 후, 학습자는 다음을 할 수 있을 것이다:

9.1 팔꿈치 복합체 관절을 형성하는 뼈와 물렁조직을 설명할 수 있다.
9.2 팔꿈치 복합체의 각 관절에서 일어나는 뼈운동형상학과 관절운동형상학 움직임을 설명할 수 있다.
9.3 팔꿉관절의 운반각을 설명할 수 있다.
9.4 절약 법칙을 설명하고, 이 법칙이 팔꿈치 폄근의 동원과 어떤 관계가 있는지를 설명할 수 있다.
9.5 팔꿈치 복합체와 관련된 근육을 제시하고, 독립 기능적 측면에서 그들의 역할을 설명하고, 또 팔꿈치 복합체의 여러 움직임 때 협력근이나 고정근로서의 그들의 역할을 설명할 수 있다.
9.6 일반적인 기능 활동 동안 팔꿈치 복합체 근육의 역할을 기술할 수 있다.

본 장은 위팔노관절, 위팔자관절 및 몸쪽/먼쪽 노자관절을 구성하는 팔꿈치 복합체의 구조와 기능을 다루고 있다. 팔꿈치 복합체는 공간에서 손의 위치를 만들어 섬세한 잡기에서부터 강력 잡기에 이르기까지 다양한 과제를 수행할 수 있도록 만든다. 팔꿈치는 팔을 길게 하여 멀리 뻗을 수 있고, 또 얼굴 쪽으로 물체를 가져갈수록(음식 먹기와 화장하기) 팔을 짧게 만들 수 있다.

팔꿈치 복합체는 회전성분의 움직임을 추가해서 손이 모든 운동면의 기능을 할 수 있도록 만든다. 끝으로, 팔꿈치 복합체는 손목과 손이 강한 잡기를 할 수 있도록 팔을 고정하고, 어깨와 손의 기능을 연결한다.

팔꿈치 복합체 구조물
ELBOW COMPLEX STRUCTURES

팔꿈치 복합체는 먼쪽위팔뼈, 노뼈 및 자뼈 사이의 관절로 구성된다. 이들 뼈는 팔꿈치 복합체의 관절을 형성한다: 위팔자관절, 위팔노관절, 몸쪽 노자관절과 먼쪽 노자관절(그림 9.1). 인대와 관절주머니와 함께, 관절 구조물은 각 관절의 정적 안정성을 제공한다. 본 단락은 팔꿈치 복합체 관절의 구조와 운동형상학을 먼저 검사한 후, 팔꿈치와 아래팔의 기능 측면에서 팔꿈치 복합체의 역할을 살펴볼 것이다.

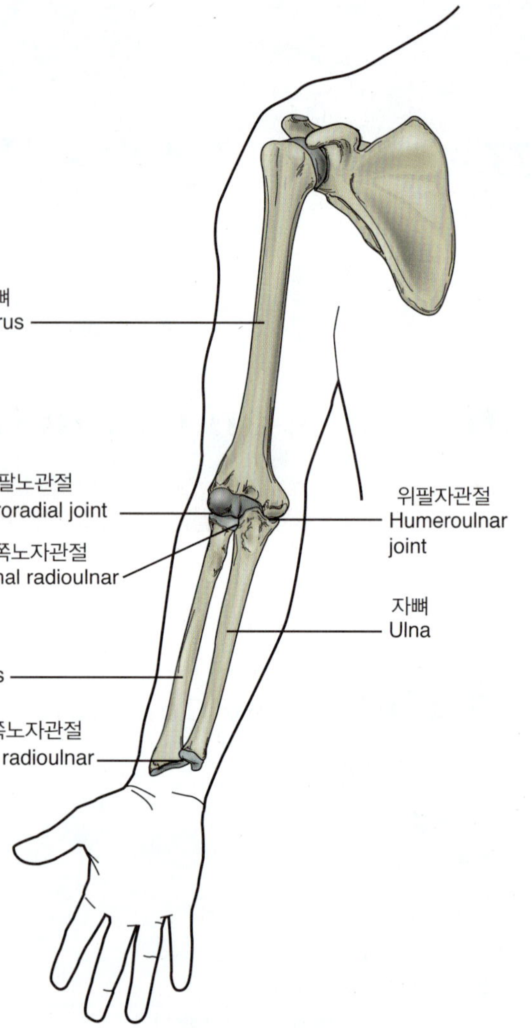

그림 9.1 팔꿈치 복합체의 관절.

뼈 구조물

먼쪽 위팔뼈

위팔뼈 몸쪽의 뼈 구조물과 표식점은 8장에서 설명되었다. 위팔뼈몸통은 위팔의 길이를 따라 주행하고, 먼쪽 부분에서 넓게 퍼져서 안쪽위관절융기와 가쪽위관절융기를 형성한다. 이들 뼈 돌출부위는 아래팔과 손목 근육의 부착점을 제공한다; 이들 근육은 본 장의 후반부와 10장에서 설명될 것이다. 융기위능선은 관절융기 위에 있는 능선이다. 모래시계 모양의 도르래와 둥근 위팔뼈의 작은머리가 관절융기 사이에 존재한다. 도르래 고랑은 안쪽 영역과 가쪽 영역으로 나누고, 도르래작은머리 고랑은 도르래와 작은머리를 나누는 경계 부위이다. 갈고리오목은 도르래 바로 위에 있는 위팔뼈의 함몰부위이다. 노오목은 작은머리 위에 있는 함몰 부위이다(그림 9.2A). 위팔뼈의 뒷면에는 "팔꿈치머리오목"으로 불리는 함몰 부위가 있다. 노고랑은 위팔뼈 몸통의 몸쪽 1/3 지점에 위치한다(그림 9.2B).

노뼈와 자뼈

노뼈와 자뼈는 아래팔에 있는 긴뼈이며, 위팔뼈와 관절을 이룬다. 이들 뼈는 아래팔에 나란하게 위치한다. 몸쪽 노뼈는 노뼈머리이며 작은오목(fovea)을 가지고 있는 오목한 관절면이다. 노뼈거친면은 노뼈의 목(노뼈머리보다 약간 먼쪽에 위치하는)에 위치한다. 노뼈거친면은 위팔두갈래근의 닿는곳으로 작용한다.

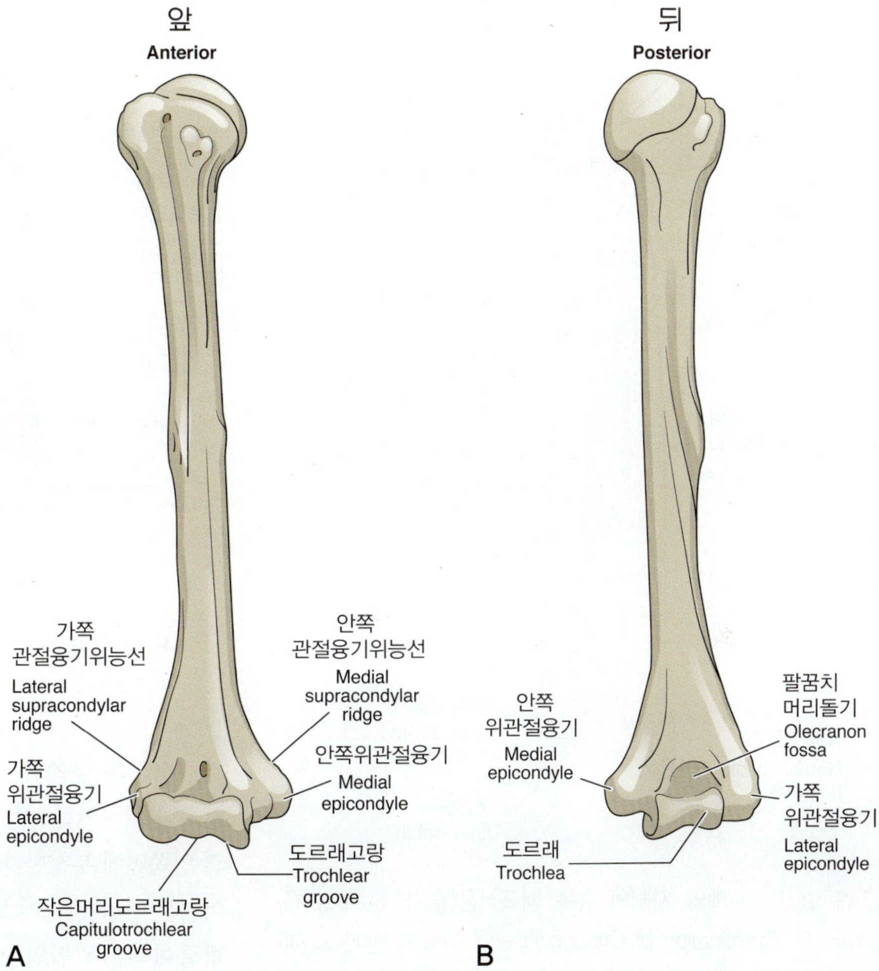

그림 9.2 (A) 오른쪽 위팔뼈의 앞면. (B) 오른쪽 위팔뼈의 뒷면. (출처: Roy S, Wolf SL, Scalzitti DA. The Rehabilitation Specialist's Handbook. 4th ed. Philadelphia, PA. F.A. Davis Company, 2013: p. 52).

자뼈의 몸쪽관절면은 오목하며, "도르래 패임"으로 불린다. 도르래 능선이 도르래 패임을 둘로 나눈다. 팔꿈치머리돌기는 도르래 패임의 위쪽끝단에서 연장된 부위이고, 갈고리돌기는 도르래 패임의 아래쪽끝단에서 연장된 부위이다. 팔꿈치머리돌기의 안쪽에는 자신경이 지나가는 고랑이 있다. 이 부위에서 자뼈를 톡톡 치면 저림 감각이 발생하는데, 그 이유는 자신경이 역학적 자극을 받기 때문이다. 도르래 패임 아래쪽에는 노뼈 패임이 있고, 이것은 자뼈의 가쪽면에 위치한다.

노뼈의 먼쪽끝단은 노뼈의 가쪽면에서 노뼈붓돌기를 형성하고, 또 안쪽가장자리를 따라 자뼈패임을 형성한다. 자뼈붓돌기는 자뼈의 작은 돌출 부위이다. 자뼈패임과 자뼈머리 사이에 관절원반이 존재한다. 관절원반은 자뼈패임의 먼쪽 가장자리, 자뼈머리 및 자뼈붓돌기바닥에 연결된다.

그림 9.3은 노뼈와 자뼈의 앞쪽 뼈표식점을 보여주고 있다.

관절

팔꿈치 복합체의 관절은 위팔자관절, 위팔노관절, 몸쪽 노지관절과 먼쪽 노자관절로 이루어져 있다. 위팔자관절과 위팔노관절을 합쳐서 팔꿉관절이라 한다. 팔꿉관절은 느슨한 경첩관절로 간주되고, 몸쪽과 먼쪽의 노자관절은 하나의 가동관절처럼 작용한다.

위팔자관절과 위팔노관절

자뼈 도르래능선은 위팔뼈의 도르래고랑과 관절을 이루어 위팔자관절을 형성한다. 팔꿈치 굽힘 동안, 도르래능선은 갈고리돌기가 갈고리오목에 도달할 때까지 도르래고랑을 따라 활주한다. 폄을 할 때는, 팔꿈치머리돌기가 팔꿈치머리오목에 도달할 때까지 도르래능선이 활주한다. 볼록한 위팔뼈 작은머리와 오목한 노뼈머리가 위팔노관절을 형성

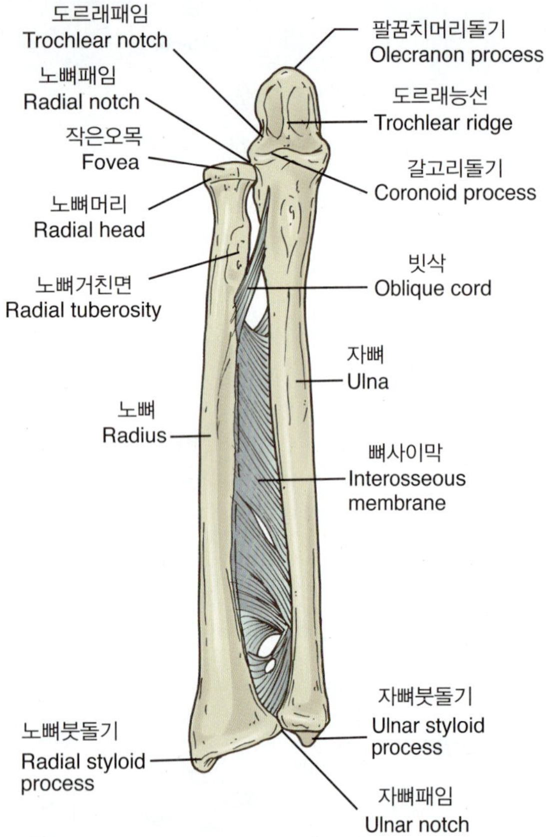

그림 9.3 노뼈와 자뼈의 앞쪽 뼈표식점(출처: Starkey C, Brown D. Examination of Orthopedic and Athletic Injuries. 4th ed. Philadelphia. PA. F.A. D Company. 2015, p 691).

한다. 팔꿈치를 굽힘할 때, 노뼈머리가 노뼈오목 안으로 활주한다. 팔꿈치가 완전 폄에 도달할면, 관절면 사이에 접촉이 없다.

관절주머니, 인대와 윤활주머니

크고 느슨한 팔꿈치의 관절주머니는 위팔자관절, 위팔노관절 및 몸쪽 노자관절을 둘러싸고 있다. 관절주머니의 느슨한 주름은 팔꿈치를 완전 가동범위로 굽힘을 할 때 팽창된다. 관절주머니의 윤활막과 지방패드가 갈고리오목, 노뼈오목 및 팔꿈치머리오목에 접하고 있다. 자쪽곁인대(**안쪽곁인대**, MCL), 노쪽곁인대(**가쪽곁인대**, LCL) 및 고리인대가 안쪽면과 가쪽면에서 관절주머니를 보강하여 팔꿈치 복합체의 안정성을 향상시킨다(그림 9.4).

안쪽곁인대와 가쪽곁인대는 팔꿈치의 양쪽 측면에 위치한다. 그들은 각각 관절의 안쪽 안정성과 가쪽 안정성을 제공한

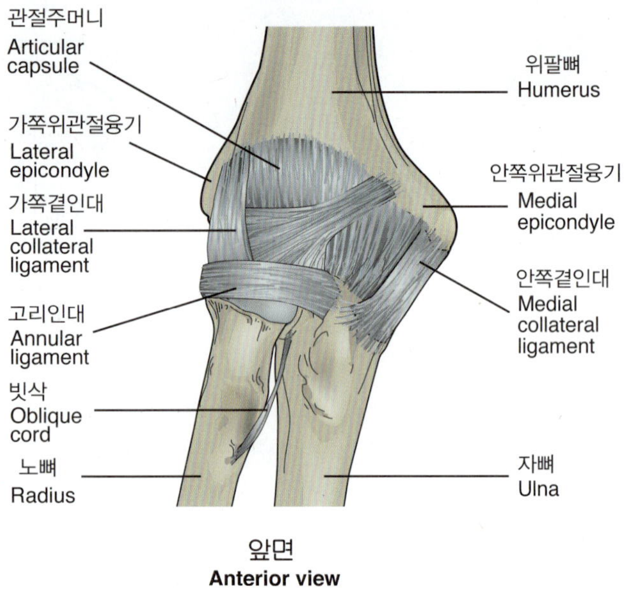

그림 9.4 관절주머니와 관련 곁인대와 고리인대(앞면).

다. MCL은 앞쪽섬유, 가로섬유 및 뒤쪽섬유를 구성한다. 앞쪽섬유는 안쪽위관절융기의 앞쪽과 아래쪽과 몸쪽 자뼈의 안쪽면에 부착한다. 앞쪽섬유는 팔꿈치 굽힘 20–120° 사이에서 안쪽 스트레스(**밖굽이 스트레스**)에 반대 작용한다. **밖굽이각**은 관절의 먼쪽 뼈가 바깥쪽으로 멀어지는 것으로 정의된다. 밖굽이 스트레스는 팔꿈치의 밖굽이각을 증가시키는 팔꿈치의 안쪽면에 가해지는 스트레스로부터 초래된다. **안굽이각**은 관절의 먼쪽 뼈가 신체 중심의 안쪽으로 향하는 것으로 정의된다. 안굽이 스트레스는 팔꿈치의 가쪽면에 가해지는 스트레스로부터 초래된다. MCL의 뒤쪽섬유는 안쪽위관절융기의 뒤쪽면, 자뼈 갈고리돌기와 팔꿈치머리돌기에 부착한다. 뒤쪽섬유는 팔꿈치의 폄을 제한한다. MCL의 가로섬유는 팔꿈치머리돌기와 갈고리돌기를 연결하는 섬유이고, 관절면의 일치성을 유지하는데 도움을 준다(그림 9.5A).

LCL은 부채꼴 모양의 인대로 노쪽부분과 자쪽부분으로 구성된다. 노쪽부분은 가쪽위관절융기의 아래쪽에 부착하고, 노뼈머리의 주요 부분을 둘러싸는 고리인대와 합병된다. LCL이 관절주머니와 합병되기 때문에, 관절주머니는 LCL에 의해 보강된다. 자쪽부분은 가쪽위관절융기에서 시작해 가쪽 자뼈와 고리인대에 부착한다. LCL은 안굽이 스트레스에 대항하면서 팔꿈치를 고정시킨다. 고리인대

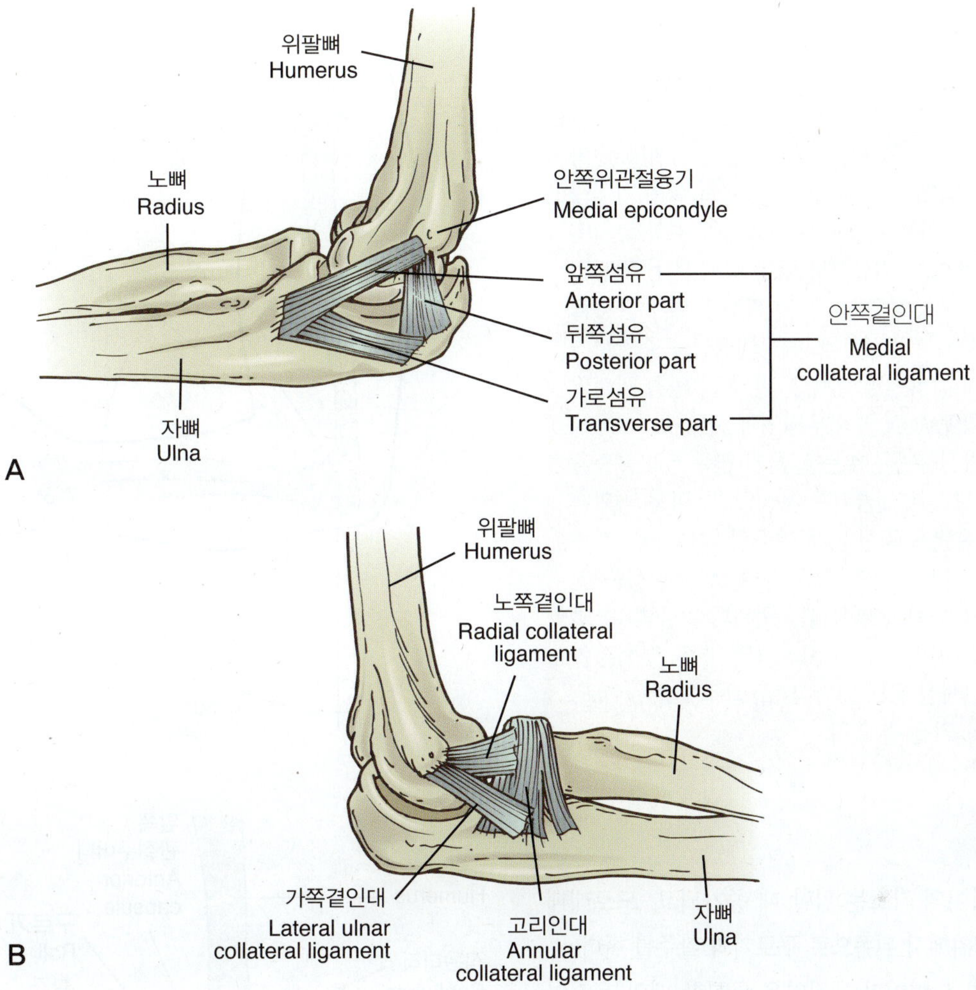

그림 9.5 팔꿈치 복합체의 곁인대. (A) 안쪽곁인대의 앞쪽, 뒤쪽 및 가로섬유. (B) 가쪽곁인대와 고리인대의 두 부분(가쪽면)(출처: Starkey C, Brown D. Examination of Orthopedic and Athletic Injuries. 4th ed. Philadelphia. PA. F.A. D Company. 2015, p 691).

와 함께, LCL이 팔꿉관절의 돌림과 뒤가쪽 안정성에 기여한다(그림 9.5B).

팔꿈치 복합체에는 7개의 주요 윤활주머니가 있다. 큰 윤활주머니가 팔꿈치머리돌기와 팔꿈치머리오목 사이에 존재한다. 팔꿈치를 폄할 때 발생하는 압박의 힘을 팔꿈치머리돌기 윤활주머니가 분산시킨다.

운동형상학

굽힘과 폄이 몸쪽 팔꿈치 복합체에서 일어나지만, 약간의 돌림도 끝범위에서 일어난다. 그래서 위팔자관절과 위팔노관절을 수정된 경첩관절이라고 한다. 팔꿈치를 굽힘하여 음식물을 입으로 가져가는 것처럼, 굽힘은 위팔뼈와 아래팔 사이의 각이 감소되는 움직임이다. 위팔 근육과 아래팔 근육의 접촉에 의한 조직 제한에 따라 능동 팔꿈치 굽힘의 범위는 평균적으로 145°이고, 수동 팔꿈치 굽힘의 범위는 160°이다. 대부분의 기능 활동은 30–130°의 능동 팔꿈치 가동범위를 필요로 한다.

굽힘을 할 때, 자뼈의 도르래패임은 도르래고랑 위에서 앞쪽으로 구르기와 활주를 한다(그림 9.6). 굽힘 동안 몸쪽 노뼈는 작은머리 위에서 앞쪽으로 구르기와 활주를 하여, 노뼈머리를 작은머리 쪽으로 당긴다. 팔꿈치 굽힘의 끝범위에서 노뼈머리가 노뼈오목 안으로 들어간다.

팔꿈치의 완전 폄은 중립위에서 폄 5° 사이이고, 팔꿈치머리돌기와 팔꿈치머리오목의 접촉에 의해 폄이 제한된다.

임상 연결 9.1

팔꿈치의 MCL은 가쪽 팔꿈치에 전달된 힘이나 반복 밖굽이 하중에 의해 스트레스나 손상되기 쉬운 인대이다. 반복 밖굽이 하중은 스포츠 활동에서 흔하게 일어나며, 특히 오버헤드 피칭에서 더욱 그러하다. 피칭의 콕킹이나 가속 단계 동안, MCL이 가장 흔하게 손상될 수 있다. 큰 하중 시 팔꿈치의 동적 안정성을 증가시키기 위해 위팔세갈래근, 팔꿈치근, 손목 굽힘근, 아래팔 뒤침근 등에 의해 MCL이 좌우되어야 한다.
이런 손상을 가진 운동선수는 팔꿈치 안쪽면의 통증을 호소하고, 이 통증은 팔꿈치를 움직일 때 더욱 악화된다. 팔꿈치 안쪽면을 촉진할 때 통증이 발생하고, 부종이 나타날 수 있다. 스포츠 활동 동안 MCL 손상을 일으키기 쉬운 요소로는, 부적절한 어깨의 가동범위, 부적절한 던지기 방법, 팔꿈치 고정근의 약증, 부적절한 균형과 코어 안정성 등이 있다. 이들 요소를 해결하면, MCL의 손상을 막을 수 있다.

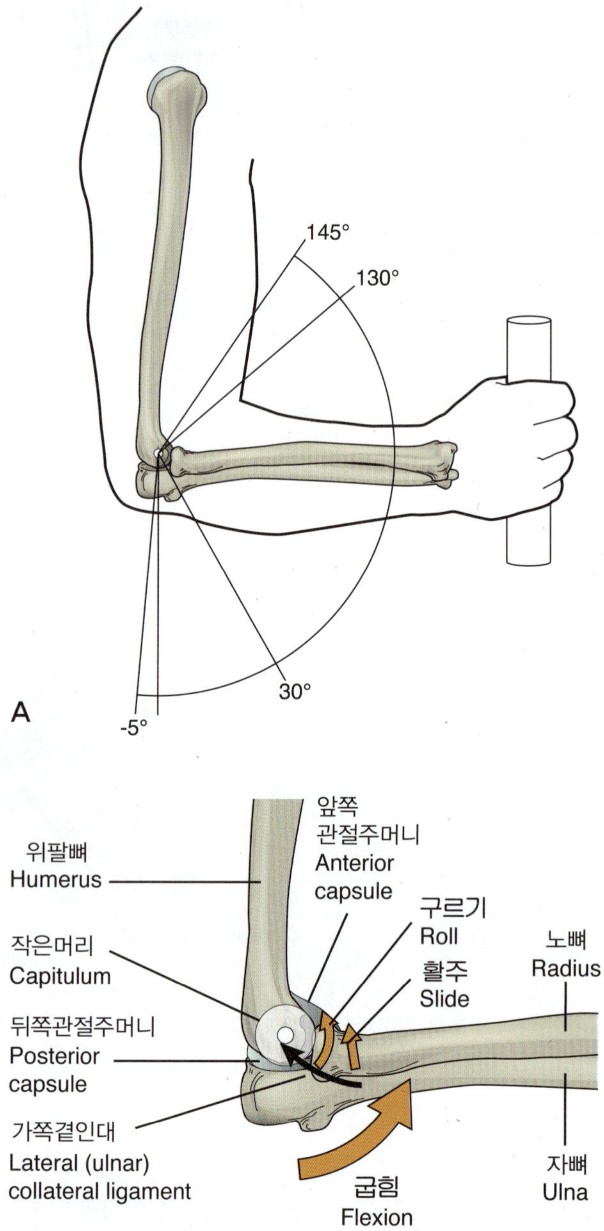

그림 9.6 (A) 시상면은 팔꿈치의 뼈운동형상학 가동범위를 보여주고 있다. 건강한 관절의 경우, 평균 능동가동범위는 폄 −5°에서 굽힘 145°이다. 평균 수동 가동범위는 145°보다 더 많이 일어난다(위팔의 근육 크기에 따라 달라진다). 대부분의 기능 활동은 30–130°의 가동범위만을 필요로 한다. (B) 팔을 굽힘할 때, 관절운동형상학 움직임은 자뼈의 앞쪽 구르기와 활주이다.

위팔과 아래팔 사이의 각도는 폄할 때 증가되고, 도르래패임이 도르래고랑 위에서 뒤쪽으로 구르기와 활주를 한다.

팔을 폄할 때의 노뼈머리 움직임은 굽힘할 때의 움직임과 반대로 일어나고, 작은머리 위에서 뒤쪽으로 구르기와 활주를 한다. 완전 폄에 도달하면, 노뼈는 위팔뼈와 접촉하지 않는다.

운반각

팔꿈치의 굽힘과 폄은 이마축을 중심으로 시상면에서 일어난다. 이마축은 도르래와 작은머리를 통과하지만, 도르래가 작은머리보다 더 먼쪽에 위치하기 때문에, 그 축은 안쪽–가쪽 방향으로 가로면에서 약간 각을 형성한다. 이런 사선의 축은 "운반각"을 형성하고(그림 9.7), 팔꿈치가 밖굽이 자세를 취하도록 만든다. 밖굽이팔꿉은 팔꿈치를 완전히 폄했을 때나 해부학적 자세를 취할 때 나타나며, 위팔뼈보다 아래팔을 약간 가쪽에 위치하도록 만든다. 아래팔이 위팔뼈보다 안쪽에 위치하는 안굽이팔꿉은 전형적인 자세가 아니며, 먼쪽위팔뼈 골절의 결과로 나타난다. 운반각은 다양하지만, 약 15°이다. 평균적으로 여성이 남성보다 약 2°더 큰 각을 가진다. 운반각은 손을 입으로 가져가는 생체역학적 효율성을 돕는다. 사람이 손으로 물체를 들고 걸을 때, 운반각에 의해 물체가 몸통으로부터 떨어지게 된다.

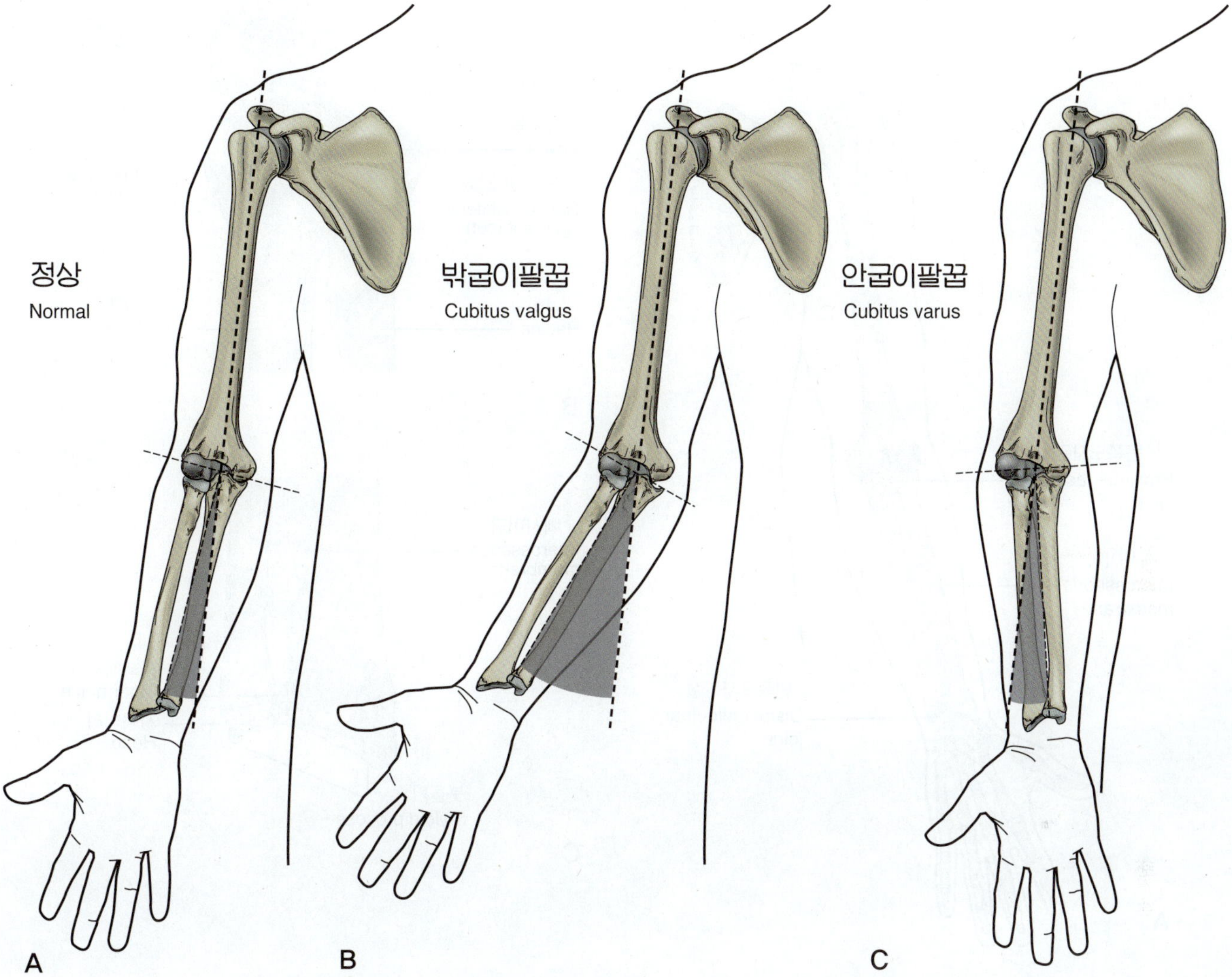

그림 9.7 (A) 팔꿈치의 평균 운반각은 약 15°이다. (B) 과도한 밖굽이팔꿉은 위팔뼈와 아래팔 사이의 각도가 15°보다 큰 경우이다. (C) 안굽이팔꿉은 아래팔의 위치가 위팔뼈의 중앙선을 지나 안쪽으로 더 편위된 경우이다.

몸쪽노자관절과 먼쪽노자관절

자뼈의 노뼈패임, 노뼈머리, 고리인대 및 위팔뼈 작은머리가 팔꿉관절 관절주머니 안에 들어 있는 몸쪽노자관절을 형성한다. 고리인대는 노뼈머리를 둘러싸고 노뼈패임의 앞쪽과 뒤쪽면에 부착한다. 연골성 관절면은 아래팔을 움직일 때 최소한의 마찰로 자뼈를 중심으로 노뼈가 돌림되도록 만든다. 먼쪽노뼈의 자뼈패임, 관절원반 및 자뼈머리는 먼쪽 섬유성 노자관절을 형성한다. 관절원반은 오목면을 가지고 있다. 관절원반의 몸쪽 관절면은 자뼈머리와 관절을 이루고 있고, 먼쪽 관절면은 손목뼈와 접촉한다.

그림 9.8은 몸쪽노자관절과 먼쪽노자관절, 그리고 그들의 관절면을 보여주고 있다.

인대

노뼈몸통과 자뼈몸통 사이에는 뼈사이막이 존재하여 몸쪽노자관절과 먼쪽노자관절을 안정화시킨다. 고리인대, 네모인대, 빗삭 등은 몸쪽노자관절을 지지한다. 노뼈머리를 감싸는 고리인대는 본 장의 앞부분에서 설명되었다. 네모인대는 자뼈와 노뼈목을 연결하며, 자뼈의 노뼈패임과 노뼈 사이의 정렬을 유지시킨다. 빗삭은 자뼈에서 아래쪽으로 주행

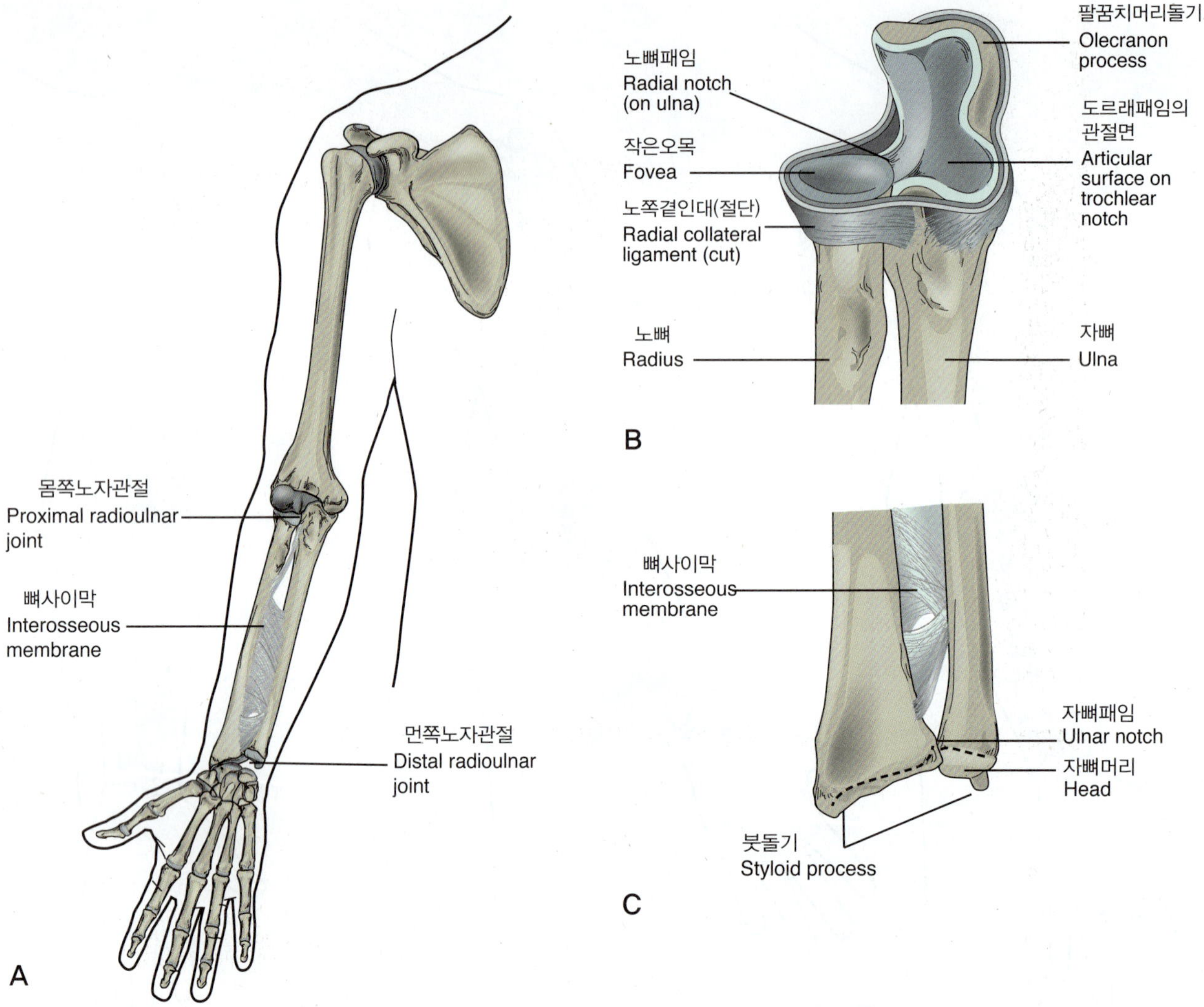

그림 9.8 (A) 몸쪽노자관절과 먼쪽노자관절의 이마면. (B) 몸쪽노자관절의 윗면. (C) 먼쪽노자관절의 앞면.

하여 노뼈에 있는 위팔두갈래근 거친면 아래쪽에 부착한다. 등쪽노자인대와 바닥쪽노자인대는 먼쪽노자관절에 안정성을 제공한다. 그들의 섬유는 자뼈패임의 등쪽과 바닥쪽에서 시작하여 자뼈와 자뼈붓돌기에 부착한다(그림 9.9).

운동형상학

먼쪽노자관절의 움직임은 항상 몸쪽노자관절의 움직임을 동반한다. 이들 두 관절은 함께 작용하여 자유도 1의 움직임을 일으킨다: 엎침과 뒤침. 아래팔이 엎침과 뒤침할 때, 노뼈는 자뼈를 중심으로 회전을 한다. 엎침과 뒤침은 수직축을 중심으로 가로면에서 일어난다(그림 9.10). 아래팔 뒤침의 끝범위 때, 손바닥은 위쪽으로 향한다. 뒤침의 평균 가동범위는 85–90°이다.

뒤침(**평균**, 75–80°)할 때, 손바닥이 아래쪽 방향으로 향하도록 아래팔이 회전한다(그림 9.11). 손이 노손목관절에서 노뼈와 관절을 이루기 때문에, 아래팔이 회전을 할 때 손이 노뼈를 따라 움직인다. 몸쪽노자관절에서 자뼈의 노뼈패임과 고리인대에 의해 형성된 관절면 안에서 노뼈머리가 축돌림할 때 엎침과 뒤침이 일어난다. 이와 동시에 먼쪽노자관절에서 움직임이 일어난다. 아래팔을 엎침할 때, 먼쪽 노뼈의 자뼈패임은 자뼈머리 위에서 앞쪽으로 구르기와 활주를 한다. 관절원반은 노뼈와 같은 방향으로 움직인다. 노뼈의 구르기와 활주의 방향은 뒤침할 때와 반대이다(그림 9.10 **참고**).

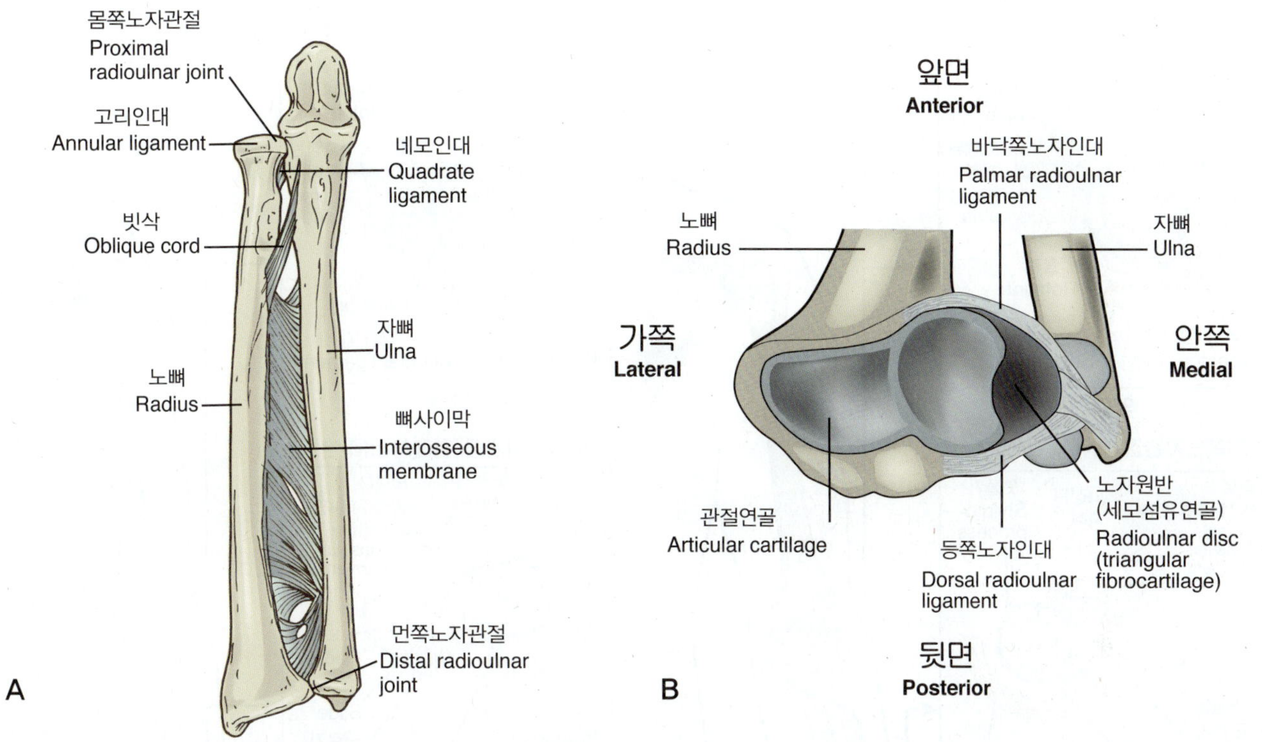

그림 9.9 (A) 몸쪽노자인대와 먼쪽노자인대의 앞면. (B) 노자관절의 먼쪽끝단(출처: Starkey C, Brown D. Examination of Orthopedic and Athletic Injuries. 4th ed. Philadelphia. PA. F.A. D Company. 2015, p 691).

임상 연결 9.2

아래팔이 엎침되고 팔꿈치가 폄된 팔을 갑자기 당기면, 노뼈머리의 아탈구나 고리인대의 변위가 초래될 수 있다. 이런 손상은 "보모 팔꿈치"로 알려져 있으며, 고리인대 변위, 당김된 팔꿈치, 또는 노뼈머리 아탈구가 초래될 수 있다. 이런 현상은 어린 아동에게서 나타나고, 아이가 넘어지거나 비틀거릴 때 부모님이 아이가 넘어지지 않도록 아이의 손을 잡아당겼을 때 주로 일어난다. 아동이 넘어지는 것을 막기 위해 성인이 아이의 팔을 잡아당길 때, 아동의 노뼈머리가 몸쪽노자관절과 함께 당겨진다. 이런 손상은 어린 아이가 응급실을 방문하는 흔한 이유이다.

팔꿈치 복합체 근육
ELBOW COMPLEX MUSCLES

팔꿈치 복합체에 작용하는 근육들은 팔꿈치의 굽힘과 폄, 그리고 아래팔의 뒤침과 엎침을 일으킨다. 이들 근육의 몇몇은 2개 이상의 작용에 관여하고, 2개 이상의 관절에서 작용한다. 근육의 여러 작용을 이해하려면, 근육 기능과 관련된 몇 가지 기본 개념을 파악해야 한다. 근육이 해당 관절에 작용하기 위해서는 그 관절을 지나가야 한다. 예를 들어, 위팔두갈래근의 긴갈래는 어깨뼈의 오목위결절에서 시작한 후, 노뼈에 붙기 전에 위팔노관절을 지나간다. 이들 부착점 때문에, 위팔두갈래근은 어깨의 굽힘, 팔꿈치의 굽힘 및 아래팔의 뒤침을 일으킨다. 다른 개념은 움직이고 싶은 뼈에 근육이 부착해야 한다는 사실이다. 팔꿈치 복합체에서, 노뼈가 자뼈를 중심으로 회전하여 엎침과 뒤침을 일으키기 때문에, 노뼈에 붙어 있는 근육이 엎침과 뒤침에 기여한다.

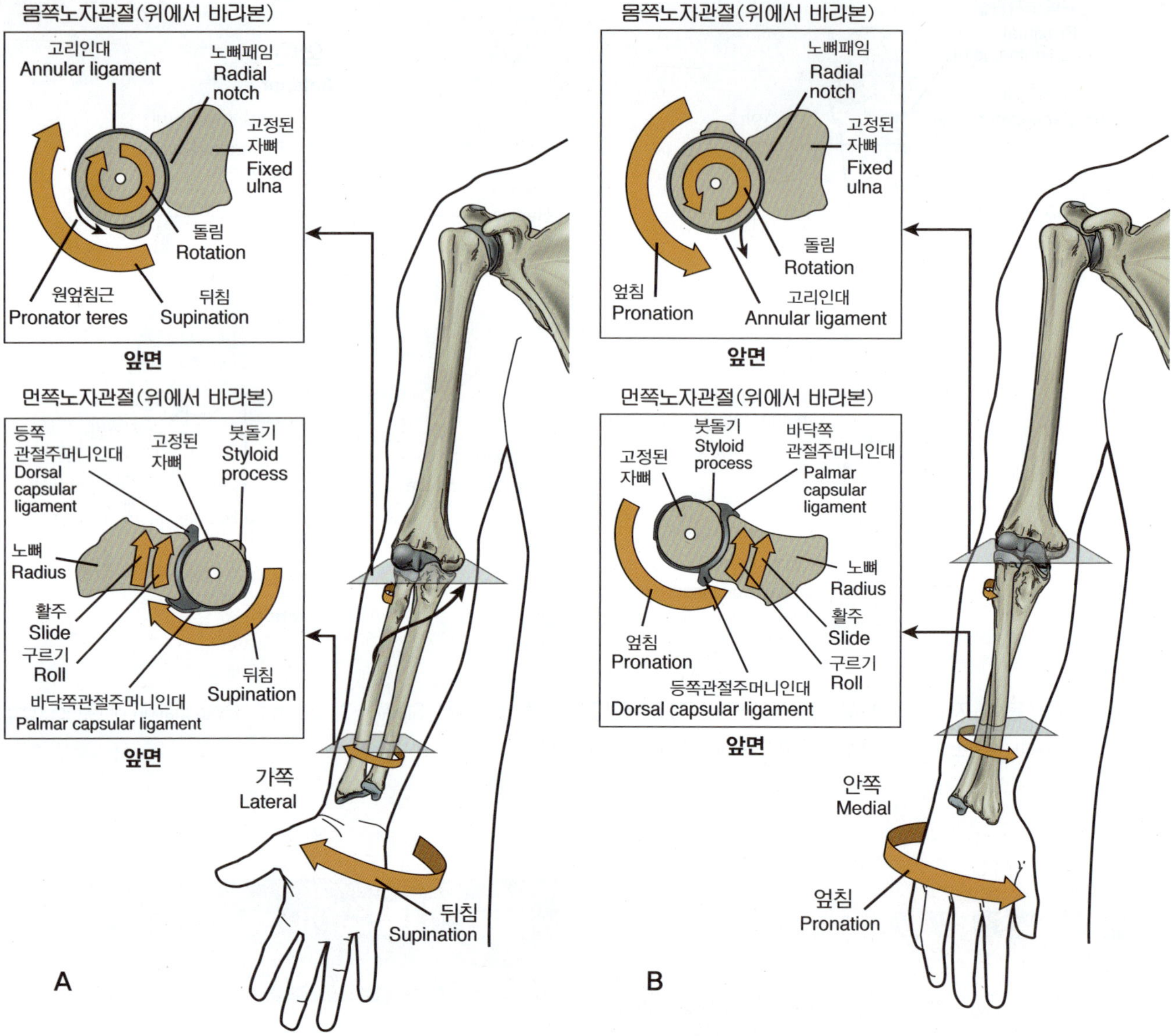

그림 9.10 (A) 앞면: 고정된 자뼈를 중심으로 노뼈가 회전하는 아래팔의 뒤침과 노뼈의 관절운동형상학 움직임. (B) 앞면: 고정된 자뼈를 중심으로 노뼈가 회전하는 아래팔의 뒤침과 노뼈의 구르기와 활주(출처: Starkey C, Brown D. Examination of Orthopedic and Athletic Injuries. 4th ed. Philadelphia. PA. F.A. D Company. 2015, p 732).

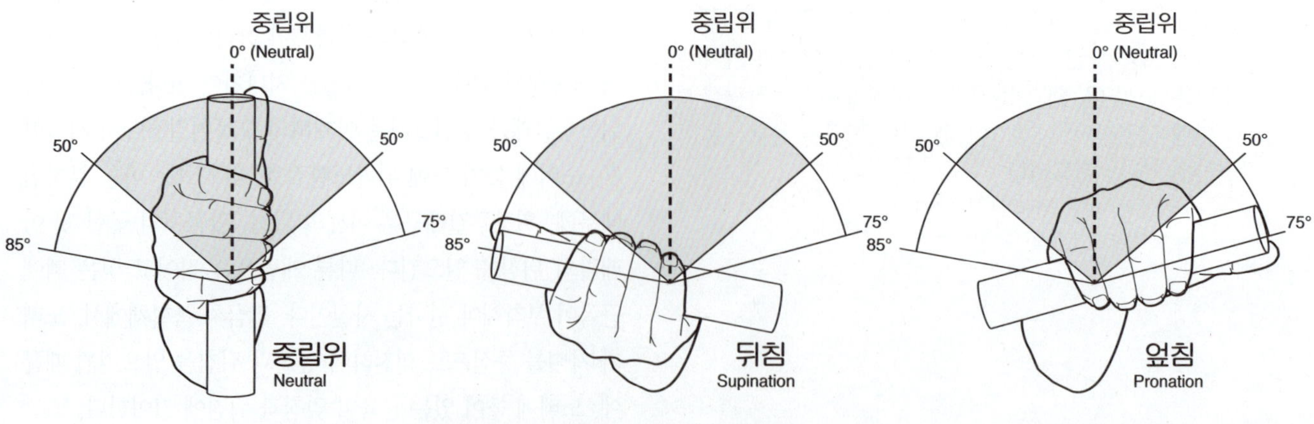

그림 9.11 아래팔의 엎침과 뒤침의 가동범위.

본 단락은 팔꿈치 복합체의 작용근에 대해 설명할 것이다. 10장 뒤에 있는 부록 B는 팔꿈치 복합체와 관련된 근육들의 이는곳, 닿는곳 및 신경지배를 사세하게 설명하고 있다.

팔꿈치 굽힘근

팔꿈치 굽힘에 주로 작용하는 근육들은 위팔두갈래근, 위팔꿈치근, 위팔노근 등이 있다. 크지는 않지만, 손목 굽힘근이 원엎침근과 함께 팔꿈치의 굽힘에 기여할 수 있다. 원엎침근의 1차 작용은 본 장의 후반부에서 설명되고, 손목 근육은 10장에서 설명될 것이다. 열린 사슬로 팔꿈치를 굽힐 때는 위팔뼈가 고정되고, 아래팔이 위팔뼈 쪽으로 움직여 두 뼈사이의 각도가 줄어든다. 닫힌 사슬로 팔꿈치를 굽힐 때는 먼쪽 분절이 지면에 고정되고, 위팔뼈가 아래팔 쪽으로 움직인다. 턱걸이 운동이 좋은 예이다. 즉, 먼쪽 분절이 고정되고, 팔꿈치 굽힘근은 위팔을 아래팔 쪽으로 당긴다.

위팔두갈래근

위팔두갈래근은 2개 갈래로 구성된다: 긴갈래와 짧은갈래. 위팔두갈래근 긴갈래는 어깨뼈의 오목위결절에서 시작한다. 짧은갈래는 어깨뼈의 부리돌기에서 시작한다. 긴갈래가 어깨관절을 지나 두갈래근고랑을 통과하는 유일한 근육이기 때문에, 이것은 어깨에 작용하여 어깨 굽힘을 일으키는 유일한 근육이다. 위팔두갈래근의 두 갈래는 위팔을 따라 아래쪽으로 주행하다가 하나의 힘살로 합쳐지고, 노뼈거친면에 부착한다(그림 9.12). 위팔두갈래근은 팔꿈치 굽힘과 아래팔 뒤침을 요구하는 움직임을 할 때 선택적으로 활성화되고, 90-100° 사이에서 최대 토크를 생산할 수 있다.

강한 굽힘력이 요구되는 기능 활동을 할 때, 팔꿈치 굽힘과 어깨 폄의 결합이 힘을 생성하는 위팔두갈래근의 능력을 증가시킨다. 이런 활동의 예는 줄다리기와 같이, 무거운 물체를 당기는 것이다. 뒤어깨세모근이 어깨를 폄할 때, 위팔두갈래근의 힘이 강화된다. 폄된 자세는 위팔두갈래근의 단축을 줄이고 수축 속도를 느리게 만든다. 3장에서 설명되었듯이, 근수축의 속도가 감소할수록, 더 큰 힘을 생산할 수 있다.

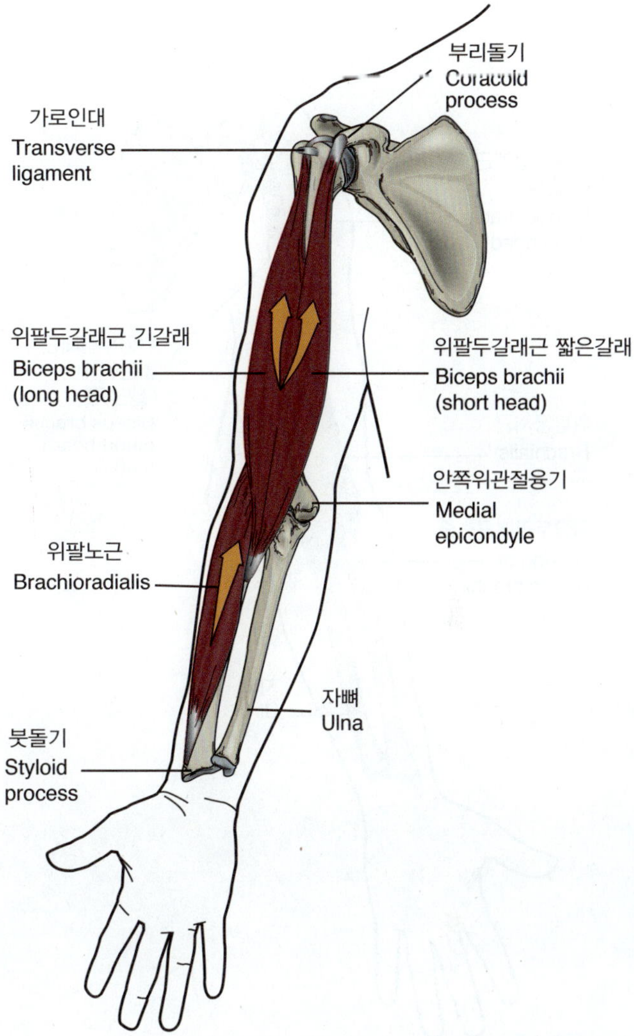

그림 9.12 앞면: 위팔두갈래근의 긴갈래와 짧은갈래, 위팔노근.

위팔꿈치근

위팔꿈치근은 큰 단면적 때문에 위팔의 짐수레말로 간주된다. 위팔꿈치근은 위팔두갈래근보다 깊은 곳에 위치하고, 위팔뼈의 먼쪽 1/2 지점에서 시작된다. 위팔꿈치근이 자뼈에 붙어 있기 때문에, 아래팔이 뒤침이나 엎침되든지, 또는 과제를 수행하는데 요구되는 힘이나 팔꿈치의 굽힘각도에 관계없이 항상 팔꿈치의 굽힘에 참여한다. 위팔꿈치근이 팔꿉관절만 지나가기 때문에, 팔꿈치의 굽힘에만 작용하고, 팔꿈치의 90° 굽힘 자세에서 가장 큰 힘을 발휘할 수 있다(그림 9.13).

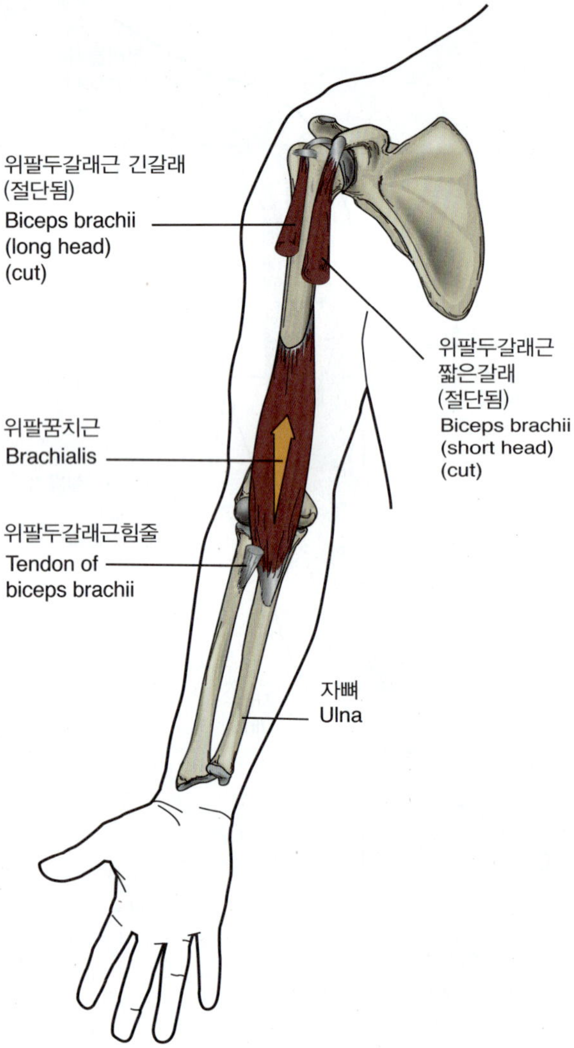

그림 9.13 앞면: 위팔두갈래근보다 깊은 곳에 위치한 위팔꿈치근.

위팔노근

위팔노근의 몸쪽 부착점은 가쪽관절융기위능선에 부착한다. 위팔노근의 힘살은 노뼈붓돌기에 부착하기 전에 주로 아래팔에 위치한다. 위팔노근은 100–120°의 굽힘 자세에서 최대 토크를 일으킨다. 그리고 위팔노근은 아래팔을 중립위로 돌림한다. 위팔노근은 노뼈에 붙어 있기 때문에 아래팔의 엎침과 뒤침에 2차 근육으로 작용한다. 위팔노근의 먼쪽 부착점과 힘의 당김선 때문에, 토크의 성분이 관절을 압박하고 관절 안정성을 증가시킨다(그림 9.12 **참고**).

팔꿈치 폄근

위팔세갈래근은 팔꿈치의 폄을 일으키는 1차 근육군이다. 팔꿈치근도 팔꿈치의 폄에 작용하지만, 전체 힘의 작은 일부를 담당한다. 열린 사슬로 팔꿈치를 폄할 때, 아래팔은 위팔에서 멀어지고, 두 뼈 사이의 각도가 증가한다. 닫힌 사슬로 팔꿈치를 폄할 때, 먼쪽 분절이 지면에 고정되고, 위팔뼈가 아래팔로부터 멀어진다. 닫힌 사슬에서 일어나는 팔꿈치 폄의 예는 엎드린 자세에서 시행되는 푸쉬–업 활동이다. 팔꿈치근이 팔꿈치 폄의 보조근으로 작용한다.

기능적으로 볼 때, 일상 과제 수행 시 팔꿈치 폄근은 팔꿈치에 정적 안정성을 제공한다. 우리는 팔꿈치를 약간 굽힘하여 물체를 들고 있다. 한 팔로 물체를 들고 다른 팔로 과제를 수행할 때 또는 양 팔을 이용해 물체를 밀 때 팔꿈치를 약간 굽힘하는 자세가 일어난다. 등척성 수축이나 낮은 속도의 원심성 수축을 할 때, 팔꿈치 폄근이 팔꿈치의 굽힘 자세를 유지한다. 팔꿈치 폄근은 공 던지기와 무거운 물건 밀기와 같은, 높은 속도와 강한 파워의 일을 수행할 수 있다. 팔꿈치 폄 동안 어깨관절 굽힘근이 활성화되면, 그들은 어깨를 폄하는 위팔세갈래근 긴갈래의 기능에 반대 작용한다.

위팔세갈래근

위팔세갈래근은 3개의 갈래를 가지고 있다: 긴갈래, 가쪽갈래 및 안쪽갈래. 위팔세갈래근의 긴갈래는 관절오목의 오목아래결절에서 시작한다. 이 근육이 어깨관절을 지나가기 때문에, 팔꿈치를 폄하는 것 이외에 어깨관절의 폄을 돕는다. 위팔세갈래근의 가쪽갈래와 안쪽갈래는 위팔뼈의 뒤쪽면에서 시작한다. 안쪽갈래는 긴갈래와 가쪽갈래보다 깊은 곳에 위치한다. 위팔세갈래근의 이들 3 부분은 팔꿈치머리돌기를 통해 자뼈에 부착하는 온힘줄을 형성하기 위해 수렴한다.

팔꿈치근

팔꿈치근은 팔꿈치 뒤가쪽면에 위치한 삼각형의 작은 근육이다. 팔꿈치근은 가쪽위관절융기에 위치하고, 팔꿈치의 뒤가쪽 관절주머니에 합병된다. 비록 팔꿈치근이 작은 횡단면 때문에 폄근으로서 작은 역할만 하지만, 관절의 가쪽 안정성에 기여한다(그림 9.14).

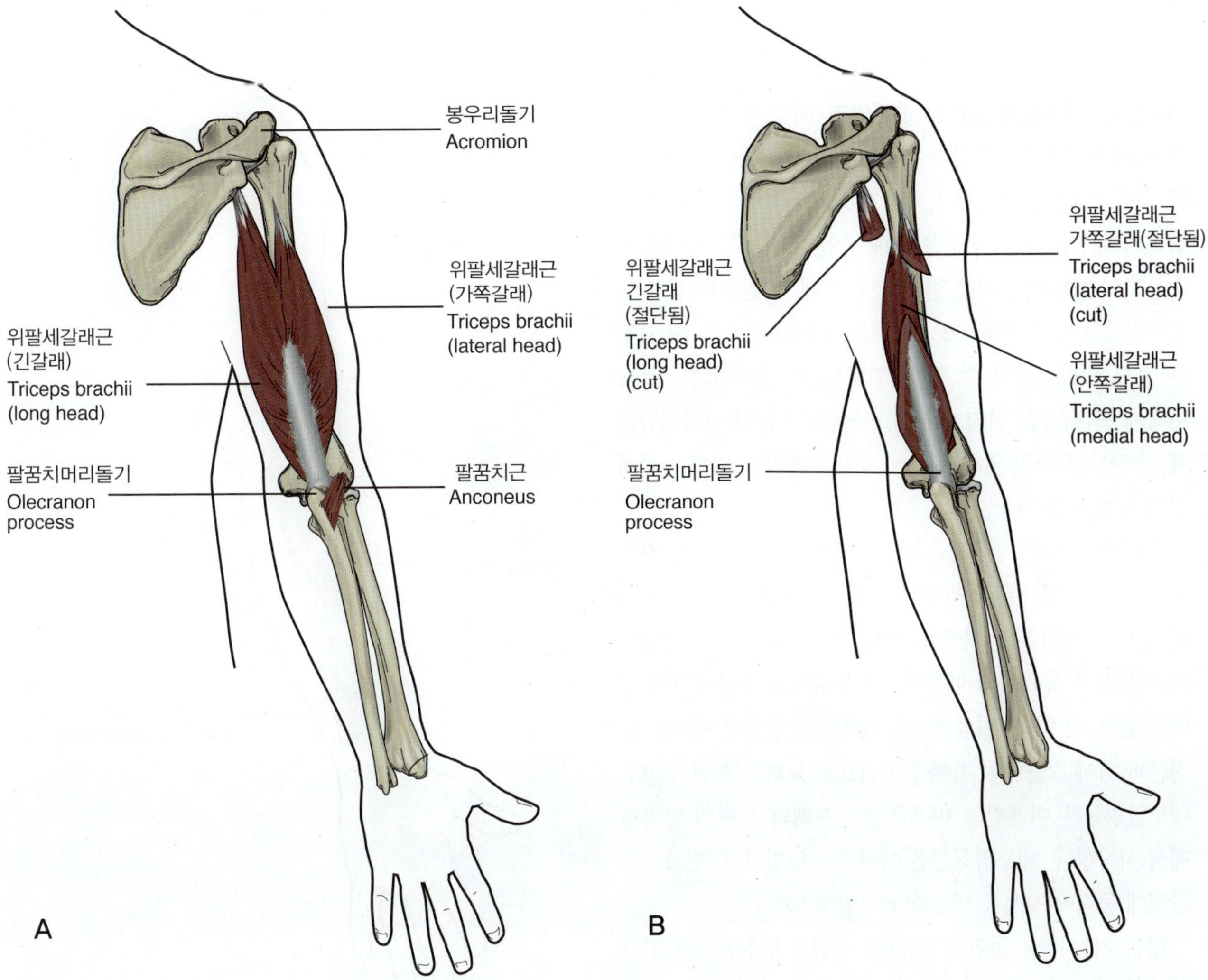

그림 9.14 (A) 뒷면. 위팔세갈래근의 긴갈래과 가쪽갈래, 팔꿈치근. (B) 뒤쪽면, 위팔세갈래근의 안쪽갈래, 긴갈래(절단됨) 및 가쪽갈래(절단됨).

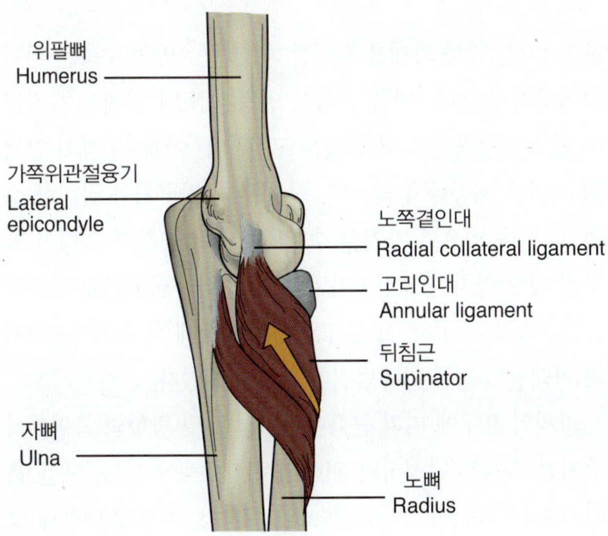

그림 9.15 뒤침근의 가쪽면.

특정 과제에 팔꿈치 폄을 수행할 때 동원되는 근육들 사이에 일반적인 계층이 형성된다. 이런 동원 패턴을 절약 법칙이라고 한다. 이 법칙에 따르면, 신경에 의해 동원되는 근섬유의 숫자는 과제를 완수하는데 필요한 토크의 크기에 좌우된다는 것이다. 신경계는 필요한 최소한의 근육만 동원한다. 폄근의 힘을 크게 요구하지 않는 활동들은 팔꿈치근과 위팔세갈래근 안쪽갈래와 관련되는 것 같다. 만약 주어진 과제를 완수하는데 더 큰 힘이 요구되면, 신경계가 부가적으로 폄근 섬유를 동원한다. 요구가 증가되면, 팔꿈치 폄을 일으키기 위해 위팔세갈래근의 가쪽갈래와 긴갈래가 동원된다. 예를 들어, 연필을 잡기 위해 팔꿈치를 펼 때 동원되는 폄근의 섬유가 엎드린 자세에서 푸쉬-업할 때 동원되는 폄근의 섬유보다 훨씬 적을 것이다.

아래팔의 뒤침근과 엎침근

위팔두갈래근과 뒤침근은 아래팔의 1차 뒤침 근육이다. 뒤침근은 가쪽위관절융기, 고리인대 및 자뼈에서 시작하여 노뼈의 몸쪽 1/3에 부착한다(그림 9.15). 뒤침근은 노뼈를 휘감고 있고, 천천히 움직이거나 최소의 저항을 이기고 움직일 때 아래팔의 뒤침을 위해 충분한 토크를 제공한다. 중등도의 힘이나 무거운 힘이 요구될 때, 뒤침근과 함께 위팔두갈래근이 활성화되고, 팔꿈치가 약 90° 굽힘될 때 가장 큰 토크를 발생시킬 수 있다. 위팔노근은 2차 뒤침근으로 뒤침에 큰 작용을 하지 않는다. 아래팔이 완전 엎침되었을 때, 위팔노근 완전 엎침과 뒤침 사이의 중간 범위까지 아래팔의 돌림을 돕는다.

원엎침근과 네모엎침근은 아래팔의 엎침을 담당하는 작용근이다. 원엎침근은 위팔뼈의 안쪽위관절융기에서 시작하여 중간 노뼈몸통의 가쪽에 착지한다. 정중신경이 원엎침근의 힘살을 통과하기 때문에, 이 부위에서 정중신경이 압박을 받을 수 있다. 원엎침근은 아래팔을 엎침할 때 네모엎침근과 함께 작용하여 자뼈를 중심으로 노뼈를 회전시킨다. 네모엎침근은 아래팔의 먼쪽끝단인 자뼈와 노뼈의 앞쪽면에서 시작한다. 네모엎침근은 아래팔을 엎침하고, 먼쪽노자관절에 동적 안정성을 제공한다(그림 9.16).

많은 기능 활동 동안, 아래팔의 뒤침과 엎침은 오목위팔관절의 안쪽돌림과 가쪽돌림과 관련된다. 어깨관절의 가쪽돌림은 종종 아래팔의 뒤침과 쌍으로 이루어지고, 반면, 안쪽돌림은 아래팔의 엎침과 함께 일어난다. 어깨관절의 돌림과 아래팔의 돌림이 결합하면, 손이 약 360°의 원호 운동으로 과제를 수행할 수 있지만, 아래팔의 뒤침과 엎침만 일어난다면 그 손은 180°의 원호운동으로 과제를 수행할 것이다.

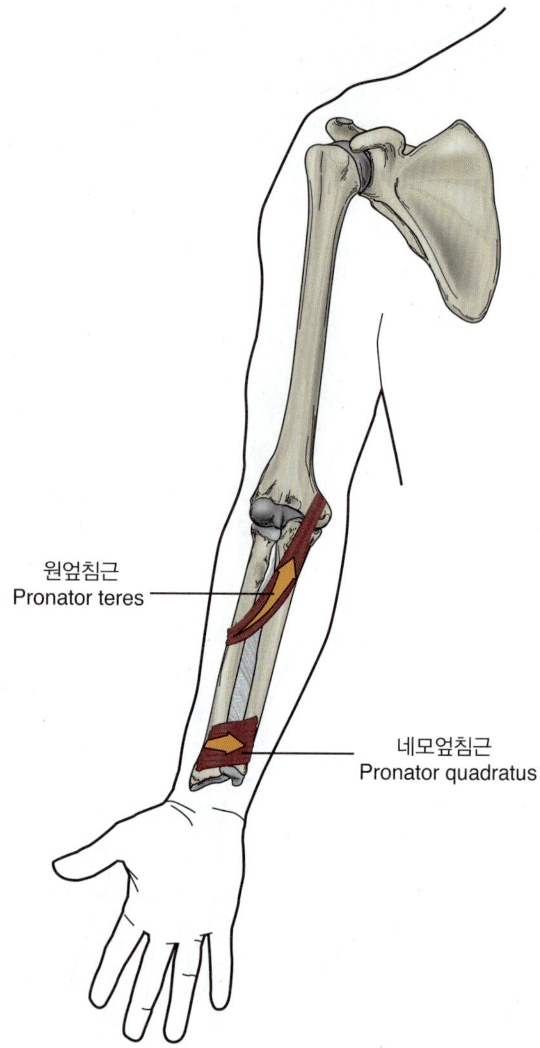

그림 9.16 앞면. 원엎침근과 네모엎침근.

기능 활동 동안의 근육 동원
MUSCLE RECRUITMENT DURING FUNCTIONAL ACTIVITIES

앞장에서 언급되었듯이, 개별적인 근육 기능을 먼저 연구하더라도, 여러 근육들이 함께 작용하여 과제를 수행하기 때문에, 근육에 대한 검사도 여러 근육들을 한꺼번에 실시해야 한다. 기능 과제를 수행할 때 한 근육만의 수축은 거의 일어나지 않는다. 먼쪽 근육이 안정된 토대 위에서 움직일 수 있도록 몸쪽 근육이 관절을 고정한다. 어깨복합체가 안정된 기반을 제공하지 않으면, 식사할 때 팔꿈치가 굽힘할 수 없고, 손을 입으로 가져갈 수 없을 것이다. 강한 그립이 요구될 때 팔꿈치를 고정하기 위해 팔꿈치의 굽힘근과 폄근이 공동수축할 수 있다. 표 9.1은 기능 활동에 요구되는 팔꿈치와 아래팔의 평균 가동범위를 제시하고 있다.

과제의 요구에 따라 근육은 속도, 힘 및 방향의 측면에서 주어진 과제를 달성하기 위해 협력작용해야 한다. 예를 들어, 나사드라이버로 나사를 조일 때처럼, 저항에 대항해 강한 아래팔 뒤침이 요구될 때, 위팔두갈래근이 충분한 힘을

표 9.1 기능 활동 동안의 팔꿈치와 아래팔의 운동*

활동	굽힘 범위	엎침	뒤침
전화사용	43-136	41	23
의자에서 일어서기	20-95	34	24
컵으로 물 마시기	72-129	-3	31
포크로 식사하기	85-128	10	52
숟가락으로 식사하기	101-123	23	59

*모든 수치는 평균 각도이다.

제공하기 위해 뒤침근을 돕는다. 그러나 만약 위팔두갈래근에 저항이 걸리지 않으면, 팔꿈치가 굽힘될 것이다. 이 과제를 수행할 때 위팔두갈래근의 굽힘에 반대하기 위해, 위팔세갈래근이 동원될 수 있다. 아래팔이 뒤침하여 나사드라이버를 돌림할 때, 위팔두갈래근과 위팔세갈래근의 동시수축으로 팔꿈치가 정적으로 고정된다. 어깨가슴관절 근육과 오목위팔관절 근육은 아래팔이 움직이는 동안 어깨복합체가 움직이지 않도록 고정한다. 아래팔이 나사드라이버를 돌림할 때, 손목과 손의 근육은 나사 드라이버의 그립을 안정화시킨다(그림 9.17).

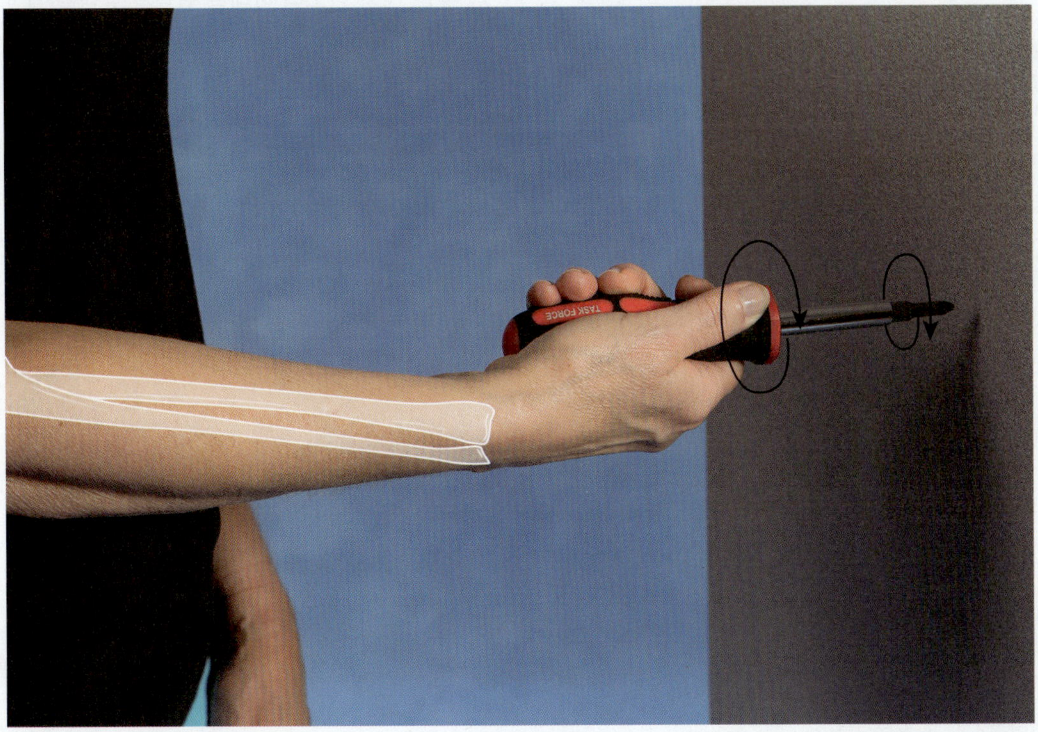

그림 9.17 팔꿈치의 안정된 자세를 유지하기 위해 위팔두갈래근과 위팔세갈래근이 공동수축한다. 위팔두갈래근과 뒤침근은 드라이버로 나사를 푸는데 요구되는 힘을 제공한다.

요약
CHAPTER SUMMARY

팔꿈치에서 3개 몸쪽 관절과 1개 먼쪽 관절을 형성하는 팔꿈치 복합체는 어깨복합체와 손목/손 사이의 연결을 제공한다. 위팔자관절, 위팔노관절 및 몸쪽노자관절은 하나의 관절주머니에 의해 둘러싸여 있고, 인대 구조물이 관절주머니를 보강하고 있다. 물체를 잡기 위해 팔을 뻗을 때 팔꿈치의 폄이 팔을 길게 만든다. 팔꿈치의 굽힘은 손을 몸 쪽으로 가져오게 한다. 몸쪽노자관절과 먼쪽노자관절은 함께 작용하여 자뼈를 중심으로 노뼈를 회전시켜 아래팔을 뒤침이나 엎침시킨다. 이런 회전 운동은 어깨에 의해 제공된 돌림 범위를 증가시키고, 360° 공간에 손을 어느 위치로도 배치할 수 있게 한다. 팔꿈치 복합체와 관련된 근육은 상황에 따라 작용근이 되고, 전체 움직임 패턴에 영향을 주는 협력근으로도 작용하고, 또 다른 관절이 움직일 수 있도록 고정근으로도 작용한다. 주어진 활동을 하는 그들의 특별한 기능은 과제를 달성하는데 요구되는 것에 좌우된다.

사례 연구(Case Study)

Markus는 축구경기를 하다가 팔을 다쳐, 오른쪽 위팔꿈치근에 화골성 근염이 발생했다. 외상성 화골성 근염은 손상의 결과로 근조직의 칼슘화가 일어난 경우이다. X 선상에서 오른쪽 위팔꿈치근의 먼쪽 1/3 지점에서 화골성 근염의 특성을 가진 전위성 골화가 발견되었다. 골화 부위는 촉진 시 민감했고, 딱딱했다.

1. 팔꿈치의 어떤 능동 운동이 Markus의 통증을 일으킬 것 같은가?
2. 팔꿈치의 어떤 수동 운동이 Markus의 통증을 일으킬 것 같은가?
3. Markus가 아래팔을 엎침했을 때 통증이 발생하는가? 그 이유는?

복습 / DISCUSSION QUESTIONS

1. 팔꿈치 복합체의 몸쪽 관절을 구성하는 3개 관절을 확인한다.
2. 고리인대의 역할을 무엇인가?
3. 안쪽곁인대와 가쪽곁인대에 가해지는 스트레스의 종류는 무엇인가?
4. 운반각의 기능적 목적이 무엇인지를 생각해 본다.
5. 팔꿈치와 아래팔에서 일어나는 뼈운동형상학 움직임을 수행해 보고, 각 관절에서 일어나는 관절운동형상학 움직임을 설명해 본다.
6. 위팔두갈래근의 선택적 활동이 요구되는 몇 가지 기능 활동을 제시해 본다. 큰 힘을 요구하는 활동과 최소의 근수축만 요구하는 활동을 비교해 본다.
7. 팔꿉관절을 80° 굽힘한 상태에서 무거운 물체를 들고 유지한다. 그런 다음, 그 물체를 내려놓고, 팔꿈치를 110° 굽힘상태에서 그 물체를 들고 유지한다. 어떤 자세가 위팔두갈래근의 적은 힘을 요구하는가? 여러분의 생각을 나누어 본다.
8. 팔꿈치를 폄할 때 위팔세갈래근과 관련된 절약 법칙을 설명해 본다.
9. 낮은 저항 강도의 아래팔 뒤침과 엎침을 할 때, 어느 근육이 활성화되는가? 큰 힘이 요구될 때는 어느 근육이 활성화되는가?

10. 팔꿈치 근육과 어깨복합체 근육 중 어느 근육이 다음의 활동에 관여하는가? 고정근과 작용근을 고려한다. 어떤 근수축이 일어나는가?

활동	근육	근수축의 종류
a. 창문 열고 닫기		
b. 나사를 드라이버로 쪼이기		
c. 푸쉬-업해서 바닥으로부터 가슴을 들어올리기		
d. 푸쉬-업에서 가슴을 바닥으로 내려놓기		
e. 공 던지기		
f. 모자 벗기		

참고문헌(BIBLIOGRAPHY)

Badia A, Stennett C. Sports-related injuries of the elbow. *J Hand Ther.* 2006;19:206-226.

Bernstein AD, Jazrawi LM, Rokito AS, Zuekerman JD. Elbow joint biomechanics: basic science and clinical applications. *Orthopedics.* 2000;23:1293-1301.

Brown D. Emergency department visits for nursemaid's elbow in the United States, 2005-2006. *Orthop Nurs.* 2009;28:161-162.

Garrison JC, Arnold A, Macko M, Conway JE. Baseball players diagnosed with 2-ulnar collateral ligament tears demonstrate decreased balance compared to healthy controls. *J Orthop Sports Phys Ther.* 2013;43:752-758.

Hariri S, Safran MR. Ulnar collateral ligament injury in the overhead athlete. *Clin Sports Med.* 2010;29:619-644.

Houglum PA, Bertotio DB. *Brunnstrom's Clinical Kinesiology.* 6th ed. Philadelphia, PA: FA Davis; 2012.

Kim MC, Eckhardt BP, Craig C, Kuhns LR. Ultrasonography of the annular ligament partial tear and recurrent "pulled elbow." *Pediatr Radiol.* 2004;34:999-1004.

Kincaid BL, An K-N. Elbow joint biomechanics for preclinical evaluation of total elbow prostheses. *J Biomech.* 2013;46:2331-2341.

Levangie PK, Norkin CC. *Joint Structure and Function: A Comprehensive Analysis.* 5th ed. Philadelphia, PA: FA Davis; 2011.

Lockard M. Clinical biomechanics of the elbow. *J Hand Ther.* 2006; 19:72-80.

Norkin CC, White DJ. *Measurement of Joint Motion: A Guide to Goniometry.* 4th ed. Philadelphia, PA: FA Davis; 2009.

Starkey C, Brown SD, Ryan J. *Examination of Orthopedic and Athletic Injuries.* 3rd ed. Philadelphia, PA: FA Davis; 2010.

Yu J, Ackland DC, Pandy MG. Shoulder muscle function depends on elbow joint position: an illustration of dynamic coupling in the upper limb. *J Biomech.* 2011;44:1859-1868.

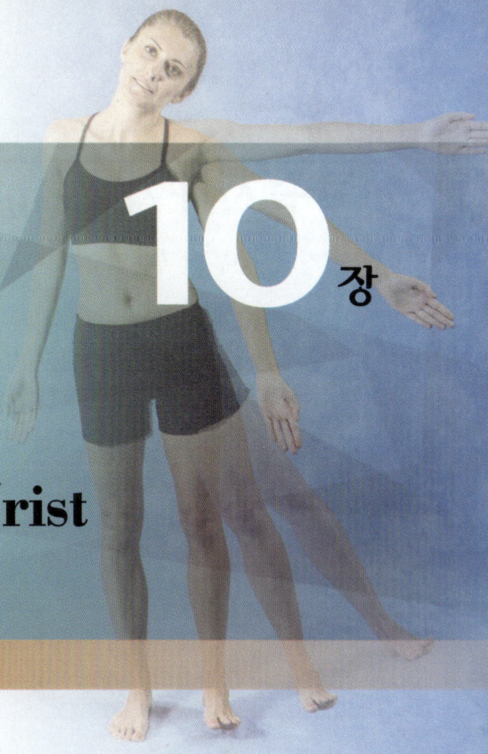

10장

손목과 손 복합체의 구조와 기능

Structure and Function of the Wrist and Hand Complex

핵심 개념 / Key Concepts

손목 복합체 구조물

뼈 구조물

관절과 인대 구조물

손목굴

운동형상학

근육

- 손목 폄근
- 손목 굽힘근
- 손목 노쪽치우침과 자쪽치우침

손 복합체 구조물

뼈 구조물

- 손활

관절 구조물

- 손목손허리관절
  - **운동형상학**
- 손허리손가락관절과 마디뼈사이관절

인대와 결합조직 구조물

근육

- 외재근
  - **손가락 굽힘근**
  - **힘줄작용**
  - **굽힘근힘줄 말이집과 도르래 시스템**
  - **손가락 폄근**
  - **폄근장치**
- 내재근
  - **엄지두덩 근육**
  - **새끼두덩 근육**
  - **깊은 근육**

손목과 손의 기능적 사용

기능적 자세

잡기

- 그립
- 핀치

학습 성과 / Learning Outcomes

본 장을 공부한 후, 학습자는 다음을 할 수 있을 것이다:

10.1 손목과 손 복합체를 구성하는 뼈 구조물을 알 수 있다.
10.2 손목과 손 복합체의 관절을 명명할 수 있다.
10.3 손목과 손의 뼈운동형상학 움직임을 보여줄 수 있고, 각 관절의 전형적인 가동범위를 목록할 수 있다.
10.4 손목과 손의 주요 인대와 결합조직을 목록하고, 안정성의 기능과 그들이 제한하는 움직임을 설명할 수 있다.
10.5 손목굴을 형성하는 구조물과 손목굴을 지나가는 구조물을 알 수 있다.
10.6 3개 손활의 구조와 기능을 비교할 수 있다.
10.7 손목과 손의 개별 근육의 기능을 알 수 있고, 손가락과 엄지의 활동과 손의 기능적 사용을 할 때 협력작용을 알 수 있다.
10.8 손의 힘줄작용을 보여줄 수 있고, 힘줄작용의 역학을 설명하고 잡기에 어떤 도움을 줄 수 있는지를 설명할 수 있다.
10.9 손의 굽힘근 힘줄 도르래 시스템과 폄근장치를 설명할 수 있다.
10.10 파워 잡기의 목적과 이용에 대해 설명할 수 있다.

손목 복합체 구조물
WRIST COMPLEX STRUCTURES

손목 복합체는 먼쪽노뼈와 손목뼈 사이의 관절로 구성된다. 자뼈는 손목뼈와 직접 관절을 이루지 않는데, 그 이유는 손목뼈와 자뼈 사이에 섬유연골 원반이 존재하기 때문이다. 작용근으로 작용하던, 고정근으로 작용하던 손목의 기능은 손의 위치와 기능에 영향을 준다. 많은 근육 힘줄이 손목을 통과하여 손과 손가락을 움직이기 때문에, 파워를 일으키고, 필요한 가동범위로 늘어날 수 있고, 또 섬세한 움직임을 일으키는 그들의 능력은 손목의 위치에 의해 영향을 받는다. 각 손목뼈 사이의 작은 관절 이외에, 손목 복합체는 노손목관절과 중간손목관절을 가지고 있다(그림 10.1).

운동형상학과 손목 복합체를 조절하는 근육을 공부하기 전에, 이들 관절과 관련된 뼈 구조물과 결합조직에 대해 먼저 공부할 것이다.

뼈 구조물

먼쪽노뼈의 가쪽끝단은 노뼈붓돌기를 형성하고, 먼쪽자뼈는 자뼈붓돌기를 형성한다. 노뼈의 먼쪽 관절면은 시상면과 이마면에서 오목하고, 자뼈 쪽으로 약 25° 경사져 있다(그림 10.2A). 이런 경사에 의해 노쪽치우침보다 자쪽치우침이 더 크게 움직인다. 노뼈의 관절면은 손바닥쪽으로 약 10°각을 형성하고 있다. 이런 손바닥쪽의 각 형성에 의해 폄보다 굽힘이 더 많이 일어난다(그림 10.2B). 노뼈의 등쪽면에는 Lister 결절(등쪽결절)이 존재한다. 등쪽결절이 짧은노쪽손목폄근의 힘줄과 긴엄지폄근의 힘줄을 나눈다(그림 10.3).

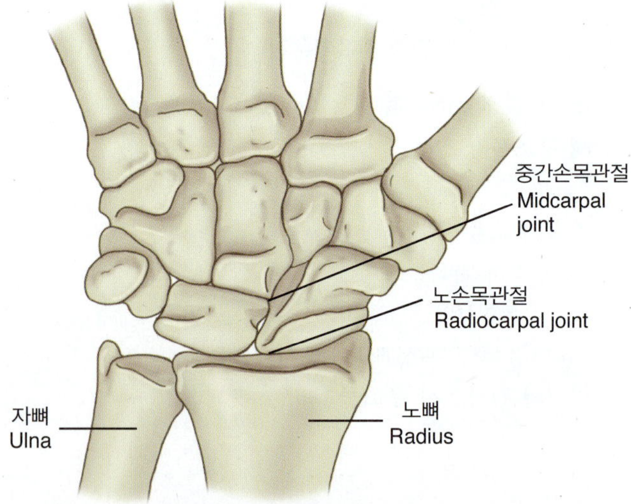

그림 10.1 노손목관절과 중간손목관절의 앞면
(출처: Starkey C, Brown D. Examination of Orthopedic and Athletic Injuries. 4th ed. Philadelphia. PA. F.A. D Company. 2015, p 782).

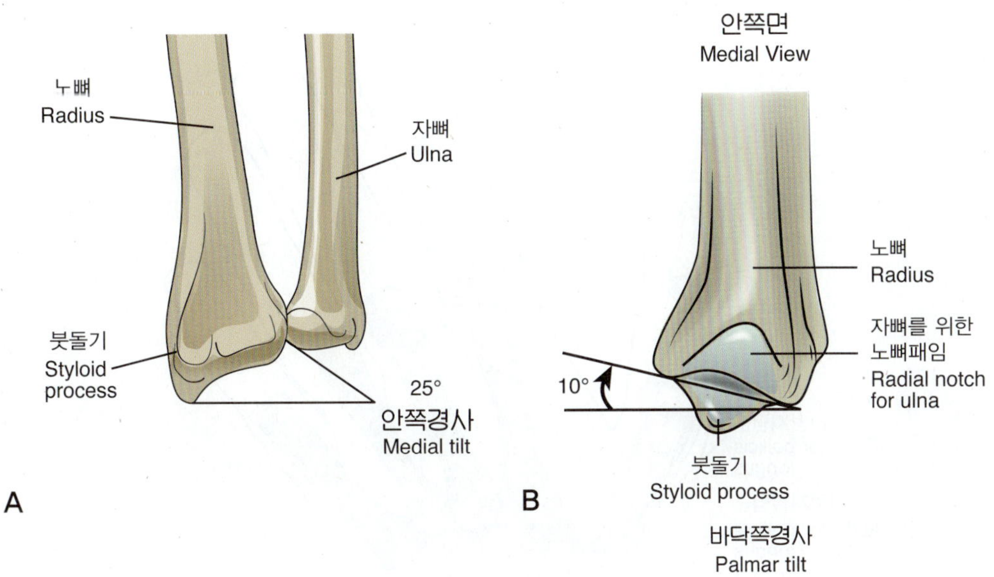

그림 10.2 노뼈붓돌기의 안쪽 경사(A)와 바닥쪽 경사(B)(출처: Roy, S, Wolf SL, Scalzitti DA. The Rehabilitation Specialist's Handbook. 4th ed. Philadelphia, PA. F.A. Davis Company, 2013: p. 53).

8개의 작은 손목뼈가 2줄로 배열되어 있다. 손배뼈, 반달뼈, 세모뼈 및 콩알뼈가 몸쪽열을 형성하고, 큰마름뼈, 작은마름뼈, 알머리뼈 및 갈고리뼈가 먼쪽열을 형성한다(그림 10.3). 콩알뼈는 종자뼈로 분류되는데, 그 이유는 자쪽손목굽힘근 힘줄 안에 위치하기 때문이다. 손배뼈, 반달뼈와 세모뼈는 노뼈와 관절을 이룬다. 손배뼈와 큰마름뼈는 해부학적 코담배갑의 바닥에 위치한다. 해부학적 코담배갑은 안쪽의 긴엄지폄근(EPL) 힘줄과 가쪽의 짧은엄지폄근(EPB) 힘줄과 긴엄지벌림(APL) 힘줄 사이에 위치한다. 이들 힘줄 사이의 함몰 부위는 바닥(**손배뼈와 큰마름뼈가 위치하는**)으로 불린다(그림 10.4). 손배뼈, 반달뼈와 세모뼈는 종종 먼쪽 노뼈의 손상과 관련된다. 손배뼈가 가장 많이 골절되고, 그 다음이 반달뼈, 맨 마지막이 세모뼈이다. 손배뼈 골절 시, 해부학적 코담배갑 바닥에서 통증이 종종 발생하고, 촉진할 때 압통이 발생한다. 손배뼈 골절의 징후와 증상을 구분하기 위해, 그림 10.5의 X 선에 나타난 노뼈와 자뼈 골절을 체크하는 것이 임상적으로 중요하다.

손목뼈 중에서 가장 크고 정중앙에 있는 알머리뼈는 갈고리뼈와 작은마름뼈 사이에 위치한다. 알머리뼈의 먼쪽 관절면은 3번 손허리뼈바닥과 관절을 이루어, 손목과 손의 종축(**세로축**) 안정성을 제공한다. 손목의 자쪽치우침과 노쪽치우침은 알머리뼈를 등쪽–바닥쪽으로 통과하는 축을 중심으로 일어난다. 큰마름뼈는 엄지의 손허리뼈바닥과 안장관절을 형성한다. 알머리뼈와 큰마름뼈 사이에 있는 작은마름뼈는 2번 손허리뼈바닥과 관절을 이룬다. 갈고리뼈는 4번째와 5번째 손허리뼈와 관절을 이루고, 손의 자쪽 가동성에 기여한다(그림 10.3 참고).

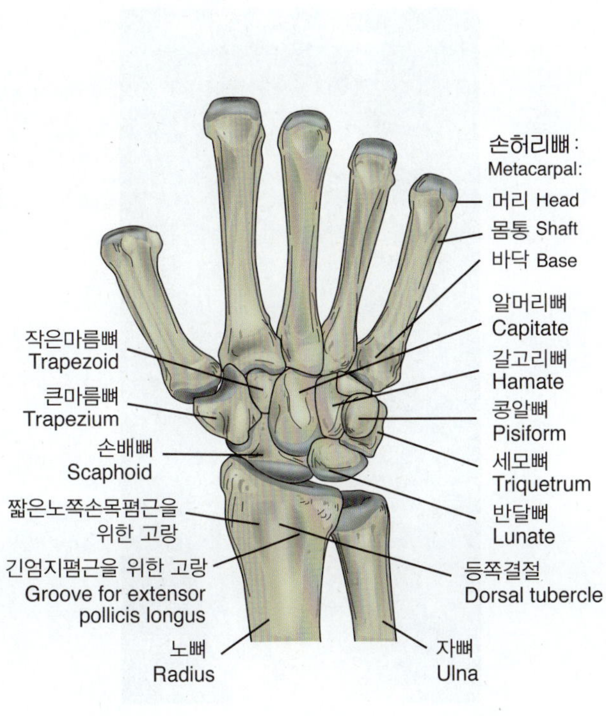

그림 10.3 앞쪽면: 먼쪽노뼈와 자뼈, 그리고 손목뼈.

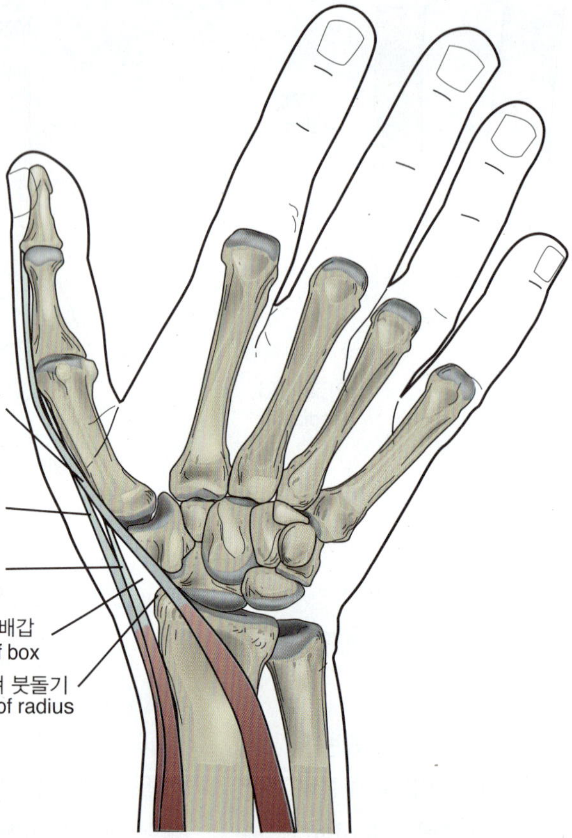

그림 10.4 손의 해부학적 코담배갑.

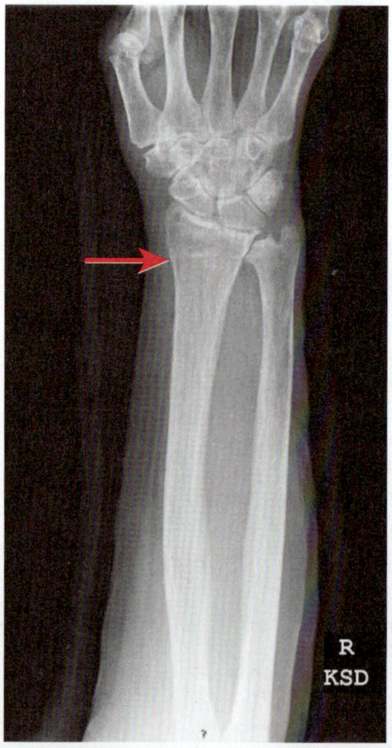

그림 10.5 X 선은 먼쪽 노뼈와 자뼈의 골절을 보여주고 있다.

관절과 인대 구조물

노손목관절은 양쪽으로 오목한 먼쪽노뼈의 관절면과 양쪽으로 볼록한 손배뼈와 반달뼈의 관절면에서 형성된다. 관절원반은 먼쪽노자관절에서 노뼈와 자뼈를 연결하고, 노손목관절로부터 먼쪽노자관절을 분리한다. 세모뼈는 손목이 완전히 자쪽치우침되었을 때 관절의 한 요소로서 작용하는데, 그 이유는 관절원반과 접촉하기 때문이다. 비록 손목뼈 사이에 몇몇 작은 손목사이관절이 있지만, 중간손목관절은 손목에서 2번째로 중요한 관절로 인식된다. 중간손목관절은 몸쪽열 손목뼈와 먼쪽열 손목뼈 사이에서 관절을 이룬다.

손목의 외재 인대는 먼쪽아래팔에서 손목까지 이어진다. 등쪽 노손목인대는 노손목관절의 뒤쪽을 지지한다. 등쪽노손목인대는 관절주머니와 결합하여 반달뼈와 세모뼈에 연결된다. 노쪽곁인대는 가쪽관절주머니의 비후된 부분이다.

바닥쪽노손목인대는 노뼈와 손목뼈 사이에 있는 3개의 인대이다: 노손배알머리인대, 노반달인대 및 노손배반달인대.

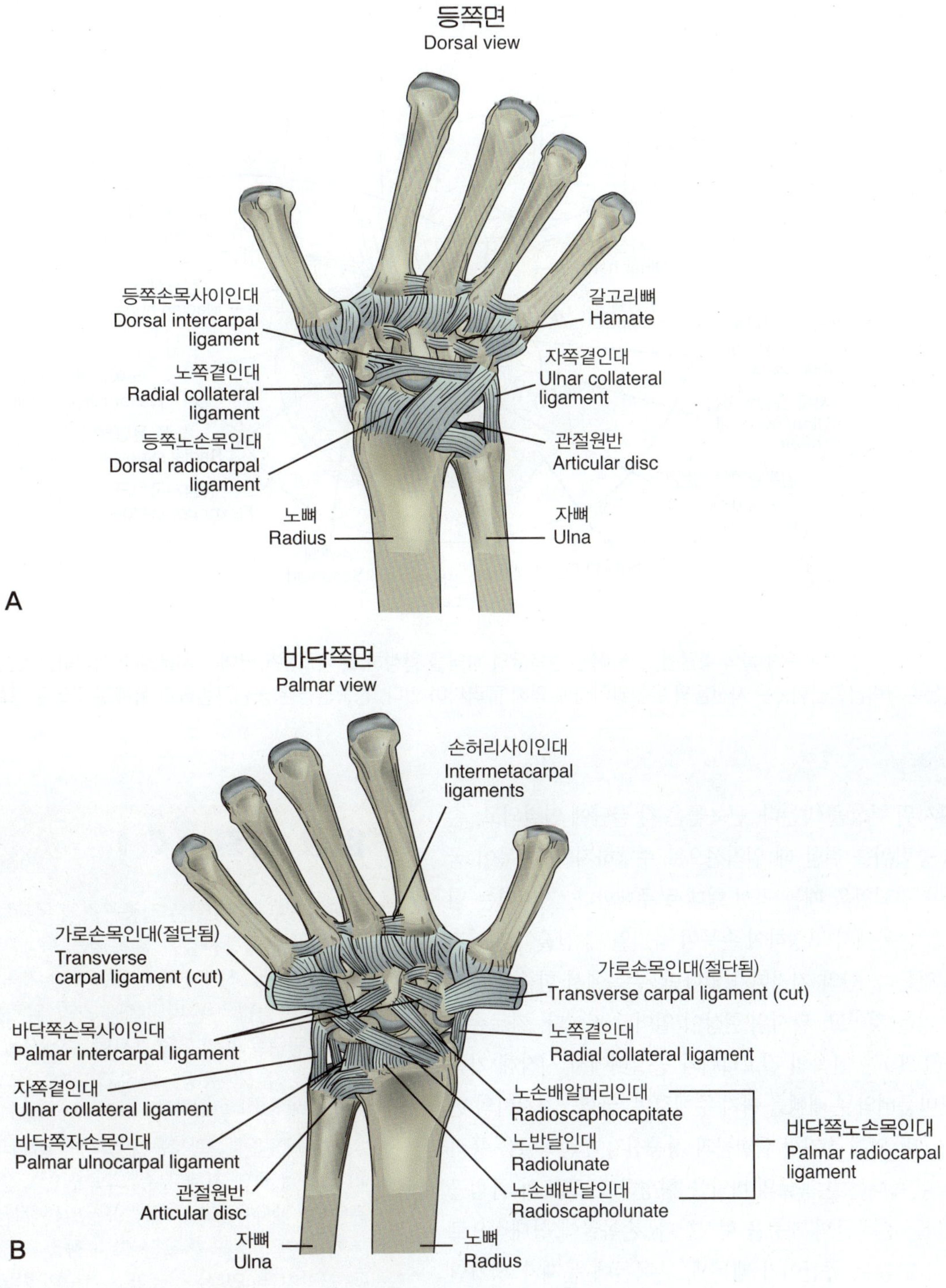

그림 10.6 손목인대의 등쪽면 (A)과 바닥쪽면 (B).

이들 인대는 손목이 완전 폄되었을 때 팽팽해진다. 자쪽곁인대는 손목의 자쪽에 위치하며, 안쪽관절주머니가 비후된 부분이다. 손목의 내재 인대는 손목뼈 사이를 주행한다. 이들 강한 인대는 먼쪽열의 손목뼈와 손허리뼈바닥을 결합한다 (그림 10.6).

손목굴

굽힘근지지띠와 폄근지지띠는 손목 인대 구조물의 한 요소이다. 이들 결합조직 밴드는 손가락의 굽힘근 힘줄과 폄근 힘줄을 제자리에 유지시켜, 손목뼈로부터 인대들이 벌어지

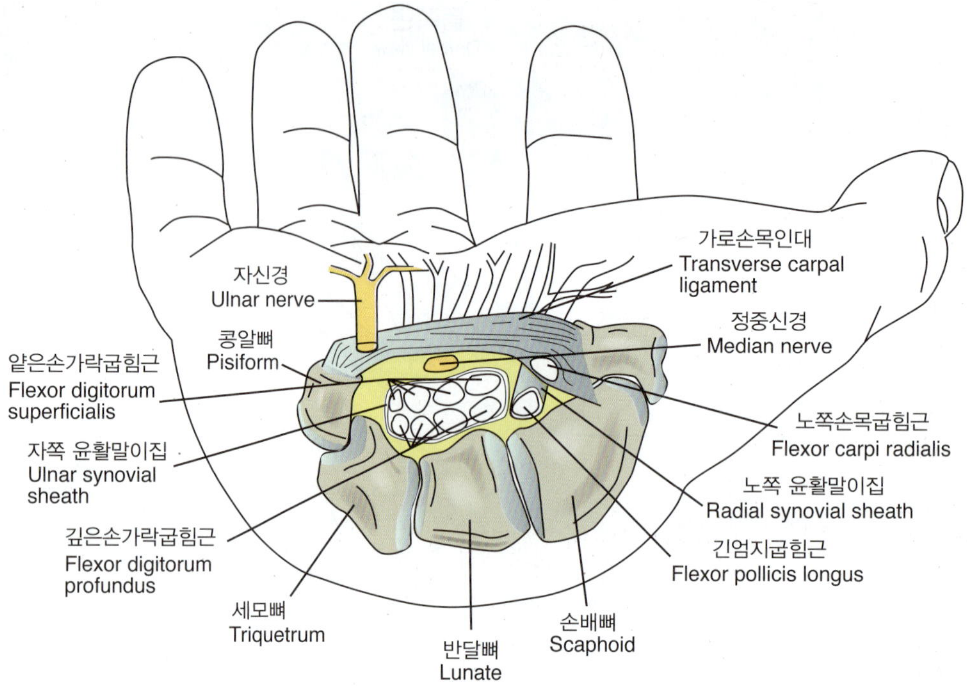

그림 10.7 손목굴 구조물의 횡단면. 손목뼈는 손목굴의 바닥을 형성하고, 가로손목인대는 지붕을 형성한다. 얕은손가락굽힘근힘줄과 깊은손가락굽힘근힘줄은 자신들의 윤활말이집에 의해 둘러싸여 있다. 정중신경은 굽힘근힘줄과 함께 손목굴을 통해 주행한다.

는 활시위 현상을 막는다. 근육들은 각 끝단에 연결되고, 손목이 중립위를 취할 때 일직선으로 주행하지만, 손목이 굽힘이나 폄되었을 때는 곡선 형태로 주행한다. 지지띠는 힘줄들을 손목에서 고정하여 손목이 움직일 때 힘줄이 휘어지도록 만든다. 만약 지지띠가 없다면, 손목에서 힘줄이 고정되지 않을 것이고, 활시위 현상이 일어날 것이다. 가로손목인대(TCL)는 안쪽의 갈고리뼈와 콩알뼈에서 시작해 가쪽의 큰마름뼈와 손배뼈를 까지 주행하며, 굽힘근지지띠의 한 요소이다. 외재 손가락 굽힘근과 정중신경이 손목굴을 통과한다. 손목뼈는 손목굴의 바닥을 형성하고, TCL과 굽힘근지지띠는 손목굴의 지붕을 형성한다. 손목굴이 상대적으로 유연하지 않는 공간이기 때문에, 손목굴에 문제가 생기면 정중신경이 압박받을 수 있다(그림 10.7).

운동형상학

손목의 굽힘과 폄은 이마축을 중심으로 시상면에서 일어난다. 자쪽으로 움직이는 손목의 모음은 **자쪽치우침**, 노쪽으로 움직이는 손목의 벌림은 **노쪽치우침**으로 불린다.

임상 연결 10.1

손목굴증후군(CTS)은 정중신경의 문제로 일어나는데, 그 이유는 정중신경이 손목굴을 통과하기 때문이다. CTS는 엄지, 집게손가락, 가운데손가락 및 반지손가락의 노쪽절반의 손바닥쪽에 감각 문제를 가지고, 또 엄지두덩근육의 약증을 가진다. 증상으로는, 이상감각, 저림, 둔감 및 통증, 그리고 근약증으로 인한 손의 기능장애 등이 있다.

CTS의 원인은 과사용(반복적인 굽힘과 폄, 또는 파워 그립에 의한 자세 지속)으로 인한 굽힘근 힘줄의 염증이다. 과사용, 국소 외상, 또는 골관절염과 같은 질환 등에 의한 부종도 손목굴 안의 공간을 좁혀, 정중신경을 압박할 수 있다. 손목과 손가락의 반복 굽힘과 폄을 요하는 작업이나 지속된 파워 그립이 CTS 발생에 기여할 수 있다. 임신(체액 정체), 류마티스 관절염, 당뇨병 등의 전신적 질환도 국소 부종을 야기시켜 정중신경을 압박할 수 있다. 장시간의 손목 굽힘이나 과도한 진동에 의한 역학적 압박도 CTS를 초래할 수 있다. 손목을 굽힘한 채로 잠을 자는 사람에게도 CTS가 발생할 수 있다. 왜냐하면 손목의 장시간 굽힘이 손목굴의 정중신경을 압박할 수 있기 때문이다.

임상 연결 10.2

네니스 엘보우로 알려진, 가쪽위관절융기통은 반복적으로 파워 그립을 사용하는 사람에게 나타나는 과사용증후군이다. 이것은 테니스를 치는 사람의 50%에서 나타난다. 테니스 엘보우는 가쪽위관절융기에 부착된 짧은노쪽손목폄근과 기타 손목폄근의 과사용으로 발생한다. 이 질환의 특징은 손목 폄근의 통증과 압통, 그립 약화, 느린 팔의 반응시간 등이다. 보존적 중재로는, 부목, 스포츠 장비의 그립 크기 증가, 약한 근육을 위한 근력 강화운동 및 타이트한 구조물을 위한 신장기법 등이 있다.

자쪽치우침과 노쪽치우침은 앞뒤축을 중심으로 일어난다. 건강한 관절의 평균 가동범위는 다음과 같다: 65–85° 굽힘, 60–85° 폄, 15–21° 노쪽치우침, 20–45° 자쪽치우침.

그림 10.8은 손목의 굽힘과 폄, 그리고 자쪽치우침과 노쪽치우침의 뼈운동형상학 움직임을 보여준다.

근육

손목과 손의 근육은 복합체로 작용한다. 근육의 일부는 협력근으로 작용한다. 손목의 근육은 굽힘, 폄, 자쪽치우침 및 노쪽치우침을 일으킨다. 손목의 능동 운동 이외, 이들 근육은 손과 손가락이 작용하는 동안 동적 안정성을 제공한다. 손목이 강하게 고정되면, 손과 손가락이 동적 그립이나 섬세한 동작을 일으킬 수 있다. 예를 들어, 주먹을 쥐는 파워 그립은 손목 폄근에 의한 강한 안정화를 동원한다. 손목 폄근을 억제하면 파워 그립을 수행할 수 없다.

다른 근육들도 여러 관절을 지나가기 때문에, 희망 관절 운동만 일으키기 위해서는 대항근에 의한 반대작용을 필요로 한다. 먼저, 손목과 손의 근육을 개별적으로 설명한 다음, 그들 근육이 협력작용을 할 때 어떻게 작용하는지를 분석해 볼 것이다. 손목과 손 근육의 이는곳, 닿는곳 및 신경지배를 알고 싶으면, 본 장의 뒷부분에 있는 부록 B를 참고하길 바란다.

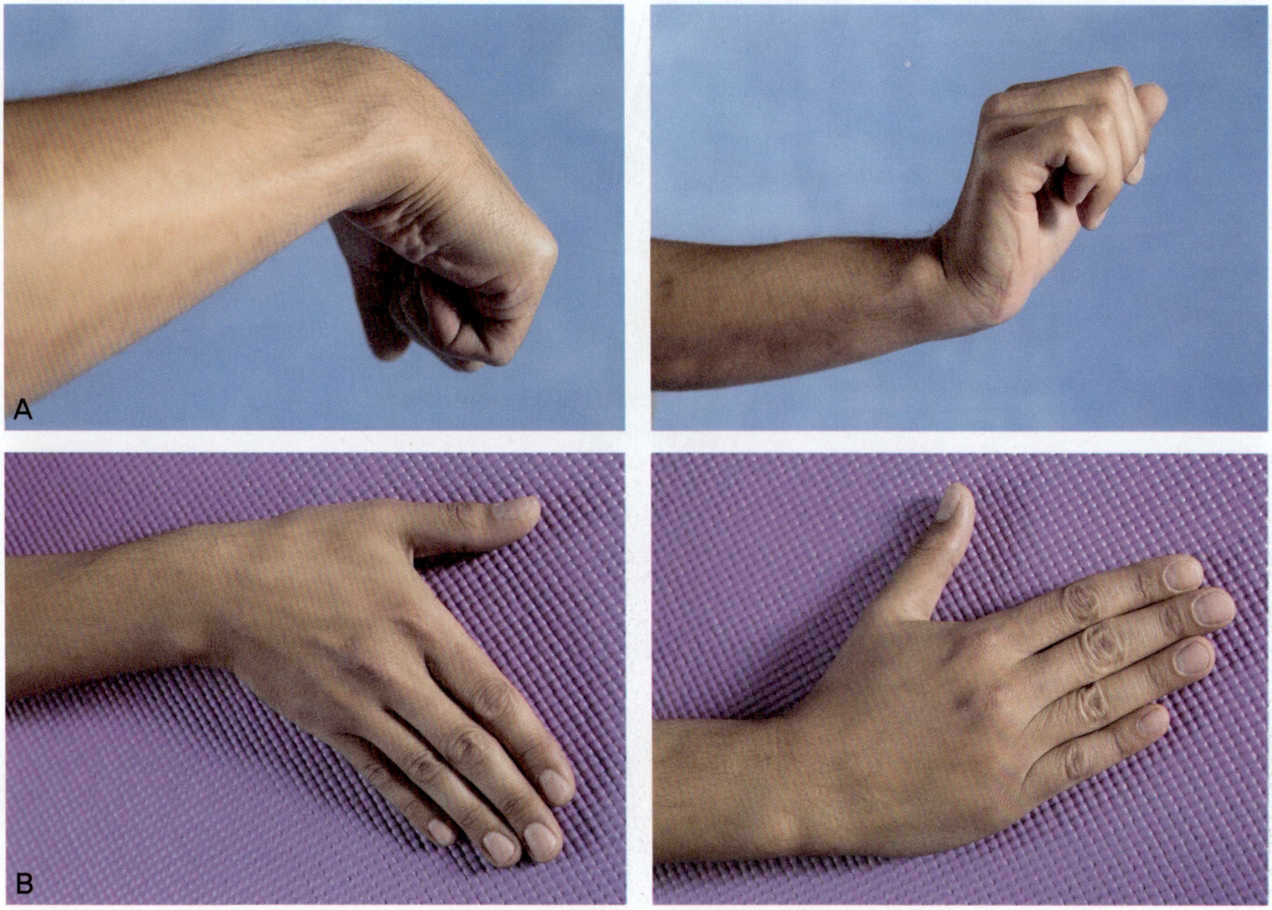

그림 10.8 (A) 손목의 굽힘과 폄. (B) 자쪽치우침과 노쪽치우침.

손목 폄근

손목 폄근은 가쪽위관절융기와 관절융기위능선의 몸쪽 부착점을 가진다. 1차 손목 폄근으로는, 긴노쪽손목폄근, 짧은노쪽손목폄근, 자쪽손목폄근 등이 있다. 긴노쪽손목폄근은 관절융기위능선의 몸쪽부착점을 가지고 있다. 손가락폄근은 손가락 폄근으로 작용할 때 손목 폄을 돕는다(그림 10.9). 강력한 그립 동안 손목을 폄 상태로 유지할 때, 폄근 그룹이 중요한 역할을 한다. 이들 역할은 손의 그립과 관련된 다음 단락에서 설명될 것이다.

손목 굽힘근

가쪽위관절융기에 있는 손목 폄근과는 달리, 손목 굽힘근은 안쪽위관절융기에 있는 온굽힘근힘줄에서 시작한다. 노쪽손목굽힘근, 자쪽손목굽힘근, 긴손바닥근, 얕은손가락굽힘근, 깊은손가락굽힘근, 긴엄지굽힘근 및 긴엄지벌림근 등이 손목 굽힘에 기여한다. 노쪽손목굽힘근힘줄은 중앙에 위치한 긴손바닥근보다 가쪽에 위치한다. 인구의 5-25%는 긴손바닥근을 가지고 있지 않다. 자쪽손목굽힘근은 아래팔의 자쪽에 위치한다(그림 10.10).

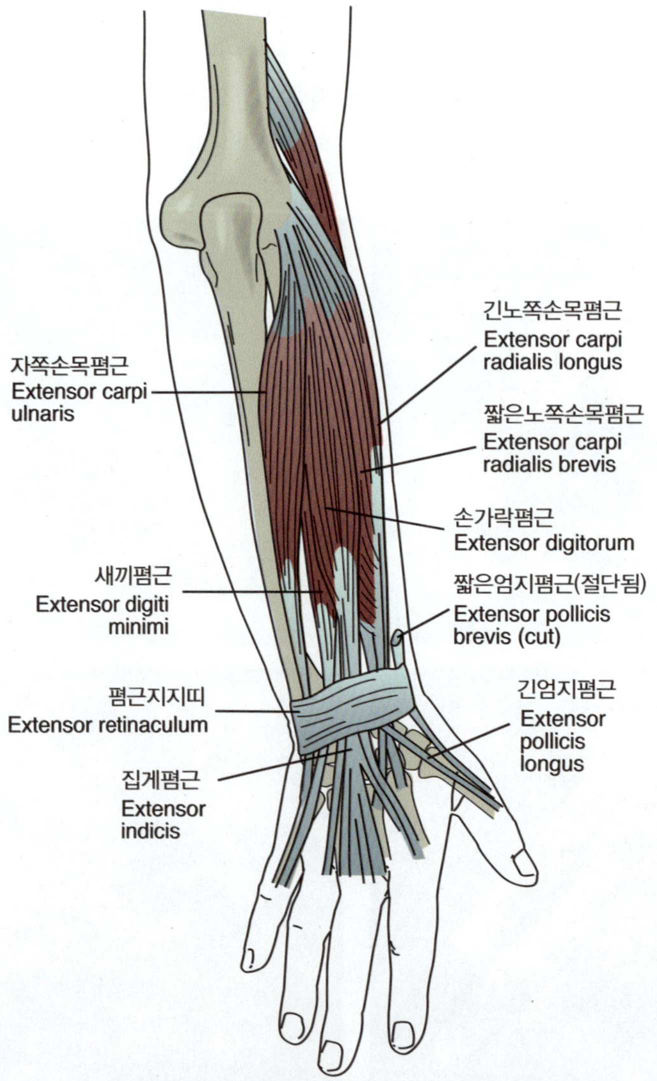

그림 10.9 1차 손목 폄근: 긴노쪽손목폄근, 짧은노쪽손목폄근 및 자쪽손목폄근. 손가락에 작용하는 2차 손목 폄근도 그려져 있다.

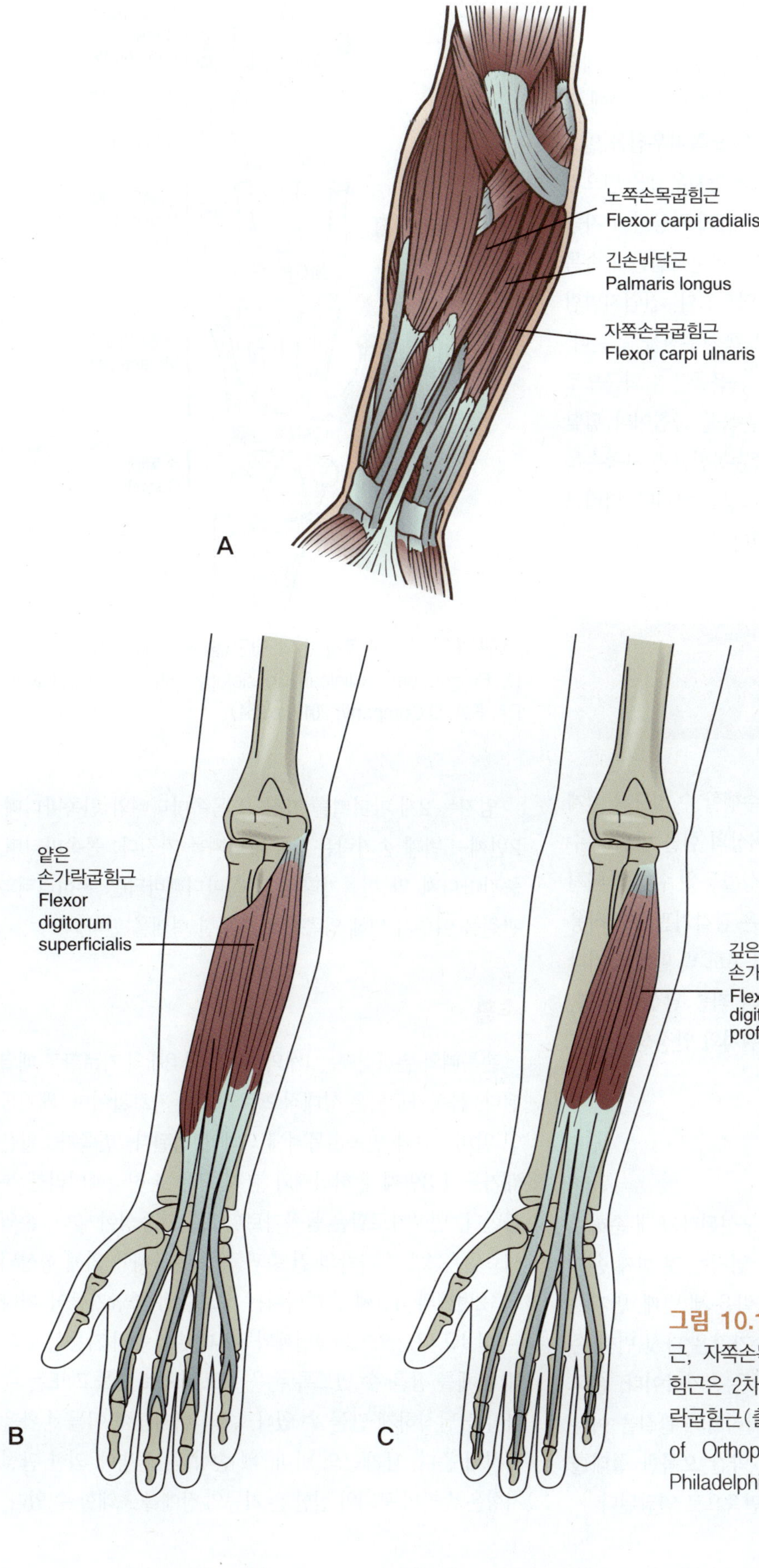

그림 10.10 (A) 1차 손목굽힘근: 노쪽손목굽힘근, 자쪽손목굽힘근, 긴손바닥근. (B) 얕은손가락굽힘근은 2차 손목과 손의 굽힘근이다. (C) 깊은손가락굽힘근(출처: Starkey C, Brown D. Examination of Orthopedic and Athletic Injuries. 4th ed. Philadelphia. PA. F.A. D Company. 2015, p 695).

손목 노쪽치우침과 자쪽치우침

중앙에 위치한 긴손바닥근과 짧은노쪽손목폄근을 제외한, 손목 굽힘근과 손목 폄근은 손목의 자쪽이나 노쪽에 위치한다. 노쪽에 위치된 굽힘근과 폄근은 노쪽치우침을 일으키고, 자쪽에 위치한 굽힘근과 폄근은 자쪽치우침을 일으킨다. 자쪽손목폄근과 자쪽손목굽힘근은 함께 작용하여 자쪽치우침을 일으킨다. 같은 방법으로, 긴노쪽손목폄근과 손목폄근은 함께 작용하여 노쪽치우침을 일으킨다. 긴엄지벌림근(APL)과 짧은엄지폄근(EPB)도 노쪽치우침을 돕는다. 노쪽치우침과 자쪽치우침을 일으키는 근육들은 협력근으로 함께 작용하기도 하고, 이들 근육은 손목을 굽힘이나 폄할 때는 대항근으로 작용한다. 비록 자쪽손목폄근과 자쪽손목굽힘근이 손목을 굽힘과 폄할 때 반대 작용을 하지만, 협력근으로 작용하여 손목을 자쪽치우침시킨다.

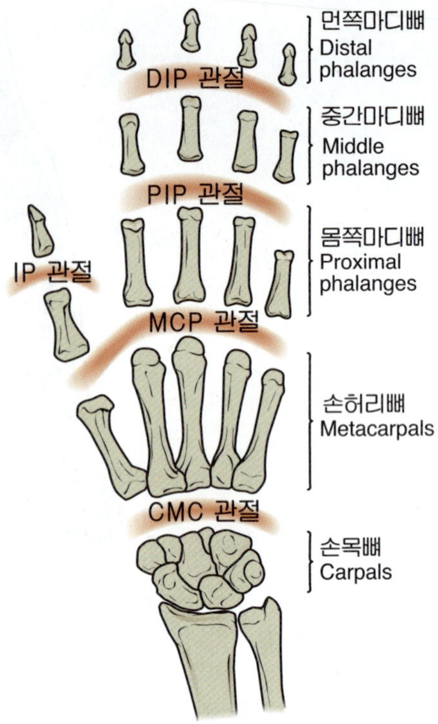

그림 10.11 손목과 손의 뒷면(출처: Houglum B, Bertoti, D. Brunnstrom's Clinical Kinesiology. 6th ed. Philadelphia. PA. F.A. D Company. 2012, p 264).

손 복합체 구조물
HAND COMPLEX STRUCTURES

손은 섬세한 파악이나 강력 잡기를 수행할 수 있도록 설계된 다면적 구조물이다. 손은 100 lb 이상의 힘을 발휘할 수 있고, 또 식사나 옷입기 등 섬세한 일상활동을 수행할 때처럼 물체를 부드럽게 쥘 수도 있다. 손은 감각기관으로 작용한다. 즉, 손은 물체의 형태나 결, 주변 온도 및 환경의 기타 특성 등의 정보를 뇌로 전달한다. 손의 최종 달성은 몸통, 어깨, 팔꿈치 및 손목에 의해 제공된 위치와 안정성에 상호 의존한다.

뼈 구조물

손은 손목보다 먼쪽에 있는 뼈들로 구성된다: 5개 손허리뼈와 14개 손가락마디뼈(그림 10.11). 엄지는 첫 번째 손가락, 집게손가락은 두 번째, 가운데손가락은 세 번째, 반지손가락은 네 번째 손가락, 그리고 새끼손가락은 다섯 번째 손가락이다. 다섯 번째 손가락은 가장 작은 손가락이다. 손허리뼈는 1개 이상의 손목뼈와 이웃 손허리뼈와 관절을 이룬다. 각 손허리뼈몸통은 바닥쪽면에서 약간 오목한 형태를 띠고, 손허리뼈머리를 형성하기 위해 먼쪽으로 연장된다.

엄지는 2개 마디뼈를 가진다: 몸쪽마디뼈와 먼쪽마디뼈. 2번째-5번째 손가락은 3개 마디뼈를 가진다: 몸쪽마디뼈, 중간마디뼈 및 먼쪽마디뼈. 몸쪽마디뼈바닥은 손허리뼈와 관절을 이루기 위해 양쪽으로 오목한 형태를 띤다.

손활

손목뼈와 손허리뼈는 1개의 세로활과 2개의 가로활로 배열된다. 몸쪽가로활은 상대적으로 견고한 가로활이며, 쐐기돌인 알머리뼈와 먼쪽손목뼈에 의해 형성된다. 먼쪽가로활은 쐐기돌인 3번째 손허리뼈와 함께 모든 손허리뼈머리를 통과한다. 먼쪽가로활은 몸쪽가로활보다 가동성이 좋다. 손의 세로활은 4개 손가락의 긴 축과 몸쪽 손목뼈에 의해 형성되고, 2번째와 3번째 손허리뼈는 세로활의 중앙기둥이 된다(그림 10.12). 엄지와 4번째와 5번째 손가락의 가동성에 의해 물체를 잡을 수 있도록 손을 컵모양으로 만들고 또는 손바닥을 납작하게 만들 수 있다. 손의 내재근이 이들 손활을 지지해 준다. 내재근의 마비, 뼈 손상 및 질병에 의한 관절 기형은 손활의 붕괴와 심한 손 기능의 장애를 초래할 수 있다.

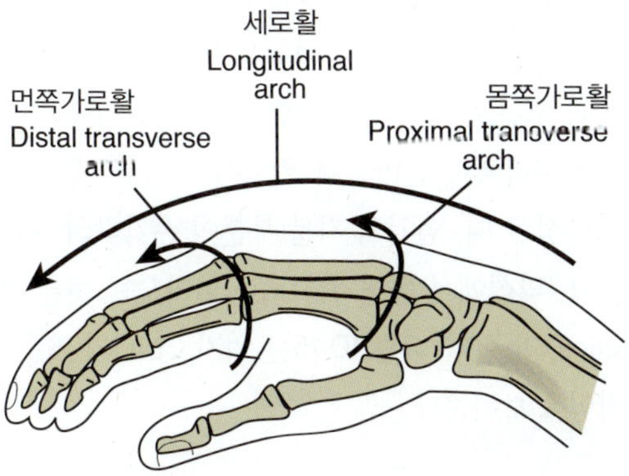

그림 10.12 손의 3개 손활: 안가쪽면. 상대적으로 고정된 몸쪽가로활은 먼쪽열 손목뼈에 존재한다. 가동성이 큰 먼쪽가로활은 손허리뼈머리에 위치한다. 손가락의 세로축은 세로활을 형성한다.

관절 구조물

손의 관절은 기능적 사용을 위해 고안되었다. 손은 손바닥으로 큰 물체를 잡거나 손가락으로 작은 물체를 잡기 위해 굽힘을 한다. 손 복합체의 여러 관절을 통해 이런 복잡한 활동을 할 수 있다.

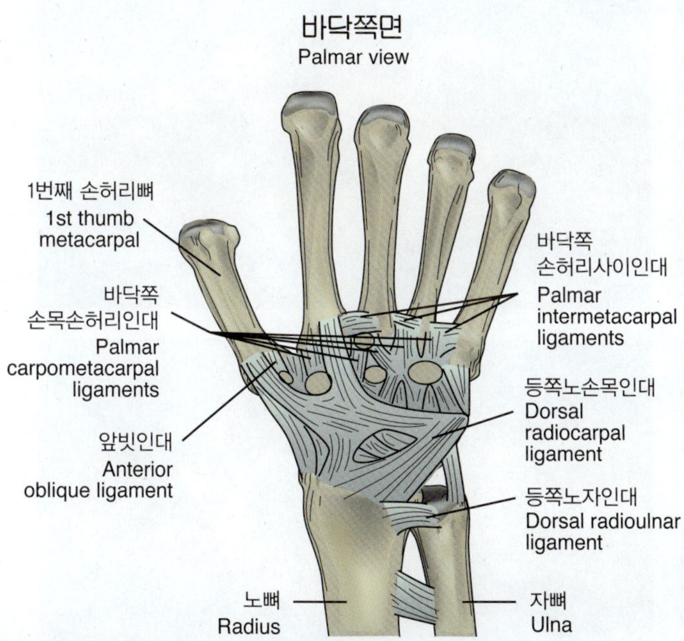

그림 10.13 바닥쪽 손목손허리인대와 손허리사이인대.

손목손허리관절(CMC)

2번째–5번째 손허리뼈는 손목손허리관절을 형성하기 위해 먼쪽열 손목뼈와 관절을 이룬다. 세 번째 CMC는 가장 안정된 CMC이고, 손의 중앙기둥을 형성한다. 나머지 CMC는 가동성이 좋아서 세 번째 CMC를 중심으로 손을 접을 수 있다. 이런 가동성은 손바닥을 오목하게 만들어 원통형 물체를 잡을 수 있고, 물체를 잡는 손의 능력을 강화시킨다. 윤활관절인 각 CMC는 관절주머니를 가지고 있고, 관절주머니는 여러 개의 작은 등쪽 CMC인대와 바닥쪽 CMC인대, 손허리뼈사이인대에 의해 보강된다(그림 10.13).

엄지의 CMC는 큰마름뼈와 첫째 손허리뼈 사이의 관절이다(그림 10.14). 엄지 CMC는 안장관절로 분류되고, 엄지 CMC를 형성하는 양쪽 관절면은 오목한 관절면과 볼록한 관절을 모두 가진다. 이런 복잡한 디자인은 2도의 자유도를 가진다: 굽힘/폄과 벌림/모음. 이 관절은 약간의 축성돌림을 허용한다. 이들 움직임의 결합으로 엄지가 다른 손가락에 맞닿는 맞섬의 운동이 일어나서, 손의 기교를 강화시킨다. 엄지 CMC의 느슨한 관절주머니는 관절의 움직임을 수용하고, 곁인대와 빗인대에 의해 지지된다.

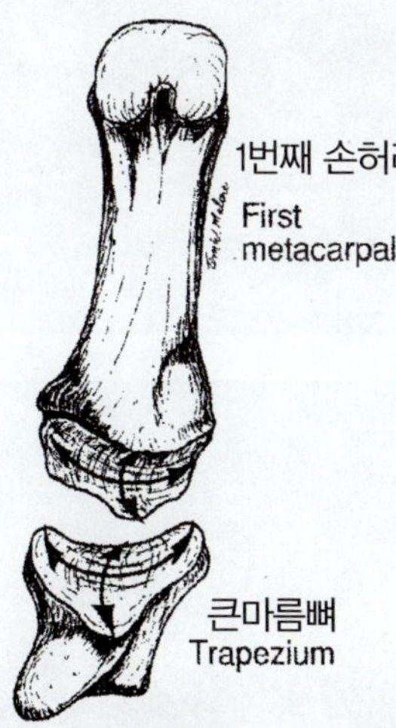

그림 10.14 안장관절 형태의 엄지 손목손허리관절: 앞쪽면 (출처: Levangie P. Norkin, C. Joint Structure and Function: A Comprehensive Analysis. 5th ed. Philadelphia. PA. F.A. D Company. 2011, p 339).

운동형상학

2번째–4번째 CMC의 움직임은 굽힘과 폄으로 1도의 자유도를 가진다. 2번째 CMC와 3번째 CMC는 거의 움직임이 없지만, 노쪽에서 자쪽으로 갈수록 CMC의 가동성이 증가한다. 5번째 CMC는 적어도 자유도 2를 가진다: 굽힘/폄, 벌림/모음, 그리고 약간의 맞섬. 이런 배열에 의해 새끼손가락이 맞섬을 할 수 있다.

엄지 CMC는 안장관절의 형태로 자유도 2를 가진다. 벌림과 모음은 손바닥과 수직을 이루은 면에서 일어난다. 엄지의 굽힘과 폄은 손바닥과 나란한 면에서 일어나고, 엄지의 맞섬은 손허리뼈가 큰마름뼈 위에서 돌림할 때 일어난다. 엄지가 **맞섬**할 때, 엄지의 지문 부분이 손가락의 지문 부위에 닿는다. 맞섬에서 원래 위치로 되돌아오는 것을 **재위치**(reposition)라 한다. 그림 10.15는 엄지 CMC의 뼈운동형상학 움직임을 보여준다.

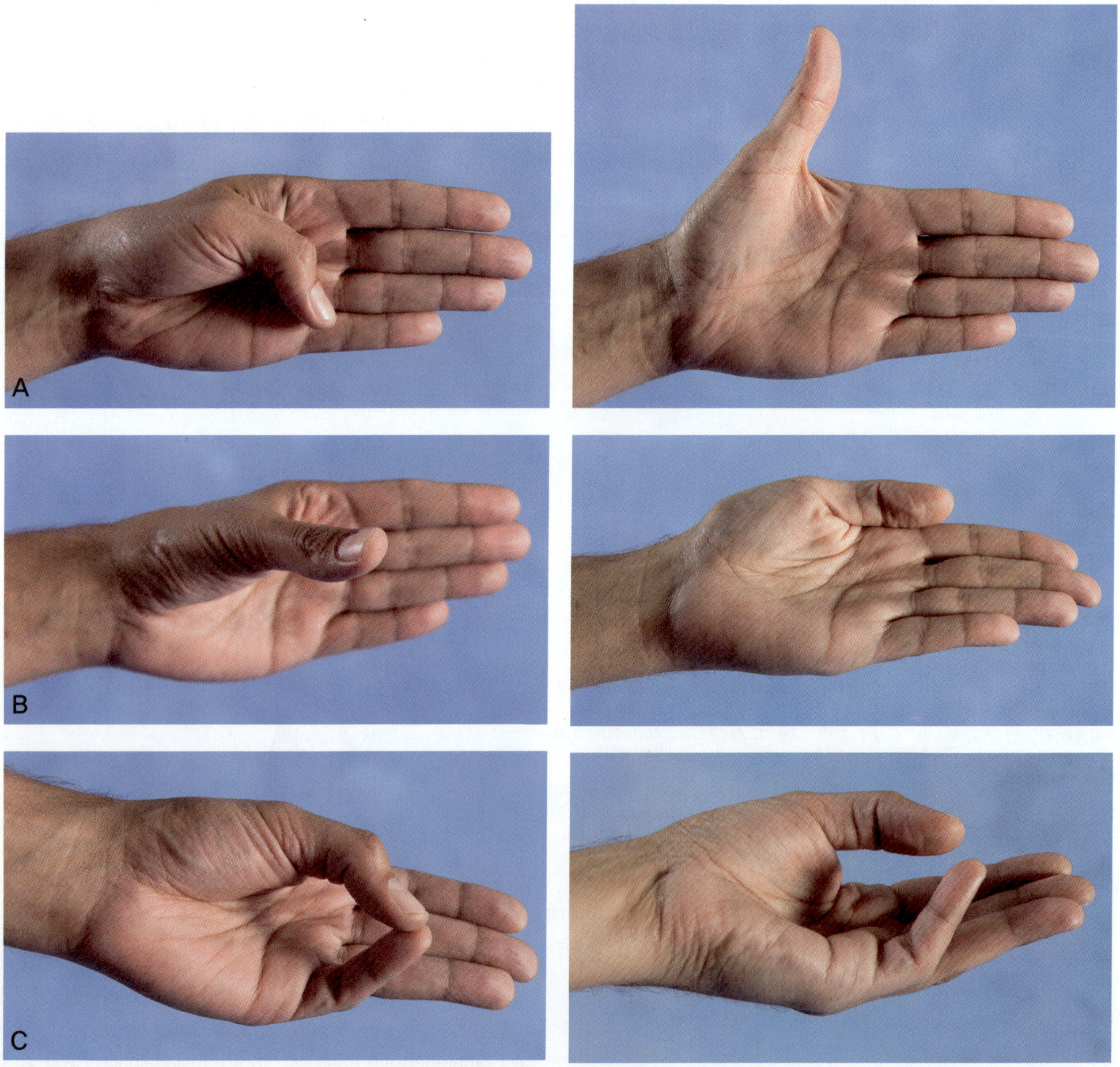

그림 10.15 (A) 엄지의 굽힘과 폄. (B) 엄지의 벌림과 모음. (C) 엄지의 맞섬과 재위치.

손허리손가락관절(MCP)과 마디뼈사이관절(IP) (Metacarpophalangeal and Interphalangeal Joints)

MCP와 IP는 엄지와 손가락의 관절이다. 각 관절의 볼록한 몸쪽관절면은 오목한 먼쪽관절면과 관절을 이룬다. MCP는 손허리뼈와 몸쪽마디뼈바닥의 관절이다. MCP에서 일어나는 움직임은 굽힘/폄과 벌림/모음이다. 손가락은 벌림 시 손의 중심선에서 멀어지고, 모음 시 손의 중심선으로 가까워진다. 굽힘/폄과 벌림/모음의 복합 움직임은 손가락의 휘돌림을 일으킨다.

2번째–5번째 손가락은 2개의 IP 관절을 가진다: PIP와 DIP. 그러나 엄지는 몸쪽마디뼈와 먼쪽마디뼈가 이루는 1개의 IP 관절만 가진다(그림 10.11 참고). IP 관절은 굽힘과 폄이 일어나는 자유도 1을 가진다. 집게손가락의 PIP 관절(몸쪽마디뼈사이관절)은 10–110°의 굽힘을 가진다. CMC, MCP, PIP 및 DIP 관절의 가동범위는 2번째 손가락에서 5번째 손가락으로 갈수록 증가한다. 새끼손가락의 PIP 관절은 평균 135°의 굽힘을 가지고, DIP는 90°의 굽힘 범위를 가진다(그림 10.16). 손가락의 가동범위는 노쪽 손가락에서 자쪽 손가락으로 갈수록 증가되며, 이것이 주먹을 완전하게 쥘 수 있도록 만든다.

그림 10.17은 굽힘된 손가락들이 손배뼈 쪽으로 수렴하는 것을 보여주고 있다. 이런 현상은 집게손가락에서 새끼손가락 쪽으로 갈수록 MCP의 가동범위가 증가되기 때문에 가능하다.

인대와 결합조직 구조물

손 복합체의 각 관절은 두꺼운 앞쪽관절주머니를 가진다. 앞쪽관절주머니는 바닥판(volar plate)으로 불리는 섬유연골 구조물에 의해 보강된다. 각 손허리뼈머리의 약 75%는 관절연골로 덮여 있고, 관절연골은 손바닥쪽으로 이어진다. 마디뼈는 섬유연골성 바닥판으로 이어진 관절연골을 가지고 있다. 바닥판은 관절주머니를 보강하고, 관절 안정성을 증가하고, 관절의 젖힘을 제한한다.

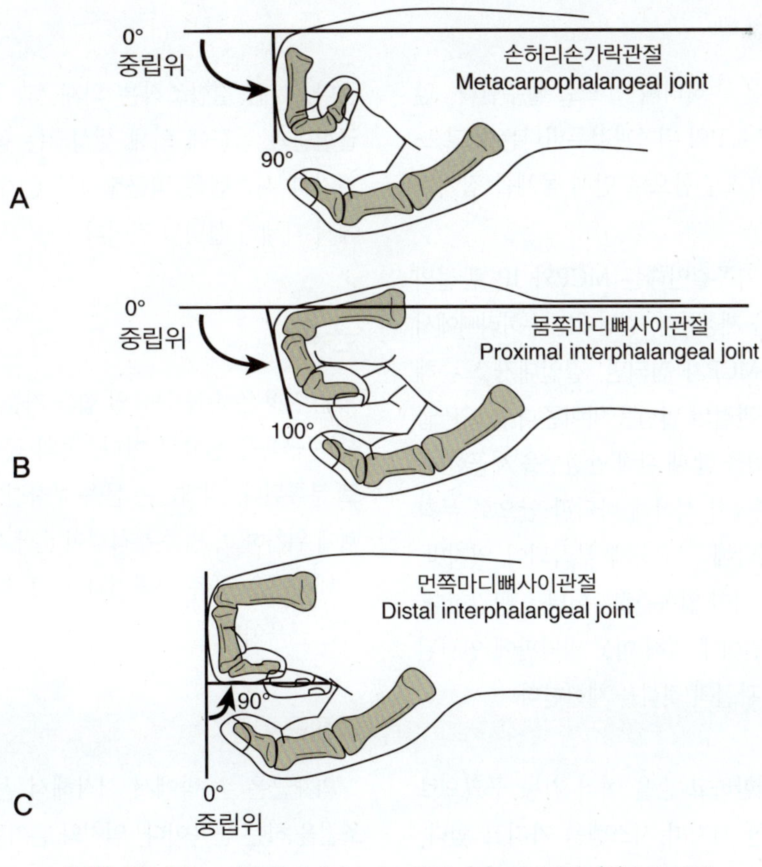

그림 10.16 가동범위, (A) MCP 관절, (B) PIP 관절. (C) DIP 관절.

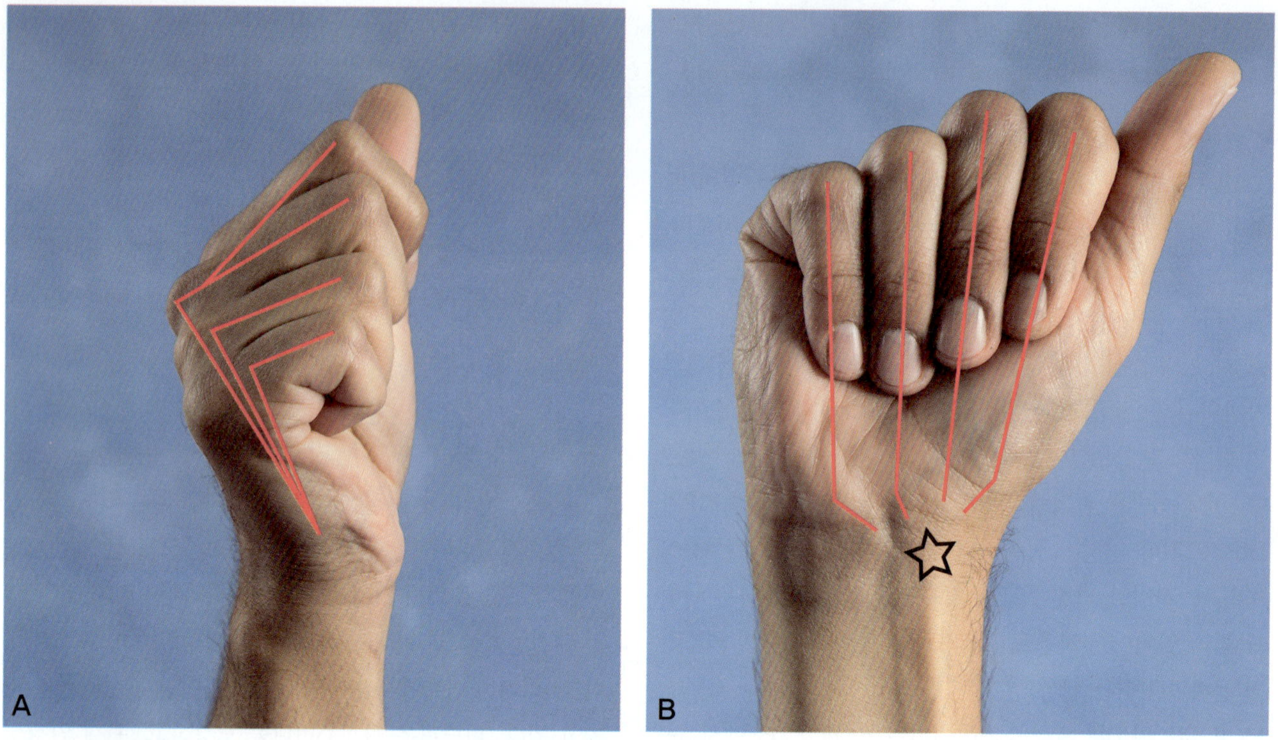

그림 10.17 (A) MCP 관절의 굽힘 가돈범위는 노쪽에서 자쪽으로 갈수록 증가한다. 4번째 MCP 관절과 5번째 MCP 관절이 가장 큰 가동범위를 가진다. (B) 굽힘된 손가락은 손배뼈 쪽으로 수렴한다.

관절 굽힘 시, 바닥판은 손허리뼈 안으로 활주한다. 앞쪽관절주머니와 비교해, MCP의 뒤쪽관절주머니는 얇고 느슨한 편이다. 이런 관절의 느슨함으로 인해 물체를 잡거나 손가락을 굽힘할 수 있다.

견고한 안쪽곁인대와 가쪽곁인대는 MCP와 IP 관절의 양쪽 측면인 가쪽 안정성을 제공한다. 곁인대는 손허리뼈에서 마디뼈바닥에 부착한다. MCP가 폄되면, 곁인대가 느슨해지고, 굽힘되면 팽팽해져 관절의 벌림을 막아준다. MCP 굽힘 시의 가동성 감소가 그립을 할 때 관절 안정성을 제공한다.

부속곁인대는 손허리뼈에서 시작해 바닥판 안으로 부착한다. 바닥판은 마디뼈바닥에 견고하게 부착되어 있지만, 손허리뼈에 느슨하게 부착하여 앞쪽관절주머니를 보강한다. 바닥판은 가로손허리사이인대에 의해 이웃 바닥판에 연결된다. 바닥판은 폄 시 MCP 관절의 젖힘을 제한한다 (그림 10.18).

손은 힘줄과 관절을 제한하고 손을 여러 기능 구획으로 나누는 결합조직의 복잡한 지지띠 시스템을 가지고 있다. 지지띠는 힘줄을 뼈 가까이에 유지하여 활시위 현상을 막아준다. 이런 결합조직은 외재근과 내재근을 상호연결하고, 굽힘근과 폄근에 의해 생성되는 힘의 균형을 유지시킨다. 지지띠 시스템은 폄근장치와 손가락 굽힘근 도르래 단락에서 자세히 설명될 것이다.

근육

손 사용은 손목 근육의 협응 기능과 엄지와 손가락을 조절하는 근육을 필요로 한다. 손의 근육은 외재근과 내재근으로 분류된다. 외재근은 몸쪽 부착점이 아래팔이나 먼쪽 위팔뼈에 위치하고, 먼쪽 부착점이 손에 위치하는 근육이다.

내재근은 몸쪽 부착점과 먼쪽 부착점 모두가 손에 위치하는 근육이다.

외재근

외재근은 손 밖에서 시작해서 손의 근력과 대단위 운동 조절을 하는 근육이다. 엄지와 손가락의 외재 굽힘근은 아래팔과 손의 배쪽면에 위치하고, 폄근은 등쪽면에 위치한다.

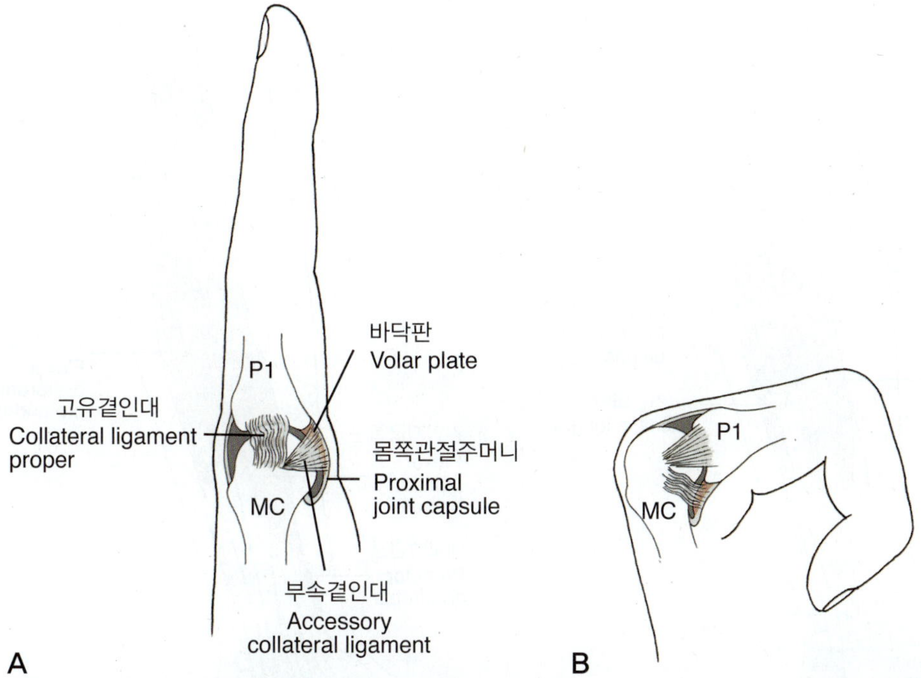

그림 10.18 (A) 바닥판은 MCP 관절에서 몸쪽마디뼈바닥에 부착한다. 폄 시, 곁인대는 느슨해지고, 부속곁인대는 팽팽해진다. (B) MCP 관절의 굽힘 시, 바닥판은 몸쪽으로 활주하고, 곁인대는 팽팽해지고, 부속곁인대는 느슨해진다.

손가락굽힘근

엄지와 손가락의 외재굽힘근은 FDS, FDP, FPL 등이 있다. FDS(얕은손가락굽힘근)의 몸쪽부착점은 안쪽위관절융기의 온굽힘근힘줄과 몸쪽 자뼈와 노뼈에 부착한다. FDS의 먼쪽부착점은 2번째–5번째 손가락에 부착한다. 그리고 먼쪽부착점에 붙기 전에, 각 힘줄은 2개로 갈라져 해당 중간마디뼈의 양쪽 측면에 부착한다. FDP(깊은손가락굽힘근)의 몸쪽부착점은 자뼈와 뼈사이막이고, 손목을 지난 후 힘줄이 4개로 갈라진다. 각 힘줄은 얕은손가락굽힘근 힘줄의 밑을 주행하며, 갈라진 FDS의 힘줄을 통과해 먼쪽마디뼈에 부착한다. 이들 근육은 2번–5번 손가락을 굽힘하고, 또 손목을 통과하기 때문에 손목의 굽힘에도 도움을 준다.

FPL(긴엄지굽힘근)은 엄지의 외재 굽힘근이다. 이 근육은 아래팔 앞면에서 시작해 먼쪽마디뼈에 부착한다. 이 근육은 엄지 IP 관절을 굽힘하는 유일한 근육이고, 엄지의 MCP와 CMC의 굽힘과 손목의 굽힘에도 기여한다(그림 10.19).

표 10.1은 손가락 외재근을 목록하고 있다.

힘줄작용(Tenodesis)

3개 근육이 손목의 앞면을 지나가기 때문에, 손목의 위치가 이들 근육의 길이–수동장력 관계에 영향을 준다. 손목이 폄되면 손가락 굽힘근이 손목에서 신장되고, 이런 수동장력은 굽힘근의 능동 수축 없이도 엄지와 손가락을 굽힘할 수 있다. 다관절 근육이 관절 위에 신장될 때 일어나는 이런 작용을 "힘줄작용"이라 부른다. 힘줄작용은 C6 사지마비환자를 위한 기능적 도구로 사용될 수 있다. C6 척수손상의 경우, 손목 폄근은 신경지배를 받지만, 손목 굽힘근은 신경지배를 받지 못해 뇌 까지 온전한 신경로(pathway)를 갖지 못한다; 굽힘근은 능동으로 작용할 수 없다; 손가락을 수축하여 물건을 잡을 수 없다. 사지마비환자는 손목 폄근의 수축으로 손가락 굽힘근을 수동으로 신장시키는 힘줄작용을 이용해 물체를 잡을 수 있다. 물체를 놓을 때는 단순히 손목을 굽힘하면 된다; 손목 굽힘은 손가락 폄근을 신장시키는 한편, 손가락 굽힘근을 느슨하게 만들어 손이 자동적으로 펴진다(그림 10.20).

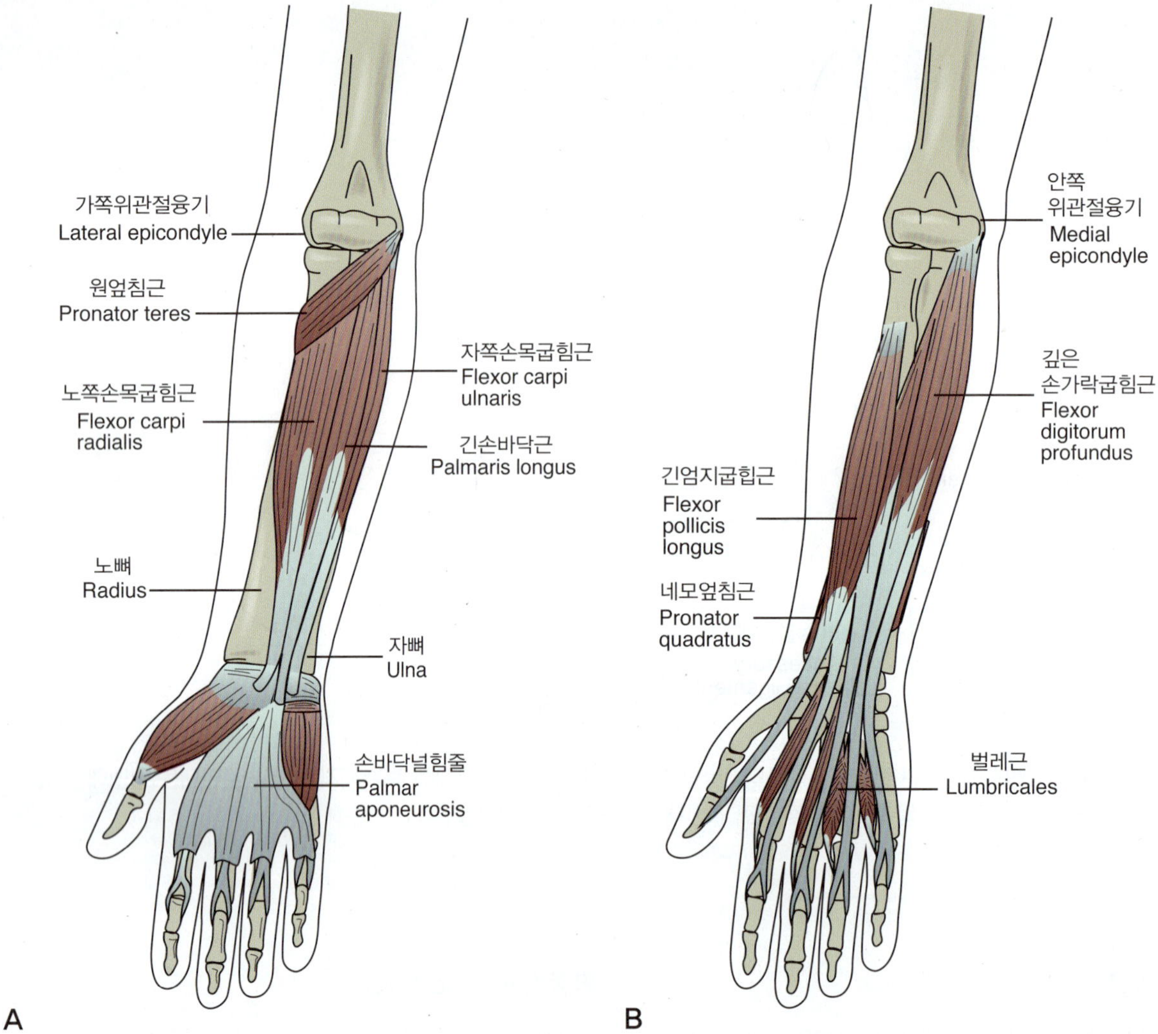

그림 10.19 (A) 외재 손가락굽힘근: 앞면. (B) 손가락굽힘근과 긴엄지굽힘근을 보여준다(얕은손가락굽힘근은 절단됨).

표 10.1 손 외재근

배쪽 근육군	등쪽 근육군
깊은손가락굽힘근(Flexor digitorum profundus)	손가락폄근(Extensor digitorum)
얕은손가락굽힘근(Flexor digitorum superfi cialis)	집게폄근(Extensor indicis)
긴엄지굽힘근(Flexor pollicis longus)	새끼폄근(Extensor digiti minimi)
	긴엄지폄근(Extensor pollicis longus)
	짧은엄지폄근(Extensor pollicis brevis)
	긴엄지벌림근(Abductor pollicis longus)

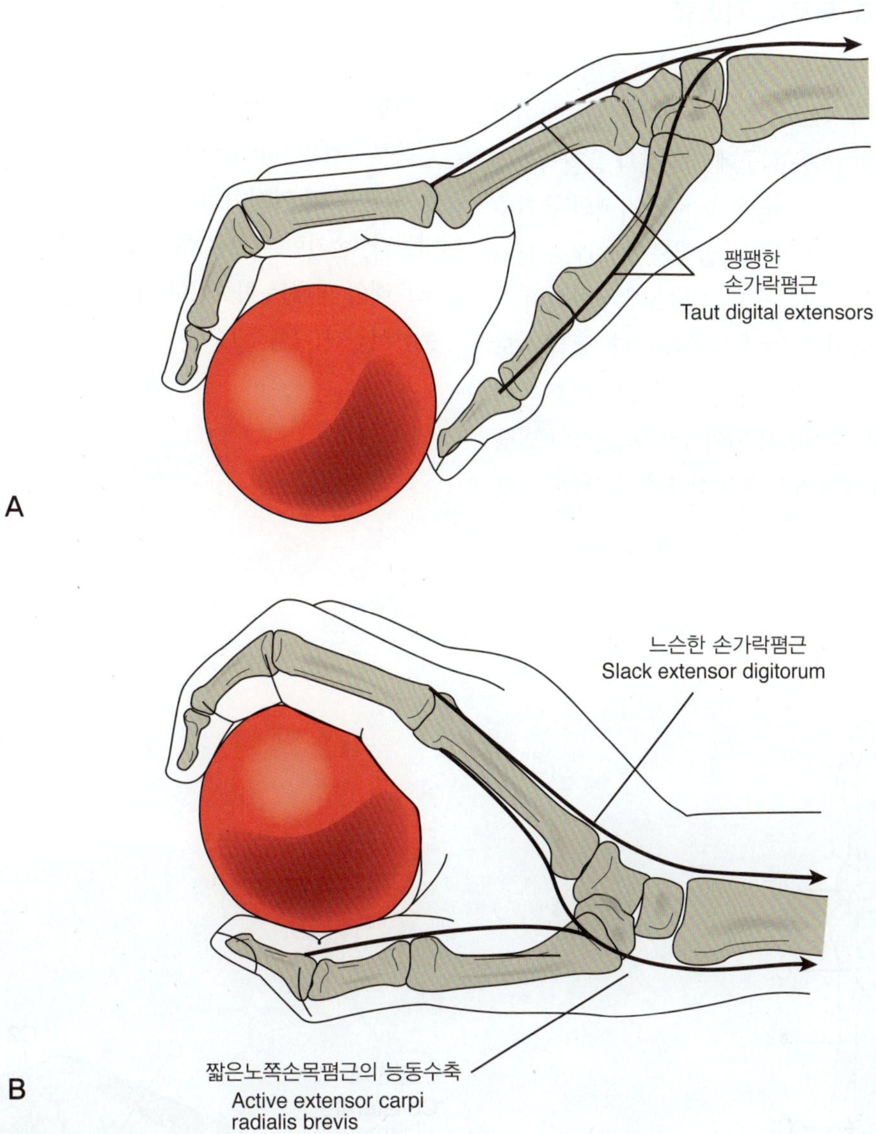

그림 10.20 힘줄작용. (A) 힘줄작용은 손목을 굽힘할 때 손을 펴게 만든다. (B) 손목의 능동 폄은 사람의 노력없이도 손가락을 굽힘하는 손가락굽힘근의 수동장력을 일으킨다.

굽힘근힘줄 말이집과 도르래 시스템

얕은손가락굽힘근과 깊은손가락굽힘근의 힘줄이 각 손가락으로 부채살처럼 퍼질 때, 그들 힘줄은 윤활힘줄말이집에 의해 둘러싸인다. 말이집은 힘줄에 영양분과 윤활역할을 제공한다. 힘줄말이집 이외, 힘줄은 노뼈와 자뼈의 윤활주머니에 의해 보호된다. 각 말이집은 굽힘근 도르래로 불리는 독특한 고리를 가지고 있다. 굽힘근 도르래는 마디뼈 가까이에 굽힘근 힘줄을 유지시키는데 도움을 준다. 굽힘근 도르래가 없다면, 굽힘근 힘줄은 굽힘근이 강하게 수축할 때 관절구조물로부터 멀리 떨어지게 되어 활시위 현상이 발생할 것이다. 도르래는 고리형 도르래와 십자형 도르래로 구분된다.

고리형 도르래 섬유는 MCP, PIP, DIP 관절 바닥판의 측면에 붙어서 몸쪽마디뼈와 먼쪽마디뼈의 몸통까지 붙는다. 십자형 도르래 섬유의 몸쪽부착점은 몸쪽마디뼈몸통이고, 먼쪽부착점은 PIP와 DIP 관절의 바닥판이다. 이들 도르래는 힘줄을 뼈 가까이에 붙여 굽힘근 힘줄의 활시위 현상을 막는다. 손가락은 도르래를 압박하지 않고 굽힘할 수 있고, 도르래의 형태는 힘줄이나 말이집으로 압박의 힘을 고르게 분산시킨다(그림 10.21).

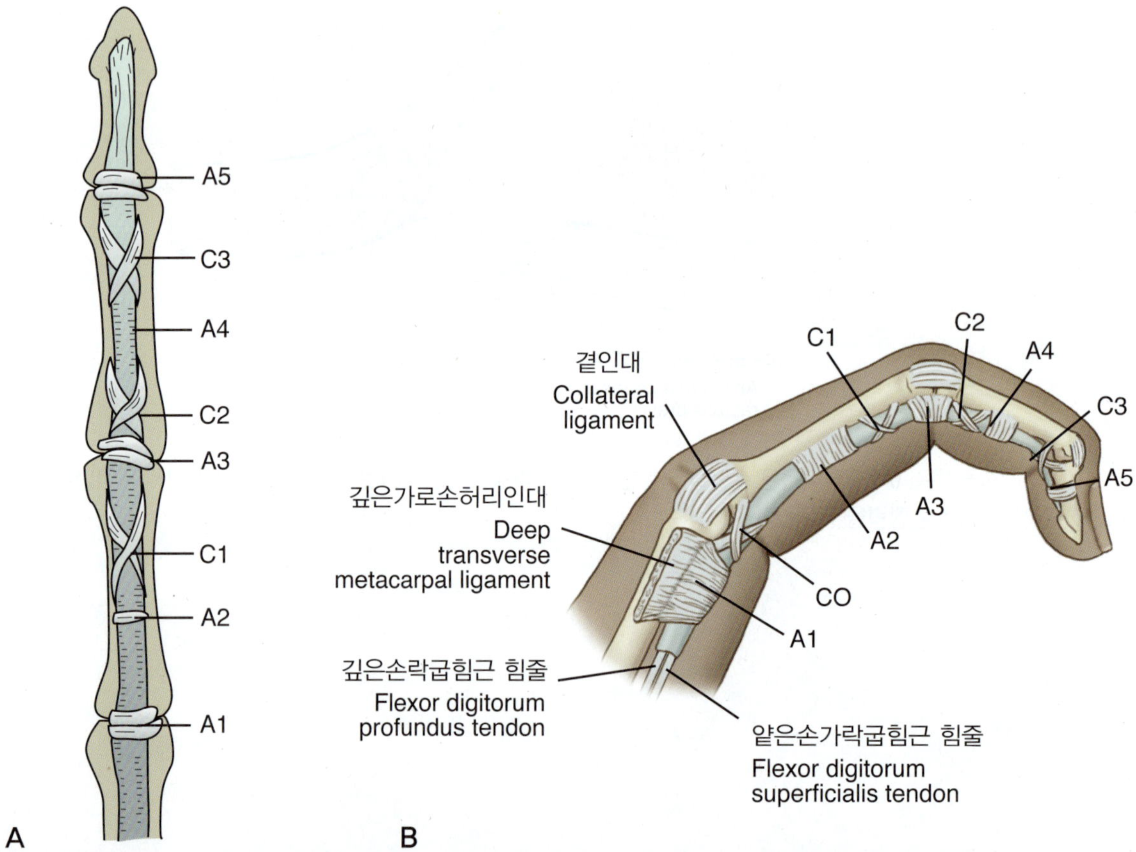

그림 10.21 (A) 굽힘근지지띠와 가로손목인대에 의해 형성된 터널을 보여주는 굽힘근힘줄 도르래 시스템. 깊은손가락굽힘근과 얕은손가락굽힘근 사이의 관계를 보여주기 위해 4번째 손가락의 도르래와 힘줄말이집을 제거했다. 고리형 도르래는 A1–A5이고, 십자형 도르래는 C1–C3이다. (B) 고리형 도르래의 측면(출처: Starkey C, Brown D. Examination of Orthopedic and Athletic Injuries. 4th ed. Philadelphia. PA. F.A. D Company. 2015, p 740).

손가락 폄근

손목과 손가락의 폄근 힘줄이 손목을 지나갈 때, 그들은 등쪽 지지띠에 의해 제자리에 유지된다. 이들 힘줄은 윤활 말이집에 의해 둘러싸여 있고, 지지띠 밑을 주행할 때 지지띠에 의해 형성된 터널 안으로 들어간다. 폄근지지띠에 의해 형성된 6개의 섬유성 터널이 손목 폄근, 손가락 폄근, 엄지벌림근 및 엄지 폄근을 분할한다. 가장 노쪽에 위치한 터널이 1번 터널이고, 엄지를 벌림하는 APL 힘줄과 EPB 힘줄을 함유하고 있다. EPB(**짧은엄지폄근**)는 엄지의 CMC와 MCP 관절을 펴하고, 손목의 폄을 돕는다. 2번 터널은 긴노쪽손목폄근과 짧은노쪽손목폄근을 함유하고 있다(**손목 단락을 참고하고, 그들의 기능과 위치를 알고 싶으면, 그림 10.9를 참고하기 바란다**). 긴엄지폄근은 3번 터널에 들어 있는 유일한 근육이나. 이 근육은 엄지의 모든 관절을 펴하고, 손목의 폄을 돕는다.

그림 10.22는 엄지의 등쪽과 바닥쪽에 있는 외재근을 보여주고 있다. 손가락폄근과 집게폄근의 힘줄은 4번 터널을 통과한다. 손가락폄근의 몸쪽 부착점은 폄근 힘줄의 일부로서 위팔뼈의 가쪽면에 위치한다. 손가락폄근의 힘줄이 손목을 통과하고 각 손가락 쪽으로 주행한 후, 2번–5번 손가락에 부착한다. 손가락폄근의 힘줄은 MCP 관절의 먼쪽에서 힘줄결합(juncturae tendineae)으로 불리는 얇은 끈 형태

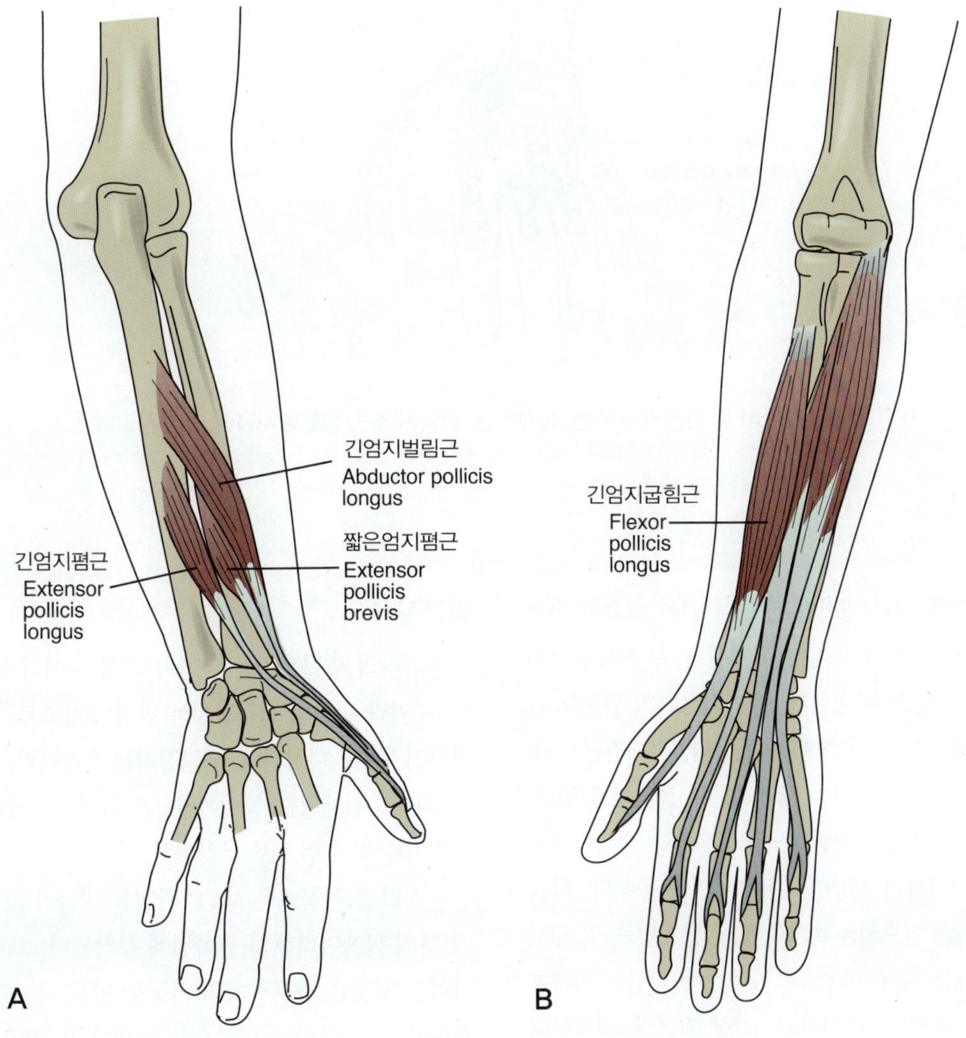

그림 10.22 엄지 외재근. (A) 등쪽면. (B) 바닥쪽면.

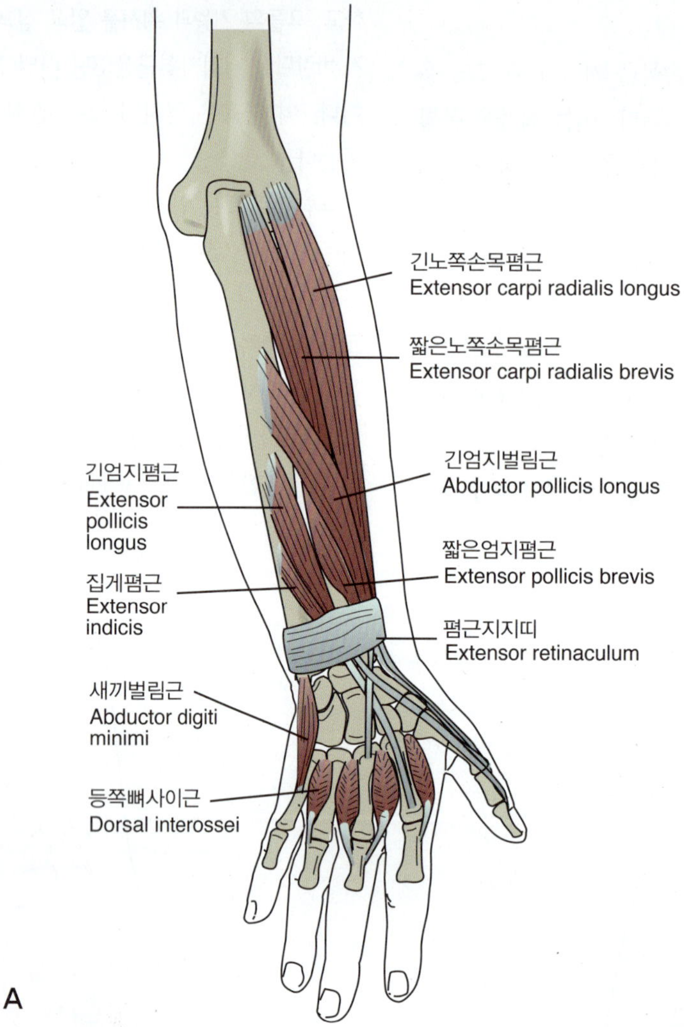

그림 10.23 (A) 팔 폄근의 등쪽면: 집게폄근, 긴엄지폄근, 짧은엄지폄근, 긴엄지벌림근.

계속

의 결합조직에 의해 서로 연결된다. 이들 끈은 힘줄이 손가락으로 접근할 때 그들의 위치를 고정한다. 손가락폄근의 수축은 4개 손가락을 모두 폄한다. 손가락폄근의 힘줄도 손목을 지나가기 때문에, 손목의 폄을 돕는다. 집게폄근은 집게손가락을 폄한다. 5번 터널은 새끼폄근이 통과하고 있다. 새끼폄근은 새끼손가락을 폄한다. 집게폄근과 새끼폄근의 힘줄도 손목을 지나가기 때문에, 손목의 폄을 돕는다. 다음 단락은 손가락 폄을 일으키는 손가락폄근, 집게폄근 및 새끼폄근 사이의 관계를 자세히 다루고 있다. 6번 터널은 자쪽손목폄근 힘줄이 지나가는 통로하고, 가장 자쪽에 위치한다 (그림 10.23).

폄근장치

손가락의 폄근장치는 손가락 관절 사이의 관계와 관련된다. 손가락 관절의 폄근장치는 몇몇 결합조직과 근육에 의해 직간접적으로 형성된다. 폄근장치는 손가락폄근 힘줄에 의해 형성된다. 집게폄근과 새끼폄근은 각각 2번째와 5번째 손가락의 폄근장치 안으로 부착된다.

손가락폄근 힘줄은 MCP 관절을 지나가고, 힘줄성 슬립에 의해 몸쪽마디뼈의 등쪽면에 부착된다. 그런 다음, 손가락폄근 힘줄은 폄근장치의 기둥을 형성하는 중앙띠 안으로 들어간다. 중앙띠는 먼쪽으로 주행한 후, PIP 관절을 통과하기 전에 2개의 가쪽띠로 갈래진다.

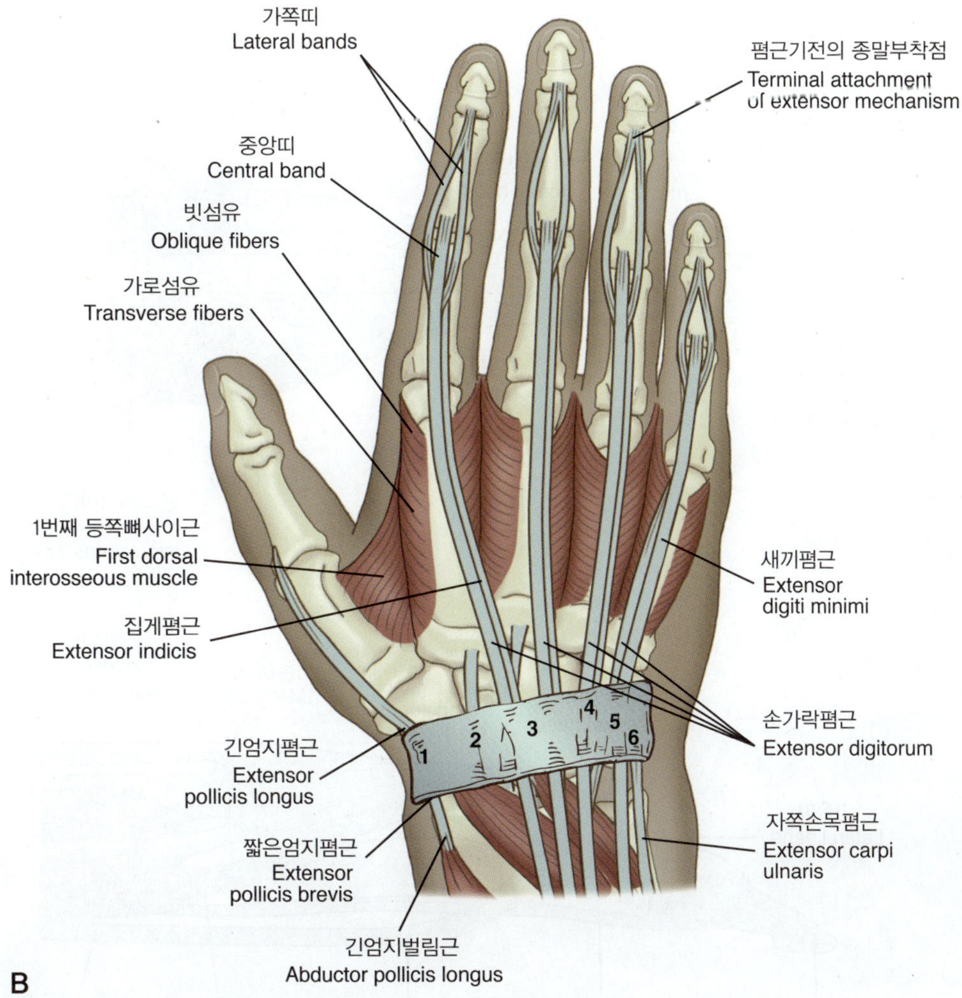

그림 10.23 계속) (B) 6개 관과 폄근지지띠를 통과하는 폄근의 힘줄(출처: Starkey C, Brown D. Examination of Orthopedic and Athletic Injuries. 4th ed. Philadelphia. PA. F.A. D Company. 2015, p 732).

가쪽띠는 PIP 관절과 DIP 관절 사이의 협응 운동을 돕는 지지띠로 알려진 얇은 결합조직에 의해 고정된다. 중앙띠는 중간마디뼈바닥 안으로 들어가서, PIP 관절의 폄을 일으키는 능력을 가진다. 가쪽띠는 계속 먼쪽으로 주행하여 1개의 종말띠(**먼쪽마디뼈에 부착되는**)로 융합된다. 이들 가쪽띠에 의해 생성된 장력이 DIP 관절을 편다.

손가락폄근의 부착점 이외에, "등쪽덮개"로 불리는 결합조직 널힘줄이 손허리뼈와 몸쪽마디뼈의 등쪽면과 양쪽 측면을 덮는다. 등쪽덮개는 바닥판의 이음부와 가로손허리사이인대의 바닥쪽면에 부착한다.

폄근장치는 손가락이 굽힘하고 폄할 때 가동성이 좋은 결합조직 덮개로 작용한다. 손가락폄근이 수축할 때, 그 근육은 가쪽띠에 장력을 일으켜 MCP 관절의 등쪽덮개를 당기고, 몸쪽마디뼈를 편한다. 만약 근수축만 일어났다면, 깊은손가락굽힘근과 얕은손가락굽힘근의 수동신장에 의해 IP 관절의 굽힘과 MCP의 젖힘이 함께 일어날 것이다. MCP의 젖힘과 IP의 굽힘을 "갈퀴손가락"이라고 부른다. 내재근의 약증이나 부재를 일으키는 질병은 갈퀴손가락(**내재근 마이너스 손**)을 초래할 것이다.

몇몇 내재근은 힘을 폄근장치의 비수축 성분으로 전달하여 갈퀴손가락을 방지한다. 1차 손가락 폄근이 MCP 관절을 폄할 때, MCP 관절의 젖힘을 막기 위해 뼈사이근과

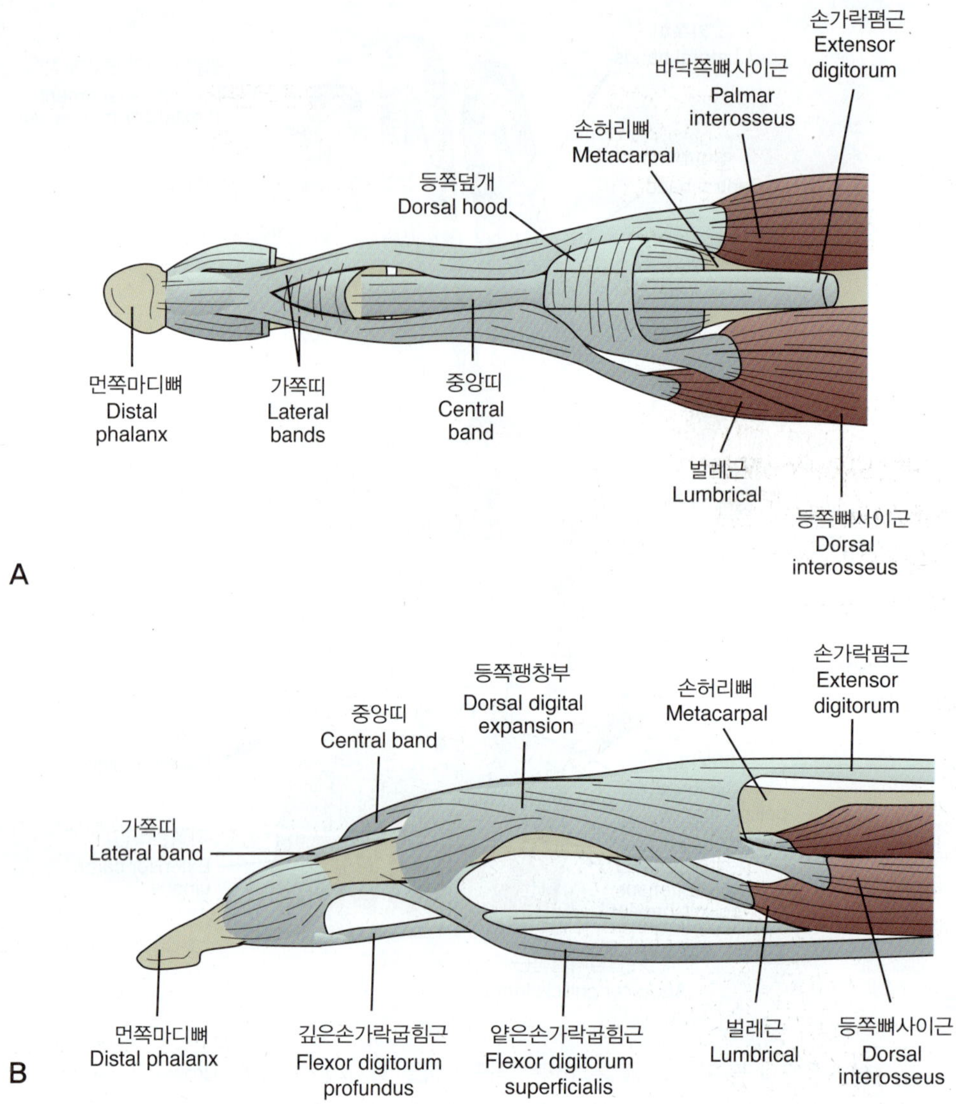

그림 10.24 손의 폄근 기전. (A) 등쪽면. (B) 가쪽면.

벌레근이 MCP 관절의 굽힘 토크를 생성한다. 뼈사이근과 벌레근이 폄근장치에 부착하기 때문에, 그들은 PIP 관절과 DIP 관절의 폄에 기여하는 폄근장치에 장력을 일으킨다.

그림 10.24는 폄근장치를 구성하는 구조물을 보여주고 있다. 손가락 외재 굽힘근과 폄근의 활동과 함께, 벌레근과 뼈사이근의 수축이 손의 내재근 플러스 자세를 만든다(그림 10.25).

MCP의 굽힘과 PIP와 DIP의 폄을 달성하기 위해, 벌레근과 뼈사이근은 그들의 부착점을 통해 폄근장치의 중앙힘줄과 가쪽띠까지 폄근의 힘을 전달한다. PIP 관절이 펴질 때, 가쪽띠는 DIP 관절을 펴하기 위해 몸쪽으로 움직인다.

내재근의 빗섬유는 손가락 폄을 유지하기 위해 손가락폄근과 함께 작용한다. PIP 관절과 DIP 관절의 움직임과 위치는 그들 사이에 작용하는 능동 힘과 수동힘의 결과로서 상호의존적이다. 능동 PIP의 폄은 DIP의 폄을 일으키고, 반대로 능동 DIP의 폄도 PIP의 폄을 일으킨다. 동일한 현상은 관절을 굽힘할 때 일어난다.

손가락을 굽힘할 때, 종말힘줄과 가쪽띠가 DIP 관절의 등쪽면에서 신장된다. 이런 신장은 등쪽덮개를 먼쪽으로 당겨 폄근장치의 중앙힘줄을 느슨하게 만든다.

이것은 DIP 관절의 폄근 힘을 감소시켜 PIP 관절을 굽힘시킨다.

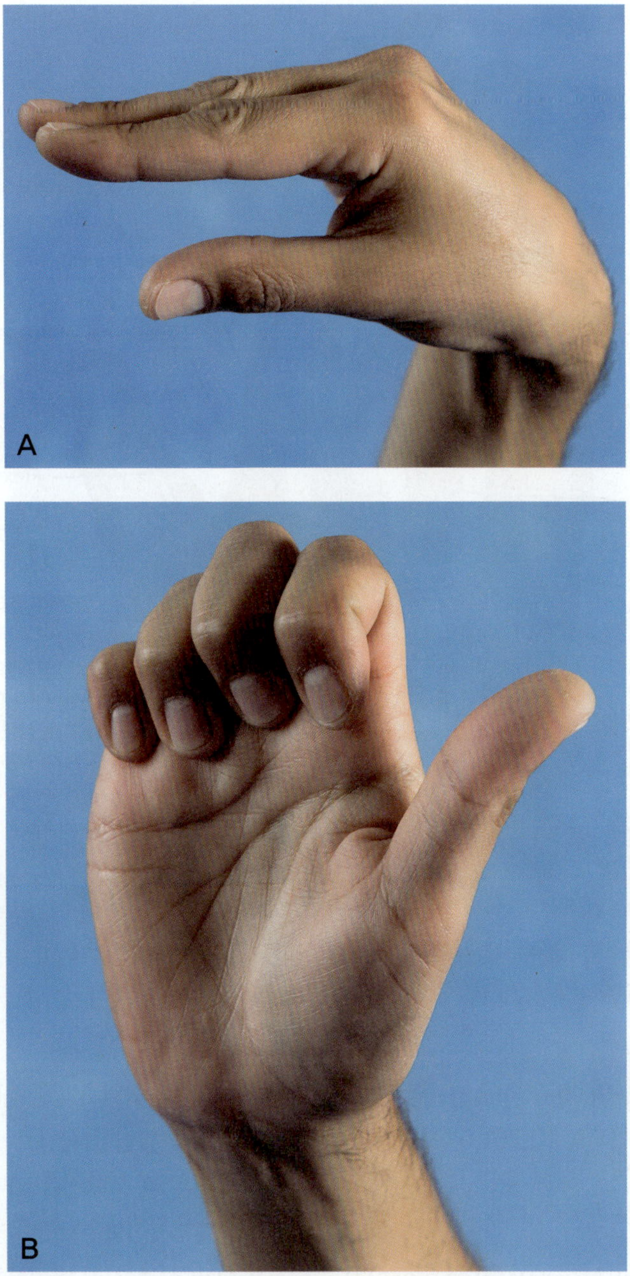

그림 10.25 (A) 외재근의 작용 없이 벌레근과 뼈사이근의 작용에 의한 내재근 플러스 손 자세. (B) 내재근의 작용 없이 굽힘근과 폄근에 의해 생성된 손의 내재근 마이너스 자세.

내재근

손의 내재근은 손 안에서만 부착점을 가지는 작은 근육이다. 이들 근육은 섬세한 조절과 기능을 필요로 하는 섬세한 손 운동을 담당한다. 내재근은 손 안에서의 위치에 따라 분류된다. 엄지두덩 근육은 엄지의 바닥부위에 위치하고, 깊은 근육군은 손바닥의 깊은 곳에 위치한다. 그리고 새끼두덩 근육은 새끼손가락의 바닥 부위에 위치한다.

엄지두덩 근육

엄지두덩 근육군은 짧은엄지굽힘근, 짧은엄지벌림근, 엄지맞섬근으로 구성된다. 짧은엄지굽힘근은 엄지의 굽힘을 돕는다. 짧은엄지벌림근은 CMC 관절에서 엄지를 벌림하고, 엄지의 맞섬을 돕는다. 엄지맞섬근은 엄지를 굽힘, 벌림 그리고 안쪽돌림한다. 이들 3 움직임의 결합을 맞섬이라 하고, 첫 번째 손허리뼈가 손바닥 쪽으로 향하고 5번 손가락과 만나

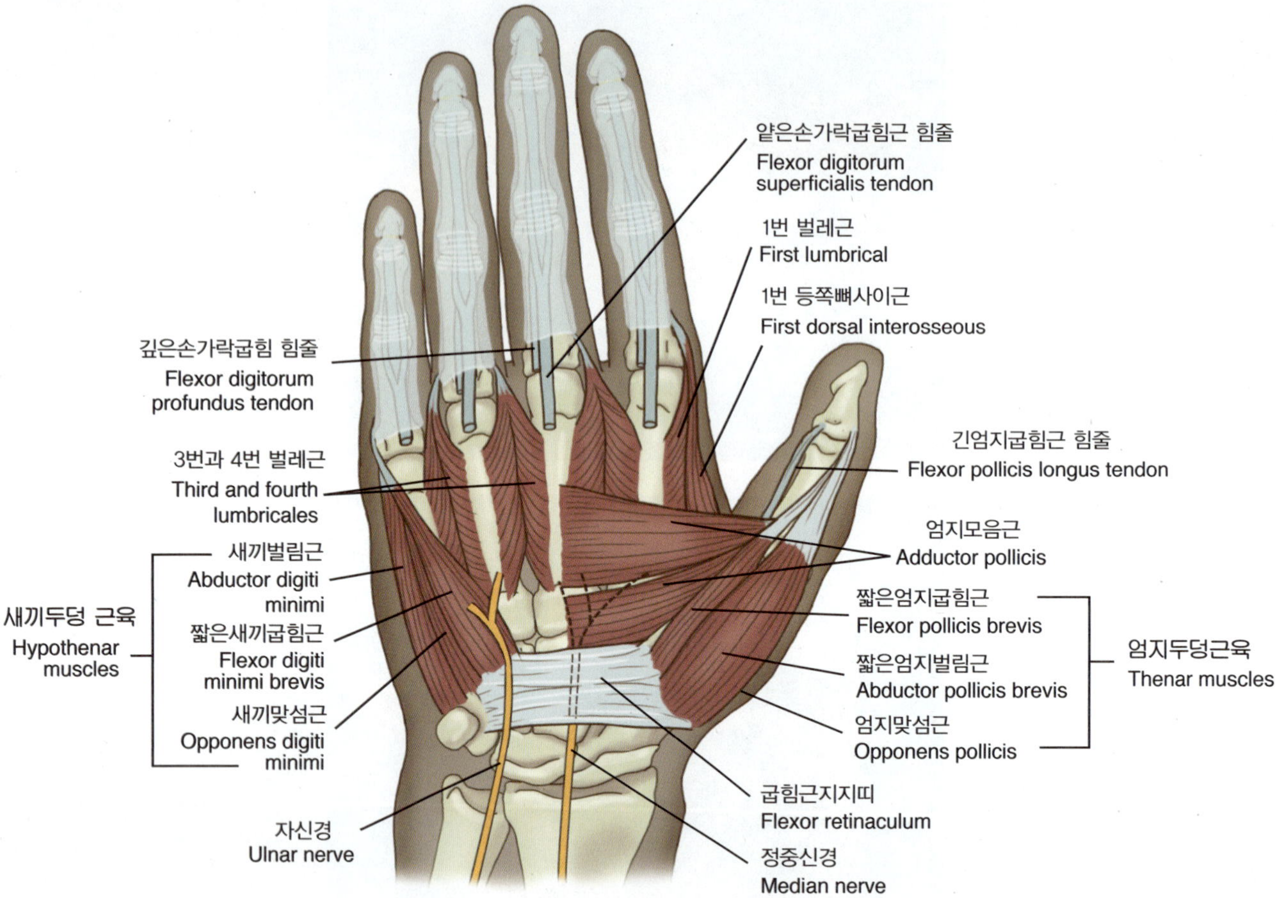

그림 10.26 손바닥의 주요 구조물: 엄지두덩근육과 새끼두덩근육(출처: Starkey C, Brown D. Examination of Orthopedic and Athletic Injuries. 4th ed. Philadelphia. PA. F.A. D Company. 2015, p 740).

는 동작이다. 엄지가 전체 손 기능의 40–70%에 기여할 만큼, 손의 동작에 중요한 역할을 한다(그림 10.26).

새끼두덩 근육

3개 근육이 새끼손가락을 움직이는 새끼두덩 근육을 형성한다. 새끼굽힘근은 새끼손가락의 MCP 관절을 굽힌다. 새끼벌림근은 새끼손가락의 MCP 관절을 벌림하고, 새끼맞섬근은 새끼손가락의 맞섬을 일으킨다(그림 10.26 참고).

깊은 근육

깊은 근육은 엄지두덩과 새끼두덩 사이의 손바닥에 위치한다. 깊은 근육군에 속하는 근육은 뼈사이근, 벌레근 및 엄지모음근이다(그림 10.27). 뼈사이근은 3개 바닥쪽뼈사이근과 4개 등쪽뼈사이근으로 구성된다. 이들 근육은 손허리뼈와 몸쪽마디뼈바닥에 부착점을 가진다. 바닥쪽뼈사이근은 2번–5번 손가락의 MCP 관절을 모음한다. 등쪽뼈사이근은 동일 관절을 벌림한다.

벌레근은 뼈 부착점을 가지지 않고, 다른 근육의 힘줄에 붙는 몸쪽부착점과 먼쪽부착점을 가진다. 벌레근의 몸쪽부착점은 FDP 힘줄이고, 먼쪽부착점은 폄근장치의 가쪽띠이다. 이런 독특한 부착점 때문에, 벌레근이 2번–5번 손가락의 MCP 관절을 굽힘하고, IP 관절을 폄한다(그림 10.27C). 벌레근은 MCP 관절을 굽힘하고 IP 관절을 폄하는 근육으로 카드게임 시 카드를 쥐는 것과 같은 활동을 할 때 작용한다. 그림 10.27D는 벌레근의 작용으로 이루어지는 물체 잡기를 보여준다.

엄지모음근의 몸쪽부착점은 2번째와 3번째 손허리뼈와 알머리뼈이고, 먼쪽부착점은 첫 번째 몸쪽마디뼈바닥이다. 엄지모음근은 엄지를 손바닥쪽으로 모음하는 근육이다.

표 10.2는 손의 내재근을 목록하고 있다.

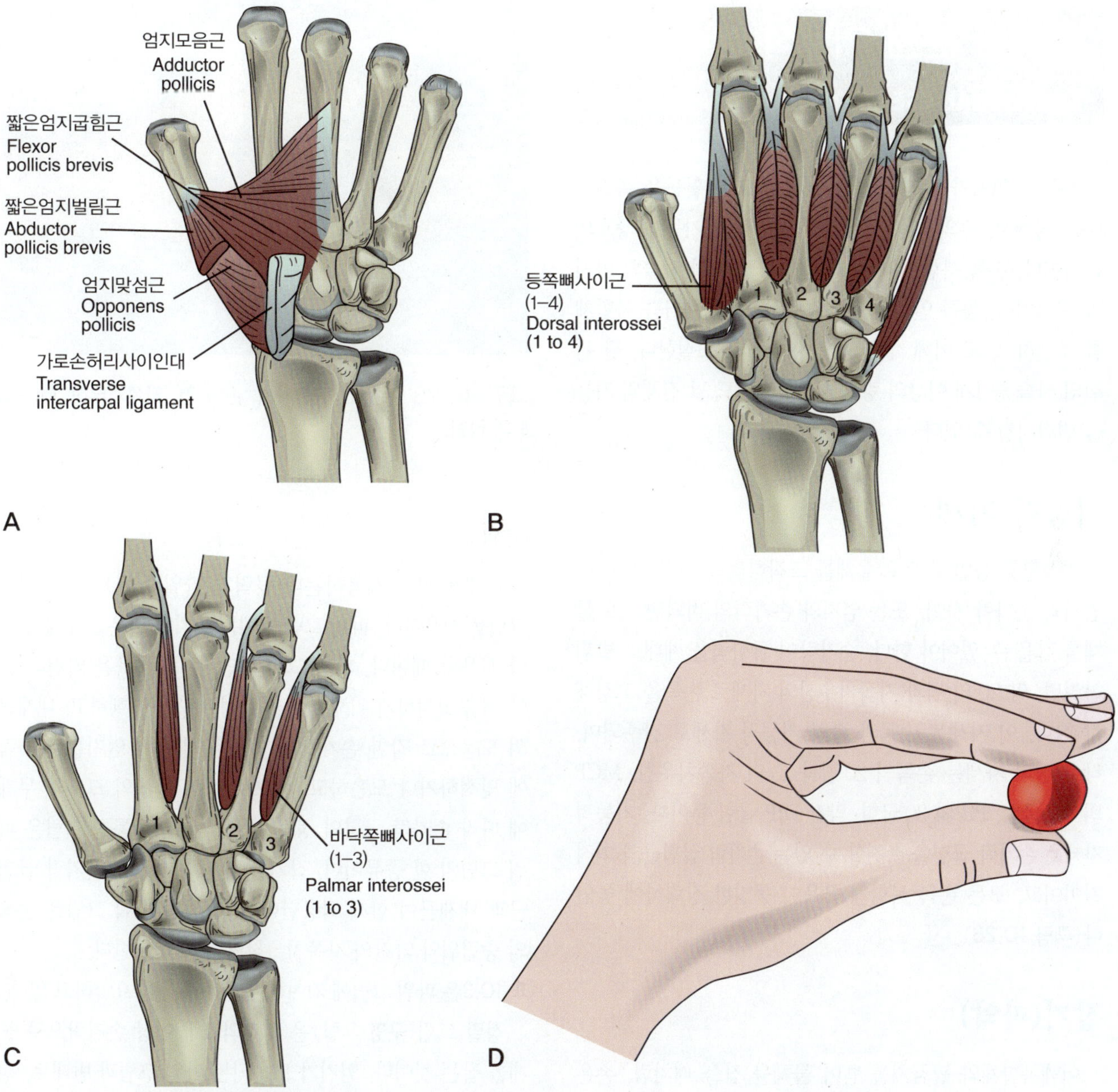

그림 10.27 (A) 엄지모음근. (B) 등쪽뼈사이근. (C) 바닥쪽뼈사이근. (D) 벌레근의 작용. 힘줄-폄근기전 부착점이 벌레근으로 하여금 2번-5번 손가락의 MCP를 굽힘하고, IP를 펴하도록 만든다.

표 10.2 손 내재근

엄지두덩근육	새끼두덩근육	깊은 근육
짧은엄지벌림근	새끼굽힘근	엄지모음근
짧은엄지굽힘근	새끼벌림근	벌레근
엄지맞섬근	새끼맞섬금	뼈사이근
	짧은손바닥근	

손목과 손의 기능적 사용
FUNCTIONAL USE OF THE WRIST AND HAND

손목의 위치가 손의 근력과 섬세한 조작 활동을 촉진한다는 점에서, 손의 기능은 손목의 움직임과 기능에 상호의존적이다. 손목 복합체와 손 복합체는 팔 관절 사슬의 마지막 링크이며, 몸쪽 안정성을 필요로 하고, 어깨가슴 복합체를 조절하고, 또 어깨, 팔꿈치 및 아래팔을 조절한다. 팔 관절의 사슬 중 1개 이상의 링크가 손상되어도 팔 전체의 기능을 변화시킬 수 있다.

기능적 자세

일상활동 동안 손으로 물체를 조작하려면, 손가락 사이, 엄지와 손가락 사이, 또는 엄지와 손가락의 바닥면으로 물체를 잡을 수 있어야 한다. 손가락이 굽힘력을 제대로 발휘하려면, 약 20°의 폄과 자쪽치우침의 자세로 손목을 고정해야 한다. 이 자세는 손목과 손의 기능적 자세로 간주되며, 각 관절의 자세는 손목의 20°폄과 10°의 자쪽치우침, MCP의 45° 굽힘, PIP의 30°굽힘, 약간 DIP 굽힘 등이다. 기능적 자세는 손가락 굽힘을 촉진할 수 있는 손가락 굽힘근의 최적 길이이고, 모든 손목 복합체 근육이 동일한 장력하에 놓인다(그림 10.28).

잡기(파악)

어깨복합체와 팔꿈치를 뻗어 물체를 잡을 때처럼, 손은 팔 과제의 최종 요소를 수행한다. 또한 의자에서 일어설 때 팔걸이를 잡고 밀 때처럼 손이 닫힌 사슬 자세에서도 기능을 한다. 그 사람은 안정된 표면에 팔을 지지하고, 활동을 위해 반대쪽 팔을 사용한다. 손은 키보드를 칠 때 물체를 조작하고, 또 손의 표현이나 제스처를 통해 의사소통을 도와줄 수 있다. **잡기**(prehension)는 물체를 잡거나 유지하는 손가락과 엄지의 능력이다. 잡기는 그립이나 핀치로 분류된다. 그립은 잡기의 한 형태로 모든 손가락이 작용하는 동작이고, 반면 핀치는 대개 엄지와 집게손가락만으로 작용하는 동작이다. 그립은 파워를 생산하는 필요한 움직임이고, 핀치는 정교한 활동에 동원되는 움직임으로 분류된다.

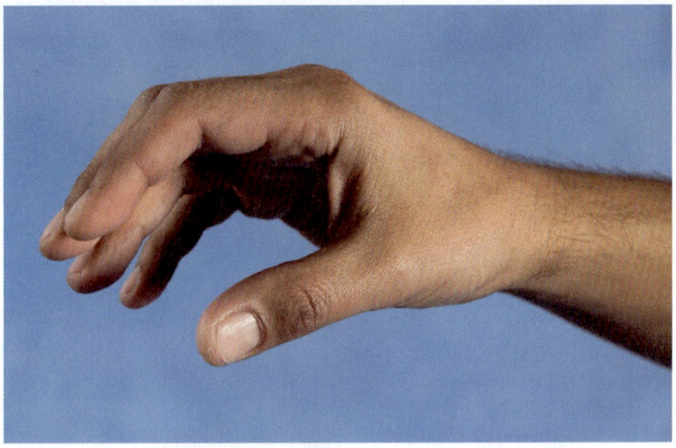

그림 10.28 손의 기능 자세: 손목 폄, 자쪽치우침, MCP와 IP의 굽힘.

그립(Grips)

물체를 잡고 사용하는데 근력과 파워가 필요하면, 파워 그립을 사용한다. 파워 그립의 예는 망치와 같은 도구를 잡거나 사용할 때이다. 파워 그립 동안, 손목 근육은 약간의 손목 폄을 고정하기 위해 강한 등척성 수축을 수행하고, 내재근의 도움으로 강한 손가락 굽힘을 촉진한다. 엄지는 손가락에 맞섬하거나 모음하고, 손으로 잡는 물체의 크기와 무게에 따라 손가락 굽힘의 정도는 달라진다. 원통형 그립은 파워 그립의 한 종류이며, 잡기를 유지하기 위해 손가락 굽힘근과 내재근이 함께 작용한다. 전형적인 파워 그립은 손목의 중립위와 약간의 자쪽치우침의 자세를 취한다.
표 10.3은 파워 그립에 기여하는 근육 활동을 요약하고 있다.

정밀 그립(**구형 그립**)은 엄지와 1개 이상 손가락으로 물체를 잡는 것이다. 엄지가 모음되는 파워 그립과 반대로, 정밀 그립은 엄지를 벌림하고, 종종 다른 손가락과 맞섬을 한다. 종종 손가락은 원통형 그립보다 넓게 벌림되고, 뼈사이근의 활동을 더 많이 필요로 한다. 정밀 그립은 조절과 정확성이 요구될 때 사용된다. 정밀 그립은 먼쪽 가로활의 오목을 수정함으로써 다양한 물체의 크기에 적응한다.

갈고리 그립은 엄지의 참여 없이, PIP와 DIP의 굽힘이 일어나는 것이다. 갈고리 그립은 장시간 물체를 운반하는데 이용된다. 깊은손가락굽힘근(FDP)은 갈고리 그립에 활성화되는 주요 손가락 굽힘근이다. 갈고리 그립은 가방이나 서류봉투와 같은 물체를 잡는데 주로 이용된다. 그림 10.29는 파워 그립, 정밀 그립 및 갈고리 그립을 보여주고 있다.

표 10.3 파워 그립과 근육 조절

근육	기능
손가락 외재 굽힘근	등척성 수축은 주요 그립의 힘을 제공한다.
손가락 폄근	MCP 관절에서 압박력을 제공한다.
뼈사이근	첫 번째 마디뼈를 돌림한다. MCP 관절을 굽힘한다.
4개 벌레근	파워 그립에서 벌레근만 작용한다.
엄지두덩 근육, 엄지모음근	엄지로 물체를 압박한다.

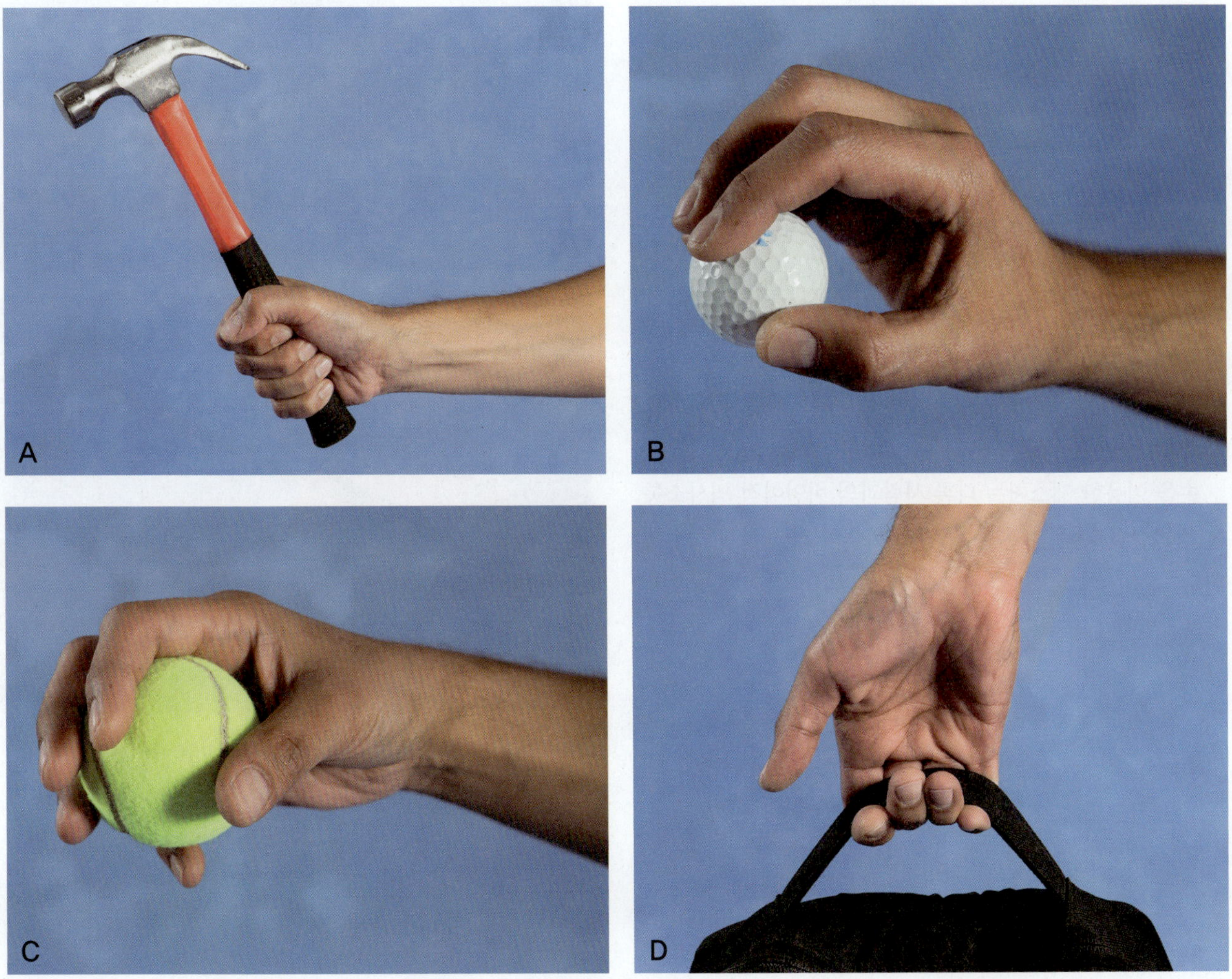

그림 10.29 그립. (A) 파워 그립. (B) 작은 물체를 잡는 정밀 그립. (C) 큰 물체를 잡는 정밀 그립. (D) 갈고리 그립.

핀치(Pinches)

손은 엄지와 손가락 사이의 핀치에 관련된 파워 핀치와 정밀 핀치 모두를 사용한다. 파워 키 핀치는 엄지와 집게손가락의 측면 사이에 열쇠를 고정하는 것이다. 이름이 내포하듯이, 이것은 열쇠를 잡고 돌릴 때 사용되는 핀치이다. 엄지모음근과 1번 등쪽뼈사이근은 엄지와 집게손가락으로 물체를 잡기 위해 힘을 제공한다.

엄지와 집게손가락으로 이루어지는 섬세 조절이 요구될 때, 정밀 핀치가 이용될 수 있다.

"tip-to-tip pinch"의 정밀 핀치는 엄지 끝과 집게손가락 끝으로 물체를 잡는 것이다. 이런 핀치는 작은 물체를 잡고 조작하는데 이용된다. 큰 물체가 더 큰 접촉 영역을 요구할 때, pulp-to-pulp 핀치를 사용한다(그림 10.30).

요약
CHAPTER SUMMARY

손목과 손의 구조물은 복잡한 구조물이며, 사람들은 이들 구조물을 통해 악기 연주나 바느질과 같은 섬세한 동작은 물론, 강한 힘을 요하는 동작을 할 수 있다. 강한 힘을 발휘하는 근육과 결합조직은 섬세한 운동을 조절하는 근육이나 결합조직과 동일하다. 손에 의한 감각 피드백은 물체의 형태와 결, 주변 온도 및 주변 상황에 대한 정보를 제공한다.

손을 이용한 제스처는 다른 사람과의 비언어적 의사소통을 강화한다. 손목과 손은 팔 관절 사슬의 최종 목적을 수행한다.

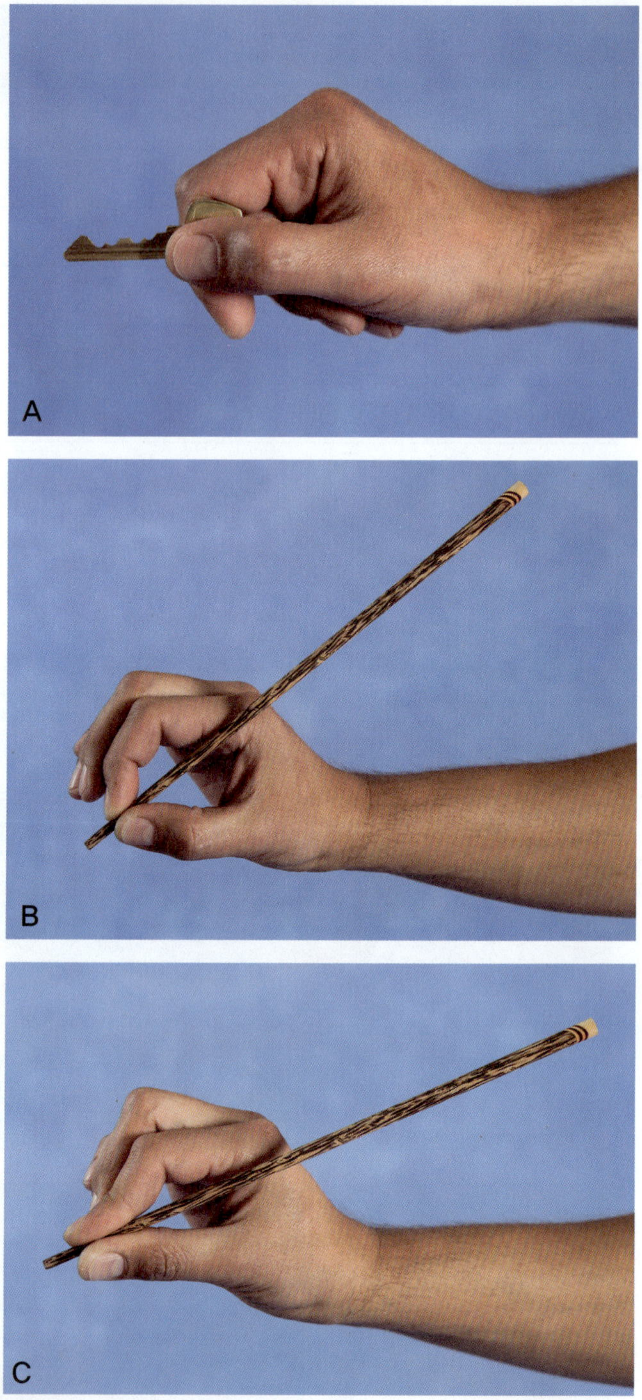

그림 10.30 핀치. (A) 파워 키 핀치. (B) tip-to-tip 핀치. (C) pulp-to-pulp 핀치.

사례 연구(Case Study)

Soo-jin은 De Quervain 질병이라는 힘줄윤활말이집염의 진단을 받았다. 이 질환은 EPB 힘줄과 APL 힘줄을 둘러싸는 말이집 염증과 비후를 초래한다. 그는 통증과 침범된 근육의 약증을 호소하고 있다. 이 질환은 테니스 게임을 할 때 손목 자쪽치우침과 파워 그립을 반복해서 발생되었다.

1. 여러분의 손에 있는 EPB와 APL의 위치를 찾아본다.
2. EPB와 APL의 등장성 활동은 무엇인가?
3. 파워 그립 동안 EPB와 APL은 어떻게 작용하는가?
4. 어떤 엄지 저항 운동을 했을 때 통증이 심하게 나타나는가?
5. 누군가가 물체를 빼앗으려고 할 때 엄지를 사용하지 않고 손바닥으로만 파워 그립하여 물체를 잡는다. 파워 그립을 유지하는데 여러분의 엄지가 어떤 역할을 하는가?

복습 / DISCUSSION QUESTIONS

1. 손목의 어떤 뼈 형태 때문에, 노쪽치우침보다 자쪽치우침이 더 큰 가동범위로 움직이는가?
2. 가쪽위관절융기의 온폄근힘줄은 어떤 구조물로 구성되는가? 가쪽위관절융기통을 초래할 수 있는 역학 기전을 설명해 본다.
3. David는 팔을 쭉 뻗고 넘어졌고, 긴엄지폄근 힘줄, 짧은엄지폄근 힘줄 및 긴엄지벌림근 힘줄 사이의 영역에서 압통을 경험했다. 이 영역의 이름은 무엇인가? 어떤 손목뼈가 골절될 가능성이 있는가?
4. 손목굴을 형성하는 구조물은 무엇인가? 어떤 구조물이 손목굴을 통과하는가? 손목굴증후군을 초래할 수 있는 역학 기전을 설명해 본다.
5. 자쪽치우침과 노쪽치우침을 일으키는 근육은 무엇인가? 이들 근육이 이런 움직임을 어떻게 움직일 수 있는가?
6. 다양한 종류의 그립을 설명해 보고, 손활이 각 그립에 따라 어떻게 변하는지를 설명해 본다.
7. 손의 힘줄작용을 설명하고, 어떤 근육이 느슨해지는가? 어떤 근육이 신장되는가? 힘줄작용을 이용해 물체로부터 손을 어떻게 떼어내는가?
8. 다음 동작을 수행해 보고, 활성화되는 근육 이름을 말해 본다.
   - A. 여러분의 집게손가락으로 방향을 알려준다.
   - B. 모든 손가락을 벌림한 후, 다시 모음해 본다.
   - C. 손바닥으로 원통형 물체를 잡는다.
   - D. 손으로 파도 동작을 한다.
   - E. 열쇠를 잡는다.
9. 내재근 마이너스 손과 내재근 플러스 손을 비교하고 대조한다. 이들 자세를 취할 때 어떤 근육이 활성화되는가?
10. 손가락 폄할 때 폄근장치가 어떻게 작용하는가? 관련된 구조물은 무엇인가?

참고문헌(BIBLIOGRAPHY)

Bisset LM, Collins NJ, Offord SS. Immediate effects of 2 types of braces on pain and grip strength with lateral epicondylalgia: a randomized controlled trial. *J Orthop Sports Phys Ther.* 2014;44:120–128.

Chinchalkar SJ, Lanting BA, Ross D. Swan neck deformity after distal interphalangeal joint flexion contractures: a biomechanical analysis. *J Hand Ther.* 2010;23:420–425.

Fernández-de-Las-Peñas C, Cleland JA, Plaza-Manzano G, et al. Clinical, physical, and neurophysical impairments associated with decreased function in women with carpal tunnel syndrome. *J Orthop Sports Phys Ther.* 2013;43:641–649.

Levangie PK, Norkin CC. *Joint Structure and Function: A Comprehensive Analysis.* 5th ed. Philadelphia, PA: FA Davis; 2011.

Michlovitz SL. Conservative interventions for carpal tunnel syndrome. *J Orthop Sports Phys Ther.* 2004;34:589–600.

Neumann DA. *Kinesiology of the Musculoskeletal System.* 2nd ed. St. Louis, MO: Mosby; 2010.

Nordin M, Frankel VH. *Basic Biomechanics of the Musculoskeletal System.* 4th ed. Philadelphia, PA: Lippincott Williams & Wilkins; 2012.

O'Brien VH, Giveans MR. Effects of a dynamic stability approach in conservative intervention of the carpometacarpal joint of the thumb: a retrospective study. *J Hand Ther.* 2013;26:44–52.

Villafane JH, Cleland JA, Fernández-de-las-Peñas C. The effectiveness of a manual therapy and exercise protocol in patients with thumb carpometacarpal osteoarthritis: a randomized control trial. *J Orthop Sports Phys Ther.* 2013;43:204–213.

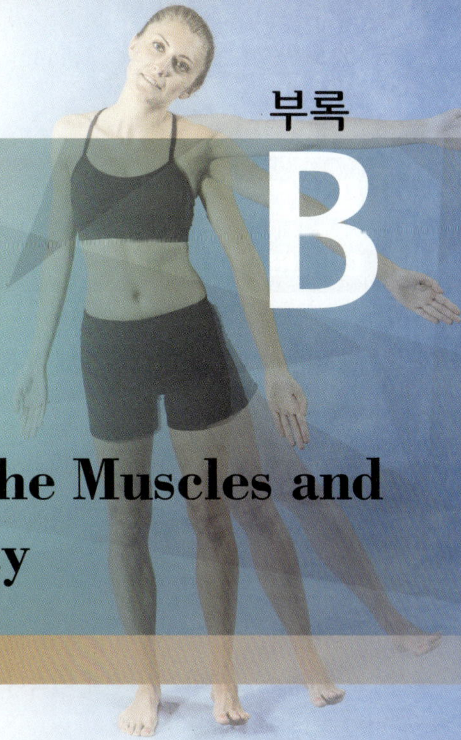

부록

B

팔의 근육과 구조물의 부착점과 신경지배

Attachments and Innervation of the Muscles and Structures of the Upper Extremity

핵심 개념 / Key Concepts

팔신경얼기

팔의 말초신경

어깨관절 근육

부리위팔근
어깨세모근
가시아래근
넓은등근
어깨올림근
큰가슴근
작은가슴근
큰마름근과 작은마름근
앞톱니근
빗장밑근
어깨밑근
가시위근
큰원근
작은원근
등세모근

팔꿈치와 아래팔의 근육

팔꿈치근
위팔두갈래근
위팔근
위팔노근
원엎침근
네모엎침근
뒤침근
위팔세갈래근

손목 근육

짧은노쪽손목폄근
긴노쪽손목폄근
자쪽손목폄근
노쪽손목굽힘근
자쪽손목굽힘근
긴손바닥근

손 외재근

긴엄지벌림근
손가락폄근
새끼폄근
집게폄근
짧은엄지폄근
긴엄지폄근
깊은손가락굽힘근
얕은손가락굽힘근
긴엄지굽힘근

손 내재근

새끼벌림근
짧은엄지벌림근
엄지모음근
등쪽뼈사이근
새끼굽힘근
짧은엄지굽힘근
벌레근
새끼맞섬근
엄지맞섬근
짧은손바닥근
바닥쪽뼈사이근

팔신경얼기
BRACHIAL PLEXUS

팔신경얼기(그림 B.1)는 팔에 운동 지배와 감각 지배를 공급한다.

- 위신경줄기: C5–C6 신경뿌리에 의해 형성됨
- 중간신경줄기: C7 신경뿌리에 의해 형성됨
- 아래신경줄기: C8–T1 신경뿌리에 의해 형성됨

신경줄기는 앞쪽갈래와 뒤쪽갈래로 갈라진 다음, 팔의 주요 신경으로 갈라지기 전에 가쪽다발, 뒤쪽다발 및 안쪽다발로 나누어진다.

팔의 말초신경
PERIPHERAL NERVES OF THE UPPER EXTREMITIES

팔의 말초신경은 그림 B.2에서 그림 B.5에 그려져 있다.

어깨관절 근육
SHOULDER MUSCULATURE

부리위팔근

몸쪽 부착점: 부리돌기(위팔두갈래근의 짧은갈래와 함께 이룬 온힘줄)
먼쪽 부착점: 위팔뼈 중간몸통의 안쪽면
신경지배: 근육피부신경

어깨세모근

몸쪽 부착점:
앞쪽섬유: 가쪽빗장뼈의 앞면
중간섬유: 봉우리돌기의 윗면
뒤쪽섬유: 어깨뼈가시의 뒷면

먼쪽 부착점: 위팔뼈 어깨세모근거친면
신경지배: 겨드랑신경

가시아래근

몸쪽 부착점: 가시아래오목
먼쪽 부착점: 큰결절
신경지배: 어깨위신경

넓은등근

몸쪽 부착점: 등허리근막, 아래쪽 절반의 등뼈와 모든 허리뼈의 가시돌기, 엉치뼈능선, 엉덩뼈능선, 아래쪽 갈비뼈 4개, 어깨뼈 아랫각
먼쪽 부착점: 위팔뼈 결절사이고랑
신경지배: 가슴등신경(중간어깨밑신경)

어깨올림근

몸쪽 부착점: C1–C4의 가로돌기
먼쪽 부착점: 어깨뼈 윗각과 어깨뼈가시 사이의 어깨뼈 안쪽 가장자리
신경지배: C3–C4의 앞쪽가지와 등쪽어깨신경

큰가슴근

몸쪽 부착점
빗장갈래: 빗장뼈 안쪽절반의 앞쪽 가장자리
복장갈비갈래: 복장뼈자루와 몸통의 가쪽 가장자리, 그리고 위쪽 6개 또는 7개 갈비뼈

먼쪽 부착점: 큰결절
신경지배: 가쪽가슴신경과 안쪽가슴신경

작은가슴근

몸쪽 부착점: 3번–5번 갈비뼈
먼쪽 부착점: 부리돌기
신경지배: 안쪽가슴신경

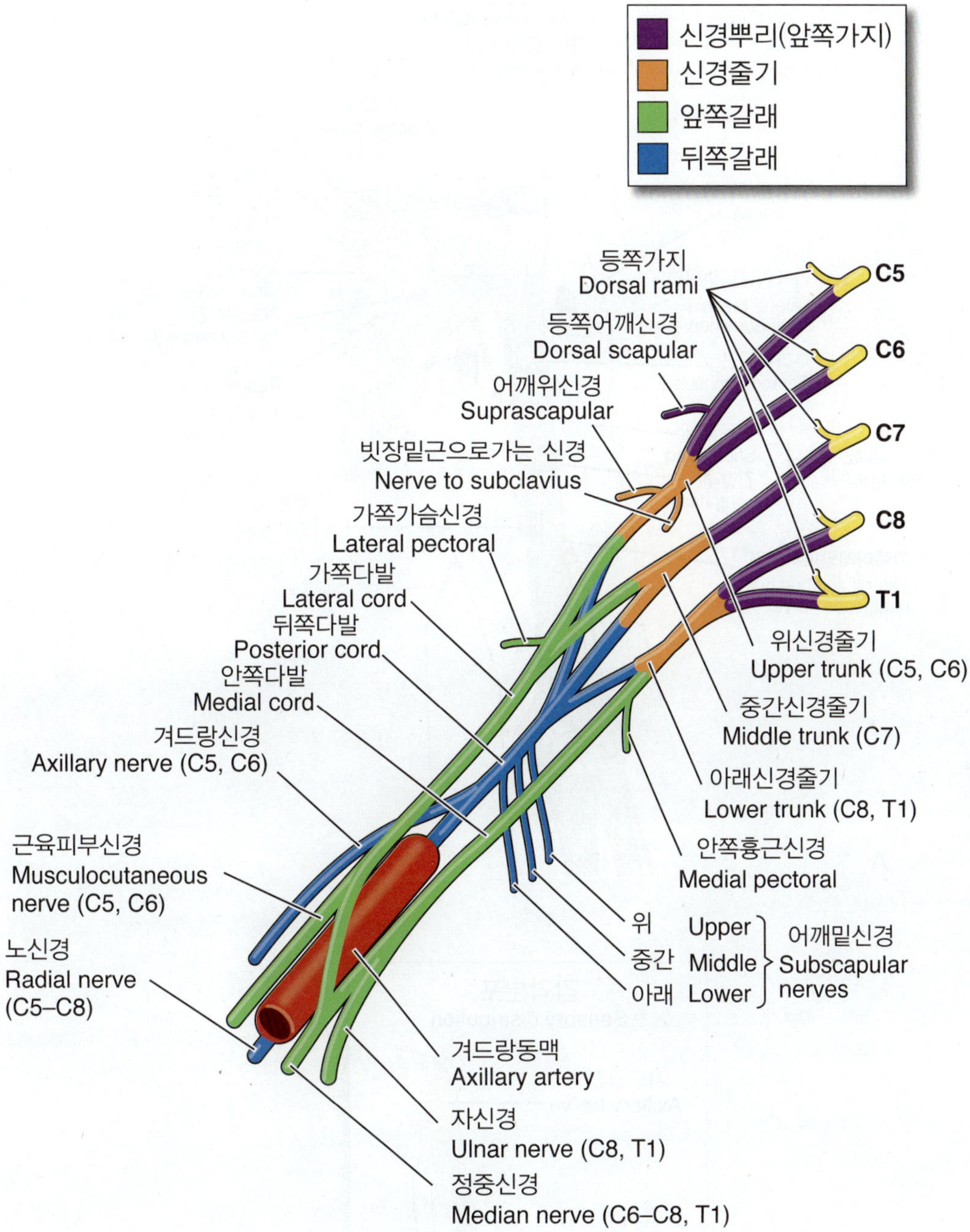

그림 B.1 팔신경얼기(출처: Roy, S, Wolf SL, Scalzitti DA. The Rehabilitation Specialist's Handbook. 4th ed. Philadelphia, PA. F.A. Davis Company, 2013: p. 210).

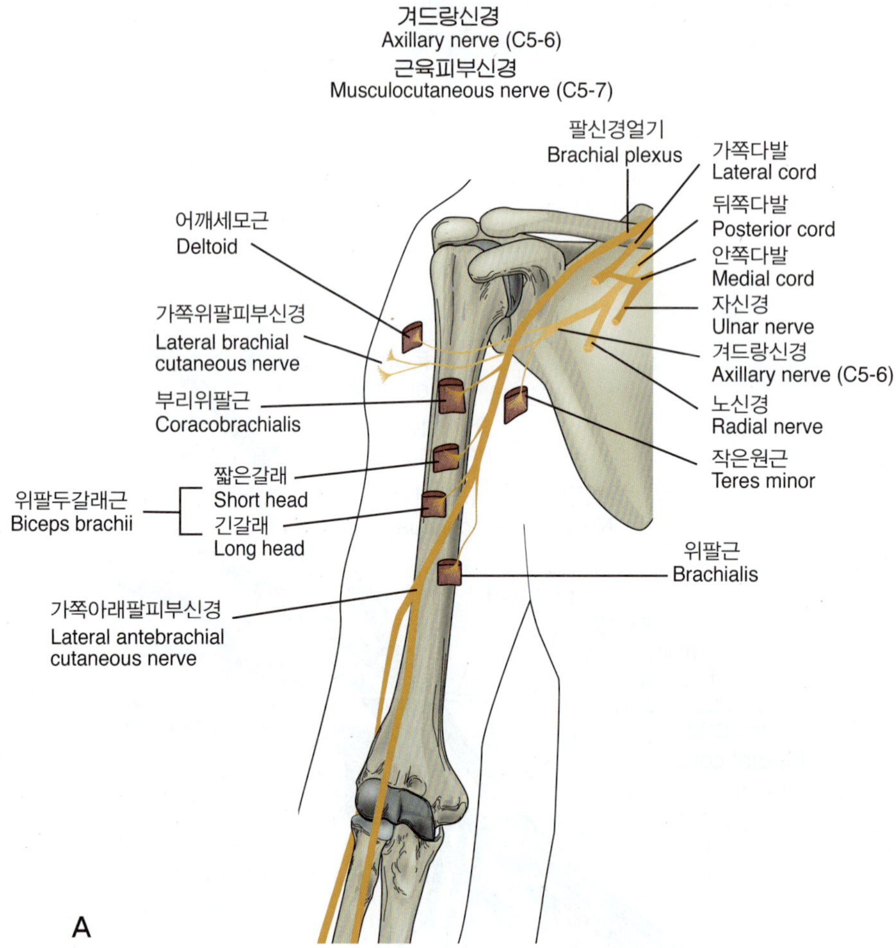

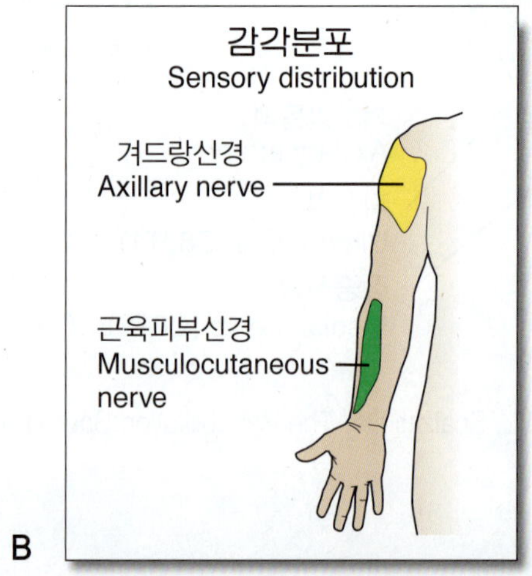

그림 B.2 (A) 근육피부신경은 부리위팔근, 위팔근, 위팔두갈래근을 지배한다. (B) 겨드랑신경과 근육피부신경의 감각분포.

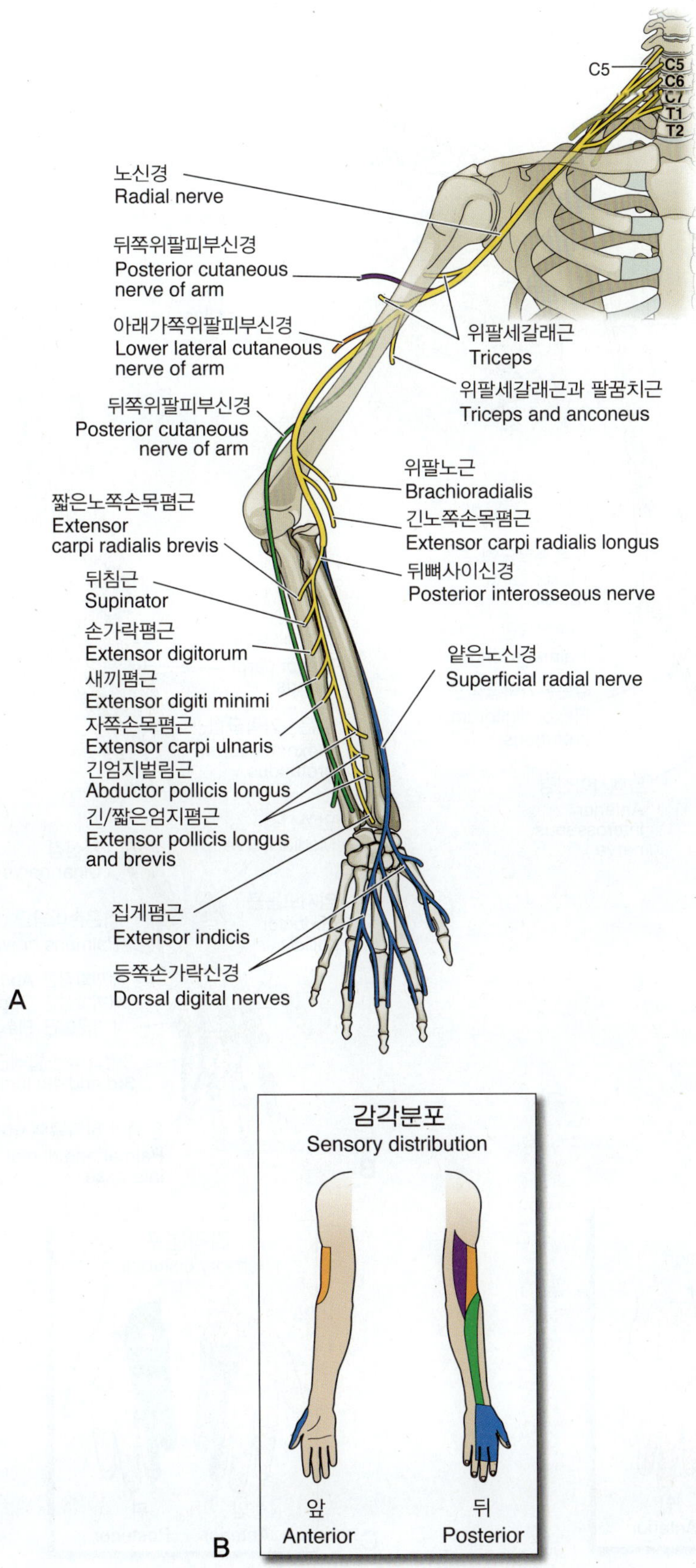

그림 B.3 (A) 노신경은 위팔, 아래팔, 손목 및 손가락 등의 근육과 뒤침근과 긴엄지벌림근을 지배한다. (B) 노신경의 감각분포 (출처: Roy, S, Wolf SL, Scalzitti DA. The Rehabilitation Specialist's Handbook. 4th ed. Philadelphia, PA. F.A. Davis Company, 2013: p. 274).

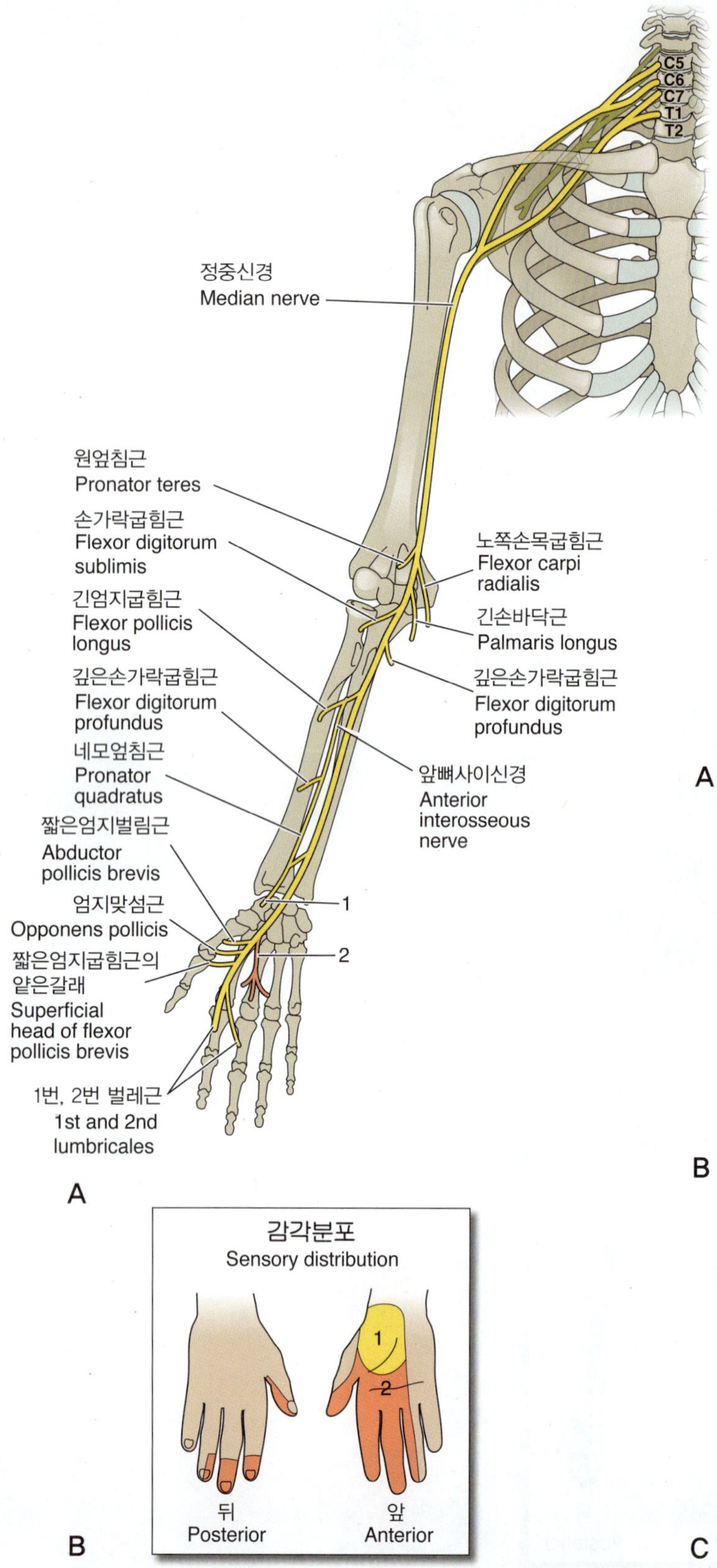

그림 B.4 (A) 정중신경과 근육지배. (B) 정중신경의 감각분포(출처: Roy, S, Wolf SL, Scalzitti DA. The Rehabilitation Specialist's Handbook. 4th ed. Philadelphia, PA. F.A. Davis Company, 2013: p. 263).

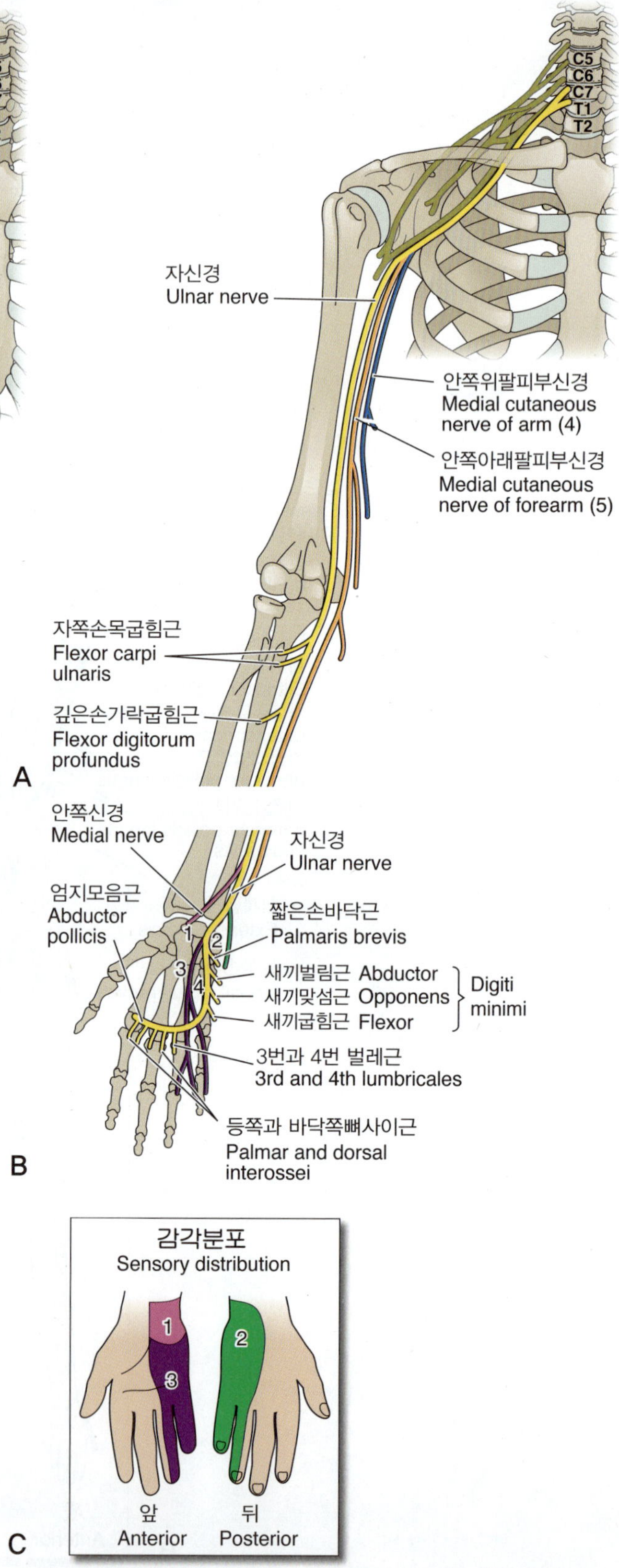

그림 B.5 (A) 자쪽손목굽힘근과 깊은손가락굽힘근의 안쪽 절반을 지배하는 자신경. (B) 뼈사이근과 벌레근을 지배하는 자신경. (C) 자신경의 감각분포(출처: Roy, S, Wolf SL, Scalzitti DA. The Rehabilitation Specialist's Handbook. 4th ed. Philadelphia, PA. F.A. Davis Company, 2013: p. 269).

큰마름근과 작은마름근

몸쪽 부착점: 목덜미인대와 C7–T5의 가시돌기
먼쪽 부착점: 어깨뼈의 안쪽가장자리
신경지배: 등쪽어깨신경

앞톱니근

몸쪽 부착점: 1번–9번 갈비뼈
먼쪽 부착점: 어깨뼈의 안쪽가장자리
신경지배: 긴가슴신경

빗장밑근

몸쪽 부착점: 1번 갈비뼈의 앞쪽끝단
먼쪽 부착점: 빗장뼈의 아래쪽면
신경지배: 빗장밑신경

어깨밑근

몸쪽 부착점: 어깨밑오목
먼쪽 부착점: 작은결절
신경지배: 위어깨밑신경과 아래어깨밑신경

가시위근

몸쪽 부착점: 가시위오목
먼쪽 부착점: 큰결절
신경지배: 어깨위신경

큰원근

몸쪽 부착점: 어깨뼈아랫각
먼쪽 부착점: 큰결절
신경지배: 아래어깨밑신경

작은원근

몸쪽 부착점: 어깨뼈 가쪽가장자리의 뒷면
먼쪽 부착점: 큰결절
신경지배: 겨드랑신경

등세모근

몸쪽 부착점: 위목덜미선과 뒤통수뼈융기,
(모든 부분) 목덜미인대, C7–T12의 가시돌기와 가시위인대
먼쪽 부착점:

위쪽: 빗장뼈 가쪽 1/3
중간: 어깨뼈가시와 봉우리돌기
아래쪽: 어깨뼈가시의 안쪽끝단

신경지배: 척수더부신경(뇌신경 XI), C2–C4의 앞쪽가지

팔꿈치와 아래팔의 근육
ELBOW AND FOREARM MUSCULATURE

팔꿈치근

몸쪽 부착점: 가쪽위관절융기의 뒷면
먼쪽 부착점: 팔꿈치머리돌기와 몸쪽자뼈의 뒷면
신경지배: 노신경

위팔두갈래근

몸쪽 부착점:

긴갈래: 어깨뼈의 오목위결절
짧은갈래: 부리돌기

먼쪽 부착점: 노뼈거친면
신경지배: 근육피부신경

위팔근

몸쪽 부착점: 위팔뼈 먼쪽 절반의 앞쪽면
먼쪽 부착점: 부리돌기와 몸쪽자뼈의 거친면
신경지배: 근육피부신경

위팔노근

몸쪽 부착점: 가쪽관절융기위능선의 위쪽 2/3
먼쪽 부착점: 노뼈붓돌기
신경지배: 노신경

원엎침근

몸쪽 부착점: 안쪽위관절융기능선, 온굽힘근힘줄 그리고 갈고리돌기

먼쪽 부착점: 먼쪽노뼈의 앞면

신경지배: 정중신경

네모엎침근

몸쪽 부착점: 먼쪽자뼈의 앞면

먼쪽 부착점: 먼쪽노뼈의 앞면

신경지배: 정중신경

뒤침근

몸쪽 부착점: 가쪽위관절융기, 자뼈의 뒤침근능선, 노쪽곁인대와 고리인대

먼쪽 부착점: 몸쪽노뼈

신경지배: 노신경

위팔세갈래근

몸쪽 부착점:

긴갈래: 어깨뼈 오목아래결절

가쪽갈래: 노고랑 바로 위쪽의 위팔뼈 뒷면

안쪽갈래: 노고랑 아래쪽의 위팔뼈 뒷면

먼쪽 부착점: 자뼈의 팔꿈치머리돌기

신경지배: 노신경

손목 근육
WRIST MUSCULATURE

짧은노쪽손목폄근

몸쪽 부착점: 가쪽위관절융기에 붙어 있는 온폄근–뒤침근힘줄

먼쪽 부착점: 3번째 손허리뼈바닥

신경지배: 노신경

긴노쪽손목폄근

몸쪽 부착점: 가쪽위관절융기에 붙어 있는 온폄근–뒤침근힘줄과 가쪽관절융기위능선의 먼쪽

먼쪽 부착점: 2번째 손허리뼈바닥

신경지배: 노신경

자쪽손목폄근

몸쪽 부착점: 가쪽위관절융기에 붙어 있는 온폄근–뒤침근힘줄과 자뼈 중간 1/3

먼쪽 부착점: 5번째 손허리뼈바닥

신경지배: 노신경

노쪽손목굽힘근

몸쪽 부착점: 안쪽위관절융기에 붙어 있는 온굽힘근–엎침근힘줄

먼쪽 부착점: 2번과 3번 손허리뼈바닥의 바닥쪽면

신경지배: 정중신경

자쪽손목굽힘근

몸쪽 부착점:

위팔갈래: 안쪽위관절융기에 붙어 있는 온굽힘근–엎침근힘줄

자갈래: 자뼈 중간 1/3의 뒤쪽가장자리

먼쪽 부착점: 콩알뼈, 갈고리뼈 혹, 5번 손허리뼈바닥

신경지배: 자신경

긴손바닥근

몸쪽 부착점: 안쪽위관절융기에 붙어 있는 온굽힘근–엎침근힘줄

먼쪽 부착점: 손바닥널힘줄과 가로손목인대

신경지배: 정중신경

손 외재근
EXTRINSIC HAND MUSCULATURE

긴엄지벌림근

몸쪽 부착점: 중간 노뼈와 자뼈의 뒤쪽면과 이웃한 뼈사이막
먼쪽 부착점: 엄지 손허리뼈바닥
신경지배: 노신경

손가락폄근

몸쪽 부착점: 가쪽위관절융기에 붙어 있는 온폄근–뒤침근 힘줄
먼쪽 부착점: 4개의 힘줄이 있음. 해당 손가락의 몸쪽마디뼈 바닥과 폄근장치바닥
신경지배: 노신경

새끼폄근

몸쪽 부착점: 손가락폄근 힘살의 자쪽면
먼쪽 부착점: 새끼폄근힘줄의 자쪽면에 연결된 힘줄
신경지배: 노신경

집게폄근

몸쪽 부착점: 중간자뼈의 뒷면과 이웃한 뼈사이막
먼쪽 부착점: 집게폄근힘줄의 자쪽면에 연결된 힘줄
신경지배: 노신경

짧은엄지폄근

몸쪽 부착점: 먼쪽노뼈의 뒷면과 이웃한 뼈사이막
먼쪽 부착점: 엄지의 몸쪽마디뼈바닥의 등쪽면과 엄지 폄근장치
신경지배: 노신경

긴엄지폄근

몸쪽 부착점: 자뼈의 뒷면과 이웃한 뼈사이막
먼쪽 부착점: 엄지 먼쪽마디뼈바닥과 엄지 폄근장치
신경지배: 노신경

깊은손가락굽힘근

몸쪽 부착점: 자뼈 몸쪽 3/4의 앞안쪽면과 뼈사이막
먼쪽 부착점: 4개의 해당 힘줄. 손가락 먼쪽마디뼈바닥의 바닥쪽면
신경지배:
안쪽절반: 자신경
가쪽절반: 정중신경

얕은손가락굽힘근

몸쪽 부착점:
위팔자갈래: 안쪽위관절융기에 붙어 있는 온굽힘근–엎침근힘줄과 자뼈 갈고리돌기
노갈래: 노뼈 위쪽 2/3의 앞면
먼쪽 부착점: 4개의 해당 힘줄. 손가락의 중간마디뼈의 양쪽 측면
신경지배: 정중신경

긴엄지굽힘근

몸쪽 부착점: 중간노뼈의 앞면과 뼈사이막
먼쪽 부착점: 엄지 먼쪽마디뼈바닥의 바닥쪽면
신경지배: 정중신경

손 내재근
INTRINSIC HAND MUSCULATURE

새끼벌림근

몸쪽 부착점: 콩알뼈와 자쪽손목굽힘근힘줄
먼쪽 부착점: 새끼손가락 몸쪽마디뼈바닥의 자쪽면과 폄근장치
신경지배: 자신경

짧은엄지벌림근

몸쪽 부착점: 가로손목인대, 큰마름뼈, 손배뼈
먼쪽 부착점: 엄지 몸쪽마디뼈바닥; 엄지 폄근장치
신경지배: 정중신경

엄지모음근

몸쪽 부착점:
빗갈래: 알머리뼈, 2번과 3번 손허리뼈바닥
가로갈래: 3번 손허리뼈의 바닥쪽면
먼쪽 부착점: 엄지 몸쪽마디뼈바닥에서 손허리손가락관절의 안쪽종자뼈까지; 엄지 폄근장치
신경지배: 자신경

등쪽뼈사이근

몸쪽 부착점
1번째: 1번과 2번 손허리뼈의 양쪽 측면
2번째: 2번과 3번 손허리뼈의 양쪽 측면
3번째: 3번과 4번 손허리뼈의 양쪽 측면
4번째: 4번과 5번 손허리뼈의 양쪽 측면
먼쪽 부착점
1번째: 집게손가락의 등쪽 덮개의 노쪽면과 집게손가락의 몸쪽마디뼈바닥
2번째: 가운데손가락의 등쪽 덮개의 노쪽면과 가운데손가락의 몸쪽마디뼈바닥
3번째: 가운데손가락의 등쪽 덮개의 자쪽면과 가운데손가락의 몸쪽마디뼈바닥
4번째: 반지손가락의 등쪽 덮개의 자쪽면과 반지손가락의 몸쪽마디뼈바닥
신경지배: 자신경

새끼굽힘근

몸쪽 부착점: 가로손목인대와 갈고리뼈
먼쪽 부착점: 새끼손가락의 몸쪽마디뼈바닥
신경지배: 자신경

짧은엄지굽힘근

몸쪽 부착점: 가로손목인대와 큰마름뼈
먼쪽 부착점: 엄지의 몸쪽마디뼈바닥과 손허리손가락관절에 있는 종자뼈
신경지배: 정중신경

벌레근

몸쪽 부착점
안쪽 2개: 가운데손가락, 반지손가락 및 새끼손가락의 깊은손가락굽힘근힘줄의 각 측면
가쪽 2개: 가운데손가락과 집게손가락의 깊은손가락굽힘근힘줄의 가쪽면
먼쪽 부착점: 폄근장치
신경지배:
안쪽 2개: 자신경
가쪽 2개: 정중신경

새끼맞섬근

몸쪽 부착점: 가로손목인대와 갈고리뼈
먼쪽 부착점: 5번째 손허리뼈몸통
신경지배: 자신경

엄지맞섬근

몸쪽 부착점: 가로손목인대와 큰마름뼈
먼쪽 부착점: 2번째 손허리뼈몸통
신경지배: 정중신경

짧은손바닥근

몸쪽 부착점: 가로손목인대와 바닥쪽근막

먼쪽 부착점: 손바닥 자쪽면의 피부

신경지배: 자신경

바닥쪽뼈사이근

몸쪽 부착점

첫째: 엄지 손허리뼈의 자쪽면

둘째: 2번째 손허리뼈의 자쪽면

셋째: 4번째 손허리뼈의 노쪽면

넷째: 5번째 손허리뼈의 노쪽면

먼쪽 부착점

첫째: 엄지 몸쪽마디뼈의 자쪽면; 엄지모음근과 연결됨

둘째: 집게손가락 등쪽 덮개의 자쪽면과 집게손가락의 몸쪽마디뼈바닥

셋째: 반지손가락 등쪽 덮개의 노쪽면과 반지손가락의 몸쪽마디뼈바닥

넷째: 새끼손가락 등쪽 덮개의 노쪽면과 새끼손가락의 몸쪽마디뼈바닥

신경지배: 자신경

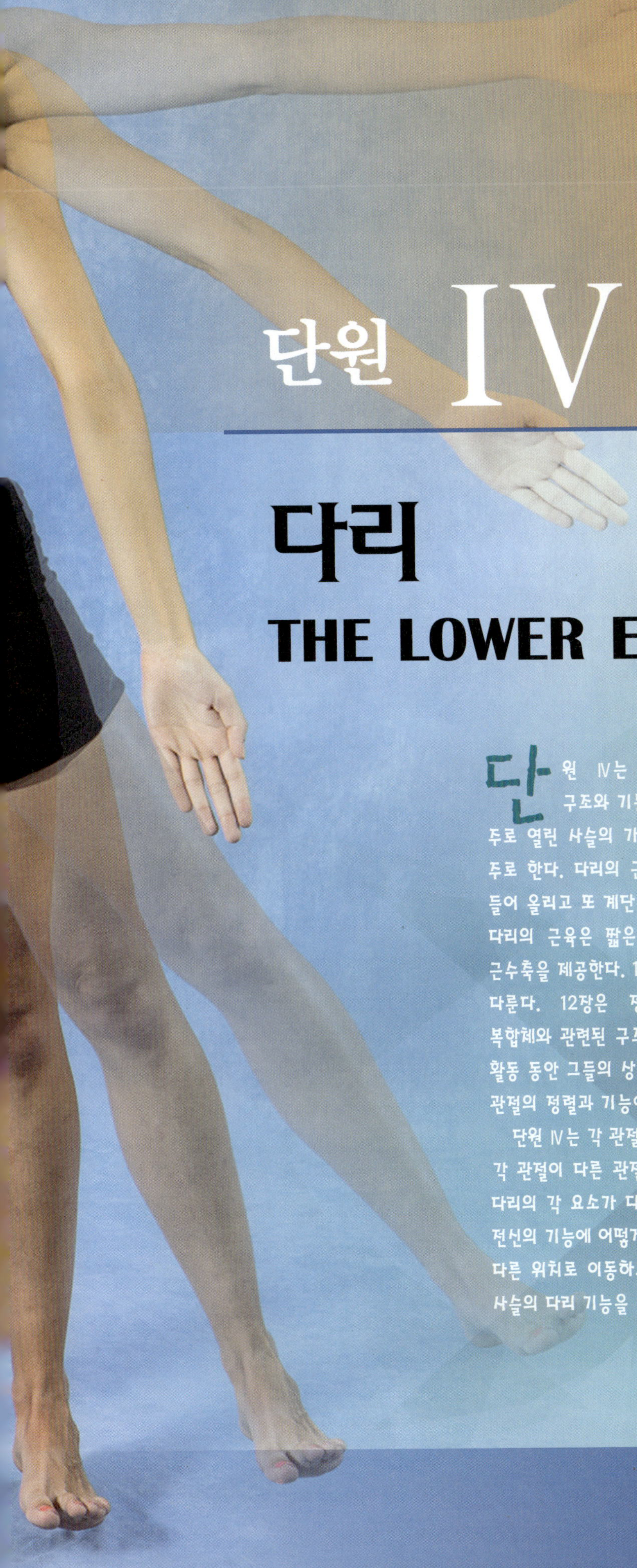

단원 IV

다리

THE LOWER EXTREMITY

단원 IV는 다리에 대한 내용이다. 11장–13장은 다리 관절의 구조와 기능을 다룬다. 14장은 이동과 보행에 관련된 개념을 다룬다. 주로 열린 사슬의 가동성 활동을 하는 팔과는 달리, 다리는 닫힌 사슬 활동을 주로 한다. 다리의 근육과 관절은 앉은 자세에서 선 자세로 움직일 때 신체를 들어 올리고 또 계단 보행 시 체중을 조절하는 파워와 근력을 제공한다. 그리고 다리의 근육은 짧은 거리와 긴 거리의 보행 시 체중을 추진하는데 필요한 근수축을 제공한다. 11장은 골반과 넙다리뼈에 의해 형성되는 엉덩관절 복합체를 다룬다. 12장은 정강넙다리관절과 무릎넙다리관절로 이루어진 무릎관절 복합체와 관련된 구조물을 다룬다. 13장은 발목과 발의 다관절을 다루고, 여러 활동 동안 그들의 상호관계를 다룬다. 단원 IV의 정보는 다리의 각 관절이 다른 관절의 정렬과 기능에 어떻게 영향을 미치는지를 요약하고 있다.

단원 IV는 각 관절의 보행 때 역할과 이동의 요소를 다루고 있다. 다리 사슬의 각 관절이 다른 관절과 상호의존적임을 이해하는 것이 필수적이다. 단원 IV는 다리의 각 요소가 다리 전체의 기능에 어떻게 기여하고 있는지, 그리고 다리가 전신의 기능에 어떻게 기여하는지를 다루고 있다. 단원 IV의 장들은 한 위치에서 다른 위치로 이동하고, 또 평지나 고르지 못한 지면을 걷는 열린 사슬과 닫힌 사슬의 다리 기능을 살펴보고 있다.

11장

엉덩관절 복합체의 구조와 기능

Structure and Function of the Hip Complex

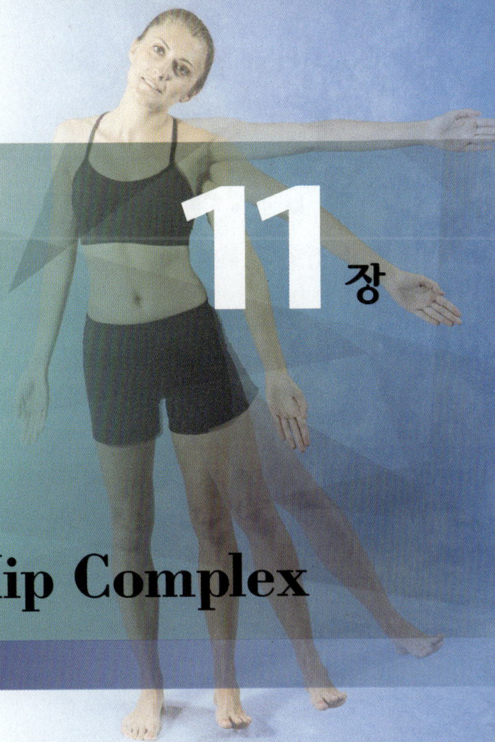

핵심 개념 / Key Concepts

엉덩관절 복합체의 구조

뼈 구조물
- 엉덩뼈
- 궁둥뼈
- 두덩뼈
- 절구
- 넙다리뼈
  - **경사각**
  - **넙다리뼈 비틀림**

관절 구조물
- 넙다리뼈머리
- 절구
  - **중심테두리각**
  - **절구의 앞방향경사 각도**
- 관절주머니, 인대 및 윤활주머니

운동형상학

뼈운동형상학

골반에 대한 넙다리뼈의 운동

넙다리뼈에 대한 골반의 운동
- **허리골반리듬**
- **시상면의 골반 돌림**
- **이마면의 골반 돌림**
- **가로면의 골반 돌림**

관절운동형상학

엉덩관절 복합체 근육

굽힘근

모음근

폄근

벌림근

가쪽돌림근

안쪽돌림근

학습 성과 / Learning Outcomes

본 장을 공부한 후, 학습자는 다음을 할 수 있을 것이다:

11.1 엉덩관절과 관련된 뼈 구조물과 결합조직을 설명하고, 이들 구조물을 근육 부착점과 관절 기능에 연관지을 수 있다.
11.2 넙다리뼈의 정상 경사각, 밖굽이엉덩과 안굽이엉덩에 대해 설명할 수 있다.
11.3 앞방향경사와 뒷방향경사의 측면에서 넙다리뼈의 비틀림을 정의할 수 있다.
11.4 절구 구조물의 기능을 정의하고, 이들 구조물의 정렬이 엉덩관절의 안정성과 가동성에 어떤 영향을 주는지를 설명할 수 있다.
11.5 골반에 대한 넙다리뼈의 운동과 넙다리뼈에 대한 골반의 운동 측면에서, 엉덩관절의 열린 사슬과 닫힌 사슬의 뼈운동형상학과 관절운동형상학을 설명할 수 있다.
11.6 엉덩관절의 근육을 확인하고, 1차 작용근과 2차 작용근으로 그들의 기능을 설명할 수 있다.
11.7 엉덩관절의 자세 변화가 특정 엉덩관절의 근육 기능에 어떤 영향을 주는지 설명할 수 있다.

엉덩관절 복합체의 구조

HIP COMPLEX STRUCTURES

엉덩관절은 넙다리뼈머리와 골반 절구에 의해 이루어진다. 엉덩관절은 절구관절로 안정성이 좋은데, 그 이유는 광범위한 관절주머니, 테두리 및 인대들이 깊은 소켓을 보강하기 때문이다. 사람이 앉은 자세에서 몸을 앞쪽으로 기울일 때, 엉덩관절은 다리를 중심으로 몸통과 골반이 움직이는 축을 제공한다. 엉덩관절은 앉은 자세에서 선 자세로 움직일 때 몸을 위쪽으로 이동시키는 가동범위와 근력을 제공한다. 엉덩관절은 보행, 계단 보행, 달리기, 물건 들기 및 물건 운반 등과 같은, 기능 활동에 중요한 역할을 한다. 엉덩관절의 근육 약증이나 기능장애는 사람의 균형과 전반적인 안전성에 나쁜 영향을 줄 수 있다. 엉덩관절의 병리나 외상도 전신의 주요 장애와 통증을 초래할 수 있다.

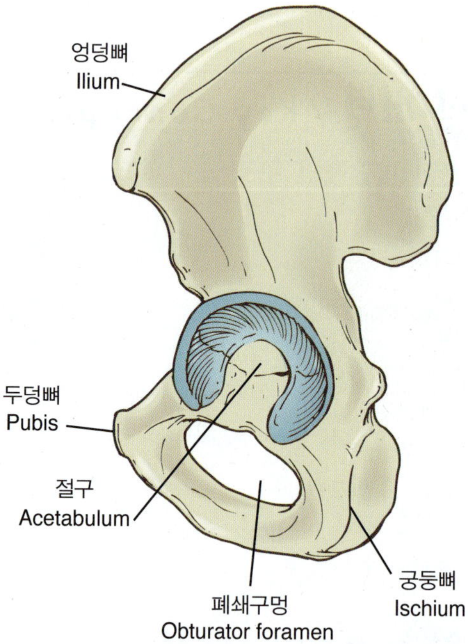

그림 11.1 볼기뼈: 엉덩뼈, 궁둥뼈 및 두덩뼈(출처: Starkey C, Brown D. Examination of Orthopedic and Athletic Injuries. 4th ed. Philadelphia. PA. F.A. D Company. 2015, p 422).

뼈 구조물

엉덩관절을 구성하는 뼈 구조물은 골반과 넙다리뼈를 구성하는 뼈들이다. 골반은 볼기뼈로 불리는 2개의 크고 납작한 뼈를 가지고 있다. 볼기뼈는 엉덩뼈, 두덩뼈 및 궁둥뼈로 구성된다. 출생 때 각 볼기뼈는 3개의 분리된 뼈로 시작한다(그림 11.1). 이들 3개의 뼈는 25세쯤 하나의 볼기뼈로 융합되고, 엉치엉덩관절에서 엉덩뼈와 엉치뼈 사이의 관절을 통해 축성 뼈대와 다리를 연결시킨다. 좌우 볼기뼈는 뒤쪽에서 엉치뼈와 연결하고, 앞쪽에서 두덩결합에 의해 연결된다.

골반은 뼈인대성 고리를 형성하고, 몸통과 다리의 큰 근육들이 부착하는 지점으로 작용한다. 골반은 상체와 몸통의 무게를 다리로 전달하고, 근육과 결합조직과 함께, 곧은창자, 방광 및 생식기관에 지지를 제공한다. 여성의 골반은 출산과 관련된 요구를 충족시키기 위해 둥글고 넓은 편이다.

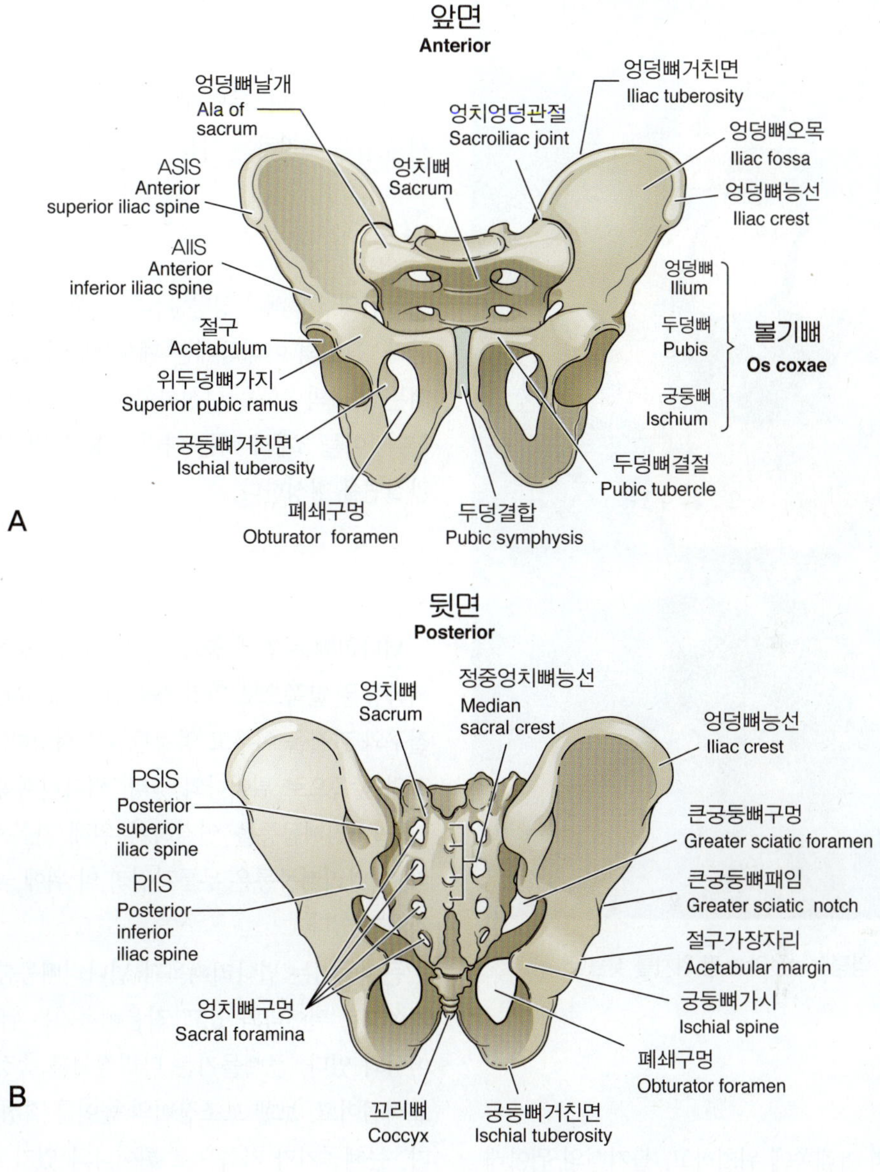

그림 11.2 골반의 요소. (A) 앞면. (B) 뒷면(출처: Roy S, Wolf SL, Scalzitti DA. The Rehabilitation Specialist's Handbook. 4th ed. Philadelphia, PA. F.A. Davis Company, 2013).

그림 11.2는 골반의 뼈 구조물을 보여주고 있다.

엉덩뼈

엉덩뼈는 볼기뼈의 위앞쪽 부분을 형성하고, 엉덩뼈능선으로 불리는 능선을 가지고 있다. 일반적으로 엉덩뼈능선은 좌우 수평을 이루고, 그림 11.3의 예와 비슷하게 여러분의 골반 측면에 손을 배치함으로서 촉진될 수 있다. 엉덩뼈에서 가장 두드러진 뼈 돌출부위는 ASIS이고, 쉽게 촉진될 수 있다. ASIS는 골반 정렬을 평가하고 다리 길이를 측정할 때 종종 이용되는 표식점이다. ASIS의 밑 부위에 AIIS가 존재한다. 엉덩뼈능선의 뒤쪽 끝단에 돌출된 부위는 PSIS이고, 이 지점은 엉치뼈 측면에 있는 오목한 보조개 부위에 위치한다. PSIS 아래쪽에는 PIIS가 위치한다. PIIS는 궁둥뼈패임 바로 위에 위치한다. 궁둥뼈패임, 궁둥결절인대 및 궁둥가시인대는 궁둥뼈구멍을 형성한다. 엉덩뼈의 앞쪽면에는 매끈하고 오목한 면이 있는데, 이 면을 엉덩뼈오목이라 한다. 이들 뼈표식점은 엉덩관절의 주요 근육과 인대의 부착점으로 작용하고, 본 장의 후반부에서 설명될 것이다.

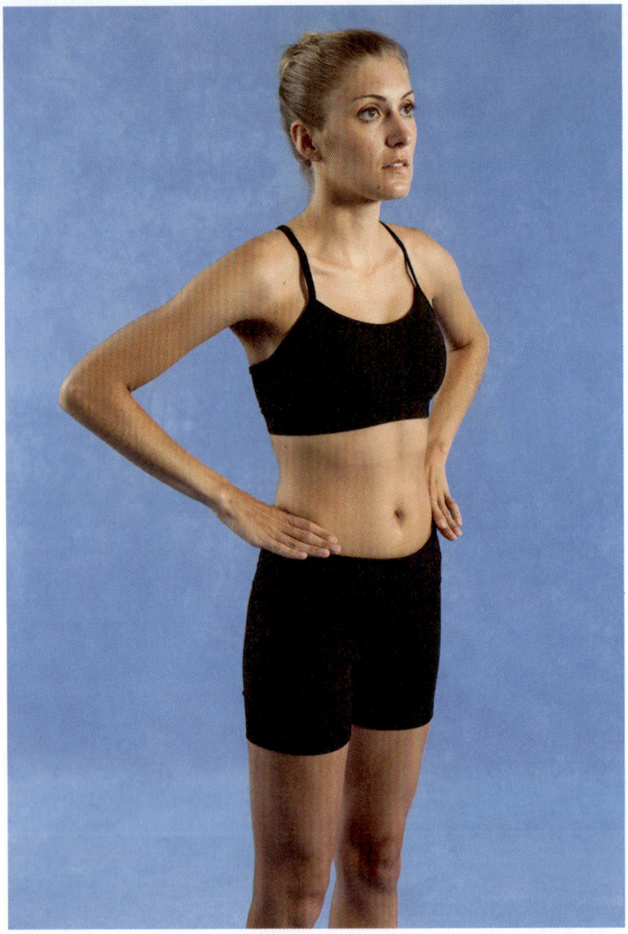

그림 11.3 엉덩뼈능선의 수평 위치를 찾는다.

궁둥뼈

궁둥뼈는 엉덩뼈의 아래쪽에 위치하고, 볼기뼈의 뒤아래 부분을 형성한다. 궁둥뼈가시는 뒤쪽 궁둥뼈에서 돌출된 것이고, 작은궁둥뼈패임 위쪽에 위치한다. 엉치결절인대와 엉치가시인대가 작은궁둥뼈패임 안에 있는 작은궁둥뼈구멍을 형성한다. 궁둥뼈거친면은 절구로부터 아래쪽과 뒤쪽으로 돌출되어 있다. 궁둥뼈거친면은 앉은 자세를 취할 때 상체의 무게를 지탱한다. 궁둥뼈가지는 궁둥뼈거친면과 앞아래 두덩뼈가지 사이에서 연장된다.

두덩뼈

두덩뼈몸통의 위쪽가장자리는 두덩뼈능선이고, 위두덩뼈가지는 두덩뼈몸통과 연결하기 위해 절구로부터 앞쪽으로 이어진다. 두덩뼈결절은 샅인대가 붙는 지점이다.

그림 11.4는 골반의 뼈와 관련 인대를 보여주고 있다.

2개의 두덩뼈는 유리연골로 덮여 있는 부동관절인 두덩결합을 형성한다. 두덩결합은 보행 시 충격을 흡수하고, 출산 시 분만을 촉진하는 섬유연골성 원반을 가지고 있다.

절구

골반의 3개 뼈가 엉덩관절의 소켓으로 불리는 절구를 형성한다. 절구의 아래쪽에는 폐쇄구멍이 있다. 엉덩뼈와 궁둥뼈는 절구의 3/4을 형성하고, 두덩뼈가 나머지 1/3을 형성한다. 이들 3개의 뼈는 다리를 통해 전달된 힘을 수용하는 관절면을 형성한다.

넙다리뼈

넙다리뼈는 인체 중에서 가장 길고 강한 뼈이다. 넙다리뼈몸통은 앞쪽으로 약간 볼록한 형태이다. 넙다리뼈머리는 절구와 관절을 이루고 엉덩관절을 형성하기 위해 안쪽과 약간의 앞쪽으로 튀어나와 있다. 넙다리뼈목은 넙다리뼈머리와 넙다리뼈몸통을 연결하기 위해 가쪽으로 튀어나와 있다. 넙다리뼈몸통은 무릎관절과 발 위에 놓이도록 안쪽으로 경사져 있다.

큰뼈돌기는 넙다리뼈목과 넙다리뼈몸통으로부터 뒤쪽과 가쪽으로 튀어나와 있고, 작은뼈돌기는 뒤쪽과 안쪽으로 튀어나와 있다. 큰뼈돌기는 다리길이를 측정하는데 사용되는 표식점이고, 보행 보조장비의 높이를 결정하는데 도움을 준다. 큰뼈돌기가 가쪽으로 튀어나와 있기 때문에, 큰뼈돌기에 붙는 엉덩관절 근육의 지렛팔을 증가시킨다. 돌기오목은 큰뼈돌기의 안쪽에 존재한다. 돌기사이선은 관절주머니의 먼쪽 가장자리를 형성한다. 넙다리뼈몸통의 뒤쪽면에는 거친선으로 불리는 수직의 능선이 있다. 두덩선과 볼기근거친면은 거친선의 몸쪽끝단에서 튀어나와 있다. 거친선의 먼쪽 부분은 가쪽과 안쪽의 관절융기위선과 모음근결절을 나눈다. 넙다리뼈몸통은 아래쪽으로 튀어나와 있고, 가쪽과 안쪽의 관절융기에 종지하기 전에 가쪽과 안쪽의 위관절융기를 형성한다. 안쪽관절융기와 가쪽관절융기 사이에는 융기사이패임이 존재하고, 융기사이패임 위쪽에 오금오목이 위치한다(그림 11.5).

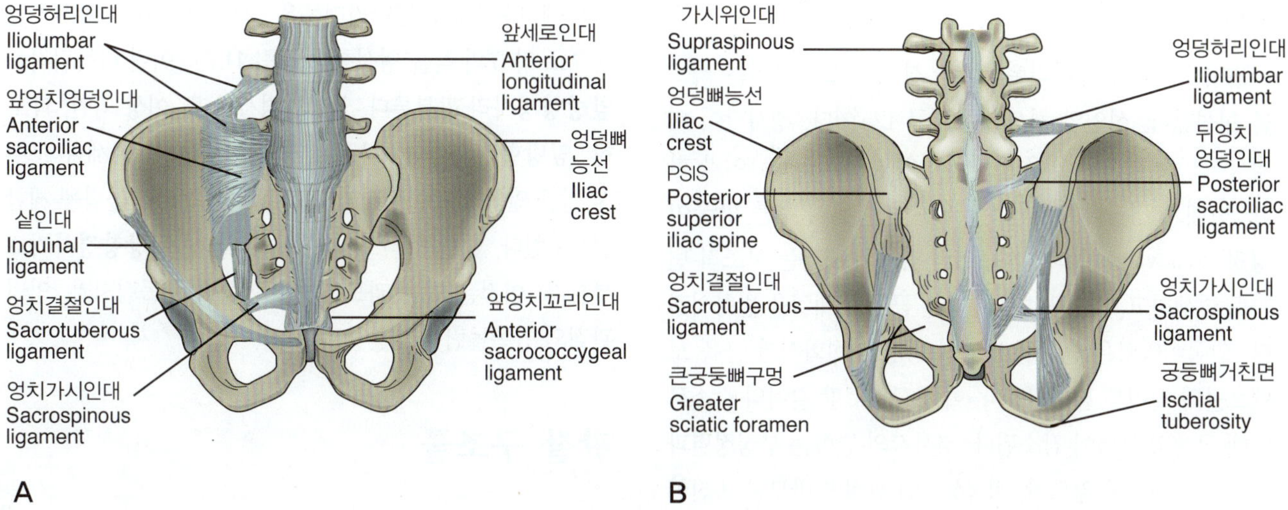

그림 11.4 엉치뼈 인대. (A) 앞면. (B) 뒷면.

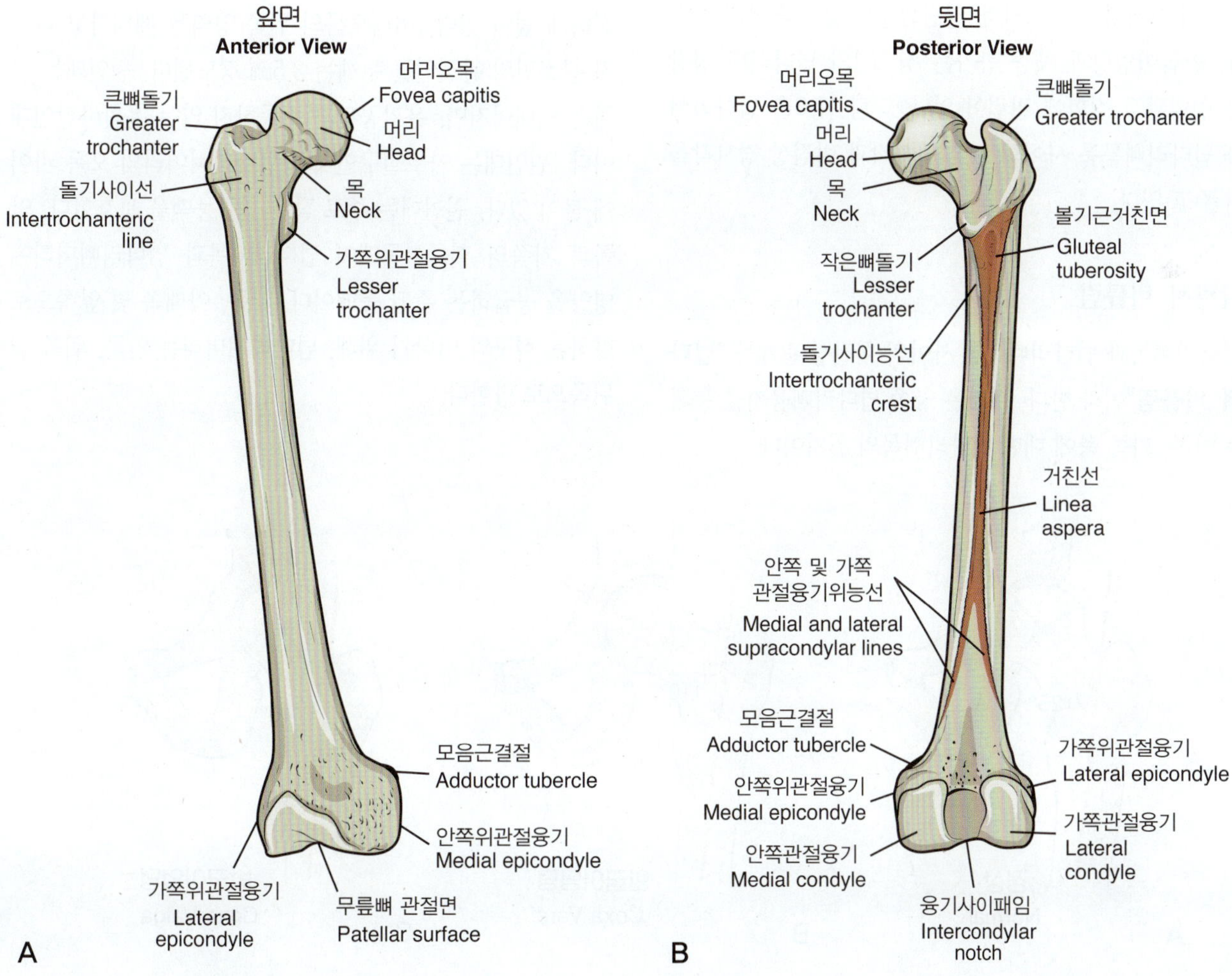

그림 11.5 넙다리뼈. (A) 앞면. (B) 뒷면(출처: Houglum B, Bertoti, D. Brunnstrom's Clinical Kinesiology. 6th ed. Philadelphia. PA. F.A. D Company. 2012, p 376).

경사각

넙다리뼈목과 넙다리뼈몸통은 **경사각**으로 불리는 각도를 형성한다. 성인의 경사각은 평균 125°이다. 경사각이 비정상적으로 감소된 경우를 **안굽이엉덩**(coxa vara)이라 한다. 반대로 경사각이 비정상적으로 증가된 경우를 **밖굽이엉덩**(coxa valga)이라 한다. 이런 각도의 변화는 구조적 변화로 발생하고, 엉덩관절에 부착된 근육의 배열을 변화시킨다. 안굽이엉덩은 근육의 당김선 방향을 변화시켜 근육 모멘트팔의 길이를 감소시킨다. 이런 모멘트팔 길이의 감소로 인해 근육의 근력이 감소된다. 경사각의 변화는 부정정렬과 관절 스트레스를 일으켜, 비정상적인 관절면 마모를 촉진한다. 비정상적인 마모 패턴은 관절 퇴행, 가동범위 감소 및 관절 기능장애를 초래할 수 있다. 밖굽이엉덩의 경우에는, 절구와 넙다리뼈머리의 관절면 접촉이 감소된다. 이것은 엉덩관절의 안정성을 감소시켜, 엉덩관절의 탈구를 야기할 수 있다. 안굽이엉덩과 체중 증가는 청소년의 넙다리뼈 성장판과 엉덩관절 질환에 관련이 있다. 그림 11.6은 넙다리뼈목과 넙다리뼈몸통 사이의 정상 경사각과 비정상 경사각을 보여 주고 있다.

넙다리뼈 비틀림

넙다리뼈목과 넙다리뼈몸통 사이의 회전성 관계를 **"넙다리뼈 비틀림"**이라 한다. 이것은 양쪽 넙다리뼈융기를 통과하는 안쪽–가쪽 축에 대한 넙다리뼈목의 위치이다.

위에서 봤을 때, 넙다리뼈목은 안쪽–가쪽 축으로부터 앞쪽으로 약 5°의 각을 형성한다(그림 11.7). 이런 비틀림각을 **앞방향경사**라고 부른다. 앞방향경사가 15° 이상 되면, **과도한 앞방향경사**이다. 이런 비정상 돌림은 선 자세나 보행 시 발을 안쪽으로 돌림시키고, 엉덩관절의 가쪽돌림을 제한할 수 있다. 비틀림 각도가 15° 미만일 때 **뒤방향경사**라고 부른다. 이것은 발을 과도하게 바깥쪽으로 돌림시켜, 엉덩관절의 안쪽돌림을 제한할 수 있다.

관절 구조물

넙다리뼈머리

넙다리뼈머리의 관절면과 절구가 엉덩관절을 형성하기 위해 관절을 이룬다. 구형의 넙다리뼈머리는 관절연골로 완전하게 덮여 있다. 머리오목의 뒤쪽 영역을 제외하고 나머지 관절면의 관절연골 두께는 3.5㎜ 정도된다. 원인대는 관절속 인대이지만, 윤활공간과 소통하지 않는 윤활바깥인대이다. 원인대는 가로절구인대와 넙다리뼈머리의 오목 사이에 붙어 있다. 원인대는 주로 작은 절구동맥을 보호한다. 안쪽과 가쪽의 휘돌이동맥이 넙다리뼈목과 넙다리뼈머리에 영양을 공급하는 주된 동맥이다. 가쪽, 아래쪽 및 앞쪽으로 향하는 절구와 만나기 위해, 넙다리뼈머리는 안쪽, 위쪽 및 뒤쪽으로 향한다.

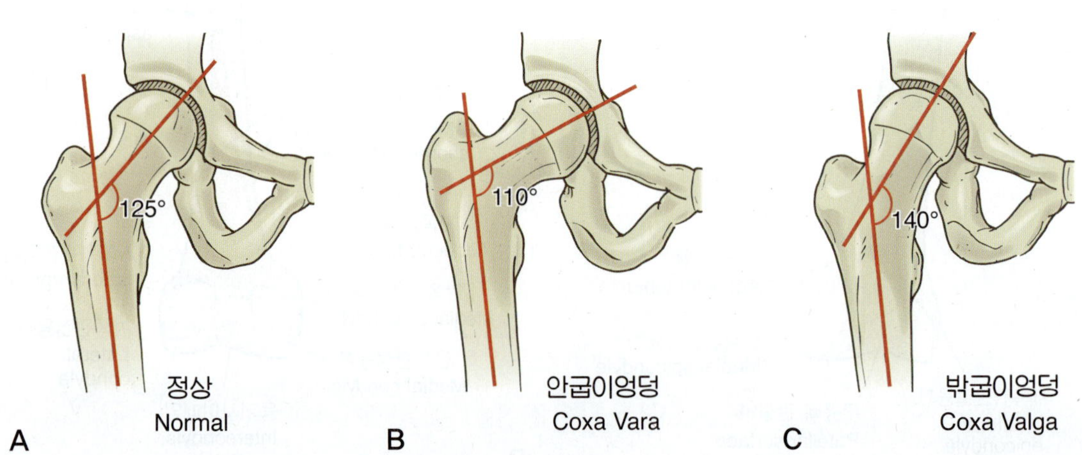

그림 11.6 경사각. (A) 정상 경사각. (B) 안굽이엉덩. (C) 밖굽이엉덩(출처: Starkey C, Brown D. Examination of Orthopedic and Athletic Injuries. 4th ed. Philadelphia. PA. F.A. D Company. 2015, p 379).

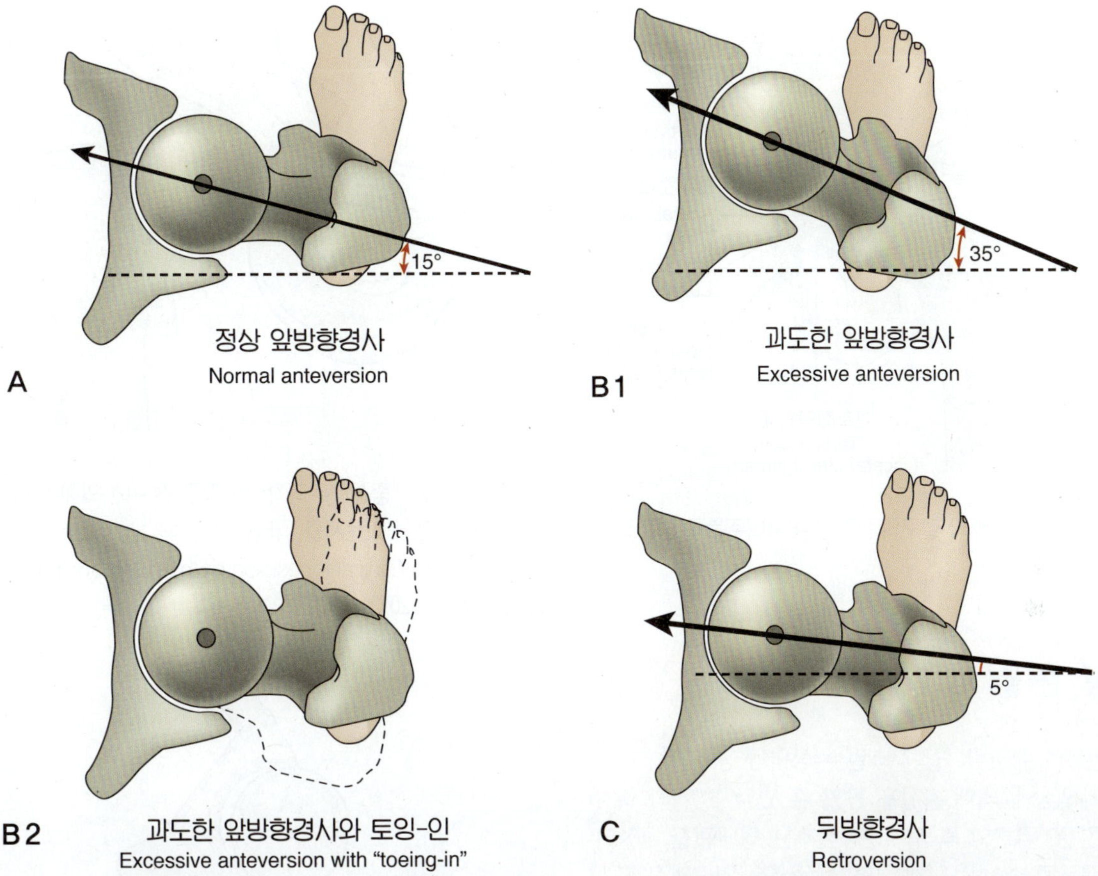

그림 11.7 (A) 넙다리뼈목과 넙다리뼈몸통 사이의 정상 앞방향경사. (B1) 과도한 앞방향경사. (B2) 과도한 앞방향경사와 토잉-인. (C) 뒤방향경사.

절구

절구는 깊은 컵 모양의 소켓으로 가장자리의 대부분이 테두리에 의해 덮여 있다. 이런 섬유연골성 쐐기모양의 고리를 "절구테두리"라고 부른다. 소켓의 아래쪽 꼭대기에는 테두리가 넓은 편이고, 가로절구인대에 연결되어 있다. 절구테두리는 절구의 관절면을 증가시키고 소켓의 깊이를 30% 증가시켜 엉덩관절의 안정성을 향상시킨다. 엉덩관절의 관절면을 증가시킴으로써, 절구테두리는 엉덩관절에 가해지는 하중을 분산하고 감소시키고, 또 관절면을 보호한다. 테두리는 관절면의 음압을 일으켜 넙다리뼈머리를 고정하는 역할도 한다. 테두리는 관절내 음압을 유지하기 위해 관절을 둘러싸는 봉인(seal)을 형성한다. 이런 봉인은 관절내에 윤활액을 유지하여 관절 윤활을 증가시킨다.

테두리의 최외곽 가장자리는 혈관이 풍부하지만, 안쪽 2/3는 상대적으로 혈관이 매우 빈약하다. 테두리의 좋지 못한 혈액 공급 때문에, 손상 시 치유에 제한이 발생한다. 그러나 적절한 감각 신경지배가 고유수용성 피드백을 제공하고, 손상 시 통증을 전달할 수 있다.

절구의 반달모양 관절면은 관절연골로 덮여 있다. 관절연골은 보행시 관절의 체중부하를 분산하고, 연골밑뼈에 가해지는 과도한 스트레스를 방지한다. 절구의 바닥에는 절구오목이 존재한다. 정상 상태에서는 절구오목이 넙다리뼈머리와 접촉하지 않는다. 절구오목에는 지방과 혈관으로 둘러싸인 원인대가 있다.

그림 11.8은 넙다리뼈머리와 엉덩관절의 안쪽 요소를 보여주고 있다.

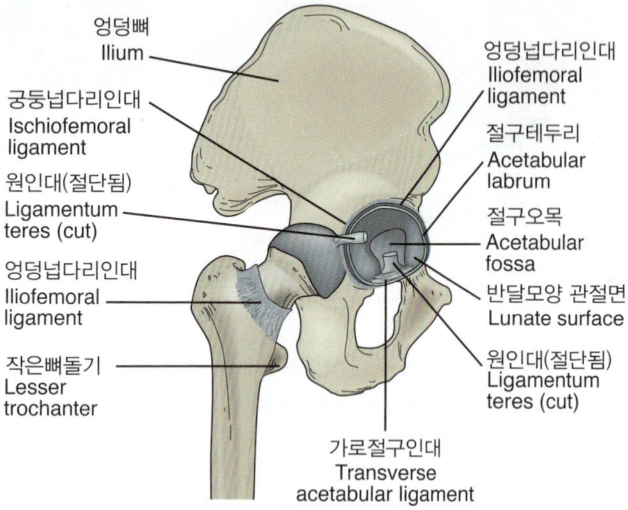

그림 11.8 넙다리뼈와 절구의 관절면을 보여주는 엉덩관절 속의 구조물.

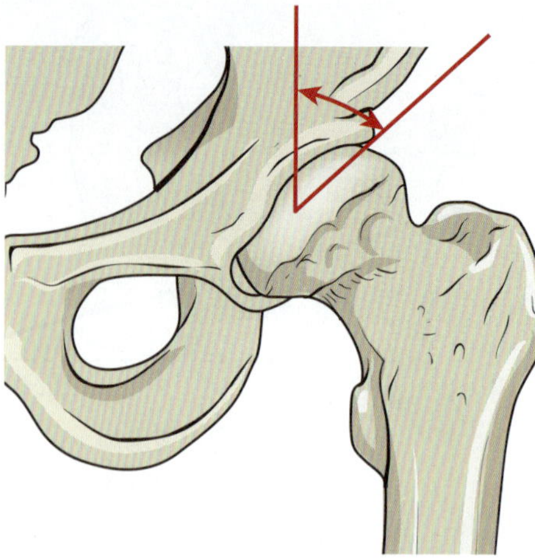

그림 11.9 중심테두리각. 이 각은 절구에 의해 넙다리뼈머리가 얼마나 덮여 있는지를 나타낸다(출처: Houglum B, Bertoti, D. Brunnstrom's Clinical Kinesiology. 6th ed. Philadelphia. PA. F.A. D Company. 2012, p 379).

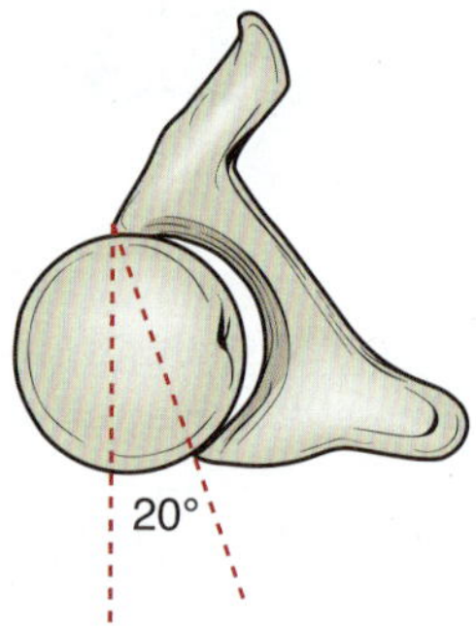

그림 11.10 넙다리뼈머리와 절구를 위쪽에서 바라본 것: 절구의 앞방향경사를 보여주고 있다(출처: Houglum B, Bertoti, D. Brunnstrom's Clinical Kinesiology. 6th ed. Philadelphia. PA. F.A. D Company. 2012, p 376).

임상 연결 11.1

엉덩관절의 테두리는 갑작스런 손상이나 장기간의 반복 미세외상에 의해 손상을 당할 수 있다. 하키와 축구와 같은, 격렬한 스포츠 운동선수는 엉덩관절 손상이나 테두리 손상을 쉽게 당한다. 댄서는 엉덩관절 가동범위의 끝지점에 발생하는 반복 미세 외상으로 테두리 손상을 당하기 쉽다. 테두리 열상의 빈도는 모든 연령대에서 연령이 증가함에 따라 증가한다. 테두리는 넙다리절구 충돌증후군이나 엉덩관절의 과가동성으로도 손상될 수 있다. 테두리 열상과 관절연골 손상 사이에 상관관계가 있다. 테두리 열상과 관련된 증상으로는, 엉덩관절 앞쪽 부위의 깊은 통증이 있다. 엉덩관절의 염발음, 잠김, 또는 무력감 등과 같은 역학적 증상이 테두리 열상 환자의 50%에서 나타난다. 치료로는, 수술적 중재와 수술 후 재활이 있다.

중심테두리각

절구의 중심테두리각은 넙다리뼈머리 중심에서 시작되는 2개의 선에 의해 형성된다(그림 11.9). 하나의 선은 수직선이고, 다른 선은 절구 가쪽면의 방향을 나타내는 선이다. 중심테두리각은 절구에 의해 넙다리뼈머리가 얼마나 많이 덮여 있는지를 나타낸다. 각도가 큰 경우는 넙다리뼈머리가 많이 덮여 있고, 관절의 안정성 크다는 의미이다. 일반적으로 중심테두리각은 25°이상이다. 중심테두리각이 25°보다 작다면, 절구에 의해 넙다리뼈머리가 덜 덮여 있다는 의미이다. 이렇게 접촉면적이 작으면, 관절의 안정성이 감소한다. 이것은 체중부하가 작은 관절면에 집중되어, 관절 압박력이 증가된다는 의미이다. 시간이 경과하면, 스트레스 집중이 발생하여 골관절염을 초래할 수 있다.

절구의 앞방향경사 각도

절구의 앞방향경사 각도는 가로면에서 엉덩관절을 바라봤을 때 절구의 뒤쪽테두리에서 시작되는 2개의 선에 의해 이루어진다(그림 11.10). 기준선은 시상면의 앞뒤 방향을 주행하고, 두 번째 선은 뒤쪽테두리에서 절구의 앞쪽 가장자리로 이어지는 선이다. 절구의 정상 앞방향경사 각도는 약 20°이다. 각이 20°보다 크면, 절구에 의해 넙다리뼈머리가 덜 덮여 있음을 의미하고, 반대로 15° 이하 각도이면 절구에 의해 넙다리뼈머리가 과도하게 덮여 있음을 의미한다. 넙다리뼈머리가 덜 덮이면, 엉덩관절이 과도한 스트레스를 받아 퇴행성 변화가 일어날 수 있다. 과도한 앞방향경사는 엉덩관절의 앞쪽탈구와 테두리 손상의 위험이 증가할 수 있다.

관절주머니, 인대 및 윤활주머니

엉덩관절의 관절주머니는 강하고 두꺼운 구조물이며, 절구의 최외곽 테두리에서 시작하여 넙다리뼈목을 덮고 있다. 관절주머니의 먼쪽 부착점은 넙다리뼈 앞쪽에 있는 돌기사이선이다. 뒤쪽 관절주머니는 돌기능선 위쪽에 부착하고, 강한 인대 복합체에 의해 보강된다.

3개 인대가 윤활관절인 엉덩관절의 관절주머니를 보강하고 있다: 엉덩넙다리인대, 두덩넙다리인대 및 궁둥넙다리인대(그림 11.11). 엉덩넙다리인대는 거꾸로 된 "Y"자 모양으로 AIIS에서 절구 테두리에 붙어 있으며, 넙다리뼈의 돌기사이선까지 부채꼴 모양으로 붙어 있다. 두덩넙다리인대는 두덩뼈가지의 앞쪽면에 부착하고, 관절주머니와 엉덩넙다리인대에 합병된다. 궁둥넙다리인대는 뒤쪽관절주머니를 보강하고, 절구테두리의 뒤쪽에 부착한다. 섬유의 일부는 넙다리뼈목을 나선형으로 감싸 돌고, 관절주머니에 합병된다. 다른 섬유는 넙다리뼈 큰뼈돌기에 부착한다.

엉덩관절 관절주머니를 보강하는 이들 3개 인대의 기능에 대해 논란이 있지만, 이들 인대가 엉덩관절의 가동범위를 제한한다는 사실은 일반적으로 수용되고 있다. 엉덩관절을 완전히 젖힘했을 때 대부분의 인대가 타이트해진다. 엉덩관절을 젖힘하고 섰을 때, 넙다리뼈머리가 엉덩넙다리인대에 견고하게 접촉한다. 이런 접촉은 안정성의 힘을 일으킨다. 하지마비 환자가 선 자세를 취할 때 이런 접촉을 많이 이용한다(그림 11.12). 몸통을 뒤쪽으로 기울이면서 엉덩관절을 앞쪽으로 배치하면, 엉덩넙다리인대가 신장되어 근수축 없이도 엉덩관절을 안정화시킬 수 있다. 엉덩넙다리인대는 엉덩관절을 완전히 폄했을 때 과도한 안쪽돌림도 제한한다. 두덩넙다리인대는 엉덩관절을 폄하고 가쪽돌림했을 때 타이트해진다. 궁둥넙다리인대는 엉덩관절을 굽힘하거나 폄하는 것에 관계없이 안쪽돌림에 저항한다. 엉덩관절이 젖힘,

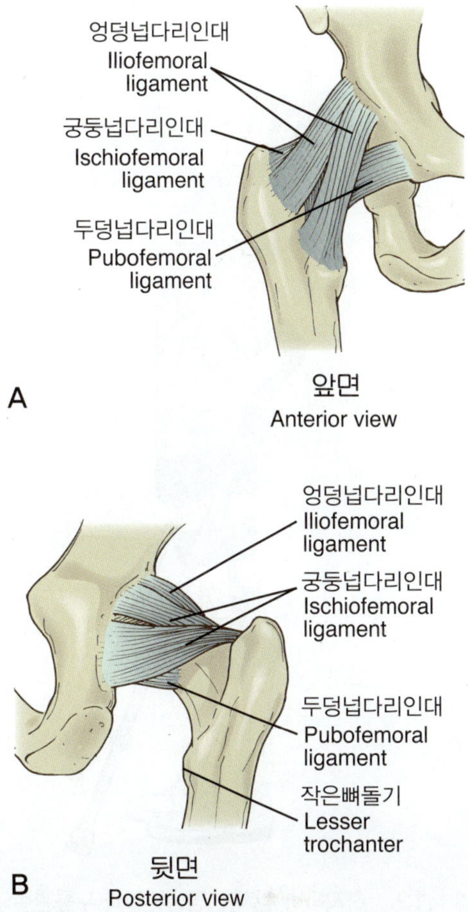

그림 11.11 엉덩관절의 인대. (A) 앞면. (B) 뒷면(출처: Starkey C, Brown D. Examination of Orthopedic and Athletic Injuries. 4th ed. Philadelphia. PA. F.A. D Company. 2015, p 423).

약간의 벌림과 안쪽돌림될 때, 대부분의 관절주머니와 인대 섬유가 가장 타이트한 자세로 꼬이게 된다. 이런 엉덩관절의 자세(젖힘-벌림-안쪽돌림)를 잠김 자세라 한다. 그러나 다른 관절과는 달리, 엉덩관절의 잠김 자세는 관절면의 일치성이 가장 좋은 자세가 아니다. 엉덩관절의 관절면은 90° 굽힘, 벌림 및 가쪽돌림되었을 때 가장 큰 접촉을 이룬다.

선 자세일 때, 관절주머니와 인대의 형태가 몸통과 상체의 체중을 지지한다. 일반적으로 사람은 엉덩관절을 약간 폄하고 선 자세를 취하는데, 그 이유는 엉덩관절 관절주머니와 인대에 약간의 장력이 가해지기 때문이다. 일반적으로 중력선이 엉덩관절축보다 뒤쪽으로 떨어지기 때문에, 엉덩관절 구조물이 최소한의 근수축으로도 체중을 수동으로 지지할 수 있다.

큰 힘을 받기 쉬운 많은 근육힘줄이음부와 관련된 윤활

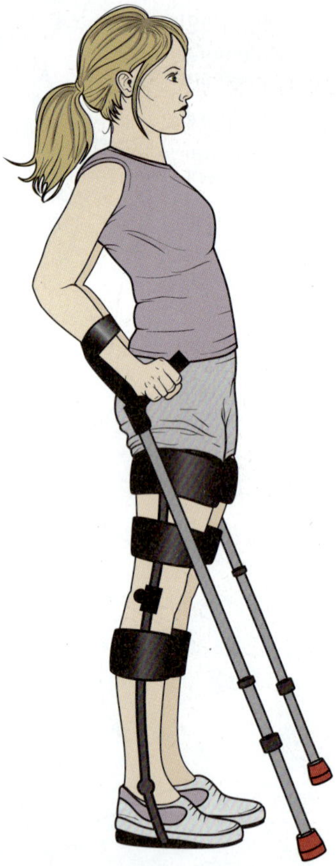

그림 11.12 하지마비 환자는 엉덩관절과 무릎관절의 근수축 없이도 부목과 목발을 이용해 서기 자세를 유지할 수 있다. 이 환자가 골반과 몸통을 뒤쪽으로 기울일 때, 체중의 벡터는 엉덩관절의 뒤쪽으로 떨어진다. 이 자세는 엉덩넙다리인대를 신장하고, 체중의 뒤쪽 힘에 반대하는 앞쪽의 힘을 제공한다. 이들 두 반대의 힘은 서기 자세의 유지를 돕기 위해 몸통과 골반을 안정화시킨다(출처: Houglum B, Bertoti, D. Brunnstrom's Clinical Kinesiology. 6th ed. Philadelphia. PA. F.A. D Company. 2012, p 390).

주머니가 엉덩관절에 많이 존재한다. 엉덩관절 영역에 3개의 윤활주머니가 있다: 큰뼈돌기 위쪽 부분, 관절주머니와 엉덩허리근힘줄 사이, 그리고 엉덩두덩 영역.

운동형상학
KINEMATICS

우리가 침대의 측면으로 다리를 이동시킨 후 앉은 자세를 취하고, 그 다음 선 자세를 취하듯이, 엉덩관절은 열린 사슬의 비체중부하 활동과 닫힌 사슬의 체중부하 활동 모두에서 작용한다. 우리가 보행을 하거나 계단을 올라갈 때, 한쪽 엉덩관절은 닫힌 사슬로 체중을 지지하는 한편, 반대쪽 다리는 열린 사슬로 엉덩관절을 굽힌다. 엉덩관절 움직임 동안, 골반이 고정된 넙다리뼈 위에서 움직이거나, 넙다리뼈가 고정된 골반 위에서 움직인다. 기능 과제 동안, 엉덩관절 근육은 등척성, 구심성 또는 원심성으로 수축한다. 골반이 척추에 연결되어 있기 때문에, 닫힌 사슬의 엉덩관절 움직임 동안 골반 움직임이 몸통과 척추의 위치를 변화시킨다.

뼈운동형상학

엉덩관절의 뼈운동형상학 움직임은 골반이 고정되고 넙다리뼈가 움직일 때, 또는 넙다리뼈가 고정되고 골반이 움직일 때 일어난다. 양쪽의 모든 상황에서, 엉덩관절에서 일어나는 움직임은 시상면에서의 굽힘/폄과 이마면에서의 벌림/모음, 그리고 가로면에서의 안쪽돌림과 가쪽돌림이다.

골반에 대한 넙다리뼈의 운동

엉덩관절이 중립위를 취하는 해부학적 자세에서, 무릎을 굽힌한 상태에서 엉덩관절을 굽힘할 때 넙다리뼈는 앞쪽으로 돌림한다. 이때 수동 굽힘 각도는 평균 120°이다.

만약 무릎을 폄한 상태에서 엉덩관절을 수동으로 굽힘하면, 뒤넙다리근이 굽힘된 엉덩관절과 폄된 무릎관절에서 신장되어 수동불충분이 된다. 이 자세에서 뒤넙다리근은 환자의 유연성에 따라 엉덩관절의 굽힘을 제한할 수 있다(그림 11.13). 엉덩관절이 굽힘 자세에서 중립위로 다시 돌아갈 때, 넙다리뼈는 뒤쪽으로 움직여 폄한다. 만약 무릎을 폄한 상태로 넙다리뼈가 중립위를 지나 뒤쪽으로 움직이면, 약 20°까지 수동 엉덩관절의 폄이 일어난다. 만약 중립위를 지나 엉덩관절을 폄할 때 무릎이 굽힘되면, 앞쪽의 넙다리곧은근이 폄된 엉덩관절과 굽힘된 무릎관절에서 신장되어, 엉덩관절의 폄 가동범위를 제한할 수 있다(그림 11.14). 엉덩관절의 굽힘과 폄은 이마축을 중심으로 시상면에서 일어난다.

엉덩관절의 안쪽돌림과 가쪽돌림이 수직축을 중심으로 가로면에서 일어나기 때문에, 어깨관절의 돌림과 비슷하다. 넙다리뼈가 고정된 골반 위에서 움직일 때, 성인의 엉덩관절은 평균적으로 약 45°의 수동 가쪽돌림과 35°의 수동 안쪽돌림을 보인다(그림 11.15).

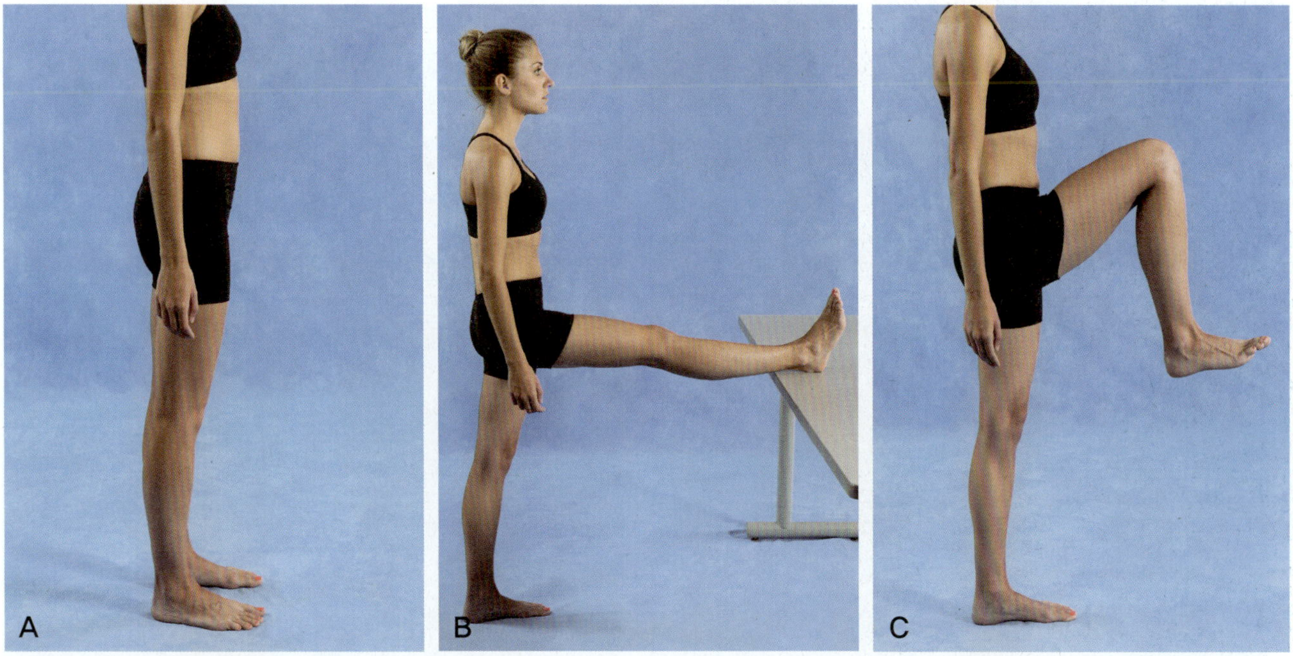

그림 11.13 측면에서 본 엉덩관절의 굽힘. (A) 엉덩관절의 중립위. (B) 무릎관절을 편한 오른쪽 엉덩관절의 굽힘. (C) 무릎관절을 굽힌한 오른쪽 엉덩관절의 굽힘.

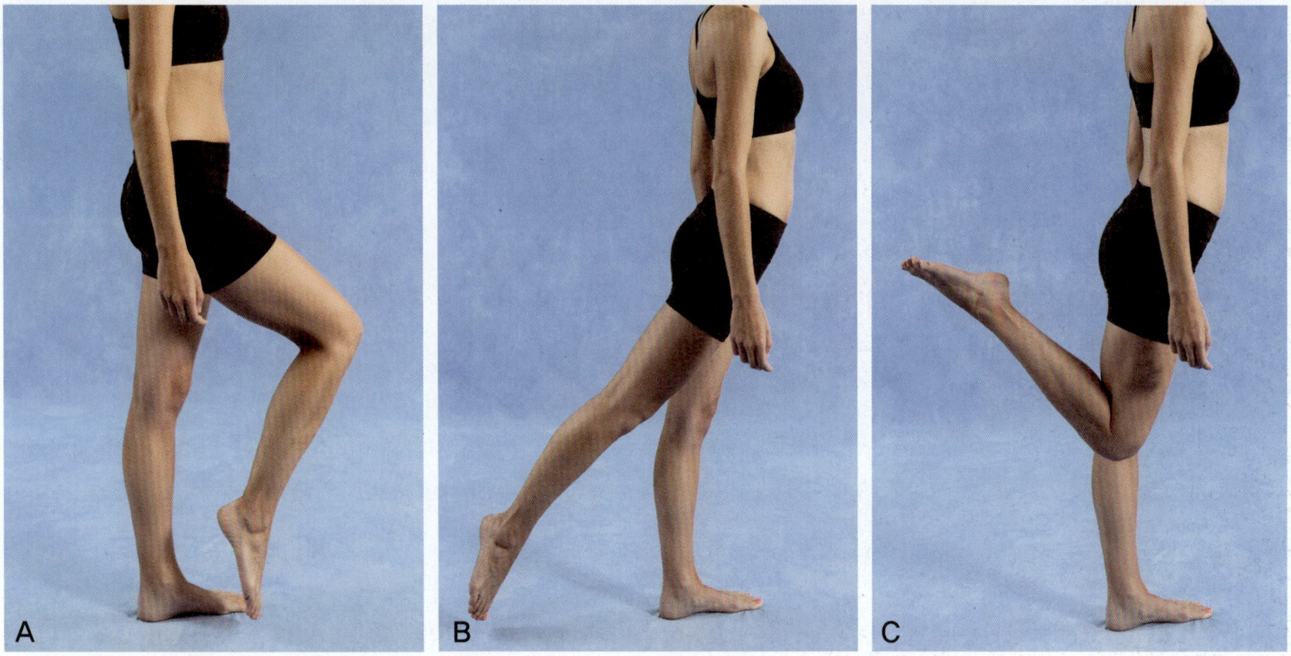

그림 11.14 측면에서 본 엉덩관절의 폄. (A) 약간 굽힘된 오른쪽 엉덩관절. (B) 무릎관절을 폄한 상태의 오른쪽 엉덩관절 폄. (C) 무릎관절을 굽힘한 상태의 오른쪽 엉덩관절 폄

벌림 시, 넙다리뼈는 이마면 상에서 몸 중심으로부터 약 40°까지 멀어진다. 벌림은 시상축을 중심으로 일어난다. 엉덩관절을 모음할 때, 넙다리뼈가 몸의 중심 쪽으로 움직이고, 평균 능동 모음의 가동범위는 약 25°이다(그림 11.16).

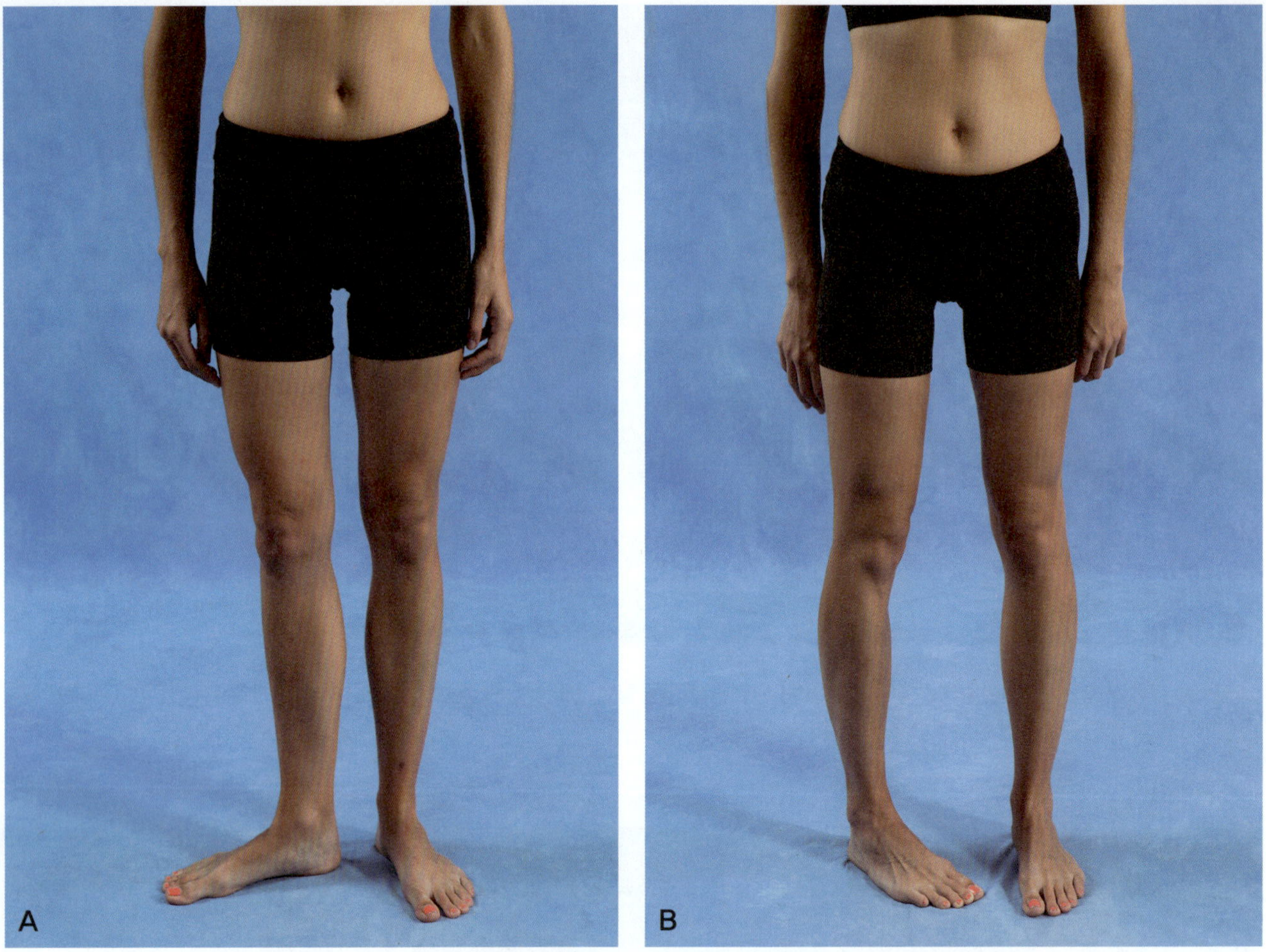

그림 11.15 (A) 오른쪽 엉덩관절의 가쪽돌림. (B) 오른쪽 엉덩관절의 안쪽돌림.

이들 각 가동범위는 건강한 성인 엉덩관절의 평균 수동 가동범위이다. 엉덩관절이 인대성 구조물이기 때문에, 엉덩관절의 끝느낌은 팽팽한 느낌이다.

표 11.1은 기능 과제의 수행에 필요한 엉덩관절 굽힘의 평균 가동범위이다.

넙다리뼈에 대한 골반의 운동

5장은 시상면에서 움직이는 골반의 앞쪽경사와 뒤쪽경사 동안의 골반 움직임을 다루었다. 이번에는 이런 동일 움직임을 넙다리뼈에 대한 골반의 움직임에 초점을 맞추어 생각해 보자.

허리골반리듬

축성 뼈대는 엉치뼈와 엉덩뼈 사이의 관절을 통해 골반에 연결된다. 이런 연결 때문에, 엉덩관절에 대한 골반의 움직임도 척추의 정렬에 영향을 준다. 골반에 대한 허리뼈의 움직임은 **허리골반리듬**으로 명명된다. 몸을 앞으로 숙일 때 골반이 앞쪽으로 돌림하고 허리뼈가 굽힘하듯이, 허리뼈와 골반은 같은 방향으로 움직일 수 있다. 동측 방향성 허리골반리듬으로 불리는, 골반과 엉덩관절의 복합 운동은 큰 가동범위로 엉덩관절을 굽힘하게 만든다. 반대 방향성 허리골반리듬을 할 때, 골반과 척추는 서로 반대 방향으로 움직인다.

그림 11.17은 시상면, 이마면 및 가로면에서 일어나는 넙다리뼈에 대한 골반의 움직임을 기술하고 있다. 각 예에서, 골반은 한 방향으로 움직이고, 척추는 반대 방향으로 움직이는 반대 방향성 허리골반리듬이 일어난다.

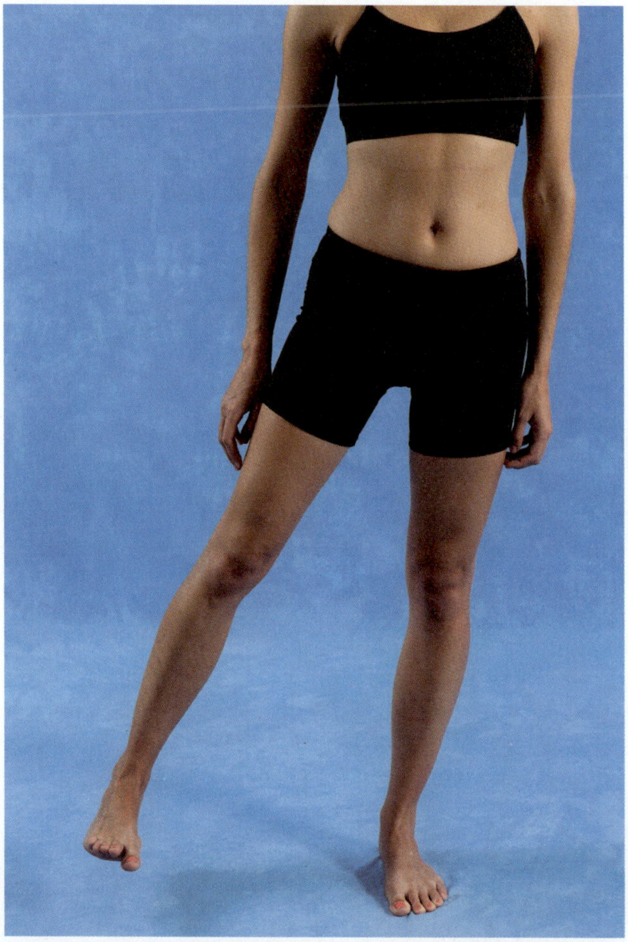

그림 11.16 오른쪽 엉덩관절의 벌림. 비체중부하된 다리를 몸쪽으로 움직일 때 모음이 일어난다.

표 11.1 기능 활동을 위한 엉덩관절의 굽힘 가동범위

활동	평균 가동범위
계단 오르기	60°
계단 내려가기	66°
평지 보행	44°

시상면의 골반 돌림

시상면에서 일어나는 골반의 앞쪽경사와 뒤쪽경사는 엉덩뼈능선이 움직이는 방향에 의해 결정된다. 앞쪽경사를 할 때(그림 11.17A), 골반의 앞쪽 부위와 넙다리뼈몸통 사이의 각도는 감소하여, 엉덩관절의 굽힘을 일으킨다. 골반이 앞쪽 경사할 때, 허리뼈의 앞굽음이 증가한다. 골반이 앞쪽으로 돌림할 때, 엉덩넙다리인대가 느슨해지고, 앞쪽 근육과 결합조직이 단축된다. 골반이 뒤쪽으로 경사할 때, 앞쪽 골반과 넙다리뼈몸통 사이의 각도가 증가되어 엉덩관절이 폄한다. 허리뼈의 앞굽음이 감소하고 척추가 더 굽힘된 자세로 움직인다.

이마면의 골반 돌림

골반이 이마면에서 좌우로 움직일 때 이마면의 골반 돌림이 일어난다. 선 자세를 취한 사람의 이마면 돌림을 관찰할 때, 넙다리뼈와 골반 사이의 관계를 연구할 수 있다(그림 11.17B). 사람이 한발 서서 반대쪽 다리의 골반을 하이킹할 때, 골반은 이마면에서 위쪽으로 돌림한다. 그림 11.17B에서 골반은 오른쪽(**지지된 다리쪽**)으로 돌림한다. 이때 척추는 골반의 돌림과 반대 방향인 왼쪽으로 옆굽힘한다.

가로면의 골반 돌림

위에서 바라봤을 때(그림 11.17C), 한쪽 볼기뼈가 앞쪽으로 돌림하고, 반대쪽 볼기뼈가 뒤쪽으로 돌림할 때, 골반의 돌림이 이마면에서 관찰될 수 있다. 한발서기를 할 때, 비하중된 엉덩뼈능선이 앞쪽으로 돌림되면, 지지쪽 다리의 엉덩관절이 안쪽돌림된다. 만약 비하중된 엉덩뼈능선이 뒤쪽으로 돌림되면, 지지쪽 엉덩관절과 두덩결합 사이의 거리가 증가되기 때문에 지지쪽 엉덩관절이 가쪽돌림된다. 골반이 한 방향으로 돌림하면, 척추뼈의 축성 돌림이 반대 방향으로 약간 일어난다.

관절운동형상학

모든 관절과 마찬가지로, 체중부하 상태이든 비체중부하 상태이든 간에, 증상이 없고 관절면 마모를 최소화하는 완전 가동범위를 얻기 위해서는 이들 뼈운동형상학 움직임이 적절한 관절운동형상학 움직임을 필요로 한다. 오목한 관절면 위에서 볼록한 관절이 움직이는 법칙은 골반에 대한 넙다리뼈의 열린 사슬 운동을 할 때 적용된다. 볼록한 관절면은 넙달뼈의 움직임과 반대되는 방향으로 활주한다. 넙다리뼈가 굽힘할 때, 넙다리뼈머리는 뒤쪽으로 활주하고, 폄할

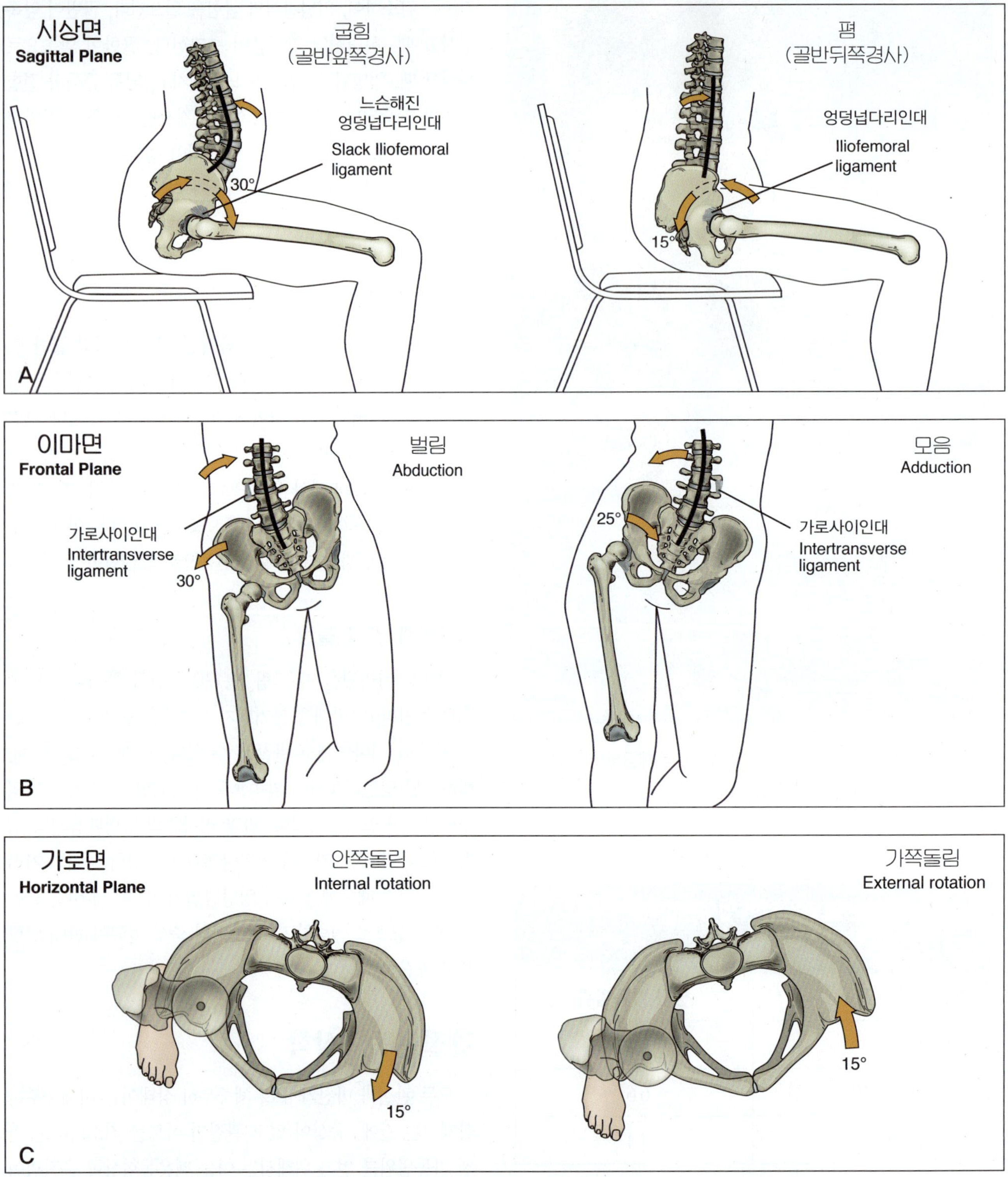

그림 11.17 시상면(A), 이마면(B) 및 가로면(C)에서 일어나는 넙다리뼈에 대한 골반의 움직임.

때 앞쪽으로 활주한다. 닫힌 사슬 운동을 할 때는 오목한 절구가 고정된 볼록한 넙다리뼈 위에서 움직인다. 골반이 척추에 연결되어 있기 때문에, 닫힌 사슬로 엉덩관절이 움직일 때 골반의 움직임이 몸통과 척추의 자세에 영향을 준다.

엉덩관절 복합체 근육
HIP COMPLEX MUSCLES

엉덩관절 근육은 체중부하 자세일 때 체중의 2/3을 지지하고, 신체가 한 지점에서 다른 지점으로 이동할 때나 보행할 때 체중을 이동시킨다. 열린 사슬 활동 시, 엉덩관절 근육은 골반에 대해 넙다리뼈를 움직여, 보행이나 달리기를 할 때 다리를 앞쪽으로 스윙하는데 필요한 속도를 제공한다. 닫힌 사슬 운동을 할 때, 엉덩관절 근육은 넙다리뼈에 대한 골반의 움직임을 일으킨다. 엉덩관절 근육의 기능이 엉덩관절의 위치에 따라 종종 변한다. 예를 들어, 엉덩관절이 중립위나 폄되었을 때 엉덩관절 모음근이 엉덩관절 굽힘근을 도울 수 있지만, 엉덩관절이 굽힘되었을 때는 엉덩관절 폄근을 도울 수 있다. 궁둥구멍근은 엉덩관절이 중립위를 취할 때 가쪽돌림근으로 작용하지만, 엉덩관절이 90° 이상 굽힘되었을 때는 안쪽돌림근으로 작용한다.

골반과 엉덩관절에 있는 몇몇 근육은 다관절 근육(**1개 이상의 관절을 통과하는**)이다. 이런 다관절 근육의 기능은 그들이 지나가는 관절의 자세에 영향을 받는다. 다관절 근육이 적절하게 수축하려면, 길이-장력의 관계를 준수해야 한다. 즉, 한쪽 관절에서 근육이 짧아지면, 다른 관절에서 근육이 길어져야 한다. 근육이 양쪽 관절에서 모두 짧아지면, 능동불충분이 일어난다. 위쪽의 엉덩관절과 아래쪽의 무릎관절에 부착되는 넙다리곧은근이 능동불충분의 예가 될 수 있다. 넙다리곧은근은 엉덩관절과 무릎관절이 굽힘되었을 때 엉덩관절 굽힘근으로 작용하고, 엉덩관절과 무릎관절이 폄되었을 때 무릎관절 폄근으로 수축할 수 있다. 그러나 엉덩관절이 굽힘되고 무릎관절이 폄되었을 때, 넙다리곧은근은 능동불충분의 특성을 띤다.

아래의 각 단락은 먼쪽 넙다리뼈에 대한 1차 작용근이고, 또 1차 작용근을 돕는 2차 작용근으로서의 전통적인 근육 작용을 간단하게 설명할 것이다. 그런 다음 각 단락은 엉덩관절의 다양한 자세에 따라 골반에서의 근육 기능을 고려할 것이다. **표 11.2**는 엉덩관절 앞쪽의 근육을 보여주고 있다. **부록 C**는 개별 다리 근육의 부착점과 신경지배를 목록하고 있다.

굽힘근

엉덩관절을 굽힘하는 근육은 보행 시 다리를 앞쪽으로 내딛고, 계단 오를 때 다리를 들어올리고, 공차기와 같은 활동 시 물체를 추진할 때 작용한다. 1차 엉덩관절 굽힘근으로는 엉덩허리근, 넙다리빗근, 넙다리근막긴장근, 넙다리곧은근, 긴모음근 및 두덩근 등이 있다. 엉덩허리근은 강한 엉덩관절 굽힘근으로 골반에 대해 넙다리뼈를 움직이거나 넙다리뼈에 대해 골반을 움직이는 근육이다. 엉덩허리근은 2개의 근육으로 되어 있다: 엉덩근과 큰허리근. 엉덩근은 엉덩뼈오목과 엉치뼈 가쪽면에서 작은뼈돌기에 부착한다. 엉덩허리근은 강한 엉덩 굽힘근이고, 엉덩관절의 가쪽돌림과 벌림을 돕는다(그림 11.19).

큰허리근의 몸쪽 부착점은 T12–L4의 척추뼈몸통, 사이원반 및 가로돌기이다. 큰허리근은 엉덩근과 합병하여 넙다리뼈 작은뼈돌기에 부착한다. 큰허리근은 척추뼈의 고정근이며, 허리뼈, 허리엉치관절, 엉치엉덩관절 및 엉덩관절을 통과한다. 큰허리근은 할 때 장시간 동안 앉은 자세를 취하거나 엉덩관절 폄근이 엉덩관절 굽힘근보다 약할 때 타이트해질 수 있다. 큰허리근의 타이트니스는 척추뼈의 자세를 변화시킬 수 있다. 허리뼈가 당겨져 허리뼈의 앞굽음이 증가될 것이고, 골반이 더욱 앞쪽경사될 것이다. 과도한 허리뼈 앞굽음은 척추 관절에 스트레스를 증가시켜, 통증이나 기능장애를 초래할 수 있다. 엉덩관절 굽힘근의 타이트니스는 말초관절의 근육 기능장애가 척추의 통증과 기능장애에 얼마나 기여하는지를 알려주는 좋은 예이다.

작은허리근이 존재할 때는 큰허리근 앞쪽에 위치한다. 작은허리근은 대략 인구의 60%에서만 존재한다. 작은허리근은 엉덩관절을 굽힘하지 못하지만, 골반의 뒤쪽경사에 기여할 수 있다.

넙다리빗근은 신체에서 가장 긴 근육이고, ASIS에 부착한다. 두관절 근육인 넙다리빗근은 가쪽에서 안쪽으로 주행하여 무릎관절을 지난 후, 몸쪽정강뼈에 부착한다. 주행 방향이 사선 방향이기 때문에, 넙다리빗근은 엉덩관절을 굽힘, 가쪽돌림 및 벌림시킨다. 그리고 다관절 근육이기 때문에, 넙다리빗근은 엉덩관절을 굽힘과 가쪽돌림하고, 무릎관절을 굽힘할 때 가장 효율적으로 작용한다.

표 11.2 엉덩관절 근육의 1차 작용근 기능과 2차 작용근 기능

	굽힘	폄	벌림	모음	안쪽돌림	가쪽돌림
1차 작용근	엉덩허리근	큰볼기근	중간볼기근	두덩근	없음	큰볼기근
	넙다리빗근	넙다리두갈래근	작은볼기근	긴모음근		궁둥구멍근
	넙다리근막 긴장근	반힘줄모양근	넙다리근막 긴장근	두덩정강근		속폐쇄근
	넙다리곧은근	반막모양근		짧은모음근		위쌍둥근
	긴모음근	큰모음근 (뒤쪽갈래)		큰모음근		아래쌍둥근
	두덩근					넙다리네모근
2차 작용근	짧은모음근	중간볼기근 (뒤쪽섬유)	궁둥구멍근	넙다리두갈래근	작은볼기근 (앞쪽섬유)	중간볼기근 (뒤쪽섬유)
	두덩정강근	큰모음근 (앞쪽갈래)	넙다리빗근	큰볼기근 (아래쪽섬유)	중간볼기근 (앞쪽섬유)	작은볼기근 (뒤쪽섬유)
	작은볼기근 (앞쪽섬유)			넙다리네모근	넙다리근막 긴장근	바깥폐쇄근
					긴모음근	넙다리빗근
					짧은모음근	넙다리두갈래근
					두덩근	

넙다리근막긴장근(TFL)은 엉덩뼈능선에서 엉덩정강띠에 부착하는 짧은 근육이다. 엉덩정강띠는 엉덩뼈능선, 넙다리근막긴장근 및 큰볼기근에 부착한다. 길고 납작한 엉덩정강띠는 허벅지를 따라 아래쪽으로 주행하여 정강뼈의 가쪽결절에 부착한다. 엉덩정강띠가 무릎관절을 지나가기 때문에 무릎관절의 기능에 영향을 줄 수 있다; 여기에 대해서는 12장에서 자세히 설명할 것이다. 넙다리근막긴장근은 엉덩관절의 1차 굽힘근과 벌림근이고, 2차 안쪽돌림근이다. 넙다리근막긴장근의 중요한 역할은 엉덩정강띠의 장력을 유지하기 위해 큰볼기근과 함께 작용한다는 점이다. 넙다리근막긴장근은 이를 통해 넙다리뼈에 가해지는 장력 스트레스를 감소시킨다.

넙다리곧은근은 강한 무릎관절 폄근으로 알려져 있지만, 엉덩관절을 통과하기 때문에 1차 엉덩관절 굽힘근으로 작용한다. 넙다리곧은근은 AIIS에서 시작해 무릎힘줄을 통과한 후 정강뼈에 부착한다. 넙다리곧은근이 엉덩관절을 굽힘하고 무릎관절을 폄하기 때문에, 능동불충분이 일어날 수 있다. 넙다리곧은근은 무릎관절을 굽힘했을 때 더 큰 엉덩관절 굽힘 토크를 일으킨다. 두덩근과 긴모음근은 나중에 설명할 것이다.

넙다리뼈가 고정되면, 엉덩관절 굽힘근의 수축에 의해 골반이 안쪽–가쪽 축을 중심으로 앞쪽경사된다. 엉덩관절 굽힘근과 함께 허리뼈 폄근이 골반을 앞쪽으로 돌림시키는 짝힘을 일으킨다(그림 11.20). 골반이 증가된 앞쪽경사 자세를 취하면, 허리뼈의 앞굽음이 증가된다. 과도한 허리뼈 앞굽음은 후관절과 허리엉치이음부에 가해지는 압박을 증가시킨다.

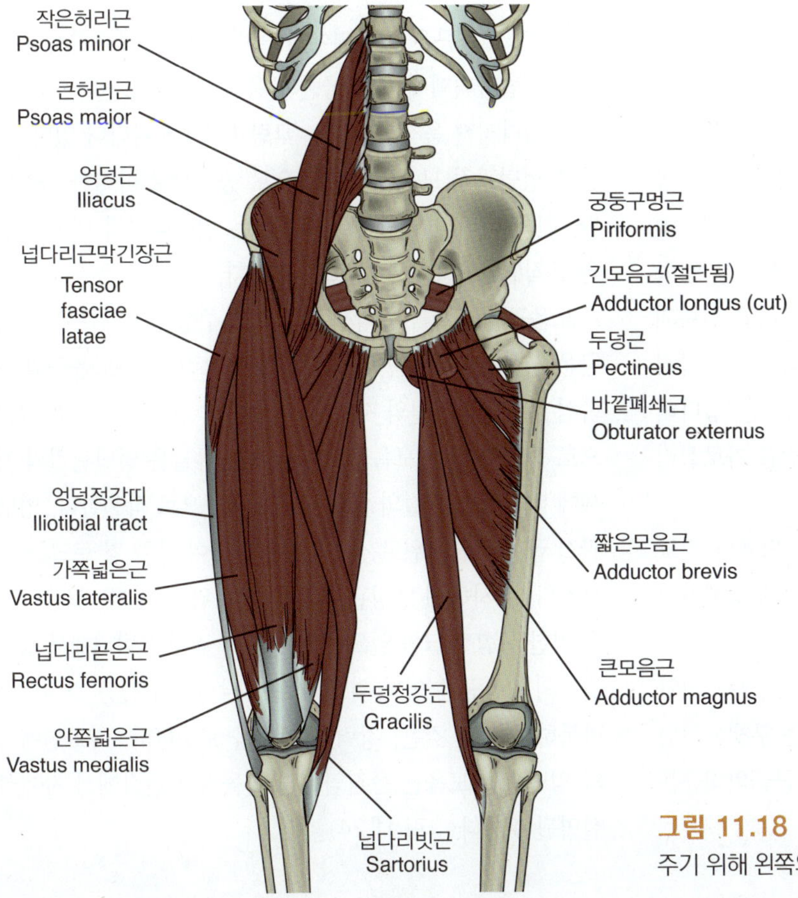

그림 11.18 엉덩관절 앞쪽 영역의 근육. 깊은층 근육을 보여주기 위해 왼쪽의 얕은층 근육이 절제되었다.

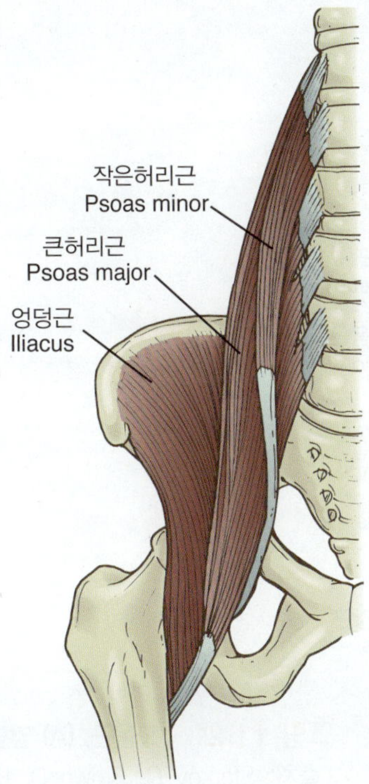

그림 11.19 엉덩허리근군과 작은허리근(출처: Starkey C, Brown D. Examination of Orthopedic and Athletic Injuries. 4th ed. Philadelphia. PA. F.A. D Company. 2015, p 426).

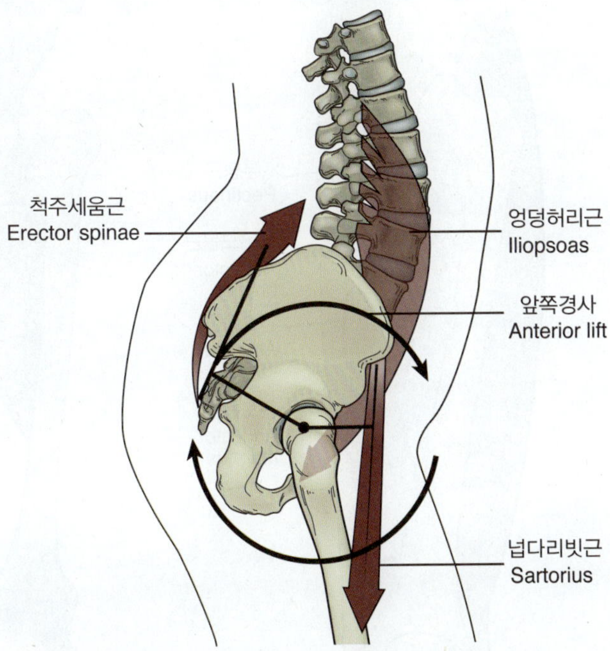

그림 11.20 엉덩관절 굽힘근과 척주세움근은 앞쪽경사를 일으키기 위해 짝힘을 형성한다. 골반의 앞쪽돌림이 허리뼈 앞굽음을 증가한다.

모음근

엉덩관절 모음근은 3개의 층으로 구성된 안쪽 근육이다: 얕은층, 중간층 및 깊은층(그림 11.21). 얕은층 근육은 두덩근, 긴모음근 및 두덩정강근으로 구성된다. 이들 근육의 몸쪽부착점은 두덩뼈가지이다. 두덩근과 긴모음근은 거친선을 따라 넙다리뼈 뒤쪽면에 부착한다. 넙다리삼각은 안쪽의 긴모음근과 두덩근, 가쪽의 넙다리빗근, 그리고 위쪽의 샅인대에 의해 형성되며, 넙다리동맥을 촉진하는 해부학적 표시점이다(그림 11.22). 길고 얇은 두덩정강근은 넙다리뼈 길이를 따라 아래쪽으로 주행하고, 무릎관절을 가로질러 몸쪽정강뼈에 부착한다.

삼각형의 짧은모음근은 중간층 그룹으로 두덩뼈와 긴모음근 뒤쪽에 위치한다. 이 근육의 몸쪽부착점은 두덩뼈가지이고, 먼쪽부착점은 거친선의 위쪽 1/3이다.

모음근군의 깊은층 근육은 큰모음근이며, 궁둥뼈가지와 궁둥뼈거친면에서 시작한다. 이 근육의 섬유는 부챗살처럼 펼쳐져 거친선의 길이를 따라 부착한다. 모음근군의 3층은 그림 11.23에서 자세히 설명되고 있다.

3층의 모음근은 이마면에서 골반에 대한 넙다리뼈의 움직임과 넙다리뼈에 대한 골반의 움직임을 일으킨다. 골반에 대한 넙다리뼈 움직임의 예는 그림 11.23에 나타나 있다. 오른쪽 엉덩관절 모음근의 수축으로 공쪽으로 다리가 움직인다. 왼쪽 다리의 엉덩관절 모음근은 넙다리뼈에 대한 골반의 움직임을 조절하는데 도움을 준다.

모음근의 섬유가 대각선 방향으로 주행하기 때문에, 모음근은 시상면과 가로면의 움직임을 일으킨다. 큰모음근의 뒤쪽섬유는 엉덩관절의 자세에 관계없이, 강항 엉덩관절 폄근으로 작용한다. 큰모음근의 나머지 섬유들은 엉덩관절의 자세에 따라 엉덩관절의 굽힘근이나 폄근으로 작용한다. 엉덩관절 굽힘의 끝범위로 갈 때, 모음근군이 강한 폄 토크를 일으킨다. 유사하게 엉덩관절 폄의 끝범위로 올 때, 모음근군은 강한 굽힘 토크를 일으킨다. 굽힘과 폄의 끝범위에서 엉덩관절의 모음근은 언덕 위로 빠르게 달리거나 깊은 스쿼트를 반복하는 것과 같은, 강력한 활동을 보조한다. 가로면에서의 엉덩관절 모음근 움직임은 안쪽돌림근 단락에서 자세히 설명될 것이다(그림 11.24).

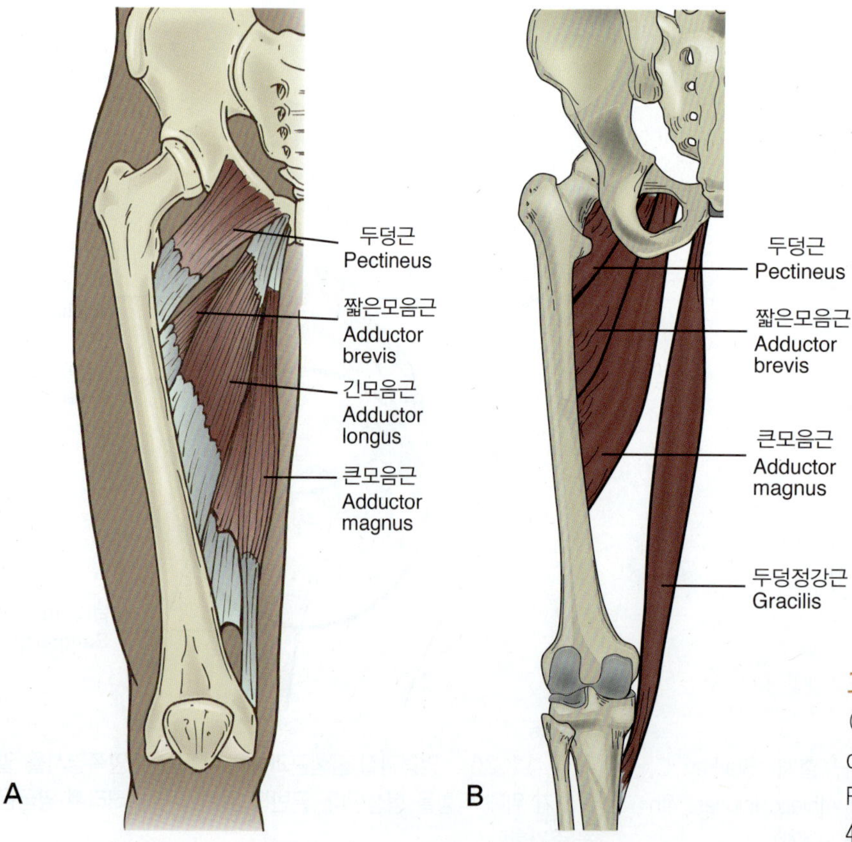

그림 11.21 모음근. (A) 앞면. (B) 뒷면 (출처: Starkey C, Brown D. Examination of Orthopedic and Athletic Injuries. 4th ed. Philadelphia. PA. F.A. D Company. 2015, p 426).

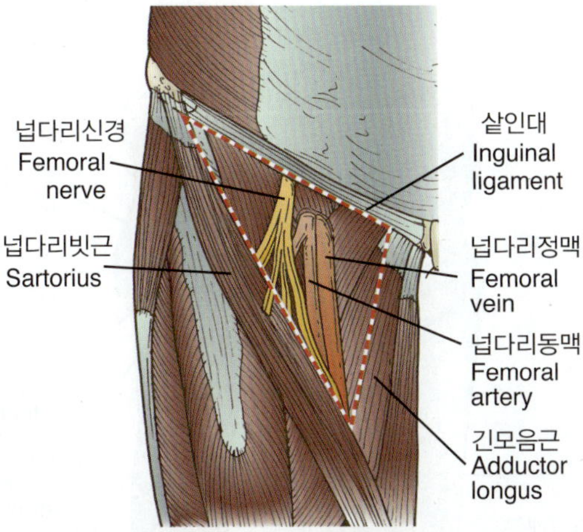

그림 11.22 넙다리삼각은 두덩근, 넙다리빗근 및 샅인대에 의해 형성된다. 넙다리동맥은 넙다리삼각에서 쉽게 촉진된다 (출처: Starkey C, Brown D. Examination of Orthopedic and Athletic Injuries. 4th ed. Philadelphia. PA. F.A. D Company. 2015, p 427).

폄근

엉덩관절의 1차 폄근은 큰볼기근(**1관절 근육**), 뒤넙다리근(**2 관절 근육**) 및 큰모음근의 뒤쪽갈래 등이다. 엉덩관절의 2차 폄근은 중간볼기근과 큰모음근이다. **그림 11.25**는 엉덩관절 부위와 관련된 근육의 뒤쪽면이다.

큰볼기근의 몸쪽부착점은 엉덩뼈, 엉치뼈 및 고리뼈이다. 큰볼기근의 위쪽 섬유는 엉덩정강띠에 부착하고, 아래쪽 섬유는 볼기근거친면에 부착한다. 큰볼기근은 다리 부위에서 가장 큰 근육이고, 다리 무게보다 더 큰 저항이 걸릴 때 엉덩관절을 펴하기 위해 동원된다. 큰볼기근은 계단 오를 때, 달리기나 점핑할 때 강한 수축을 제공한다. 큰볼기근은 길이–장력의 관계를 고려해 볼 때, 엉덩관절이 70°굽힘되었을 때 가장 큰 폄근력을 일으킨다. 비록 큰볼기근이 가쪽돌림에 기여하지만, 엉덩관절이 굽힘되었을 때 그의 능력도 감소한다. 큰볼기근은 배근육과 함께 작용하여 골반의 뒤쪽경사를 일으킨다. 이런 골반뒤쪽경사는 허리뼈의 앞굽음을 감소시킨다.

2관절 근육인 뒤넙다리근은 넙다리두갈래근, 반막모양근 및 반힘줄모양근으로 구성된다. 이들 3 근육의 몸쪽부착점은 궁둥뼈거친면이다. 넙다리두갈래근이 이들 3 근육중에서 가장 가쪽에 위치하고, 종아리뼈머리와 정강뼈융기의 가쪽면에 부착한다. 반힘줄모양근과 반막모양근은 정강뼈의 안쪽면에 부착한다. 뒤넙다리근을 구성하는 이들 3 근육은 엉덩관절을 폄하고 무릎관절을 굽힘한다. 엉덩관절 폄 토크에 기여하는 뒤넙다리근의 능력은 무릎의 자세에 크게 영향을 받는다.

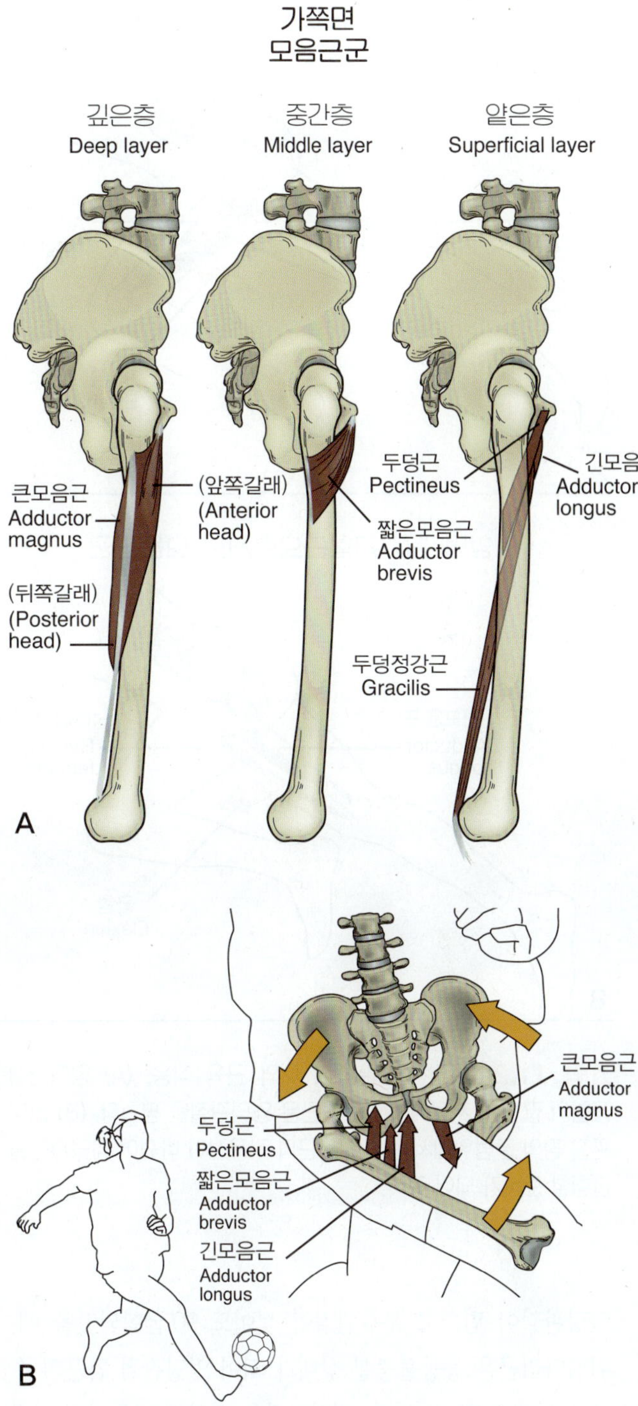

그림 11.23 (A) 모음근군의 얕은층, 중간층, 깊은층. (B) 모음근은 체중부하쪽 다리를 안정화시키고, 반대쪽 모음근은 공을 차는 열린 사슬 활동에서 골반에 대한 넙다리뼈 움직임을 일으킨다.

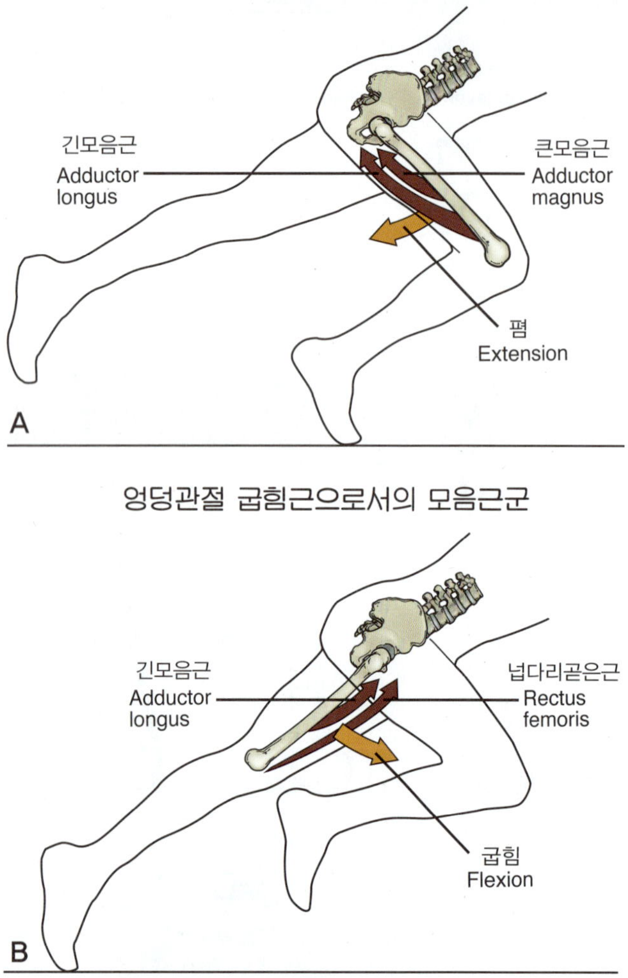

그림 11.24 단거리 달리기 때의 근육 작용. (A) 엉덩관절 굽힘의 끝범위 지점에서 긴모음근은 엉덩관절을 편다. (B) 엉덩관절 폄의 끝범위에서는, 긴모음근의 작용선이 바뀌어 엉덩관절을 굽힘할 준비가 되어 있다.

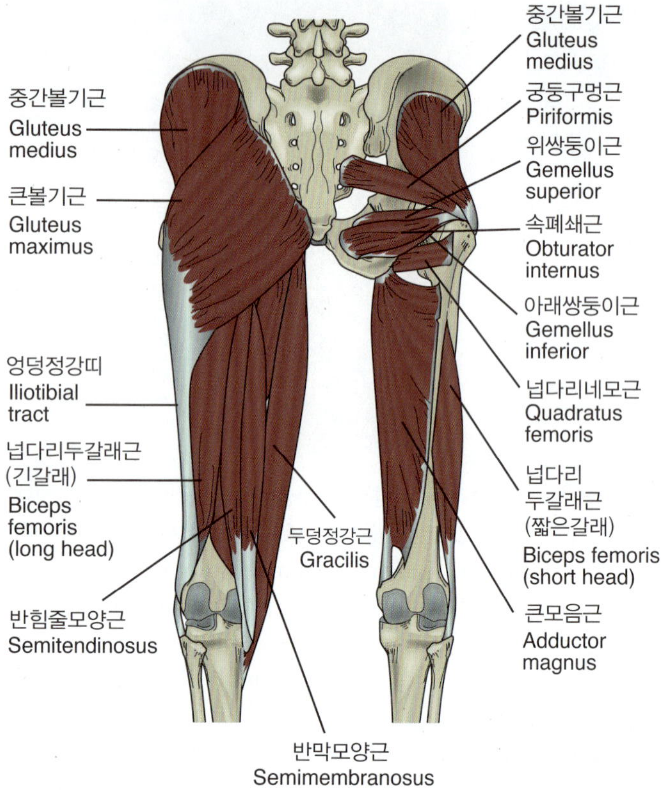

그림 11.25 엉덩관절 근육군의 뒷면.

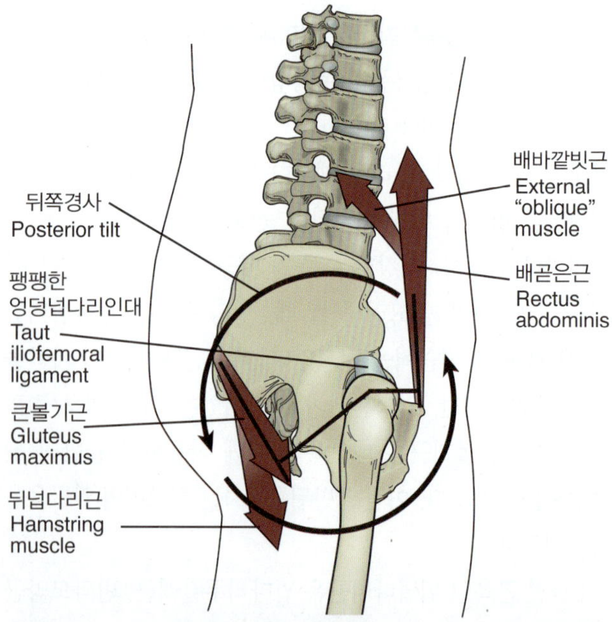

그림 11.26 엉덩관절 폄근과 배곧은근은 골반의 뒤쪽경사를 일으키는 짝힘을 형성한다. 골반의 뒤쪽경사는 허리뼈 앞굽음을 감소시킨다. 이런 돌림은 엉덩관절의 폄을 일으켜 엉덩넙다리인대를 신장시킨다.

엉덩관절이 폄되고 무릎관절이 적어도 90°굽힘되었을 때, 뒤넙다리근은 능동불충분 상태가 되어 엉덩관절 폄근의 수축을 최대로 할 수 없다. 엉덩관절을 폄하는 그들의 능력은 엉덩관절을 폄하고 무릎관절을 폄할 때 증가한다.

엉덩관절 굽힘근의 기능과 유사하게, 넙다리뼈가 고정되었을 때 엉덩관절 폄근이 안쪽–가쪽 축을 중심으로 골반을 뒤쪽경사시킨다. 몸통 굽힘근(배곧은근)과 엉덩관절 폄근이 짝힘으로 작용하여 골반을 뒤쪽방향으로 돌림한다(그림 11.26). 골반의 뒤쪽돌림은 허리뼈 앞굽음을 감소시켜 허리뼈 만곡을 편평하게 만든다.

벌림근

1차 엉덩관절 벌림근은 중간볼기근, 작은볼기근 및 넙다리근막긴장근이다. 2차 벌림근으로는 궁둥구멍근, 넙다리빗근, 큰볼기근의 위쪽 섬유 등이 있다. 중간볼기근은 엉덩뼈의 가쪽면에서 시작해서 큰볼기근 밑에서 큰뼈돌기에 부착한다(그림 11.27).

중간볼기근은 어깨의 어깨세모근(8장 참고)과 비슷하게 앞쪽, 중간 및 뒤쪽 섬유로 구성된다. 앞쪽섬유는 엉덩관절을 굽힘할 때 활성화되고, 뒤쪽 섬유는 엉덩관절을 폄할 때 활성화된다. 엉덩관절이 중립위를 유지할 때, 뒤쪽 섬유는 엉덩관절을 가쪽돌림한다.

엉덩관절이 굽힘자세를 취할 때, 모든 섬유가 엉덩관절을 안쪽돌림한다. 중간볼기근의 모든 섬유는 엉덩관절의 자세에 관계없이 엉덩관절을 벌림한다.

작은볼기근은 중간볼기근보다 깊은 곳에 위치하고, 엉덩뼈의 바깥면에서 시작해 큰뼈돌기에 부착한다. 작은볼기근은 엉덩관절의 벌림근과 굽힘근으로 작용한다. 작은볼기근은 엉덩관절이 굽힘 자세를 취할 때 엉덩관절을 안쪽돌림시킨다.

비록 엉덩관절 벌림근이 열린 사슬의 벌림을 일으킨다 할지라도, 그들은 한발 서기를 할 때 엉덩관절에 대한 골반의 안정성에 중요한 역할을 한다. 중력이 비하중된 다리와 골반에 모음 토크를 일으켜 아래쪽으로 돌림시킬 때, 벌림근은 체중부하된 골반을 반대 방향으로 당겨 골반이 떨어지지 않도록 반대 작용을 한다. 한 발로 체중지지하고 반대쪽 다리를 앞쪽으로 움직일 때 그들의 기능은 골반 안정근으로서 보행의 입각기 때 중요한 작용을 한다(그림 11.28). 비하중된 다리가 앞쪽으로 스윙할 때, 엉덩관절 벌림근은 체중부하쪽 골반을 안정화시키기 위해 수축한다.

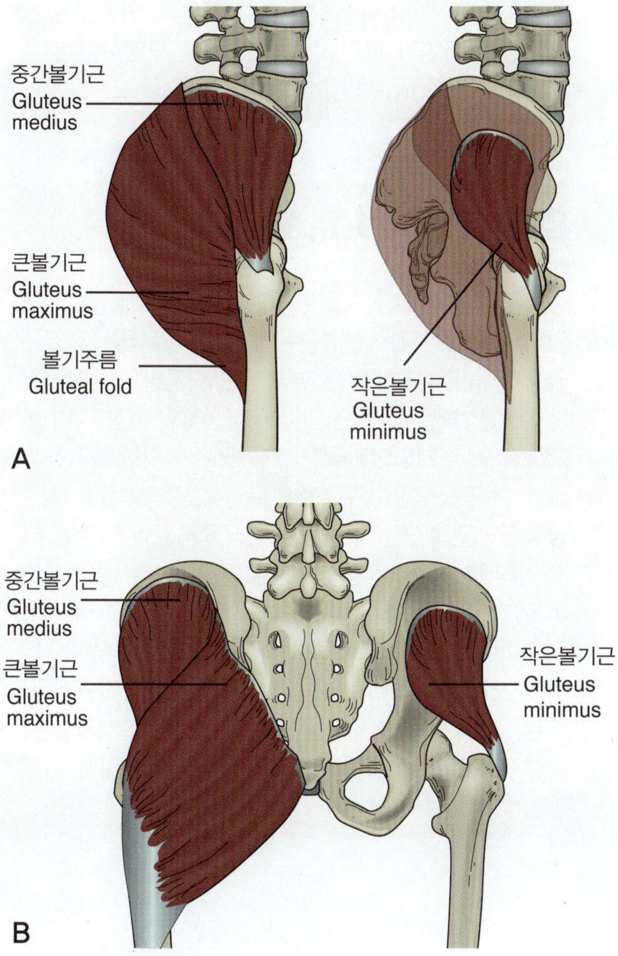

그림 11.27 볼기 근육. (A) 측면. (B) 뒷면.

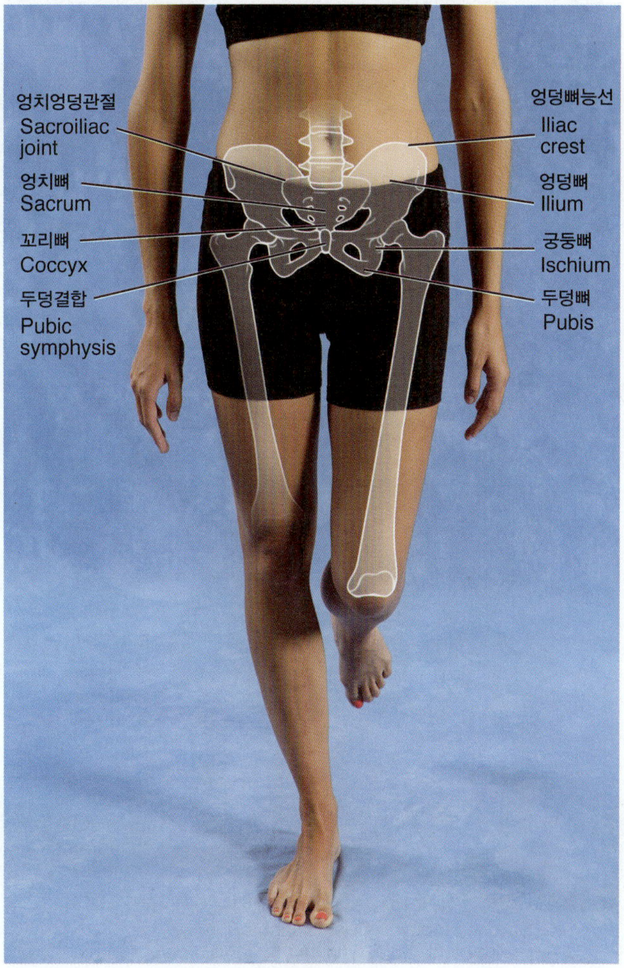

그림 11.28 작은볼기근과 중간볼기근은 한발 서기를 할 때 엉덩관절에 대한 골반을 고정한다.

가쪽돌림근

작고 깊은 곳에 위치한 6개의 근육이 가쪽돌림근으로 작용한다: 궁둥구멍근, 위쌍둥이근, 아래쌍둥이근, 속폐쇄근, 바깥폐쇄근, 넙다리네모근 등(그림 11.29). 큰볼기근과 중간볼기근의 뒤쪽섬유, 작은볼기근 및 넙다리빗근이 깊은 가쪽돌림근에 의한 힘에 더해져 커다란 엉덩관절 가쪽돌림 토크를 일으킨다.

이들 가쪽돌림근은 큰볼기근 밑에 위치한다. 이들 근섬유와 힘의 방향은 거의 돌림축과 수직되는 수평 방향이다. 이들 근육은 큰뼈돌기에 부착하는 부채꼴의 온힘줄에 합병되기 때문에, 어깨의 가쪽돌림근(8장 참고)과 비슷한 역할을 한다. 이들 온힘줄은 엉덩관절의 뒤쪽면을 고정한다.

궁둥구멍근은 6개 근육 중에 가장 위쪽에 위치하며, 엉치뼈의 앞아래쪽면에서 시작한 후, 큰궁둥뼈구멍을 통해 큰뼈돌기에 부착한다. 궁둥구멍근은 엉덩관절의 가쪽돌림근과 벌림근으로 작용한다. 앞에서 언급했듯이, 엉덩관절이 90° 굽힘하면, 근섬유의 방향이 변해서 엉덩관절을 안쪽돌림시킨다. 사람이 양반다리를 할 때 이런 섬유의 변화로 인해 궁둥구멍근이 단축된다. 사람이 장시간 양반다리 자세로 앉으면 궁둥구멍근이 단축된다. 궁둥구멍근이 궁둥신경 근처에 있기 때문에, 임상적으로 단축된 궁둥구멍근이 궁둥신경을 압박할 수 있다.

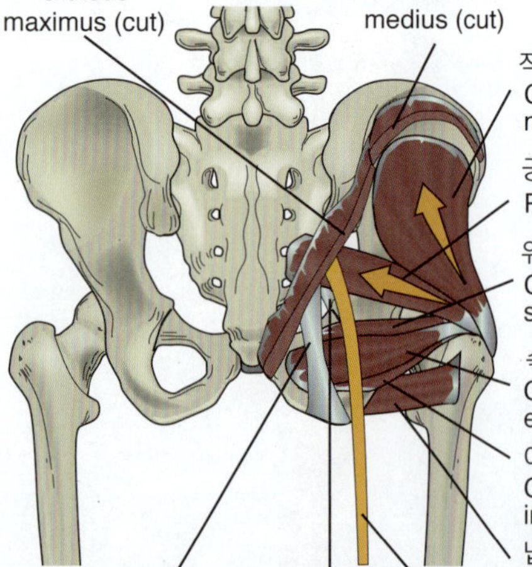

그림 11.29 엉덩관절의 가쪽돌림근. 엉덩관절 가쪽돌림근을 보기 위해 큰볼기근과 작은볼기근을 제거했다.

임상 연결 11.2

엉덩관절 굽힘근의 약증은 Trendelenburg 보행(중간볼기근 보행) 패턴을 초래할 수 있다. 엉덩관절 벌림근 약증의 임상 징후는 한발 서기를 할 때 비체중부하 쪽 골반이 아래쪽으로 떨어진다는 것이다. 한발서기 때 골반을 수평으로 유지할 수 없는 능력을 **Trendelenburg 징후**라고 한다. 예를 들어, 양성 Trendelenburg 징후를 가진 사람은 한발 서기를 할 때 골반을 수평으로 유지할 수 없다. 오른쪽 엉덩관절 벌림근의 약증 때문에, 골반의 왼쪽 부분이 아래로 떨어진다. 오른쪽 엉덩관절 벌림근은 오른쪽 큰뼈돌기 쪽으로 오른쪽 엉덩뼈능선을 당기는 근육의 역작용을 한다. 만약 벌림근이 약해서 이런 동작을 충분히 수행할 수 없으면, 왼쪽 다리의 무게에 의해 왼쪽 골반이 아래쪽으로 내려가게 된다.

이런 현상의 보상작용으로 벌림근 약증이 있는 쪽으로 몸통을 옆굽힘한다. 이런 옆굽힘은 무게중심과 체중몸통 무게를 체중부하 다리 쪽으로 이동시킨다. 보상성 옆굽힘과 골반 하강을 하면서 보행하는 것을 Trendelenburg 보행이라 한다.

임상 연결 11.3

궁둥구멍근 증후군은 궁둥구멍근에 의해 궁둥신경이 압박되어 나타나는 신경근육계 질환이다. 궁둥신경은 궁둥뼈패임을 통해 나온 후 궁둥구멍근 밑으로 지나갈 때 주로 압박된다. 이런 압박은 직접적인 외상, 척추뼈 기능장애, 엉치엉덩관절 기능장애, 손상이나 과사용으로 인한 궁둥구멍근의 경련이나 단축으로 초래된다. 궁둥구멍근 증후군과 관련된 증상으로는 엉덩관절 뒤쪽 영역의 통증, 저림 및 둔감 등이 있다. 일반적으로 이런 증상은 앉은 자세나 스쿼트할 때 증가되지만, 보행이나 다른 활동에 의해서도 악화될 수 있다. 의학적 치료는 비스테로이드성 항염제나 근육이완제 등이다. 물리치료 중재로는, 초음파, 물렁조직가동술, 궁둥구멍근 신장기법, 열치료 및 다양한 허리뼈 치료 등이 있다.

안쪽돌림근

엉덩관절의 안쪽돌림근은 다른 방향에서 1차 엉덩관절 작용근으로 작용하지만, 그들 근육의 일부 힘살은 2차 안쪽돌림근으로 작용한다. 다음 근육의 앞쪽 섬유가 이들 근육에 포함된다: 중간볼기근, 작은볼기근, 넙다리근막긴장근, 긴모음근, 짧은모음근 및 두덩근. 엉덩관절이 90°굽힘에 도달하면, 이들 섬유의 방향이 엉덩관절 돌림근의 수직축에 거의 수직 방향을 이룬다. 이런 배열의 변화는 안쪽돌림 토크를 발생시키는 근육의 능력을 향상시킨다. 엉덩관절이 90° 굽힘에 도달했을 때, 몇몇 가쪽돌림근이 안쪽돌림근으로 바뀐다. 이런 방향의 변화는 엉덩관절이 폄되었을 때 안쪽돌림의 끝범위에서 가쪽돌림근이 왜 신장되는지, 그리고 엉덩관절이 굽힘되었을 때 가쪽돌림의 끝범위에서 가쪽돌림근이 왜 신장되는지를 설명한다.

가쪽돌림근과 안쪽돌림근 모두는 다리가 지면에 접촉되었을 때 중요한 기능을 가진다. 왼쪽 다리를 비체중부하하고 오른쪽 다리로 한발 서기를 했을 때, 오른쪽 가쪽돌림근의 활성화가 골반을 가로면에서 왼쪽으로 돌림한다(**왼쪽 엉덩뼈능선이 뒤쪽으로 돌림한다**). 이런 유형의 활동은 달리기를 하다가 왼쪽으로 커팅 동작을 할 때 일어난다. 즉, 사람이 달리다가 오른발을 지면에 고정하고, 왼쪽으로 갑자기 회전하는 것이다. 보행주기 동안, 안쪽돌림근이 스윙하는 다리쪽 골반을 체중부하 다리 쪽으로 돌림하는 중요한 역할을 한다. 안쪽돌림근은 가로면 상에서 고정된 넙다리뼈(**입각기 다리**) 위로 골반을 안쪽으로 돌림한다.

그림 11.30은 왼쪽 엉덩뼈능선이 앞쪽으로 움직일 때 오른쪽 엉덩관절을 중심으로 돌림하는 왼쪽 볼기뼈를 보여주고 있다.

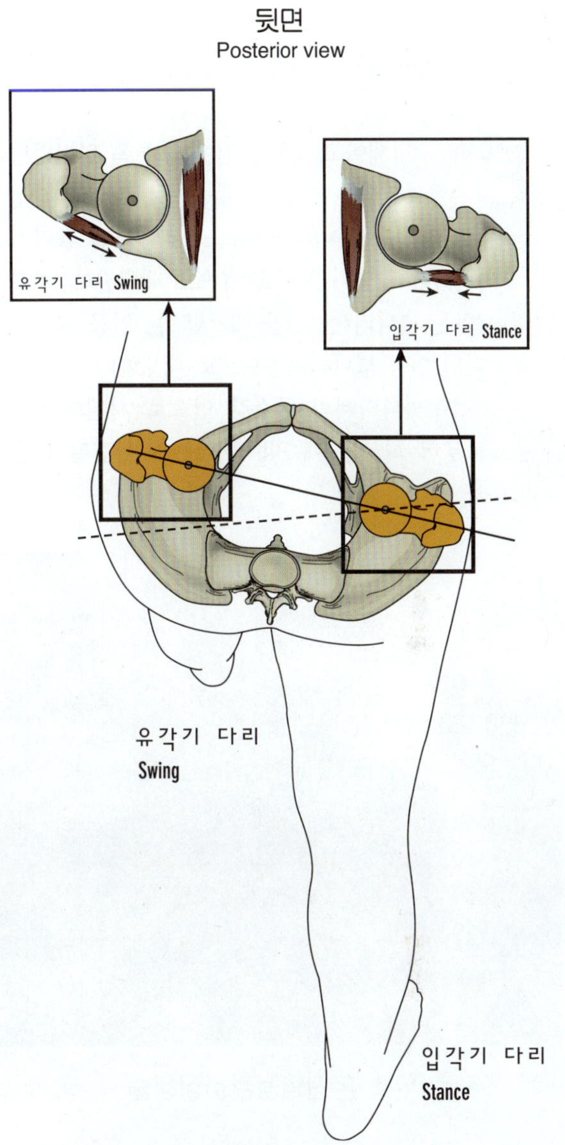

그림 11.30 왼쪽 엉덩뼈능선이 앞쪽으로 움직일 때, 오른쪽 엉덩관절을 중심으로 회전하는 왼쪽 볼기뼈의 뒷면. 오른쪽 엉덩관절은 안쪽돌림한다.

요약
CHAPTER SUMMARY

본 장은 엉덩관절의 구조와 기능, 그리고 열린사슬과 닫힌사슬 활동 동안 골반과 넙다리뼈 사이의 관계를 다루었다. 엉덩관절은 기능 과제 동안 어느 정도의 가동성을 가진 중요한 안정성 관절이다. 엉덩관절 부위의 근육은 1차 작용근과 2차 작용근으로 작용한다. 관절 자세는 각 근육의 작용을 결정하는데 중요한 역할을 한다. 엉덩관절의 자세가 변할 때 그들의 역할도 역전된다. 엉덩관절에 작용하는 일부 근육은 다관절 근육이고, 충분한 힘을 생산하는 그들의 능력은 그들이 통과하는 관절의 자세와 관련된다. 엉덩관절은 앉은 자세에서 선 자세로 이동하거나, 계단을 오르거나, 걷거나 달리기를 할 때 중요한 역할을 한다. 엉덩관절 복합체 근육의 약증은 보행 편위와 기능장애를 초래할 수 있다.

사례 연구(Case Study)

Bill은 64세이고, 1주일 전에 오른쪽 완전엉덩관절성형술을 받았다. 수술 동안, 절구 관절면은 절구 컵으로 이루어지고, 폴리에틸렌 플라스틱 이너라이너를 가진 금속 컵으로 대체된다. 관절염이 있는 넙다리뼈머리를 제거한 후, 인공 넙다리뼈머리와 인공 넙다리뼈몸통으로 대체한다. 인공관절을 몸쪽넙다리뼈의 골수강 안으로 시멘화한다. 수술로부터 회복될 때 Bill의 기능과 관련된 다음 질문을 생각해 본다.

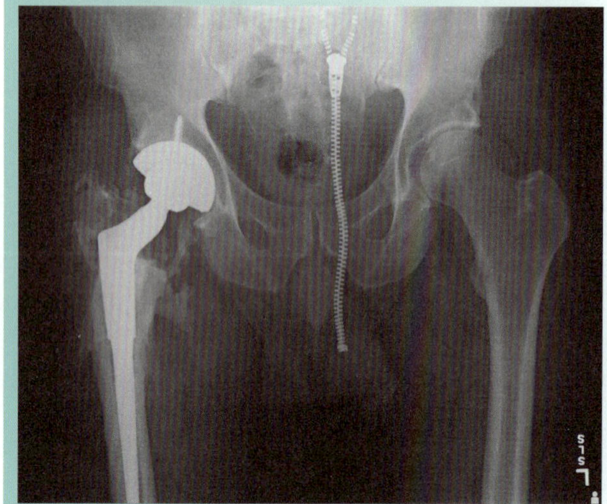

우측 완전엉덩관절성형술

1. 보행 시 Bill이 오른쪽 다리에 체중을 부하할 때 오른쪽으로 몸통을 옆굽힘한다. 그는 왜 체중부하 다리쪽으로 몸통을 옆굽힘하는가? 어떤 근육군이 약화될 것인가?
2. Bill은 근육의 약증으로 인해 앉은 자세에서 선 자세로 이동하거나 선 자세에서 앉은 자세로 이동할 때 어려움을 겪는다. Bill은 일어서는 능력을 향상하기 위해 어떤 근육을 강화해야 하는가? 그리고 선 자세에서 앉은 자세로 이동하는 능력을 향상시키기 위해 어떤 근육을 강화해야 하는가?
3. Bill은 계단을 내려갈 때 자신의 체중을 제대로 조절할 수 없다. 그는 계단 위에 왼쪽 다리로 서서, 오른쪽 다리를 아래쪽 계단에 내려놓을 때, 왼쪽 다리의 어떤 근육이 활성화되는가? 체중을 내려놓기 위해 왼쪽 다리의 근육이 어떤 수축을 하는가?

복습 / DISCUSSION QUESTIONS

1. 다음 각 운동의 끝범위에서, 어떤 근육과 인대가 팽팽해지고 신장되는가? 그리고 어떤 구조물이 느슨해지는가?

   A. 엉덩관절의 굽힘과 폄
   B. 엉덩관절의 벌림과 모음
   C. 엉덩관절의 안쪽돌림과 가쪽돌림
   D. 골반의 앞쪽경사와 뒤쪽경사

2. 환자의 양쪽 ASIS를 촉진할 때, 오른쪽 ASIS가 왼쪽 ASIS보다 높음을 알 수 있다. 허리뼈와 넙다리뼈의 어떤 위치가 골반의 이런 기울어짐을 일으킬 수 있는가? 어떤 근육의 약증이 관련되는가? 어떤 근육의 타이트니스가 이런 골반 자세를 초래할 수 있는가?
3. 절구테두리, 관절주머니, 인대, 절구와 넙다리뼈머리의 정렬이 엉덩관절의 안정성과 최적 기능에 어떤 역할을 하는가? 이들 구조물 모두 또는 하나의 손상이 관절 안정성을 어떻게 감소시키고 관절면을 어떻게 손상시키는가?
4. 골반의 앞쪽돌림과 뒤쪽돌림 동안 엉덩관절 굽힘근과 폄근의 역할은 무엇인가?
5. 골반이 가로면에서 오른쪽으로 돌림할 때, 오른쪽 엉덩관절의 자세는 무엇인가? 골반이 가로면에서 왼쪽으로 돌림할 때, 오른쪽 엉덩관절의 자세는 무엇인가?
6. 언덕 위로 달릴 때 엉덩관절의 폄과 굽힘의 끝범위에서 일어나는 엉덩관절 모음근의 역할을 설명해 본다.
7. 다음 각 근육이 능동불충분 상태가 되는 엉덩관절과 무릎관절의 자세는 무엇인가?

   A. 넙다리곧은근
   B. 넙다리두갈래근
   C. 반막모양근
   D. 반힘줄모양근

8. 질문 7번에 목록된 각 근육을 효율적으로 신장하는 자세는 무엇인가?
9. 선 자세에서 앉은 자세로 이동할 때 어떤 근육이 활성화되는가? 앉은 자세에서 선 자세로 이동할 때 어떤 근육이 활성화되는가?

참고문헌(BIBLIOGRAPHY)

Houglum PA, Bertoti DB. *Brunnstrom's Clinical Kinesiology*. 6th ed. Philadelphia, PA: FA Davis; 2012.

Kern-Scott R, Peterson JR, Morgan P. Review of acetabular tears in dancers. *J Dance Med Sci*. 2011;15:149–156.

Kisner C, Colby LA. *Therapeutic Exercise Foundations and Techniques*. 6th ed. Philadelphia, PA: FA Davis; 2012.

Neumann DA. Kinesiology of the hip: a focus on muscular actions. *J Orthop Sports Phys Ther*. 2010;40:82–94.

Neumann DA. *Kinesiology of the Musculoskeletal System Foundations for Rehabilitation*. 2nd ed. St. Louis, MO: Mosby; 2010.

Norkin CC, White DJ. *Measurement of Joint Motion: A Guide to Goniometry*. 4th ed. Philadelphia, PA: FA Davis; 2009.

Tonley JC, Yun SM, Kochevar RJ, Dye JA, Farrokhl SF, Powers CM. Treatment of an individual with piriformis syndrome focusing on hip muscle strengthening and movement reeducation: a case report. *J Orthop Sports Phys Ther*. 2010;40:103–111.

Willcox EL, Burden AD. The influence of varying hip angle and pelvis position on muscle recruitment patterns of the hip abductor muscles during the clam exercise. *J Orthop Sports Phys Ther*. 2013;43:325–331.

12장

무릎관절의 구조와 기능

Structure and Function of the Knee

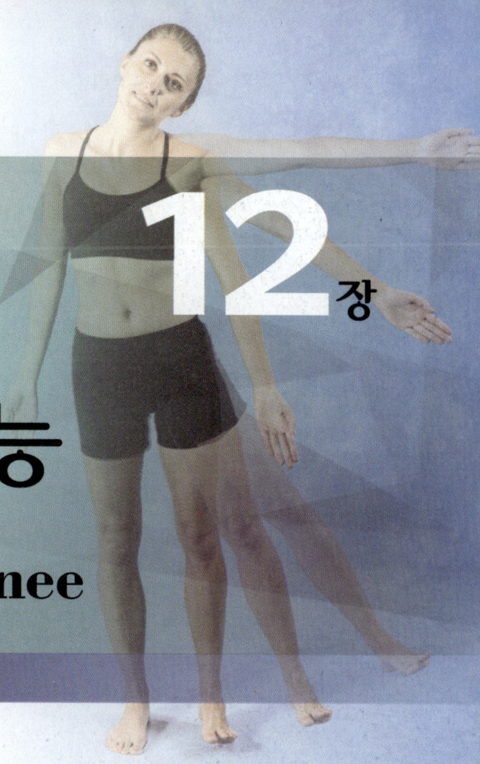

핵심 개념 / Key Concepts

무릎관절의 구조

뼈 구조물

- 넙다리뼈
- 몸쪽정강뼈와 몸쪽종아리뼈
- 무릎뼈

관절 구조물

- 무릎넙다리관절
- 정강넙다리관절
  - **반달판**
  - **윤활주머니**
  - **관절주머니와 인대**
    - 안쪽곁인대와 가쪽곁인대
    - 앞십자인대와 뒤십자인대

운동형상학

뼈운동형상학

- 굽힘과 폄
- 무릎뼈 트래킹
  - **Q 각**
- 안쪽돌림과 가쪽돌림

관절운동형상학

- 폄
  - **스크루-홈 기전**
- 굽힘
- 안쪽돌림과 가쪽돌림

근육

- 무릎 폄근
- 무릎 굽힘근과 돌림근

무릎관절 기능에 대한 엉덩관절 위치의 영향

- 엉덩관절 굽힘 상태에서 무릎관절의 폄
- 엉덩관절 폄 상태에서 무릎관절의 굽힘
- 엉덩관절 굽힘 상태에서 무릎관절의 굽힘
- 엉덩관절 폄 상태에서 무릎관절의 폄

학습 성과 / Learning Outcomes

본 장을 공부한 후, 학습자는 다음을 할 수 있을 것이다:

12.1 무릎관절과 관련된 뼈 구조물과 결합조직을 설명하고, 이들 구조물을 근육 부착점과 관절 기능에 연관짓을 수 있다.
12.2 무릎뼈가 넙다리네갈래근의 효율성을 어떻게 증가시키는지를 설명할 수 있다.
12.3 반달판의 기능을 설명하고, 반달판 손상을 무릎관절면의 퇴행에 연결 짓을 수 있다.
12.4 무릎관절의 주요 인대를 나열하고, 안정성과 운동 제한의 측면에서 그들의 기능을 설명할 수 있다.
12.5 무릎관절의 열린 사슬과 닫힌 사슬의 뼈운동형상학을 보여줄 수 있다.
12.6 무릎뼈 트래킹의 전형적인 패턴과 무릎뼈 트래킹(Q 각 포함)에 영향을 주는 요소를 설명할 수 있다.
12.7 넙다리뼈에 대한 정강뼈의 운동과 정강뼈에 대한 넙다리뼈의 운동에서 무릎관절의 관절운동형상학을 설명할 수 있다.
12.8 무릎의 스크루 홈 기전을 설명할 수 있다.
12.9 무릎관절 근육 위치와 기능을 설명하고, 그들의 기능이 엉덩관절의 위치에 의해 어떻게 영향을 받는지를 설명할 수 있다.

무릎관절은 신체 중에서 가장 크고 복잡한 체중부하 관절이다. 무릎관절은 발과 엉덩관절을 연결하고, 안정성과 가동성을 제공한다. 무릎관절은 앉은 자세에서 일어서기와 같은 한 지점에서 다른 지점으로의 이동, 보행 또는 달리기 등을 포함한 대부분의 기능 활동 동안 다리의 몸쪽관절과 먼쪽관절에 대해 상호작용한다.

무릎관절 복합체는 정강넙다리관절과 무릎넙다리관절의 가쪽 구획과 안쪽 구획으로 구성된다. 몸쪽정강종아리관절이 무릎관절에 가까이 있지만, 분리된 관절주머니에 의해 둘러싸여 있고, 발목관절과 함께 작용한다. (**몸쪽정강종아리관절과 먼쪽정강종아리관절은 13장에서 자세히 설명될 것이다.**)

무릎관절은 시상면에서 굽힘과 폄이 일어나고, 가로면에서 안쪽돌림과 가쪽돌림이 일어나는 2축의 변형된 경첩관절이다. 무릎관절은 보행의 유각기나 공을 찰 때처럼 열린 사슬 운동을 한다. 무릎관절 내의 구조물은 관절면을 위해 한 지점에서 다른 지점으로 움직이는 최적의 경로를 제공한다. 관절구조물의 정상 트래킹에 문제가 생기면, 관절연골이 과도하게 마모되어 결국에는 골관절염이 발생한다.

앉은 자세에서 일어설 때, 계단을 오를 때, 보행이나 달리기의 입각기 때, 무릎관절은 닫힌 사슬로 움직인다. 무릎이 체중을 지지할 때, 무릎은 압박 스트레스를 받고, 체중을 지지할 수 있는 충분한 안정성을 요구한다.

관절 맞물림이 약한 무릎관절의 모양 때문에, 무릎관절의 안정성은 주로 인대, 반달판 및 큰 근육에 의해 이루어진다. 그리고 이들 구조물이 무릎관절에 영향을 주는 큰 힘을 받고 있기 때문에, 종종 손상을 당한다. 손상은 장기간의 반복 하중이나 또는 고강도 활동과 스포츠 동안 종종 일어나는 극단적 힘에 의해 초래되는 퇴행성 변화의 형태를 띨 수 있다. 무릎관절의 구조물과 운동형상학에 대한 지식을 알면, 무릎관절의 손상 기전과 치료적 중재에 관련된 개념을 잘 이해할 수 있다.

무릎관절의 구조
KNEE STRUCTURES

뼈 구조물

넙다리뼈와 정강뼈는 큰 종자뼈인 무릎뼈와 함께, 무릎관절을 형성한다. 비록 종아리뼈의 몸쪽머리가 직접적으로 무릎관절을 형성하지 않지만, 무릎과 관련된 구조물의 부착점으로 작용하고, 정강뼈의 정렬에 영향을 준다(그림 12.1).

넙다리뼈

넙다리뼈의 몸쪽끝단은 엉덩관절과 관련되기 때문에 11장에서 자세히 설명되었다. 넙다리뼈몸통은 넙다리뼈목으로부터 아래쪽과 약간의 안쪽으로 주행한다. 넙다리뼈는 인체

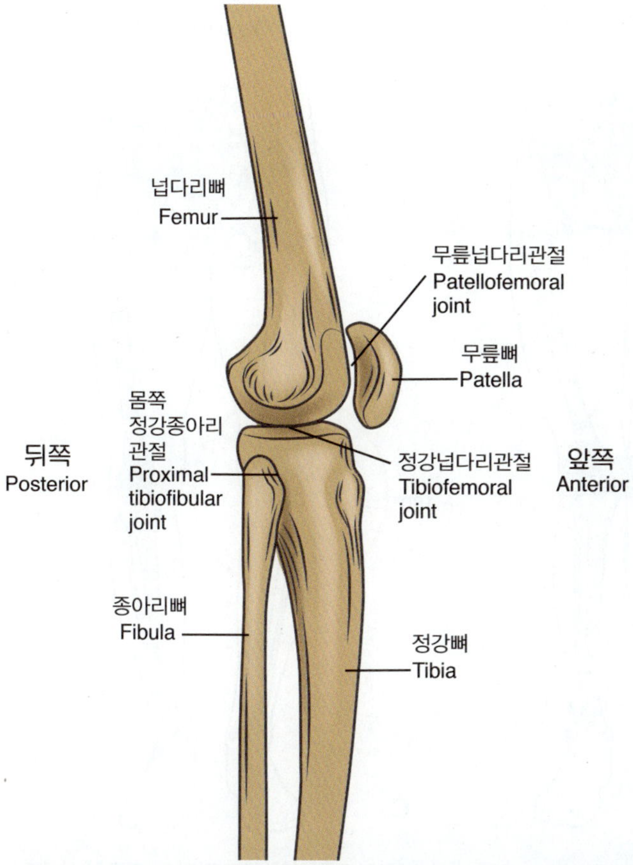

그림 12.1 무릎관절과 무릎넙다리관절, 정강종아리관절과 관련된 뼈의 가쪽면(출처: Wise, C. Orthopaedic Manual Therapy: From Art to Evidence. Philadelphia, PA. F.A. Davis Company, 2015: p. 641).

에서 가장 긴 뼈이다. 넙다리뼈의 안쪽 사선 방향은 몸쪽 넙다리뼈의 경사각(11장에서 언급되었음)으로부터 초래되며, 먼쪽넙다리뼈를 발목과 발 위에 놓도록 만든다.

넙다리뼈와 정강뼈는 무릎관절의 가쪽면에서 평균 170–175°의 각도를 형성하기 위해 만난다. 이 각은 **밖굽이무릎**으로 알려져 있다. 이 각도가 170° 미만일 때 "X 자 무릎"인 과도한 밖굽이무릎이 된다. 각도가 180° 이상일 때 **안굽이무릎**이 되고, "O 자 무릎"이 된다(그림 12.2).

넙다리뼈의 먼쪽끝단은 커다란 안쪽융기와 가쪽융기를 형성하고, 이들은 융기사이고랑을 형성하기 위해 앞쪽으로 수렴한다. 넙다리뼈융기는 비대칭이다: 안쪽넙다리뼈융기가 가쪽넙다리뼈융기보다 더 길다.

무릎뼈의 뒷면은 무릎넙다리관절을 형성하기 위해 융기사이고랑과 관절을 이룬다. 융기사이고랑에 있는 안쪽면과 가쪽면은 무릎뼈를 고랑 안에 안정화하는데 도움을 준다. 융기사이패임이 양쪽 융기를 분리시킨다. 십자인대가 융기사이패임을 지나간다. 각 융기 위쪽에 돌출된 부위는 안쪽위관절융기와 가쪽위관절융기로 불리고, 무릎과 관련된 힘줄과 인대가 부착된다(그림 12.3). 모음근결절은 안쪽위관절융기의 위쪽에 위치하고, 엉덩관절 모음근군이 부착되는 지점이다. 각 관절융기 뒤쪽면 사이의 함몰부위는 넙다리뼈의 오금면을 형성한다. 이 영역은 오금오목으로 불리며, 오금신경과 오금동맥이 지나간다(그림 12.4).

몸쪽정강뼈와 몸쪽종아리뼈

정강뼈는 넙다리뼈에서 무릎관절을 가로질러 발목과 발까지 무게를 전달한다. 정강뼈는 먼쪽넙다리뼈와 관절을 이루는 몸쪽의 안쪽융기와 가쪽융기를 가진 크고 강한 뼈이다. 정강뼈의 몸쪽 관절면은 큰 안쪽 고원과 작은 가쪽 고원으로 나누어지는 정강뼈고원으로 불린다. 정강뼈의 양쪽 관절융기는 융기사이융기에 의해 분리된다. 정강뼈거친면은 몸쪽정강뼈의 앞쪽면에서 튀어나온 돌출부로 무릎힘줄의 부착점으로 작용한다. 가쪽관절융기의 아래쪽에 있는 정강뼈결절은 엉덩정강띠의 부착점이다(그림 12.5).

비록 몸쪽종아리뼈가 넙다리뼈와 직접 관절을 이루지 않지만, 무릎관절과 관련된 근육과 힘줄의 부착점으로 작용한다. 종아리뼈는 정강뼈 가쪽면의 부착점을 통해 정강뼈 정렬을 돕는다.

무릎뼈

무릎뼈는 가장 큰 종자뼈이며, 넙다리네갈래근 힘줄 안에 있다. 삼각형의 무릎뼈는 아래쪽이 뾰족한 꼭대기이고, 위쪽면이 무릎뼈의 바닥을 형성한다. 무릎뼈의 뒤쪽면은 부드럽고 두꺼운 유리연골로 덮여 있고, 수직 능선에 의해 안쪽파셋과 가쪽파셋으로 나누어진다. 무릎뼈는 융기사이고랑을 통해 넙다리뼈와 관절을 이룬다. 무릎뼈의 두꺼운 관절연골은 강력한 넙다리네갈래근에 의한 커다란 압박력과 마찰력에 쉽게 노출된다. 무릎뼈 관절연골의 과도한 마모는 기능 활동(계단 보행) 동안 무릎뒤쪽 통증을 야기할 수 있다(그림 12.6).

기능적으로, 무릎뼈는 동적 지렛대로 작용하여 넙다리뼈와 넙다리네갈래근 사이의 공간을 증가시켜, 무릎 폄근

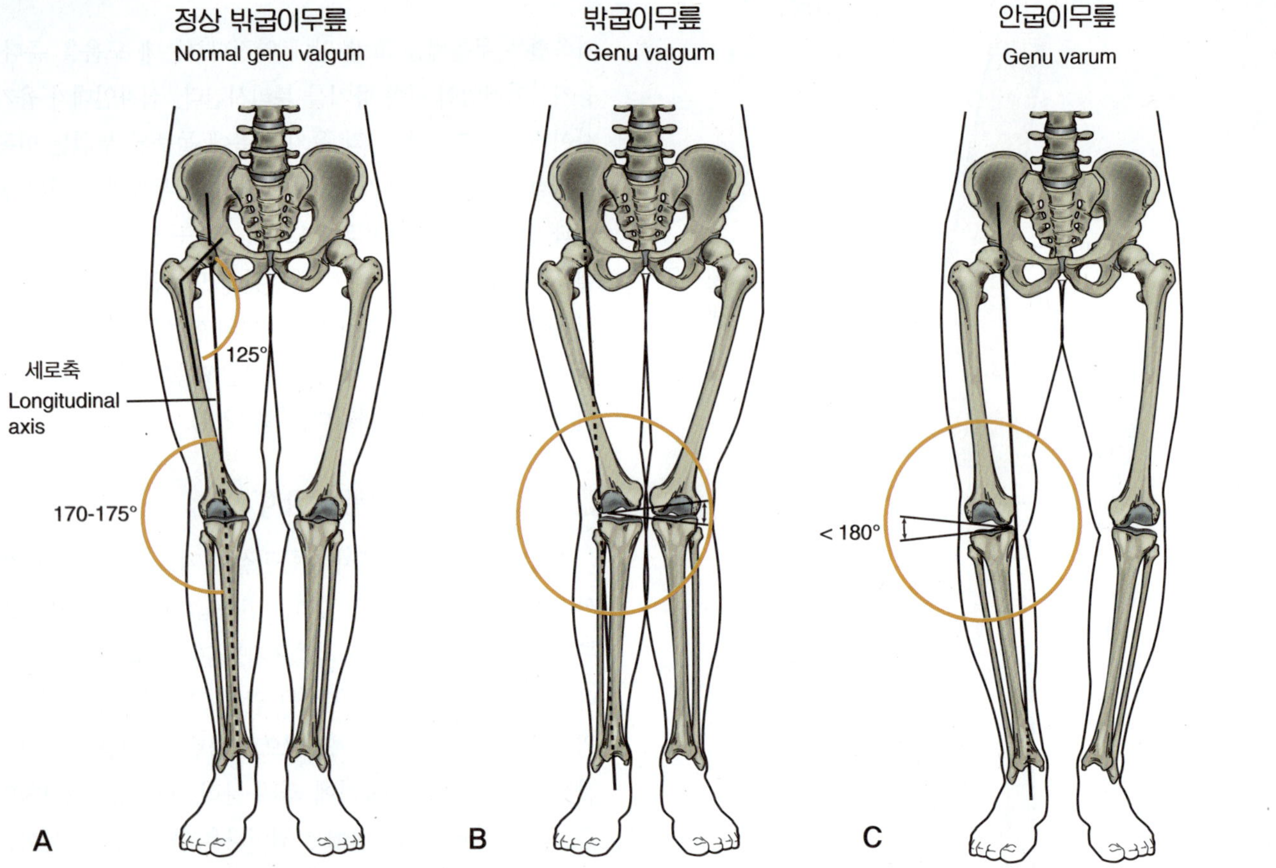

그림 12.2 이마면의 무릎 정렬. (A) 엉덩관절의 125° 경사각과 관련된 170–175°의 정상 밖굽이무릎. (B) 165° 미만의 과도한 밖굽이무릎. (C) 180° 이상의 안굽이무릎.

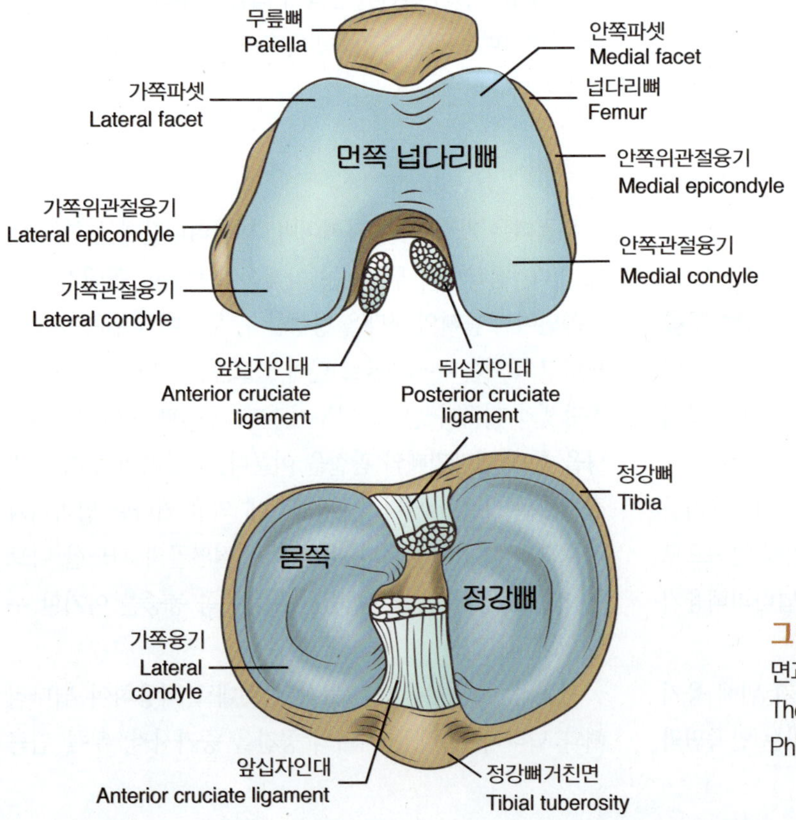

그림 12.3 먼쪽넙다리뼈와 몸쪽정강뼈의 관절면과 무릎뼈(출처: Roy, S, Wolf SL, Scalzitti DA. The Rehabilitation Specialist's Handbook. 4th ed. Philadelphia, PA. F.A. Davis Company, 2013: p. 57).

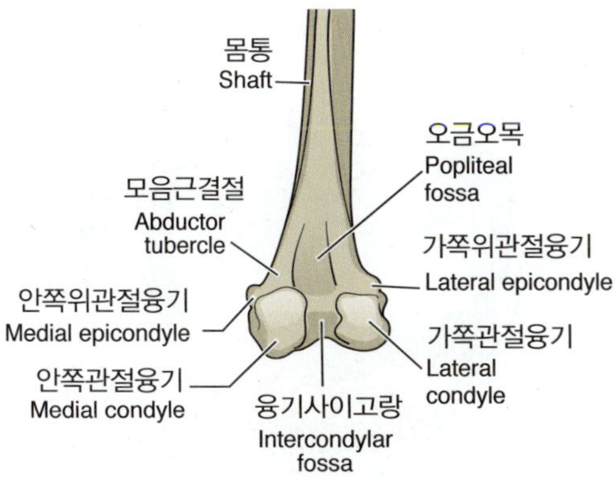

그림 12.4 넙다리뼈의 뒷쪽면(출처: Roy, S, Wolf SL, Scalzitti DA. The Rehabilitation Specialist's Handbook. 4th ed. Philadelphia, PA. F.A. Davis Company, 2013: p. 57).

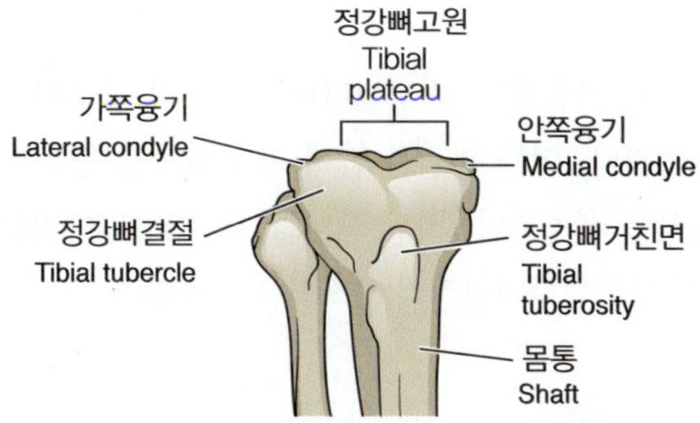

그림 12.5 정강뼈의 앞쪽면(출처: Roy, S, Wolf SL, Scalzitti DA. The Rehabilitation Specialist's Handbook. 4th ed. Philadelphia, PA. F.A. Davis Company, 2013: p. 58).

의 내적 모멘트팔을 증가시킨다. 이런 모멘트팔의 증가는 토크를 발생하는 무릎 폄근의 능력을 증가시킨다(그림 12.7). 무릎뼈는 굽힘 30–60° 사이에서 넙다리네갈래근을 위한 가장 효율적인 지렛대를 제공한다. 무릎관절이 완전 폄에 가까워질 때, 무릎뼈는 더 이상 모멘트팔의 길이를 변화시키지 않고, 넙다리네갈래근의 힘에도 영향을 미치지 못한다.

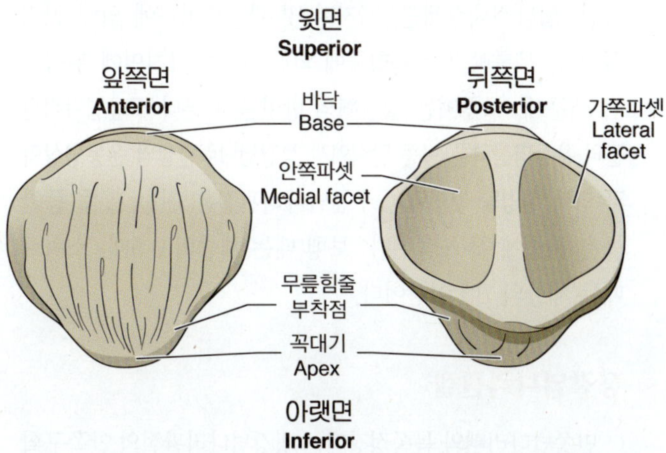

그림 12.6 무릎뼈의 앞쪽면과 뒤쪽면은 무릎뼈바닥과 무릎뼈꼭대기의 방향을 보여주고 있다(출처: Roy, S, Wolf SL, Scalzitti DA. The Rehabilitation Specialist's Handbook. 4th ed. Philadelphia, PA. F.A. Davis Company, 2013: p. 58).

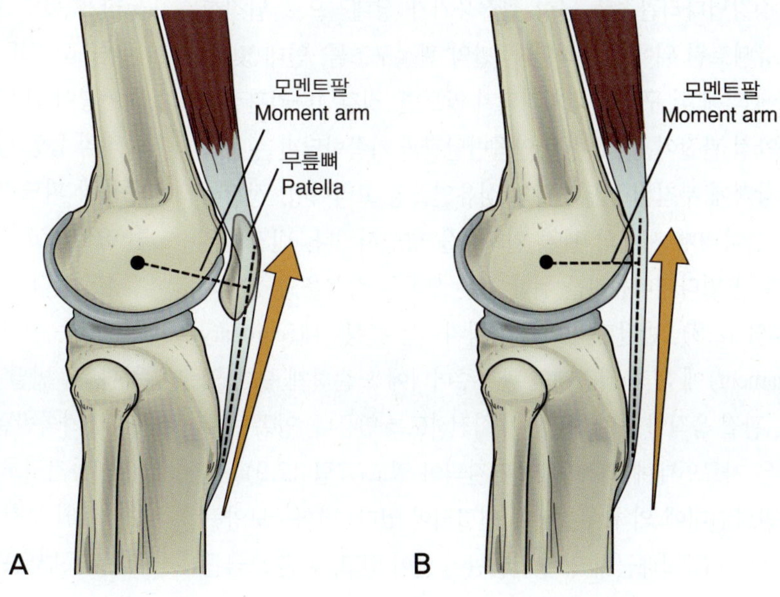

그림 12.7 무릎의 가쪽면. (A) 무릎뼈는 근육의 모멘트팔인 관절축과 넙다리네갈래근의 당김선 사이의 수직거리를 증가시킨다. (B) 무릎뼈가 없다면, 모멘트팔의 길이가 감소할 것이고, 이것은 넙다리네갈래근이 발생하는 힘의 크기를 감소시킬 것이다.

관절 구조물

무릎관절 복합체는 정강넙다리관절과 무릎넙다리관절로 이루어진다. 이들 관절은 함께 작용하여 무릎에 안정성과 가동성을 제공한다. 정상 상태일 때, 정강넙다리관절의 움직임이 무릎넙다리관절의 움직임을 일으킨다.

무릎넙다리관절

무릎넙다리관절은 무릎뼈의 뒤쪽면과 넙다리뼈의 융기사이고랑(도르래)에 의해 이루어진다. 무릎뼈의 관절연골 두께는 4–5㎜이다. 무릎넙다리관절은 고랑과 무릎뼈의 맞물림, 넙다리네갈래근, 지지띠 및 관절주머니에 의해 안정화된다. 무릎뼈가 무릎힘줄에 의해 정강뼈거친면에 부착되기 때문에, 무릎뼈는 정강뼈의 방향을 따른다(**무릎넙다리관절의 운동형상학은 나중 단락에서 정강넙다리관절의 운동형상학과 함께 설명될 것이다**). 무릎넙다리관절은 기능 활동 동안 높은 하중에 잘 노출된다: 보행 때는 체중의 0.5배, 스쿼트 때는 체중의 7배 이상이다.

정강넙다리관절

먼쪽넙다리뼈와 몸쪽정강뼈는 정강넙다리관절의 안쪽구획과 가쪽구획을 형성한다. 정강넙다리관절에 정적 안정성을 제공하는 관절 구조물은 반달판, 관절주머니 및 인대이다.

반달판

정강넙다리관절은 구형 관절융기가 상대적으로 납작한 정강뼈고원 위에서 움직인다. 만약 관절구조물, 인대 및 근육에 의해 뼈 구조물이 지지되지 않으면, 정강넙다리관절은 불안정 관절이 될 것이다. 안쪽반달판과 가쪽반달판은 몸쪽 정강뼈에 부착된 반달모양의 섬유연골성 고리이며, 정강뼈와 넙다리뼈 사이의 관절 일치성을 향상시킨다. 반달판은 볼록한 넙다리뼈융기를 위한 얕은 오목한 좌석을 형성한다(그림 12.8). 반달판의 가쪽 가장자리는 관상인대(coronary ligament)에 의해 정강뼈와 관절주머니에 느슨하게 붙어 있고, 관절 움직임 동안 반달판이 회전하도록 만든다. 양쪽 반달판은 가로인대에 의해 서로 연결되어 있고(그림 12.9), 무릎반달인대에 의해 무릎뼈에 연결되어 있다. 반힘줄모양근과 넙다리네갈래근이 양쪽 반달판에 붙어 있고, 반면 오금근

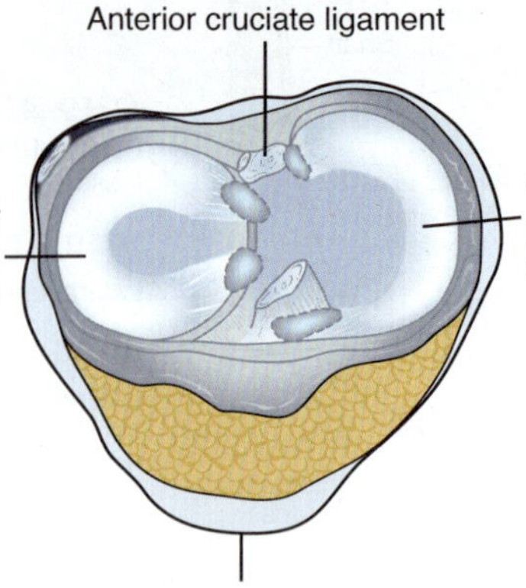

그림 12.8 안쪽반달판과 가쪽반달판의 위쪽면
(출처: Levangie P. Norkin, C. Joint Structure and Function: A Comprehensive Analysis. 5th ed. Philadelphia. PA. F.A. D Company. 2011, p 390).

힘줄은 가쪽 반달판에 붙어 있다. 이들 근육은 반달판 위치를 고정하는데 도움을 준다.

반달판의 1차 기능은 무릎관절에 가해지는 충격이나 압박력을 흡수하는 것이다. 무릎의 압박력은 보행 시 체중의 3배, 계단을 올라갈 때 체중의 4배, 그리고 달리기할 때 체중의 8배까지 상승한다. 반달판은 관절연골에 가해지는 압박의 힘을 크게 감소시킨다(그림 12.10A). 반달판은 관절을 안정화하고, 관절면 사이의 관절운동형상학 움직임을 조절한다. 반달판은 넙다리뼈융기가 정강뼈 관절면 위에서 과도하게 활주되는 것을 방지하기 위해 쐐기처럼 작용한다(그림 12.10B). 반달판의 압박은 윤활액을 관절면 안으로 밀어넣어 관절연골에 영양을 공급한다. 또한 반달판은 관절 움직임 동안 마찰력을 감소시키고, 무릎관절과 관련된 고유수용성 피드백을 제공한다. 표 12.1은 반달판의 주요 기능을 요약하고 있다.

정강넙다리관절 움직임 동안, 반달판은 정강뼈 위에서 일어나는 넙다리융기의 움직임을 따른다. 이것을 달성하기 위해, 각 반달판은 정강뼈 관절면 위에서 작은 거리를 움직인다. 가쪽반달판은 앞뒤로 약 12㎜ 움직이고, 안쪽반달판의 이동거리보다 2배에 이른다. 안쪽반달판은 인대와 관절주머니의 부착으로 인한 움직임 제한 때문에 가동성이 작은 편이다. 반달판은 정강뼈고원 위에서 무릎관절이 폄할 때

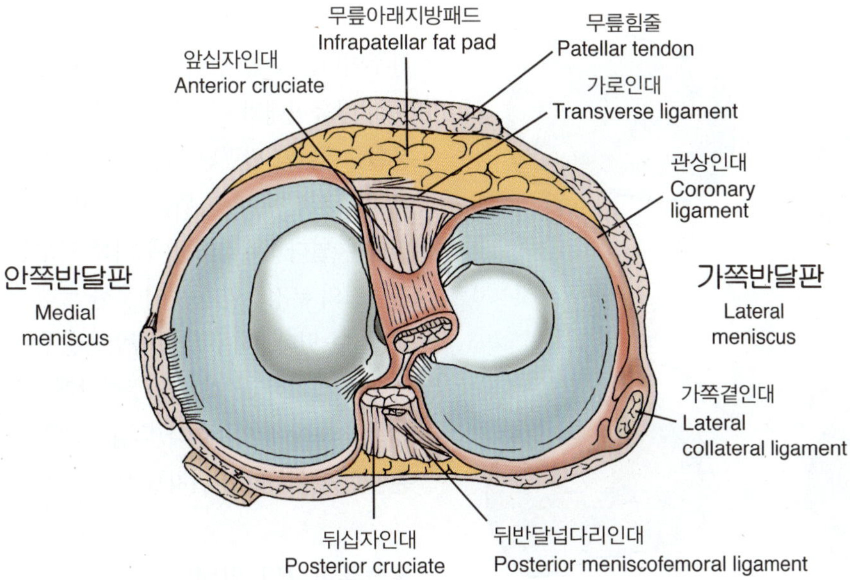

그림 12.9 정강뼈의 위쪽면은 몸쪽정강뼈와 관련된 반달판과 기타 구조물을 보여 준다(출처: Houglum B, Bertoti, D. Brunnstrom's Clinical Kinesiology. 6th ed. Philadelphia. PA. F.A. Davis Company. 2012. p 400).

앞쪽으로 이동하고, 굽힘할 때 뒤쪽으로 이동한다. 무릎이 가쪽돌림할 때, 가쪽반달판은 앞쪽으로 이동하고, 안쪽반달판은 뒤쪽으로 이동한다. 무릎이 안쪽돌림 할 때, 반달판의 역전 움직임이 일어난다(그림 12.11). 안쪽반달판의 움직임 제한과 부착점 때문에, 안쪽반달판이 손상되기 쉽다.

안쪽반달판과 가쪽반달판의 주변 가장자리는 혈관이 풍부하고, 반대로 안쪽 가장자리는 상대적으로 혈관이 적은

표 12.1 반달판의 주요 기능
충격을 흡수한다.
압박하중을 관절면 위로 분산한다.
관절일치성을 제공하고, 관절 움직임을 가이드한다.
관절 마찰력을 감소시킨다.
관절연골의 영양 공급을 돕는다.
신경지배를 통해 고유수용성 입력을 제공한다.

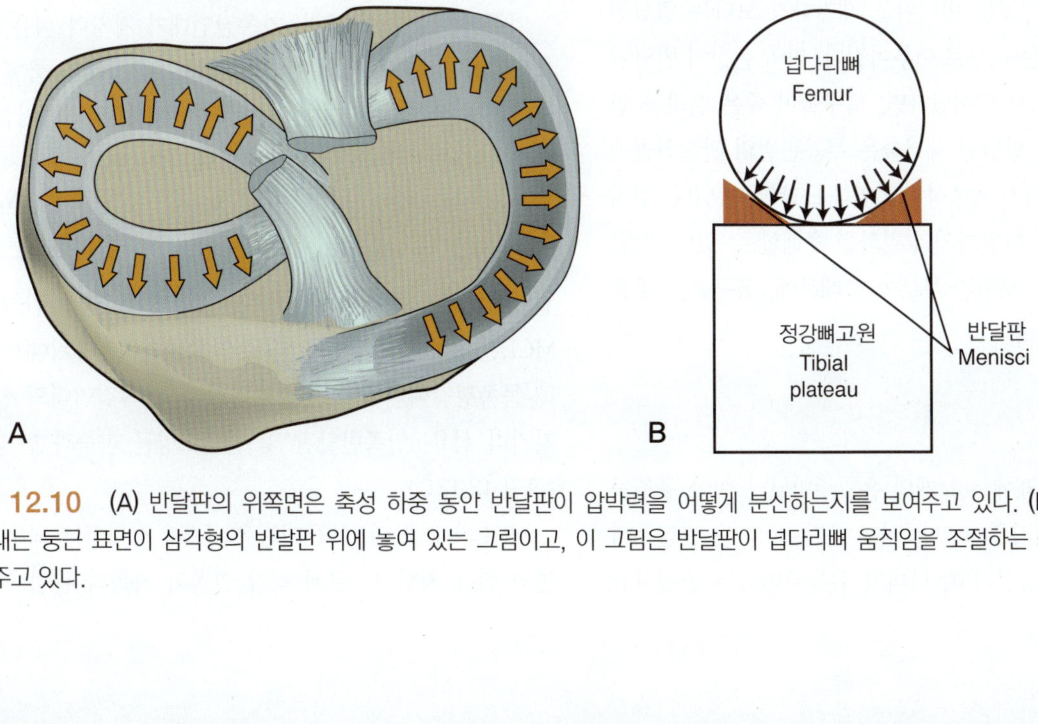

그림 12.10 (A) 반달판의 위쪽면은 축성 하중 동안 반달판이 압박력을 어떻게 분산하는지를 보여주고 있다. (B) 넙다리뼈융기를 나타내는 둥근 표면이 삼각형의 반달판 위에 놓여 있는 그림이고, 이 그림은 반달판이 넙다리뼈 움직임을 조절하는 쐐기처럼 작용함을 보여주고 있다.

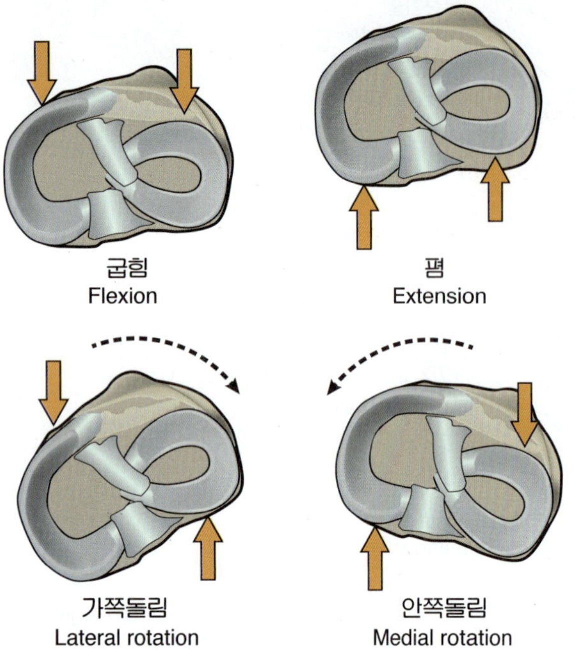

그림 12.11 무릎관절의 굽힘, 폄, 가쪽돌림 및 안쪽돌림 동안 반달판의 움직임을 보여준다.

편이다. 이런 해부학적 차이가 반달판이 찢어지거나 손상되었을 때 영향을 미친다. 반달판 손상은 가장 흔한 무릎 손상이며, 안쪽반달판이 가쪽반달판보다 2배 이상 많이 손상된다. 반달판 손상은 발을 지면에 고정하고 다리를 돌림하는 축성 회전이나 이마면의 안굽이와 밖굽이의 힘에 의해 발생할 수 있다. 반달판 손상은 종종 앞십자인대 손상과 연관된다. 수술적 치료는 반달판을 제거하기 보다는 열상된 반달판을 복구하는 쪽으로 이루어진다. 만약 손상이 반달판의 무혈관 영역에서 일어났다면, 복구술이 좋은 결과를 얻지 못할 수 있다. 반달판 제거술은 무릎관절의 관절연골에 스트레스를 증가시켜 퇴행성 관절염을 초래할 수 있다. 심지어 부분 제거술도 마찬가지의 결과를 초래할 수 있다. 반달판의 안쪽 부분이 무혈관 부분이기 때문에, 복구술은 좋은 선택 방법이 아니다.

윤활주머니

무릎관절 복합체에는 14개의 윤활주머니가 있어 구조물 사이의 마찰력을 감소시킨다. 일부 윤활주머니는 관절주머니(**윤활막**)의 연장선이고, 나머지 윤활주머니는 관절바깥 구조물로 힘줄과 뼈부착점 사이에 종종 존재한다. 무릎위윤활주머니는 무릎뼈 뒤에 위치하고, 깊은 무릎아래윤활주머니는 무릎인대와 정강뼈거친면 사이에 존재한다. 이들 2개 윤활주머니와 관련된 지방 패드는 가동 요소 사이의 마찰력을 감소시킨다. 무릎위윤활주머니와 깊은 무릎아래윤활주머니는 넙다리네갈래근에 의한 과도한 압박이나 무릎넙다리관절의 부정정렬과 좋지 못한 트래킹으로 인해 염증이 발생할 수 있다. 피부밑 무릎앞윤활주머니는 피부와 무릎뼈 사이에 위치하고, 피부밑 무릎아래윤활주머니는 피부와 무릎인대 사이에 위치한다(그림 12.12). 표 12.2는 가장 흔한 윤활주머니와 그의 위치를 목록하고 있다.

관절주머니와 인대

무릎의 섬유성 관절주머니가 정강넙다리관절과 무릎넙다리관절을 둘러싸고 있다. 뒤쪽 관절주머니의 몸쪽 부착점은 관절융기이고, 먼쪽 부착점은 오금면 부위이다. 인대, 근막 및 근육이 무릎관절의 외적 안정성을 제공하기 위해 관절주머니를 보강하고 있다.

앞쪽 관절주머니는 안쪽 및 가쪽의 무릎지지띠 섬유에 의해 보강된다. 무릎지지띠는 결합조직 섬유로 안쪽넓은근과 가쪽넓은근, 그리고 엉덩정강띠에 연결된다. 엉덩정강띠는 넙다리근막긴장근의 길고 납작한 힘줄(**11장 참고**)로서 무릎관절의 가쪽에 안정성을 제공한다(그림 12.13).

안쪽곁인대와 가쪽곁인대

가쪽에는 끈처럼 생긴, 가쪽곁인대가 지지띠 섬유, 넙다리두갈래근, 오금근 힘줄, 장딴지근 가쪽갈래와 함께 관절주머니를 보강한다. LCL은 강한 인대로 가쪽위관절융기와 종아리뼈머리 사이에 부착한다(그림 12.13B).

안쪽 관절주머니는 지지띠 섬유와 거위발(**넙다리빗근, 두덩정강근 및 반막모양근의 힘줄**)에 의해 보강된다. 안쪽곁인대(MCL)는 정강넙다리관절의 안쪽면에 위치한다. MCL은 납작하고 넓은 인대로 안쪽넙다리뼈융기에서 시작해 몸쪽정강뼈의 안쪽면에 부착한다. 안쪽곁인대의 섬유는 지지띠 섬유, 안쪽반달판 및 반막모양근 힘줄과 합병된다(그림 12.13C).

MCL과 LCL의 주요 기능은 무릎관절에 적용되는 이마면의 힘에 저항함으로서 각각 안쪽과 가쪽의 관절 안정성

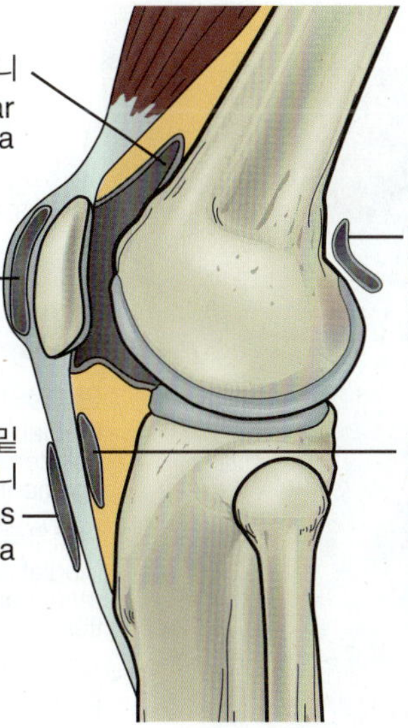

그림 12.12 시상면은 무릎의 주요 윤활주머니를 보여주고 있다(출처: Levangie P. Norkin, C. Joint Structure and Function: A Comprehensive Analysis. 5th ed. Philadelphia. PA. F.A. D Company. 2011, p 412).

을 제공한다. MCL은 밖굽이의 힘에 저항하고, LCL은 안굽이의 힘에 저항한다. 곁인대들은 시상면으로 관절이 움직일 때 무릎에 안정성을 제공한다. 일부 섬유는 무릎 굽힘과 폄의 완전 가동범위 동안 팽팽해져 있지만, 대부분의 섬유는 폄의 끝범위에서 팽팽하게 당긴다. 곁인대는 무릎의 극단적인 안쪽돌림과 가쪽돌림에 저항한다. 발이 지면에 고정된 상태에서 골반(몸통)과 함께 넙다리뼈가 고정된 다리를 중심으로 회전할 때, 종종 곁인대가 손상된다.

앞십자인대와 뒤십자인대

관절바깥 구조물인 곁인대와는 달리, 십자인대는 관절주머니 안에 존재하는 관절안 구조물이다. 인대에 혈액을 공급하는 윤활내벽이 십자인대를 덮고 있다. 두껍고 강한 십자인대가 넙다리뼈와 정강뼈 사이의 과도한 움직임을 제한한다. 십자인대는 역학적 수용기를 통해 무릎을 간접적으로 조절한다. 역학적 수용기는 관절의 움직임과 위치에 관련된 고유수용성 피드백을 신경계로 보낸다.

표 12.2 무릎 윤활주머니

윤활주머니	위치
무릎위윤활주머니	넙다리네갈래근힘줄의 뒤쪽
깊은 무릎아래윤활주머니	무릎인대와 정강뼈거친면 사이
피부밑 무릎앞윤활주머니	피부와 무릎뼈 사이
무릎아래윤활주머니	피부와 무릎인대 사이
장딴지근 윤활주머니	장딴지근 안쪽갈래와 안쪽넙다리뼈융기 사이
넙다리두갈래근 윤활주머니	LCL과 넙다리두갈래근힘줄 사이
반힘줄모양근 윤활주머니	안쪽정강뼈융기와 반힘줄모양근힘줄 사이
두덩정강근 윤활주머니	MCL과 두덩정강근힘줄 사이

LCL = 가쪽곁인대, MCL = 안쪽곁인대

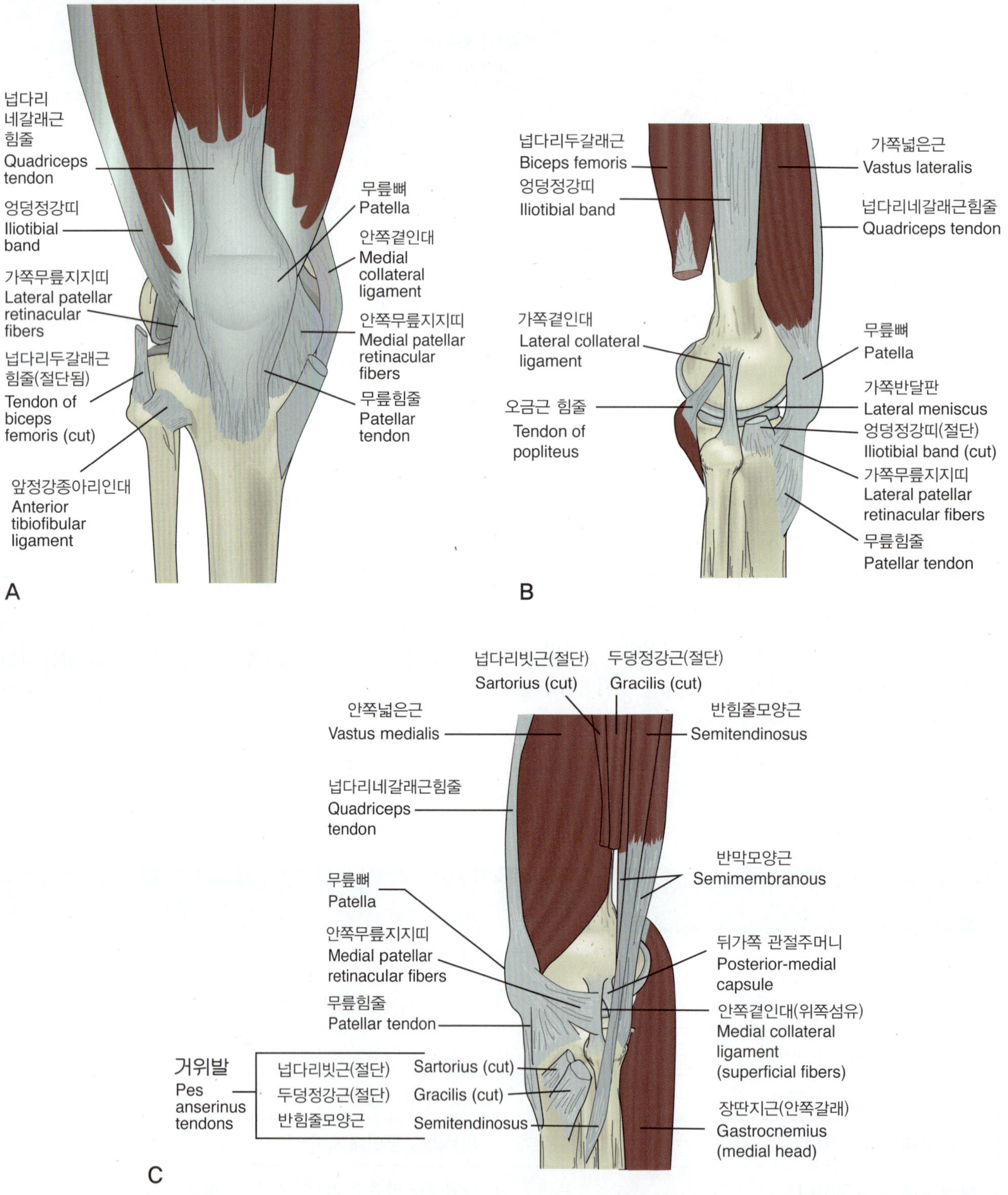

그림 12.13 무릎의 결합조직. (A) 오른쪽 무릎의 앞쪽면. (B) 무릎의 가쪽면. (C) 오른쪽 무릎의 안쪽면

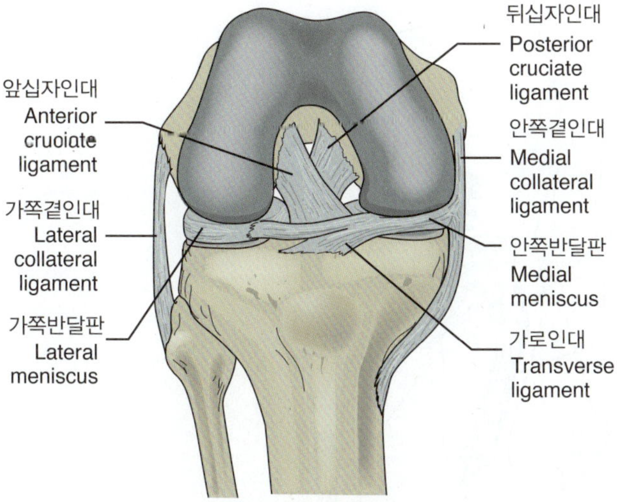

그림 12.14 오른쪽 무릎의 앞쪽면은 안쪽곁인대, 가쪽곁인대, 앞십자인대, 뒤십자인대, 안쪽반달판, 가쪽반달판 및 가로인대를 보여주고 있다(출처: Levangie P. Norkin, C. Joint Structure and Function: A Comprehensive Analysis. 5th ed. Philadelphia. PA. F.A. D Company. 2011, p 400).

이들 인대 위치와 기능은 그들의 이름을 통해 알 수 있다: 앞십자인대(ACL)는 정강뼈고원 융기사이영역의 앞쪽에 부착한다. 앞십자인대는 위쪽, 가쪽과 뒤쪽으로 주행하여 가쪽 넙다리뼈융기에 부착한다(그림 12.14). 비록 일부 섬유가 시상면의 완전 가동범위 동안 팽팽해져 있지만, 대부분의 ACL 섬유는 무릎이 완전 폄에 접근했을 때 팽팽해진다. 무릎이 마지막 능동 50–60°폄할 때 넙다리네갈래근이 정강뼈를 앞쪽으로 당긴다. ACL이 더욱 팽팽해지면, 정강뼈의 앞쪽 활주가 제한되고, 넙다리뼈 위에 정강뼈를 유지시킨다(그림 12.15). 넙다리네갈래근이 무릎을 폄할 때, ACL이 길항으로 작용하여 정강뼈의 과도한 앞쪽 병진 움직임을 제한한다.

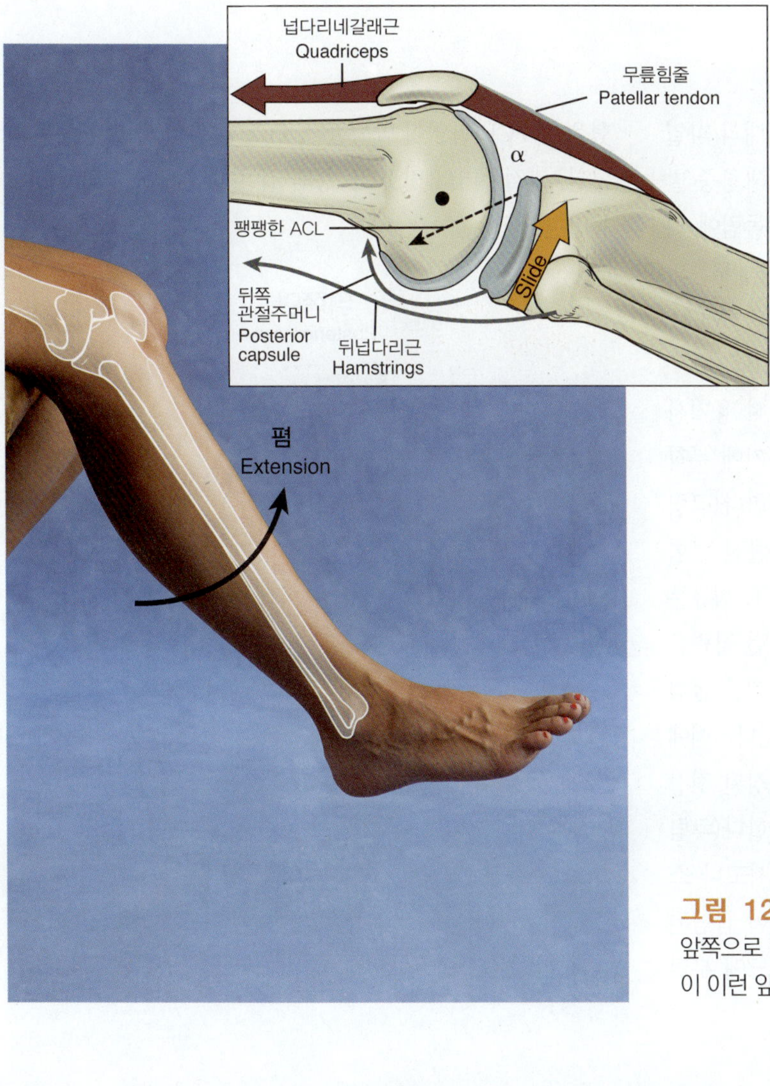

그림 12.15 넙다리네갈래근이 무릎을 폄할 때, 정강뼈가 앞쪽으로 활주된다. 앞십자인대, 뒤쪽 관절주머니 및 뒤넙다리근이 이런 앞쪽 활주를 제한한다.

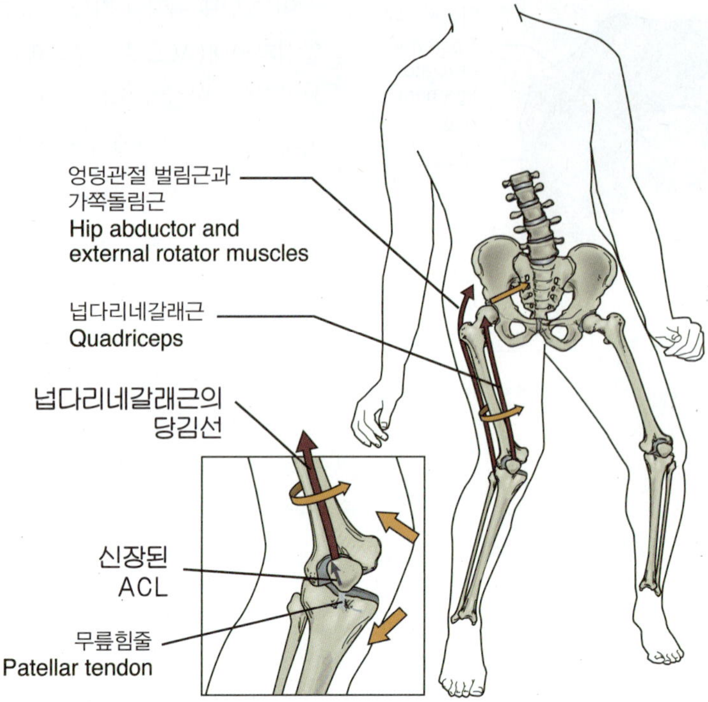

그림 12.16 과도한 밖굽이무릎과 안쪽돌림 및 모음의 결합이 ACL 인대의 장력을 증가시킨다.

ACL은 빈번하게 파열되는 인대이다. 앞십자인대의 파열은 발이 지면에 고정되었을 때의 비접촉성 손상에 의해 종종 발생하고, 또 과도한 밖굽이 스트레스와 무릎의 가쪽돌림에 의해서도 일어난다. 과도한 밖굽이무릎은 엉덩관절의 모음과 안쪽돌림과 종종 결합된다. 이런 손상은 종종 반달판, MCL, 관절연골과 뼈의 이차 병변으로 일어난다(그림 12.16).

뒤십자인대(PCL)는 이름이 내포하듯이, 정강뼈 융기사이 영역의 뒤쪽 부분에서 시작해 안쪽넙다리뼈융기에 부착한다. PCL은 위쪽, 사선 및 안쪽 방향으로 주행한다(그림 12.17). ACL과 비슷하게, 일부 섬유는 무릎이 완전 굽힘과 폄되었을 때 팽팽해진다. 그러나 대부분의 PCL 섬유는 무릎의 굽힘 정도에 따라 팽팽함이 증가된다. 이런 장력은 90–120°의 굽힘에서 최대가 된다. PCL은 무릎의 최종 굽힘을 제한할 뿐만 아니라, 무릎 굽힘으로 발생하는 넙다리뼈에 대한 정강뼈의 뒤쪽 활주에 저항한다. PCL은 고정된 정강뼈에 대한 넙다리뼈의 과도한 앞쪽 활주를 제한한다(그림 12.18). PCL 손상은 흔한 편이 아니고, 자동차 사고나 스포츠 활동과 같은 고강도 활동과 관련된다. 무릎이 굽힘된 채로 떨어지거나, 자동차 사고 시 무릎이 대시보드에 부딪혔을 때 PCL 파열이 발생한다. PCL 손상의 절반 이상은 반달판, 관절주머니 및 ACL 등과 같은 다른 구조물의 손상을 동반한다.

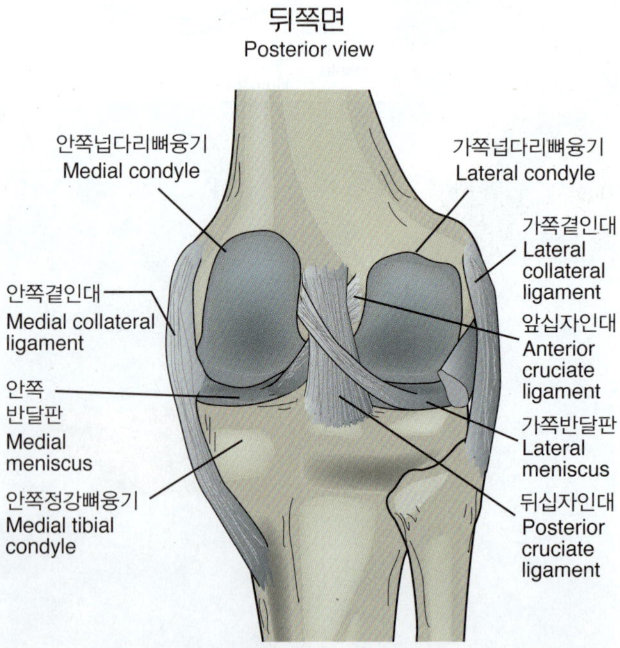

그림 12.17 깊은 무릎 구조물의 뒤쪽면

임상 연결 12.1

비록 ACL 손상이 모든 연령대에서 발생할 수 있지만, 가장 많이 발생하는 연령대는 15-25세이다. ACL 손상은 건강관리와 재활서비스 측면에서 비용이 많이 들고, 재정적인 수입 소실을 초래한다. ACL 손상 환자의 높은 비율은 손상 이전에 참가했던 스포츠 활동에 다시 복귀하지 못한다. ACL 손상은 무릎 퇴행성 관절염 발생의 주요 위험 요소로 확인되었다.

ACL 손상은 착지하거나, 한 발을 지면에 고정하고 커팅, 축회전 또는 감속할 때와 같은 비접촉성 기전으로 일어난다. ACL 손상 시 무릎은 대개 완전히 폄되고, 지면 반발력의 방향이 무릎 가쪽으로 향하고, 뚜렷한 밖굽이 붕괴가 일어난다.

또한 고정된 정강뼈 위에서 넙다리뼈가 안쪽돌림되는 무릎의 과도한 가쪽돌림이 일어난다. 수직 점프 드롭 검사 때 과도한 밖굽이 각도를 보이는 여성 환자와 ACL 손상 사이에 상관관계가 나타난다.

손상 예방 프로그램은 환자의 능력과 요구도에 맞게 이루어져야 하고, 코어 운동, 근력강화, 플라이오메트릭 운동 및 균형/고유수용성 훈련을 포함한다. 연구에 따르면, ACL 파열의 재건술 이후, 재손상을 예방하고 기능 복귀를 최대화하기 위해 환자는 다음의 운동을 포함한 집중 재활 프로그램을 받아야 한다고 했다: 코어 강화, 안정성 운동 및 균형 훈련과 그리고 기능, 민첩성, 조절 및 파워에 초점을 맞추는 운동.

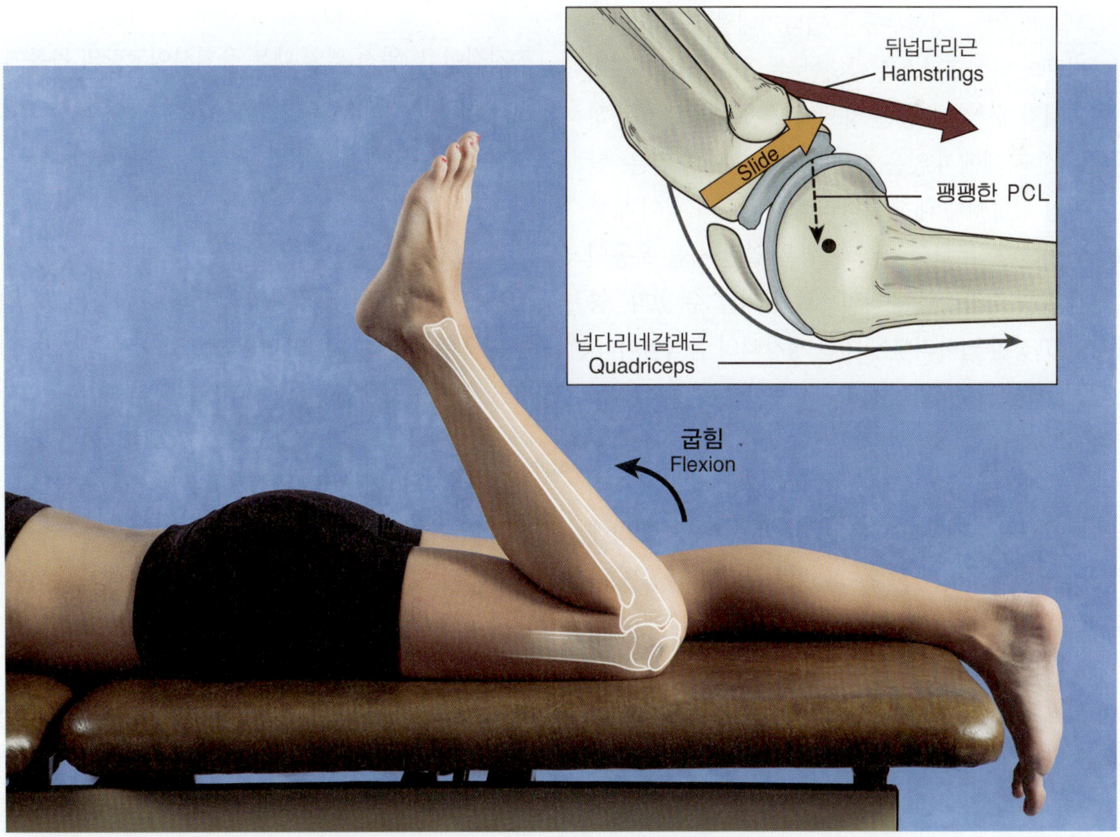

그림 12.18 뒤넙다리근의 활성화는 무릎을 굽힘하고, 정강뼈를 뒤쪽으로 활주한다. 뒤십자인대와 넙다리네갈래근이 정강뼈의 뒤쪽 움직임에 반대하는 길항 역할을 한다.

운동형상학
KINEMATICS

뼈운동형상학

정강넙다리관절은 2도의 자유도를 가진다. 정강넙다리관절의 굽힘과 폄이 시상면에서 일어나고, 또 무릎이 약간 굽힘되었을 때, 안쪽돌림과 가쪽돌림이 약간 일어난다.

굽힘과 폄

굽힘과 폄은 안쪽–가쪽 축을 중심으로 시상면에서 일어난다. 이런 돌림의 축은 그림 12.19에서 볼 수 있듯이 고정되는 것이 아니라, 넙다리뼈융기와 함께 이동한다. 축의 이동은 근육의 내적 모멘트팔을 변화시킨다. 평균 가동범위는 약 130° 굽힘에서 5° 젖힘이다(그림 12.20).

중립위보다 무릎의 젖힘이 10° 이상되는 것을 젖힌무릎이라 한다(그림 12.21). 젖힌무릎은 넙다리네갈래근의 약증이나 장딴지근의 타이트니스로 발생할 수 있고, 무릎관절의 연골을 마모시킬 수 있다. 앉은 자세에서 선 자세로 이동하거나 반대로 선 자세에서 앉은 자세로 이동할 때와 같은, 닫힌사슬 운동인 정강뼈에 대한 넙다리뼈의 굽힘과 폄이 무릎관절에서 일어난다. 무릎의 굽힘과 폄은 열린 사슬 운동인 넙다리뼈에 대한 정강뼈의 움직임으로 일어날 수 있다. 공차는 동작이 고정된 넙다리뼈에 대한 정강뼈의 움직임이다. 다양한 기능 활동을 수행하는데 요구되는 무릎관절의 가동범위가 표 12.3에 수록되어 있다.

정강넙다리관절이 굽힘과 폄을 할 때, 무릎뼈가 도르래 시스템의 케이블처럼 작용하듯이 무릎뼈와 융기사이고랑에서 활주가 일어난다(그림 12.22A). 열린 사슬로 굽힘을 할 때, 무릎뼈는 정강뼈와 같은 방향으로 움직이고, 융기사이고랑 안에서 아래쪽으로 활주한다. 폄을 할 때는 무릎뼈는 위쪽과 약간의 가쪽과 뒤쪽으로 활주한다. 닫힌 사슬로 굽힘과 폄을 할 때, 넙다리뼈고랑은 고정된 무릎뼈 위에서 활주한다. 굽힘 90–60° 사이에서, 무릎뼈가 융기사이고랑과 가장 많이 접촉한다(그림 12.22C).

이 자세일 때 무릎넙다리관절의 압박력이 클 수 있다. 마지막 20–30°폄 동안에는 무릎뼈의 아래쪽 극이 유일한 접촉지점이고, 완전 폄일 때는 융기사이고랑의 몸쪽에 접촉한다(그림 12.22D). 무릎의 굽힘 각도가 클 때, 무릎뼈는 융기사이고랑 아래에 위치한다.

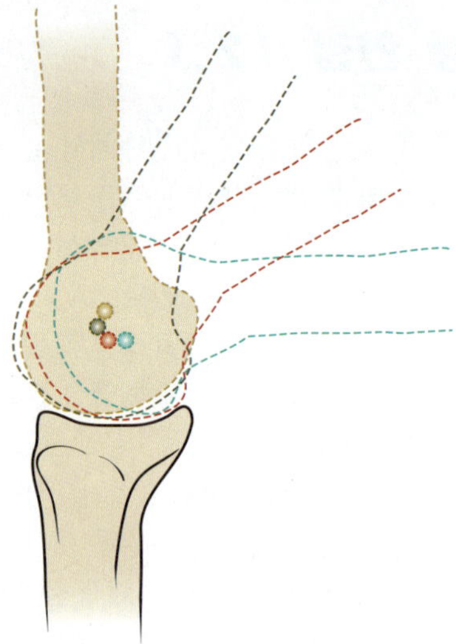

그림 12.19 관절가동범위 동안, 관절면이 활주와 구르기를 할 때 무릎관절의 돌림축이 변한다(출처: Houglum B, Bertoti, D. Brunnstrom's Clinical Kinesiology. 6th ed. Philadelphia. PA. F.A. Davis Company. 2012 p 437).

무릎뼈 트래킹

융기사이고랑에서 최적의 무릎뼈 트래킹은 통증 없는 무릎 움직임에 필수적이다. 몇몇 요소가 무릎뼈 트래킹에 영향을 주고, 트래킹이 정상 상태가 아닐 때 무릎넙다리관절이 높은 접촉 스트레스에 노출될 수 있다. 이런 접촉 스트레스는 무릎넙다리관절 증후군이나 퇴행성 골관절염을 초래할 수 있다.

단축된 엉덩정강띠나 가쪽 무릎뼈지지띠가 무릎뼈의 가쪽당김에 영향을 줄 수 있다. 그리고 느슨한 안쪽지지띠 조직과 느슨한 MCL도 기여 요소가 될 수 있다. 일반적으로 융기사이고랑의 가쪽 파셋 높이가 가쪽 무릎뼈 트래킹을 막는다. 납작한 가쪽파셋을 가진 얕은 융기사이고랑은 과도한 가쪽 트래킹의 발생 위험이 높다. 과도한 밖굽이무릎, 정강뼈 가쪽 비틀림, 그리고 발의 납작한 안쪽 세로활 등과 같은 극단적인 관절 정렬도 무릎뼈 가쪽 트래킹에 영향을 줄 수 있다. 근거들에 따르면, 엉덩관절 가쪽돌림근과 벌림근의

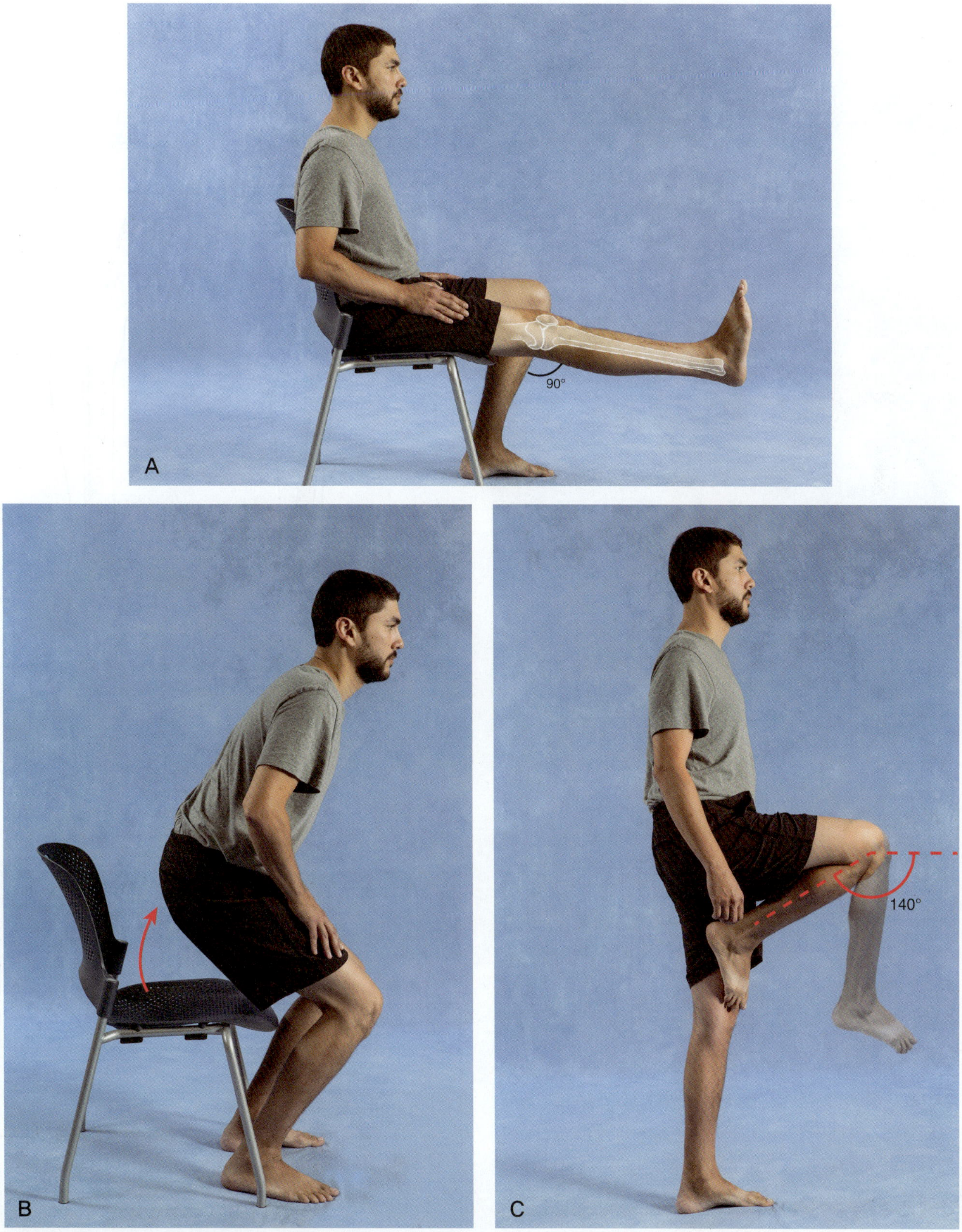

그림 12.20 (A) 열린 사슬에서의 엉덩관절 굽힘과 무릎관절 폄. (B) 닫힌 사슬에서의 엉덩관절 폄과 무릎관절 폄. (C) 열린 사슬에서의 엉덩관절 굽힘과 무릎관절 굽힘.

계속

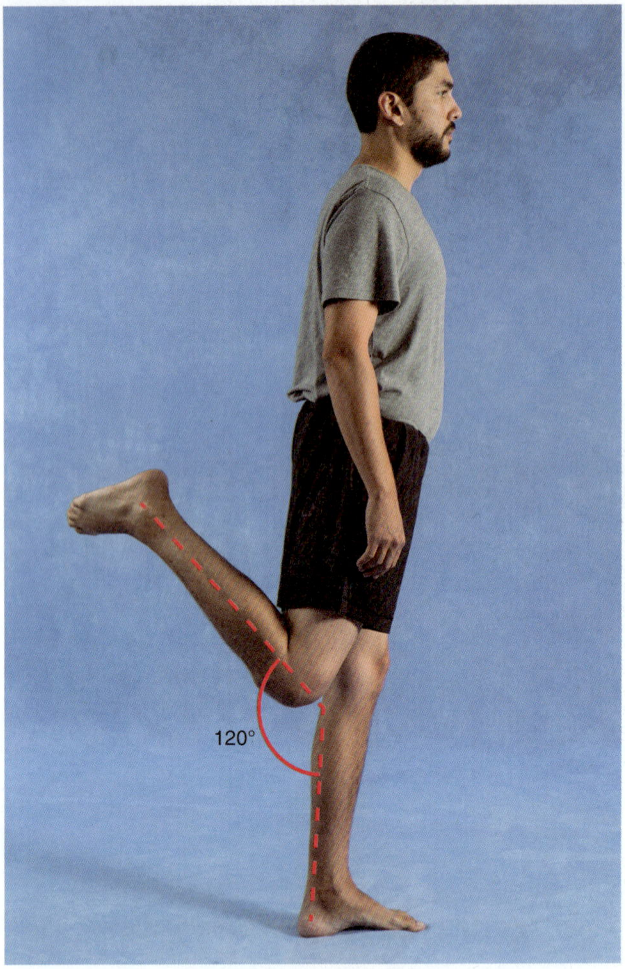

그림 12.20 계속) (D) 열린 사슬에서의 엉덩관절 폄과 무릎관절 굽힘

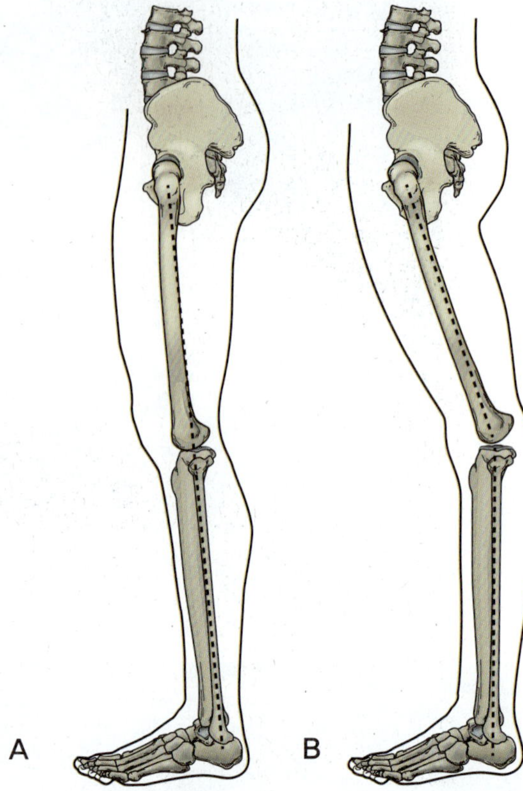

그림 12.21 (A) 무릎의 정상 폄. (B) 젖힌무릎
(출처: Starkey C, Brown D. Examination of Orthopedic & Athletic Injuries. 4th ed. Philadelphia, PA. F.A. Davis Company. 2015, p 316).

약증이나 좋지 못한 신경근육 조절도 무릎뼈의 과도한 가쪽 트래킹과 관련있다고 한다. 안쪽넓은근의 약증이 과도한 가쪽 트래킹과 관련있다는 근거는 명확하게 밝혀지지 않았다.

Q 각

무릎 폄 동안, 무릎뼈의 과도한 가쪽 활주는 무릎넙다리관절의 통증과 관련되는 것처럼 보인다. 무릎뼈 트래킹에 영향을 주는 특정 요소는 넙다리네갈래근의 가쪽 당김선이다. **Q 각**의 임상적 측정은 넙다리네갈래근의 당김선이다. Q 각은 ASIS와 무릎뼈의 중앙점을 잇는 선과 무릎힘줄의 세로축을 지나가는 선에 의해 결정된다. 건강한 성인의 경우, Q 각은 약 13–15°이다. Q 각이 15°를 초과하면, 무릎뼈의 가쪽 당김이 크다는 의미이다(그림 12.23).

표 12.3 기능 활동에 요구되는 무릎관절의 굽힘 가동범위

기능 활동	평균 가동범위(°)
평지 보행	63
계단 오르기	93
계단 내려오기	87
앉은 자세에서 일어서기	90
선 자세에서 앉기	93

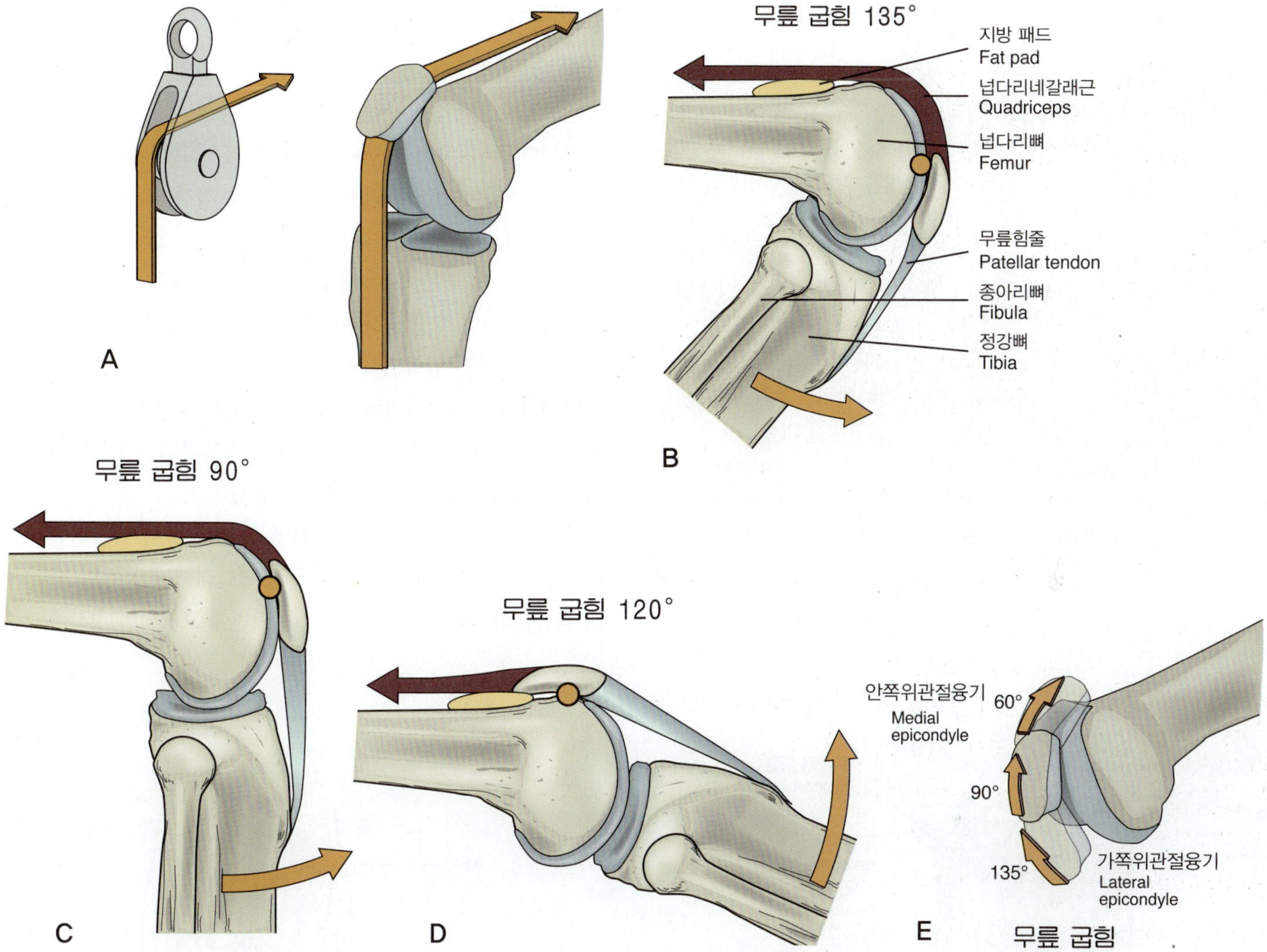

그림 12.22 (A) 무릎뼈가 도르래고랑 안에서 위쪽과 아래쪽으로 움직일 때, 무릎뼈는 도르래 시스템의 케이블처럼 작용한다. (B) 무릎 굽힘이 135°일 때, 무릎뼈는 가장 아래쪽에 위치하고, 넙다리뼈와 최소의 접촉을 가진다. (C) 무릎이 폄할 때 무릎뼈는 위쪽으로 움직이고, 무릎관절이 90°일 때 최대의 접촉을 가진다. (D) 무릎이 최종 폄에 다가갈수록, 무릎뼈는 도르래고랑 안에서 위쪽으로 움직인다. (E) 넙다리뼈 도르래고랑에 대한 무릎뼈의 경로와 접촉 영역을 보여준다.

임상 연결 12.2

무릎넙다리관절 통증증후군(Patellofemoral pain syndrome; PFS)은 스쿼트, 달리기, 점핑, 계단 보행, 무릎꿇은 자세로 장시간 앉기 등의 기능 활동 동안 악화되는 무릎의 앞쪽 불편이나 뒤가쪽 불편의 증상을 가진다. PFS의 원인은 다원적 요소이지만, 무릎뼈의 부정정렬과 잘못된 트래킹이 나타난다. 잘못된 운동형상학은 엉덩관절 벌림근 및 가쪽돌림근의 약증으로 초래될 수 있고, 이들 근육의 약증은 점프 후 착지할 때 종종 나타나는 동적 밖굽이무릎과 과도한 넙다리뼈 안쪽돌림을 일으킨다.

무릎뼈의 잘못된 운동형상학은 넙다리네갈래근의 약증, 발의 부정정렬 및 무릎넙다리관절의 구조적 이상 등으로 초래될 수 있다.

엉덩관절 벌림근과 가쪽돌림근의 근력강화가 비정상 무릎뼈 운동형상학과 PFS 증상을 감소시킬 수 있다. 넙다리네갈래근을 강화할 때 무릎넙다리관절의 스트레스를 최소화하려면, 무릎 40-0° 폄으로만 스쿼트를 해야 한다. 무릎뼈의 테이핑이 통증을 감소하고, 무릎넙다리관절 운동형상학을 변화시키고, 무릎관절의 고유수용성 감각을 향상시킨다.

임상 연결 12.3

달리기 선수에게서 나타나는 가쪽 무릎 통증의 주요 원인 중의 하나는 엉덩정강띠 증후군이다. 원인은 매우 많고, 훈련량과 신발 마모와 같은 외재적 요소와 유연성, 근력 및 달리기 역학 등의 기능장애와 같은 내재적 요소가 있다. 엉덩정강띠 증후군은 사이클 선수와 같이, 무릎 굽힘을 반복하는 사람들에서도 발생할 수 있다. 엉덩정강띠 증후군의 징후와 증상은 활동 시 악화되는 가쪽 무릎 통증, 엉덩정강띠 부착점의 압통, 그리고 염발음(엉덩정강띠가 가쪽위관절융기 위를 움직일 때 발생하는) 등이 있다. 엉덩관절 가쪽돌림근의 근력 감소와 엉덩정강띠의 타이트니스도 엉덩정강띠 증후군을 일으키는 원인이 된다. 그래서 재활 프로그램의 초점은 엉덩정강띠 증후군으로부터 초래된 손상을 치료하는 것이다.

안쪽돌림과 가쪽돌림

무릎관절의 돌림은 수직축을 중심으로 일어나고, 축성 돌림으로 간주된다. 돌림의 정도는 무릎의 굽힘이 클수록 증가된다. 무릎 90°굽힘에서는, 평균 45°의 축성 돌림이 일어난다. 무릎이 완전 폄되면, 실험적으로 정강넙다리관절에서 축성 돌림이 일어날 수 없다. 축성 돌림은 열린 사슬 활동과 닫힌 사슬 활동 모두에서 일어난다. 축성 돌림은 앞쪽 먼쪽넙다리뼈에 대한 정강뼈거친면의 위치로 정의된다. 만약 정강뼈거친면이 앞쪽넙다리뼈보다 가쪽에 위치하면, 정강넙다리관절은 가쪽돌림된 것이다. 반대로, 정강뼈거친면이 앞쪽넙다리뼈보다 안쪽에 위치하면, 정강넙다리관절은 안쪽돌림된 것이다(그림 12.24).

이런 정의는 고정된 넙다리뼈 위에서 정강뼈가 움직일 때나 반대로 고정된 정강뼈 위에서 넙다리뼈가 움직일 때도 적용된다. 예를 들어, 만약 발이 지면에 고정되면 정강뼈

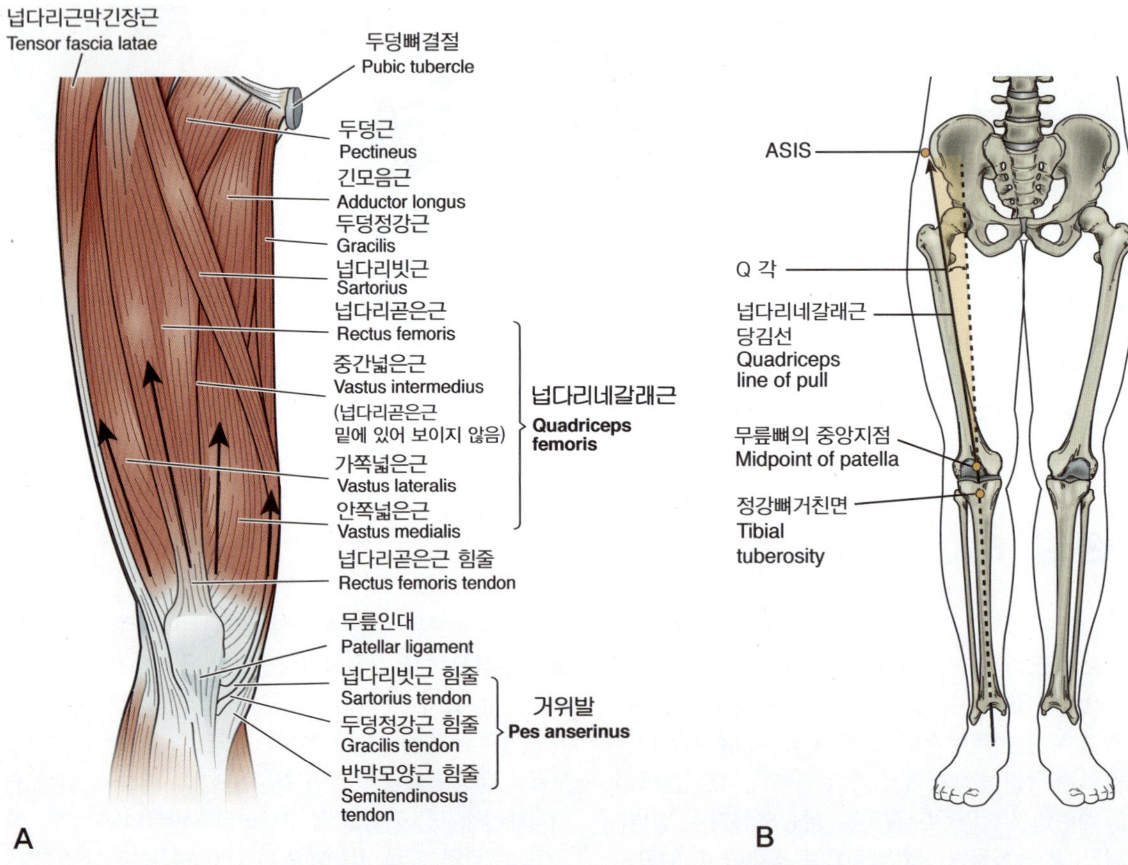

그림 12.23 (A) 넙다리네갈래근의 당김 방향. (B) Q 각은 넙다리네갈래근의 당김선을 나타낸다(출처: Roy, S, Wolf SL, Scalzitti DA. The Rehabilitation Specialist's Handbook. 4th ed. Philadelphia, PA. F.A. Davis Company, 2013: p. 100).

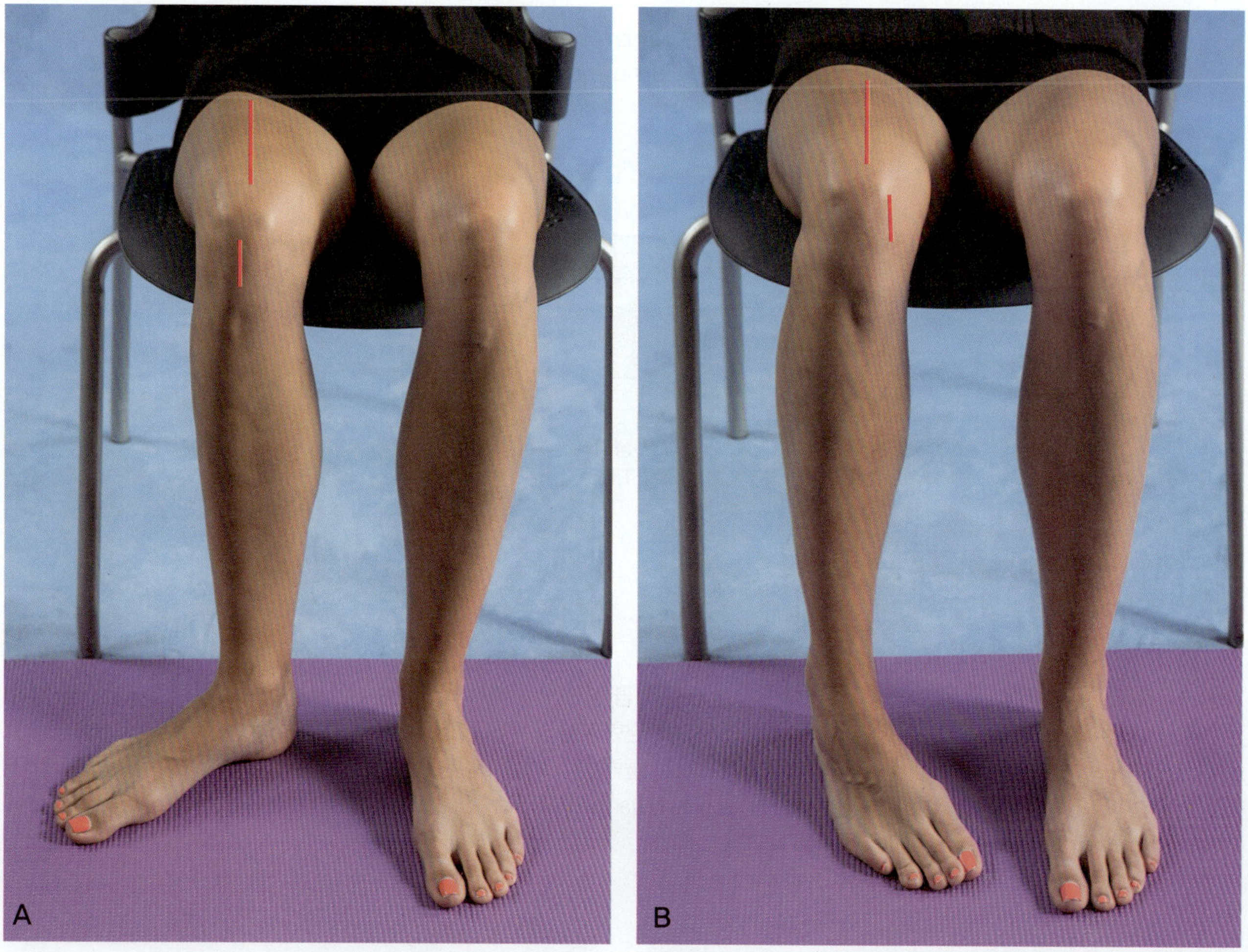

그림 12.24 (A) 무릎 굽힘 상태에서의 정강뼈 가쪽돌림. (B) 무릎 굽힘 상태에서의 정강뼈 안쪽돌림.

가 고정되는 것이고, 이 상태에서 넙다리뼈가 안쪽돌림되었다면, 정강뼈거친면이 앞쪽 넙다리뼈 보다 가쪽에 위치하여 가쪽돌림된 것이다.

관절운동형상학

다른 관절과 마찬가지로, 넙다리뼈와 정강뼈사이의 관계와 무릎뼈와 넙다리뼈 사이의 관계가 무릎의 뼈운동형상학 움직임에 영향을 미친다. 한 관절면이 다른 관절면 위에서 활주와 구르기하는 능력이 제한되면, 관절의 전체 가동범위가 감소한다. 정상 가동범위를 얻기 전에, 재활 기법을 이용해 관절운동형상학 제한을 치료해야 한다.

폄

정강뼈가 고정된 넙다리뼈 위에서 움직이는 열린 사슬의 폄 동안, 정강뼈의 관절면은 넙다리뼈관절융기 위에서 앞쪽으로 구르기와 활주를 한다. 넙다리네갈래근은 정강뼈의 움직임과 같은 방향으로 반달판을 당긴다. 만약 무릎을 펴하는 동안 넙다리뼈가 움직이면(예: 앉은 자세에서 일어설 때처럼 닫힌 사슬로 무릎을 폄할 때), 넙다리뼈관절융기가 정강뼈 위에서 앞쪽으로 활주하고, 뒤쪽으로 구르기를 한다(그림 12.25).

스크루-홈 기전

그림 12.26A는 안쪽관절융기와 가쪽관절융기의 형태 차이점과 안쪽위관절융기가 어떻게 무릎의 최종 폄에 영향을 주는지를 보여 주고 있다. 안쪽관절융기의 관절면은 융기사이 고랑 쪽으로 약 30°의 가쪽 만곡을 가지고 있고, 가쪽관절융

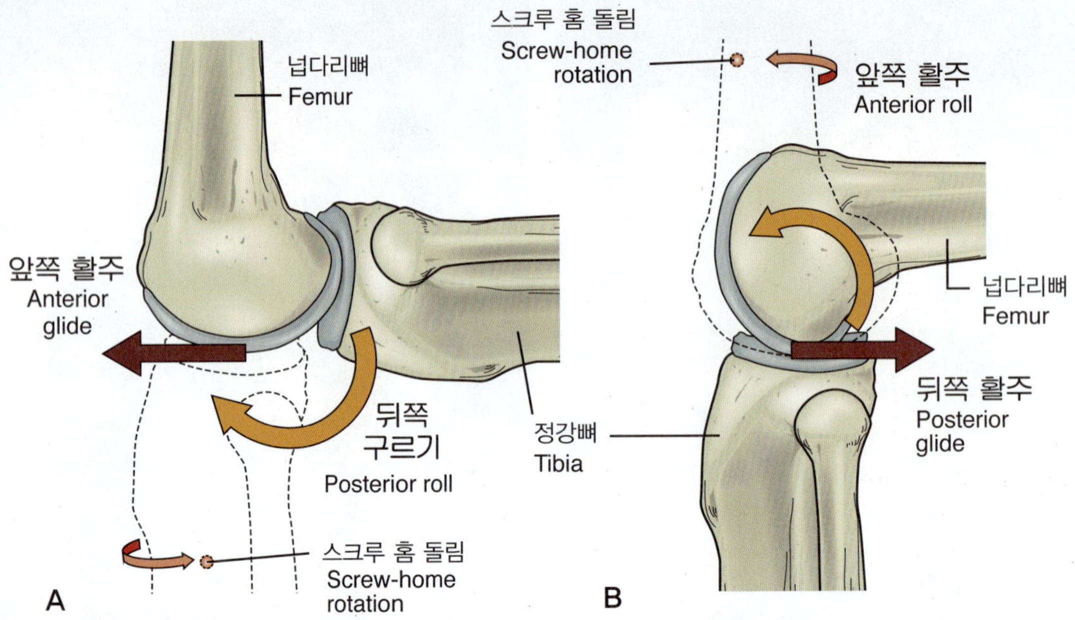

그림 12.25 무릎 폄의 관절운동형상학. (A) 열린 사슬의 무릎 폄 동안, 정강뼈가 넙다리뼈 위에서 앞쪽으로 구르기와 활주를 한다. 정강뼈는 스크루 홈 돌림을 수행하기 위해 가쪽으로 돌림한다. (B) 닫힌 사슬의 무릎 폄 동안, 넙다리뼈는 정강뼈 위에서 앞쪽으로 구르기를 하고, 뒤쪽으로 활주한다. 넙다리뼈는 정강뼈에 대해 안쪽으로 돌림한다: 넙다리뼈를 기준으로 했을 때 정강뼈는 가쪽으로 돌림된다. 이것은 무릎의 폄 잠김을 위해 스크루 홈 돌림을 제공한다(출처: Levangie P. Norkin, C. Joint Structure and Function: A Comprehensive Analysis. 5th ed. Philadelphia. PA. F.A. D Company. 2011, p 413).

기보다 더 앞쪽으로 돌출되어 있다. 이런 형태 때문에, 무릎이 폄할 때 정강뼈가 안쪽관절융기의 가쪽 방향을 따른다. 무릎이 마지막 무릎 20–30° 폄에서 완전한 폄으로 잠김될 때, 정강뼈가 가쪽으로 10° 돌림한다. 이렇게 관절면이 돌림되면, 그들은 최적의 관절일치성을 달성한다(그림 12.26B). 이런 축성 돌림을 **스크루-홈 기전**이라고 한다. ACL의 장력과 넙다리네갈래근의 가쪽 당김도 무릎 폄의 스크루-홈 기전에 영향을 준다(그림 12.26C). 열린 사슬의 움직임으로 무릎이 폄으로부터 풀림되면, 정강뼈가 약간 안쪽으로 돌림된다. 이런 돌림은 무릎 굽힘과 폄의 뼈운동형상학과 역학적으로 연결되기 때문에, 독자적으로 이런 움직임만 수행할 수 없다.

넙다리뼈가 고정된 정강뼈 위에서 움직이는 닫힌 사슬의 무릎 폄 동안, 넙다리뼈가 안쪽돌림할 때 무릎의 잠김이 일어난다. 이런 움직임이 일어날 때, 안쪽으로 돌림된 넙다리뼈에 대해 정강뼈가 가쪽으로 돌림된다; 정강뼈보다는 넙다리뼈의 움직임 결과로 무릎 잠김이 일어난다.

굽힘

무릎 굽힘 동안의 관절운동형상학은 무릎 폄 때와 반대 방향으로 일어난다. 정강뼈를 움직여 무릎을 굽힘하기 위해서는, 먼저 정강뼈가 안쪽으로 돌림되어야 한다. 오금근이 이런 동작을 촉진한다(오금근의 기능은 아래의 근육 단락에서 설명될 것이다). 닫힌 사슬로 무릎을 굽힘하려고 할 때, 오금근이 넙다리뼈의 굽힘을 처음 시작하는 가쪽돌림을 책임 짓는다.

안쪽돌림과 가쪽돌림

무릎의 안쪽돌림과 가쪽돌림은 무릎관절의 최종 잠김과 풀림 때 일어나는 종속 돌림이 아니다. 축성 돌림은 무릎이 굽힘되었을 때만 일어날 수 있다. 무릎의 돌림 동안, 반달판과 넙다리뼈 및 정강뼈의 관절면 사이에서 관절운동형상학 움직임인 축성 돌림(spin)이 일어난다.

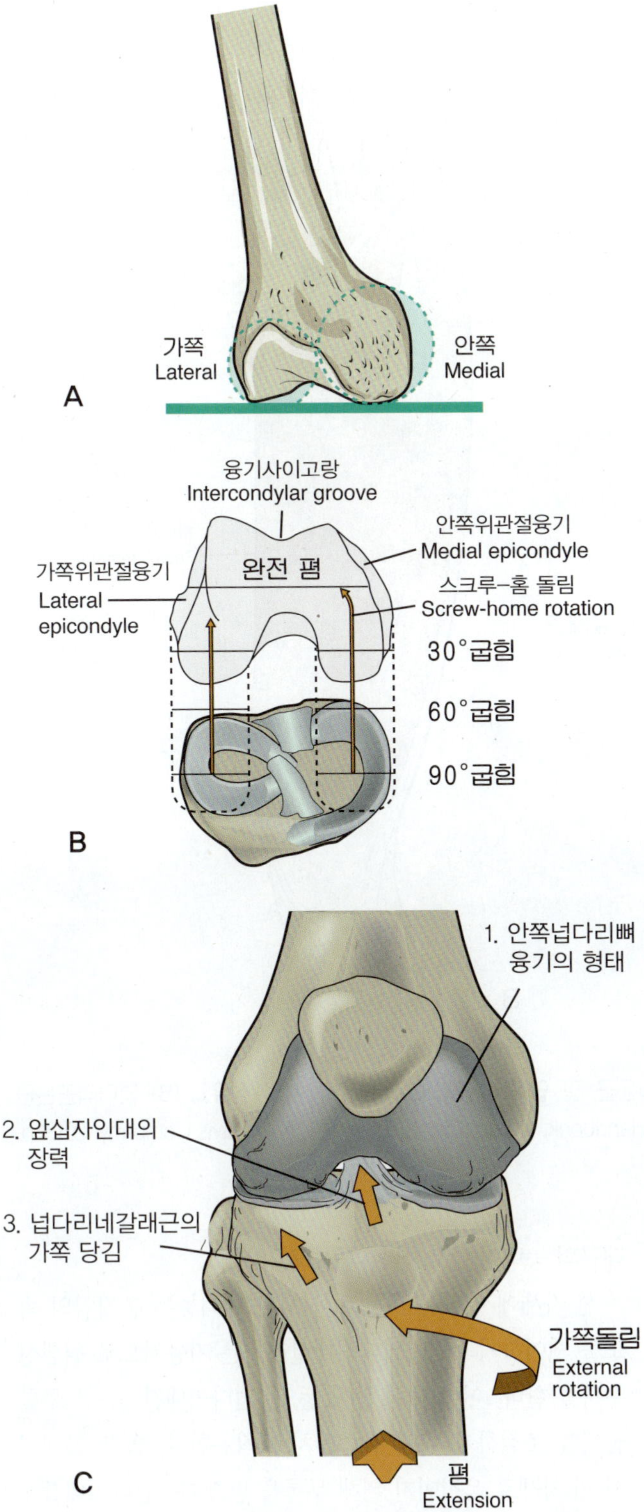

그림 12.26 (A) 앞쪽면. 안쪽넙다리뼈융기는 가쪽넙다리뼈융기보다 크다. (B) 위쪽면. 화살표는 열린 사슬의 폄 동안 넙다리뼈를 가로지르는 정강뼈의 경로를 나타낸다. 양쪽 넙다리뼈융기의 크기 차이와 안쪽넙다리뼈융기의 만곡 방향 때문에, 정강뼈는 가쪽으로 돌림되어 잠김 위치를 취한다. (C) 안쪽넙다리뼈융기의 형태, ACL의 장력 및 넙다리네갈래근의 당김 방향 모두가 정강뼈의 스크루 홈 돌림에 영향을 준다.

근육
MUSCLES

무릎의 근육은 무릎을 굽힘, 폄 및 돌림시킨다. 이들 근육의 부착점과 신경지배(운동과 감각)는 14장 뒤에 있는 **부록 C**에 수록되어 있다.

무릎 폄근

넙다리네갈래근은 무릎 앞쪽을 지나가는 무릎 폄의 1차 근육이다. 넙다리네갈래근은 넙다리곧은근, 가쪽넓은근, 중간넓은근 및 안쪽넓은근 등으로 구성된 크고 강력한 근육이다. 안쪽넓은근과 가쪽넓은근은 넙다리뼈의 앞가쪽면에서 시작하여 비스듬하게 주행한 후, 넙다리네갈래근 힘줄과 각을 형성하는 무릎인대에 부착된다. 안쪽넓은근은 2개의 섬유 방향을 가진다: 세로 섬유와 사선 섬유. 이들 안쪽넓은근의 두 부분은 각각 긴안쪽넓은근(VML)과 빗안쪽넓은근(VMO)으로 명명된다. VML의 긴섬유는 이마면의 무릎뼈 부착점과 안쪽으로 약 15–18°의 각을 형성하고 있다. VMO 섬유는 55°의 각을 형성하고 있다. 이런 사선 방향 때문에, VMO는 무릎을 효율적으로 폄할 수 없고, 무릎을 폄할 때 가쪽넓은근의 가쪽 힘에 반대 작용을 하면서 안쪽 안정성을 제공하는 것으로 알려져 있다(그림 12.27A).

깊은 중간넓은근은 넙다리곧은근 밑에 위치하고, 가장 효율적인 무릎 폄근으로 작용한다. 작고 납작한 무릎관절근(articularis genu)은 중간넓은근 밑에 위치한다. 이 근육의 기능은 무릎을 폄할 때 관절주머니가 찝힘되지 않도록 관절주머니를 위쪽으로 당기는 것으로 알려져 있다. 넙다리네갈래근의 4개 힘줄은 무릎뼈가 부착하는 강한 무릎힘줄을 만들기 위해 수렴한다. 무릎힘줄은 무릎뼈 꼭대기에서 정강뼈거친면까지 부착한다. 3개의 넓은근은 1 관절 근육으로 무릎관절만 굽힘한다. 3개의 넓은근들은 무릎에서 발생하는 총 폄 토크의 약 80%를 생산한다. 넙다리곧은근은 AIIS에서 시작하는 2 관절 근육으로 엉덩관절과 무릎관절을 통과한다(그림 12.27B). 넙다리곧은근은 엉덩관절을 굽힘하고 무릎관절을 폄할 수 있다. 넙다리곧은근은 무릎 폄 토크의 20%를 생산하고, 엉덩관절이 폄되었을 때 가장 큰 토크 효과를 낸다.

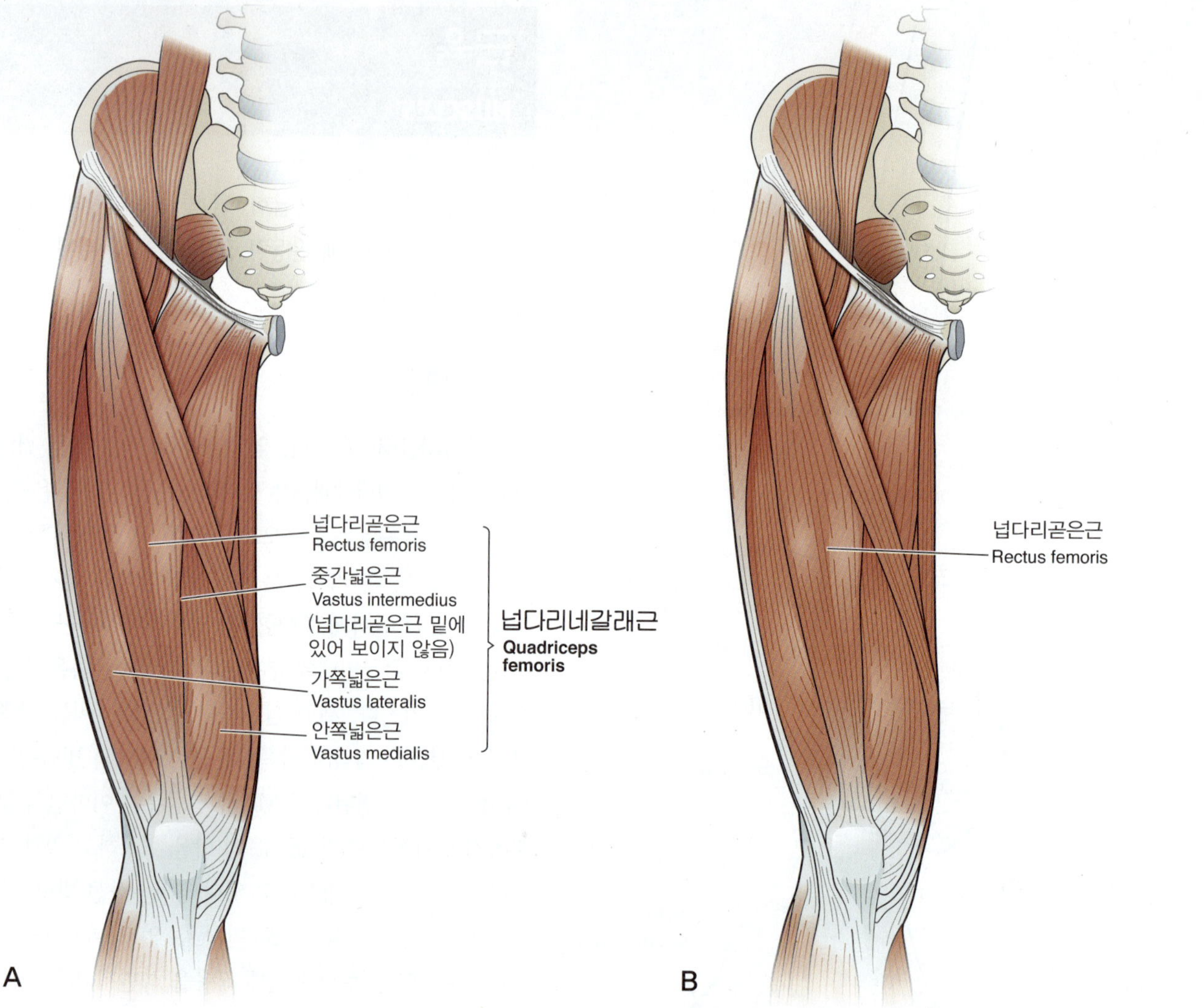

그림 12.27 넙다리네갈래근의 앞쪽면. (A) 가쪽넓은근, 중간넓은근 및 안쪽넓은근(세로 섬유와 사선 섬유). (B) 넙다리곧은근(출처: Roy, S, Wolf SL, Scalzitti DA. The Rehabilitation Specialist's Handbook. 4th ed. Philadelphia, PA. F.A. Davis Company, 2013: p. 100).

무릎 폄근군은 무릎 굽힘근군이 생산하는 힘의 약 2/3 정도되는 힘을 생산할 수 있다. 넙다리네갈래근은 무릎뼈에 의해 생성된 모멘트팔과 최적 생리적 근육길이를 이용함으로서 최대 장력의 약 90%를 유지할 수 있다. 만약 무릎을 폄할 때 엉덩관절이 폄되어 있으면, 2관절 근육인 넙다리곧은근이 상대적으로 변하지 않는 근육길이를 이용하여 수축력을 유지할 수 있다. 장력을 발생하는 넓은근의 최상 길이는 무릎이 80° 굽힘할 때이다. 무릎이 가동범위를 통해 계속 폄할 때, 무릎뼈가 넙다리네갈래근의 모멘트팔을 증가시키고, 80–30° 범위에서 최대 힘에 가까운 힘을 유지할 수 있다. 마지막 폄 30° 동안에서만, 최대 힘을 발생하는 넙다리네갈래근의 능력이 감소한다(그림 12.28).

선 자세에서 앉은 자세로 신체를 내려놓는 움직임의 속도를 제어하기 위해, 넙다리네갈래근은 기능적으로 원심성 수축을 한다. 이런 내림 동작 동안, 넙다리네갈래근은 무릎 굽힘을 조절하기 위해 감속장치로 작용한다. 앉은 자세에서 선 자세로 움직이기 위해 무릎을 폄할 때, 넙다리네갈래근은 정강뼈를 움직이는 구심성 수축을 한다. 또한 넙다리네갈래근은 무릎을 고정하기 위해 등척성 수축을 할 수 있고, 무릎을 위한 충격 흡수장치로 작용한다. 점프 후 착지할 때, 넙다리네갈래근은 무릎 굽힘을 원심성으로 제어함으로써 강한 충격 하중을 완충하는 스프링처럼 작용한다.

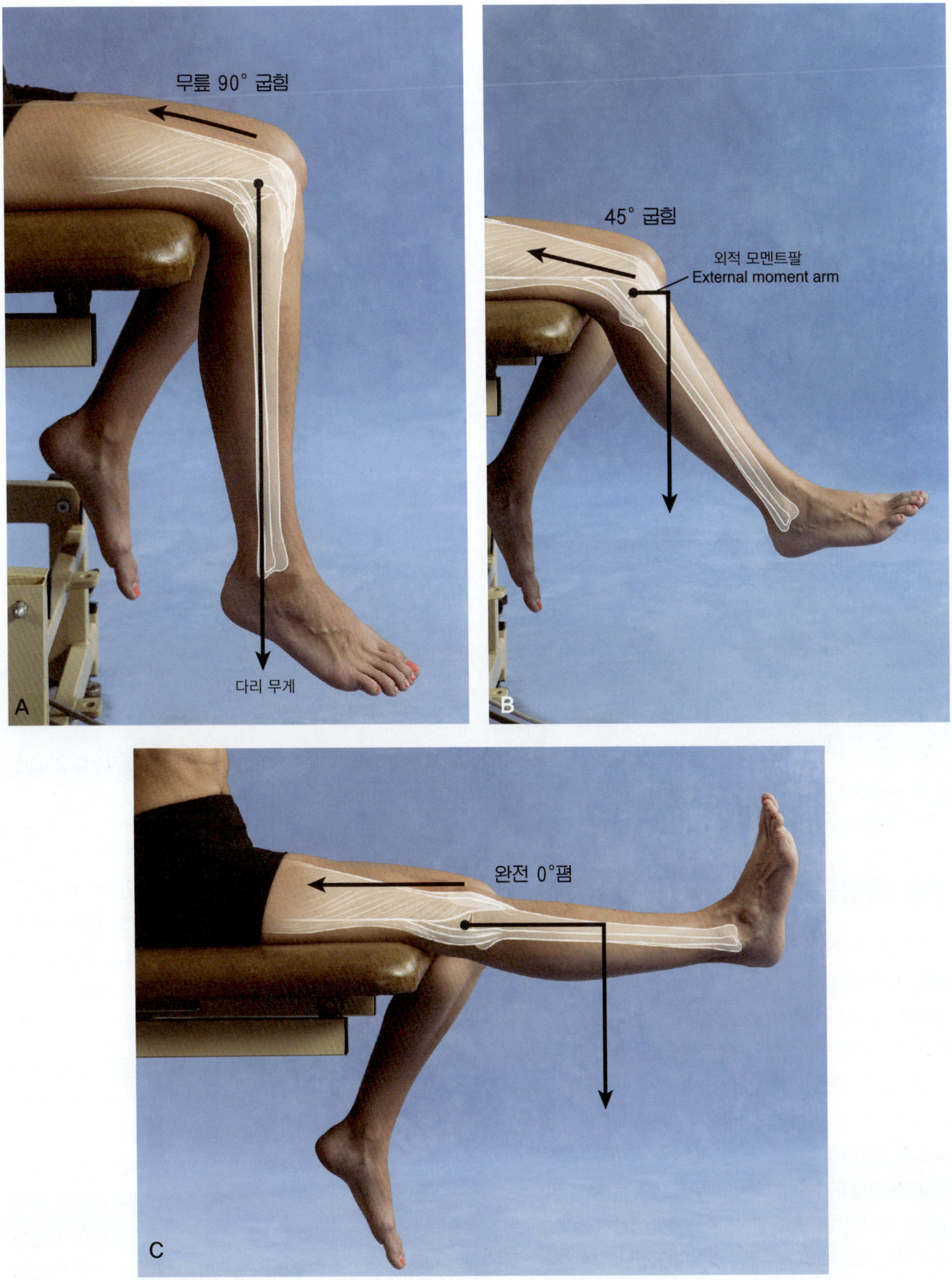

그림 12.28 무릎은 외적 토크에 반응하여 가동범위 80-30°에서 적어도 총 힘의 90%를 발휘할 수 있다. 무릎이 완전 폄으로 다가갈 때, 토크를 발생하는 그의 능력이 감소된다(A–C). 무릎이 완전 폄으로 움직일 때, 외적 모멘트팔이 증가한다. 왼전 폄 시 외적 요구는 자세를 유지하는 더 큰 넙다리네갈래근의 내적 토크를 필요로 한다.

계속

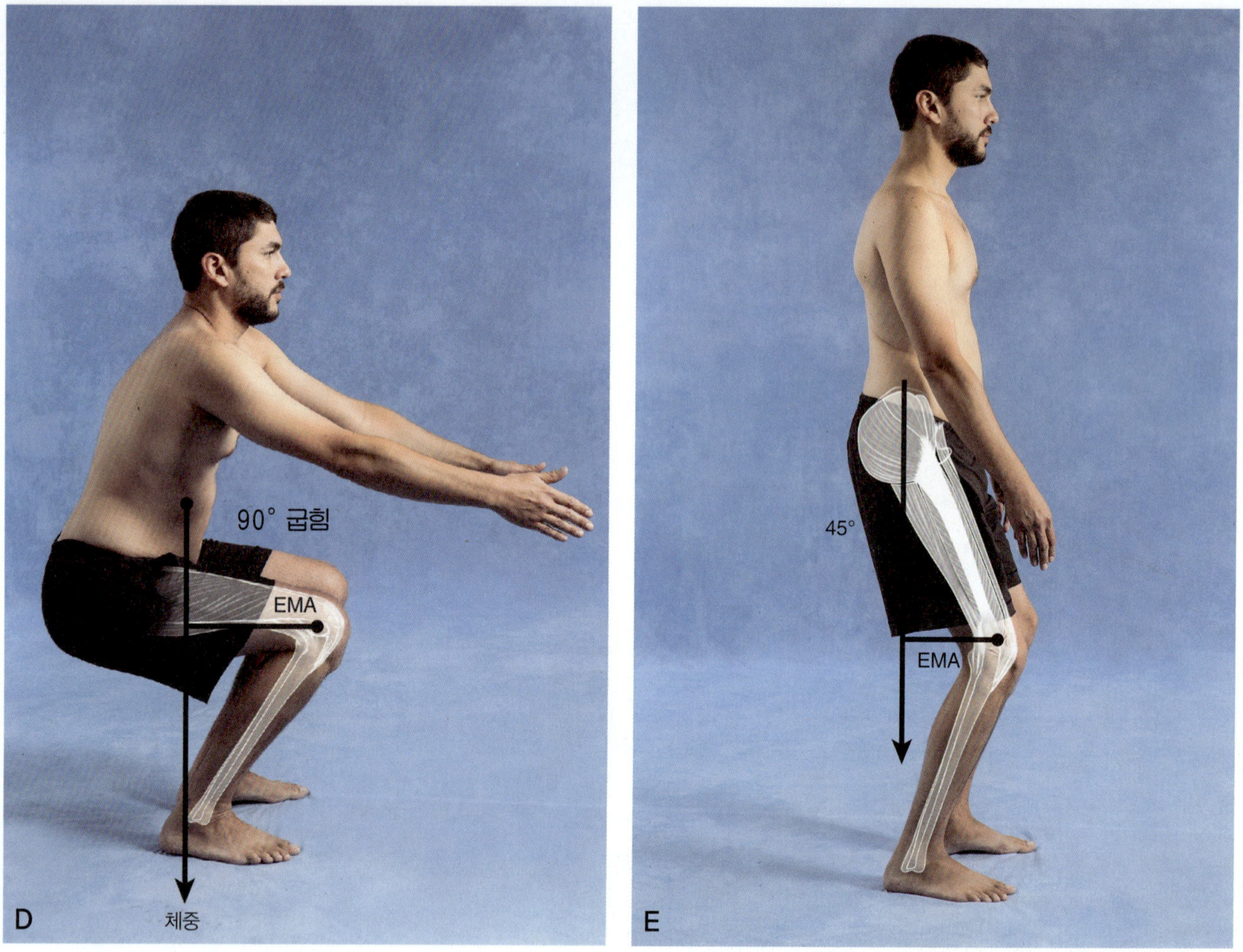

그림 12.28 계속) (D–F) 외적 모멘트팔은 90° 굽힘에서 크고, 선 자세의 완전 무릎 폄 때의 외적 모멘트팔과 비교해 자세를 유지하는 데 넙다리네갈래근의 증가된 내적 요구를 필요로 한다.

무릎 굽힘근과 돌림근

무릎의 1차 굽힘근은 뒤넙다리근이다: 반막모양근, 반힘줄모양근, 넙다리두갈래근의 긴갈래와 짧은갈래(그림 12.29). 넙다리두갈래근의 짧은갈래는 넙다리뼈 거친선의 가쪽입술에서 시작하고, 반막모양근, 반힘줄모양근 및 넙다리두갈래근 긴갈래는 궁둥뼈거친면에서 시작한다. 넙다리두갈래근의 양쪽 갈래는 종아리뼈머리에서 착지하고, 일부 섬유는 LCL과 정강뼈에 부착한다. 반막모양근의 먼쪽부착점은 안쪽정강뼈관절융기이다. 그리고 일부 섬유는 MCL의 결합조직과 반달판에도 부착한다. 과도한 뒤넙다리근의 수축이나 과신장으로 초래된 손상은 곁인대나 반달판의 손상을 포함할 수 있다. 반힘줄모양근은 반막모양근의 뒤쪽에 위치하지만, 반힘줄모양근의 힘줄은 정강뼈의 앞안쪽면에 부착하기 위해 앞쪽으로 주행한다. 반힘줄모양근의 먼쪽 힘줄은 반막모양근의 힘줄보다 얕은층에 있다. 힘줄은 무릎 굽힘에 저항을 주었을 때 두드러지고, 근육 검사 시 촉진지점으로 이용될 수 있다.

넙다리두갈래근의 짧은갈래를 제외한 나머지 모든 뒤넙다리근은 2관절 근육으로 엉덩관절과 무릎관절을 지나간다. 이들 근육은 엉덩관절을 굽힘하고 무릎관절을 폄할 수 있다. 무릎관절을 굽힘하는 것 이외, 뒤넙다리근은 무릎을 축성돌림한다. 반막모양근과 반힘줄모양근은 무릎을 안쪽돌림하고, 넙다리두갈래근은 무릎을 가쪽돌림한다. 무릎의 능동 축성 돌림은 무릎이 굽힘되었을 때 가장 크다. 무릎이 완전 폄으로 접근할수록, 무릎이 역학적으로 잠김되기 때문

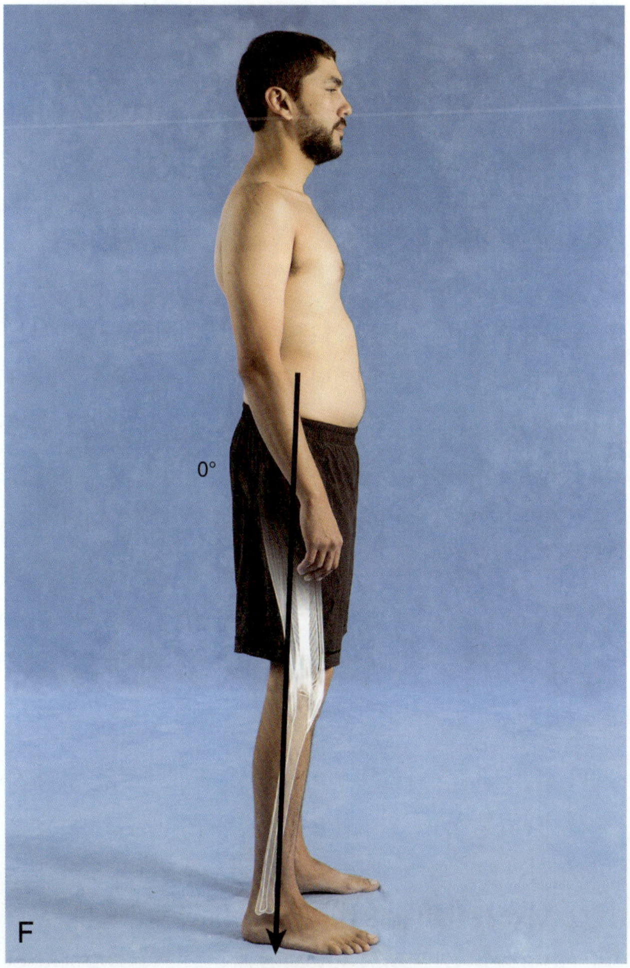

그림 12.28 계속

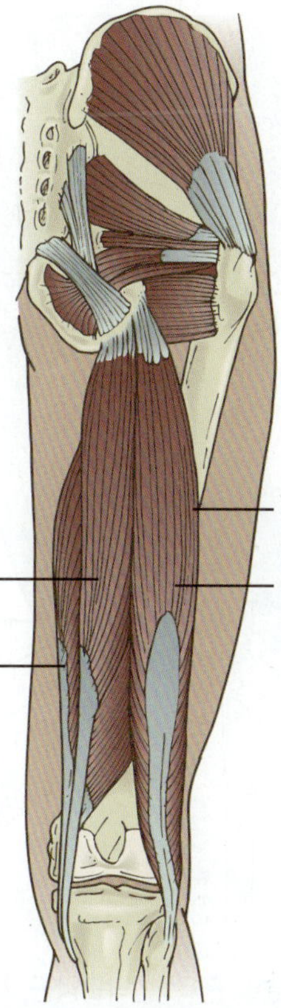

그림 12.29 뒤넙다리근의 뒤쪽면: 반힘줄모양근, 반막모양근, 넙다리두갈래근의 긴갈래와 짧은갈래(출처: Starkey C, Brown D. Examination of Orthopedic & Athletic Injuries. 4th ed. Philadelphia. PA. F.A. Davis Company. 2015, p 427).

에, 축성 돌림이 거의 일어나지 않는다. 또한 뒤넙다리근이 무릎에 동적 안정성을 제공하는데, 그 이유는 무릎 폄 동안 넙다리뼈에 대한 정강뼈의 앞쪽 활주가 제한되기 때문이다.

골반에 몸쪽부착점을 가진 넙다리빗근과 두덩정강근은 11장에서 설명되었다.

이들 근육은 몸쪽정강뼈의 안쪽면에 부착하여 반막모양근과 함께 거위발을 형성한다. 그들의 부착점이 안쪽–가쪽 축보다 뒤쪽에 위치하기 때문에, 무릎을 굽힘과 안쪽돌림시킨다. 거위발의 능동 수축은 무릎 안쪽면을 동적으로 안정화시킨다. 이들 근육군의 활성화는 MCL과 관절주머니와 함께, 무릎의 밖굽이 스트레스에 저항한다(그림 12.30).

발목의 1차 발바닥굽힘근이지만, 장딴지근의 안쪽갈래와 가쪽갈래는 무릎 굽힘을 돕는다. 장딴지근은 13장에서 설명될 것이다. 장딴지빗근은 무릎 뒤쪽면에 있는 작은 근육이고, 무릎에 대한 기능은 아직 밝혀지지 않았다.

오금근은 작은 삼각형 근육으로 오금오목 안에서 장딴지근의 밑부분에 위치하다(그림 12.31). 오금근은 잠김된 무릎을 풀림시키는 중요한 역할을 한다. 오금근은 무릎을 풀림시키기 위해 무릎관절을 안쪽돌림시킨다. 스쿼트 동작을 할 때처럼 무릎 굽힘을 시작할 때 넙다리뼈가 정강뼈 위에서 움직인다면, 오금근은 고정된 정강뼈 위에서 넙다리뼈를 가쪽돌림시킨다. 반대로 정강뼈는 넙다리뼈에 대해 안쪽돌림을 한다. 정강뼈가 넙다리뼈 위에서 움직일 때, 무릎 굽힘은 정강뼈를 안쪽돌림시켜 무릎의 잠김을 해제하는 오금근에 의해 시작된다.

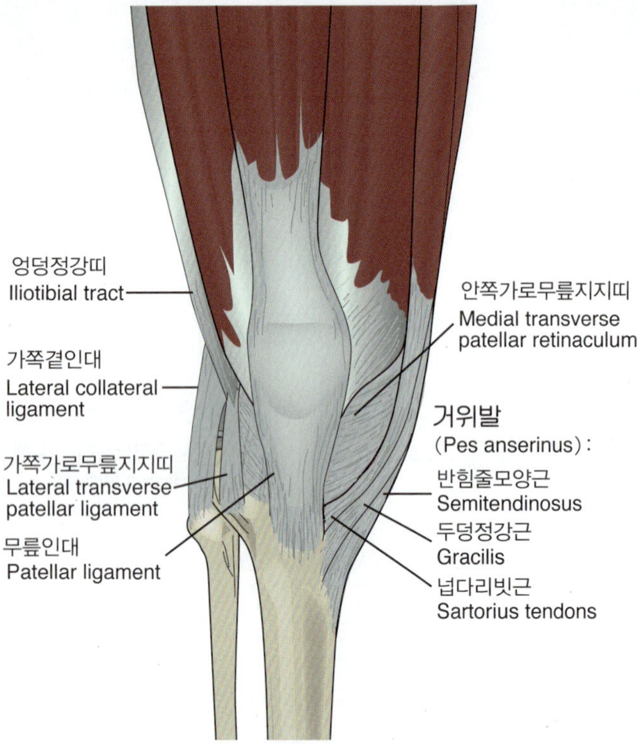

그림 12.30 거위발 근육: 반막모양근, 두덩정강근 및 넙다리빗근.

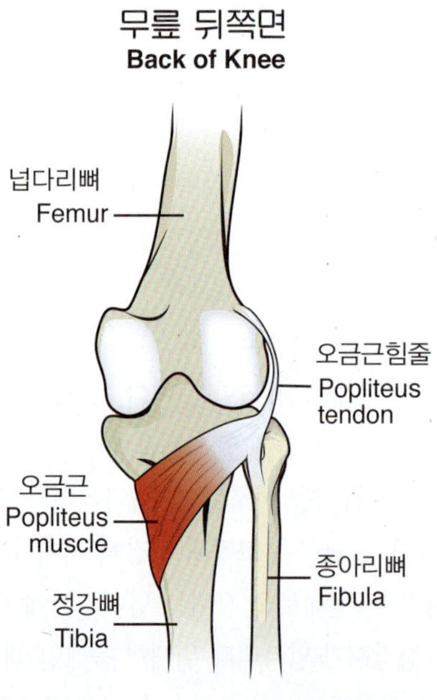

그림 12.31 무릎에 있는 오금근(출처: Houglum B, Bertoti, D. Brunnstrom's Clinical Kinesiology. 6th ed. Philadelphia. PA. F.A. Davis Company. 2012 p 428).

무릎관절 기능에 대한 엉덩관절 위치의 영향

INFLUENCE OF HIP POSITION ON KNEE FUNCTION

무릎에 작용하는 대부분의 근육이 엉덩관절에 영향을 주는 2관절 근육이기 때문에, 엉덩관절의 자세가 근육의 기능에 어떤 영향을 주는지를 이해하는 것이 중요하다. 엉덩관절의 자세는 무릎에서 일어날 수 있는 가동범위를 좌우하고, 또 무릎을 지나가는 근육이 능동불충분되는지 아니면 수동불충분되는지를 좌우할 수 있다.

엉덩관절 굽힘 상태에서 무릎관절의 폄

엉덩관절 굽힘과 무릎관절 폄의 결합 움직임은 누운 자세나 선 자세에서 다리를 뻗어 들어 올릴 때나 또는 보행 시 발꿈치닿기를 할 때 일어난다. 폄된 무릎이 굽힘할 수 없으면, 엉덩관절은 더 이상 굽힘할 수 없는 지점까지 도달할 것이다. 만약 타이트니스로 인해 뒤넙다리근이 수동불충분되면, 뒤넙다리근은 굽힘된 엉덩관절과 폄된 무릎관절에서 더 이상 수동으로 신장될 수 없다. 뒤넙다리근의 유연성 부족, 관절 구축 및 경련에 의해 엉덩관절 굽힘과 무릎관절 폄이 제한된 사람은 무릎을 굽힘한 채 짧은 보폭으로 보행할 것이다. 비록 흔하지 않지만, 엉덩관절 굽힘을 계속 할 수 없는 경우는 무릎 폄과 동시에 엉덩관절을 굽힘하는 넙다리곧은근의 능동불충분 때문이다. 그림 12.32A와 B는 다양한 엉덩관절 굽힘 각도에 따른 무릎 완전 폄에 대한 효과를 보여주고 있다.

엉덩관절 폄 상태에서 무릎관절의 굽힘

엉덩관절을 중립위나 폄한 상태에서 무릎관절의 굽힘을 시도할 때, 뒤넙다리근이 양쪽 관절에서 단축되어 능동불충분 상태가 된다. 이와 동일한 움직임이 폄된 엉덩관절과 굽힘된 무릎관절 위에서 신장되는 넙다리곧은근의 타이트니스 때문에 제한될 수 있다. 넙다리곧은근이 수동불충분되어 완전한 움직임을 방해할 수 있다. 만약 타이트한 넙다리곧은근을 가진 사람이 엎드린 자세를 취하고 무릎관절을 수동으로 굽힘하면, 엉덩관절이 굽힘되고 골반이 지면으로부터 떨어지지 않는 한 무릎의 완전 굽힘 가동범위가 달성될 수 없을 것이다. 무릎 굽힘의 동일한 제한이 엉덩관절을 폄한 선 자세에서 일어난다.

엉덩관절 굽힘 상태에서 무릎관절의 굽힘

우리는 많은 활동 동안 엉덩관절과 무릎관절의 굽힘을 기능적으로 이용한다. 이 자세는 뒤넙다리근에 길이-장력의 이점을 제공하는데, 그 이유는 뒤넙다리근이 무릎을 능동으로 굽힘하는 동안 굽힘된 엉덩관절에서 신장되기 때문이다. 우리는 보행이나 달리기를 할 때 비체중부하쪽 다리를 앞쪽으로 추진하기 위해 엉덩관절 굽힘과 무릎관절 굽힘의 결합 동작을 이용한다. 엉덩관절이 폄한 상태에서 무릎굽힘이 일어나는 **그림 12.32B**와 비교해 볼 때, **그림 12.32C**는 엉덩관절 굽힘 상태에서 일어날 수 있는 무릎 굽힘의 뚜렷한 증가를 보여준다.

엉덩관절 폄 상태에서 무릎관절의 폄

엉덩관절 폄과 무릎관절 폄의 결합 움직임은 앉은 자세에서 일어설 때나 계단을 오를 때, 그리고 달리기와 점프와 같은 기능 활동 때 일어난다. 무릎은 엉덩관절을 폄한 상태에서 완전한 폄을 달성할 수 있다. 폄된 무릎은 무릎에서 뒤넙다리근을 신장시켜 효율적인 엉덩관절 폄근을 만든다. 앉은 자세에서 일어설 때, 넙다리네갈래근은 무릎을 폄하기 위해 구심성 수축을 하고, 뒤넙다리근은 엉덩관절을 폄하

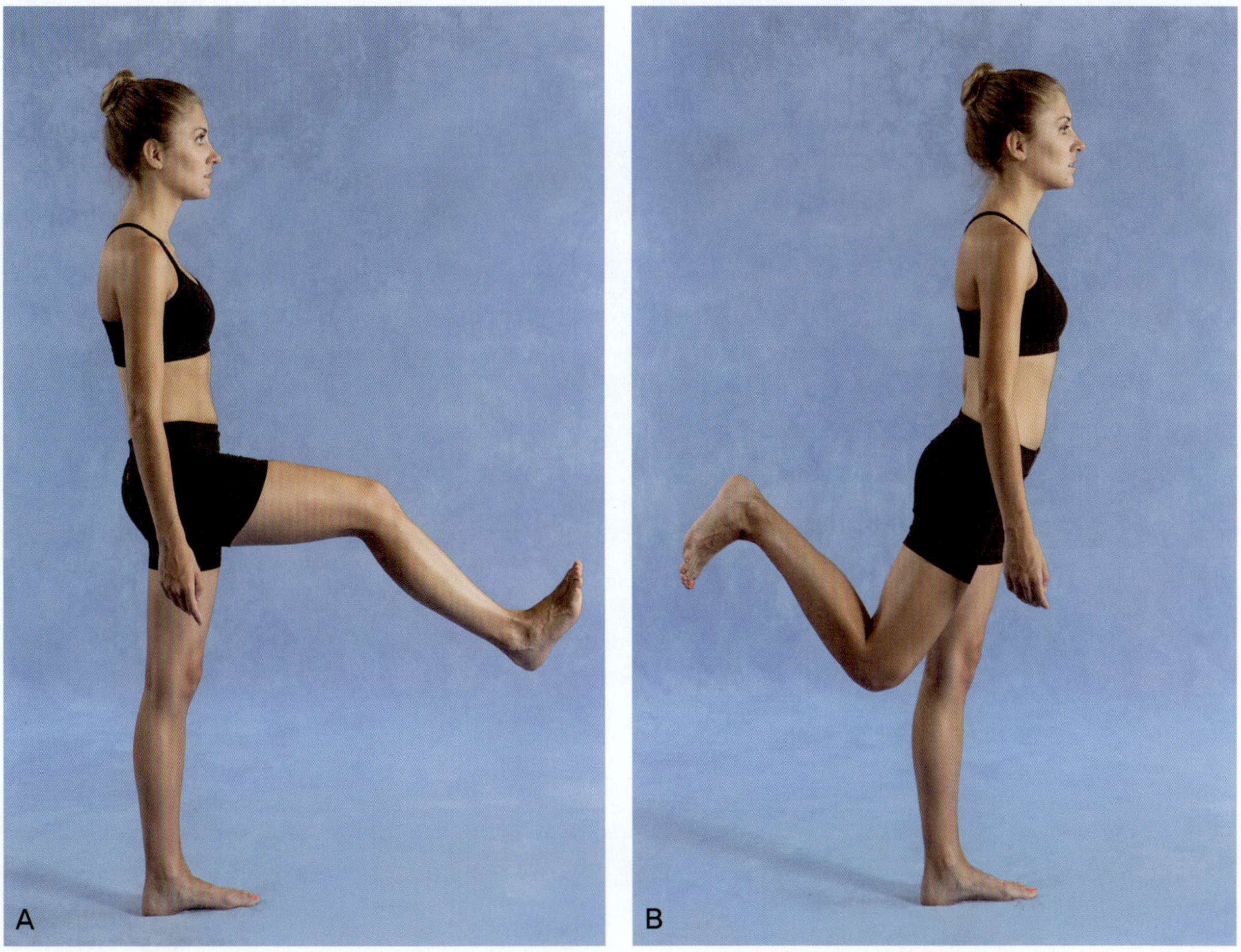

그림 12.32 (A) 2 관절 근육인 뒤넙다리근에 의한 제한 때문에, 엉덩관절이 굽힘되었을 때 무릎 폄이 감소될 수 있다. (B) 2 관절 근육인 넙다리곧은근이 폄된 엉덩관절 위에서 신장되면, 무릎 굽힘이 제한될 수 있다.

계속

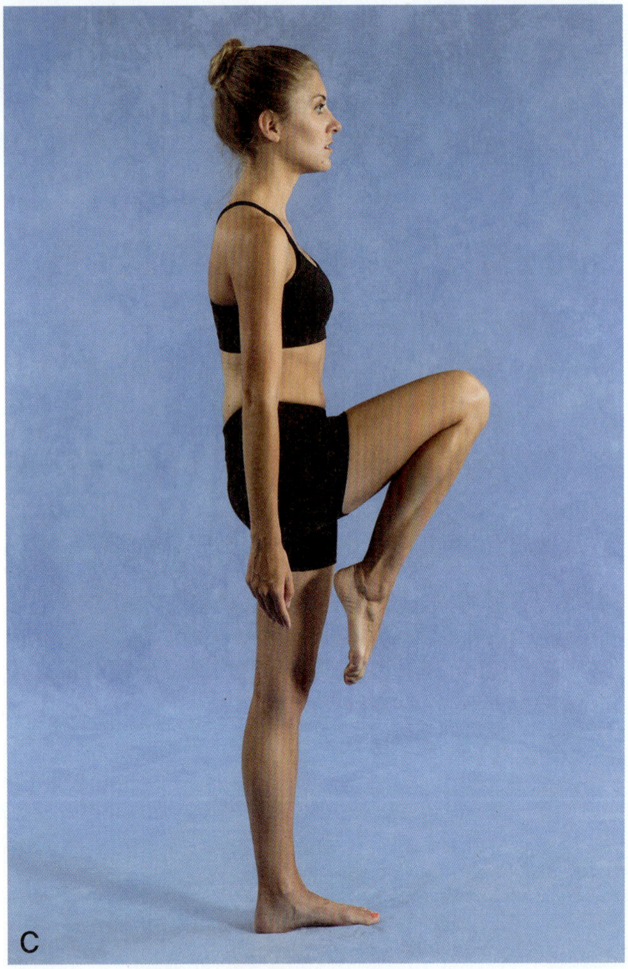

그림 12.32 계속) (C) 엉덩관절이 굽힘되었을 때, 무릎관절 굽힘이 증가한다.

기 위해 구심성 수축을 한다. 선 자세에서 앉은 자세로 움직일 때, 넙다리네갈래근은 무릎을 굽힘하기 위해 원심성 수축을 하고, 뒤넙다리근은 엉덩관절을 굽힘하기 위해 원심성 수축을 한다.

요약
CHAPTER SUMMARY

무릎관절은 안정성과 가동성의 관절로 작용한다. 무릎은 선 자세와 보행 시 체중부하쪽 다리를 안정화시키고, 달리기 활동이나 점프 후 착지할 때 힘을 흡수하고 동적 스프링 쿠션을 제공한다. 관절면의 형태에 의해 안정성이 강화되는 엉덩관절과는 달리, 무릎은 주위 근육과 결합조직에 의해 강화된다. 무릎 구조물이 스트레스에 쉽게 노출되기 때문에, 손상을 당하기 쉽다.

무릎은 가동성 관절이다. 사람이 앉기를 하거나 쭈그려 앉기를 할 때 엉덩관절과 몸통을 발 쪽으로 가져간다. 앉은 자세에서 일어서기로의 이동과 같은 반대 동작을 할 때, 무릎은 엉덩관절을 발로부터 멀리 떨어지도록 만든다. 무릎의 과도한 가동성인 관절면의 활주나 돌림은 반달판, 관절주머니 및 인대에 의해 제어되고, 동적 안정화는 무릎을 둘러싸는 근육에 의해 제공된다. 무릎 구조물이 강한 활동 동안 높은 스트레스에 노출되기 때문에, 손상을 당하기 쉽다.

무릎의 정상 뼈운동형상학과 관절운동형상학, 그리고 엉덩관절과 무릎관절 사이의 상호작용에 대한 이해는 손상 기전과 재활 개념을 이해하는 첫 단계이다. 발목도 무릎의 기능에 중요한 역할을 한다. 무릎과 발목의 상관관계는 13장에서 설명될 것이다.

사례 연구(Case Study)

Ann은 74세 여성으로 양쪽 완전무릎관절성형술을 받았다. 인공무릎관절은 시멘화 기법으로 제자리에 고정되었다. 현재 Ann은 완전 체중부하 상태에 있고, 워커로 독립보행을 수행하고 있다. 그러나 그녀는 여전히 쉽게 앉고 설 수 없다. X 선은 인공관절로 대치된 무릎을 보여주고 있다. 무릎관절에 대해 여러분이 배웠던 것을 이용해 다음의 질문에 답을 한다.

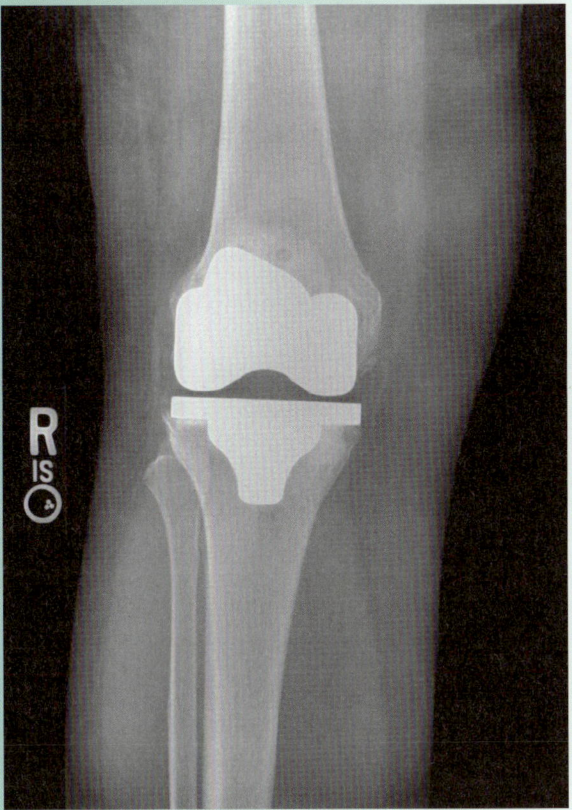

완전무릎관절성형술을 보여주는 X 선

1. 팔을 이용하지 않고 Ann이 독립적으로 앉은 자세에서 일어설 수 있으려면, 어떤 근육이 강화되어야 하는가?
2. 팔을 이용하지 않고 Ann이 독립적으로 선 자세에서 앉을 수 있으려면, 어떤 근육이 강화되어야 하는가?
3. Ann의 넙다리네갈래근은 타이트하여 무릎 굽힘을 방해하고 있다. 신장하는 방법을 Ann에게 가르쳐 줄 때 그녀를 위한 안전한 자세는 무엇인가? (그녀가 양쪽 무릎 수술을 받았음을 기억해야 한다.)
4. 앉은 자세에서 선 자세로 움직일 때 또는 반대 동작을 할 때, Ann에게 필요한 무릎의 굽힘 가동범위는 대략 얼마나 되는가? 그녀가 계단 보행을 할 때 얼마 정도의 무릎 굽힘 가동범위가 필요할 것인가?

복습 / DISCUSSION QUESTIONS

1. 밖굽이무릎과 안굽이무릎 사이의 차이점을 설명한다. 어떤 자세가 발의 가쪽면에 체중부하를 증가하는가? 어떤 자세가 발의 안쪽면에 체중부하를 증가하는가?
2. 넙다리뼈관절융기와 정강뼈고원의 형태와 스크루-홈 기전 사이의 관계는 무엇인가?
3. 흉터 유착의 결과로 Kimberly의 무릎뼈가 2-3 ㎜ 이상 아래쪽으로 활주할 수 없다. 무릎의 어떤 뼈운동형상학 움직임이 가장 많이 제한될 것 같은가?
4. Suzanne은 0°에서 90° 스쿼트할 때 무릎 앞쪽 통증을 호소하고 있다. 무엇이 그녀의 불편을 야기할 수 있는가? 무릎 증상을 감소시키기 위해 그녀는 활동을 어떻게 수정해야 하는가?
5. Bill은 오른쪽 무릎의 안쪽반달판제거술을 받았다. 안쪽반달판이 무릎에 제공하는 기능은 무엇이었는가?
6. 안쪽곁인대, 가쪽곁인대, 앞십자인대와 뒤십자인대에 스트레스를 주는 힘의 방향은 무엇인가?
7. 다음의 각 기능 활동을 위해 무릎에서 일어나는 움직임은 무엇이고, 어떤 근육이 움직임을 담당하는가?
   - **A.** 오른 다리를 계단 위에 올려놓고 계단 위로 올라간다.
   - **B.** 오른 다리를 계단 위에 올려놓고 계단 아래로 내려간다.
   - **C.** 스쿼트 자세에서 점프한다.
   - **D.** 스쿼트 자세로 착지한다.
   - **E.** 앉은 자세에서 일어선다.
   - **F.** 선 자세에서 앉는다.
8. 다음 근육을 위해, 어떤 자세가 가장 큰 신장을 제공하는가?
   - **A.** 넙다리곧은근
   - **B.** 넙다리두갈래근
   - **C.** 가쪽넓은근
   - **D.** 반힘줄모양근
9. 엉덩관절의 어떤 자세가 넙다리네갈래근과 뒤넙다리근의 가장 큰 효율성을 허용하는가? 여러분의 답을 설명해 본다.

참고문헌(BIBLIOGRAPHY)

Dai B, Herman D, Liu H, Garrett WE, Yu B. Prevention of ACL injury, part I: injury characteristics, risk factors, and loading mechanism. *Res Sports Med.* 2012;20:180–197.

Dai B, Herman D, Liu H, Garrett WE, Yu B. Prevention of ACL injury, part II: effects of ACL injury prevention programs on neuromuscular risk factors and injury rate. *Res Sports Med.* 2012;20:198–222.

Di Stasi S, Myer GD, Hewett TE. Neuromuscular training to target deficits associated with second anterior cruciate ligament injury. *J Orthop Sports Phys Ther.* 2013;43:777–792.

Khayambashi K, Mohammadkhani Z, Ghaznavi K, Lyle MA, Powers CM. The effects of isolated hip abductor and external rotator muscle strengthening on pain, health status, and hip strength in females with patellofemoral pain: a randomized controlled trial. *J Orthop Sports Phys Ther.* 2012;42:22–29.

Kisner C, Colby LA. *Therapeutic Exercise Foundations and Techniques.* 6th ed. Philadelphia, PA: FA Davis; 2012.

Neumann DA: *Kinesiology of the Musculoskeletal System.* 2nd ed. St. Louis, MO: Mosby; 2010.

Nilstad A, Andersen TE, Kristianslund E, et al. Physiotherapists can identify female football players with high knee valgus angles during vertical drop jumps using real-time observational screening. *J Orthop Sports Phys Ther.* 2014;44:358–365.

Noehren B, Schmitz A, Hempel R, Westlake C, Black W. Assessment of strength, flexibility, and running mechanics in men with iliotibial band syndrome. *J Orthop Sports Phys Ther.* 2014;44:217–222.

Norkin CC, White DJ. *Measurement of Joint Motion: A Guide to Goniometry.* 4th ed. Philadelphia, PA: FA Davis; 2009.

Powers CM, Bolgla LA, Callaghan MJ, Collins N; Sheehan FT. Patellofemoral pain: proximal, distal, and local factors. 2nd International Research Retreat August 31-September 2, 2011, Ghent, Belgium. *J Orthop Sports Phys Ther.* 2012;42:A1–A20.

Powers CM, Ho KY, Chen YJ, Souza RD, Farrokhi S. Patellofemoral joint stress during weight-bearing and non-weight-bearing quadriceps. *J Orthop Sports Phys Ther.* 2014;44:320–327.

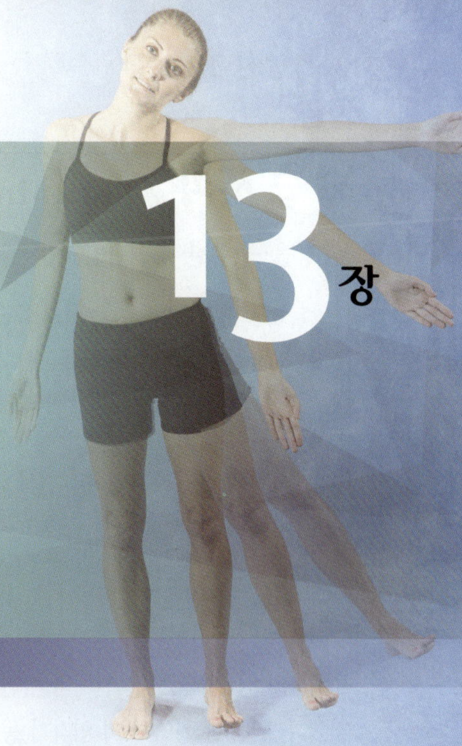

발목과 발 복합체의 구조와 기능

13장

Structure and Function of the Ankle and Foot Complex

핵심 개념 / Key Concepts

뼈 구조물

정강뼈

종아리뼈

목말뼈

발꿈치뼈

발배뼈, 쐐기뼈 및 입방뼈

발허리뼈와 마디뼈

관절 구조물

몸쪽정강종아리관절과 먼쪽정강종아리관절

발목다리관절

- 인대
- 뼈운동형상학
- 관절운동형상학

목말밑관절

- 뼈운동형상학
- 관절운동형상학

가로발목관절

- 관절주머니와 인대
- 뼈운동형상학

발목발허리관절

발허리뼈사이관절

- 운동형상학

발허리발가락관절과 마디뼈사이관절

발활

근육

앞쪽 근육군

- 앞정강근
- 긴엄지폄근과 긴발가락폄근

뒤쪽 근육군

- 얕은층 근육
  - **장딴지근**
  - **가자미근**
  - **장딴지빗근**
- 깊은층 근육
  - **뒤정강근**
  - **긴발가락굽힘근과 긴엄지굽힘근**
- 보행 동안 발바닥굽힘근의 작용

가쪽 근육군: 긴종아리근과 짧은종아리근

내재근

발의 기능 수행

목말밑관절의 엎침과 뒤침

가로발목관절의 엎침과 뒤침

학습 성과 / Learning Outcomes

본 장을 공부한 후, 학습자는 다음을 할 수 있을 것이다:

13.1 발목과 발 관절을 구성하는 뼈 구조물과 결합조직을 설명할 수 있다.
13.2 발목과 발의 주요 인대들이 제한하는 운동을 확인할 수 있다.
13.3 손상입기 쉬운 인대들의 이름을 말하고, 왜 그런지를 설명할 수 있다.
13.4 발목과 발의 각 관절의 운동형상학을 설명할 수 있다.
13.5 3개의 발활을 제시하고, 체중부하 활동 동안에 작용하는 그들의 역할을 설명할 수 있다.
13.6 발목과 발의 관절에 작용하는 근육을 목록하고, 열린 사슬 활동과 닫힌 사슬 활동에서 그들의 작용을 설명할 수 있다.
13.7 발목다리관절, 목말밑관절, 가로발목관절의 엎침과 뒤침에 대해 설명할 수 있다.

발목과 발의 1차 기능은 신체와 지면 사이의 연결을 제공하는 것이다. 발은 보행의 초기 입각기 동안 고르지 못한 지면에 충분히 적응할 수 있을 만큼 유연해야 한다. 그런 다음 발은 지면반발력을 흡수하고, 보행의 입각기 동안 전신의 안정성을 유지하면서 체중을 옮길 필요가 있다. 발이 지면으로부터 떨어질 준비 상태에 있으면, 그 발은 신체를 앞쪽으로 추진할 수 있도록 단단한 지렛대 역할을 해야 한다. 유각기 동안 다리가 앞쪽으로 움직일 때, 발목과 발의 활성화가 발이 지면에 끌리는 것을 막아준다. 그림 13.1은 보행주기의 기본 요소를 보여주고 있다: 입각기와 유각기. 이 그림은 발목과 발을 연구할 때 기준점으로서 사용될 수 있다.

발목과 발을 분석함으로서 인체 각 분절의 근육뼈대계와 운동형상학의 연구를 완료하는 것이다.

발목과 발의 연구를 시작하기 전에, 발목과 발 영역의 설명이 정당해야 한다. **발목**(ankle)이라는 용어는 발목다리관절을 의미하고, 이것은 먼쪽 정강뼈/종아리뼈와 목말뼈 사이의 관절이다. **발**(foot)은 발목보다 먼쪽에 있는 모든 관절과 뼈를 말한다. 목말뼈, 발꿈치뼈, 발배뼈, 쐐기뼈 및 입방뼈가 발의 **tarsus**(**발목영역**)를 형성하고, 발목뼈로 불린다. 발은 3 영역으로 나누어진다: 발뒤쪽(rearfoot), 발중간(midfoot) 및 발앞쪽(forefoot). 발뒤쪽은 목말뼈와 발꿈치뼈로 구성된다. 발중간은 발목뼈(**발배뼈, 쐐기뼈 및 입방뼈**)

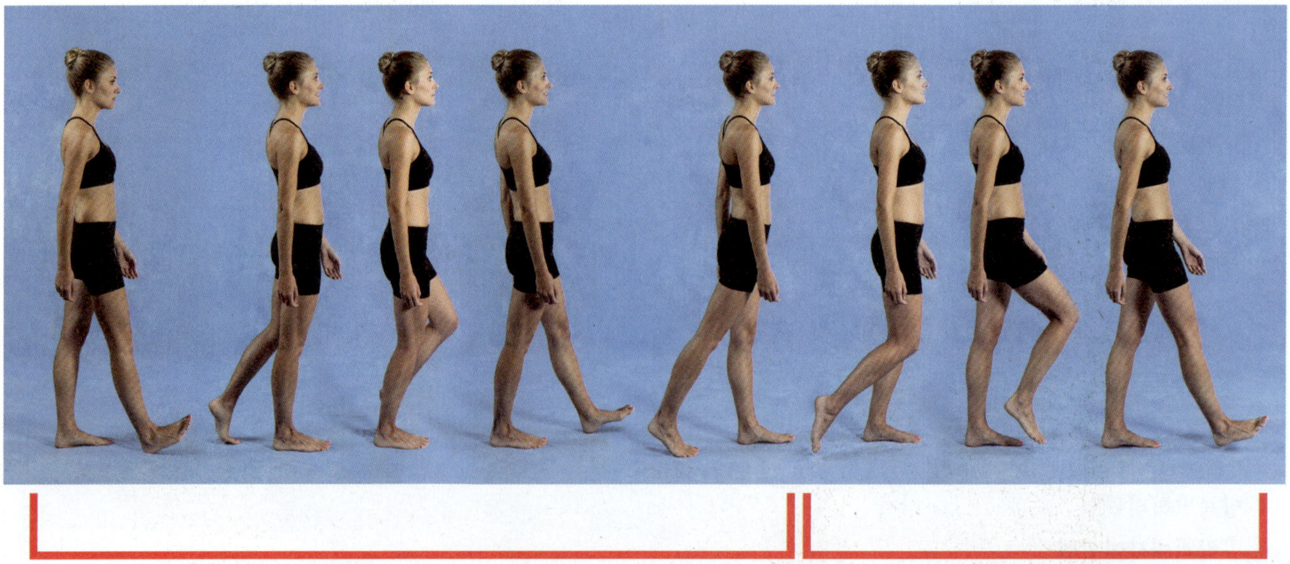

그림 13.1 보행주기의 입각기와 유각기.

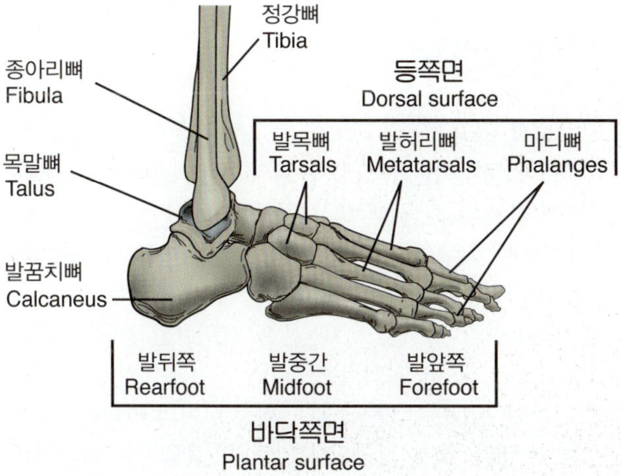

그림 13.2 발과 발목의 주요 뼈와 영역.

로 구성된다. 발앞쪽은 5개의 발허리뼈와 14개의 마디뼈로 구성된다. 엄지발가락은 2개 마디뼈를 가지고, 나머지 발가락은 3개 마디뼈를 가진다. 발의 등쪽면은 발등으로 불리고, 바닥쪽면은 발바닥으로 불린다(그림 13.2).

뼈 구조물
BONY STRUCTURES

정강뼈

정강뼈의 몸쪽끝단은 12장에서 자세히 설명되었다. 길고 두꺼운 정강뼈몸통은 대부분의 체중을 발목과 발을 통해 먼쪽으로 전달한다. 정강뼈는 안쪽면에 안쪽복사뼈를 형성하고, 가쪽에서 종아리뼈와 관절을 이루고 있다. 그림 13.3은 종아리뼈와 정강뼈 사이의 몸쪽관절과 먼쪽관절을 보여주고 있다.

정강뼈몸통은 **정강뼈 비틀림**으로 불리는 비틀림 각도를 가지고 있다. 이런 비틀림은 뼈의 긴축에서 보여지고, 먼쪽끝단이 몸쪽 끝단에 비해 가쪽으로 20-30°비틀려 있다.

종아리뼈

길고 가느다란 종아리뼈는 종아리의 가쪽면에 위치한다. 종아리뼈머리는 가쪽정강뼈관절융기보다 가쪽에 위치한다.

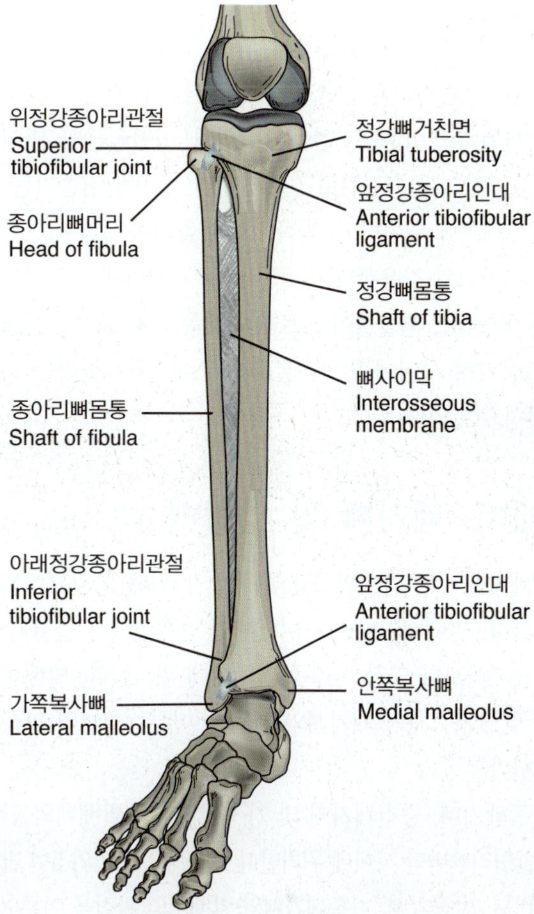

그림 13.3 몸쪽 및 먼쪽정강종아리관절의 앞쪽면.

종아리의 먼쪽끝단에는 가쪽복사뼈가 위치한다. 종아리뼈는 발로 가는 체중의 10%만 전달한다. 종아리뼈는 가쪽 근육의 힘줄을 위한 도르래 역할을 하며, 나중에 설명될 것이다.

목말뼈

목말뼈는 발목뼈 중에서 가장 위쪽에 위치하며, 목말뼈는 발목다리관절을 형성하기 위해, 목말뼈의 안쪽면은 정강뼈와 관절을 이루고, 가쪽면은 종아리뼈와 관절을 이룬다. 목말뼈는 아래쪽의 발꿈치뼈와 관절을 이루고, 목말밑관절을 형성한다. 이들 관절은 나중 단락에서 설명될 것이다.

목말뼈의 도르래는 돔 형태의 관절연골로 덮여 있고, 앞뒤로 볼록한 관절면과 안가쪽으로 약간 오목한 관절면을 가지고 있다.

발꿈치뼈

발꿈치뼈는 발목뼈 중에서 가장 긴 뼈이고, 보행 시 발꿈치가 지면에 부딪힐 때 그 힘을 흡수한다. 장딴지근의 긴 아킬레스힘줄이 발꿈치거친면에 부착한다. 목말받침돌기는 목말뼈 아래쪽에 위치하고, 안쪽으로 돌출되어 목말뼈를 위한 수평 선반으로 작용한다. 발꿈치뼈의 가쪽면에는 도르래가 있고, 종아리근 힘줄들이 도르래 아래쪽을 지나간다. 목말뼈와 발꿈치뼈 사이에 발목뼈굴(tarsal sinus)로 불리는 동굴이 형성되어 있다.

발배뼈, 쐐기뼈 및 입방뼈

발배뼈는 목말발배관절을 형성하기 위해 목말뼈머리를 수용한다. 발배뼈거친면은 발배뼈의 안쪽면에서 돌출되고, 안쪽복사뼈보다 약간 아래쪽과 앞쪽에 위치한다. 발배뼈의 먼쪽 끝단에 3개의 쐐기뼈와 관절을 이루는 3개의 파셋이 존재한다.

안쪽쐐기뼈, 중간쐐기뼈 및 가쪽쐐기뼈는 발배뼈와 안쪽 3개 발허리뼈바닥 사이에 위치한다. 입방뼈는 4번와 5번 발허리뼈바닥, 발꿈치뼈, 가쪽쐐기뼈와 발배뼈와 관절을 이룬다.

발허리뼈와 마디뼈

먼쪽열 발목뼈는 5개의 발허리뼈를 통해 몸쪽마디뼈에 연결된다. 각 발허리뼈바닥은 발허리뼈의 몸쪽 끝단에 위치한다. 발허리뼈는 1번에서 5번까지 명명되고, 발의 안쪽에서부터 번호가 매겨진다. 발허리뼈몸통은 바닥쪽면에서 약간 오목하고, 하중을 지지하는 발허리뼈의 능력을 증가시킨다. 5번 발허리뼈는 가쪽 가장자리에 큰 거친면을 가지고 있다.

발은 14개의 마디뼈를 가지고 있다. 엄지발가락은 몸쪽마디뼈와 먼쪽마디뼈를 가지고 있다. 엄지발가락 밑에는 2개의 종자뼈가 존재하며, 작은 윤활주머니에 싸여 있다. 이들 종자뼈는 체중을 지지하는데 도움을 주고, 엄지굽힘근 힘줄을 보호한다. 2번–5번 발가락은 몸쪽마디뼈, 중간마디뼈 및 먼쪽마디뼈를 가진다. 각 발허리뼈는 마디뼈와 함께 발앞쪽의 발가락열(ray)로 불린다. **그림 13.4**는 발의 안쪽면, 가쪽면 및 위쪽면을 보여주고 있다.

임상 연결 13.1

첫 번째 발가락열의 과도한 모음 변형은 엄지발가락가쪽휨증(모지외반증)으로 불린다. 이런 변형은 엄지발가락이 발의 중심선 쪽으로 휘어지는 것이다. 과도하게 폭이 좁은 신발, 유전, 엎침된 발, 비만, 골관절염 등이 엄지발가락가쪽휨증의 발달에 기여할 수 있다.

모음이 증가하면, MTP 관절(발허리발가락관절)이 탈구될 수 있고, 발허리뼈머리에 건막류가 생길 수 있다. 이런 상태는 고통스럽고, 체중 부하의 변화를 초래할 수 있다. 매우 심한 엄지발가락가쪽휨증을 가진 사람은 자신의 체중을 1번 발가락열에서 가쪽 발허리뼈 쪽으로 이동시킨다.

관절 구조물
JOINT STRUCTURES

몸쪽정강종아리관절과 먼쪽정강종아리관절

비록 발목이 1개의 관절(**발목다리관절**)로 간주되지만, 정강뼈와 종아리뼈 사이의 관절과 그들을 연결하는 뼈사이막은 발목에서 기능적 역할을 하기 때문에 발목관절 단락에서 설명될 것이다. 발목 운동 동안, 종아리뼈는 정강뼈에 대해 위쪽과 아래쪽으로 활주하고, 돌림한다. 그러므로 정강종아리관절의 손상은 발목의 움직임과 기능에 간접적인 영향을 준다.

종아리뼈머리와 몸쪽정강뼈의 가쪽면은 몸쪽정강종아리관절을 형성한다. 몸쪽정강종아리관절은 관절주머니와 앞뒤 정강종아리인대에 의해 보강되고, 약간의 활주 움직임을 가진다. 이런 안정성 관절은 종아리뼈에서 정강뼈로 힘을 전달한다. 앞뒤 정강종아리인대는 정강뼈와 종아리뼈 사이의 일치성을 유지한다. 먼쪽정강종아리관절은 먼쪽 종아리뼈의 안쪽면과 먼쪽 정강뼈에 의해 형성된다. 이 관절은 섬유성 부동관절로 두 뼈 사이에 움직임이 거의 없고, 뼈사이막에 의해 보강된다. 앞뒤 정강종아리인대가 먼쪽정강종아리관절을 더욱 안정화시킨다(**그림 13.3 참고**).

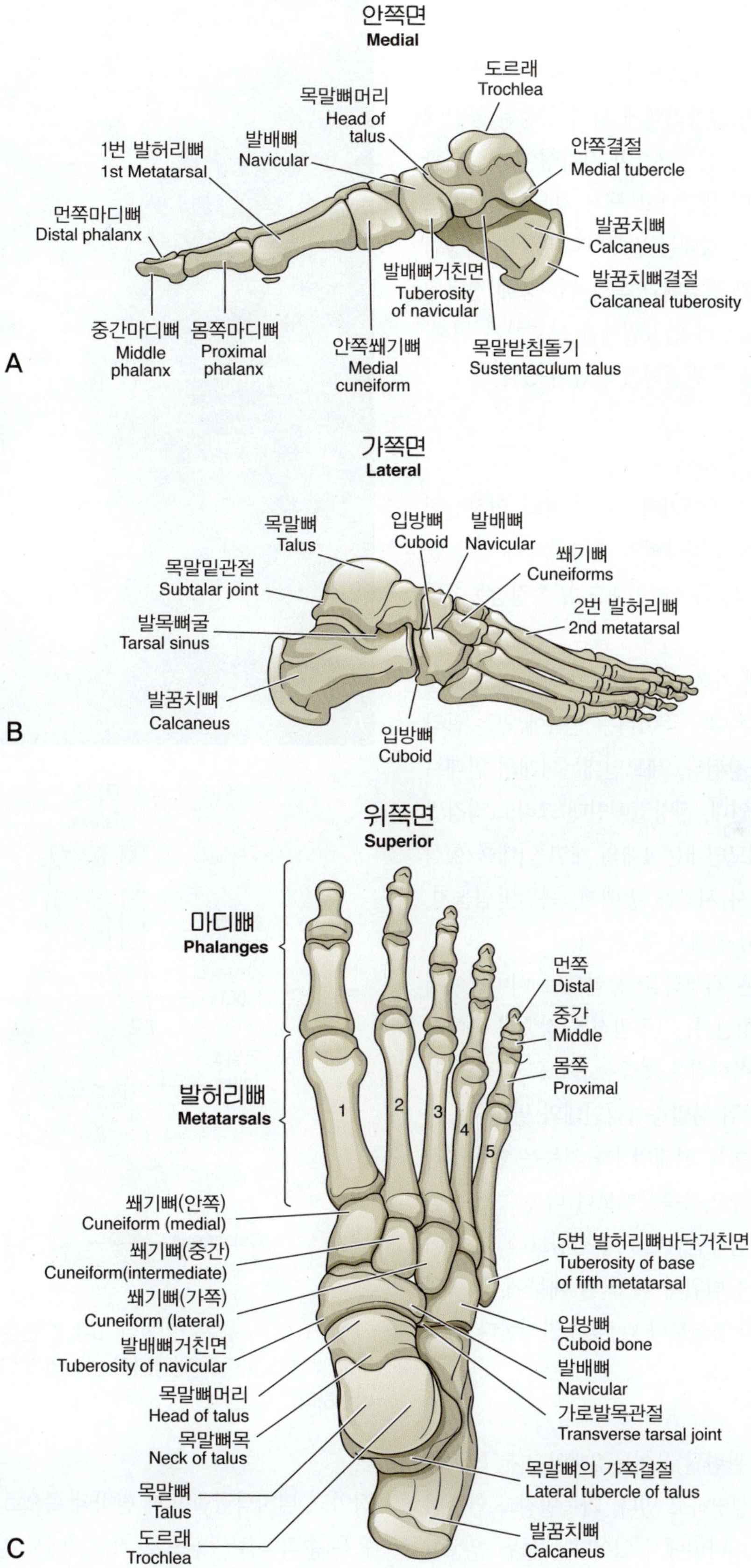

그림 13.4 오른발의 뼈. (A) 안쪽면. (B) 가쪽면. (C) 위쪽면(출처: Roy S, Wolf SL, Scalzitti DA. The Rehabilitation Specialist's Handbook. 4th ed. Philadelphia, PA. F.A. Davis Company, 2013: p. 59).

발목다리관절

발목다리관절은 목말뼈의 도르래와 양쪽에 의해 형성되고, 그들은 먼쪽 정강뼈와 종아리뼈에 의해 형성된 공간에 잘 맞물린다(그림 13.5A). 관절공간이 사각형이고, 그 관절이 목수의 장부구멍처럼 생겼다고 해서 장부구멍관절로 불린다(그림 13.5B). 이런 형태는 발목다리관절을 안정화시키고, 체중의 90–95%가 정강뼈와 목말뼈를 통해 전달된다. 이런 압박 스트레스로부터 연골밑뼈를 보호하기 위해, 목말뼈의 관절면은 약 3 ㎜의 관절연골로 덮여 있다.

인대

뼈사이인대는 정강뼈와 종아리뼈 뼈사이막의 연장선이고, 먼쪽정강종아리관절에서 정강뼈와 종아리뼈의 먼쪽 끝단을 결합시킨다. 앞뒤 정강종아리인대도 먼쪽정강종아리관절을 안정화시킨다.

발목다리관절은 안쪽과 가쪽에 위치한 인대에 의해 고정된다. 발목다리관절의 얇은 관절주머니는 안쪽에 있는 삼각형의 세모인대에 의해 보강된다. 세모인대는 4개의 인대로 구성된다: 앞뒤 정강목말인대, 정강발배인대 그리고 정강발꿈치인대(그림 13.6). 세모인대는 4개의 개별 인대를 형성하기 위해 안쪽복사뼈에서 시작해 발배뼈, 목말받침돌기, 안쪽 목발뼈에 부챗살처럼 펼쳐져 부착한다.

세모인대의 1차 기능은 시상축을 중심으로 이마면에서 일어나는 가쪽번짐에 저항한다. 가쪽번짐은 정중선 쪽에서 멀어지는 움직임이고, 안쪽번짐은 정중선 쪽으로 움직인다.

발목의 가쪽 인대는 앞뒤 목말종아리인대와 발꿈치종아리인대이다(그림 13.7). 이들 인대의 1차 기능은 안쪽번짐에 저항한다. 가쪽복사뼈가 안쪽복사뼈보다 더 먼쪽으로 뻗어 있기 때문에, 발목의 안쪽번짐이 가쪽번짐보다 더 많이 움직인다. 안쪽번짐의 가동범위가 더 크기 때문에, 발목의 안쪽번짐 염좌가 가쪽번짐 염좌보다 더 많이 발생한다.

뼈운동형상학

발목과 발의 움직임과 관련된 용어는 3개의 기본축을 중심으로 일어나는 운동을 설명하고 있다. 가쪽번짐과 안쪽번짐은 시상축을 중심으로 이마면에서 일어나는 돌림 운동이다. 발등굽힘과 발바닥굽힘은 이마축을 중심으로 시상면에서 일어나는 움직임이다. 발은 발등굽힘할 때 발등 쪽으로 움직이고, 발바닥굽힘할 때 발바닥 쪽으로 움직인다. 벌림과 모음은 수직축을 중심으로 가로면에서 일어나는 움직임이다. 발가락의 움직임은 발등굽힘(폄)과 발바닥굽힘(굽힘)으로 불린다(그림 13.8).

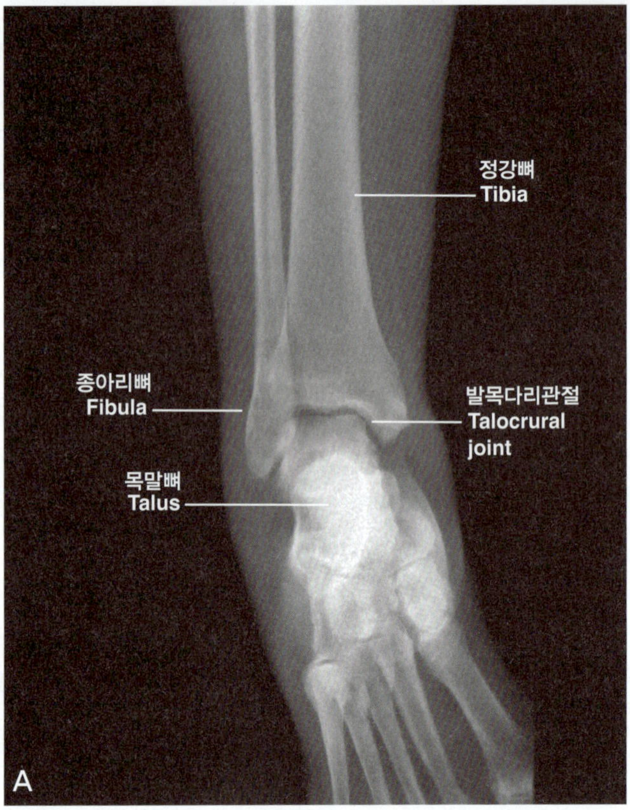

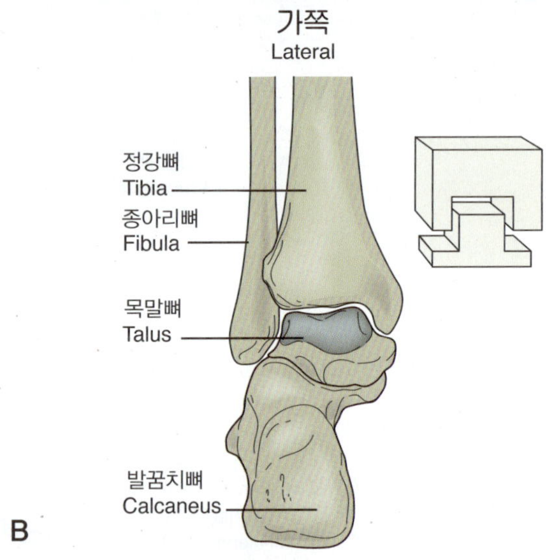

그림 13.5 발목다리관절. (A) X 선은 발목관절을 구성하는 주요 뼈를 보여주고 있다. (B) 관절의 모양이 목수의 장부구멍과 비슷하다.

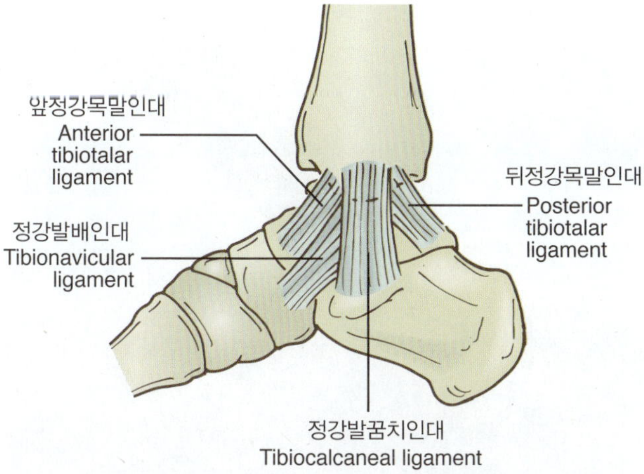

그림 13.6 발목의 세모인대(출처: Starkey C, Brown D. Examination of Orthopedic and Athletic Injuries. 4th ed. Philadelphia. PA. F.A. D Company. 2015, p 240).

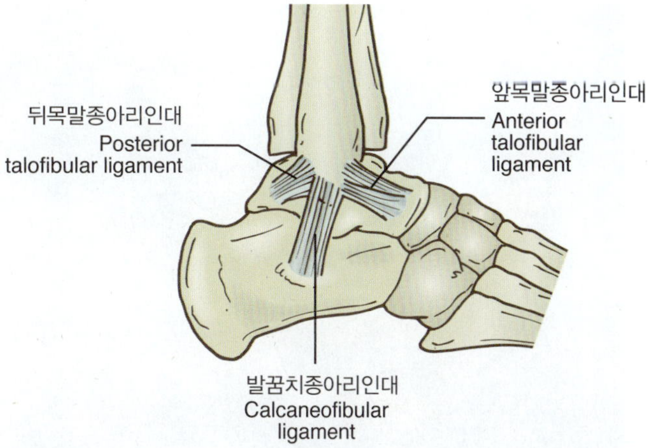

그림 13.7 발목의 가쪽 인대(출처: Starkey C, Brown D. Examination of Orthopedic and Athletic Injuries. 4th ed. Philadelphia. PA. F.A. D Company. 2015, p 239).

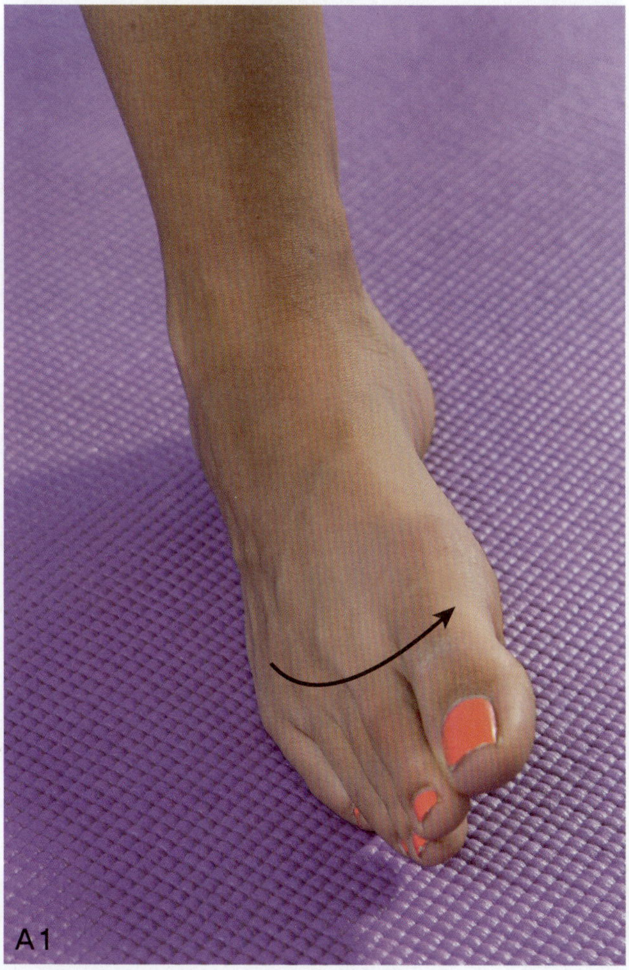

안쪽번짐

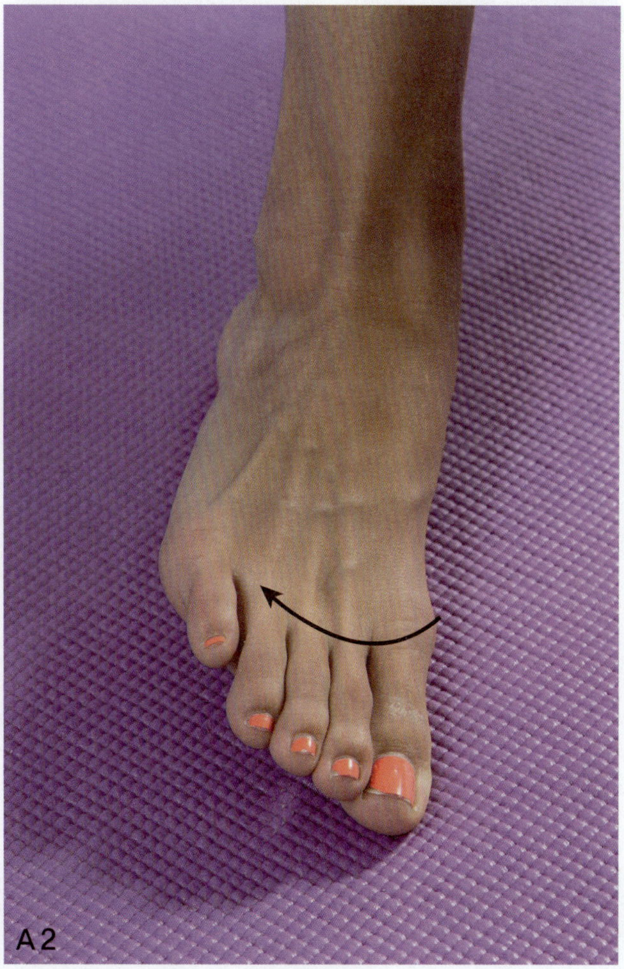

가쪽번짐

그림 13.8 (A–D) 3개 운동면에서 일어나는 발, 발목 및 발가락의 움직임. (A) 이마면의 움직임(가쪽번짐/안쪽번짐). (B, D) 시상면의 움직임(발등굽힘/발바닥굽힘, 굽힘/폄). (C) 가로면의 움직임(벌림/모음).

계속

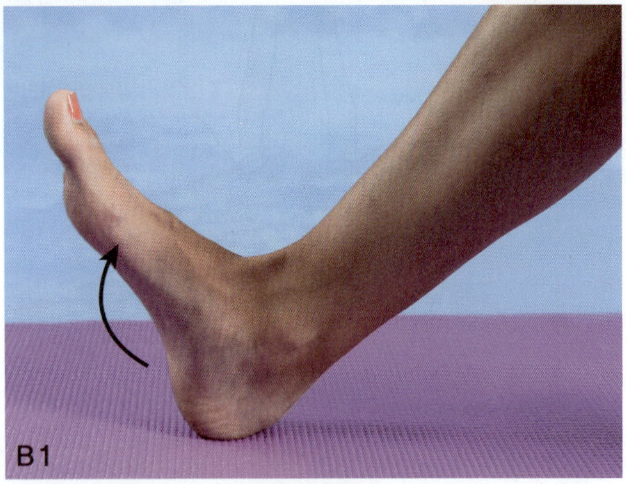

발등굽힘

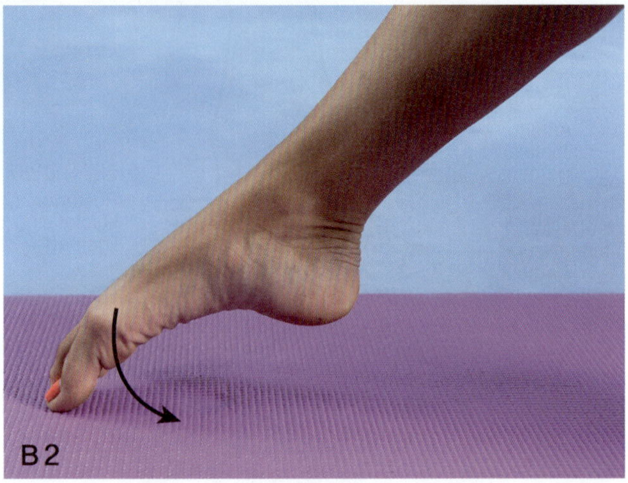

발바닥굽힘

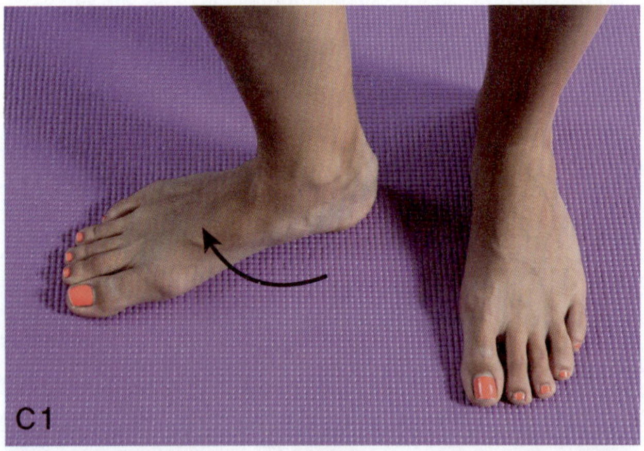

벌림

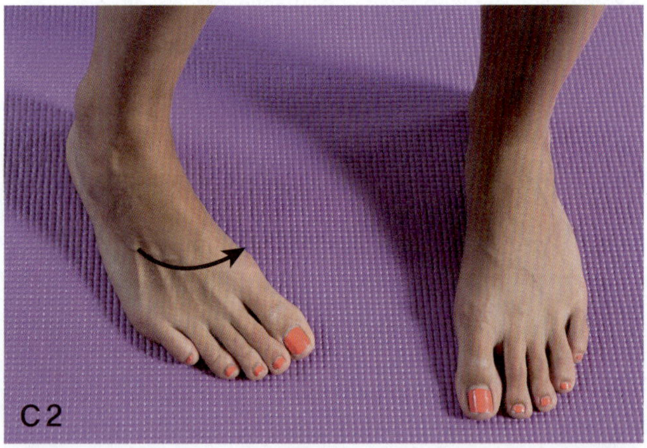

모음

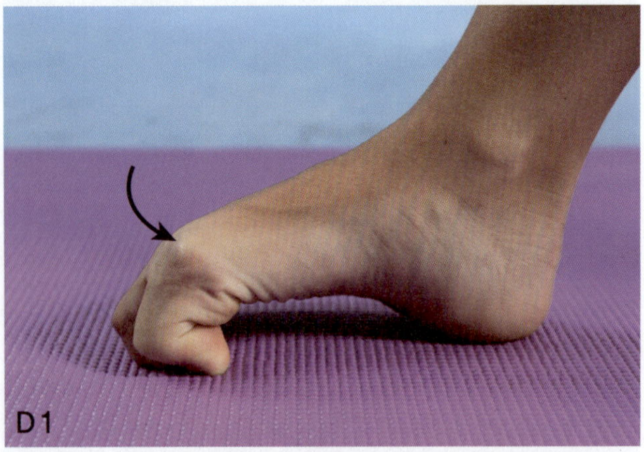

굽힘

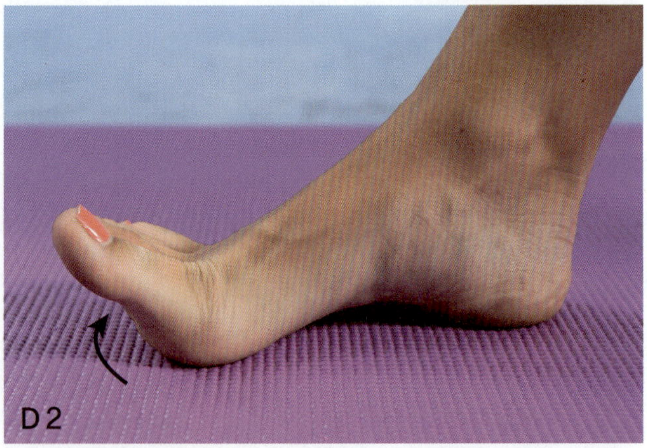

폄

그림 13.8 계속

발목과 발의 3가지 주요 관절에서 일어나는 움직임은 사선축을 중심으로 일어나고, 다중운동면 움직임으로 불린다. 엎침은 가쪽번짐, 벌림 및 발등굽힘이 결합된 움직임이다. 뒤침은 안쪽번짐, 모음 및 발바닥굽힘이 결합된 움직임이다.

발목다리관절은 자유도 1의 관절이며, 운동축은 이마면으로부터 약 10°, 가로면으로부터 약 6° 편위된 축이다

(그림 13.9A와 B). 운동축은 목말뼈와 양쪽 복사뼈 끝단을 통과한다. 관절의 축이 사선이기 때문에, 발등굽힘은 약간의 벌림과 가쪽번짐을 동반한다. 반대로 발바닥굽힘은 발등굽힘의 반대 동작으로 약간의 모음과 안쪽번짐을 동반한다. 축의 사선 방향이 낮은 편이기 때문에, 발목다리관절에서 일어나는 주요 움직임은 발등굽힘과 발바닥굽힘이다.

발목다리관절의 중립위나 0 점 자세는 발이 종아리와 90°를 유지하는 자세이다. 발목다리관절은 가동범위의 변화가 크지만, 평균 발등굽힘은 15–25°이고, 발바닥굽힘은 40–55°이다. 이런 움직임은 관절축을 중심으로 발이 돌림하는 열린 사슬 운동이나 또는 보행 시 발 위로 종아리가 움직이는 닫힌 사슬 운동에서도 잘 관찰될 수 있다(그림 13.9C).

관절운동형상학

발목다리관절의 열린 사슬 운동 동안, 목말뼈는 종아리에 대해 앞쪽으로 구르기를 하고, 뒤쪽으로 활주한다. 뒤쪽 활주는 발꿈치종아리인대를 타이트하게 만든다. 발등굽힘의 끝범위는 뒤쪽 관절주머니와 아킬레스힘줄을 신장시킨다. 반대쪽 관절운동형상학 움직임은 발바닥굽힘 때 일어나고, 목말뼈가 뒤쪽으로 구르기하고, 앞쪽으로 활주를 한다. 앞목말종아리인대는 완전 발바닥굽힘 때 팽팽해진다.

완전한 발바닥굽힘은 발등굽힘근과 앞쪽 관절주머니를 신장한다(그림 13.10).

비록 개인에 따라 움직임의 차이가 심한 편이지만, 발목다리관절이 발등굽힘과 발바닥굽힘을 할 때 종아리뼈에서도 움직임이 일어난다. 발목다리관절이 발등굽힘과 발바닥굽힘을 할 때, 종아리뼈는 위쪽–아래쪽으로 활주하고, 안쪽돌림–가쪽돌림을 한다. 이런 움직임은 몸쪽정강종아리관절과 먼쪽정강종아리관절 모두에서 어느 정도의 가동성을 필요로 한다.

목말밑관절

목말밑관절은 목말뼈의 아래 부분과 발꿈치뼈의 위쪽 부분 사이에서 이루어진다(그림 13.11). 목말밑관절은 목말뼈와 3개 관절 사이에서 형성된다: 발꿈치뼈의 뒤쪽 파셋, 중간 파셋 및 앞쪽 파셋. 뒤쪽 발꿈치뼈 파셋은 목말밑관절 전체 관절면의 70%를 담당한다.

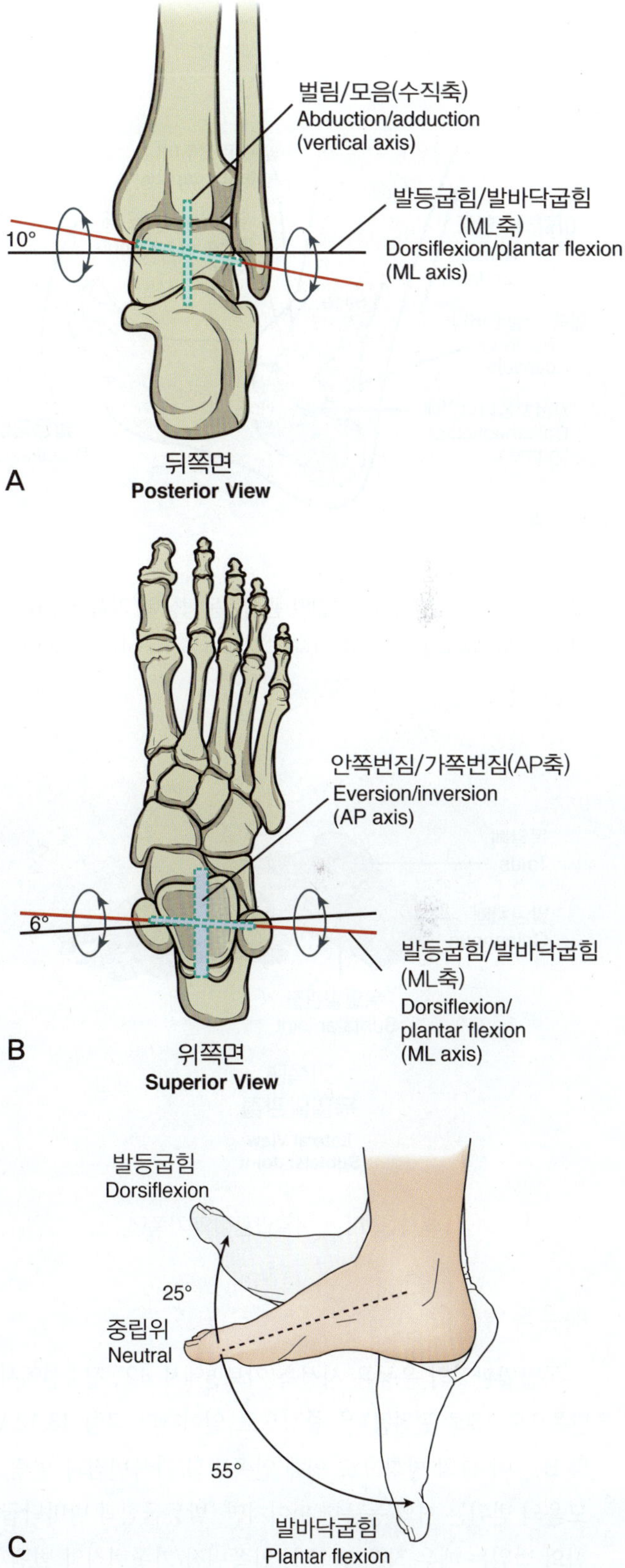

그림 13.9 발목다리관절의 움직임. (A) 최소의 벌림/모음. (B) 최소의 안쪽번짐/가쪽번짐. (C) 큰 범위의 발등굽힘/발바닥굽힘(출처: Houglum B, Bertoti, D. Brunnstrom's Clinical Kinesiology. 6th ed. Philadelphia. PA. F.A. Davis Company. 2012, p490).

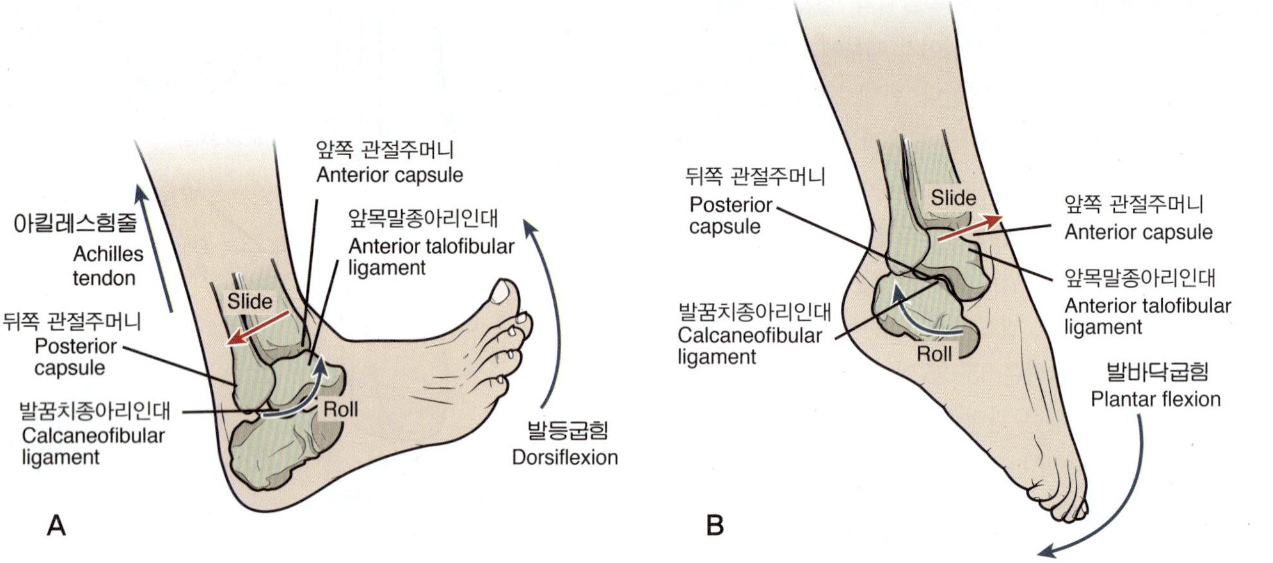

그림 13.10 발목다리관절의 관절운동형상학(가쪽면). (A) 발등굽힘. (B) 발바닥굽힘(출처: Houglum B, Bertoti, D. Brunnstrom's Clinical Kinesiology. 6th ed. Philadelphia. PA. F.A. Davis Company. 2012, p490).

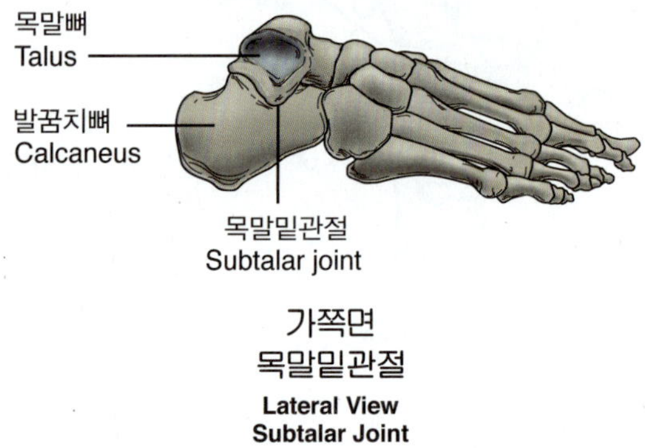

그림 13.11 목말밑관절의 가쪽면.

뼈운동형상학

목말밑관절의 운동은 사선축(가로면에서 42°, 정중선에서 안쪽으로 16°로 편위됨)을 중심으로 일어난다(그림 13.12A와 B). 이 축의 방향으로 인해 안쪽번짐/가쪽번짐과 벌림/모음의 범위는 거의 동등한 편이지만, 발등굽힘과 발바닥굽힘의 범위는 매우 작은 편이다. 안쪽번짐/가쪽번짐과 벌림/모음의 요소가 발목다리관절에서 임상적으로 큰 의미가 없기 때문에, 발등굽힘과 발바닥굽힘이 목말밑관절에서 거의 무시된다.

비체중부하 상태에서의 목말밑관절 움직임은 대상자를 통해 쉽게 확인될 수 있다. 치료사가 대상자의 발꿈치를 잡고 좌우로 흔들면, 안쪽번짐/가쪽번짐을 확인할 수 있고, 가로면에서 돌림을 하면, 벌림과 모음을 확인할 수 있다(그림 13.12C-E). 안쪽번짐/가쪽번짐, 벌림/모음이든 하나의 움직임을 수행할 때, 구성운동이 일어난다. 예를 들어, 가쪽번짐을 수행할 때, 엎침의 다른 요소인 벌림도 일어난다. 비체중부하 자세에서, 목말뼈는 상대적으로 안정화되어 있고, 발꿈치뼈가 목말뼈 위에서 움직인다. 닫힌 사슬의 체중부하 활동 동안에는, 목말뼈가 발꿈치뼈 위에서 움직인다(목말뼈에 대한 발꿈치뼈의 이런 움직임은 나중에 자세히 설명될 것이다). 안쪽번짐의 능동 가동범위는 평균 약 22.6°이고, 가쪽번짐의 가동범위는 평균 12.5°이다. 즉, 안쪽번짐과 가쪽번짐의 비율은 2:1이다. 어떤 연구는 이들의 비율이 3:1이라고 하지만, 이들 평균값에 따르면, 가쪽번짐보다 안쪽번짐이 2배 정도 더 많은 가동범위를 가지고 있다는 의미이다.

관절운동형상학

목말밑관절과 관련된 관절운동형성학 움직임으로는 3개 파셋에서 일어나는 활주이다. 이들 활주 운동은 뒤침과 엎침

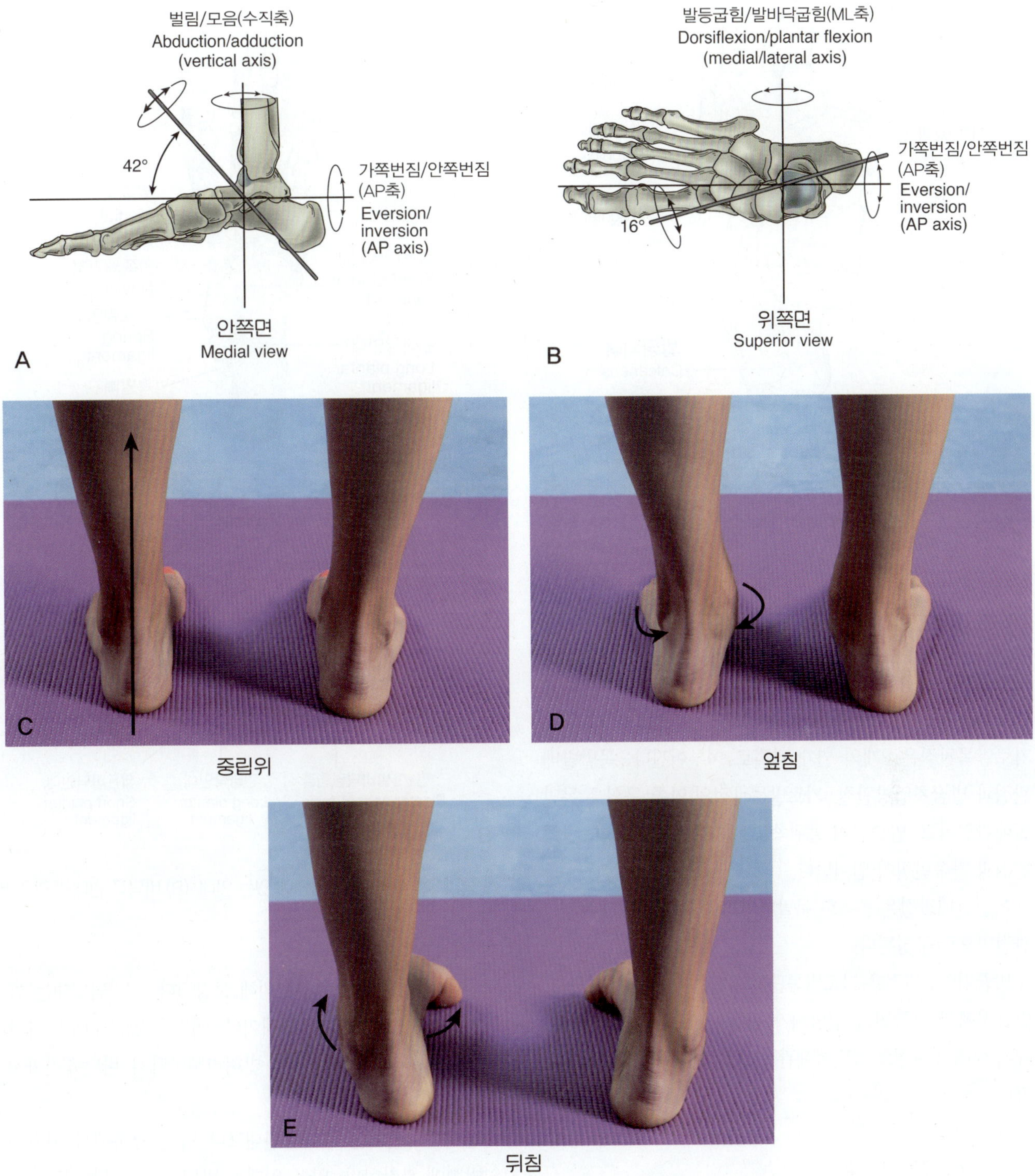

그림 13.12 목말밑관절의 축. (A) 안쪽면. (B) 위쪽면. (C) 목말밑관절의 중립위. (D) 목말밑관절의 엎침. (E) 목말밑관절의 뒤침.

의 곡선 운동을 일으킨다. 앞에서 설명했듯이, 주요 움직임은 엎침과 뒤침이고, 엎침은 가쪽번짐과 벌림을 동반하고, 뒤침은 안쪽번짐과 모음을 동반한다. 비록 발꿈치뼈가 목말뼈에 대해 발등굽힘과 발바닥굽힘을 하지만, 그 움직임은 매우 작은 편이다.

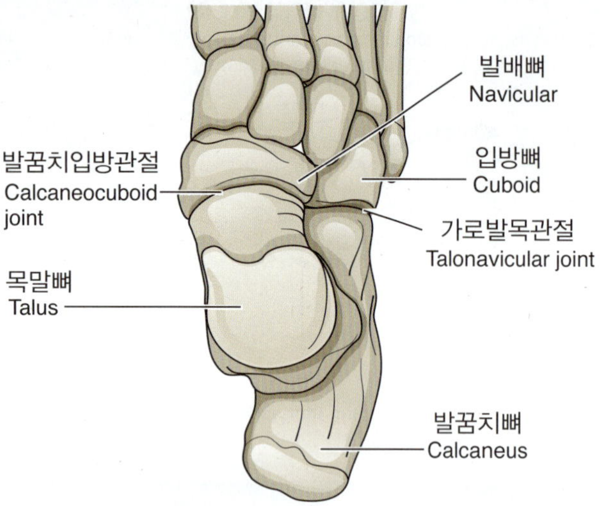

그림 13.13 가로발목관절의 등족면(출처: Roy S, Wolf SL, Scalzitti DA. The Rehabilitation Specialist's Handbook. 4th ed. Philadelphia, PA. F.A. Davis Company, 2013: p. 60).

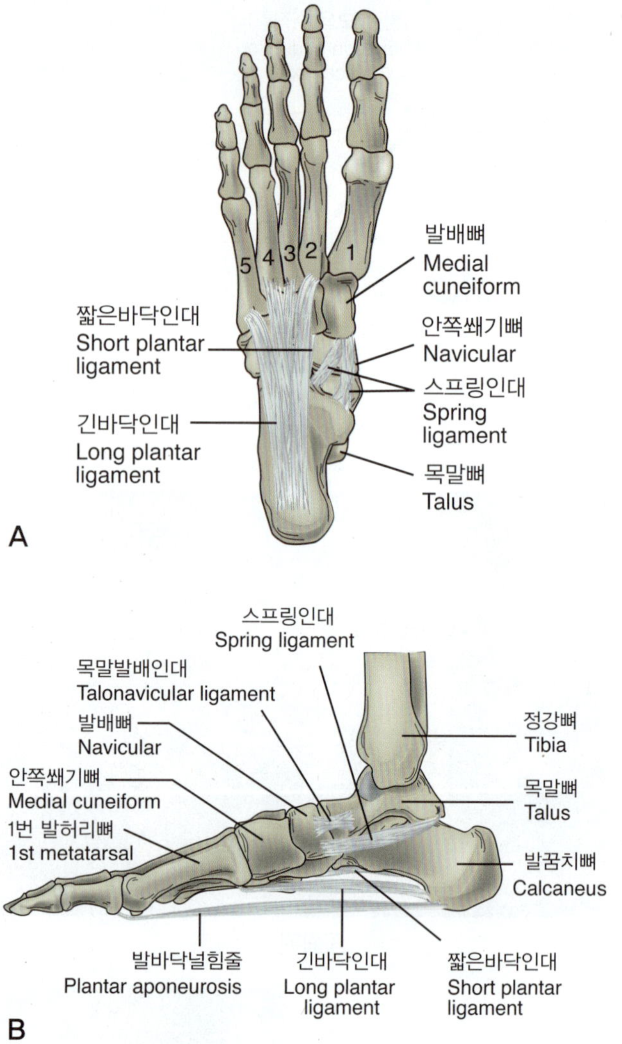

그림 13.14 (A) 발바닥에 있는 인대. (B) 바닥쪽 인대의 안쪽면.

가로발목관절

가로발목관절은 중간발목관절로도 불리며, 발뒤쪽(rearfoot)과 발중간(midfoot)을 연결시킨다(그림 13.13). 가로발목관절은 2개의 별개 관절로 이루어진다: 목말발배관절과 발꿈치입방관절. 가로발목관절의 안쪽 구획은 목말발배관절이고, 발중간이 발뒤쪽을 기준으로 움직일 때 안쪽번짐과 가쪽번짐이 일어난다.

목말발배관절은 볼록한 목말뼈머리와 오목한 발배뼈 관절면으로 구성된다.

발꿈치입방관절은 가로발목관절의 가쪽 구획을 형성하고, 발꿈치뼈의 앞쪽면과 입방뼈가 관절을 이룬다. 이 관절은 쐐기 형태의 관절로 목말발배관절보다 적은 움직임을 가지고 있다.

관절주머니와 인대

스프링 인대는 발꿈치발배인대이며, 발꿈치뼈의 목말받침돌기와 발배뼈의 바닥쪽면에 부착하여 목말발배관절을 지지한다. 스프링 인대는 목말발배관절의 바닥쪽과 안쪽면을 지지한다. 목말발배관절의 관절주머니는 세모인대, 목말발배인대 및 스프링 인대에 의해 보강된다.

발꿈치입방관절의 관절주머니는 발꿈치입방인대, 긴바닥인대와 짧은바닥인대에 의해 보강된다. 긴바닥인대는 발의 인대 중에서 가장 긴 인대이다. 이것은 발꿈치뼈의 바닥쪽면에서 시작해 2번-4번 발허리뼈바닥의 바닥쪽면까지 이어져 있다.

짧은바닥인대는 긴바닥인대보다 약간 앞쪽에서 시작해 입방뼈에 부착한다. 양쪽 인대는 발의 가쪽 바닥면을 지지한다(그림 13.14).

뼈운동형상학

가로발목관절의 움직임은 항상 다른 관절(**특히, 목말밑관절**)의 움직임과 관련되어 있다. 가로발목관절의 움직임은 2개의 축에서 일어난다: 세로축과 사선축. 안쪽번짐과 가쪽번

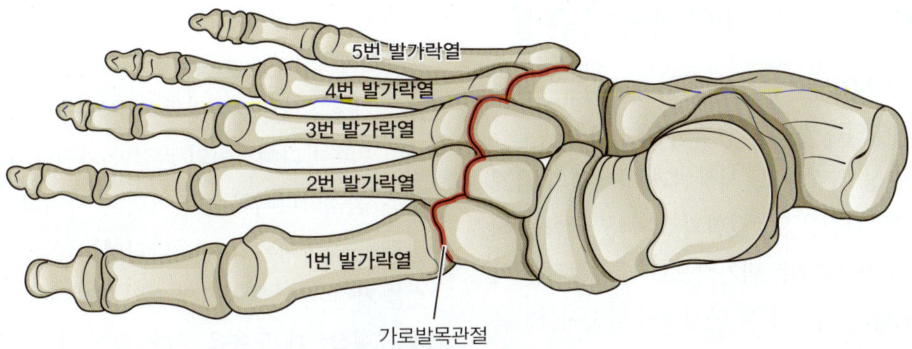

그림 13.15 발목발허리관절과 발의 5개 발가락열(출처: Roy S, Wolf SL, Scalzitti DA. The Rehabilitation Specialist's Handbook. 4th ed. Philadelphia, PA. F.A. Davis Company, 2013: p. 60).

짐은 세로축을 중심으로 일어난다. 벌림과 모음, 그리고 발등굽힘과 발바닥굽힘은 사선축을 중심으로 일어난다. 2개 축을 중심으로 일어나는 복합 움직임은 엎침과 뒤침이고, 이런 움직임은 체중부하 시 발중간이 다양한 형태의 지면에 잘 적응하도록 만든다.

가로발목관절에서 일어나는 움직임의 양은 다른 관절과 분리해서 생각할 수 없지만, 안쪽번짐이 약 20–25°, 가쪽번짐이 10–15°이다.

발목발허리관절

발뒤쪽과 발앞쪽은 평면관절인 발목발허리관절에 의해 연결되어 있다. 발목발허리관절은 입방뼈/3개 쐐기뼈와 5개 발허리뼈바닥 사이의 관절이다. 1번–3번 발허리뼈는 안쪽, 중간 및 가쪽 쐐기뼈와 연결되어 있다. 4번과 5번 발허리뼈는 입방뼈와 관절을 이룬다(그림 13.15).

발앞쪽의 기능적 단위는 발가락열(ray)로 불린다. 1번 발허리뼈와 안쪽쐐기뼈는 발의 첫번째 발가락열을 형성한다. 두 번째 발가락열은 중간쐐기뼈와 2번 발허리뼈로 구성되고, 3번째 발가락열은 가쪽쐐기뼈와 3번 발허리뼈에 의해 구성된다. 4번째와 5번째 발가락열은 각각 4번 발허리뼈와 5번 발허리뼈에 해당된다.

발허리뼈사이관절

각 발허리뼈바닥은 인접한 발허리뼈바닥과 관절을 이루는데, 이것을 발허리뼈사이관절이라 한다. 이들 관절은 윤활관절이며, 2번과 3번 발허리뼈바닥 사이에 있고, 3번과 4번 발허리뼈바닥 사이에도 있다. 비록 윤활관절이 아니지만, 인대가 1번 발허리뼈바닥과 2번 발허리뼈바닥을 연결하고 있다.

운동형상학

2 번째 발가락열이 가장 적은 발허리뼈 움직임을 가지고 있기 때문에, 종종 이것이 발앞쪽의 움직임에 대한 기준점이 된다. 안정성이 좋은 발앞쪽의 안쪽면과 비교해 볼 때, 발앞쪽의 가쪽 부분은 큰 가동범위를 가지고 있다. 1 번째 발가락열은 주로 굽힘과 폄만이 일어나는 제한된 움직임을 가지고 있다. 이런 제한된 움직임은 2 번째 발가락열을 중심으로 발의 안쪽 부분이 움직이도록 만드는데, 그 이유는 체중부하 활동 동안 발이 다양한 지면에 적응할 수 있기 때문이다. 또한 이것은 발꿈치를 들어올리는 보행의 발 밀기(push off) 때 발의 안쪽가장자리가 지면에 접촉하도록 만든다.

2번 발허리뼈를 중심으로 일어나는 1번, 3번, 4번 및 5번 발허리뼈의 돌림은 발의 가동성과 안정성에 영향을 준다. 이것 때문에, 발앞쪽이 발뒤쪽과 분리되어 안쪽번짐과 가쪽번짐을 할 수 있게 된다.

발허리발가락관절과 발허리사이관절에서 일어나는 발허리뼈의 안쪽번짐과 가쪽번짐은 매우 작은 편이고, 이들 움직임은 신체 중앙선이 아닌 2번 발허리뼈를 기준으로 묘사된다.

발허리발가락관절과 마디뼈사이관절

발허리발가락관절(MTP)은 볼록한 발허리뼈머리와 오목한 몸쪽마디뼈바닥에 의해 형성된다(그림 13.16A).

MTP 관절은 2축성 관절이고, 시상면과 가로면의 움직임을 허용한다. MTP 관절은 90° 젖힘과 30–45° 굽힘을 허용한다. 젖힘의 이런 가동범위는 발가락으로 서는 동작을 가능하게 하고, 또 보행의 입각기 끝 단계에서 발꿈치들기를 가능하게 만든다. 발가락의 벌림과 모음도 MTP 관절에서 일어나지만, 가동범위는 매우 적은 편이다(그림 13.16B–D).

발가락의 마디뼈사이관절은 손가락의 마디뼈사이관절과 비슷하게, 경첩관절로서 굽힘과 폄을 일으키는 1도의 자유도를 가진다. 엄지손가락과 비슷하게, 엄지발가락도 몸쪽마디뼈와 먼쪽마디뼈사이의 관절만 가진다. 나머지 4개의 발가락은 몸쪽마디뼈와 중간마디뼈 사이의 몸쪽마디뼈사이관절과 중간마디뼈와 먼쪽마디뼈 사이의 먼쪽마디뼈사이관절을 가진다. 닫힌 사슬의 서기 자세에서 발가락 굽힘은 다리를 균형잡는데 도움을 준다. 닫힌 사슬의 발가락 폄은 발가락 서기와 보행 때의 발 밀기를 가능하게 한다 (그림 13.16D).

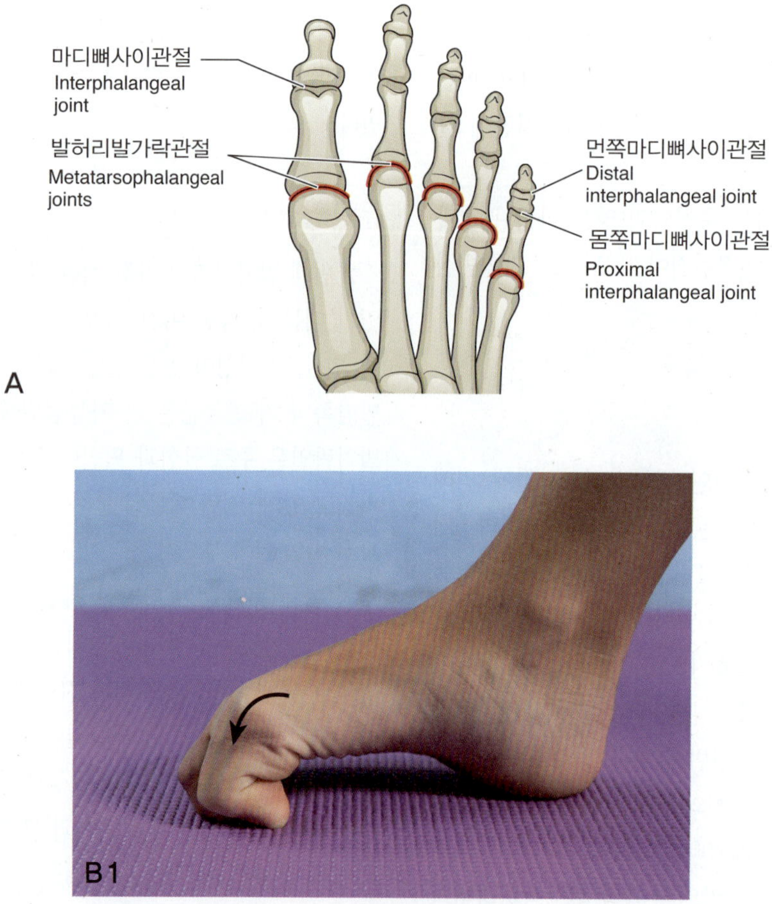

굽힘

그림 13.16 (A) 발허리발가락관절과 마디뼈사이관절. 굽힘(B1), 폄(B2), 젖힘(B3), 모음(C1), 벌림(C2) 및 닫힌사슬에서의 젖힘(D) 등은 발허리발가락관절, 발허리사이관절 및 마디뼈사이관절에서 일어나는 움직임이다.

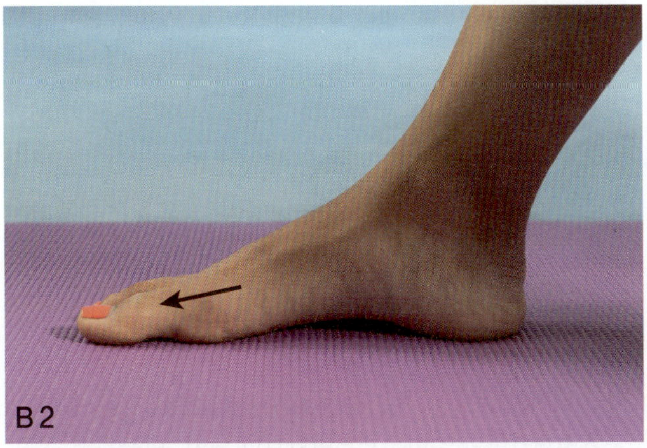

폄

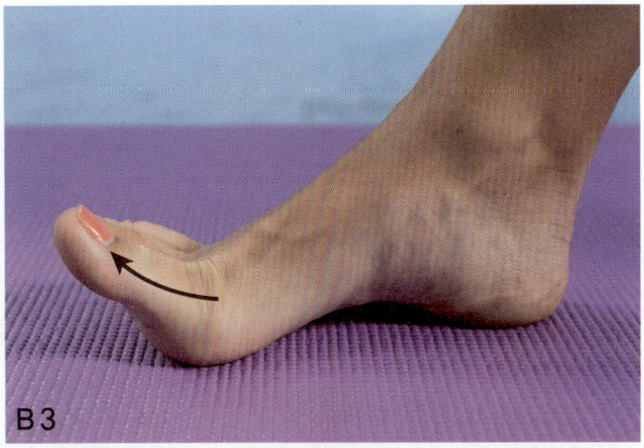

젖힘

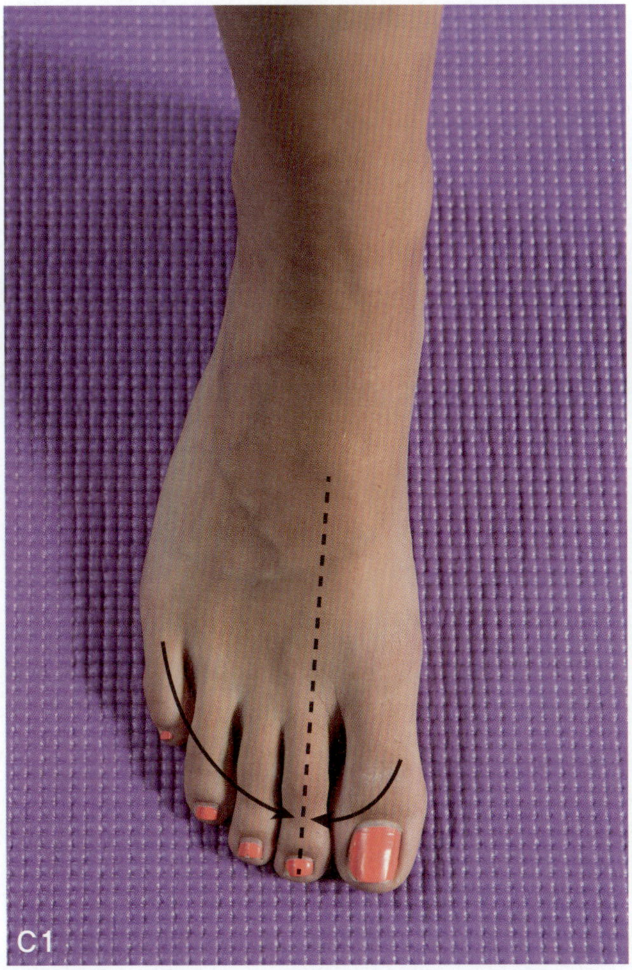

모음

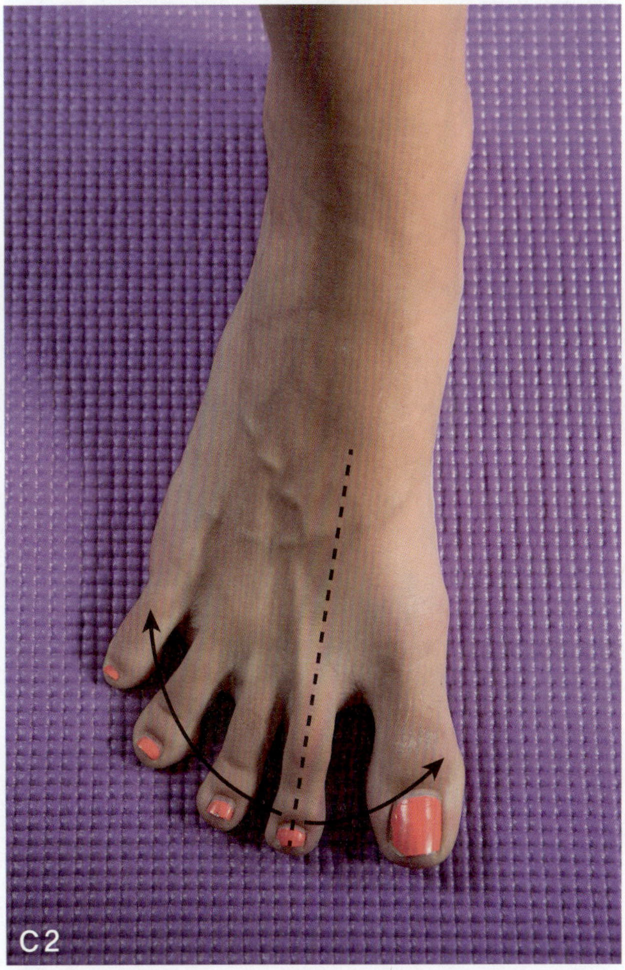

벌림

그림 13.16 계속

계속

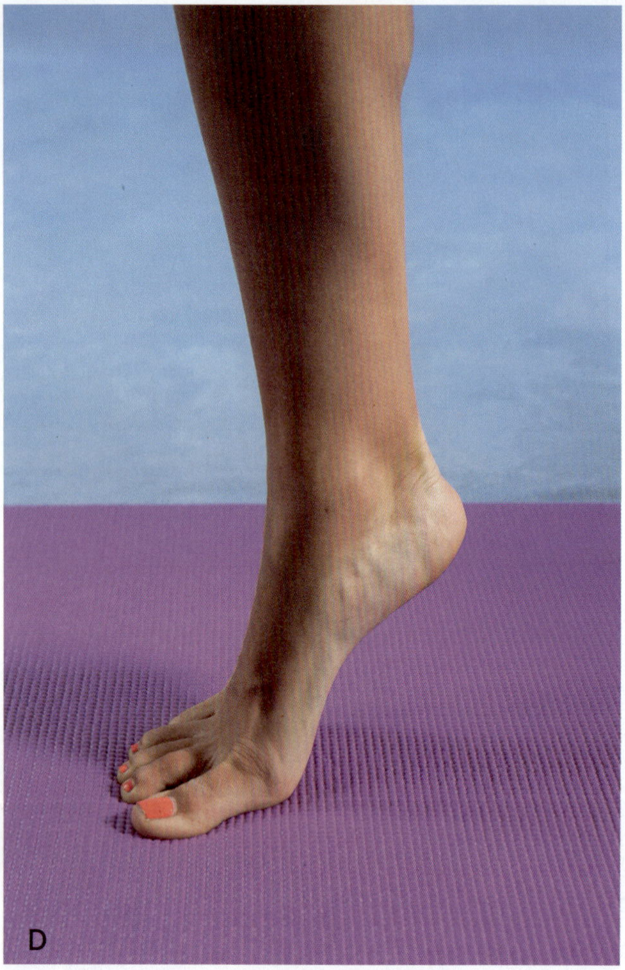

그림 13.16 계속

발활
FOOT ARCHES

3개의 구조적 발활은 발을 안정화시키고, 발이 체중부하 하중에 적응하고 리바운딩할 수 있도록 만든다. 발활은 유연한 만곡의 돔을 형성한다. 이런 발활은 하중이 걸렸을 때 신장되어 내려앉고, 하중을 들어올렸을 때 발활이 원래대로 돌아간다(**리바운딩**). 발활은 안쪽세로발활, 가쪽세로발활 및 가로발활로 구성된다. 발활은 지면의 형태에 맞게 발을 변화시키고, 또 보행 시 신체를 앞쪽으로 추진할 수 있도록 견고한 지렛대를 만든다.

발꿈치뼈, 목말뼈, 발배뼈, 3개 쐐기뼈 및 1번–3번 발허리뼈가 안쪽세로발활을 형성한다. 안쪽세로발활은 발활 중에서 가장 길고 높은 발활이다(그림 13.17A). 목말발배관절이 안쪽세로발활의 가장 높은 부위인 쐐기돌이다. 일반적으로 안쪽세로발활은 발의 안쪽면에 있는 오목한 부위로서 관찰될 수 있다. 안쪽세로발활의 주요 특징은 탄성이고, 발의 주요 충격흡수 구조물이다. 체중부하 시 발활은 타이 로드(tie-rod)와 트러스(truss) 구조물과 비교되고, 하중이 사라지면 리바운딩된다(그림 13.17B).

가쪽세로발활은 안쪽세로발활보다 낮고, 발꿈치뼈, 입방뼈 및 5번 발허리뼈에 의해 형성된다. 가쪽세로발활은 다른 발활보다 납작한 편이고, 발의 전체 길이가 지면에 접촉하도록 만든다. 가쪽세로발활은 견고한 편이고, 보행의 발 밀기 때 신체를 앞쪽으로 추진시키는 힘을 전달하는데 도움을 준다.

가로발활은 안쪽에서 가쪽 방향으로 주행하고, 세로발활과 수직을 이룬다. 가로발활은 1번–5번 발허리뼈와 발목뼈를 가로지른다. 가로발활의 먼쪽 경계면은 발 언덕(ball of foot) 부위이다. 중간쐐기뼈가 2번 발허리뼈와 함께 가로발활의 쐐기돌이고, 가로발활 중에서 가장 높은 지점이다.

체중부하를 할 때, 발활의 만곡이 낮아진다. 체중부하 때, 목말밑관절과 가로발목관절의 엎침은 안쪽세로발활의 만곡을 감소시켜 발활의 높이를 감소시킨다. 발꿈치닿기를 할 때, 발앞쪽은 발중간과 발뒤쪽에 대해 뒤침한다. 1번 발허리뼈가 발등굽힘을 하는 반면, 5번 발허리뼈는 발바닥굽힘을 한다. 발은 가동성이 좋은 엎침으로 움직여 체중부하의 충격과 다리의 힘을 흡수하고, 또 지면의 형태에 맞게 발을 변화시킨다. 발바닥닿기로 인한 체중 수용은 입각기로 간주된다.

발바닥 전체가 지면에 닿으면, 신체가 체중부하하는 발 위를 지나가고, 그 다음 발꿈치가 지면으로부터 떨어지는 발꿈치들기가 일어난다. 신체를 추진하기 위해 발이 지면으로부터 떨어지기 시작할 때, 목말밑관절과 가로발목관절이 뒤침하기 시작한다. 1번 발허리뼈는 발바닥굽힘을 하고, 5번 발허리뼈는 발등굽힘한다. 발의 이런 역전 동작이 발활을 높게 만들고, 발은 안정된 자세를 취한다. 발 밀기 시 발은 신체를 앞쪽으로 추진할 수 있는 단단한 지렛대가 된다.

발바닥의 지방 패드, 엄지 바닥의 종자뼈, 스프링 인대

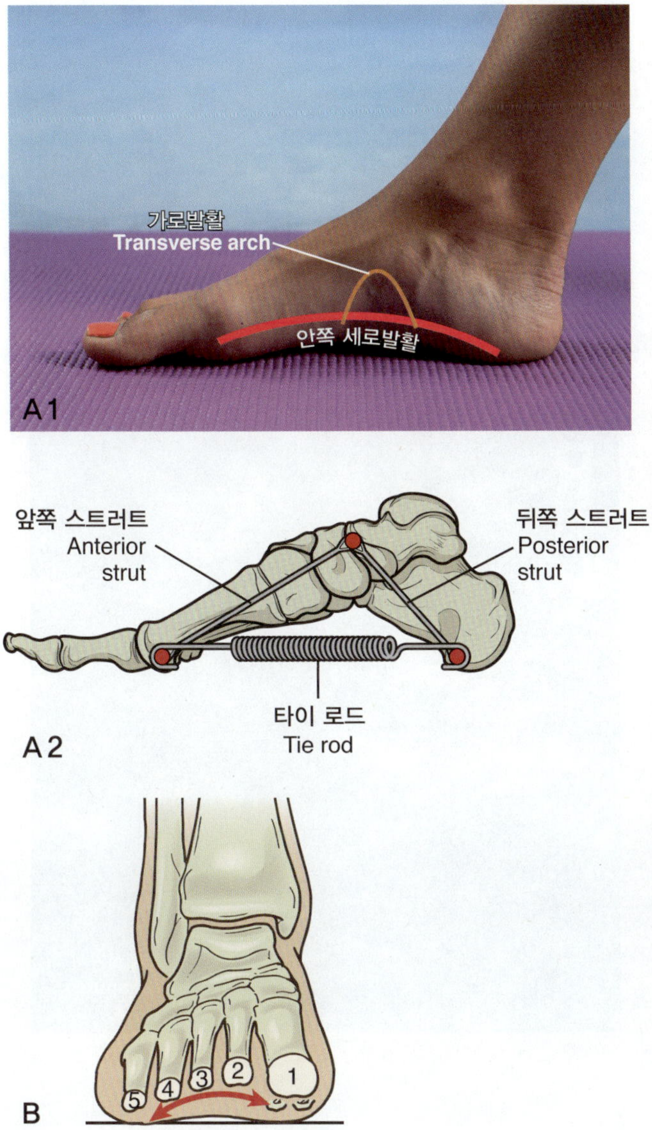

그림 13.17 안쪽 세로발활과 가로발활(A1)은 스트러트(strut)와 타이 로드(tie-rod)의 구조와 비슷하다(A2). 가로발활은 발목뼈를 가로지른다(B)(출처: Houglum B, Bertoti, D. Brunnstrom's Clinical Kinesiology. 6th ed. Philadelphia. PA. F.A. Davis Company. 2012, p 522)(출처: Starkey C, Brown D. Examination of Orthopedic and Athletic Injuries. 4th ed. Philadelphia. PA. F.A. D Company. 2015, p 181).

임상 연결 13.2

과도한 발뒤쪽 안쪽번짐을 동반한 안쪽세로발활의 과도한 비정상 상승은 휜발(요족, pes cavus)로 알려졌다. 휜발의 가장 뚜렷한 특징은 발뒤쪽의 안쪽번짐, 발앞쪽의 가쪽번짐, 1번 발허리뼈의 과도한 발바닥굽힘 등이 결합된 것이다. 휜발은 선천적일 수 있고, 장시간에 걸쳐 점진적으로 발생할 수도 있다. 약한 휜발은 특발성이고, 유전적으로 발생할 수 있다. 심한 휜발은 외상이나 Chartcot-Marie-Tooth 질환, 소아마비, 뇌성마비, 중추신경 손상이나 말초신경 손상 등과 같은 신경학적 문제로 발생할 수 있다. 이런 질환들은 기형을 초래하는 경직, 약증 및 근불균형을 종종 일으킨다. 과도한 발활의 상승은 발허리뼈에 커다란 접촉 압박이 가해지는 발의 체중부하 패턴을 변형시킨다. 발허리뼈의 압박 증가는 통증과 불편을 초래할 수 있다. 휜발은 매우 견고하여 보행이나 달리기를 할 때 체중부하를 잘 흡수하지 못한다. 안쪽세로발활의 완전 또는 부분 소실은 평발(편평족, pes planus)로 불린다.

및 발바닥널힘줄 등은 낮은 스트레스 자세와 활동 동안 발의 하중 흡수를 돕는 결합조직 구조물이다. 발바닥널힘줄은 안쪽발꿈치뼈거친면에서 MTP 관절과 발가락굽힘근의 힘줄 집까지 부착된 강하고 두꺼운 띠로 구성된다(그림 13.18). 이들 부착점이 MTP 관절보다 먼쪽에 위치하기 때문에, MTP 관절이 펴될 때 발바닥널힘줄에 장력이 가해진다.

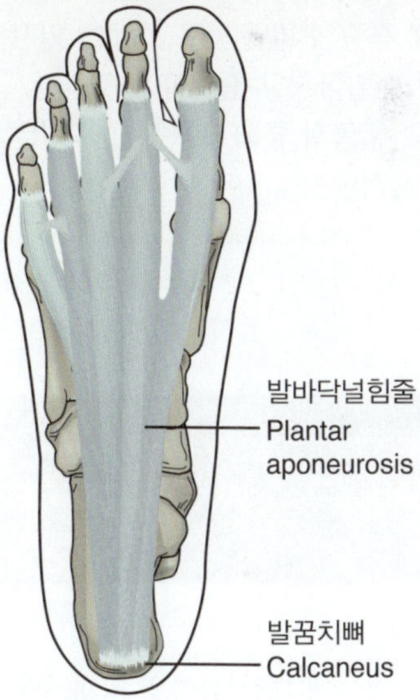

그림 13.18 발바닥널힘줄.

이런 발바닥널힘줄의 장력은 발허리뼈와 발목뼈를 당겨, 발을 단단한 지렛대로 변화시킨다. 발바닥널힘줄의 장력은 안쪽세로발활의 주요 수동지지를 제공한다. 보행, 달리기 및 점핑 등과 같은 높은 하중 활동을 할 때, 근육들이 안쪽세로발활의 동적 지지를 제공한다.

임상 연결 13.3

발바닥근막염(plantar fasciitis)은 발꿈치 바닥쪽 통증과 관련된 흔한 질환으로 매년 약 2 백만 명의 미국인이 고통을 당하고 있다. **발바닥근막증**(plantar fasciosis)이라는 용어가 더 적절한다. 그 이유는 염증과 관련된 상태가 아니라, 비염증성 퇴행성 과정이기 때문이다. 환자는 종종 발바닥널힘줄의 안쪽가장자리를 따라 통증을 호소한다(발꿈치뼈의 부착점을 포함해). 증상은 침대에서 일어나 첫 걸음을 내디딜 때인 아침에 더 심한 편이고, 장시간 앉은 상태에서 첫 걸음을 내디딜 때나 활동을 시작할 때도 심한 증상이 일어난다. 촉진 시 발바닥널힘줄이 민감해져 있고, 결절이 만져지기도 한다. 엄지를 과신장하거나 발바닥근막을 신장할 때 증상이 유발될 수 있다.

발바닥근막염의 원인은 목말밑관절의 과도한 뒤침이나 엎침의 증가, 반복적인 발 스트레스, 꽉 끼는 신발, 딱딱한 지면 위에서의 장시간 보행이나 선 자세, 비만, 약한 내재근 및 타이트한 장딴지근 등과 종종 관련된다. 체중부하 시 발바닥근막이 신장될 때 또는 발 밀기 단계 동안 발가락이 닫힌 사슬로 펴질 때 발바닥널힘줄에 압박과 스트레스가 가해진다. 발꿈치뼈가시(X 선 참고)가 발꿈치뼈 스트레스 지점에서 발생할 수 있고, 대개 발꿈치가 지면에 닿을 때 통증이 일어난다. 그래서 환자는 하중이 가해지는 보행의 발꿈치닿기를 피할 것이다. 근거에 따르면, 도수치료와 발목과 발의 근육을 강화하는 운동과 유연성 운동이 효율적인 방법이라 한다. 이들 방법은 다리와 몸통의 몸쪽 약증을 치료할 수 있다. 적절한 신발과 과도한 발 자세를 교정하는 보조장비가 발꿈치 통증을 감소시키는 포괄적인 프로그램에서 중요한 역할을 한다.

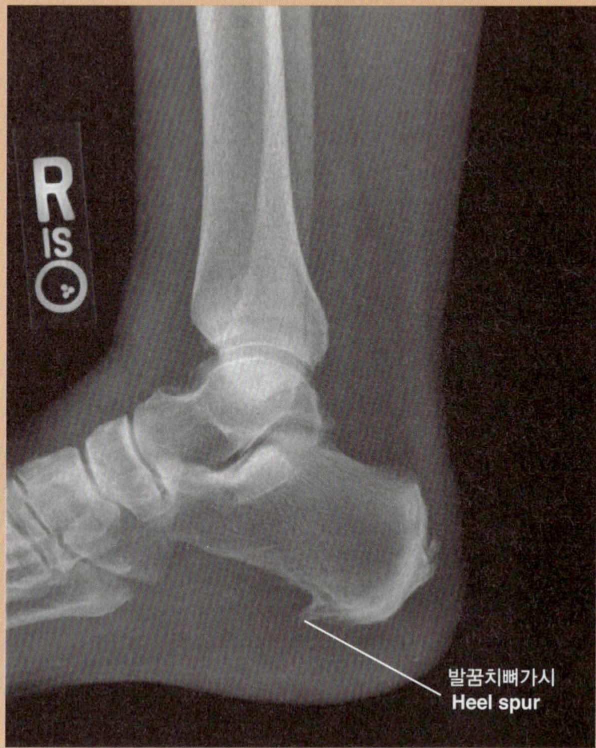

근육
MUSCLES

발목과 발의 근육에 대한 설명은 외재근과 내재근을 포함하고, 그들 근육의 개별 기능도 포함한다. 외재근은 발의 바깥쪽에서 시작하는 근육이고, 4개 종아리 구획에 차지한다: 앞쪽 구획, 뒤쪽 얕은층 구획, 뒤쪽 깊은층 구획 및 가쪽 구획 등(그림 13.19).

근육사이사이막으로 불리는 두꺼운 근막이 근육힘살의 각 구획을 포함한다. 내재근은 이는곳과 닿는곳 모두 발의 구조물 안에 존재한다. 14장 뒤에 있는 부록 C는 발목과 발의 외재근과 내재근의 부착점과 신경지배를 다루고 있다.

앞쪽 근육군

앞쪽 근육군으로는 앞정강근, 긴엄지폄근, 긴발가락폄근 및 3 종아리근 등이 있다. 이들 근육은 정강뼈몸통의 앞가쪽면, 이웃한 종아리뼈 및 뼈사이막에 위치한다. 이들 근육의 힘줄은 발목을 지나 먼쪽부착점에 부착하기 전에 위쪽 폄근지지띠와 아래쪽 폄근지지띠에 의해 제한된다(그림 13.20).

앞정강근

앞정강근은 가쪽정강뼈관절융기와 정강뼈몸통의 몸쪽 절반, 그리고 뼈사이막에서 시작한다. 앞정강근은 먼쪽으로

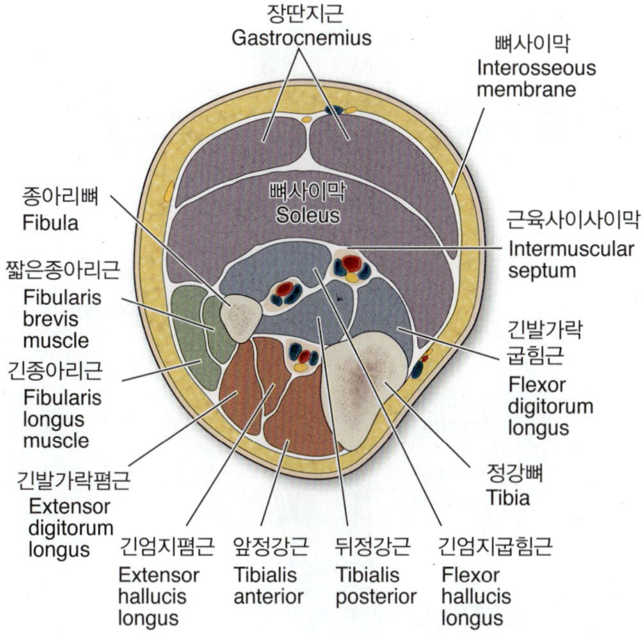

그림 13.19 4개 종아리 구획의 횡단면(출처: Cowen V. Physiology for Massage Therapists: A Functional Apporach. Philadelphia, PA. F.A. Davis Company, 2016: p 125)

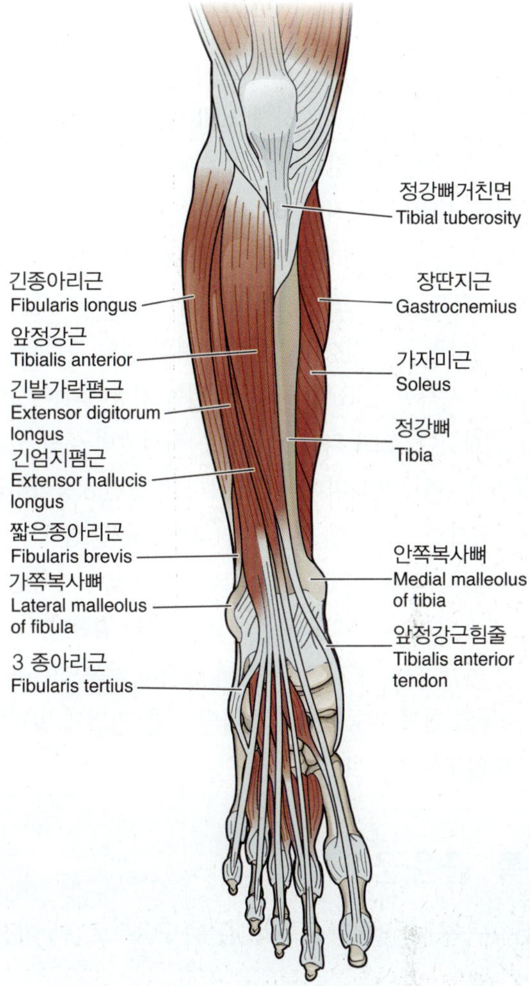

그림 13.20 앞쪽 종아리 구획 근육(출처: Roy S, Wolf SL, Scalzitti DA. The Rehabilitation Specialist's Handbook. 4th ed. Philadelphia, PA. F.A. Davis Company, 2013: p. 103).

주행하여 발목을 통과하기 전에 하나의 힘줄이 된다. 위쪽 폄근지지띠와 아래쪽 폄근지지띠가 앞정강근 힘줄을 제자리에 유지시키고, 발목을 통과한 앞정강근 힘줄은 안쪽쐐기뼈의 바닥쪽면과 1번 발허리뼈바닥에 부착한다.

앞정강근은 1차 발등굽힘근이고, 발목의 안쪽번짐근으로도 작용한다. 보행 시 발꿈치가 지면에 닿을 때, 발목은 발등굽힘 자세를 취한다. 발이 지면에 닿을 때, 앞정강근은 발가락폄근과 함께 원심성으로 수축을 하여 발의 하강을 제어한다. 발바닥 전체가 지면에 닿으면, 세로발활이 충격을 흡수하기 위해 내려앉는다. 앞정강근은 긴종아리근 힘줄과 공통된 부착점을 공유한다. 앞정강근과 긴종아리근은 가로발활과 안쪽세로발활을 지지하고 들어올리는 해부학적 등자를 형성한다(그림 13.21). 앞정강근은 발활의 하강 속도를 제어하여 발뒤쪽의 엎침과 가쪽번짐을 간접적으로 제어한다.

앞정강근과 긴종아리근은 함께 작용하여 고르지 못한 지면 위에서 발을 제어한다. 만약 앞정강근이 약하여 발의 하강을 제어하지 못하면, 발이 지면을 "철썩 때리는" 소리가 발생한다.

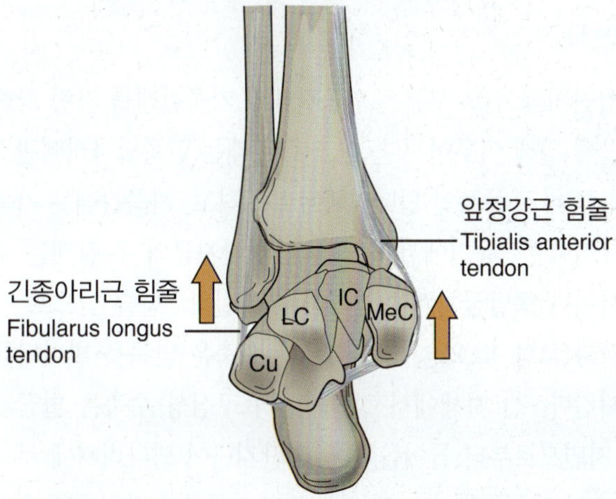

그림 13.21 앞정강근 힘줄과 종아리근 힘줄에 의해 형성된 해부학적 등자(stirrup).

긴엄지폄근(EHL)과 긴발가락폄근(EDL)

긴엄지폄근은 앞정강근과 긴발가락폄근보다 깊은 곳에 위치한다. 앞정강근과 비슷하게, EHL 힘줄도 앞정강근 힘줄의 가쪽을 주행하여 발목을 통과할 때 폄근지지띠에 의해 고정된다. EHL은 엄지발가락의 먼쪽마디뼈바닥에 부착한다. EHL이 발목을 통과하기 때문에, EHL이 발등굽힘을 보조하고, 1번 MTP 관절과 IP 관절을 폄한다(그림 13.20 참고).

긴발가락폄근은 정강뼈와 종아리뼈의 위쪽 부분과 뼈사이막에서 시작한다. 3 종아리근은 먼쪽 정강뼈와 뼈사이막에서 시작한다. EDL의 4개 힘줄은 각각 2번–5번 발가락의 중간마디뼈와 먼쪽마디뼈에 부착하고, 반면 3 종아리근은 5번 발허리뼈 등쪽면에 부착한다(그림 13.20 참고). 긴발가락굽힘근과 3 종아리근은 발목의 발등굽힘과 가쪽번짐을 돕고, 4개 발가락의 MTP 관절과 IP 관절을 폄한다. 보행의 유각기 동안, 다리가 지면으로부터 떨어져 앞쪽으로 움직일 때, 능동의 발목 발등굽힘과 발가락 폄은 지면에 발가락이 끌리지 않도록 만든다.

뒤쪽 근육군

뒤쪽 근육군은 얕은층 근육과 깊은층 근육으로 나누어진다.

얕은층 근육

장딴지근, 가자미근 및 장딴지빗근이 뒤쪽 얕은층 근육을 형성한다(그림 13.22).

장딴지근

장딴지의 주요 부분은 안쪽갈래와 가쪽갈래를 가진 장딴지근에 의해 이루어진다. 큰 안쪽갈래는 안쪽넙다리뼈관절융기의 바로 몸쪽인 넙다리뼈에 부착하고, 가쪽갈래는 가쪽넙다리뼈관절융기에서 시작한다. 장딴지근의 두 갈래는 수렴하여 뒤쪽발꿈치뼈에 부착하는 아킬레스힘줄 안으로 들어간다(그림 13.22). 장딴지근의 수축은 발목을 발바닥굽힘시킨다. 선 자세에서 장딴지근의 구심성 수축은 발꿈치를 지면으로부터 들어올린다. 장딴지근이 넙다리뼈에 부착하여 무릎을 통과하기 때문에, 장딴지근은 2 관절 근육으로 무릎관절도 굽힘한다.

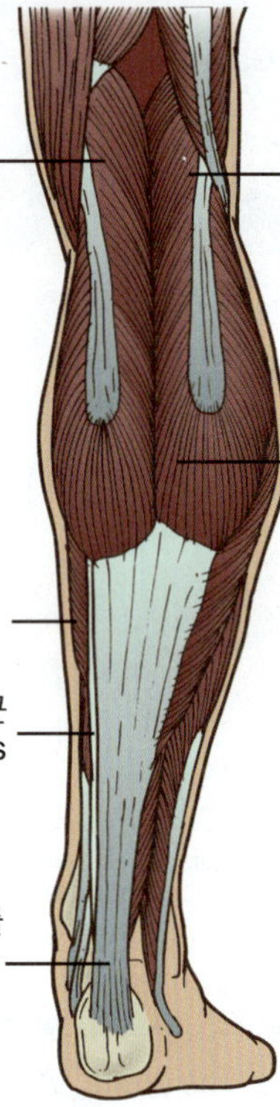

그림 13.22 뒤쪽 종아리 구획의 얕은층 근육(출처: Starkey C, Brown D. Examination of Orthopedic and Athletic Injuries. 4th ed. Philadelphia. PA. F.A. D Company. 2015, p 244).

가자미근

넓고 납작한 가자미근은 장딴지근 밑에 위치한다. 종종 장딴지근과 가자미근을 함께 종아리세갈래근이라 한다. 가자미근은 정강뼈의 오금선과 종아리뼈의 위쪽 1/3에서 시작한다. 가자미근은 아킬레스힘줄을 형성하기 위해 장딴지근 힘줄과 결합한다(그림 13.22). 가자미근은 무릎관절을 통과하지 않는 1 관절 근육이기 때문에, 발목만 발바닥굽힘시킨다.

종아리세갈래근은 얕은층 근육과 깊은층 근육에 의해 생산된 총 발바닥굽힘 토크의 80%를 만들어낸다. 이 힘은 체중의 2.4배이다. 장딴지근과 장딴지빗근이 2 관절 근육이기 때문에, 무릎을 굽힘했을 때보다 폄했을 때 더 큰 힘이 생성된다. 장딴지근은 피로에 약한 빠른 연축 섬유의 비율이 높은 편이다. 장딴지근은 보행의 발 밀기 단계에서 신체를 앞쪽으로 추진하는데 필요한 빠르고 강한 수축을 일으킨다. 반대로, 가자미근은 느린 연축 섬유의 비율이 높다. 가자미근은 피로에 강한 느린 연축 섬유이기 때문에 장시간 동안 수축할 수 있고, 선 자세를 취할 때 발목 자세를 안정화시켜 자세동요를 제어한다. 달리기, 홉핑 및 점핑 등과 같은 강력한 수축을 필요로 하는 활동을 할 때, 장딴지근과 가자미근이 발목의 발바닥굽힘에 기여한다. 또한 얕은층 근육과 깊은층 근육은 목말밑관절과 가로발목관절을 뒤침시킨다.

장딴지빗근

장딴지빗근은 장딴지근과 가자미근 사이에 위치한다. 장딴지빗근의 힘줄은 장딴지근과 비슷하게, 넙다리뼈의 가쪽위관절선에서 시작하여 아킬레스힘줄을 형성하기 위해 장딴지근/가자미근의 힘줄과 합병한다(그림 13.22). 인구 7-10%는 장딴지빗근을 가지고 있지 않다. 장딴지빗근의 기능은 아직 밝혀지지 않았지만, 장딴지근과 가자미근의 기능을 증대시키는 것으로 생각된다.

깊은층 근육

깊은층 근육으로는 뒤정강근, 긴발가락굽힘근 및 긴엄지굽힘근 등이 있다(그림 13.23).

뒤정강근

뒤쪽 근육 중에서 가장 깊은층에 있는 근육은 뒤정강근이다. 뒤정강근은 위쪽 장딴지의 중앙에 위치한다. 뒤정강근은 종아리의 안쪽을 따라 아래쪽으로 주행하고, 안쪽복사뼈를 감아 돈 후, 발바닥으로 계속 주행한다. 깊은층 근육의 3개 힘줄은 굽힘근지지띠에 의해 유지되고, 안쪽복사뼈를 감아 돈 후 발목굴을 안으로 들어간다. 손목굴과 비슷하게, 뒤정강근, 긴발가락굽힘근 및 긴엄지굽힘근 등의 힘줄은 정강신경과 정강동맥과 함께 발목굴을 통과한다.

뒤정강근 힘줄은 발배뼈에 부착하고, 또 섬유성 팽창부를 통해 발목뼈와 발허리뼈바닥에 부착한다(그림 13.23). 뒤정강근의 넓은 부착점은 안쪽세로발활을 지지한다. 뒤정강근은 발등굽힘이나 발바닥굽힘에 관계없이 발을 안쪽번짐시킨다. 또한 뒤정강근은 발바닥굽힘을 돕는다. 발에 하중이 가해졌을 때 뒤정강근이 동원되는데, 이것은 발활의 안정화에 도움을 준다. 선 자세, 보행 및 달리기 동안 하중이 다리에 가해질 때, 안쪽세로발활이 내려앉는 속도를 제어하기 위해 뒤정강근이 원심성 수축을 한다. 뒤정강근은 발

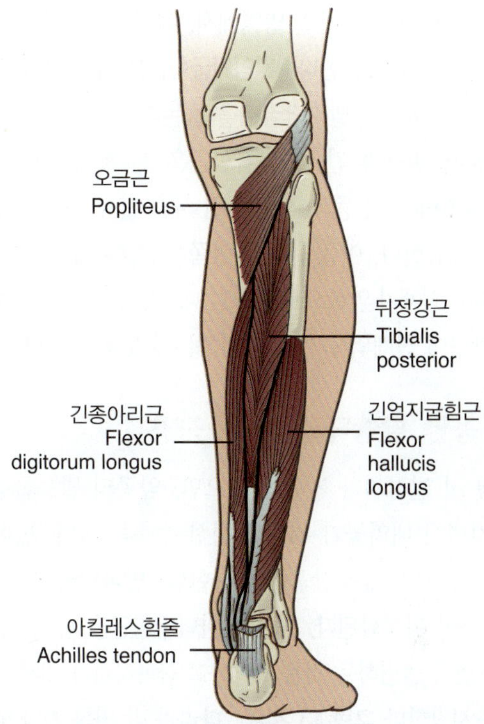

그림 13.23 뒤쪽 종아리 구획의 깊은층 근육(출처: Starkey C, Brown D. Examination of Orthopedic and Athletic Injuries. 4th ed. Philadelphia. PA. F.A. D Company. 2015, p 245).

배뼈를 아래쪽과 안쪽으로 당겨 목말뼈에 고정시킨다. 보행의 입각기 끝지점에서 체중이 체중부하된 다리 쪽으로 이동할 때 뒤정강근은 안쪽세로발활을 위쪽으로 들어올리기 위해 구심성 수축하고, 이것에 의해 발이 발 밀기와 신체를 앞쪽으로 추진하는데 필요한 견고한 지렛대로 전환된다.

긴발가락굽힘근과 긴엄지굽힘근

긴발가락굽힘근은 장딴지의 뒤안쪽면에 위치한다. 긴발가락굽힘근 힘줄이 발목 쪽으로 주행할 때, 그 힘줄은 안쪽복사뼈에서 뒤정강근 힘줄보다 뒤쪽에 위치한다. 긴발가락근 힘줄은 4개로 나누어져 각각 2번-5번 발가락의 먼쪽마디뼈바닥에 부착한다(그림 13.23). 긴발가락굽힘근은 MTP 관절과 IP 관절을 굽힘하고, 발목의 발바닥굽힘을 돕는다.

긴엄지굽힘근은 장딴지의 뒤가쪽면에 위치한다. 긴엄지굽힘근의 힘줄은 아래쪽으로 주행하여 안쪽복사뼈 뒤쪽을 지나가고, 그 다음 목말뼈고랑을 통과한 후 엄지의 먼쪽마디뼈바닥에 부착한다(그림 13.23).

1번 MTP 관절 근처의 영역에서, 긴엄지굽힘근 힘줄은 2개의 종자뼈를 함유한다. 긴엄지굽힘근은 엄지 MTP 관절과 IP 관절을 굽힘하고, 발바닥굽힘을 돕는다.

긴엄지굽힘근과 긴발가락굽힘근은 선 자세, 보행, 달리기 및 발가락 서기 등과 같은 닫힌 사슬 활동 동안 안정성과 조절을 제공한다. 이들 근육은 안쪽세로발활에 동적 지지를 제공한다. 신체가 앞쪽으로 동요할 때, 지면에 대한 이들 근육의 파악력이 신체의 균형을 유지하는데 도움을 준다.

보행 동안 발바닥굽힘근의 작용

보행 시 발꿈치가 지면에 닿으면, 앞쪽의 발등굽힘근은 발을 지면에 내려놓기 위해 원심성 수축을 한다. 발바닥이 지면에 닿으면, 앞정강근이 이완한다. 발바닥굽힘근, 특히 가자미근이 활성화된다. 이들 발바닥굽힘근은 발 위를 지나 다리가 앞쪽 돌림하는 것을 제어하고 감속시키기 위해 원심성 수축을 시작한다(그림 13.24A). 다리가 발 위를 지나 발꿈치를 들기 시작할 때, 발바닥굽힘근은 신체를 앞쪽으로 추진하는데 필요한 발 밀기를 돕기 위해 구심성 수축을 시작한다(그림 13.24B).

깊은층 근육은 보행의 입각기 동안 엎침에 저항하여 뒤침을 돕는다. 뒤정강근은 발바닥 전체가 지면에 닿을 때 발 뒤쪽의 엎침을 감속시키고, 안쪽세로발활의 하강을 제어한다. 뒤정강근은 이런 작용을 통해 발에 가해지는 하중을 흡수하는데 도움을 준다. 다리가 입각기의 중간이나 후반부로 갈 때, 뒤정강근은 구심성 수축을 하여 발을 뒤침시키고, 안쪽세로발활의 높이를 상승시킨다.

가쪽 근육군: 긴종아리근과 짧은종아리근

긴종아리근과 짧은종아리근은 발목의 가쪽 근육군을 형성한다. 긴종아리근은 넙다리두갈래근의 먼쪽부착점과 가까운 종아리뼈머리와 몸쪽정강뼈, 그리고 종아리뼈몸통에서 시작한다. 긴종아리근의 힘줄은 가쪽복사뼈 뒤쪽을 감아 돈 후, 입방뼈에 있는 고랑을 통해 발바닥으로 들어간다.

긴종아리근의 종착지는 1번 발목발허리관절이다. 긴종아리근과는 반대로 앞정강근이 1번 발목발허리관절의 등쪽에 부착하기 때문에, 이들 두 근육은 1번 발가락열을 안정화시킨다(그림 13.25).

짧은종아리근은 긴종아리근보다 종아리뼈의 아래쪽에서 시작하여 가쪽복사뼈의 뒤쪽을 감아 돈 후, 발꿈치뼈와 입방뼈를 지나 5번 발허리뼈에 부착한다. 긴종아리근과 짧은종아리근의 힘줄은 종아리지지띠에 의해 가쪽복사뼈에서 고정된다(그림 13.25).

긴종아리근과 짧은종아리근은 열린 사슬 상태에서 발의 1차 가쪽번짐근이다. 비록 이들 근육이 닫힌 사슬 상태에서 고정근으로 작용하지만, 발목의 발바닥굽힘을 돕는다. 그들은 선 자세, 보행, 달리기 및 점핑할 때 중요한 작용을 한다. 긴종아리근은 가쪽세로발활과 가로발활에 많은 지지를 제공한다. 앞정강근이 발앞쪽을 엎침하기 위해 1번 발가락열을 당기는 활동을 할 때, 긴종아리근은 1번 발목발허리관절을 고정시킨다. 보행의 입각기 동안 체중이 발뒤쪽(rearfoot)에서 발앞쪽(forefoot)으로 이동할 때, 긴종아리근은 발을 고정하기 위해 1번 발가락열을 지면에 고정시킨다.

내재근

앞에서 언급되었듯이, 내재근의 몸쪽과 먼쪽 부착점은 발 안에 위치한다. 대부분의 발 내재근은 해부학적으로 손 내재근과 비슷하지만, 발에는 맞섬근이 없기 때문에 맞섬 동작이 일어나지 않는다. 비체중부하 상태에서의 발 작용을 설명하고 있지만, 이들 작용은 손 만큼 정교하지 못하다.

발 내재근의 주요 기능은 발을 정교하게 조절함으로서 서기 균형과 보행 균형을 돕는 것이다. 내재근은 보행 시 앞쪽 추진을 돕기 위해 발에 안정성과 강직성을 제공한다. 다음 단락은 비하중 상태일 때 내재근과 그들의 기능을 간략하게 설명하고 있다.

짧은발가락폄근은 발꿈치뼈의 등쪽면에서 시작해 3개의 발가락(2번–4번 발가락)으로 3개의 힘줄을 보낸다. 짧은발가락폄근은 발가락을 폄하는 다른 발가락폄근을 돕는다. 짧은엄지폄근은 엄지의 폄을 돕는다(그림 13.26).

나머지 발 내재근은 발바닥에 위치하는 근육들이고, 4개의 층으로 이루어져 있다. 얕은층에서 깊은층 순으로, 얕은층 근육, 2층 근육, 3층 근육, 가장 깊은층 근육으로 불린다. 발바닥근막은 얕은층 근육을 덮고 있다. **표 13.1**은 각 층의 근육과 비체중부하 상태에서의 근육 기능을 목록하고 있다. **그림 13.27**은 나머지 발 내재근의 해부학적 지점을 보여주고 있다.

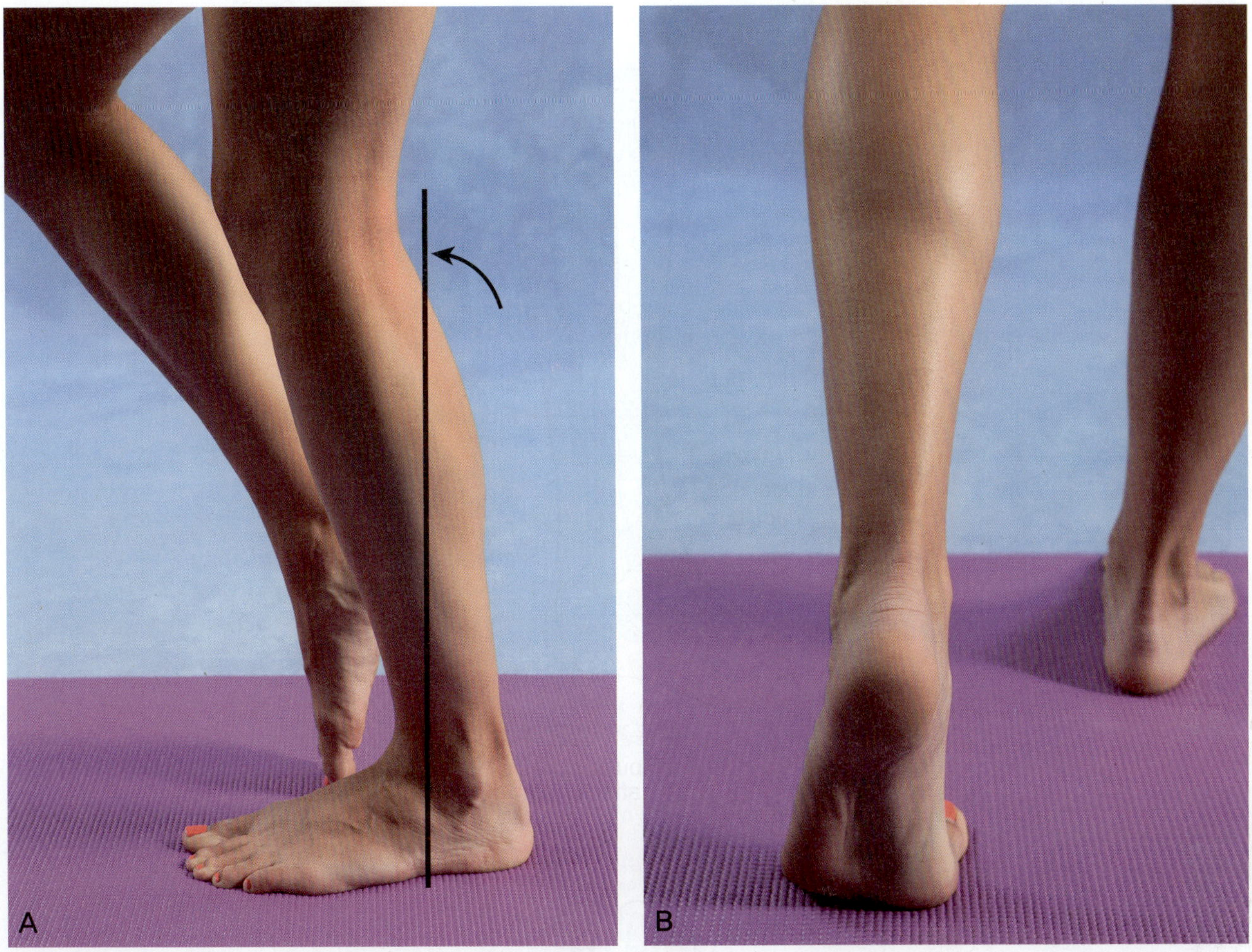

그림 13.24 (A) 정강뼈의 앞쪽 움직임을 제어하는 가자미근. (B) 보행 동안 신체를 앞쪽으로 추진하기 위해, 닫힌 사슬에서 구심성 수축을 하는 발바닥굽힘근.

임상 연결 13.4

뒤정강근의 힘줄은 뒤정강근 힘줄 증후군(PTTD)으로 불리는 점진적 무력증과 관련된다. 이런 상태는 매년 미국에서 약 5백만 명에게 발병되며, 발 통증과 보행 기능 장애에 영향을 주는 많은 요소들을 가진다.

안쪽세로발활이 낮은 사람은 PTTD 발병의 고위험군이다. 근육 약증과 잘못된 보행 생체역학도 PTTD의 위험 요소이다. PTTD 환자의 보행 패턴에서 발꿈치가 가쪽번짐과 엎침되는 경향이 발견된다. PTTD와 관련된 다른 요소들로는, 노화에 따른 퇴행, 염증성 관절염, 고혈압, 당뇨병, 비만 및 급성 외상 파열 등이 있다.

이 질환은 3개의 진행 단계를 가진다. 단계 Ⅰ은 가벼운 부종, 안쪽발목의 불편, 그리고 발꿈치를 들어올릴 때 통증 발생 등이 나타난다. 단계 Ⅱ는 안쪽세로발활의 높이가 점진적으로 하강하고, 발중간의 벌림 기형이 나타난다. 이 단계에서 뒤정강근에 염증이 있고, 뒤정강근이 신장되거나 파열될 수 있다. 발뒤쪽은 여전히 우유연하지만, 환자는 발꿈치들기를 할 수 없다. 단계 Ⅲ는 단계 Ⅱ의 요소를 가지고 있고, 발뒤쪽이 가쪽번짐 상태로 고정된다. 초기 PTTD 환자는 교정용 보조장비나 또는 근력 강화 운동과 신장 운동으로 좋은 효과를 얻을 수 있다.

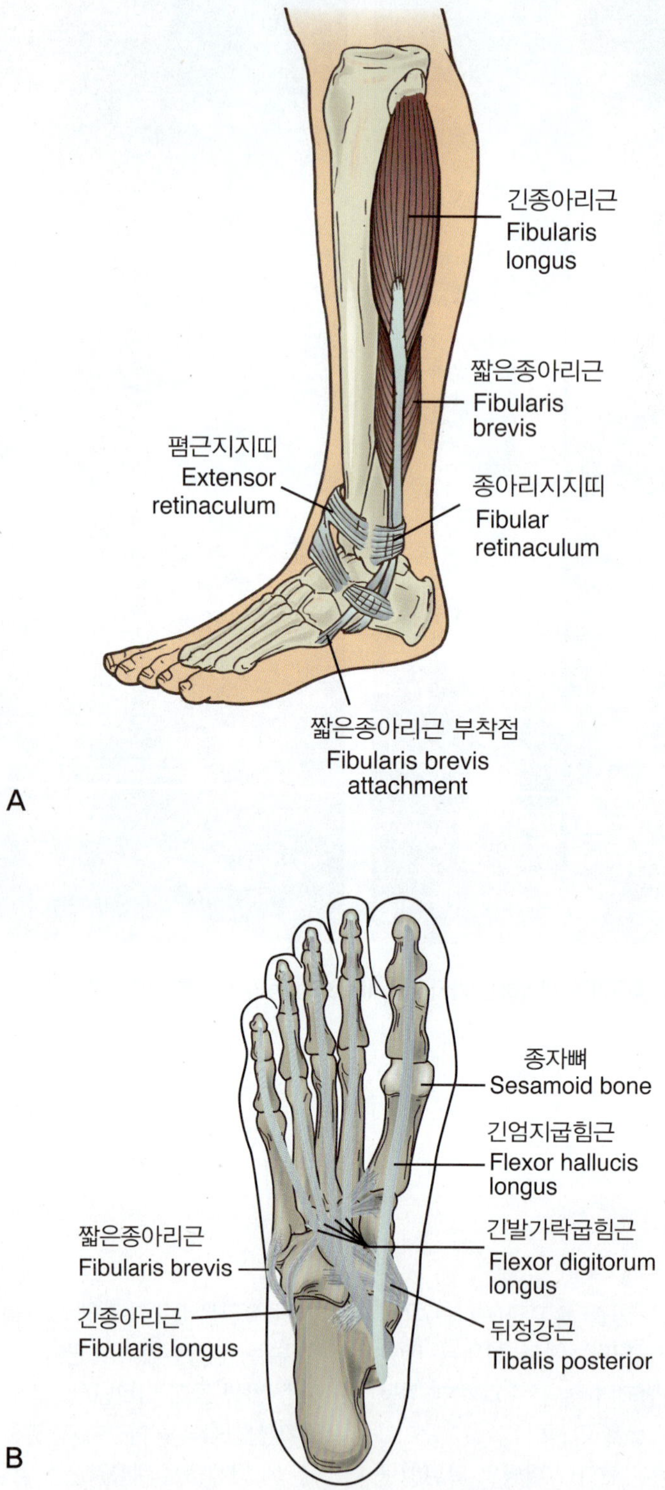

그림 13.25 (A) 가쪽 종아리 구획의 근육. (B) 힘줄 부착점을 보여주는 오른발의 뒤쪽면(출처: Starkey C, Brown D. Examination of Orthopedic and Athletic Injuries. 4th ed. Philadelphia. PA. F.A. D Company. 2015, p 244).

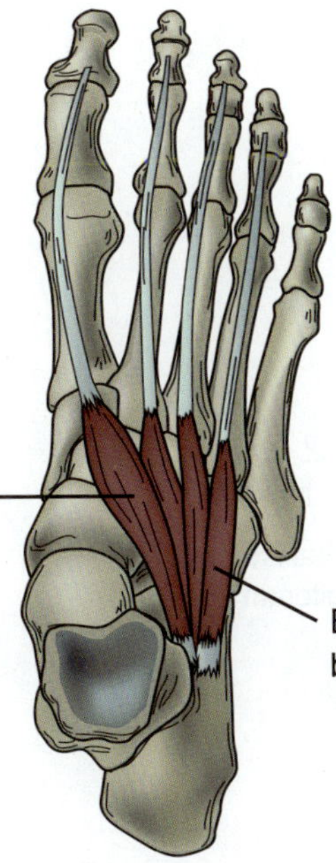

그림 13.26 발등에 있는 내재근.

표 13.1 발바닥에 있는 내재근

근육	기능
얕은층 근육	
짧은발가락굽힘근	긴발가락굽힘근을 보조한다.
엄지벌림근	엄지를 벌림한다; 엄지 굽힘을 돕는다.
새끼벌림근	새끼발가락을 벌림한다; 새끼발가락의 굽힘을 돕는다.
2층 근육	
발바닥네모근	긴발가락굽힘근 힘줄의 안정화를 돕는다.
벌레근	MTP 관절을 굽힘하고, 마디뼈사이관절을 폄한다; 발가락을 폄하는 동안 가로발활의 온전성을 유지한다.
3층 근육	
엄지모음근	엄지를 2번째 발가락 쪽으로 모음한다.
짧은엄지굽힘근	엄지를 굽힘한다.
새끼굽힘근	새끼발가락의 MTP 관절을 굽힘한다; 가쪽세로발활의 안정성에 기여한다.
가장 깊은층 근육	
바닥쪽뼈사이근 (3)	3번-5번 발가락을 모음과 굽힘한다; 가쪽세로발활을 지지한다.
등쪽뼈사이근 (4)	2번-5번 발가락을 폄과 벌림한다; 입각기 때 발허리뼈의 평행 정렬을 유지하는데 도움을 준다; 보행의 발 밀기 단계 동안 발앞쪽을 안정화시킨다.

MTP = 발허리발가락관절

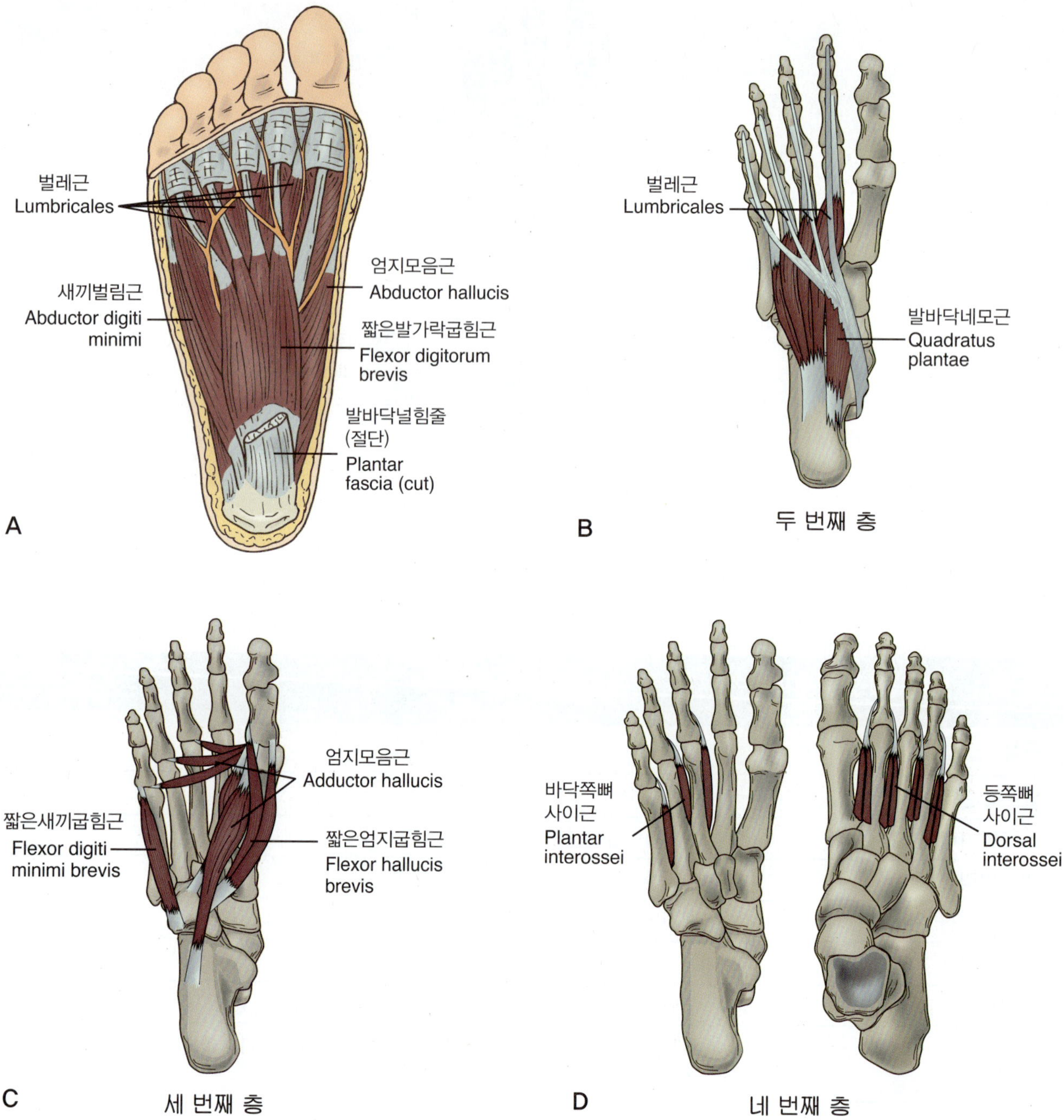

그림 13.27 발 내재근의 층. (A) 얕은층. (B) 두 번째 층. (C) 세 번째 층. (D) 왼쪽 발의 가장 깊은 층의 위쪽면과 바닥쪽면.

발의 기능 수행
FUNCTIONAL PERFORMANCE OF THE FOOT

다리의 기능적 사용은 수많은 관절과 근육의 협응과 기능을 요구한다. 예를 들어, 공을 차기 위해서는, 체중을 지지하는 쪽 다리와 발은 정적 균형과 동적 균형에 필요한 안정성을 제공하고, 공을 차는 다리는 파워와 속도를 낸다. 양쪽 다리와 발은 점프할 때 파워와 속도를 낼 수 있을 만큼 튼튼해야 하고, 착지할 때는 그 힘을 흡수할 수 있어야 한다.

이들 과제를 수행할 때 발목과 발의 기능은 많은 관절과 근육의 작용을 필요로 한다. 비록 발목과 발의 특정 관절들이 적은 가동범위를 가지고 있지만, 그들이 함께 작용하면 고르지 못한 지면에 발을 맞출 수 있는 가동성을 생성한다. 활동 동안 발의 분절들과 발목 사이의 상관관계를 이해하는 것이 중요하다. 엎침과 뒤침은 발목과 발의 여러 관절에서 일어나고 또 3개 운동면에서 일어나는 움직임들의 결합 동작이다. 엎침과 뒤침은 다양한 지면이나 경사로에 발이 적응할 수 있도록 돕는 동작이고, 추진을 위해 발을 견고한 지렛대로 만드는 동작이다.

목말밑관절의 엎침과 뒤침

뒤침은 안쪽번짐, 모음 및 발바닥굽힘으로 이루어져 있고, 엎침은 가쪽번짐, 벌림 및 발등굽힘으로 이루어져 있다.

엎침은 목말밑관절을 해제하여 다양한 지면에 발이 잘 적응할 수있도록 만든다. 뒤침은 보행 시 신체를 추진할 수 있도록 발을 견고하게 만드는 동작이다.

열린 사슬 활동을 할 때, 발꿈치뼈가 움직이는 동안, 목말뼈는 정강뼈와 종아리뼈 사이의 발목다리관절에서 고정되어 목말밑관절의 엎침과 뒤침을 일으킨다. 발꿈치뼈는 3개의 운동면에서 움직인다. 예를 들어, 뒤침을 할 때, 발꿈치뼈는 이마면에서 안쪽번짐하고, 시상면에서 발바닥굽힘하고, 가로면에서 모음을 한다.

체중부하 활동 시, 발꿈치뼈는 이마면에서 움직일 수 있지만, 시상면이나 가로면에서는 움직일 수 없다. 그 이유는 체중에 의해 발꿈치뼈가 지면에 고정되기 때문이다. 발꿈치뼈가 고정될 때, 목말뼈가 뒤침과 엎침으로 움직인다.

그림 13.28A는 중립위 발꿈치뼈를 보여주고 있다. 엎침 시, 발꿈치뼈는 가쪽번짐하고, 목말뼈는 발바닥굽힘과 모음된다(그림 13.28B). 역으로 뒤침 시 발꿈치뼈는 안쪽번짐하고, 목말뼈는 발등굽힘과 벌림한다(그림 13.28C).

과도한 체중부하의 엎침은 정강뼈 안쪽돌림을 일으키고, 무릎을 밖굽이무릎으로 만든다. 역으로 과도한 뒤침은 무릎을 안굽이무릎으로 만들 수 있다.

가로발목관절의 엎침과 뒤침

가로발목관절은 엎침과 뒤침에 기여할 수 있다. 가로발목관절의 움직임은 지면의 종류에 관계없이 발을 지면에 고정하는데 필수적이다. 발뒤쪽이 뒤침할 때, 가로발목관절이 뒤따라 뒤침한다. 발뒤쪽이 엎침할 때, 가로발목관절은 뒤침이나 엎침할 수 있다. 이런 능력은 발뒤쪽이 발가락을 지면으로부터 들어올리는 경향이 있을 때, 발가락을 지면에 유지하는데 도움을 준다.

요약
CHAPTER SUMMARY

발목과 발은 복합체 구조이며, 많은 구성 요소의 결합으로 보행 시 다양한 지면에 적응할 수 있을 만큼 유연하고, 또 신체를 앞쪽으로 추진할 수 있는 견고한 구조물이다.

발목과 발 복합체 중 어느 한 요소의 기능 이상은 복합체 전체의 기능장애를 초래할 수 있다. 부정정렬과 기능 이상은 결합조직 외상을 초래하고, 결국에는 관절과 뼈의 손상을 야기할 수 있다. 기억해야 할 것은 몸쪽 다리 관절과 안정된 코어가 발목과 발의 기능에 어떤 영향을 주고, 반대로 발목과 발의 기능이 몸쪽 다리 관절과 코어에 어떤 영향을 줄 수 있는가이다. 엉덩관절의 나쁜 조절과 약증은 무릎관절, 발목과 발의 정렬에 나쁜 영향을 줄 수 있다. 이와 같이, 발목과 발의 약증이나 부정정렬도 통증이나 기능장애를 초래할 수 있는 몸쪽 다리 관절에 영향을 줄 수 있다.

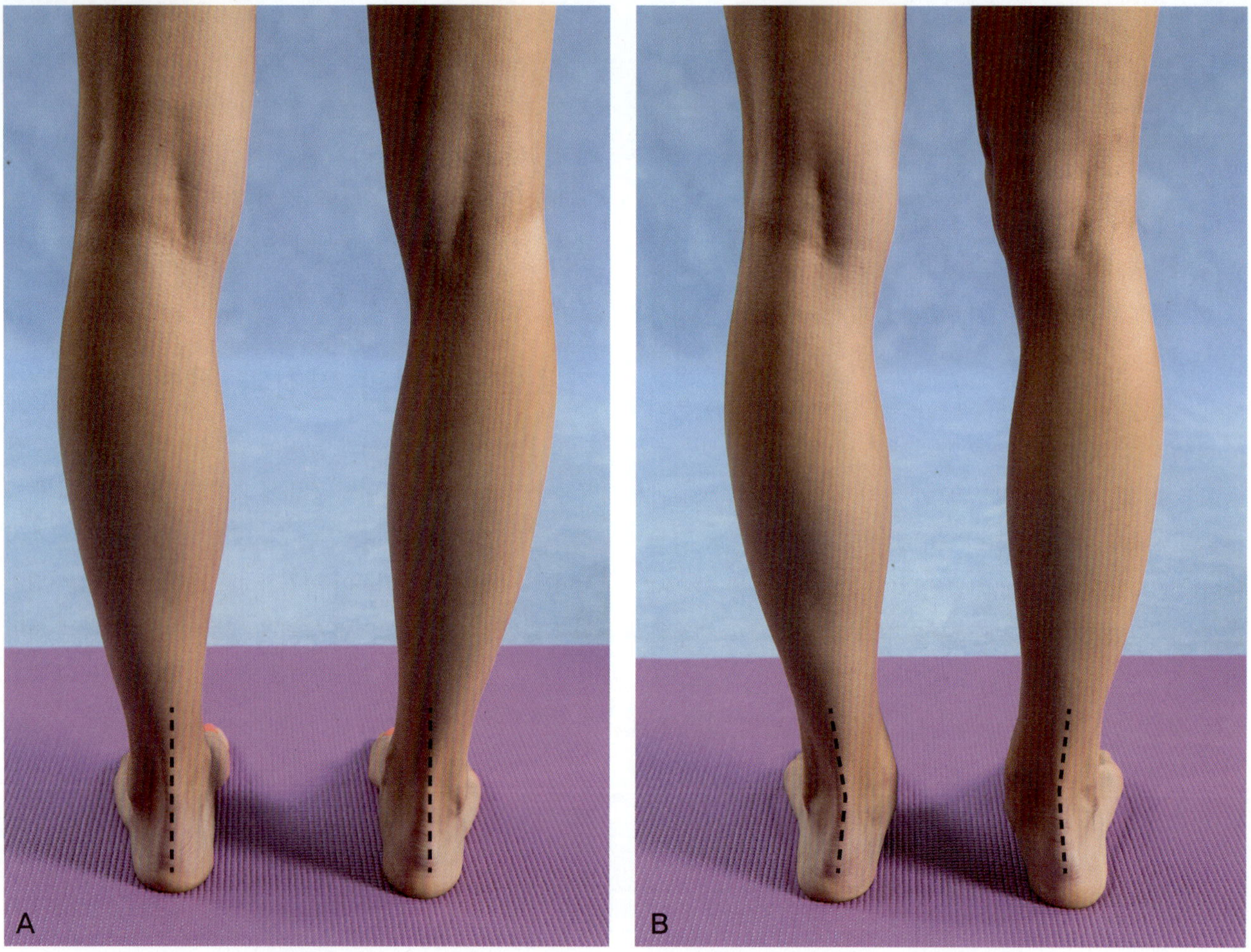

중립위 엎침

그림 13.28 목말밑관절의 엎침과 뒤침. (A) 발꿈치뼈의 중립위. (B) 발꿈치뼈의 가쪽번짐이 동반된 엎침.

계속

복습 / DISCUSSION QUESTIONS

1. 목말밑관절 운동과 발목다리관절 운동 사이의 유사점과 차이점은 무엇인가?
2. 발목다리관절의 안정성에 기여하는 뼈의 형태는 무엇인가?
3. 안쪽발목염좌와 관련되는 인대는 무엇인가?
4. 환자가 안쪽복사뼈의 뒤쪽과 아래쪽에서 압통을 호소한다면, 어떤 근육이 손상될 수 있는가? 가쪽복사뼈의 뒤쪽과 아래쪽에서 압통을 호소한다면, 어떤 근육이 손상될 수 있는가?
5. 발꿈치닿기에서 발바닥닿기까지의 보행 단계에서 앞정강근은 어떤 작용을 할 것인가?
6. 안쪽세로발활을 지지하는 구조물은 무엇인가?(특정 인대, 근막 및 근육을 고려해 본다.) 완전 체중 부하 때 안쪽세로발활은 어떤 작용을 하는가?
7. 장딴지근을 가장 효율적으로 신장하는 무릎과 발목의 자세를 보여준다. 가자미근을 가장 효율적으로 신장하는 자세를 보여준다.
8. 발목다리관절, 목말밑관절 및 가로발목관절에서 일어나는 엎침과 뒤침의 요소를 설명한다. 체중부하 자세에서 뒤침과 엎침을 할 때 발꿈치뼈의 자세를 포함시켜 설명해 본다.

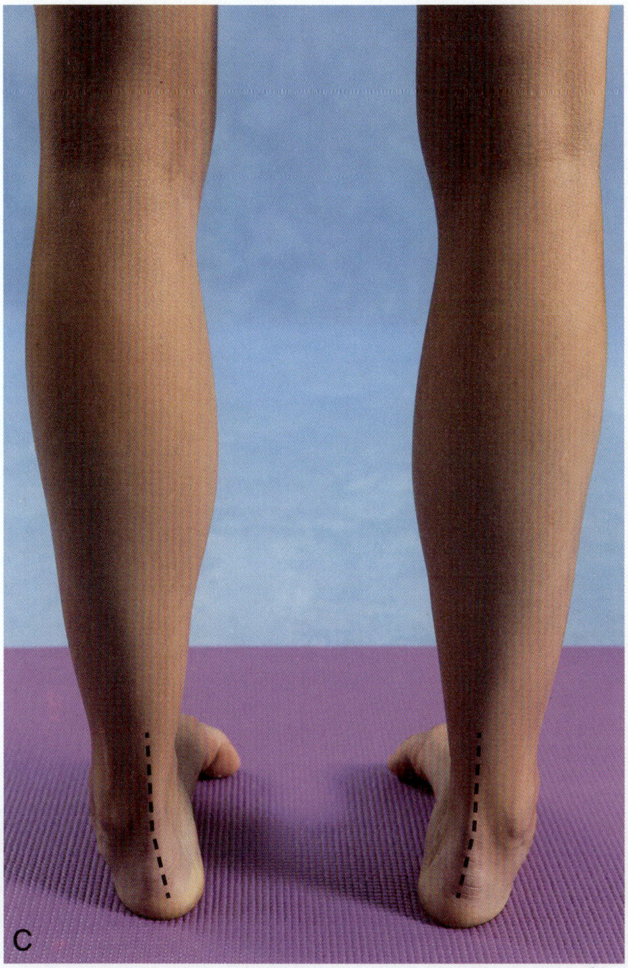

뒤침

그림 13.28 계속) (C) 발꿈치뼈의 안쪽번짐이 동반된 뒤침.

사례 연구(Case Study)

Zach는 34세의 건축가이며 발목 염좌를 당했다. 그는 발목 염좌의 병력을 가지고 있고, 초기 염좌 후 균형/고유수용성 재활 프로그램에 참여한 적이 없다. 최근 고르지 못한 지면 위에서 달리기를 하다가 오른쪽 급성 발목 염좌로 고생하고 있다. 임상적으로, Zach는 오른쪽 가쪽복사뼈의 앞쪽, 가쪽 및 뒤쪽 부위에 출혈과 부종의 징후를 보이고 있다. 이 부위는 촉진에 매우 민감한 편이다. Zach에 따르면, 체중부하나 발목을 움직일 때 통증이 발생한다고 했다. 여러분은 발목과 발에 대해 배웠던 것을 이용해, Zach의 손상에 대한 다음 질문에 답을 한다.

1. Zach의 발목과 발은 가쪽 발목 염좌를 일으킨 손상 당시 어떤 자세를 취했을 것인가?
2. 어떤 인대가 이런 손상에 영향을 받을 것인가?
3. 만약 Zach가 발목 염좌 시 근육 힘줄도 손상을 받았다면, 어떤 근육이 손상되었을 것인가? (질문 1에서 여러분이 확인했던 자세의 끝범위에서 신장될 손상 인대와 같은 영역에 있는 인대를 생각해 본다.)

참고문헌(BIBLIOGRAPHY)

Cheung RT, Chung RC, Ng GY. Efficacies of different external controls for excessive foot pronation: a meta-analysis. *Br J Sports Med.* 2011;45:743–751.

Cleland JA, Abbott JH, Kidd MO, et al. Manual physical therapy and exercise versus electrophysical agents and exercise in the management of plantar heel pain: a multicenter randomized clinical trial. *J Orthop Sports Phys Ther.* 2009;39:573–585.

Cobb SC, Bazett-Jones DM, Joshi MN, Earl-Boehm JE, James CR. The relationship among foot posture, core, and lower extremity muscle function, and postural stability. *J Athl Train.* 2014;49:173–180.

Houglum PA, Bertoti DB. *Brunnstrom's Clinical Kinesiology.* 6th ed. Philadelphia, PA: FA Davis; 2012.

Kulig K, Popovich JM, Noceti-Dewit LM, Reischl SF, Kim D. Women with posterior tibial tendon dysfunction have diminished ankle and hip muscle performance. *J Orthop Sports Phys Ther.* 2011;41: 687–694.

Kulig K, Reischl SF, Pomrantz AB. et al. Nonsurgical management of posterior tibial tendon dysfunction with orthoses and resistive exercise: a randomized controlled trial. *Phys Ther.* 2009;89:26–37.

Levangie PK, Norkin CC. *Joint Structure and Function: a Comprehensive Analysis.* 5th ed. Philadelphia, PA: FA Davis; 2011.

Martin RL, Davenport TE, Paulseth S, Wukich DK, Godges JJ. Ankle stability and movement coordination impairments: ankle ligament sprains. *J Orthop Sports Phys Ther.* 2013;43:A2–A40.

Neumann DA: *Kinesiology of the Musculoskeletal System.* 2nd ed. St. Louis, MO: Mosby; 2010.

Nordin M, Frankel VH. *Basic Biomechanics of the Musculoskeletal System.* 4th ed. Philadelphia, PA: Lippincott Williams & Wilkins; 2012.

Rabbito M, Pohl MB, Humble N, Ferber R. Biomechanical and clinical factors related to stage in posterior tibial tendon dysfunction. *J Orthop Sports Phys Ther.* 2011;41:776–784.

14장

보행의 운동학

The Kinesiology of Gait

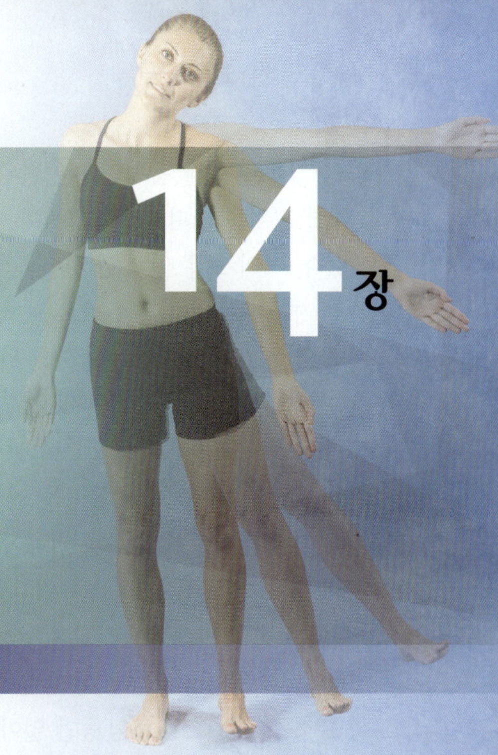

핵심 개념 / Key Concepts

보행주기
- 입각기
- 유각기
- 다리지지기
- 보행의 공간적 특성
- 보행의 시간적 특성

보행 동안의 질량중심 변위

보행 동안의 관절운동형상학
- 골반
- 엉덩관절
- 무릎관절
- 발목관절
- 목말밑관절
- 엄지의 발목발허리관절과 발허리발가락관절
- 몸통과 팔

보행 동안의 근육 활동
- 엉덩관절과 무릎관절의 근육 활동
- 발목과 발의 근육 활동

비정상 보행 패턴
- 풋슬랩과 풋드롭
- 큰볼기근 보행
- Trendelenburg 보행
- 도약 보행, 힙하이킹 보행 및 휘돌림 보행
- 기타 비정상 보행 패턴

학습 성과 / Learning Outcomes

본 장을 공부한 후, 학습자는 다음을 할 수 있을 것이다:

14.1 입각기와 유각기 동안에 일어나는 이벤트를 포함한 보행주기의 요소를 설명할 수 있다.
14.2 걸음길이, 온걸음길이, 걸음폭 등을 측정하는데 이용되는 공간적 변수를 기술할 수 있다.
14.3 분속수와 걸음 시간을 측정하는데 이용되는 시간적 변수를 기록할 수 있다.
14.4 보행속도에 영향을 주는 요소들을 설명할 수 있다.
14.5 다양한 보행주기의 요소 동안 골반, 엉덩관절, 무릎관절, 발목, 발, 몸통 및 팔의 움직임을 설명할 수 있다.
14.6 보행주기 동안 다리의 주요 근육군이 언제 활성되는지를 확인할 수 있다.
14.7 비정상 보행 패턴을 인지할 수 있다.

앞의 장들은 인간 움직임과 관련된 개념들을 제시하거나, 개별 관절을 살펴보았고 그들이 어떻게 움직이는지를 설명했다. 거의 모든 인체 관절의 움직임이나 안정성을 요구하는 기능 활동의 하나가 바로 보행이다. 대화를 하면서 걷거나, 걷는 도중 물체를 관찰하기 위해 머리를 돌리거나, 또는 단순히 한 장소에서 다른 장소로 이동할 때도, 신체는 가장 효율적이고 안전한 방법으로 보행 수행을 시도한다. 보행은 사람이 반복적으로 균형을 잃었다가 다시 얻는 활동이다. 보행은 앞쪽으로 몸을 기울이면서 시작하고, 균형을 다시 얻기 위해 발을 새로운 위치로 움직인다. 보행 동안, 사람은 발을 반복적이고 교대로 놓음으로서 한 지점에서 다른 지점으로 움직인다. 본 장은 보행주기의 측면에서 보행 요소를 살펴보고, 보행 동안 일어나는 여러 관절의 움직임을 다루고, 또 근육이 어떻게 작용하여 보행을 일으키는지를 연구할 것이다. 본 장은 여러 신체 분절의 기능장애로부터 초래되는 몇 가지 흔한 비정상 보행 패턴을 살펴볼 것이다.

보행주기
THE GAIT CYCLE

보행은 반복적인 일련의 움직임으로 일어난다. 보행의 개별 기능적 단위는 **보행주기**이다. 각 보행주기는 시간적 측면과 공간적 측면에서 설명되고 정량화될 수 있는 독특한 특징을 가진다. 보행주기 요소의 임상적 측정값은 정상 수치와 비교될 수 있다. 정상 수치에서 벗어난 측정값은 수행 감소나 낙상 위험 증가와 관련될 수 있다.

보행주기는 2 단계로 구성된다: **입각기**와 **유각기**. 입각기는 발이 지면에 닿을 때부터 시작하여 동일한 발이 지면으로부터 떨어질 때 끝난다. 발이 지면으로부터 완전히 떨어지면, 유각기가 시작하고, 다리가 계속 앞쪽으로 스윙한다. 유각기는 동일한 발이 지면에 닿을 때 끝나고, 다시 입각기가 시작된다. 보행주기가 계속 이어지면, 보행이 이루어진다. 정상 보행속도일 때, 보행주기의 60%가 입각기이고, 40%가 유각기이다. 그림 14.1은 보행주기의 입각기와 유각기를 보여주고, 또 이들 두 단계에서 일어나는 이벤트와 세부 단계를 보여준다.

입각기

각 입각기는 5개 이벤트로 나누어진다: **초기접지기**(발꿈치닿기), **발바닥닿기**, **중간입각기**, **발꿈치들기** 및 **발가락떼기**. 발이 지면에 닿을 때, 다리가 발목과 발 위로 움직이기 시작한다. 이런 보행 단계 동안, 고르지 못한 지면에 적응할 수 있도록 발은 유연한 단위로 작용한다. 입각기의 끝지점에 접근할 때 발은 발가락떼기와 다리의 앞쪽 추진을 돕기 위해 견고한 지렛대가 된다(그림 14.1).

초기접지기는 발이 지면에 닿는 순간을 의미한다. 초기접지기는 ***발꿈치접지기*** 또는 ***발꿈치닿기***라는 용어로도 사용될 수 있지만, 발꿈치 이외 다른 부위가 접촉할 때는 정확한 용어가 아닐 수 있다. 예를 들어, 아킬레스힘줄이 단축된 사람은 발꿈치닿기를 수행할 만큼 충분한 발목 가동범위를 가질 수 없기 때문에, 그 사람은 발가락을 먼저 지면에 닿는다. 초기접지기 또는 발꿈치 접지기는 보행주기의 시작으로 간주된다. 발꿈치가 지면에 닿을 때, 발목은 약간 발바닥굽힘하고, 발가락은 폄한다. 발등굽힘근의 원심성 수축을 통해 발을 지면으로 내려놓는다. 발바닥닿기는 발바닥 전체가 지면에 닿을 때 일어난다. 신체가 체중부하 다리 쪽으로 이동할 때, 중간입각기가 일어난다. 발꿈치들기는 발꿈치가 지면으로부터 떨어질 때 일어나고, 발가락떼기는 발가락이 지면으로부터 떨어질 때 일어난다(그림 14.1 참고).

입각기에는 3개의 세부 단계가 있다: **초기접지 단계**, **중간입각 단계** 및 **발 밀기 단계**. 첫 단계는 초기접지기에서 시작하여 발바닥닿기에서 끝난다. 이 단계의 Rancho Los Amigos National Rehabilitation Center 용어는 체중 수용기 또는 부하반응기이다. 중간입각 단계(**종말입각기**)는 발바닥닿기에서 시작해 발꿈치들기까지이다. 발 밀기 단계는 발꿈치들기에서 시작해 발가락떼기까지이다. 전유각기는 입각기의 마지막 10%에 해당하고, 발가락떼기에서 끝난다(그림 14.1 참고).

유각기

보행주기의 유각기는 3개의 세부 단계로 일어난다: **초기유각기**, **중간유각기** 및 **말기유각기**. 초기유각기는 발가락떼기에서부터 중간유각기까지이다. 초기유각기는 ***가속기***로도 불린다. 중간유각기는 다리가 엉덩관절 바로 밑

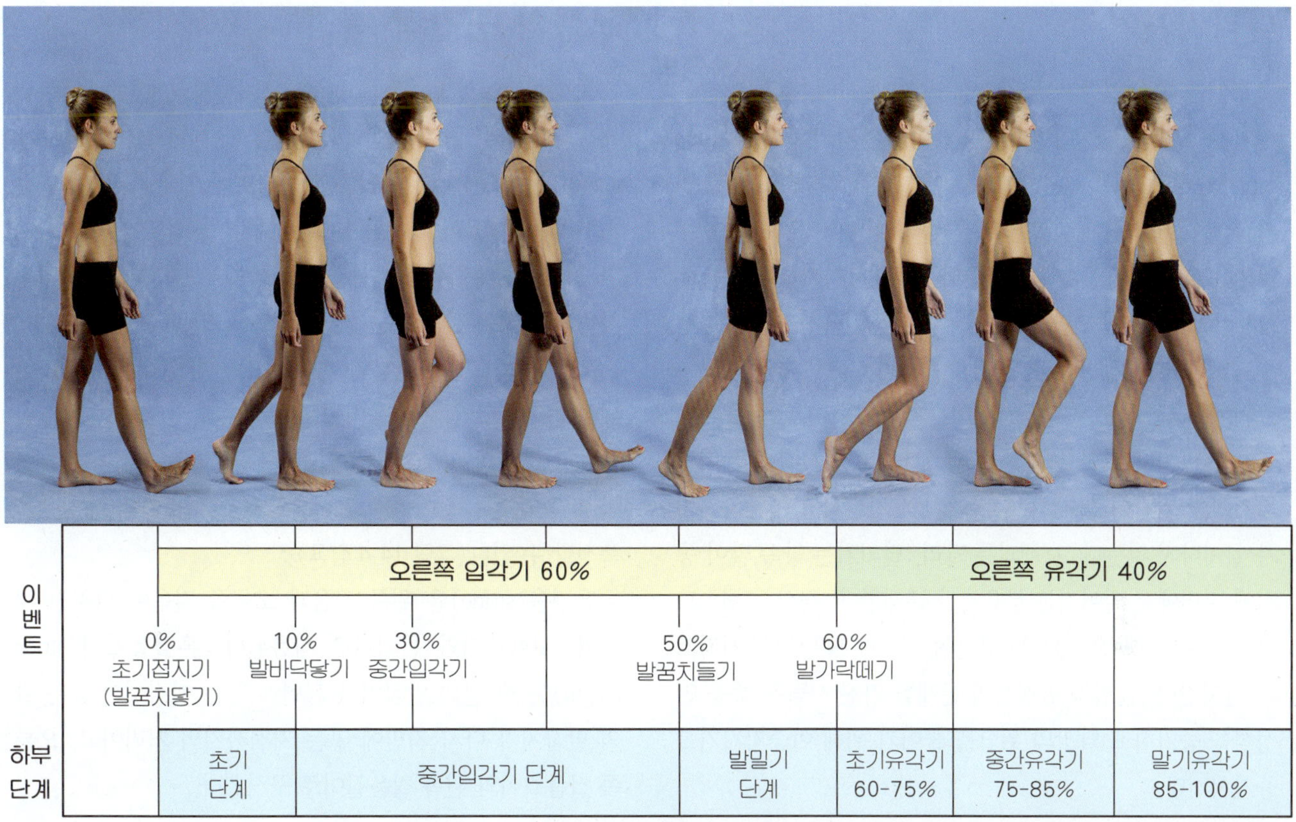

그림 14.1 보행주기의 세분화.

을 바로 지날 때 일어나고, 가속기의 끝지점에서부터 감속기의 시작지점까지이다. 말기유각기는 다리가 중간유각기과 초기접지기(발꿈치닿기) 사이에서 감속되는 세부 단계이다. 무릎관절은 초기접지기를 준비하기 위해 폄을 시작한다(그림 14.1 참고) (말기유각기는 종말유각기 또는 감속기로 간주된다).

표 14.1은 입각기와 유각기의 세부 단계와 이벤트를 요약하고 있다.

표 14.1 보행주기의 단계와 이벤트

단계	이벤트	보행주기 %
입각기(stance)	발꿈치닿기 또는 초기접지기	0
	발바닥닿기	8-10
	중간입각기	30
	발꿈치들기	30-50
	발가락떼기	60
유각기(swing)	초기유각기	60-75
	중간유각기	75-85
	말기유각기	85-100

다리지지기

보행주기의 입각기 동안, 양 발이 동시에 지면에 닿는 시기가 2번 있다. 이런 단계를 **이중지지기**(double limb support)라고 하며, 첫 번째 시기는 초기접지기이고, 두 번째 시기는 발가락떼기 때이다. 각각의 이중지지기는 보행주기의 10%로, 총 20%에 해당된다. **한발지지기**(single limb support)도 보행주기에서 1번 일어난다. 한발지지기는 보행주기의 40%에 해당된다. 보행주기 동안 양쪽 다리를 모두 고려했을 때, 한발지지기는 보행주기의 80%이고, 이중지지기는 20%이다(그림 14.2). 보행속도를 증가시킬수록 이중지지기의 기간이 짧아지고, 달리기의 경우에는 이중지지기가 일어나지 않는다. 보행과는 달리, 달리기는 양쪽 발이 동시에 지면에서 떨어지는 부유기가 존재한다. 정상 보행속도보다 느린 보행속도에서는 양발이 지면에 닿는 이중지지기가 길어진다. 균형과 안정성의 문제를 가진 사람은 종종 안정성을 증가하고 낙상의 위험을 줄이기 위해 이중지지기를 증가시킨다.

보행의 공간적 특성

보행주기에서 걸음(step)은 한 발을 지면에 닿는 것부터 시작하여 다른 발이 지면에 닿을 때 끝난다. **걸음길이**(step length)는 지면에 접촉하는 첫 번째 발꿈치와 두 번째 발꿈치 사이의 거리이다(그림 14.3). 예를 들어, 오른쪽 발꿈치가 지면에 닿는 지점에서 왼쪽 발꿈치가 지면에 닿는 지점 사이의 거리는 왼쪽 걸음길이(left step length)가 된다.

왼쪽 걸음길이는 오른쪽 다리가 지면에 고정된 상태에서 왼쪽 다리가 스윙하여 움직이는 거리이다. 걸음길이는 일반적으로 사람의 신장에 좌우되지만, 평균 72 ㎝이다. 오른쪽과 왼쪽의 걸음길이를 비교함으로서 보행주기의 대칭성을 측정할 수 있다(그림 14.4 참고).

온걸음(stride)은 왼쪽 걸음과 오른쪽 걸음이 합쳐진 것이며, 보행주기와 동의어로 사용된다. **온걸음길이**(stride length)는 한 발의 발꿈치가 지면에 닿는 지점에서 같은 발의 발꿈치가 다시 지면에 닿는 지점까지의 거리이고, 오른쪽 걸음길이와 왼쪽 걸음길이로 구성된다.

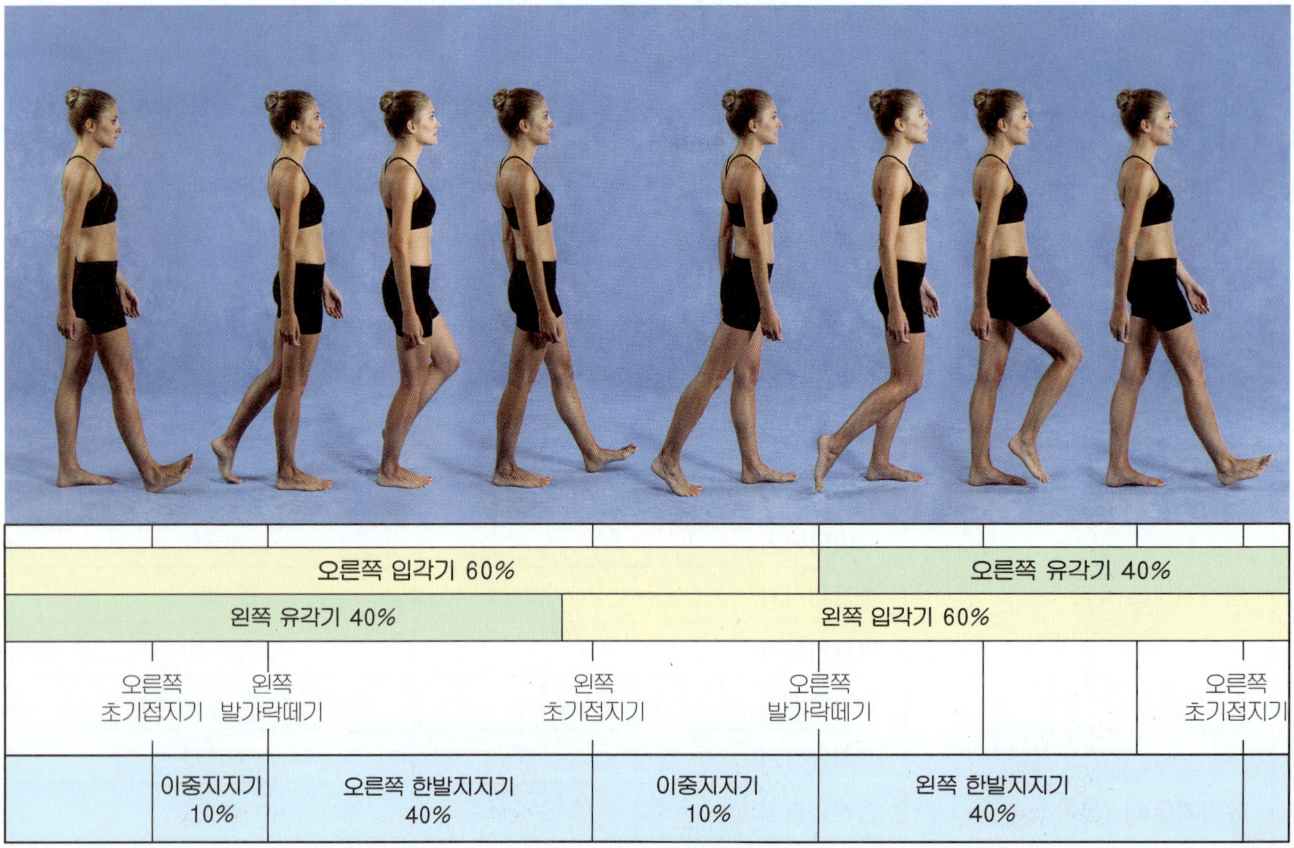

그림 14.2 입각기와 유각기의 단계와 한발지지기와 이중지지기.

온걸음길이는 평균 144 ㎝이고, 완전한 보행주기를 나타낸다(그림 14.4 참고).

걸음폭(step width)은 하나의 걸음에서 양쪽 발꿈치 중심 사이의 측면 거리이고, 평균값은 8–10 ㎝이다. 큰 걸음폭은 보행시 안정성 감소나 균형 문제로 그 사람에게 큰 기저면이 필요하다는 것을 의미할 수 있다. **발각**(foot angle)은 보행의 진행 방향과 발의 긴축 사이에서 형성되는 각도이다. 성인의 평균 발각은 5–7°이다(그림 14.4 참고)

보행의 시간적 특성

공간적 특성 이외, 보행주기의 요소는 시간 또는 기간으로 표현될 수 있다. 하나의 오른쪽 걸음이나 왼쪽 걸음을 완성하는데 걸리는 시간은 **걸음시간**(step time)이다. **분속수**(cadence)는 걸음의 비율로 불리며, 1분 동안 이루어지는 걸음의 횟수를 의미한다.

온걸음시간(stride time)은 완전한 보행주기를 수행하는데 걸리는 시간이다. 정상의 성인은 평균 분당 110회 걸음을 한다. 시간적 특성과 공간적 특성을 결합하여 **보행속도**를 측정한다. 보행속도는 단위시간 당 이동한 거리를 의미한다. 보행속도는 1 시간 당 이동한 마일(mile)이나, 1초당 이동한 미터(m)로 표현되고, 걸음 횟수 × 걸음길이로 계산된다. 보행속도는 사람마다 다르고, 체력, 근력, 균형, 연령, 신장 및 체중 등에 의해 영향을 받는다. 특히 실내 거주자에게 있어 정상 보행 속도와 보행능력의 감소나 낙상 위험의 증가 사이에 연관성이 있음이 보고되었다. 임상가는 보행속도를 측정하여 환자의 낙상 위험을 결정하기도 한다.

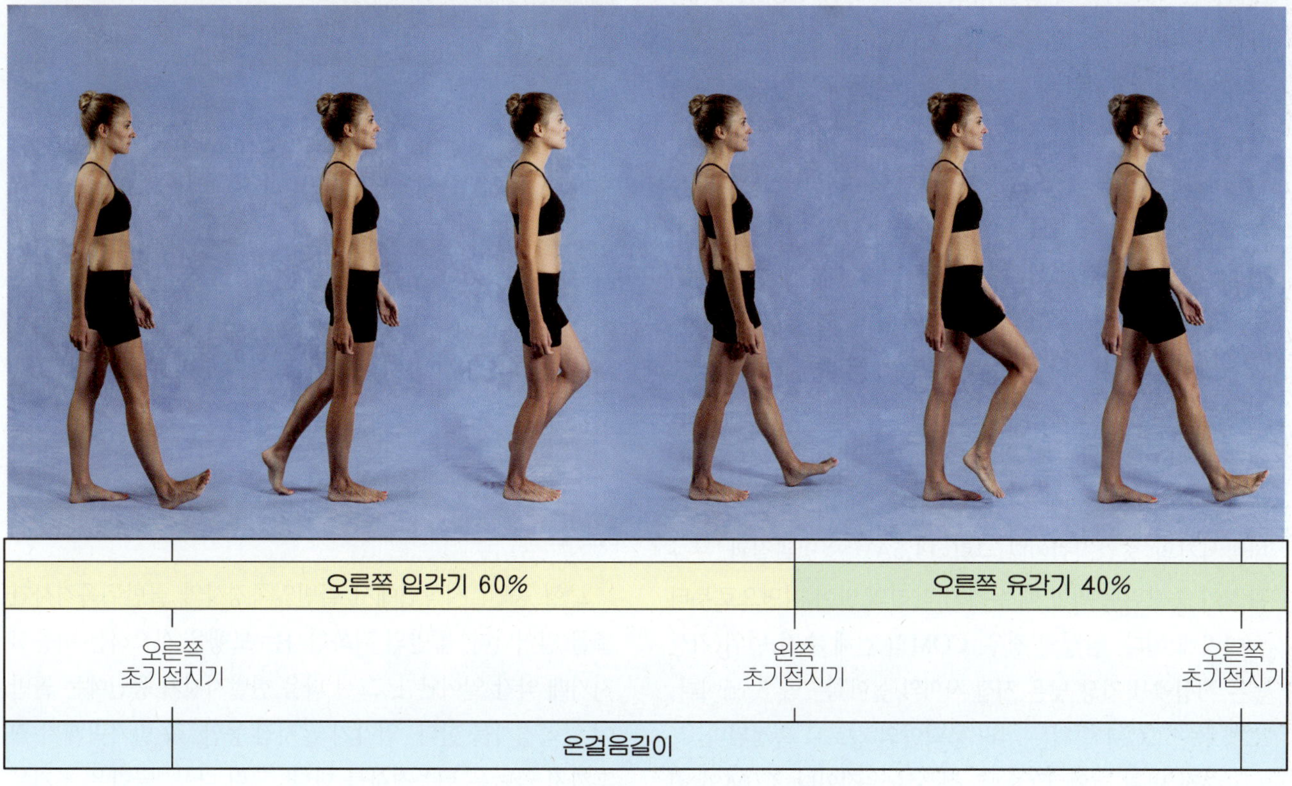

그림 14.3 걸음길이와 온걸음길이의 요소.

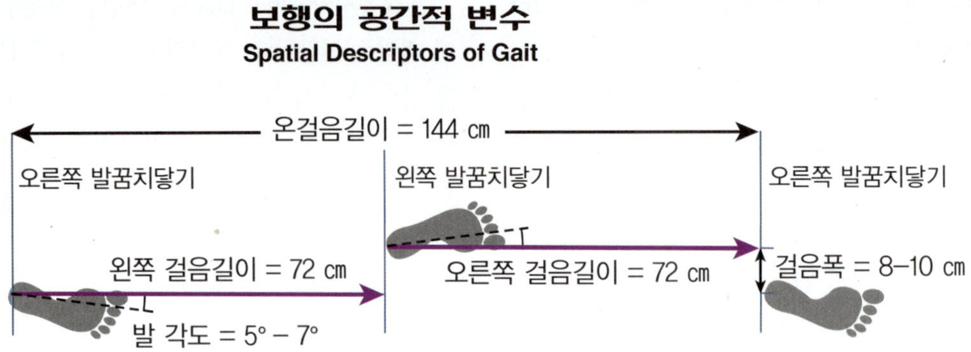

그림 14.4 오른쪽 다리의 보행주기에 대한 온걸음길이, 걸음길이, 걸음폭 및 발 각도.

보행 동안의 질량중심 변위

CENTER OF MASS DISPLACEMENT DURING GAIT

선 자세를 취할 때 질량중심(COM)은 2번 엉치뼈 앞쪽에 위치한다. 보행 시 몸을 앞쪽으로 굽히면, COM은 지지하는 다리의 앞쪽으로 이동한다. COM이 발의 기저면을 벗어나 움직일 때 사람은 균형을 잡기 위해 발을 앞쪽으로 내딛는다. COM의 앞쪽 변위와 낙상을 방지하기 위한 발의 앞쪽 내디딤으로 보행이 일어나게 된다. COM은 위아래로 움직이는 2번의 수직 움직임을 갖는다. 즉, COM은 먼저 위쪽으로 올라갔다가 아래로 떨어지는데, 이런 움직임이 보행주기 동안 2번 일어난다. COM의 수직 높이 중 가장 낮은 지점은 이중지지기의 중간지점이다. 보행주기 동안 이중지지기가 2번 있기 때문에 가장 낮은 지점도 2번 존재한다. 엉덩관절과 무릎관절을 굽힘할 때 신체의 높이가 낮아지고, 충격을 흡수하는 역할을 한다. COM의 가장 높은 지점은 한발서기의 중간지점이다(그림 14.5A). 엉덩관절과 무릎관절이 중립위로 폄할 때 유각기 다리의 발이 지면으로부터 떨어지게 된다. 남성의 경우, COM의 전체 수직 변위(**가장 높은 지점에서 가장 낮은 지점 사이의 높이**)는 약 5 cm이다. 보행 동안 COM 변위는 머리 움직임의 경로로 측정된다.

수직 변위 이외, COM은 좌우로 움직인다. COM의 최대 측면 변위는 입각기의 중간지점에서 일어난다. 오른쪽 최대 측면 변위는 오른쪽 다리가 입각기 상태일 때 일어나고, 왼쪽 최대 측면 변위는 왼쪽 다리가 입각기 상태일 때 일어난다. 성인 COM의 평균 측면 이동은 약 4 cm이다. 측면 변위의 크기는 기저면이 증가할수록 커지고, 기저면이 좁을수록 작아진다(그림 14.5B).

보행 동안의 관절운동형상학

JOINT KINEMATICS DURING GAIT

보행 활동은 COM의 선운동으로 일어나고, 반면 다리 관절은 반복적으로 각운동을 한다. 보행 동안 다리 관절의 각운동은 주로 시상면에서 일어나고, 이마면과 가로면에서도 약간의 각운동이 일어난다. 엉덩관절, 무릎관절, 발목관절, 발목발허리관절 및 1번 발허리발가락관절 등이 주로 시상면에서 움직이고, 반면 골반의 움직임은 이마면에서 주로 일어난다.

골반

보행 동안, 시상면에서 골반앞쪽경사와 골반뒤쪽경사가 조금 일어난다. 골반의 뒤쪽경사는 보행을 시작하는 이중지지기때 약간 일어난다. 그런 다음 한발지지기 동안에는 골반이 앞쪽경사를 한다. 입각기 끝지점 동안, 즉 발가락떼기 직후까지 골반은 뒤쪽경사를 한다. 그런 다음, 골반은 초기유각기와 중간유각기 동안 앞쪽경사로 움직인다. 그리고 말기유각기 동안에는 골반이 뒤쪽경사를 한다. 골반경사는 빠르

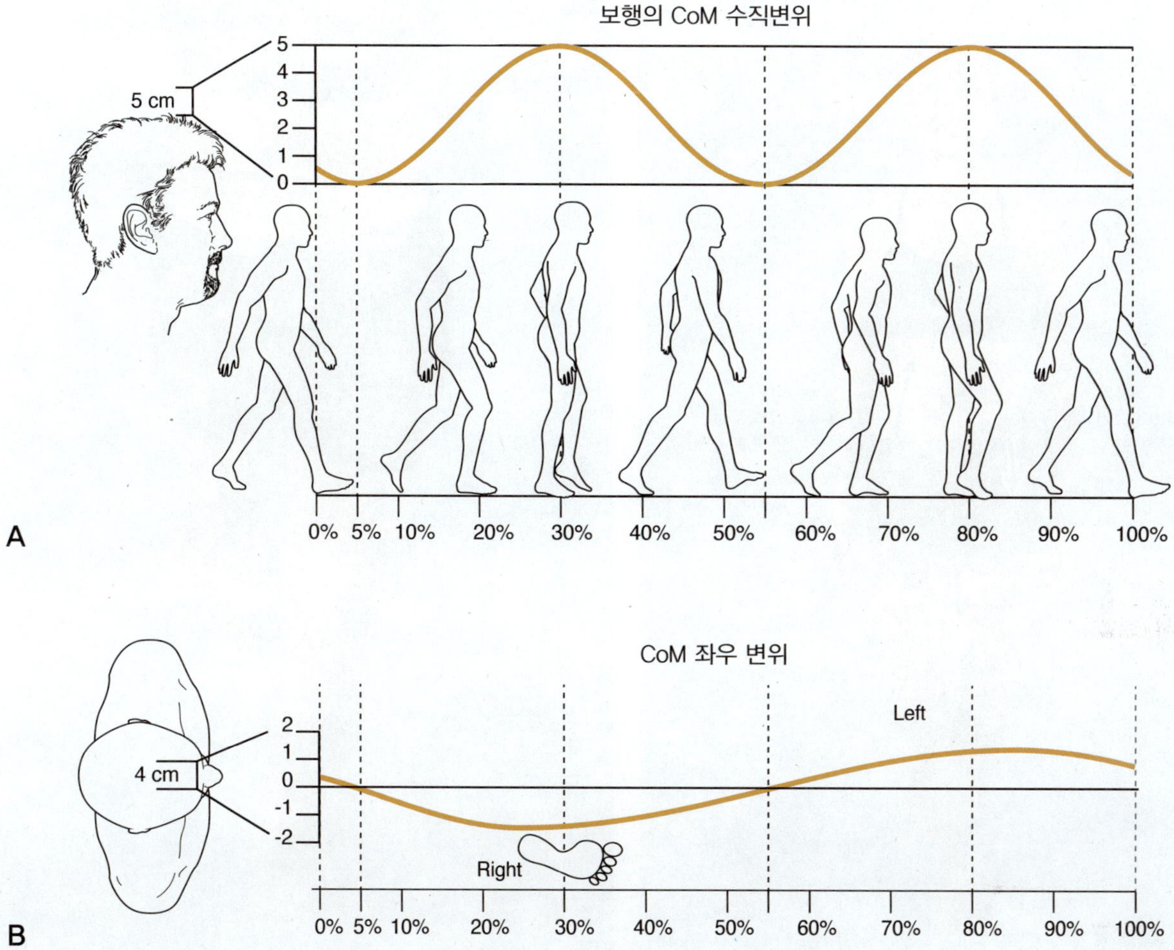

그림 14.5 (A) 보행의 CoM 수직변위. (B) 보행의 COM 좌우 변위.

게 보행할 때 증가되는 경향이 있다.

넙다리뼈에 대한 골반 움직임인 엉덩관절의 벌림과 모음의 결과로 골반은 이마면에서 약 10-15° 돌림을 한다. 오른쪽 다리로 체중을 수용할 때, 왼쪽 엉덩뼈능선이 오른쪽 엉덩뼈능선의 높이보다 아래쪽으로 떨어진다(그림 14.16A).

오른쪽 엉덩관절은 넙다리뼈에 대한 골반이 움직일 때 모음된다. 왼쪽 ASIS는 가로면에서 앞쪽으로 돌림한다.

몸통이 앞쪽으로 움직이고 체중이 왼쪽 지지다리 쪽으로 이동할 때, 오른쪽 다리가 앞쪽으로 스윙하면서 오른쪽 ASIS가 앞쪽으로 돌림한다(14.16B). 왼쪽 발가락떼기 시 왼쪽 ASIS가 오른쪽 ASIS보다 뒤쪽에 위치하고, 왼쪽 다리가 앞쪽으로 스윙을 할 때 왼쪽 ASIS가 앞쪽으로 움직인다.

엉덩관절

초기접지기 때, 엉덩관절은 안가축을 중심으로 시상면에서 30°정도의 굽힘을 한다. 신체가 앞쪽으로 이동할 때, 엉덩관절은 폄하고 발꿈치들기 시 10°젖힘에 도달한다. 유각기 동안, 엉덩관절은 다시 굽힘하기 시작하고, 발이 지면에 닿기 전에 최대 30°까지 굽힘을 한다(그림 14.7). 보행주기 동안 골반이 돌림할 때, 엉덩관절도 가로면에서 돌림을 한다. 오른쪽 초기접지기 때 왼쪽 ASIS는 뒤쪽돌림을 하고, 오른쪽 엉덩관절은 가쪽돌림한다. 오른쪽 입각기 때, 왼쪽 ASIS는 앞쪽돌림을 하고, 오른쪽 엉덩관절은 안쪽돌림으로 움직인다. 오른쪽 엉덩관절은 중립위에 도달하기 전에 발가락떼기 시 가쪽돌림을 시작한다.

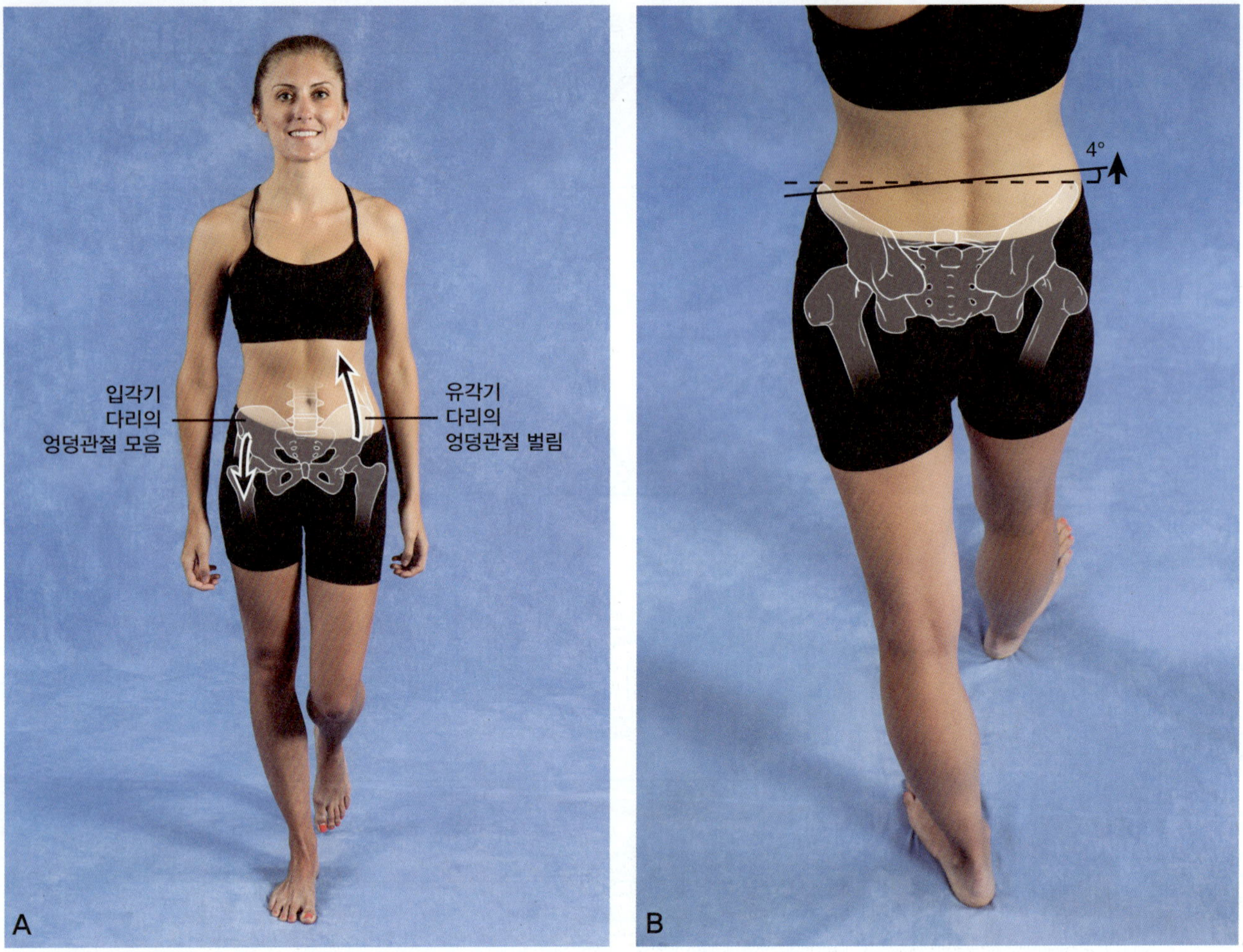

그림 14.6 (A) 보행 동안 일어나는 골반경사(이마면). (B) 보행 동안 일어나는 골반 돌림(가로면).

무릎관절

무릎은 초기접지기 때 약 5° 굽힘하고, 발바닥이 지면에 닿을 때까지 계속 굽힘하여 10–15°에 이른다. 이런 굽힘 자세는 넙다리네갈래근의 원심성 수축에 의해 제어되고, 신체가 체중부하 다리 쪽으로 이동할 때 체중 수용을 촉진한다. 약간의 무릎 굽힘은 다리의 충격을 흡수한다. 신체가 발 위를 통과할 때, 무릎은 거의 완전 폄 자세로 움직인다. 발끝치가 지면으로부터 떨어질 때, 무릎은 다시 굽힘하기 시작하여 발가락떼기 때 약 35°에 이른다. 그 이후 무릎은 계속 굽힘하여 지면으로부터 다리 길이가 짧아지고, 발이 지면으로부터 떨어진다. 중간유각기 쯤, 무릎은 약 60° 굽힘에 도달한다(그림 14.7 참고).

발목관절

초기접지기 때, 발목다리관절은 약간 발바닥굽힘한다(0–5°). 발등굽힘근이 원심성 수축하여 발을 지면 위에 내려놓는다. 정강뼈가 발 위를 통과할 때, 발목은 10° 발등굽힘으로 움직인다. 발끝치들기를 할 때 발목은 발바닥굽힘을 시작하여 발가락떼기 직후에 15–20° 발바닥굽힘에 도달한다(그림 14.7 참고).

목말밑관절

목말밑관절의 엎침과 뒤침은 13장에서 자세히 설명되었다. 초기접지기 때 목말밑관절에서 발꿈치뼈가 약 2–3°의 안쪽번짐한다. 그 다음, 발꿈치뼈는 가쪽번짐을 하기 시작하여 중간입각기 때 2°의 가쪽번짐에 이른다.

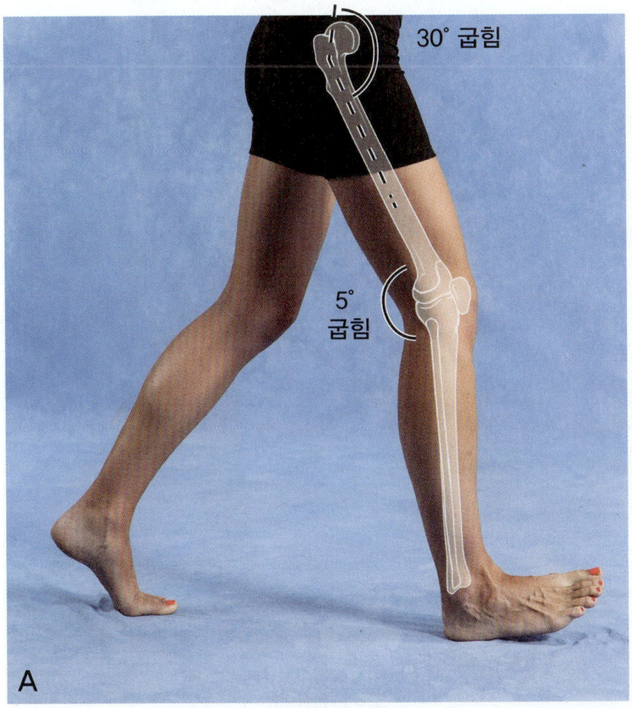

초기접지기

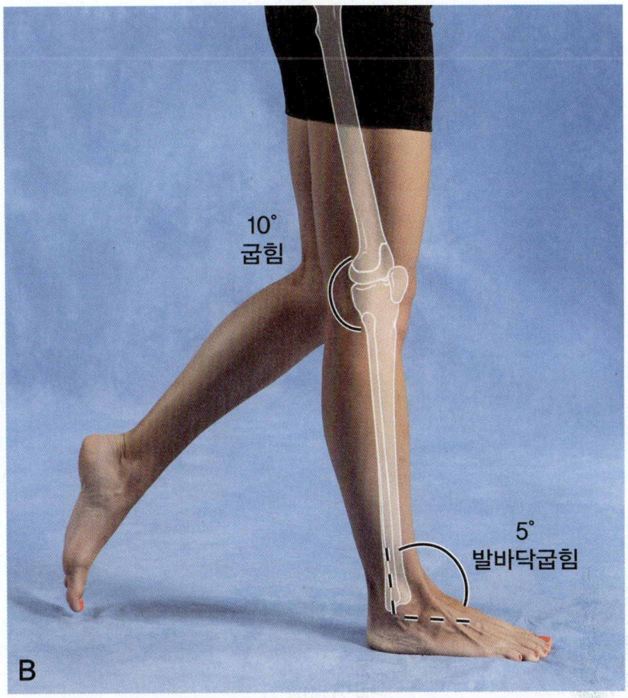

발바닥닿기

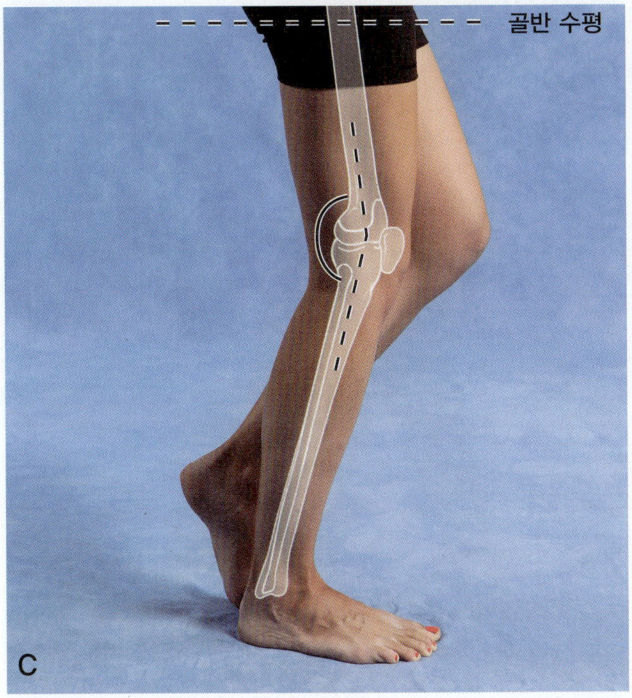

중간입각기

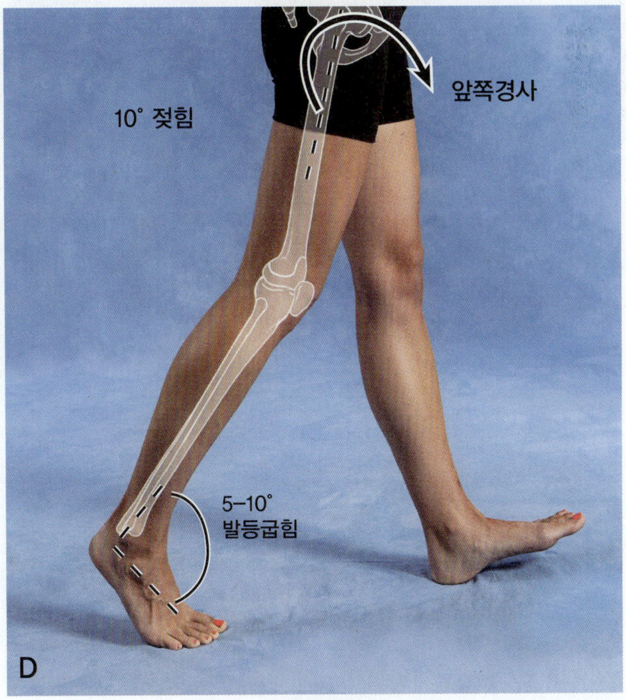

발꿈치들기

그림 14.7 보행의 단계와 이벤트 동안에 일어나는 관절운동형상학(A–H).

계속

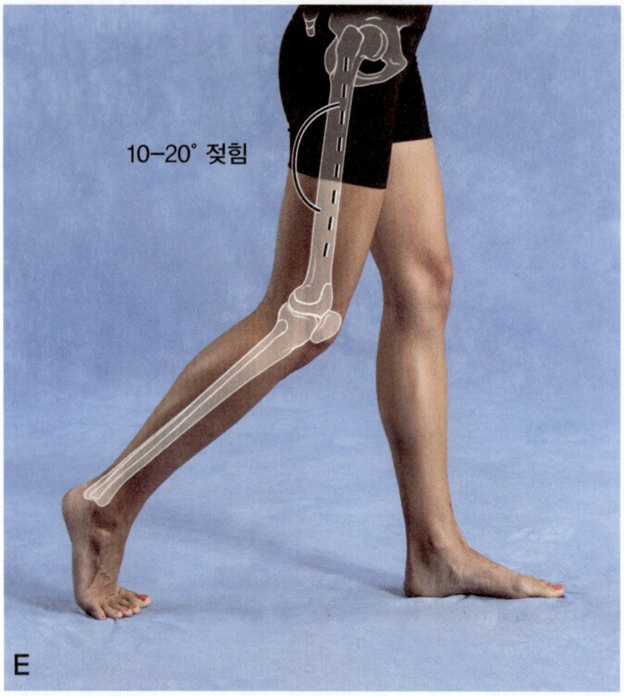

발가락떼기

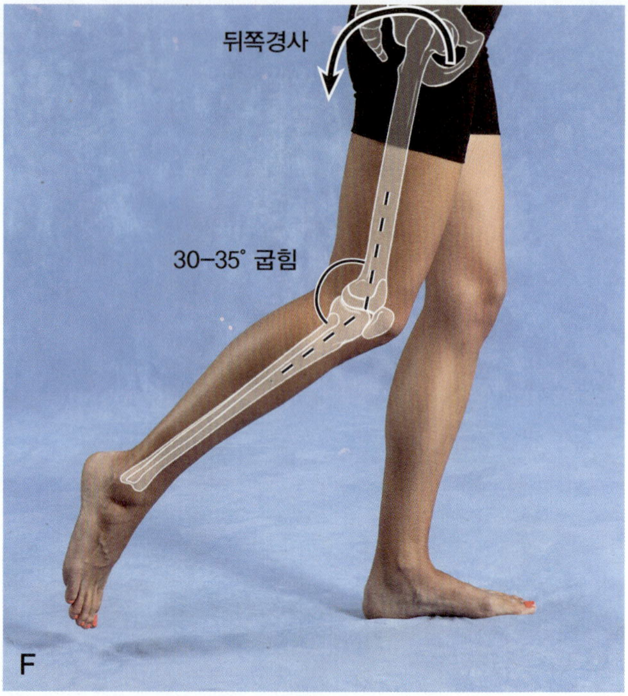

초기유각기

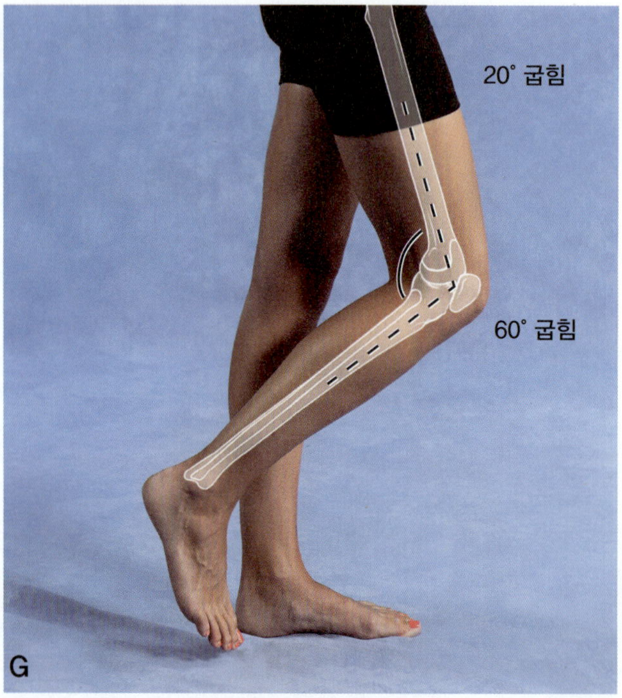

중간유각기

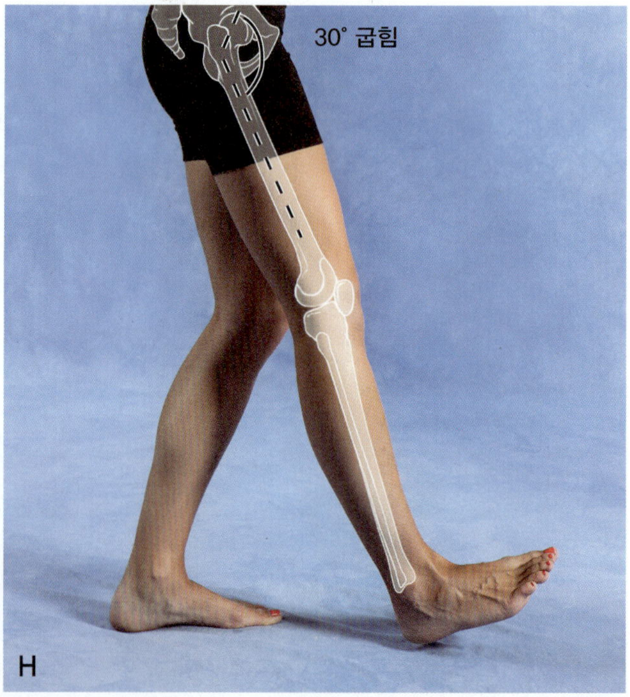

말기유각기

그림 14.7 계속)

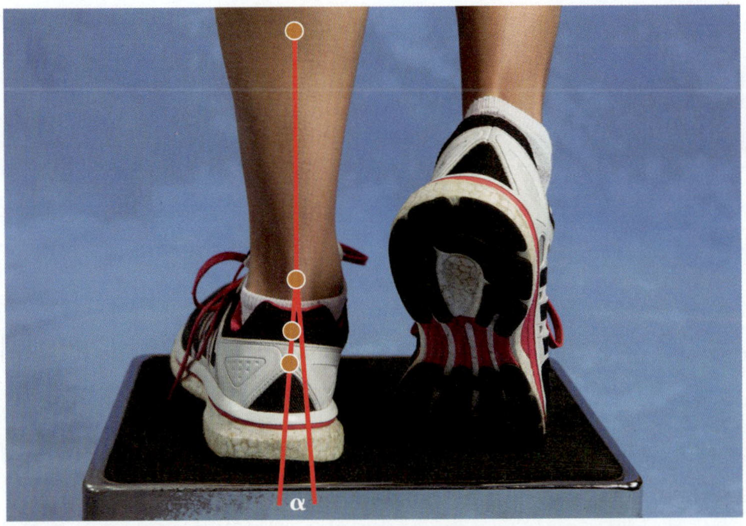

그림 14.8 보행 동안의 발꿈치뼈의 안쪽번짐과 가쪽번짐 각도는 종아리의 이등분 선과 발꿈치의 이등분 선 사이의 각도로 측정될 수 있다. 발꿈치뼈는 보행주기 동안 3°의 가쪽번짐과 2°의 안쪽번짐을 가진다.

목말밑관절은 다시 안쪽번짐으로 움직여 발꿈치들기 때 중립위에 도달하고, 계속 움직여 안쪽번짐 자세를 취한다. 발꿈치뼈가 가쪽번짐으로 움직이고 발이 엎침할 때, 세로발활은 내려앉고, 발이 유연해져 다양한 지면의 형태에 적응하게 된다. 안쪽번짐된 발꿈치뼈로 발꿈치들기를 할 때, 세로발활이 상승하고, 발은 견고한 지렛대가 되어 발 밀기에 도움을 준다(그림 14.8).

엄지의 발목발허리관절과 발허리발가락관절

보행주기 동안, 1번 발목발허리관절은 발등굽힘과 발바닥굽힘으로 약간 움직여 안쪽세로발활의 유연성을 돕는다. 보행주기의 중요한 요소는 엄지 MTP 관절의 정상 기능이다. 초기접지기 때 엄지 MTP 관절이 약간 폄되고, 그런 다음 발꿈치들기 때까지 중립위를 유지한다. 발꿈치들기 때 엄지 MTP 관절은 45–55°까지 폄한다(**그림 13.16D 참고**). 그런 다음, 발가락을 지면으로부터 들어올리고, MTP 관절을 약간 굽힘한다. 발꿈치들기 때 발가락 폄이 제한되면, 발 밀기의 효율성이 감소할 수 있다.

몸통과 팔

정상 보행 동안, 팔의 스윙은 다리의 움직임과 반대되는 방향으로 리드미컬하게 일어난다. 엉덩관절을 굽힘할 때 동측 팔은 폄으로 움직인다. 역으로, 다리가 폄을 하면, 동측 팔은 굽힘을 한다. 비록 팔의 스윙 범위가 사람마다 다르겠지만, 움직임 패턴은 거의 일정하다. 팔 스윙의 기능은 몸통의 회전 요소에 영향을 준다. 가로면에서 일어나는 몸통의 작은 회전 움직임은 골반과 반대 방향으로 팔이음뼈를 회전시킨다. 팔의 스윙과 몸통의 회전은 효율적인 보행 패턴에 영향을 준다.

보행 동안의 근육 활동
MUSCLE ACTIVITY DURING GAIT

엉덩관절과 무릎관절의 근육 활동

뒤넙다리근과 큰볼기근은 엉덩관절을 펴하기 위해 말기 유각기의 끝지점에서 활성화하고, 또 초기접지기와 입각기 때 다리가 체중을 수용할 수 있도록 준비시킨다. 엉덩관절 폄근은 몸통이 체중부하쪽 다리 위로 이동할 때 비통제된 몸통 굽힘을 막아준다. 큰볼기근은 입각기 내내 계속 수축하여 체중을 지지한다. 큰볼기근은 유각기 동안 비활성화되고, 큰볼기근의 활성화가 증가되면 굽힘하는 엉덩관절을 제어하고 엉덩관절의 능동 폄을 시작한다.

보행주기 동안, 엉덩관절 굽힘근은 발가락떼기 때 다리를 들어올려 초기유각기 때 발이 지면에 끌리지 않도록 만든다. 유각기의 후반부 절반 동안에는, 엉덩관절의 굽힘근이 작용하지 않고, 초기유각기 때 얻어진 모멘텀에 의해 다리가 앞쪽으로 스윙하게 한다. 체중부하쪽 다리의 엉덩관절 벌림근은 반대쪽 골반의 떨어짐을 원심성으로 조절하기 위해 활성화된다. 엉덩관절 벌림근은 말기입각기 때 넙다리뼈의 이마면 정렬을 조절하기 위해 구심성으로 수축한다.

넙다리네갈래근의 요소는 정상 보행속도 때 다양한 역할을 한다. 넓은근은 유각기의 마지막 요소 때 활성화하여 초기접지기 때 충격 흡수를 돕는다. 그들은 체중이 체중부하쪽 다리 위로 이동할 때 원심성 수축하여 무릎 굽힘을 제어한다. 그런 다음, 넙다리네갈래근은 중간입각기 동안 무릎을 펴하고 체중을 지지하기 위해 구심성으로 수축한다. 다리가 입각기에서 유각기로 전환될 때, 넙다리곧은근은 엉덩관절의 굽힘을 돕고, 무릎관절의 굽힘을 원심성으로 제어한다.

발목과 발의 근육 활동

초기접지기 때, 앞정강근, 긴발가락폄근, 긴엄지폄근 등은 발바닥굽힘을 감속시켜 발을 지면 위로 내려놓기 위해 원심성으로 수축한다. 유각기 동안 이들 근육은 발가락이 지면에 끌리지 않도록 발목을 발등굽힘한다.

장딴지근, 가자미근 및 2차 발바닥굽힘근(13장 참고) 등을 포함한 발바닥굽힘근은 발 위로 정강뼈와 종아리뼈가 움직이는 것을 원심성으로 제어하기 위해 입각기 내내 활성화된다. 이런 원심성 조절이 없다면, 무릎관절이 입각기 동안 과도하게 굽힘될 것이다. 발바닥굽힘근은 발꿈치들기 근처에서 발 밀기 작용을 제공한다. 발바닥굽힘근은 신체의 앞쪽 추진을 돕는 발바닥굽힘 토크를 일으킨다. 발바닥굽힘근의 활성화는 발가락떼기를 할 때 거의"0"까지 감소한다.

발바닥굽힘근으로 기여하는 것 이외, 뒤정강근은 보행주기의 전반부 절반 동안 중요한 뒤침근으로 작용한다. 발이 지면에 닿을 때, 뒤정강근은 원심성으로 수축하여 발의 엎침을 제어한다. 그런 다음 뒤정강근은 중간입각기에서 발가락떼기까지 구심성으로 수축하여 발을 뒤침하기 시작한다. 과도하게 엎침된 발을 가진 사람이 뒤정강근을 이용해 과도한 엎침을 제어할 때 과사용 손상을 당하기 쉽다.

긴종아리근과 짧은종아리근은 발바닥굽힘근으로 작용하는 것 이외, 엎침근으로서 발의 뒤침근과 균형을 맞춘다. 또한 입각기의 끝지점에 도달하기 위해 신체가 체중부하쪽 다리 위로 이동할 때 긴종아리근이 지면에 1번 발가락열을 고정시킨다. 긴종아리근은 입각기의 끝지점이나 발꿈치들기 때 발이 견고한 지렛대가 되도록 돕는다. 발 내재근은 입각기 동안 발을 안정화시키고, 안쪽세로발활을 지지한다.

비정상 보행 패턴
ATYPICAL GAIT PATTERNS

1개 이상의 신체 분절에서 기능장애가 있으면, 정상적인 보행 생체역학이 일어나지 않고 비정상 보행 패턴이 발생할 것이다. 운동계, 감각계 또는 인지계 등의 손상도 비정상 보행 패턴에 기여할 수 있다. 손상이 신경계, 근육뼈대계 또는 양쪽 모두에 의해 발생하든지, 몇 가지 흔한 비정상 보행 패턴이 나타날 수 있다.

본 단락은 근육 약증, 마비, 근육 단축 및 관련 결합조직 구조물의 결과로 초래되는 몇 가지 흔한 비정상 보행 패턴에 대해 설명할 것이다. 비록 환자는 이들 보행 패턴으로 보행 능력을 유지할 수 있지만, 대개 그 보행 패턴은 매우 비

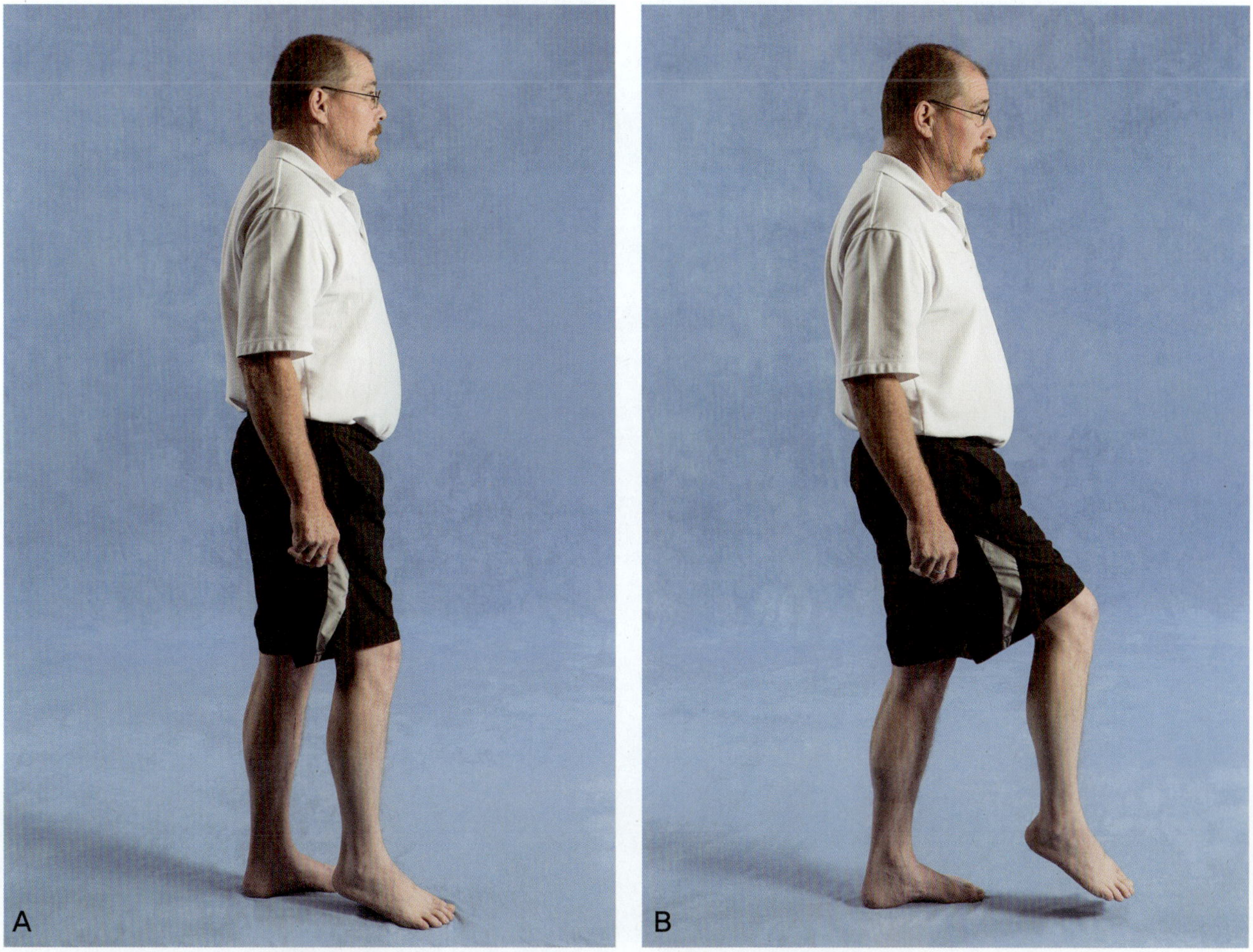

그림 14.9 약한 발등굽힘근은 풋슬랩(A)과 풋드롭(B)을 일으킬 수 있다.

효율적이다. 그들은 보행 동안 에너지 소비를 증가시키고 신체에 스트레스를 주어 낙상이나 손상의 위험을 증가시킬 수 있다.

풋슬랩과 풋드롭

근육 약증이나 마비는 비정상 보행 패턴의 흔한 원인이다. 초기접지기 때 발목을 발등굽힘시키는 앞정강근과 기타 발등굽힘근의 기능장애는 풋슬랩(foot slap)으로 불리는 보행 패턴을 초래할 것이다(그림 14.9A). 풋슬랩이라는 용어는 발이 지면으로 떨어지는 것에서 나온 것이다. 동일한 근육군의 손상은 유각기 때 나타나는 풋드롭(foot drop) 현상을 일으킬 수 있다. 이들 근육이 유각기 때 발목을 발등굽힘시킬 수 없기 때문에, 앞쪽으로 다리를 스윙할 때 발이 아래로 처져 지면에 닿는다. 지면에 발이 끌리는 것을 보상하기 위해, 사람은 엉덩관절과 무릎관절을 과도하게 굽힘하는 보행을 한다(**계상보행**)(그림 14.9B). 보행 시 발등굽힘을 조절할 수 없는 환자는 발목-발 보조기(AFO)로 도움을 받을 수 있다.

큰볼기근 보행

만약 큰볼기근이 약하여 엉덩관절의 폄을 유지할 수 없다면, 발꿈치닿기 시 엉덩관절이 갑자기 굽힘될 것이다. 그런 다음, 엉덩관절은 중간입각기 때 젖힘될 것이다. 몸통과 엉덩관절이 과도하게 앞뒤로 흔들리는 동작을 큰볼기근 보행이라 한다(그림 13.10A). 무릎 폄근의 약증은 입각기 내내 무릎이 완전하게 폄되거나 젖힘되는 젖힌무릎을 초래할

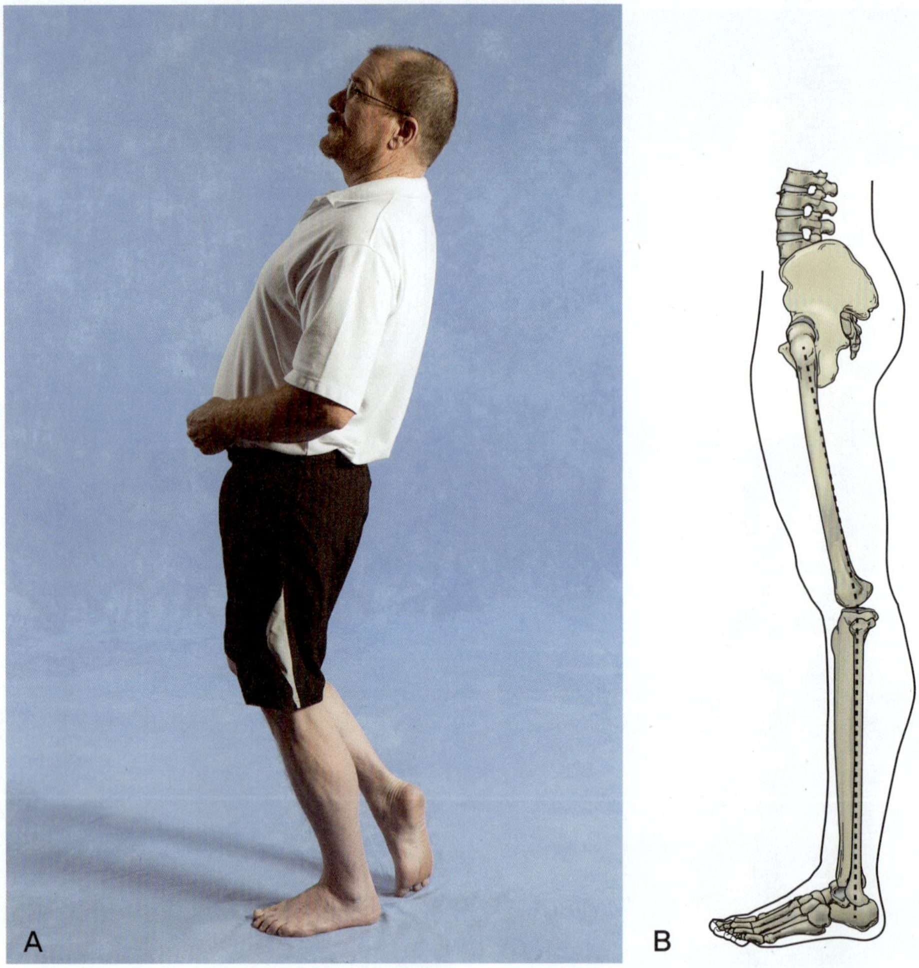

그림 14.10 약한 엉덩관절과 무릎관절의 폄근은 큰볼기근 보행 (A)이나 젖힌무릎 (B)을 일으킬 수 있다.

수 있다. 약한 넙다리네갈래근은 체중부하쪽 다리의 무릎 굽힘을 제어할 수 없어, 중간입각기 때 무릎의 안정성이 감소할 것이다. 몸통은 COM을 무릎관절축의 앞쪽으로 이동시키기 위해 앞쪽으로 기울어진다. 이런 동작은 무릎 폄근의 작용 없이도 무릎 안정성을 증가시키는 시도로서 수동 무릎 폄을 일으킨다(그림 14.10B).

Trendelenburg 보행

체중부하쪽 다리의 엉덩관절 벌림근이 약하면, 비체중부하쪽 골반이 과도하게 아래쪽으로 떨어지는 형상이 일어난다. 이런 골반 떨어짐을 Trendelenburg 징후라고 한다.

보행 시 엉덩관절 벌림근의 약증을 보상하기 위해 입각기 때 몸통을 체중부하 다리 쪽으로 옆굽힘하면서 걷는데, 이것을 보상성 Trendelenburg 보행이라 한다(그림 14.11). 양쪽 벌림근이 약하면, 입각기 때 좌우로 몸통을 옆굽힘하면서 걷는 오리걸음 보행(waddling gait)을 한다.

도약 보행, 힙-하이킹 보행 및 휘돌림 보행

물렁조직의 타이트니스, 구축 또는 근경직 등의 결과로 인한 가동범위의 감소는 유각기 때 엉덩관절, 무릎관절 및 발을 굽힘하지 못해 다리의 길이를 짧게 만들 수 없을 것이다. 이로 인해 유각기 때 다리를 지면으로부터 들어올리는 능력과 신체를 앞쪽으로 추진하는 능력이 손상될 것이다. 이런 문제를 보상할 수 있는 전략은 도약 보행, 힙-하이킹 보행 및 휘돌림 보행이다.

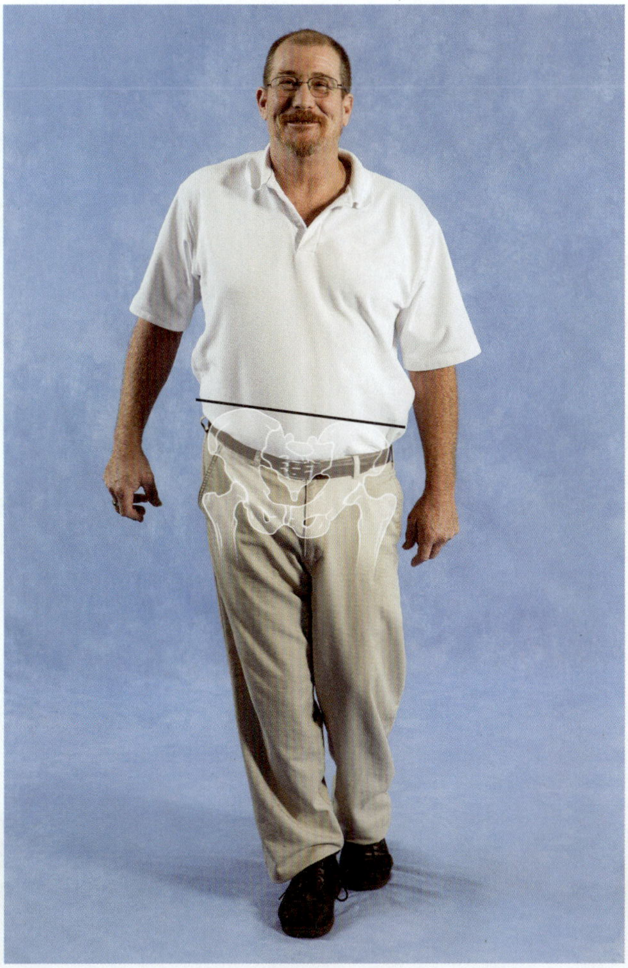

그림 14.11 Trendelenburg 보행은 엉덩관절 벌림근 약증을 보상한다.

도약 보행의 경우, 환자는 유각기의 환측 다리보다 더 긴 다리를 만들기 위해 입각기의 건측 다리의 발가락으로 서서 발꿈치를 들어올린다. 이런 높이 증가는 다리를 앞쪽으로 추진할 때 지면에 발이 닿지 않도록 만든다(그림 14.12A). 힙-하이킹 보행은 유각기 다리 쪽의 골반을 들어올려 입각기 다리에 비해 유각기 다리를 짧게 만들면서 걷는 보행이다. 입각기 다리가 상대적으로 길어져서, 보행 도중 유각기 다리의 발이 지면에 닿지 않는다. 휘돌림 보행은 환측 다리를 굽힘하지 않고, 쭉 뻗은 채 옆으로 돌려서 걷는 보행이다(그림 14.12B).

기타 비정상 보행 패턴

통증성 보행 패턴은 다리 통증 때문에 체중부하를 주지 않는 패턴으로 걷는 것이다. 가급적 통증 있는 다리에 체중부하를 하지 않기 위해, 건측 다리보다 입각기 시간을 줄이는 방법을 택한다. 환측 다리의 체중부하 시간을 줄이기 위해 건측 다리의 걸음길이를 짧게 하는 경향이 많다.

많은 신경학적 장애도 근육 기능을 손상시켜 비정상 보행 패턴을 일으킨다. 신경계 병변 결과로 운동조절과 근육 기능의 손상과 관련된 개념들은 본 책의 범위를 벗어난 것이다. 그러나 비정상 보행 패턴의 원인에도 불구하고, 본 장에서 설명된 보행주기의 요소와 시간적 및 공간적 특성이 보행 패턴을 기술하는데 이용될 수 있다. 예를 들어, 파킨슨병 환자의 일반적인 보행 패턴은 성급한 형태의 보행이고,

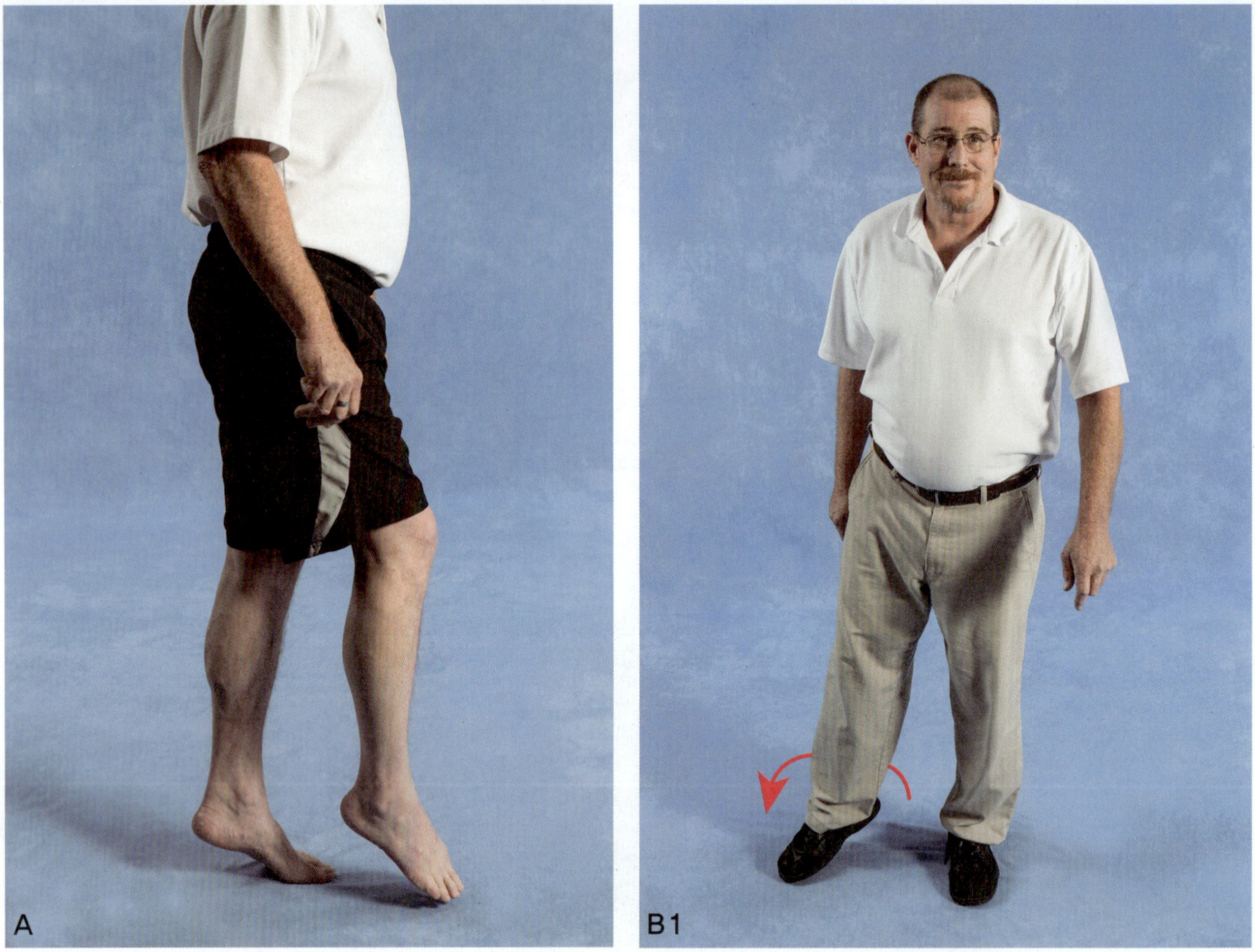

그림 14.12 스윙하는 다리를 짧게 만들지 못한 능력을 보상하기 위해, 사람은 입각기 다리를 발바닥굽힘하여 도약보행(A)을 하거나, 환측 다리를 휘돌림 보행하여 환측 발이 지면에 닿지 않도록 만든다(B).

계속

특징은 짧은 가속걸음과 팔 스윙 없이 몸통을 굽힘한 채 걷는 것이다. 실조성 보행은 여러 종류의 신경학적 문제에서 일어난다. 일반적으로 실조성 보행의 경우에는 걸음길이와 걸음폭이 일정하지 않다. 그리고 리드미컬하게 걸음이 일어나지 않고 다리 조절 능력도 감소되어 과도한 다리 움직임이 일어난다.

노인의 경우 보행속도와 다리 근력 사이에 상관관계가 있음이 밝혀졌다. 근력이 감소하면, 속도를 증가시키는 능력도 감소하여 노인의 보행이나 신경계 환자의 보행에 장애를 일으킬 수 있다. 표 14.2는 특별한 신경학적 문제가 없는 노인에게서 일어날 수 있는 보행 패턴의 변화를 요약하고 있다.

표 14.2 노인에게서 나타나는 흔한 보행 변화

공간 및 시간적 변화	운동학 변화
걸음길이 감소	팔 스윙 감소
온걸음길이 감소	엉덩관절, 무릎관절 및 발목관절의 굽힘 감소
온걸음폭 증가	안정성 감소
입각기 증가	초기접지기 시 충격흡수 능력의 감소
이중지지기 증가	발 밀기(push off) 단계 동안 파워를 발생하는 능력 감소
유각기 감소	
보행속도 감소	
걸음 비율 감소	

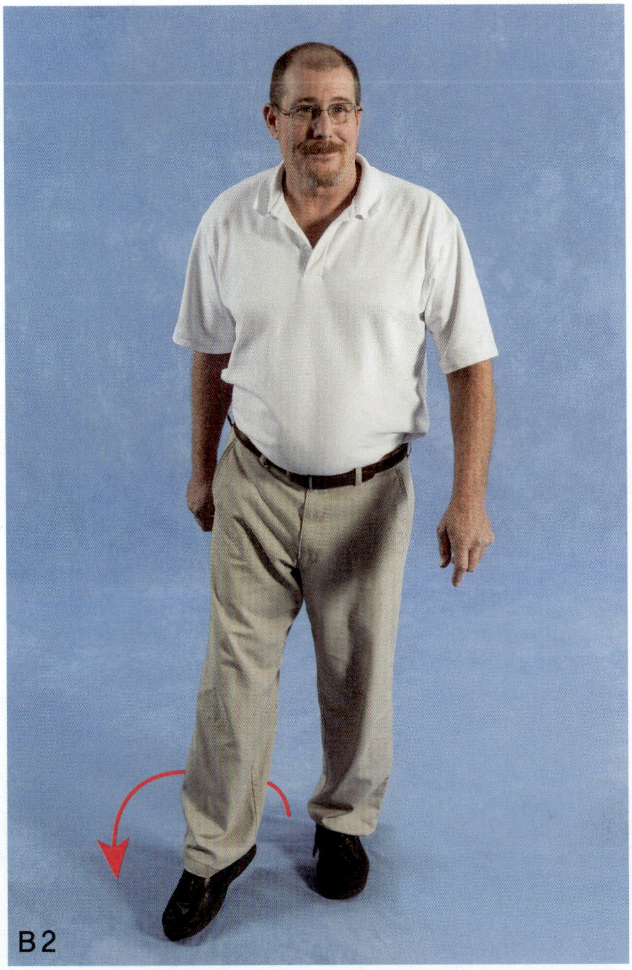

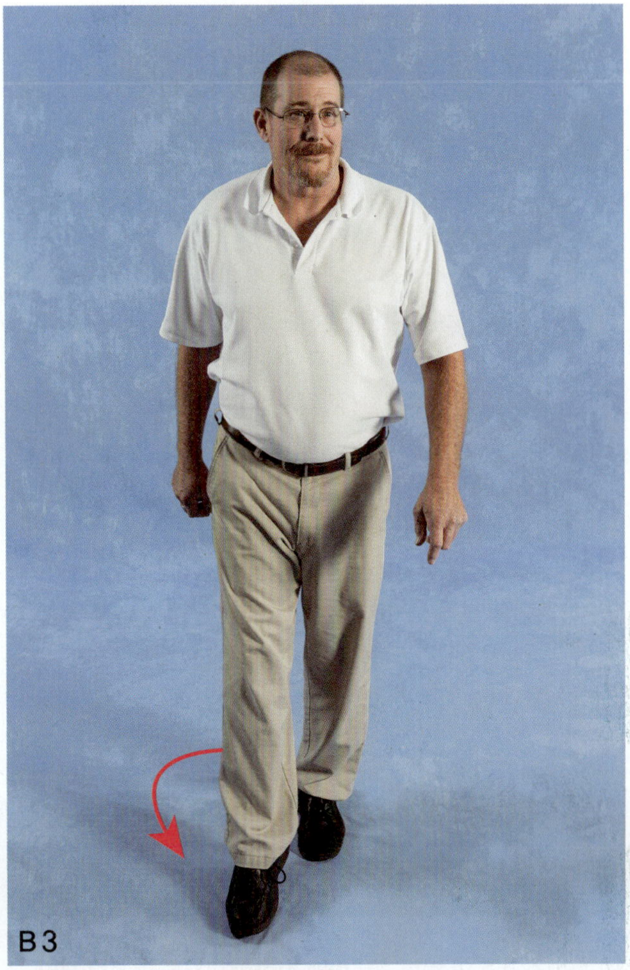

그림 14.12 계속)

요약
CHAPTER SUMMARY

사람이 가장 효율적이고 안전한 방법으로 보행을 하려면, 신체 분절의 협력 작용이 필요하고, 이들 분절은 입력 정보를 중추신경계에 전달하고 중추신경계로부터 출력 명령을 받아야 한다. 보행의 요소는 보행주기의 기능적 단위로 세분화될 수 있다. 보행주기는 이벤트와 단계로 나누어지고, 이들은 시간적 특성과 공간적 특성으로 정량화될 수 있다. 초기 측정은 재활 이후의 측정과 비교될 수 있는 기준선으로 작용한다. 예를 들어, 환자가 재활 이전에 12㎝의 걸음폭을 가지고 있다가 근력강화 운동과 균형 훈련 후 8㎝로 줄어들었다면, 그 환자의 균형과 안정성은 향상된 것으로 판단될 수 있다. 걸음폭의 감소는 안정된 보행 패턴으로 활동한다는 의미이다. 재활 이전과 이후의 온걸음길, 걸음길이 및 보행속도도 환자의 보행 능력을 측정하는 도구가 될 수 있다.

각 보행주기 동안, 신체 관절들은 특정의 가동범위로 움직인다. 근육들은 보행주기에서 요구 시점에 따라 안정성, 조절 및 움직임을 제공하기 위해 특정한 순서로 활성화된다.

보행 동안 움직임에 요구되는 가동범위의 제한이나 근육의 기능장애도 비정상 보행 패턴을 초래할 수 있다. 비록 사람이 비정상 보행 패턴으로 걸을 수 있지만, 보행의 비효율성 때문에 더 많은 에너지가 요구되어 심장호흡계나 근육뼈대계에 더 큰 부담이 가해진다. 비정상 보행 패턴은 관절에 스트레스를 증가시켜 퇴행성 변화를 초래할 수 있다.

사례 연구(Case Study)

Jack은 오른쪽 뇌혈관사고로 인해 왼쪽 편마비를 가졌고, 오른쪽 다리에 비해 왼쪽 다리의 근육이 뚜렷한 약증을 가지고 있다. 보행의 단계와 이벤트에 대해 여러분이 배웠던 것을 이용해, 예상되는 Jack의 보행에 대한 다음 질문에 답을 해 본다.

1. 걸음길이가 동등할 것 같은가? 그 이유는? 동등하지 않는다면, 그 이유는?
2. 어느 쪽 걸음길이가 더 길 것 같은가? 여러분의 답에 대해 설명해 본다.
3. 오른쪽과 왼쪽 중에서 어느 쪽 다리의 입각기가 더 길 것 같은가?
4. 안정성을 증가시키고 낙상의 위험을 감소시키기 위해 Jack이 사용하는 전략은 무엇인가?

복습 / DISCUSSION QUESTIONS

1. 보행주기 동안 일어나는 아래 상황의 이유를 고려해 본다.
   A. 걸음폭이 14 cm이다.
   B. 오른쪽 걸음길이가 50 cm이고, 왼쪽 걸음길이가 72 cm이다.
   C. 온걸음길이가 80 cm이고, 양쪽 발의 걸음길이가 동일하다.
2. 보행주기 중 어느 시기 때 발이 지면의 상태에 맞게 적응해야 하는가? 보행주기 중 어느 시기 때 발이 견고한 지렛대로서 작용해야 하는가?
3. 보행주기 중의 입각기의 시간과 유각기의 시간을 백분율로 비교해 본다. 이들 단계의 시간이 동일하지 않는 이유를 생각해 본다. 이들 단계의 시간이 동일하거나 역전되었다면, 무슨 일이 일어날 것 같은가?
4. 보행 동안에 일어나는 COM의 수직 변위와 좌우 변위를 설명한다. 이들 변위가 감소되었다면 보행 패턴이 어떻게 변할 것인가?
5. 보행주기 동안 각 다리 관절에서 일어나는 전형적인 움직임을 설명해 본다.
6. 보행주기 동안 아래 근육군의 구심성 기능과 원심성 기능을 설명해 본다.
   A. 엉덩관절의 폄근, 벌림근 및 굽힘근
   B. 무릎관절의 폄근과 굽힘근
   C. 발목의 발등굽힘근과 발바닥굽힘근
   D. 목말밑관절의 엎침근과 뒤침근
   E. 발가락의 굽힘근과 폄근
7. 아래의 각 비정상 보행 패턴을 설명해 보고, 그 원인에 대해 토론해 본다.
   A. 풋슬랩
   B. 풋드롭
   C. 큰볼기근 보행
   D. Trendelenburg 보행
   E. 도약보행
   F. 힙 하이킹 보행
   G. 휘돌림 보행

참고문헌(BIBLIOGRAPHY)

Beauchet O, Annweiler C, Allali G, Berrut G, Herrmann FR, Dubost V. Recurrent falls and dual task-related decrease in walking speed: is there a relationship? *J Am Geriatr Soc.* 2008;56:1265-1269.

Levangie PK, Norkin CC. *Joint Structure and Function: A Comprehensive Analysis.* 5th ed. Philadelphia, PA: FA Davis; 2011.

Neumann DA. *Kinesiology of the Musculoskeletal System.* 2nd ed. St. Louis, MO: Mosby; 2010.

Quach L, Galica AM, Jones RN, et al. The non-linear relationship between gait speed and falls: The maintenance of balance, independent living, intellect, and zest in the elderly: Boston Study. *J Am Geriatr Soc.* 2011;59:1069-1073.

Shumway-Cook A, Woollacott MH. *Motor Control: Translating Research into Clinical Practice.* 4th ed. Philadelphia, PA: Lippincott Williams & Wilkins; 2012.

Winter DA. *Biomechanics and Motor Control of Human Gait.* 2nd ed. Waterloo, Ontario, Canada: University of Waterloo Press; 1991.

Yang Y, Yoshida Y, Hortobagyi T, Suzuki S. Interaction between thorax, lumbar, and pelvis movement in the transverse plane during gait at three velocities. *J Appl Biomech.* 2013;29:261-269.

부록 C

다리의 근육과 구조물의 부착점과 신경지배

Attachments and Innervation of the Muscles and Structures of the Lower Extremity

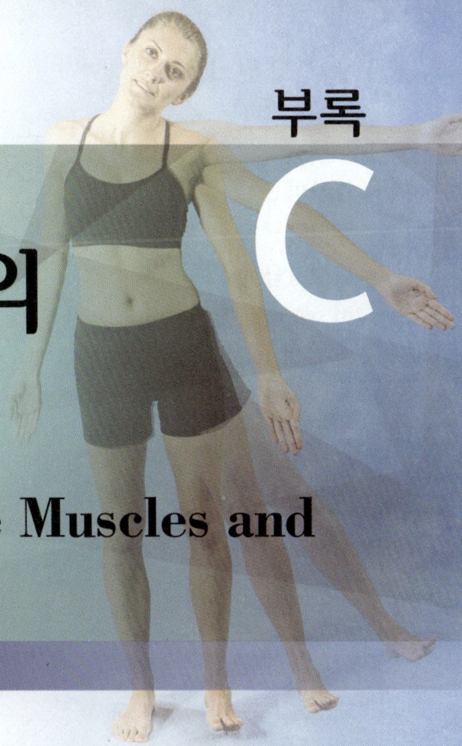

핵심 개념 / Key Concepts

다리의 피부절

다리의 말초신경

엉덩관절과 무릎관절의 근육

짧은모음근

긴모음근

큰모음근

- 앞쪽갈래
- 뒤쪽(폄근)갈래

무릎관절근

넙다리두갈래근

- 긴갈래
- 짧은갈래

아래쌍둥이근

위쌍둥이근

큰볼기근

중간볼기근

작은볼기근

두덩정강근

엉덩허리근

- 큰허리근

엉덩근

바깥폐쇄근

속폐쇄근

두덩근

궁둥구멍근

오금근

작은허리근

넙다리네모근

넙다리곧은근

넙다리빗근

반막모양근

반힘줄모양근

넙다리근막긴장근

중간넓은근

가쪽넓은근

안쪽넓은근

발목과 발의 근육

긴엄지폄근

긴발가락폄근

짧은종아리근

긴종아리근

3 종아리근

긴발가락굽힘근

긴엄지굽힘근

장딴지근

장딴지빗근

가자미근
앞정강근
뒤정강근

발 내재근

짧은발가락폄근

1층 근육
새끼벌림근
엄지벌림근
짧은발가락굽힘근

2층 근육
벌레근

3층 근육
엄지모음근
새끼굽힘근
짧은엄지굽힘근

4층 근육
등쪽뼈사이근
바닥쪽뼈사이근

다리의 피부절

DERMATOMES OF THE LOWER EXTREMITY

다리의 감각 분포는 허리신경뿌리/엉치신경뿌리와 관련된 피부 패턴을 보여 주고 있다(그림 C.1).

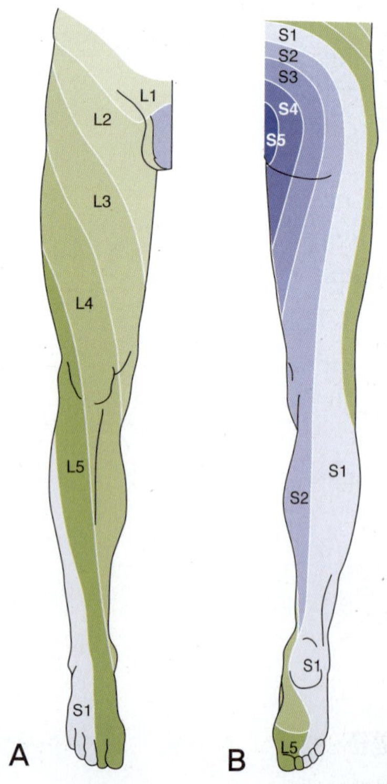

그림 C.1 다리 피부절. (A) 앞쪽면. (B) 뒤쪽면(출처: Roy, S, Wolf SL, Scalzitti DA. The Rehabilitation Specialist's Handbook. 4th ed. Philadelphia, PA. F.A. Davis Company, 2013: p. 209).

다리의 말초신경

PERIPHERAL NERVES OF THE LOWER EXTREMITY

다리의 말초신경은 그림 C2–그림 C5에 그려져 있다.

엉덩관절과 무릎관절의 근육

HIP AND KNEE MUSCULATURE

짧은모음근

몸쪽 부착점: 아래두덩뼈가지
먼쪽 부착점: 넙다리뼈 거친선의 몸쪽 1/3
신경지배: 폐쇄신경

긴모음근

몸쪽 부착점: 두덩뼈의 앞쪽면
먼쪽 부착점: 넙다리뼈 거친선의 중간 1/3
신경지배: 폐쇄신경

큰모음근

앞쪽갈래

몸쪽 부착점: 두덩뼈가지
먼쪽 부착점(가로섬유): 넙다리뼈 몸쪽 거친선
먼쪽 부착점(빗섬유): 넙다리뼈의 거친선 전체
신경지배: 폐쇄신경

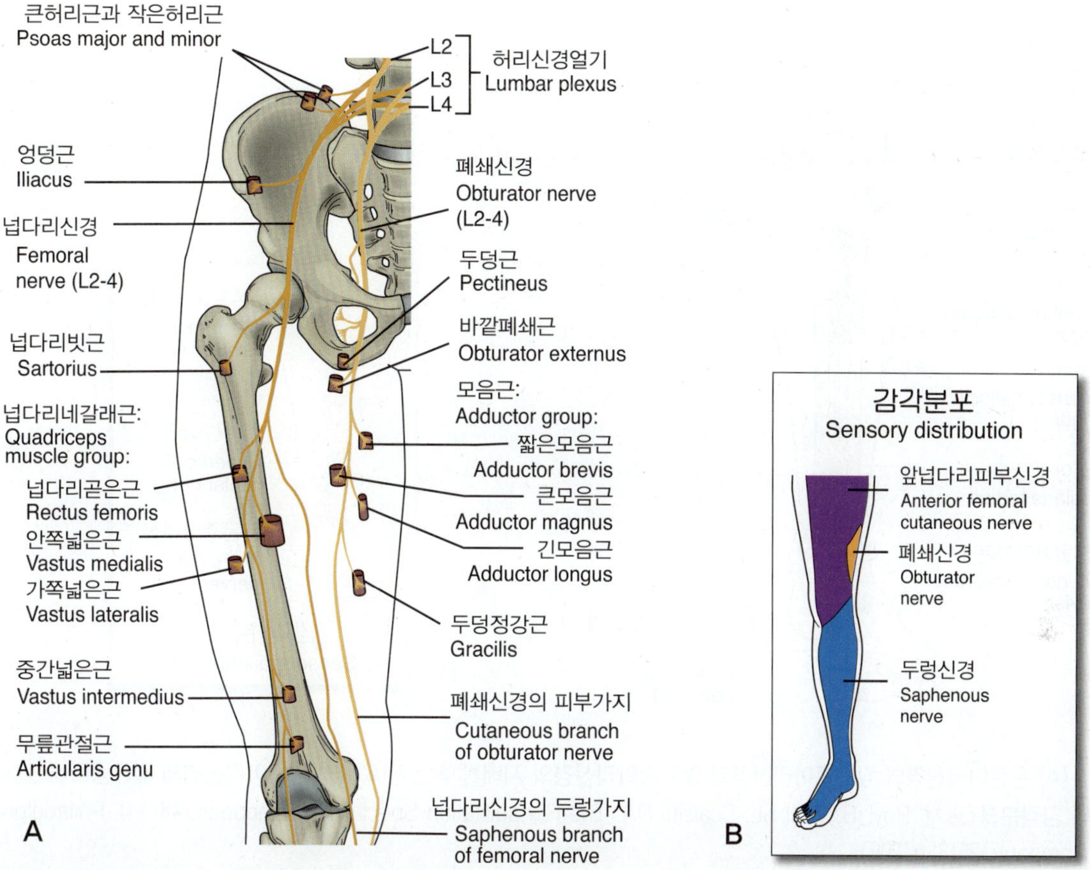

그림 C.2 (A) 넙다리신경과 폐쇄신경의 지배를 받는 근육. (B) 넙다리신경과 폐쇄신경의 피부가지

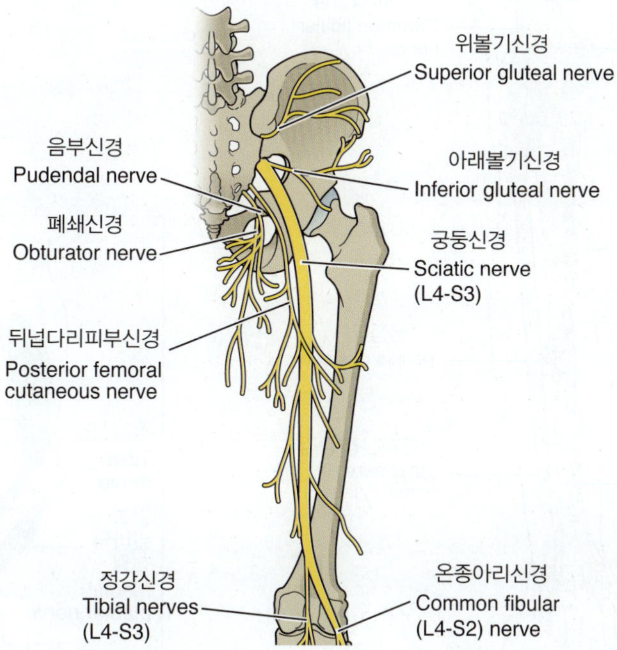

그림 C.3 위볼기신경, 아래볼기신경 및 궁둥신경의 지배를 받는 근육 (출처: Roy, S, Wolf SL, Scalzitti DA. The Rehabilitation Specialist's Handbook. 4th ed. Philadelphia, PA. F.A. Davis Company, 2013: p. 290).

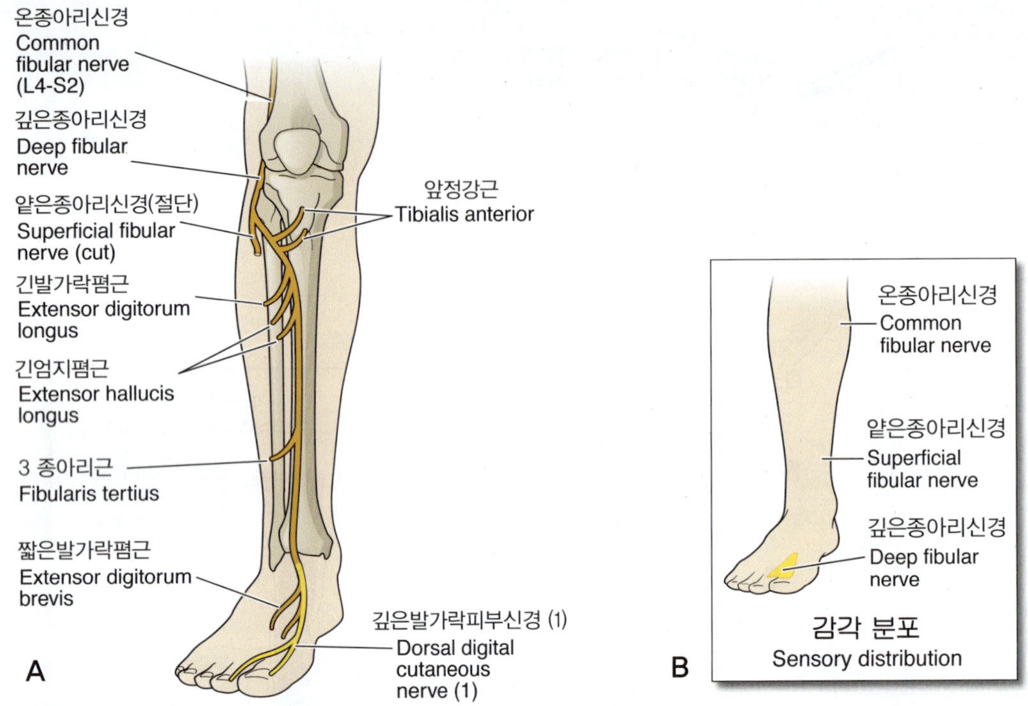

그림 C.4 (A) 온종아리신경의 깊은종아리신경과 얕은종아리신경의 지배를 받는 근육, (B) 온종아리신경의 깊은종아리신경과 얕은종아리신경의 감각분포(출처: Roy, S, Wolf SL, Scalzitti DA. The Rehabilitation Specialist's Handbook. 4th ed. Philadelphia, PA. F.A. Davis Company, 2013: p. 209).

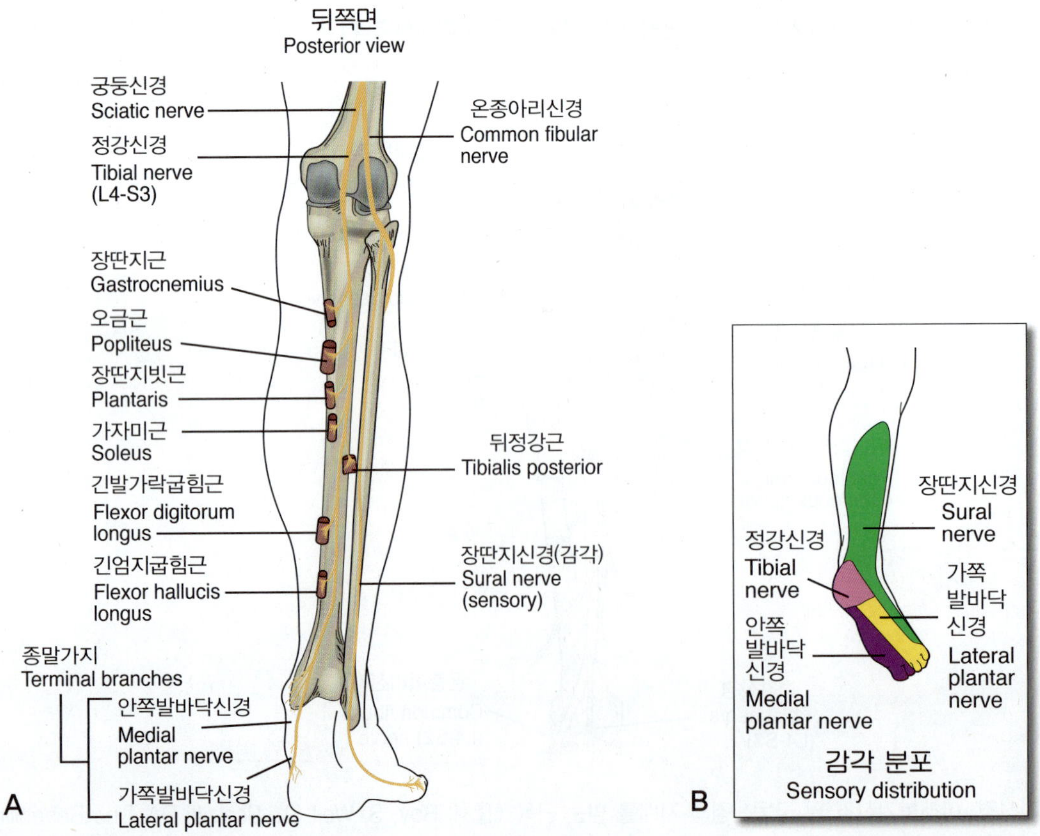

그림 C.5 (A) 정강신경의 지배를 받는 근육. (B) 정강신경의 감각 분포.

뒤쪽갈래

몸쪽 부착점: 궁둥뼈거친면
먼쪽 부착점: 넙다리뼈의 모음근결절
신경지배: 궁둥신경

무릎관절근

몸쪽 부착점: 넙다리뼈몸통 먼쪽의 앞쪽면
먼쪽 부착점: 무릎관절주머니의 몸쪽
신경지배: 넙다리신경

넙다리두갈래근

긴갈래

몸쪽 부착점: 궁둥뼈거친면
먼쪽 부착점: 종아리뼈머리
신경지배: 궁둥신경

짧은갈래

몸쪽 부착점: 거친선의 가쪽입술
먼쪽 부착점: 종아리뼈머리
신경지배: 궁둥신경

아래쌍둥이근

몸쪽 부착점: 궁둥뼈거친면
먼쪽 부착점: 속폐쇄근힘줄과 결합
신경지배: 넙다리네모근과 아래쌍둥이근으로 가는 신경

위쌍둥이근

몸쪽 부착점: 궁둥뼈가시의 등쪽면
먼쪽 부착점: 속폐쇄근힘줄과 결합
신경지배: 속폐쇄근과 위쌍둥이근으로 가는 신경

큰볼기근

몸쪽 부착점: 엉덩뼈의 가쪽면, 뒤쪽볼기선, 등허리근막, 엉치뼈의 뒤쪽면 및 꼬리뼈
먼쪽 부착점: 볼기근거친면과 엉덩정강띠
신경지배: 아래볼기신경

중간볼기근

몸쪽 부착점: 엉덩뼈의 가쪽면
먼쪽 부착점: 큰뼈돌기
신경지배: 위볼기신경

작은볼기근

몸쪽 부착점: 엉덩뼈의 가쪽면
먼쪽 부착점: 큰뼈돌기
신경지배: 위볼기신경

두덩정강근

몸쪽 부착점: 두덩뼈의 아래가지
먼쪽 부착점: 몸쪽정강뼈의 안쪽면
신경지배: 폐쇄신경

엉덩허리근

큰허리근

몸쪽 부착점: T12–L5의 가로돌기와 몸통 가쪽면(척추사이원반 포함)
먼쪽 부착점: 넙다리뼈의 작은뼈돌기

엉덩근

몸쪽 부착점: 엉덩뼈오목, 엉덩뼈능선의 안쪽입술
먼쪽 부착점: 넙다리뼈의 작은뼈돌기
신경지배: 넙다리신경

바깥폐쇄근

몸쪽 부착점: 두덩뼈가지와 궁둥뼈가지
먼쪽 부착점: 큰뼈돌기의 안쪽면
신경지배: 폐쇄신경

속폐쇄근

몸쪽 부착점: 아래두덩뼈가지와 궁둥뼈가지
먼쪽 부착점: 속폐쇄근힘줄과 결합
신경지배: 넙다리네모근과 아래쌍둥이근으로 가는 신경

두덩근

몸쪽 부착점: 위두덩뼈가지에 있는 두덩선
먼쪽 부착점: 넙다리뼈 뒤쪽면에 있는 두덩선
신경지배: 넙다리신경

궁둥구멍근

몸쪽 부착점: 엉치뼈의 앞쪽면; 엉치엉덩관절의 관절주머니와 일부 결합
먼쪽 부착점: 큰뼈돌기의 꼭대기
신경지배: 궁둥구멍근으로 가는 신경

오금근

몸쪽 부착점: 가쪽넙다리뼈융기
먼쪽 부착점: 몸쪽정강뼈; 가쪽반달판에 부착함
신경지배: 정강신경

작은허리근

몸쪽 부착점: T12과 L1의 가로돌기와 몸통가쪽면(척추사이원반 포함)
먼쪽 부착점: 두덩뼈
신경지배: L1에서 나온 신경가지

넙다리네모근

몸쪽 부착점: 궁둥뼈거친면
먼쪽 부착점: 돌기사이능선의 중간지점
신경지배: 넙다리네모근과 아래쌍둥이근으로 가는 신경

넙다리곧은근

몸쪽 부착점: AIIS
먼쪽 부착점: 무릎뼈 바닥과 정강뼈거친면(무릎뼈힘줄 통과)
신경지배: 넙다리신경

넙다리빗근

몸쪽 부착점: ASIS
먼쪽 부착점: 몸쪽 정강뼈의 안쪽면
신경지배: 넙다리신경

반막모양근

몸쪽 부착점: 궁둥뼈거친면
먼쪽 부착점: 정강뼈의 안쪽융기; 결인대와 안쪽반달판을 포함한 부가적 부착점
신경지배: 궁둥신경

반힘줄모양근

몸쪽 부착점: 궁둥뼈거친면
먼쪽 부착점: 몸쪽 정강뼈의 안쪽면
신경지배: 궁둥신경

넙다리근막긴장근

몸쪽 부착점: 엉덩뼈능선의 가쪽면
먼쪽 부착점: 가쪽근막의 엉덩정강띠 몸쪽 1/3
신경지배: 위볼기신경

안쪽넓은근

몸쪽 부착점: 넙다리뼈몸통 앞가쪽면의 위쪽 2/3
먼쪽 부착점: 무릎뼈와 정강뼈거친면(무릎뼈힘줄 통과)
신경지배: 넙다리신경

가쪽넓은근

몸쪽 부착점: 넙다리뼈몸통의 앞가쪽면
먼쪽 부착점: 무릎뼈와 정강뼈거친면(무릎뼈힘줄 통과)
신경지배: 넙다리신경

중간넓은근

몸쪽 부착점: 넙다리뼈몸통의 앞안쪽면
먼쪽 부착점: 무릎뼈와 정강뼈거친면(무릎뼈힘줄 통과)
신경지배: 넙다리신경

발목과 발의 근육
ANKLE AND FOOT MUSCULATURE

긴발가락폄근

몸쪽 부착점: 정강뼈의 가쪽융기, 종아리뼈몸통의 몸쪽 2/3, 이웃한 뼈사이막

먼쪽 부착점: 4개의 힘줄로 갈라져 중간마디뼈바닥과 먼쪽마디뼈바닥의 등쪽면

신경지배: 깊은종아리신경

긴엄지폄근

몸쪽 부착점: 종아리뼈의 안쪽면과 이웃한 뼈사이막

먼쪽 부착점: 엄지발가락 먼쪽마디뼈바닥의 등쪽면

신경지배: 깊은종아리신경

짧은종아리근

몸쪽 부착점: 종아리뼈 먼쪽 2/3의 가쪽면

먼쪽 부착점: 5번 발허리뼈

신경지배: 얕은종아리신경

긴종아리근

몸쪽 부착점: 정강뼈의 가쪽융기, 종아리뼈머리와 종아리뼈 몸쪽 2/3의 가쪽면

먼쪽 부착점: 1번 발허리뼈바닥의 가쪽면과 안쪽쐐기뼈

신경지배: 얕은종아리신경

3 종아리근

몸쪽 부착점: 종아리 먼쪽 1/3과 이웃한 뼈사이막

먼쪽 부착점: 5번 발허리뼈바닥

신경지배: 깊은종아리신경

긴발가락굽힘근

몸쪽 부착점: 정강뼈 중간 1/3의 뒤쪽면

먼쪽 부착점: 4개의 힘줄로 갈라져 2–5번 발가락 먼쪽마디뼈바닥

신경지배: 정강신경

긴엄지굽힘근

몸쪽 부착점: 종아리뼈 먼쪽 2/3의 뒤쪽면

먼쪽 부착점: 엄지 먼쪽마디뼈바닥의 바닥쪽면

신경지배: 정강신경

장딴지근

몸쪽 부착점: 넙다리뼈 가쪽융기와 안쪽융기의 뒤쪽면

먼쪽 부착점: 발꿈치뼈거친면(아킬레스힘줄 통과)

신경지배: 정강신경

장딴지빗근

몸쪽 부착점: 넙다리뼈의 아래가쪽융기위능선과 무릎의 오금인대

먼쪽 부착점: 발꿈치뼈거친면(아킬레스힘줄 통과)

신경지배: 정강신경

가자미근

몸쪽 부착점: 종아리뼈머리의 뒤쪽면과 정강뼈몸통 몸쪽 1/3의 뒤쪽면

먼쪽 부착점: 발꿈치뼈거친면(아킬레스힘줄 통과)

신경지배: 정강신경

앞정강근

몸쪽 부착점: 정강뼈 가쪽융기, 몸쪽정강뼈의 가쪽면 및 이웃한 뼈사이막

먼쪽 부착점: 1번 발허리뼈바닥과 안쪽쐐기뼈

신경지배: 깊은종아리신경

뒤정강근

몸쪽 부착점: 정강뼈와 종아리뼈 몸쪽 2/3의 뒤쪽면, 이웃한 뼈사이막

먼쪽 부착점: 발배뼈거친면, 목말뼈를 제외한 모든 발목뼈, 그리고 2번–5번 발허리뼈바닥

신경지배: 정강신경

발 내재근
INTRINSIC MUSCLES OF THE FOOT

짧은발가락폄근

몸쪽 부착점: 발꿈치뼈

먼쪽 부착점: 4개의 힘줄이 발등을 통과해, 1개의 힘줄은 엄지의 등쪽면에 부착하고, 나머지 3개의 힘줄은 긴발가락폄근의 힘줄과 결합하여 2번–4번 발가락의 등쪽면에 부착한다.

신경지배: 깊은종아리신경

1층

새끼벌림근

몸쪽 부착점: 발꿈치뼈거친면, 발바닥근막, 5번 발허리뼈바닥의 바닥쪽면(새끼굽힘근과 함께)

먼쪽 부착점: 5번 발가락 몸쪽마디뼈바닥

신경지배: 가쪽발바닥신경

엄지벌림근

몸쪽 부착점: 굽힘근지지띠, 발꿈치뼈, 발바닥근막

먼쪽 부착점: 엄지 몸쪽마디뼈바닥의 안쪽면

신경지배: 안쪽발바닥신경

짧은발가락굽힘근

몸쪽 부착점: 발꿈치뼈거치면과 발바닥근막

먼쪽 부착점: 4개의 힘줄이 갈라져서 2번–5번 발가락 중간마디뼈바닥에 부착한다.

신경지배: 안쪽발바닥신경

2층

벌레근

몸쪽 부착점: 긴발가락굽힘근힘줄

먼쪽 부착점: 각 근육은 발허리발가락관절을 지나 2번–5번 발가락의 폄근등쪽 팽대부에 부착한다.

신경지배: 2번 발가락은 안쪽발바닥신경;
3번–5번 발가락은 가쪽발바닥신경

3층

엄지모음근

몸쪽 부착점

빗갈래: 2번–4번 발허리뼈바닥

가로갈래: 3번–5번 발허리발가락관절을 지지하는 인대의 바닥쪽면

먼쪽 부착점: 엄지의 몸쪽마디뼈바닥의 가쪽면

신경지배: 가쪽발바닥신경

새끼굽힘근

몸쪽 부착점: 5번 발허리뼈바닥

먼쪽 부착점: 5번 발가락의 몸쪽마디뼈바닥

신경지배: 가쪽발바닥신경

짧은엄지굽힘근

몸쪽 부착점: 입방뼈와 가쪽쐐기뼈

먼쪽 부착점: 엄지의 몸쪽마디뼈;
2개의 종자뼈가 근육 힘줄 안에 존재함.

신경지배: 안쪽발바닥신경

4층

등쪽뼈사이근

몸쪽 부착점

1번째: 1번과 2번 발허리뼈의 이웃한 면
2번째: 2번과 3번 발허리뼈의 이웃한 면
3번째: 3번과 4번 발허리뼈의 이웃한 면
4번째: 4번과 5번 발허리뼈의 이웃한 면

먼쪽 부착점

1번째: 2번 발가락 몸쪽마디뼈바닥의 안쪽면
2번째: 2번 발가락 몸쪽마디뼈바닥의 가쪽면
3번째: 3번 발가락 몸쪽마디뼈바닥의 가쪽면
4번째: 4번 발가락 몸쪽마디뼈바닥의 가쪽면

신경지배: 가쪽발바닥신경

바닥쪽뼈사이근

몸쪽 부착점

1번째: 3번 발허리뼈의 안쪽면
2번째: 4번 발허리뼈의 안쪽면
3번째: 5번 발허리뼈의 안쪽면

몸쪽 부착점

1번째: 3번 발가락 몸쪽마디뼈바닥의 안쪽면
2번째: 4번 발가락 몸쪽마디뼈바닥의 안쪽면
3번째: 5번 발가락 몸쪽마디뼈바닥의 안쪽면

신경지배: 가쪽발바닥신경

용어해설

Glossary

1회 호흡량: 조용한 호흡으로 흡기하고 호기할 때 공기량.

Q 각: 무릎힘줄의 긴축과 ASIS와 무릎뼈 중간지점을 연결하는 선에서 형성된 각도. 임상적으로 이 각도는 넙다리네갈래근의 당긴 방향을 의미한다.

Trendelenburg 징후: 한발서기 동안, 비체중부하 쪽 골반이 아래쪽으로 떨어지는 현상. 이것은 종종 체중부하 쪽 엉덩관절 벌림근의 약증으로 일어난다.

ㄱ

가로면: 신체를 위아래로 절단하는 운동면.

가소성: 하중이 제거되었을 때, 구조물의 변화를 유지하는 조직의 능력.

가속: 시간의 경과에 따라 물체의 속도가 점차 증가되는 것.

가쪽돌림: 뼈의 앞쪽면이 중심선에서 멀어지는 돌림 운동.

가쪽번짐: 발바닥이 중앙선으로부터 멀어지는 회전 운동.

가쪽: 신체의 중심선에서 멀어짐.

강제호흡: 조용한 호흡보다 깊은 호흡을 하기 위해 근육의 힘을 필요하는 호흡.

걸음길이: 한쪽 발의 발꿈치닿기 지점에서 반대 발의 발꿈치닿기 지점 사이의 거리.

걸음시간: 왼쪽 걸음이든 오른쪽 걸음이던 한 걸음을 완성하는 걸리는 시간.

걸음폭: 연속으로 이루어지는 양쪽 발의 발꿈치닿기 지점 사이의 측면 거리.

경사각: 넙다리뼈목과 넙다리뼈몸통 사이에서 형성되는 각. 성인의 경우 약 125°.

곡선운동: 곡선면을 따라 한 지점에서 다른 지점으로 움직이는 운동.

골반뒤쪽경사: ASIS와 두덩결합이 위쪽으로 움직이는 시상면 상의 돌림 운동.

골반앞쪽경사: ASIS와 두덩뼈결합이 아래쪽으로 움직이는 돌림 운동.

과가동성(관절): 관절면 사이의 관절운동형상학 움직임이 뚜렷하게 증가된 상태.

과도한 앞방향경사: 15° 이상의 뚜렷한 넙다리뼈 비틀림.

관성모멘트: 회전운동의 방향과 속도의 변화에 대한 물체의 저항.

관성: 선운동의 방향과 속도의 변화에 대한 물체의 저항.

관절운동형상학 움직임: 두 관절면 사이에서 일어나는 움직임(구르기, 활주 및 스핀). 수의적으로 일어나지 않는다.

굽힘력: 물체의 긴축과 직각으로 작용하여 변형을 일으키는 힘의 효과.

굽힘: 시상면에서 일어나는 움직임으로, 두 분절 사이의 각도가 감소한다.

근육의 역작용: 근육의 이는곳이 닿는곳 쪽으로 움직이는 현상. 역작용 시 몸쪽 부착점이 먼쪽 부착점 쪽으로 움직인다.

근힘줄작용: 한쪽 관절에서 신장된 다관절 근육이 다른 관절 위에서 움직일 때 일어나는 작용.

기능적 잔기량: 조용한 호기 후에 폐 속에 남아 있는 공기의 양. 이것은 예비호기량과 잔기량의 합과 같다.

기본면: 해부학에 이용되는 기본면으로 3개의 면이 있다: 시상면, 이마면 및 가로면.

기저면: 신체(지지를 위해 물체를 사용했을 때는 그 물체를 포함해서)와 지지면 사이의 접촉 지점들의 면적.

깊은층: 표면에서 멀리 떨어진 곳.

꼬리쪽: 인체에서 발 쪽에 가까운 위치를 나타낼 때 사용하는 용어.

끝느낌: 가동범위의 끝지점에서 검사자의 손에 의해 감지되는 감각. 끝느낌은 제한된 구조물이나 조직에 따라 달라진다.

ㄴ

넙다리뼈비틀림: 넙다리뼈목과 넙다리뼈몸통 사이에서 비틀림된 것. 이것은 양쪽 넙다리뼈관절융기를 통과하는 안가 (ML) 축에 대한 넙다리뼈목의 위치를 의미한다.

노력 힘: 돌림을 일으키는 방향으로 작용하는 힘.

노쪽치우침: 노뼈쪽으로 손목이 움직이는 동작.

뉴테이션: 엉치뼈바닥이 앞쪽과 아래쪽으로 움직이고, 엉치뼈꼭대기가 뒤쪽과 위쪽으로 움직이는 엉치뼈의 움직임.

능동불충분: 관절가동범위 끝지점에서 능동장력을 일으키는 근육의 능력이 감소되는 현상.

능동운동: 근육의 자극에 의해 일어나는 운동.

ㄷ

닫힌운동사슬: 먼쪽분절이 고정되고 몸쪽분절이 움직이는 관절 운동 사슬.

닿는곳: 근육의 먼쪽부착점.

대항근: 작용근의 기능과 반대로 작용하는 근육.

돌림: 축을 중심으로 원호를 그리는 움직임.

동시수축: 작용근과 대항근이 동시에 수축하는 경우.

동적 균형: 일정한 속도로 움직이는 물체의 상태.

뒤굽음: 뒤쪽으로 볼록하고 앞쪽으로 오목한 척추의 만곡.

뒤방향경사: 15°미만으로 넙다리뼈가 비틀린 것.

뒤쪽: 기준점보다 뒤에 위치.

뒤침: 아래팔이 돌림하여 손바닥이 위쪽으로 향하는 움직임.

ㅁ

말기유각기: 유각기의 마지막 단계이며, 중간유각기에서 초기접지기까지의 기간이다. 종말유각기와 감속기와 동일어로 사용된다.

말단 뼈대: 골반뼈, 어깨뼈, 팔과 다리의 뼈로 구성된 뼈대.

맞섬: 엄지의 지문 부위가 나머지 손가락의 지문 부위 쪽으로 움직이는 동작.

머리쪽: 머리에 가까운 위치.

먼쪽: 몸통에서 멀리 떨어진 곳.

모멘트팔: 회전축과 힘 작용선의 수직 거리.

모음: 중앙선 쪽으로 가까워지는 움직임. 이마면에서 일어남.

몸쪽: 몸통에 가까운 곳

ㅂ

밖굽이각: 몸쪽분절과 먼쪽분절 사이의 각으로, 몸쪽분절에 대해 먼쪽분절이 중심선으로 멀어지는 방향의 각도.

밖굽이무릎: 넙다리뼈와 정강뼈 사이에서 이마면 상으로 형성된 각; 평균 170–175°; 과도한 밖굽이무릎은 170° 이하의 각도이다.

밖굽이엉덩: 넙다리뼈목과 넙다리뼈몸통 사이에 형성된 각이 비정상적으로 증가된 경우.

발가락떼기: 발꿈치가 지면으로부터 떨어진 후, 발가락이 지면으로부터 떨어지는 시점

발각: 보행 시 진행 방향과 발의 긴축이 이루는 각도.

발꿈치들기: 유각기를 시작하기 전에 발꿈치가 지면으로부터 들어올려지는 시점.

발 밀기 단계: 입각기의 세 번째 단계로서 발꿈치들기에서 시작해 발가락떼기 까지의 기간. 전유각기와 같은 의미로 사용됨.

발바닥닿기: 발바닥 전체가 지면에 닿는 시기.

벌림: 중앙선에서 멀어지는 움직임. 이마면에서 일어남.

벡터힘: 크기와 방향으로 표현되는 힘의 크기.

변위: 1개 이상의 힘에 의해 물체의 위치가 바뀌는 것.

보행속도: 주어진 시간 동안 이동한 거리.

보행속도: 주어진 시간 동안 이동한 거리.

보행주기: 보행의 기능적 단위로서 입각기와 유각기로 구성된다.

부착점 각도: 근육힘줄과 뼈의 긴축이 이루는 각도.

분속수: 1분 동안 보행하는 걸음 횟수.

불안정 평형: 외부의 힘이 물체에 가해졌을 때 질량중심의 위치를 유지하거나 회복할 수 없는 물체의 상태.

비틀림력: 물체의 긴축을 중심으로 물체를 비트는 힘.

뼈운동형상학 움직임: 운동면을 통해 뼈대가 움직이는 동작.

ㅅ

상호억제: 작용근이 수축되는 동안, 대항근이 억제되는 상태.

생체역학: 움직임과 관련된 역학적 원리를 다루는 학문.

선운동: 한 지점에서 다른 지점까지 일직선으로 움직이는 운동.

속도: 움직임의 방향과 속력으로 설명된다.

수동불충분: 근육이 제한 범위까 신장된 후 더 신장될 수 없는 능력.

수동운동: 근수축에 의한 움직임이 아닌, 다른 외부의 힘에 의해 일어나는 움직임.

수직축: 위아래로 통과하는 축. 수직축을 중심으로 가로 면에서 돌림 운동이 일어난다.

스크루-홈 기전: 무릎관절을 마지막으로 폄할 때 정강뼈와 넙다리뼈 사이에서 일어나는 돌림 운동.

시상면: 신체를 좌우로 나누는 면.

시상축: 시상면 상에 있는 축. 이마면의 돌림은 시상축을 중심으로 일어난다.

ㅇ

아래쪽: 구조물의 아래쪽.

안굽이각: 몸쪽분절과 먼쪽분절 사이의 각으로, 몸쪽분절에 대해 먼쪽분절이 중심선 쪽으로 방향하는 각도.

안굽이무릎: 넙다리뼈와 정강뼈 사이에서 이마면 상으로 형성된 각; 180° 이상의 각도.

안굽이엉덩: 넙다리뼈목과 넙다리뼈몸통 사이에 형성된 각이 비정상적으로 감소된 경우.

안정자세: 관절면 사이의 접촉이 가장 적은 관절의 자세. 그리고 모든 관절 구조물은 최소의 장력을 가지는 자세.

안정 평형: 외적 힘에 의해 물체의 위치가 방해를 받더라도 질량중심을 유지하거나 회복할 수 있는 물체의 상태.

안쪽돌림: 뼈의 앞쪽면이 중심선 쪽으로 향하는 돌림 운동.

안쪽번짐: 발바닥이 중심선 쪽으로 돌림하는 움직임.

안쪽: 신체 중심선 쪽으로 향함.

압박력: 한 지점을 다른 지점 쪽으로 미는 힘.

앞굽음: 앞쪽으로 볼록하고 뒤쪽으로 오목한 척추의 만곡.

앞쪽: 기준점에 보다 앞쪽에 있는 것.

얕은쪽: 표면 쪽이나 표면에 가까운 쪽.

어깨위팔리듬: 어깨 올림이 3°일어났을 때, 오목위팔관절에서 2°의 움직임이 일어나고, 어깨가슴관절에서 나머지 1°의 움직임이 일어나는 것.

엎침: 아래팔이 회전하여 손바닥이 아래쪽으로 향하는 움직임.

열린운동사슬: 몸쪽 분절이 고정되고 먼쪽 분절이 자유롭게 움직이는 관절운동의 사슬.

예비호기량: 조용한 호기로 숨을 내쉰 후, 더 내쉴 수 있는 공기의 양.

예비흡기량: 1회 호흡으로 흡기한 후, 더 흡기할 수 있는 공기의 양.

온걸음길이: 왼쪽 걸음길이와 오른쪽 걸음길의 합. 한발의 발꿈치닿기 지점에서 다시 동일 발의 발꿈치닿기 지점까지의 거리이다.

온걸음시간: 하나의 보행주기를 수행하는데 걸리는 시간.

운동에너지: 움직이는 물체의 역학적 에너지.

운동학: 운동과 신체 수행력에 대한 연구.

위쪽: 구조물의 위쪽.

위치에너지: 물체의 위치와 변형과 관련된 물체의 저장 에너지.

유각기: 보행주기 중 기준발이 지면으로부터 떨어져 스윙하는 단계.

이는곳: 근육의 몸쪽부착점.

이마면: 신체를 앞뒤로 나누는 공간의 면.

이마축: 이마면 상에 있는 축. 시상면의 회전운동은 이마축을 중심으로 일어난다.

이중지지기: 입각기 동안 양쪽 다리가 동시에 지면에 붙어 있는 시기.

일반운동: 병진운동과 회전운동이 결합된 움직임.

입각기: 발이 지면에 닿는 초기접지기에서 시작해 발이 지면으로부터 떨어지는 발가락떼기까지의 기간.

ㅈ

자동억제: 대항근이 촉진되는 동시에, 작용근이 억제되는 것.

자유도: 각운동이 특정 관절에서 일어날 때 운동면의 갯수.

자쪽치우침: 손목이 자뼈 쪽으로 움직이는 벌림.

작용근: 특정 움직임을 일으키는 근육.

잔기량: 강제 호기한 후 폐속에 남아 있는 공기의 양.

잠김자세: 2개의 관절면이 최대로 맞물리는 관절의 자세.

장력: 한 지점을 다른 지점으로부터 멀리 움직이는 힘.

재위치: 엄지의 맞섬에서 해부학적 자세로 되돌아오는 움직임.

저가동성(관절): 관절면 사이의 관절운동형상학 움직임이 뚜렷하게 감소된 상태.

저항력: 회전에 저항하는 힘.

전단력: 두 물체 사이에서 서로 반대되는 방향의 활주 운동을 일으키는 힘.

정강뼈 비틀림: 정강뼈 몸쪽 끝단에 비해 먼쪽 끝단이 안쪽으로 20-30° 돌림하는 것.

정적 평형: 물체에 적용되는 모든 힘이 크기는 같고 방향만 다른 상태. 물체는 움직이지 않는다.

조용한 호흡: 낮은 대사 요구를 가진 낮은 강도의 활동 동안에 이루어지는 호흡.

조인트 플레이: 종속운동과 같은 의미. 두 관절면 사이에서 일어나는 작은 움직임.

종속운동: 대부분의 관절에서 일어나는 적은 수동움직임. 조인트플레이로 알려짐.

중간유각기: 유각기의 한 단계이며, 신체가 엉덩관절 위를 지나는 시점으로 가속기에서 감소기로 전환되는 시점이다.

중간입각기: 입각기의 한 단계이며, 발바닥닿기에서 발꿈치들기 사이의 기간. 종말입각기와 같은 의미로 사용됨.

중력선(LOG): 신체나 신체분절에 작용하는 중력의 방향과 크기.

중력중심(COG): 물체의 모든 부분들이 정확히 균형을 이루는 지점. 질량중심과 같은 의미.

중립평형: 중력중심이 움직이는 상태이지만, 같은 운동면 안에서 유지되는 평형.

지면반발력: 지면에 힘이 적용되었을 때 반작용에 의해 지면에서 물체 쪽으로 향하는 힘.

질량중심(COM): 물체의 모든 부분들이 정확히 균형을 이루는 지점. 중력중심과 같은 의미.

짝운동: 한 관절축의 움직임이 다른 축의 움직임과 동시에 일어나는 것.

짝힘: 동일한 회전 운동에서 토크를 일으키는 방향과 반대 방향으로 작용하는 평행의 힘.

ㅊ

초기유각기: 유각기의 한 부분으로서, 발가락떼기에서 중간유각기까지의 기간. 초기유각기는 가속기와 같은 의미이다.

초기접지기: 유각기 이후 발이 지면에 닿는 시점. 발꿈치닿기 또는 발꿈치접지기와 같은 의미.

초기접지 단계: 입각기의 3가지 세분 단계 중 하나이며, 초기접지기에서 시작하여 발바닥닿기에서 끝난다.

부하반응기나 체중수용 단계로 간주된다.

총폐용량(TLC): 폐가 유지할 수 있는 최대의 공기량. 최대 흡기량과 잔기량이 합쳐진 것.

축성 뼈대: 머리뼈, 척주, 가슴우리, 복장뼈, 엉치뼈 및 꼬리뼈로 이루어진 뼈대.

ㅋ

카운터뉴테이션: 엉치뼈의 움직임이며, 엉치뼈바닥이 뒤쪽과 위쪽으로 움직이고, 엉치뼈꼭대기가 앞쪽과 아래쪽으로 움직이는 것.

크립: 일정한 하중이 지속적으로 적용될 때 일어나는 조직의 변형.

ㅌ

토크: 축을 중심으로 물체를 회전시키는 힘. 이것은 힘 × 모멘트팔이다.

ㅍ

파악: 물체를 잡을 수 있는 엄지와 손가락의 능력.

폄: 시상면에서 일어나는 움직임으로, 두 분절 사이의 각도가 증가한다.

폐활량: 최대로 흡기하고 호기하는 공기의 양.

풀림자세: 잠김자세가 아닌 관절의 모든 자세. 풀림자세는 관절운동형상학과 뼈운동형상학 움직임을 허용할 만큼 충분한 조인트 플레이를 가지고 있다.

ㅎ

한발지지기: 보행주기 동안, 한발만 지면에 닿아 있는 시기.

해부학적 위치: 신체 분절의 위치와 움직임을 표현하는데 사용되는 신체의 기준 자세. 양 발을 붙이고 선 자세에서, 양 팔을 약간 벌려 손바닥이 앞쪽을 향하도록 한다.

허리골반리듬: 골반에 대한 허리뼈의 움직임.

허리엉치각: L5–S1의 관절면과 수평면 사이의 각도.

협력근: 적어도 2개 이상의 근육, 또는 근육군이 함께 작용하여 움직임을 일으키는 경우.

휘돌림: 적어도 2개 이상의 운동면에서 일어나는 원형 모양의 움직임.

흡기량: 1회 호흡량으로 호기한 후, 최대로 흡기할 수 있는 공기의 양.

힘: 움직임을 일으키고, 중단시키고, 변화시키는 밀고 당기는 힘.

찾아보기

Index

ㄴ

ㄷ

ㅁ

ㅈ

ㅊ

ㅋ